针灸临证古今通论

心肺肝脾分册

主　编

刘立公　黄琴峰　胡冬裴

编　委

顾　杰　沈雪勇　纪　军　齐丽珍　刘　婕

夏　勇　张馥晴　张海蒙　邴守兰　牛　乾

人民卫生出版社

图书在版编目（CIP）数据

针灸临证古今通论．心肺肝脾分册 / 刘立公，黄琴峰，胡冬裴主编．—北京：人民卫生出版社，2017

ISBN 978-7-117-23670-6

Ⅰ．①针…　Ⅱ．①刘…②黄…③胡…　Ⅲ．①心病（中医）－针灸疗法②肺病（中医）－针灸疗法③肝病（中医）－针灸疗法④脾病（中医）－针灸疗法　Ⅳ．①R246

中国版本图书馆 CIP 数据核字（2017）第 014672 号

针灸临证古今通论
心肺肝脾分册

主　　编：刘立公　黄琴峰　胡冬裴
出版发行：人民卫生出版社（中继线 010-59780011）
地　　址：北京市朝阳区潘家园南里 19 号
邮　　编：100021
E - mail：pmph @ pmph.com
购书热线：010-59787592　010-59787584　010-65264830
印　　刷：北京汇林印务有限公司
经　　销：新华书店
开　　本：850 × 1168　1/32　**印张**：29.5
字　　数：739 千字
版　　次：2017年 3月第1版　2017年 3月第1版第1次印刷
标准书号：ISBN 978-7-117-23670-6/R · 23671
定　　价：86.00 元

《针灸临证古今通论》编写说明

华夏民族的历代医家多重视全面、准确地整理中医文献,《针灸甲乙经》《铜人腧穴针灸图经》《针灸聚英》《针灸大成》等即是针灸前辈们的心血之作。但由于采用手工整理,所收文献的全面性和准确性受到限制,前辈们的理想未能完全实现。当代电子计算机的出现,给解决这一难题带来了希望。本丛书利用已建成的"针灸古籍中腧穴主治的计算机检索系统"和"中国现代针灸信息数据库",分别对古今针灸临床文献进行了检索和统计,得到较为全面的文献资料和较为可靠的统计数据,并以此为依据进行分析对照,希求得到一个较为客观、公正、可靠的结论,从而起到提纲挈领的作用,为提高针灸临床疗效,攻克常见病症和疑难病症,提供文献基础,为推动针灸学术的发展,实现古代医家的理想,尽绵薄之力。

本套丛书共收入针灸临床较为常见的病症100余种,涉及内、外、妇、儿、伤、五官等科的病症,分为五册。其中,头面五官分册,收入的是头面和五官的病症;心肺肝脾分册,收入的是心、肺、肝、胆、脾、胃病症及胸腹胁肋病症;肾胞二阴分册,收入的是肾、膀胱、胞宫、二阴的病症;皮肉筋骨分册,收入的是外科和伤科病症;杂病分册,收入的是上述病症以外的病症。各分册的每一节收录一种病症的古今针灸文献,按照不同历史时期予以排列,并对其针灸治疗特点进行讨论和比较。

当临床上遇到急难病症时,本书可提供较为全面的文献资料和统计数据,展示出古今针灸临床丰富多彩的治疗方法和特点,供医者参考和选择。患者也可以从本书中找到治疗自己疾病的针灸方法，并择而试之，以减轻病痛，故本书具有相当的实用性。

以下就《针灸临证古今通论》编写中的若干问题作一说明。

一、古代文献的种类

这套丛书收入涉及针灸内容的古代中医文献共135种，来源于先秦至清代末年的重要中医著作。由于清代末期的许多学术内容被民国前期的著作所收录，故本书还收录了民国前期的部分针灸专著。这135种文献是：

《阴阳十一脉灸经》
《足臂十一脉灸经》
《五十二病方》
《素问》
《灵枢经》
《难经》
《伤寒论》
《金匮要略》
《脉经》
《针灸甲乙经》
《葛洪肘后备急方》
《刘涓子鬼遗方》
《龙门石刻药方》
《诸病源候论》
《黄帝内经太素》
《备急千金要方》
《千金翼方》
《火灸疗法》
《吐番医疗术》
《灸法图》
《新集备急灸经》
《杂证方书》
《外台秘要》
《孙真人海上方》
《铜人针灸经》
《太平圣惠方》
《医心方》
《铜人腧穴针灸图经》
《苏沈良方》
《针灸神书》（又名《琼瑶神书》）
《圣济总录》
《灸膏肓俞》
《西方子明堂灸经》
《子午流注针经》
《普济本事方》
《伤寒论著三种》
《扁鹊心书》
《针灸资生经》
《千金宝要》
《素问病机气宜保命集》
《医说》

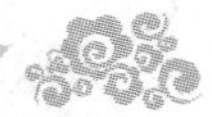

《备急灸方》
《儒门事亲》
《兰室秘藏》
《内外伤辨惑论》
《脾胃论》
《卫生宝鉴》
《针灸四书》
《济生拔粹》
《世医得效方》
《丹溪手镜》
《丹溪心法》
《十四经发挥》
《扁鹊神应针灸玉龙经》
《医经小学》
《神应经》
《针灸大全》
《奇效良方》
《灵枢经脉翼》
《针灸集书》
《针灸捷径》
《续医说》
《针灸节要》
《针灸聚英》
《外科理例》
《针灸问对》
《神农皇帝真传针灸图》
《名医类案》
《古今医统》
《保婴撮要》
《钱氏小儿直诀》
《女科撮要》
《外科发挥》
《外科心法》
《外科枢要》
《外科精要》
《痈疽神秘验方》
《外科经验方》
《正体类要》
《疠疡机要》
《医学入门》
《医学纲目》
《奇经八脉考》
《秘传眼科龙木论》
《经络全书》
《杨敬斋针灸全书》
《针灸大成》
《经络考》
《东医宝鉴》
《寿世保元》
《针方六集》
《经络汇编》
《经穴指掌图书》
《类经图翼》
《循经考穴编》
《针灸六赋》
《十四经络歌诀图》
《凌门传授铜人指穴》
《身经通考》

《石室秘录》
《太乙神针》
《医宗金鉴》
《针灸则》
《罗遗编》
《续名医类案》
《重楼玉钥》
《串雅全书》
《绘图针灸易学》
《采艾编翼》
《针灸逢源》
《针灸内篇》
《名家灸选三编》
《疯门全书》
《太乙离火感应神针》
《神灸经纶》
《针灸便用》
《太乙神针集解》
《疫喉浅论》
《勉学堂针灸集成》
《刺疔捷法》
《灸法秘传》
《针灸摘要》
《绘图痧惊合璧》
《针法穴道记》
《育麟益寿万应神针》
《小儿烧针法》
《西法针灸》
《经穴会宗》
《周氏经络大全》
《项氏耐安延寿针灸图》
《针灸秘授全书》
《针灸治疗实验集》
《中国简明针灸治疗学》（又名《针灸简易》）
《金针百日通》
《金针秘传》

上述135种文献出自119种古医籍。这119种古医籍的名称,列于书末附录“主要参考书目”中。

二、古代文献的摘录

古代文献中用针灸治疗上述100余种病症的内容,本书均予收入;与针灸治疗学关系不甚密切的内容,如病机分析、腧穴定位、中药方剂等,一般不予摘录。对于古医籍中犀角、虎骨等现已禁止使用的药品,本次出版也未予改动,希冀读者在临证时使用相应的代用品。

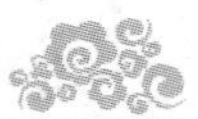

腧穴主治文献中，每一腧穴往往有很多主治，各节内只摘录与该节病症相关的内容。

历代各书中内容相同者，一般只录其首见者，以免重复。词异而义同或文字稍有出入者，则选用目前较为流行者（如《针灸大成》等）。

同一古籍的文字在各种版本之间差异较大，本丛书所据版本即书后附录"主要引用书目"中列出者。

由于本丛书的特点是对已建成的"针灸古籍中腧穴主治的计算机检索系统"和"中国现代针灸信息数据库"的检索结果进行讨论，因此各节（每一个病症为一节）收录的与该节病症相关的文献中，不仅有治疗该节病症为主症的针灸文献，也包括该病症为非主症的针灸文献；而各节的统计数据也是对相关文献（包括非主症）内容的计算结果；并以此为基础对古今针灸特点进行了讨论比较。

本丛书所收入的"针灸方法"，是通过经络腧穴治疗疾病的方法，故除了针刺、艾灸外，还收入刺血、熨法、烙法、敷贴、发泡、按摩、刮痧、拔罐等内容。其中按摩（推拿）文献，是与针灸相关文献中按摩（推拿）的内容，而其他文献（如按摩推拿专著、气功专著等）中的按摩（推拿）内容并未收录。由于"针灸古籍中腧穴主治的计算机检索系统"主要收入有关穴位主治的文献记载，故本书对于古代刺灸方法内容的收集尚不够齐全。

在摘录古代文献时，本丛书将繁体字改为简体字，异体字一般改为正体字，而对通假字、古今字一般未作改动。

三、古代文献的出处

各节"历代文献摘录"的古代与近代部分，本丛书尽量列出文献的来源，以方便读者查找。

历代文献的来源，均列于各条文献之前。或将书名及二级标题放在书名号内；或在书名后圆括号内标出二级和三级标题，若遇原文献的二三级标题较长，则摘取其要，仅为检索时提供指引。如：《脉经》（卷二·第一），《针灸甲乙经》（卷七·第一中）。古（近）代文献出处完全一致的条目，归入同一出处下。

敦煌医书所载文献标有“P·T”“P”“S”“India Office”等字样，其后面标有数字，此为国内外图书馆、博物馆收集该文献的编号，均出自丛春雨主编的《敦煌中医药全书》（中医古籍出版社，1994年）。

历代文献中就同一内容所作的表述，词异而义同或文字稍有出入的情况较为普遍。本丛书为避免重复，选择其中目前较为流行者，属于这种情况的文献来源不一定是最早记载该内容的古代文献，其原始出处列于该文献末的方括号内。如《太平圣惠方》（卷九十九）：“承筋……大小便不止。”[原出《铜人针灸经》（卷六）]

在各节关于古今针灸方法与特点比较的论述中，所引用的古代与近代文献一般仅列书名（一级标题）；而古代的针灸歌赋或若干名篇（如《盘石金直刺秘传》等）多为人们所熟悉，故直接将其作为文献名。

四、古代文献的校勘

在各节“历代文献摘录”的古代文献部分，本丛书作者对若干文献作了少量校勘，在其后用方括号标出，以与文献中自带的圆括号内文字区别。其中包括以下几种情况。

其一，根据他人的古籍研究著作进行修正，方括号内注明“据某书……”如：《铜人腧穴针灸图经》（卷五·足太阴）：“地[原作“池”，据《圣济总录》改]机”。

其二，根据原始文献的其他版本作出校记，方括号内注为“一本作……”或“一本有……”如：《针灸甲乙经》（卷七·第一下）：“消中，小便不利，善哕[一本有“呕”字]，三里主之。”至于“一本”是何版本，亦请查阅本丛书引用的版本及其他相关著作

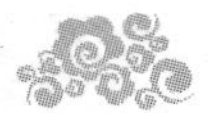

中的有关内容。

其三，本丛书作者径改原始文献的明显别字，在方括号内标示。如：《医学纲目》（卷十四·小便不通）："血淋：气海、丹田[原作"山"，据义改]。"

另外，根据文献上下文内容，本丛书作者对相关文字作的补充说明，也置于方括号内。如《循经考穴编》（足阳明）："[足]三里……噫哕瘫遗。"据上下文，此处当为足三里，故补[足]。

五、现代文献的来源

《针灸临证古今通论》收入的现代文献包括 1949 年以来 74 种科技期刊内的针灸文献。这 74 种期刊是：

《安徽中医学院学报》

《按摩与导引》（现名《按摩与康复医学》）

《北京中医》（现名《北京中医药》）

《北京中医学院学报》（现名《北京中医药大学学报》）

《长春中医学院学报》（现名《长春中医药大学学报》）

《成都中医学院学报》（现名《成都中医药大学学报》）

《福建中医学院学报》（现名《福建中医药大学学报》）

《福建中医药》

《甘肃中医》

《甘肃中医学院学报》

《广西中医学院学报》

《广西中医药》

《广州中医学院学报》（现名《广州中医药大学学报》）

《贵阳中医学院学报》

《国医论坛》

《河北中医》

《河北中医学院学报》（现名《河北中医药学报》）

《河南中医》

《河南中医学院学报》(现名《中医学报》)
《黑龙江中医药》
《湖北中医学院学报》(现名《湖北中医药大学学报》)
《湖北中医杂志》
《湖南中医学院学报》(现名《湖南中医药大学学报》)
《湖南中医杂志》
《吉林中医药》
《江苏中医》(原《江苏中医杂志》,现名《江苏中医药》)
《江西中医学院学报》
《江西中医药》
《辽宁中医学院学报》(现名《辽宁中医药大学学报》)
《辽宁中医杂志》
《内蒙古中医药》
《南京中医学院学报》(现名《南京中医药大学学报》)
《山东中医学院学报》(现名《山东中医药大学学报》)
《山东中医杂志》
《山西中医》
《陕西中医》
《陕西中医函授》(现名《现代中医药》)
《陕西中医学院学报》
《上海针灸杂志》
《上海中医学院学报》(现名《上海中医药大学学报》)
《上海中医药杂志》
《四川中医》
《天津中医》(现名《天津中医药》)
《天津中医学院学报》(现名《天津中医药大学学报》)
《新疆中医药》
《新中医》
《杏苑中医文献杂志》(现名《中医文献杂志》)

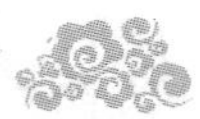

《云南中医学院学报》

《云南中医杂志》(现名《云南中医中药杂志》)

《浙江中医学院学报》(现名《浙江中医药大学学报》)

《浙江中医杂志》

《针灸学报》(现名《针灸临床杂志》)

《针刺研究》

《中国民间疗法》

《中国心理卫生杂志》

《中国运动医学杂志》

《中国针灸》

《中国中西医结合急救杂志》

《中国中医急症》

《中国中医眼科杂志》

《中级医刊》(现名《中国医刊》)

《中西医结合肝病杂志》

《中西医结合实用临床急救》(现名《中国中西医结合急救杂志》)

《中西医结合心脑血管病杂志》

《中西医结合学报》

《中西医结合杂志》(现名《中国中西医结合杂志》)

《中医外治杂志》

《中医文献杂志》

《中医研究》

《中医药信息》

《中医药学报》

《中医药学刊》(原《中医函授通讯》,现名《中华中医药学刊》)

《中医杂志》

《中原医刊》(现名《中国实用医刊》)

在现代文献部分收录的“针灸方法”,除了上述古代已用的方法外，还收录了穴位注射、激光照射、挑割结扎、埋藏、小针刀等通过经络穴位治疗疾病的现代方法。其中按摩（推拿）文献，也是与针灸相关文献中按摩（推拿）的内容。

六、古今文献的数据统计

《针灸临证古今通论》丛书中古代中医文献的统计数据来源于“针灸古籍中腧穴主治的计算机检索系统”，由计算机对135种古代文献中的内容累加得出。关于辨证取穴的文献，有些证型的资料不多，难以进行统计，故没有统计数据，只能根据现有文献内容试作若干分析，以供参考。各节所述的古代文献条目数均出自编写本书时对上述数据库的分类统计结果，而在本书编辑成稿时，作者根据古代文献的原貌等情况，对若干文献条目进行了合并与删节，因此各节病症涉及的确切的古代文献条目数与各节所述条目数有所出入。

本丛书现代文献的统计数据来源于“中国现代针灸信息数据库”，由计算机对74种科技期刊中的针灸内容累加得出，时间跨度为1949年至2006年。对于上述文献中非临床内容（如有关经络腧穴、针法灸法、实验研究、理论推导、文献探讨、综述论述、针刺麻醉等内容），以及临床文献中经验医案、针灸意外、临床样本5例以下者、无疗效者、临床数据有误差者，一般不作统计。对一稿多用者，只计其中一稿的数据。由于现代文献的数据量浩大，早期文献一时不易找全，数据库的建设也在不断完善中，因此上述统计结果尚是初步的，仅供参考。而本书在引用文献时，有一部分内容由手工检索而得，也有一部分内容来自2006年以后的期刊，因此引用情况与上述统计结果有所出入。

各节的统计数据包括经脉的穴次、部位的穴次、穴位的次数（但不包括现代微针系统穴次），以及方法的条次（古代）或篇次（现代）。其中的“部位”共计13个，各部位所包含的穴位情况如下：

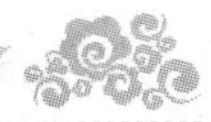

“头面”含头部、面部、颈项部的穴位；

“胸脘”含胸部与脘腹（即脐以上的腹，又名上腹）部的穴位；

“小腹”含脐以下的腹部（包括脐横纹上）的穴位；

“上背”含命门以上的背部穴位；

“下背”含命门以下的背部（包括命门横线上）的穴位；

“臂阳”含上臂与前臂的阳面穴位；

“臂阴”含上臂与前臂的阴面穴位；

“手背”含腕以下手的阳面（包括腕横纹上）的穴位；

“手掌”含腕以下手的阴面（包括腕横纹上）的穴位；

“腿阳”含大腿与小腿的阳面穴位；

“腿阴”含大腿与小腿的阴面穴位；

“足阳”含踝以下的足阳经（包括踝横纹上）的穴位；

“足阴”含踝以下的足阴经（包括踝横纹上）的穴位。

因为古今文献中各病症所涉及的经脉、部位、穴位很多，若全部列出则使人不易抓住重点，故上述项目仅列“常用穴次”；而古今所采用的针灸方法在归纳后并不很多，所以本书全部列出，名之为“治疗方法”，而不是“常用方法”，所统计的数值，在古代文献中为“条次”，在现代文献中为“篇次”。

七、古今针灸特点的分析与比较

首列4个古今文献对照表（即常用经脉的古今文献对照表、常用部位的古今文献对照表、常用腧穴的古今文献对照表、治疗方法的古今文献对照表）。表中“相同”一词，指名称相同而次数可相同或不同，以次数多少为序；“相似”一词，为部位或经脉相同，而腧穴名称不同，其中括号内的腧穴名，表示该腧穴已在“相同”中出现；“不同”一词，指名称、部位（或经脉）与次数均不同。

继而分**【循经取穴比较】【分部取穴比较】【辨证取穴比较】【针灸方法比较】【结语】几个标题**，归纳病症的针灸治疗特点，比较古今针灸文献在内容及表述方面等的异同，以期为寻找针灸临床治疗规律提供线索；各节所归纳出的针灸治疗常规方案，供临床医生参考。

在讨论中涉及的腧穴排列次序，一般按腧穴出现次数的多少排列；如果腧穴较多，为使文理清晰，视前后文情况，对腧穴按照经脉（或部位，或辨证）排列，同一经脉（或部位，或辨证）的腧穴之间用顿号间隔；不同经脉（或部位，或辨证）的腧穴之间用逗号间隔。

书稿中，本书作者叙述文字中的突出字体，旨在帮助读者快速浏览作者观点，或总结、把握内容要点和重点。

“针灸古籍中腧穴主治的计算机检索系统”和“中国现代针灸信息数据库”的研究编制，以及本丛书的编撰，先后得到上海市科学技术委员会、上海市教育委员会、上海市卫生局、上海中医药大学及其针灸推拿学院、上海市针灸经络研究中心、上海市针灸经络研究所等各级组织的资助；国家中医药管理局科教司的几任领导范吉平、洪净教授，上海市中医界和上海中医药大学的几任领导施杞、刘平教授，上海中医药大学针灸推拿学院的领导沈雪勇教授，中国针灸学会针灸文献专业委员会的老领导魏稼、李鼎教授，上海市针灸经络研究所的几任领导陈汉平、葛林宝、吴焕淦教授和全所的同仁们，对本课题的研究和本丛书的编写，始终给予了关怀和帮助。在此一并表示衷心的感谢！饮水思源，对于本项研究的早期指导老师黄羡明、奚永江、张令铮、吴绍德、王卜雄、杨仁德、刘长征等教授，以及顾耀芳、庄重九、王景寅、方保卫等专家，再次表示由衷的敬意。

虽然我们花费了大量的精力和时间，但毕竟才疏学浅，在编撰中挂一漏万之处，恳请广大读者和专家不吝赐教，以免贻误于人。

编者

2017 年 2 月于上海

目 录

第一节 心痛

心痛为病人自觉心脏部位疼痛的病证，古代针灸临床文献中凡有心痛、心疼、厥心痛、心掣、心疝、心如锥刺等描述字样的内容，本节均予收录。但古人有时误将心脏周围脏器组织的疼痛也叫作心痛，故本节讨论的古代心痛不一定局限在心脏范围内，可能还包括胃、食管、纵隔、肺、胸膜、胸壁等脏器组织的疼痛，当注意辨别。中医学认为，本病的发生常与寒、热、虚、实（含气滞、血瘀等）因素相关。西医学中的冠心病（含心绞痛、心肌梗死等）、心肌炎、心神经症等可有心痛症状。鉴于现代针灸文献中涉及心痛的报道不多，而关于冠心病者不少，故本节将古代心痛与现代冠心病的针灸治疗作一比较。古代文献中涉及心痛者共445条，合796穴次；现代文献中涉及冠心病者共100篇，合539穴次。将古今文献的统计结果相比较，可列出表1-1~表1-4（表中数字为文献中出现的次数）：

表1-1 常用经脉的古今对照表

经脉	古代（穴次）	现代（穴次）
相同	任脉162、心包经137、膀胱经52、脾经51、心经44、胃经43	膀胱经132、任脉105、心包经83、胃经49、脾经42、心经30
不同	肾经60、肝经52	督脉30

表1-2 常用部位的古今对照表

部位	古代（穴次）	现代（穴次）
相同	胸脘181、足阴117、臂阴107、上背49、小腹40、腿阳35	上背140、臂阴95、胸脘83、腿阳52、小腹33、足阴32
不同	手掌97	腿阴37

表 1-3　常用穴位的古今对照表

穴位		古代（穴次）	现代（穴次）
相同		中脘 39、内关 34、巨阙 32、足三里 23、间使 16、太冲 15、神门 14、太溪 13、涌泉 13、心俞 10、膻中 10、膈俞 8、气海 8	内关 60、心俞 53、膻中 43、足三里 28、膈俞 27、巨阙 17、神门 15、太冲 13、气海 12、中脘 9、太溪 6、间使 5、涌泉 5
相似	心、心包经	大陵 34、曲泽 16、劳宫 16、中冲 13、灵道 8、少冲 8	郄门 15、阴郄 5、通里 5
	脾经	公孙 16、隐白 9、太白 8	三阴交 28、血海 6
不同	背部		厥阴俞 22、至阳 10、肾俞 10、肺俞 9、命门 5、大椎 5、肝俞 5
	腹部	上脘 33、建里 9、期门 8、鸠尾 8	关元 11、神阙 7
	上肢	支沟 10、太渊 8	合谷 6
	下肢	行间 14、然谷 10、大敦 9	丰隆 17、阳陵泉 5

表 1-4　所用方法的古今对照表

方法	古代（条次）	现代（篇次）
相同	艾灸 88、针刺 43、刺血 22、敷贴 2、推拿 2	针刺 41、敷贴 18、灸法 15、刺血 2、推拿 2
不同	熨法 7、火针 2、点烙 1	穴位注射 13、埋藏 9、电针 5、耳穴 5、器械 3、手足针 1、小针刀 1

根据以上各表，可对古代心痛与现代冠心病的针灸治疗特点做以下比较分析。

【循经取穴比较】

1. 古今均取任脉与膀胱经穴　统计结果显示，任脉穴次分

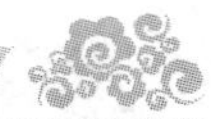

列古、今各经的第一、第二位，显示**古今均重视任脉穴**。因本病多与心脏及其周围脏器的病变相关，而任脉循行在胸腹正中，与这些脏器组织紧密相连，故而取之。其穴次分占古、今总穴次的20.35%、19.48%，百分比相近，显示对任脉穴的重视程度古今相合。就穴位而言，**古今均取中脘、巨阙、膻中、气海，这是相同的**；古代又取上脘、建里、鸠尾等胸脘部穴，现代则取关元、神阙等小腹部穴，各有偏重。

中医学认为"气在腹者止于背俞"(《灵枢经·卫气》)；西医学认为，控制心、肺、食管、胃的交感神经起于背部脊髓 $T_{1\sim9}$，因此刺激膀胱经相应的背俞穴，则可对心脏等脏腑产生治疗作用。因此在古今文献中，膀胱经穴次分占古、今各经的第三、第一位，分占各自总穴次的 6.53%、24.49%，可见**现代比古代更重视膀胱经穴**，此当是神经学说影响的结果。就穴位而言，**古今均取心俞、膈俞，这是相同的**；现代又取厥阴俞、肾俞、肺俞、肝俞等穴，而古代取之不多。

2. 古今均取心包、心经穴　本病的主要病位在心，而《灵枢经·经脉》云，心包经"起于胸中，出属心包络"，心经"起于心中，出属心系"，故临床多取之(表 1-5)。

表 1-5　古、今心包经、心经穴次及其分占各自总穴次的百分比和其位次对照表

	古代	现代
心包经	137(17.21%，第二位)	83(15.40%，第三位)
心经	44(5.53%，第六位)	30(5.57%，第六位)

表 1-5 显示，该两条经脉的古、今百分比分别相近，位次相同或相近，显示古今对该两经穴的重视程度相近；而古今心包经穴次均大大地超过心经，位次也提前，此当是心包代心其受邪之故。表 1-3 显示，**古今均取内关、间使、神门，这是相同的**；古代还取大

陵、曲泽、劳宫、中冲、灵道、少冲等穴，现代则取郄门、阴郄、通里等穴，这是相似的。《灵枢经·经脉》中心经的"是动病"、心包经的"所生病"均有"心痛"之证，乃古人取心包经与心经之例。

3. 古今均取脾、胃经穴　脾经"从胃别上膈，注心中"，接手少阴心经；胃经"下膈属胃络脾"，"下乳内廉"，经胸脘部，因此古今临床亦取脾、胃经穴（表1-6）。

表1-6　古、今脾经、胃经穴次及其分占各自总穴次的百分比和其位次对照表

	古代	现代
脾经	51（6.41%，第五位）	42（7.79%，第五位）
胃经	43（5.40%，第七位）	49（9.09%，第四位）

表1-6显示，在古、今文献中脾经穴次的百分比相近，位次一致；而现代胃经穴的百分比与位次高于古代，显示**现代比古代更重视胃经穴**。表1-3显示，**古今均取足三里，这是相同的**；古代还取公孙、隐白、太白等穴，现代则取三阴交、血海等穴，这是相似的。马王堆《阴阳十一脉灸经》中"足泰阴之脉""足阳明之脉"的"所产病"，均有"心痛"一证，显示古人对脾胃经穴的重视。

4. 古代还取肾、肝经穴　肾经、肝经穴次在古代文献中分列各经的第三、第四（与膀胱经并列）位，分占古代总穴次的7.54%、6.53%。因为肾经"从肺出络心，注胸中"，接手厥阴心包经；肝经"别贯膈，上注肺"，因此古人也选用该两经穴。而现代选用肝、肾经各16穴次，并列为现代诸经第八位，各占现代总穴次的2.97%，均未被纳入常用经脉之列，可见对肾、肝经穴的重视程度，现代不如古代。就穴位而言，**古今均取太冲、太溪、涌泉，这是相同的**；古代还取行间、然谷、大敦等穴，而现代选用不多。马王堆《足臂十一脉灸经》中"足少阴脉"之病，《灵枢经·经脉》中肾经的"所生病"均有"心痛"一证，显示古人对肾经穴的重视。

5. 现代还取督脉穴　现代临床还取督脉30穴次，列现代各

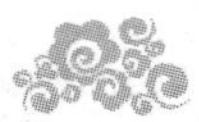

经的第六位（与心经并列），占现代总穴次的5.57%。因督脉行于脊里，与脊髓密切联系，现代认为，通过神经支配体腔内的脏腑，故亦取之。而古代取督脉仅19穴次，列各经之第十位，占古代总穴次的2.39%，未被纳入常用经脉，不如现代。就穴位而言，**现代选取至阳、命门、大椎等穴**，而古代取之不多。

此外，**现代本病临床重视病人在针刺时的经络感传体验**，体现对经络学说的重视。如张吉安等以循经感传治疗冠心病，每日针刺一条经，要求气至病所，结果显示，左心功能得以改善；鲁铭新等应用FJ-1型复合波经络治疗仪为刺激源，对患者的十四经激发感传，要求"气至病所"，治疗结果显示，血液流变学指标和心功率谱在治疗后均有显著改善；佟金花用经络治疗仪激发循经感传，结果显示，心电图S-T段得以改善；程连瑚等用"寻气法、催气法、接力通气法"，激发感传气至病所，用生物电阻抗测定心功能各项指标，结果显示，气至病所组有明显活血化瘀作用，有感传组亦有一定作用，而局感组的作用不明显。而在古代本病的针灸文献中，虽有艾灸引发感传的记载（参见下文"古今均用艾灸"段落），而针刺感传记载则为少见。

但现代也有研究显示，感传与否对本病的疗效影响不大，如许式谦治疗冠心病，针刺内关穴，观察心肌图的变化，结果显示，"气至病所"与"气未至病所"对改善心功能均有作用，两者无显著差异；黄晓卿针刺患者内关穴，结果表明，显性得气组和隐性得气组的心功能参数均有改变，两组间疗效无显著性差异。总之，对于循经感传在治疗中的作用，现代学者尚未得到一致看法，还须继续探讨。

【分部取穴比较】

1. 古今均取胸腹部穴 本病的病位在胸，根据局部取穴的原则，古今均多取胸脘；而任脉、足三阴经、足阳明经循行将小腹和胸脘相连，因此古今又取小腹部穴（表1-7）。

表 1-7 古、今胸脘、小腹部穴次及其分占各自总穴次的百分比和其位次对照表

	古代	现代
胸脘	181(22.74%,第一位)	83(15.40%,第三位)
小腹	40(5.03%,第六位)	33(6.12%,第六位)

表 1-7 显示,**古代比现代更重视胸脘部穴**,而古今小腹部穴百分比相近,位次一致。表 1-3 显示,**古今均取胸腹部中脘、巨阙、膻中、气海,这是相同的**;古代还取胸脘部穴上脘、建里、期门、鸠尾等,而现代则取小腹部穴关元、神阙等,取穴有所差异。

古代取胸腹部穴者,例如《针灸甲乙经》曰:"心痛身寒难以俯仰,心疝气冲冒,死不知人,中脘主之。"《扁鹊神应针灸玉龙经》谓:"心疼巨阙穴中求。"《备急千金要方》称:"胸痹心痛,灸膻中百壮。"《琼瑶神书》道:"九种心疼连脾痛,上脘盘盘拘在中,气海圆盘在上法,关元双盘响取功。"《针灸治疗实验集》载:"心胸痞痛,服药无效,为针其建里、内关两穴,二次即愈。"《备急千金要方》又曰:"胸胁满,心痛,灸期门,随年壮。""心痛暴绞急,绝欲死,灸神府百壮,在鸠尾正心。"上述记载中有些内容似还包括了胃痛等病证。

现代取胸腹部穴者,如南宁市针灸研究所治疗冠心病,针刺膻中等穴;谢云治疗胸痹,取膻中、中脘、关元等穴,用温针灸;李传杰治疗冠心病,针刺巨阙等穴;孙吉山治疗心绞痛,针刺气海等穴,并要求"气至病所";陈大中等治疗心绞痛之寒凝心脉者,配合灸关元穴;范准成治疗心绞痛,取神阙、虚里等穴,贴以宁心膏,结果显示,神阙穴效果最好。

2. 古今均取上背部穴 古今本病临床常选用背俞等上背部穴,致使上背部穴次分列古、今各部的第五、第一位,分占古、今总穴次的 6.16%、25.97%,此又显示出**现代比古代更重视上背部穴**,这当是现代神经学说影响的结果。就穴位而言,**古今均多取心**

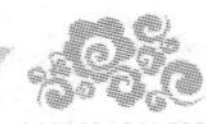

俞、膈俞，这是相同的；现代又选取上背部厥阴俞、至阳、肺俞、大椎、肝俞等，而古代选用不多，这不如现代。

古代取上背部穴者，如《席弘赋》曰："妇人心痛心俞穴。"《备急千金要方》谓："心痛如锥刀刺，气结，灸膈俞七壮。"《太乙神针》载：膈俞穴主"血症心痛"。

现代治疗冠心病及心绞痛而取上背部穴者，如李保良等针刺背部心俞、肝俞、肾俞等；王恒润等针刺心俞、厥阴俞等；老锦雄等取厥阴俞、心俞、膈俞、肝俞、脾俞、肾俞等，施以温针灸；杜润法等取至阳等，用东莨菪碱注射；柏树祥等取肺俞、厥阴俞、心俞等，埋入 2~3mm 1 号羊肠线；刘来丽等治疗冠心病心绞痛之阳虚者，加针大椎、关元，痰浊者加针丰隆、肺俞。

3. 古今均取手、足阴部穴 足三阴经起于足阴，上抵胸部；心包经、心经循行至手掌部，因此足阴部与手阴部（即手掌部）的穴次较高（表 1-8）。

表 1-8 古、今足阴部、手阴部穴次及其分占各自总穴次的百分比和其位次对照表

	古代	现代
足阴部	117（14.70%，第二位）	32（5.94%，第七位）
手掌部	97（12.19%，第四位）	22（4.08%，第八位）

表 1-8 表明，**古代比现代更重视足阴部、手阴部穴**（但现代手阴部未被纳入常用部位），显示**古代比现代更重视经络学说**。表 1-3 显示，**古今均多取足阴部太冲、太溪、涌泉，手阴部神门，这是相同的**；古代还取足部肾经然谷，肝经行间、大敦，脾经公孙、隐白、太白，以及手部心包经大陵、劳宫、中冲，心经少冲，肺经太渊，而现代选取这些穴位不多，这是不同的。

古代取足阴、手阴部穴者，如《素问病机气宜保命集》曰："心痛，针少阴经太溪、涌泉及足厥阴原穴。"其中"足厥阴原穴"即太冲。又如《千金翼方》载:“心中懊侬痛,针涌泉入三分。”《六十六穴流注歌》针刺神门以治疗“心痛及狂悲”。《身经通考》曰:灸太溪、然谷、行间、大都、太白、神门等穴可治“犯寒心痛”。《针经指南》云:“公孙:九种心痛(心、胃)。”《琼瑶神书》谓:“大陵能主心胸痛。”《流注通玄指要赋》道:“劳宫退胃翻心痛以何疑。”《针灸便用》语:针中冲、大陵治“干心疼”。《子午流注针经》谓:太渊治“心疼气上一般针”。

现代取足阴、手阴部穴者,如王兴治疗不稳定型心绞痛,取太冲等穴,用提插捻转平补平泻针刺法;胡冬梅等治疗冠心病心绞痛合并高血压者,取太冲等穴,用埋植药线法;李传杰治疗冠心病,针刺太溪等穴;潘善余治疗冠心病,取涌泉等穴,用中药敷贴疗法;程斌等则以电针刺激神门穴和少海穴,结果显示,患者心肌缺血情况即刻得到改善,而两穴之间并无明显的协同或拮抗作用;邓海平等研究神门穴的红外辐射强度,结果发现,冠心病患者在多个波长上与正常人相比有显著性差异。可见现代还采用实验研究手段,这是古人所不及的。又如现代奚永江等认为,在“二级全息元”中,涌泉、太冲、公孙、神门、劳宫等相应于心胸部,似为取足阴部穴提供了又一个根据。

在手足阴部诸穴中,**古代注意选取四肢末端穴**以治疗本病,中冲、少冲、隐白、涌泉等穴的次数较高。四肢末端为井穴。《灵枢经·九针十二原》曰:“所出为井。”“井”是脉气涌出的源头,气血旺盛,刺灸之则可有较好的疗效;西医学认为,四肢末端的神经末梢丰富,感觉敏锐,刺激之会有强烈的感觉,并被传到大脑,而大脑相应区域的兴奋,则可抑制心痛在皮质的兴奋灶,从而治疗由心神经症等疾病所引起的心痛。如《肘后备急方》载:“葛氏治卒心痛方:灸手中央长指端三壮。”《外台秘要》曰:“主心疝方:灸两足大指甲寅之际,甲寅各半壮,随年壮良。”《太平圣惠方》谓:“张文仲灸经疗卒心痛不可忍,吐冷酸绿水及元脏气,灸足大指次指内横纹中各一壮,炷如小麦大,下火立愈。”(该穴又名独阴,古

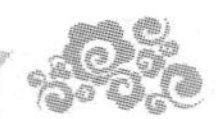

文献多次提及其治疗本病有佳效）又如《针灸大成》所载十二井穴中手少阴、手厥阴、足少阴井穴的第一个主治均是“心痛”;《针灸简易》言:隐白“主治心脾痛难堪”;《针灸内篇》载:少冲“治心胸痛”,皆为例。

现代本病临床也有取末端部穴者,如罗诚介绍吕光荣的经验,治疗心肌梗死急性期,针刺太冲、涌泉、人中、合谷,心肌梗死恢复期,取百会等穴;王中华治疗冠心病心绞痛,取神门、劳宫、后溪,配涌泉、素髎等,用针刺;罗利等抢救急性心肌梗死合并严重心律失常,针刺人中、内关、郄门、三阴交、膻中、风池等。上述穴位中涌泉、太冲、劳宫等位于或邻近四肢末端部。百会在人体的上端;人类是从鱼类进化而来的,而鱼类的上端在口部,故口周围的人中、素髎亦可视作末端穴,它们与四肢末端穴相对应。

4. 古今均取臂阴面穴 在古、今文献中,臂阴面穴次分列各部的第三、第二位,此当是多取心包经、心经穴的缘故。其穴次又分占古、今总穴次的13.44%、17.63%,显示现代似有比古代更重视臂阴面穴的迹象。就穴位而言,**古今均多取内关、间使,这是相同的**;古代还取曲泽、灵道、少海等穴,现代则取郄门、阴郄、通里等穴,这是相似的。

古代取臂阴面穴者,如《针灸大全》取内关配不同穴位,治疗多种心痛证。《针灸甲乙经》曰:“心痛善悲厥逆,悬心如饥之状,心澹澹而惊,大陵及间使主之。”《神应经》载:曲泽、间使、内关、大陵、神门、太渊等穴治疗“心痛”。《医宗金鉴》语:“灵道主治心疼痛。”《灵光赋》道:“心痛手颤针少海。”

现代取臂阴面穴者,如鲍延熙治疗急性心肌梗死,针刺内关;唐照亮等防治冠心病猝死,针刺内关、间使等穴;殷克敬治疗慢性冠脉供血不足,针刺郄门;王恒润等治疗冠心病,针刺内关、郄门等,阵发性期前收缩(早搏)加阴郄,心动过缓加通里。现代还对臂阴面穴进行实验室观察,如刁利红治疗冠心病心绞痛,针刺内关穴,结果显示,不但心绞痛得到明显缓解,ECG和相关症状得到明显改善，硝酸甘油服用量得以减少，而且心肌耗氧量得以降低，冠脉血流量得以增加；赵长信以针刺治疗冠心病心绞痛，结果显示，针刺内关可改善左心功能，而针刺三阴交无此效应；陈少宗等治疗冠心病，针刺大陵、内关，结果显示，左心功能得到即时改善，但大陵的疗效低于内关，为取内关穴提供依据。

现代临床在臂阴面还发现了治疗本病的奇穴，如李传杰针刺心平穴，该穴在肘横纹下3寸，心经线上；孙吉山针刺闷畅穴，该穴位于曲泽前2~3寸的压痛点上。上述两穴均在前臂阴面，与心经、心包经相关，但在古代文献中未见记载。现代奚永江等认为，前臂内关附近是"一级全息元"中的心胸之部，似为内关、大陵、间使、神门等穴主治本病提供了又一个根据。

5. 古今均取腿阳面穴 这主要是选用胃经穴的缘故。腿阳面穴次分列古、今各部的第七、第四位，分占古、今总穴次的4.40%、9.65%，显示**现代比古代更重视腿阳面穴**。就穴位而言，**古今均多取足三里，这是相同的**。现代还选用胃经丰隆，胆经阳陵泉，而古代选取不多，这是不同的。

古代取足三里穴者，如《马丹阳天星十二穴歌》道：足三里"能除心腹痛"。《针灸则》载：足三里主"气喘，心痛"。现代取腿阳面穴者，如李传杰治疗冠心病心绞痛，针刺足三里、丰隆等；孙吉山则针刺足三里等；吴长岩等治疗冠心病心绞痛之痰浊壅塞者，针刺丰隆等；王恒润等治疗冠心病，针刺阳陵泉等；胡冬梅等则取足三里等，心血瘀阻加阳陵泉，用埋植药线法。

6. 现代还取腿阴面穴 在现代文献中，腿阴面共37穴次，占现代总穴次的6.86%，列现代各部的第五位，**常用穴为三阴交、血海等**，这主要是现代多选用脾经穴的缘故。而在古代文献中腿阴面仅9穴次，占古代总穴次的1.13%，列古代各部的第十三位，未被纳入常用部位，远不如现代。现代取腿阴面穴者，如王兴治疗不稳定型心绞痛，针刺三阴交等，用提插捻转平补平泻法；王家恩治疗"胸痹"，针刺三阴交等，要求针感向心传导，然后轻括针

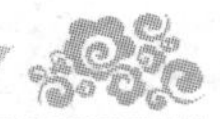

柄 1~2 分钟；李传杰治疗冠心病，针刺三阴交、血海等；吴长岩等治疗冠心病心绞痛之心血瘀阻者，针刺血海、地机等，予以平补平泻法。

【辨证取穴比较】

古代文献记载显示，心痛与寒、热、虚、实（含虫、湿、气、瘀）等因素相关，临床可分为相应类型，而对于诸类型的治疗，古人取穴与上述常规取穴相吻合，即选取胸脘部、上背部穴和心经、心包经穴，并无特异性。

取胸脘部穴者，如治疗寒痛，《济生拔粹》云“冷心痛，燔针针任脉巨阙穴”；《扁鹊心书》治疗“心痛”而“胃口寒甚”者，“灸中脘七十壮”。治疗热痛，《太平圣惠方》曰，中脘主治“心痛热”。治疗气滞痛，《备急千金要方》曰：“心痛坚烦，气结，灸太仓百壮。”治疗血瘀痛，《外台秘要》认为，鸠尾主“血瘀热病，胸中痛不得卧，心痛不可按”；《东医宝鉴》载：“血心痛，取期门。”

取上背部穴者，如治疗气痛，《太平圣惠方》称：督俞主治“气逆心痛”。

取心经、心包经穴者，如治疗寒痛，《备急千金要方》曰：“少冲主心痛而寒。”治疗实痛，《灵枢经·经脉》云，内关主治“实则心痛”。治疗气痛，《医学纲目》云：“心胸痛，并气攻：劳宫、大陵、内关。”

此外，对于各类型的治疗取穴，还各有特点，以下试述之。

1. 与寒相关 古人**选用肾、肝、脾经穴**，如《备急千金要方》载：“太溪、然谷主心痛如锥刺，甚者手足寒至节，不息者死。”《针灸集成》谓：“冷气冲心痛：内关、太冲三壮，独阴五壮，脐下六寸两旁各一寸，灸三七壮。”《身经通考》灸大溪、然谷、行间、大都、大白等穴治疗“凡犯寒心痛”。古人又选用小腹部关元、石门、气海等。上述肾、肝、脾经及小腹部穴与消化吸收水谷精微，制造与贮存能量相关，故能温煦脏腑，驱逐寒邪，而**这些穴位多在人体下**

半身。

2. 与热相关　古人**循经选取心包、心经穴**，如《素问·刺热》云："热争则卒心痛"，"刺手少阴、太阳"。《六十六穴流注歌》载："一身如火热，满腹痛连心，医法当遵治，中冲急下针。"《备急千金要方》谓："中冲、劳宫、大陵、间使、关冲、少冲、阳溪、天髎"，主"掌中热，心痛，身热如火"。《针灸简易》言：曲泽"专治心痛寒热温"。**上述穴位多在上半身**，而上半身藏有心肺，主持呼吸和循环功能，以输出能量为主，归属阳性，故可清热。本病之热若与其他经络脏腑相关，也可取其他相应穴位，如《素问病机气宜保命集》称："有热厥心痛者，身热足寒，痛甚则烦躁而吐，额自汗出，知为热也，其脉洪大，当灸太溪及昆仑。"

3. 与虚相关　古人**选取相应的补益之穴**，如《针灸聚英》认为，足三里主治"脏气虚惫，真气不足"之"卒心痛"。《医学入门》认为，患门穴主治"少年阴阳俱虚"之"心痛"。此外，还选用章门、膈俞、中脘、上脘、巨阙等穴，这些穴大多在人体本部。

4. 与实相关　古人**还选取人体末部穴**，如《素问·刺疟》载："邪客于足少阴之络，令人卒心痛"，"刺然谷之前出血"，"左取右，右取左"。《医学纲目》曰："(撮)脾脊后心疼痛：中渚(泻之忌补)。"人体末端往往是邪气滞留之处，取之则可逐邪外出。

（1）与气滞相关：配合**选用相应的经络穴位**，如对于肺失宣肃引起的"心疼气上"，《子午流注针经》针太渊；对于三焦不利引起的"上气痛冲心"，《针灸聚英》选天井；对于脾肾失调引起的"心气痛时难忍受"，《琼瑶神书》取内关、照海、公孙；对于肝肾失调引起的"乳弦疝气，发时冲心痛"，《针灸大全》取照海，配带脉、涌泉、太溪、大敦。古人又**根据病变部位选用相应穴位**，如对于小腹部"气逆气冲，心痛不可忍"，《古今医统大全》取关元；对于"夹脐而痛，上冲心痛"，《灸法秘传》灸天枢；对于"风壅气滞，心腹刺痛"，《针灸大全》取内关，配风门、膻中、劳宫、三里，此因风性向上，故多取上半身穴。

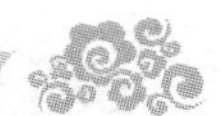

（2）**与血瘀相关**：古人**取相应的心包经、胃经之穴**，如《针灸聚英》曰：内关主“妇女血痛心疼”。《类经图翼》称：足三里“一传心疼者，灸此穴及承山立愈，以其中有瘀血，故泻此则愈”。

（3）**与痰湿相关**：古人选**取健脾化痰之穴**，如《西江月》道：公孙主治“九种心疼涎闷”。《针灸则》载：巨阙主治“心胸痰痛”。

（4）**与虫扰相关**：对于体内寄生虫引起的“心痛”（实则多为胃脘痛），古人多**选胃脘局部穴**，如《针灸甲乙经》称：“心痛有三虫，多涎，不得反侧，上脘主之。”《针灸集成》治疗“虫咬心痛”：“以手紧按，坚持勿令得移，以针刺虫，久待虫不动乃出针。”

此外，**古人还根据病人的临床表现进行脏腑辨证**，然后选择相应的经络穴位来治疗，如《灵枢经·厥病》将厥心痛分为5种，其中：肾心痛，“先取京骨、昆仑，发针不已取然谷”；胃心痛，“取之大都、太白”；脾心痛，“取之然谷、太溪”；肝心痛，“取之行间、太冲”；肺心痛，“取之鱼际、太渊”。《类经图翼》也有类似记载。《素问病机气宜保命集》则根据脉象来辨证，取相应经络的原穴以治疗不同的心痛证：“心痛脉沉，肾经原穴；弦，肝经原穴；涩，肺经原穴；浮，心经原穴；缓，脾经原穴。”

现代治疗本病也有采辨证取穴者，如陈大中等治疗心绞痛，其中心气不足，刺郄门配曲泽；心阴不足，刺内关配公孙；心阳亏虚，刺大陵配足三里；寒凝心脉，刺大陵、郄门配关元（灸）；气滞心胸，刺内关配太渊、丰隆；瘀血痹阻，刺郄门配太冲、三阴交；火邪热结，刺大陵配太白、支沟。孙吉山治疗冠心病，取气海、足三里、闷畅、内关，喉间气塞，加天突；头昏，加太冲、风池、百会；心悸，加郄门；胸胁气胀，加蠡沟、膻中；失眠，加安眠、神门；痰湿壅盛，加中脘、丰隆；冲任失调，加公孙、列缺。吴长岩等治疗冠心病心绞痛，取心俞、厥阴俞、膻中、内关，施以温针灸，心血瘀阻，加膈俞、血海、地机；痰浊壅塞，加丰隆、阴陵泉；气阴两虚，加气海、三阴交、足三里；心肾阴虚，加肾俞、巨阙、关元、太溪，配穴予以平补平泻针刺法，治疗后患者的血脂、血流变状况得到好转。由上可见，

现代辨证比古代更细致，取穴更明确。至于古、今医人的辨证取穴，究竟何者为上，尚待进一步研究考察。

【兼证取穴比较】

治疗心痛而兼有昏厥者，古人除取心之局部穴和相应经络之穴外，**对于闭证，还加取末端穴以开窍**，如《针方六集》云：中冲主"心痛不省，单泻"。**对于脱证，还加灸胸腹部穴以固脱**，如《扁鹊心书》载："若脾心痛发而欲死，六脉尚有者，急灸左命关五十壮而苏。"对于瘀邪内闭者，则加取大关节处穴以刺血逐邪，如《针灸易学》称："鹰翻，撇嘴心疼昏迷，用针刺膀弯腿弯出血，以雄黄点之"；"螳螂翻，头斜不正，心痛昏迷，治法：将膊弯紫筋挑破，用老鸦鼻烧灰点之"。

现代治疗冠心病而兼有昏厥者，如唐照亮等治疗冠心病猝死，针刺内关、心俞、夹脊、足三里、厥阴俞、间使、三阴交等穴；李科急救心绞痛休克，针刺内关、素髎；金时年抢救冠心病休克，取头针上星透百会，每 5 分钟运针 1 次，捻转 200 次 / 分，体针取足三里，每 10 分钟运针 1 次，捻转 100 次 / 分。这些似属闭证范畴。

【针灸方法比较】

1. 古今均用艾灸　艾灸为热性刺激，故可治疗心阳痹阻等原因引起的寒性心痛；而热性刺激又可扩张血管，促进血液循环，故又可治疗气滞血瘀引起的心痛；现代有人提出"热证可灸"的观点，这对于艾灸治疗"热厥心痛证"的机制可作出一定的诠释。在与本病相关的古、今文献中，涉及艾灸者分别为 88 条、15 篇，分列古、今诸法之第一、第二位，分占各自总条（篇）次的 19.78% 和 15.00%，显示**古代比现代更重视艾灸疗法**。

艾灸治疗本病，古人按照常规取胸脘、上背、足阴、上肢阴面之穴。如《龙门石刻药方》载"疗心痛方"："灸法：从项椎骨数下，至第七节上，灸三十壮；又灸心下一寸二七壮。"《琼瑶神书》曰：

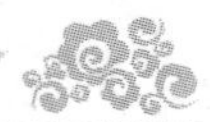

“治心牙疼”，“太溪二穴”，“即吕细穴，灸七壮”。《类经图翼》云：“肝心痛”，“行间（七壮）、太冲（七壮）”。《备急灸方》谓：“甄权治卒暴心痛，厥逆欲死者，灸掌后三寸两筋间，左右各十四壮。”此外，古人艾灸还有以下特点。

（1）**灸取奇穴**：除了经穴以外，古人艾灸还多选用经外奇穴，共计36穴次，较为突出。如《肘后备急方》称：“治心疝发作有时激痛难忍方：灸心鸠尾下一寸，名巨阙，及左右一寸，并百壮。又与物度颈及度脊如之，令正相对也，凡灸六处。”《名家灸选三编》载：“心腹诸病，痞积烦痛者法（试验）：即崔氏四花穴，除骨上二穴，惟灸两旁二穴，与初编所载梅花五灸并用，殊效。”《外台秘要》曰：“心疝发时，心腹痛欲死方：灸足心，及足大指甲后横理节上，及大指歧间白黑肉际，百壮则止。”《寿世保元》：“治心痛神法，两手肘后陷处酸痛是穴，先用香油半钟，煮汤温服，即用艾入水粉，揉烂为炷，每处灸五壮，其痛立止。”皆为此例。在古代艾灸临床上，人们发现许多有效穴位，而尚未将其上升到理论高度，仅作为经外奇穴记录下来，故奇穴较多。其他被灸奇穴还有独阴、中泉、命关、患门等。

（2）**灸感宜上行**：古人针刺要求有“气至病所”的感应，而在艾灸时也要求有如此感觉，如《针灸资生经》云：“它日心疼甚，急灸中管数壮，觉小腹两边有冷气，自下而上，至灸处即散，此灸之功也。”现代有人报道，艾灸能促使循经感传现象的出现，故在临床上可增加艾灸刺激量，以求获得循经“气至病所”的感应，提高临床疗效。

（3）**灸用川椒巴豆**：古人治疗本病也采用隔物灸法。如《东医宝鉴》载，以“川椒为细末，醋和为饼，贴痛处，用熟艾铺饼上，发火烧艾，痛即止。”《寿世保元》：“心腹诸痛，或肠鸣泄泻，以巴豆肉捣为饼，填脐中，灸三壮，可至百壮，以效为度。”川椒、巴豆皆为热性药物，巴豆还有泻积通窍之功，用以灸灼，则可温通心阳，祛寒活血，治疗本病。

（4）**运用“太乙神针”**：“太乙神针”是在穴位上铺就数层布或纸，然后将点燃的艾条按在布或纸上。该法对人体肌肤的损伤小，而且安全，操作方便，又运用药物，可充分发挥药物与艾灸的双重作用，故能取得良好疗效。《太乙神针》载上脘、天枢、行间、膈俞，《太乙离火感应神针》载涌泉，《育麟益寿万应神针》载中极，均可用该法治疗心痛。

现代用艾灸治疗冠心病者，如熊芳丽治取膈俞、心俞、膻中，针刺后用艾炷灸3壮；张登部取内关、膻中、心俞，用艾条施温和悬灸法；龚远明等取足三里、内关、三阴交、神门、曲池，用温针疗法；杨丹红等取心俞、厥阴俞、膻中、内关等，用温灸器施灸；马胜治疗颈性类冠心病，用艾条对夹脊穴施雀啄灸。但总的来说，当代本病临床的灸法数量与剂量均不如古代，因此对古代的艾灸经验可作参考。

现代本病临床还对艾灸的疗效进行实验室观察，这在古代是没有的。如吴长岩取心俞、厥阴俞、膻中、内关，施以温针灸，结果不但发作频率得以减少，而且静息心电图的S-T段、T波得到改善；倪承浩取膻中穴，施以无瘢痕灸，结果显示心肌缺血状态即时得到改善；杨秀珍用艾灸器于曲泽穴处施温和灸，结果显示，即刻心功能参数得以改善；郑桂秋等取内关，配膻中、心俞，各灸20分钟，结果心电图ST-T、QTC、FIR较治疗前显著改善。

2. 古今均用针刺　在本病的古、今文献中，涉及针刺者分别为43条和41篇，分列古、今诸法之第二、第一位，分占各自总条（篇）次的9.66%和41.0%，显示**现代比古代更重视针刺法**。这当是现代针具进步以及现代神经学说影响的结果。

本病的**古今针刺治疗均根据常规操作**，如唐代《千金翼方》载：“心中懊憹痛，针涌泉入三分。”清代《针灸逢源》曰：“心痛：针涌泉、太冲。”《针法穴道记》治疗心痛，取内关穴，曰：“行针二三句钟，针深四五分，须时时活动银针。”现代姜揖君治疗心痛，针刺八脉交会穴公孙、内关，各刺1寸，内关深刺后提浅留针，以防

刺伤神经，交替捻针；王家恩治疗“胸痹”，针刺胸椎第4、5华佗夹脊穴、内关，配膻中、三阴交，要求针感向心传导，然后轻括针柄1~2分钟。

古今针刺均采用补泻手法，如《医学入门》云：“热心痛、气痛，泻劳宫；寒心痛，补少泽。”《医学纲目》载：“（桑）心气痛：巨缺、鸠尾、兴隆泻之。”《类经图翼》谓：“胸背心腹胀痛，泻行间火而热自清，木气自下。”《琼瑶神书》道：“心胸疼痛最难当，先泻大陵气下忙，有积内关痛甚泻，左盘中脘艾加详。”《千金翼方》称：“心中懊侬痛，针劳宫，入五分补之。”可见古人对实热证用泻法，对虚寒证用补法。

现代采用补泻手法者，如王兴治疗不稳定型心绞痛，针刺心俞、肝俞、膈俞、三阴交、外关、膻中、巨阙、内关、太冲、光明等，用提插捻转平补平泻法；陈少宗治疗冠心病，取内关，亦用“平补平泻”针刺手法；王中华治疗冠心病，应用平补平泻手法，急性期以泻为主；罗利等治疗急性心梗快速心律失常，用“强刺激泻法”，治疗慢性心律失常，用“弱刺激补法”；韩友栋等以不同手法治疗冠心病心功不全（即胸痹本虚证）患者，结果显示，徐疾补法疗效为著，平补平泻次之，徐疾泻法居后。可见现代以平补平泻为多，对于急性期采用泻法，对于慢性期及虚证采用补法，与古代不完全一致。

此外古代针刺文献中有以下五点内容可资借鉴。

（1）**慎刺鸠尾部**：鸠尾是任之络穴，其下之巨阙是心之募穴，两者皆是治疗本病之要穴。但鸠尾部与心、肺、肝、膈相邻，故针刺不当会损伤这些脏器，产生医疗事故。故《备急千金要方》载：“心痛冷气上，灸龙颔百壮，在鸠尾头上行一寸半，不可刺。”《太平圣惠方》曰鸠尾主治“心痛腹胀，宜针即大良，虽然此处是大难针”。可见在针刺鸠尾部穴时，古人特别要求谨慎小心，以防意外。现代有人提出，针刺该部穴时，当要求患者双手上举过头，使膈肌上抬，然后再下针，这是防止事故的一个方法，上述龙颔施灸不用针则是防止事故的又一个方法。

（2）**气如滚鸡子**：古人认为治疗本病需要持续运针，以求得气、行气感，如《针法穴道记》以针刺内关穴治疗心痛，强调“行针二三句钟，针深四五分，须时时活动银针”，以增加经气的感应。一般的得气表现为酸、麻、重、胀等感觉，而《济生拔粹》记载要有“滚鸡子”的感觉：“治卒心痛不可忍，刺任脉上脘一穴”，“针入八分，先补后泻之，其穴下针，令患人觉针下气行如滚鸡子入腹为度”。如何才能获得“气行如滚鸡子入腹”感应？尚需加以研究摸索。

（3）**针刺根据季节**：古代还根据不同季节，取不同穴位，施予不同的针刺补泻。例如《脉经》载：“心病，其色赤，心痛气短”，“春当刺中冲，夏刺劳宫，季夏刺太陵，皆补之；秋刺间使，冬刺曲泽，皆泻之；又当灸巨阙五十壮，背第五椎百壮”。这样的刺法属时间针灸学范畴，在目前临床上运用较少。

（4）**刺穴讲究先后**：古人针刺八脉交会之配穴时，强调针刺的先后次序，如《针灸集书》载：治疗“心疼腹胀大便频”，先刺内关，后刺公孙；“破伤风疾与心疼”，先刺外关，后刺足临泣；“九般心疼股胻酸”，先刺足临泣，后刺外关。现代冯润身等提出了“针灸时 - 空结构”，认为改变所刺激穴位的先后顺序，将会取得不同的效应，因此对于取穴的先后次序问题尚可作进一步探讨。

（5）**针刺配合呼吸**：古人认为呼吸可推动气血运行，故针刺时还常配合呼吸法的运用。如《琼瑶神书》治疗“心风”，针刺劳宫、大陵、三里、膻中，并曰：“疼痛心间呼吸中，呼吸三十出针补。”

上述古代针刺的 5 个要点在现代文献中未见报道，但**现代对针刺治疗本病的疗效还进行了实验室观察**，这在古代是没有的，是现代针灸工作者的发展。如成柏华以针刺内关治疗急性心梗，结果显示，在止痛、左心功能、血浆 cAMP、心电图诸方面均有疗效；王金汉等亦以针刺内关穴治疗冠心病，发现心脏功能得以调整，PEP/LVET 比值降低，HR 减慢，SV、CO 增加，CI 提高；李传杰

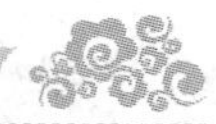

以针刺治疗急性心梗，结果显示，病人的左心功能、微循环、cAMP 和 cGMP 均有所改善；朱志珍等治疗冠心病，针刺心俞、神门、脾俞、足三里、内关、郄门等穴，并观察心电图的变化，结果显示，外向型患者的疗效优于内向型，其中多血质的疗效最好，抑郁者疗效最差；孟竞璧则进行了动物实验，针刺家犬"内关"，结果显示，心肌缺血性损伤程度得到减轻。

此外，宋代《琼瑶神书》在治疗心痛时采用了不少针刺手法，如上法、下法、盘盘、圆盘、双盘、盘摄、右盘、升提、升阳、升阴、下升、提、转、弹等等，对于这些手法的具体操作方法，可参阅该书有关章节。详细内容可参阅本节"宋、金、元代文献摘录"中的相关条目。

3. 古今均用刺血　中医学认为本病或与瘀血阻滞有关，现代研究发现，冠心病人的血脂、血黏度较高，而刺血则可排除毛细血管中的微血栓，起到活血化瘀的作用，故可用于本病的治疗。古代刺血共 22 条次，列诸法之第三位，占总条数的 4.94%；现代刺血仅 2 篇次，占诸法之第八位，占总篇次的 2.00%，可见**古代比现代更重视刺血疗法**。瘀血往往积滞在人体末端部（现代称之为"末梢微循环"），因而**古人常取末部穴位以刺血**。如《琼瑶神书》治疗"男子心头痛相煎"，"次日再针太冲穴，连用出血妙中立"；治疗"心胸疼痛"，"三提四补内庭夸，四转七弹出血准"；《针灸简易》用"放痧"（乃针刺出血）治疗"心胸气痛作肿胀，足厥阴痧起肝经（放足四指）"。上述太冲、内庭、足四指均在肢体末部。**古人刺血还取口部穴位**，如敦煌医书《吐番医疗术》载"心口疼痛不适，于舌根刺血"。《痧惊合璧》治疗"塞心痧"之"攻痛难忍"，"放唇中尖"。上述"古今均取手足阴部穴"中已述，口部穴亦可视作末端穴。**瘀血又常停留在大关节部**，而心包经在大关节（肘）部之穴乃曲泽，故古人选用之，如《针灸甲乙经》谓："心痛卒咳逆，曲泽主之，出血则已。"另外，**古人还根据循经原则取其他相应穴**，如《灵枢经·热病》曰"心疝暴痛，取足太阴、厥阴，尽刺其血络”即为例。《千金翼方》载：“卒心疝暴痛汗出，刺大敦，左取右，右取左，男左女右，刺之出血立已。”此条目之病证当属肝经病变，故取肝经末端部穴——大敦。本条目还**采用了缪刺放血法**（即左病在右侧穴放血，右病在左侧穴放血），而上述《素问·刺疟》治“邪客于足少阴之络”，亦用缪刺放血法，这些均可供现代临床医生参考。

现代用刺血疗法者，如贺普仁治疗心前区疼痛憋闷，在然谷穴处放血；王霭平治疗胸痹心痛病中发作频繁者，取巨阙、心俞，施刺络出血。但总的来说现代治疗本病用刺血者较少，对古人的经验尚可参考。

4. 古今均用敷贴　古今治疗本病也用药物敷贴，由穴位皮肤吸收其有效成分，以发挥治疗作用。古代敷贴者，如《奇效良方》载：“熨背散：治胸痹、心背疼痛、气闷。”该方是将乌头、细辛、附子等药物“以少醋拌，帛裹微火炙令暖，以熨背上，取瘥乃止。”因乌头、细辛、附子皆温热壮阳之品，加用热熨，则能祛寒湿，温心阳，化瘀血，治疗寒湿瘀滞的“胸痹，心背疼痛”。《针灸资生经》载：“治心腹冷痛玉抱肚法：针砂四两，炒似烟出。入白矾半两，刚砂粉霜各半钱，新水拌匀，微湿，以皮纸贴安怀中，候热发，置脐中、气海、石门、关元穴，大补本元，或置其他冷处，汗出立差，（予自用验）……舍弟叔浩传一方，只用针砂、泥矾，功效亦同。”这是用针砂、白矾、刚砂与水混合，进行化学反应，产生热量，置于心腹患部，起到热敷作用。该方采用固体药物，随身敷贴，不影响日常生活起居，与其他热敷疗法相比，使用十分方便，与现代临床上的外敷发热剂（如“代温灸膏”等）相似。可见**古代敷贴多用热敷疗法**，以治疗寒湿瘀痛，同时又可增加对药物的吸收能力。

现代治疗冠心病心绞痛用穴位敷贴疗法者，如青岛医学院心血管病研究室等取心俞、内关、膻中、天池、鸠尾，敷贴心痛膏（含徐长卿、当归、丹参、王不留行等）；刘彦荣等取膻中、膺窗、乳根、玉堂、紫宫、内关、心俞、膈俞、至阴等穴，敷贴麝香、川芎、三七、细

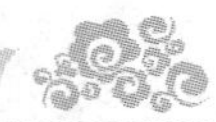

辛等中药；刘广霞取膻中、心俞、厥阴俞、巨阙、阴郄、郄门、神阙等穴，贴敷瓜蒌、薤白、白芷、赤芍、川芎、陈皮、木香、檀香、桃仁、红花、乳香、没药、附子、朱砂、冰片等中药；潘善余取心俞、足三里、膻中、三阴交、内关、脾俞、涌泉、肾俞等，敷贴肉桂、桂枝、丹参、川芎、降香、桃仁、乳香、没药、延胡索、薤白、麝香等中药；戴居云等取膻中、神阙或左心俞、至阳穴，贴以丹芪益心贴（丹参、黄芪等提取物）。由上可见，**现代所用药物较古代为多，且多是活血化瘀者，而所取穴位也较古代多**，但做加热处理者较少，这些与古代是不同的。

5. 古今均用推拿　古今医者均在穴位处用推拿疗法以疏通经络，治疗本病。如唐代《外台秘要》载“张文仲疗卒心痛方”：“闭气忍之数十遍，并以手大指按心下宛宛中取差。”晋代《肘后备急方》言：治心痛“令卧，枕高一尺许，拄膝，使腹皮蹴气入胸，令人抓其脐上三寸，便愈。能干咽吞气数十遍者弥佳。”又如秦汉时代《灵枢经·杂病》曰：“心痛，当九节刺之，不已，刺按之立已。”这是针后加用按压方法，以提高治疗效果。再如清代《针灸易学》：“顶杀胀，脑疼心痛，上吐下泻。治法，用凉水打顶门即愈。”“血拥心，七日拥脱或痛。针舌根，身下前后打即愈……前后心轻轻打出红黑圈，即愈。”其中“打顶门”，“身下前后打”，“前后心轻轻打”，当也属推拿中的“拍打”手法。

现代采用推拿者，如郑风胡治疗冠心病，按揉心俞、肺俞、内关，往往有手到病除的效果；顾芙蓉等治疗颈性类冠心病，取颈夹脊、心俞、内关，以及肩井、神道等穴采用推拿手法，并对颈椎、胸椎进行复位。总之，在针灸临床上若能配合穴位按摩，则可提高疗效。

6. 古代采用热熨与燔针　由于艾灸时艾炷与人体的接触面较小，而热熨则可有较大的加热面积，可以增加热的刺激量，因而古人亦常用以治疗本病中的寒、湿、瘀等证。如《针灸资生经》又云：“予旧患心痹，发则疼不可忍，急用瓦片置炭火中，烧令通红，取出投米醋中，漉出，以纸二三重裹之，置疼处，稍止，冷即再易。”又曰：“凡心腹冷痛，熬盐一半熨，或熬蚕沙、烧砖石蒸熨，取其里温暖止，或蒸土亦大佳”。这是用热瓦、热盐、热蚕沙、热砖石、热土作为热敷工具。《针灸资生经》治疗阴毒伤寒之“心腹烦疼”，“以生葱约十余茎，去根粗皮，颠倒，纸卷径阔两寸，勿令紧，欲通气，以快刀切，每一饼子高半寸，安在脐心，用熨斗火熨，葱软易之，不过十余次，患人即苏”。生葱有助阳通气的作用，用熨斗熨之，可通阳止痛，以治疗本病。上述“古今均用敷贴”中的“玉抱肚”和“背熨散”，也采用了熨法。

火针是针刺与艾灸相结合的方法，兼有两者之优点，古人亦常用以治疗本病。所选穴位多为心腹部穴，如上述《济生拔粹》用“燔针针任脉巨阙穴”，即属此例。古人取穴还“不拘心腹”，选取其他相关穴，如《针灸资生经》曰：“荆妇旧侍亲疾，累日不食，因得心脾疼，发则攻心腹，后心痛亦应之，至不可忍”，“令儿女各以火针微刺之，不拘心腹，须臾痛定，即欲起矣，神哉”。而在现代报道中，用熨法与火针者较少，因此对古人的记载似可尝试应用。

7. 现代采用的其他疗法　现代治疗冠心病及心绞痛还采用穴位注射、埋藏、电针、器械、针刀，以及微针系统（含耳穴、手足针）等，其中不少是与现代技术相结合的产物，以下做一简要介绍。

（1）**穴位注射**：如张亚芹治疗急性心肌梗死，取内关穴，注射哌替啶（度冷丁）；韩锦成等治疗冠心病心绞痛，取左郄门、右内关，注射罂粟碱；陈启洪治疗不稳定型心绞痛，取内关，注射硝酸甘油；王霭平治疗胸痹心痛病，取肺俞、风门、曲池、足三里，注射核酪（或加鱼腥草）注射液；李佩芳治疗冠心病，取心俞、厥阴俞、内关，注射丹参注射液、独参注射液。

（2）**埋藏**：如杨存科等治疗冠心病心绞痛，取心俞、巨阙、郄门、膻中等，用穴位埋线疗法；姜恒源等则取心俞（双侧）、天池（左）、巨阙等，埋入Ⅱ号羊肠线；胡冬梅等取至阳、内关、足三里等，埋植药线（浸泡过麝香、檀香、苏合香、降香）；王维庭治疗不稳

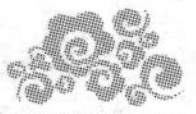

定型心绞痛，取至阳穴，埋以微型助压器。

(3) **电针**：如金嫣莉治疗冠心病心绞痛，取厥阴俞透心俞、内关，用电针刺激；张志勇则取胸1~4旁8分，用电针刺激；孙吉山选取耳穴心、小肠、肝、神门、皮质下、内分泌、交感等，针刺后通电针仪，结果显示，其效优于穴位注射组。

(4) **器械**：如沈行良治疗冠心病，取内关穴，用激光照射，结果显示，左心功能得到提高；张凤英亦取内关穴，但在针刺后连接微波仪。

(5) **针刀**：如曲振超等治疗颈源性冠心病，取风府、风池、厥阴俞、心俞，采用水针刀疗法。

(6) **微针系统**（含耳穴、手足针等）：如程宝安治疗冠心病心绞痛，取耳穴心、神门、交感、肾、小肠，用耳穴贴压法；潘纪华则取耳穴心、交感、胸、肝等，用王不留行贴压；戴居云等针刺耳廓心穴，结果显示，左心功能得到明显改善；母建华用电针刺激耳穴心区，结果心肌缺血状态、左心功能得到明显改善，心律得到调整；廖志山等取手第二掌骨全息穴心肺，施平补平泻针刺法，配合鼻吸法吸氧。现代临床上还有采用头针、眼针者，如方云鹏等治疗冠心病，取头皮针穴伏脏上焦心点、倒脏下焦心点，以及伏象、倒象的相应部位、呼循，用针刺；罗诚介绍吕光荣的经验，治疗心肌梗死急性期，取眼针上焦区、心区等，用针刺法。

此外，现代还采用拔罐、子午流注等方法，如曲祖贻治疗心绞痛，取左胸前膺窗、乳根穴，施旋转走罐法（直接法每穴100次，间接法每穴200次）；王霭平治疗胸痹心痛病，取大椎、肺俞、中府，施予温灸和拔罐；朱英虹等以子午流注法治疗心绞痛，每日辰时针刺支沟、后溪，或商阳、委中等穴，以及灵龟八法穴；而曹荣禄采用子午流注纳甲取穴法治疗冠心病，并与内关穴组相对照，结果显示，对患者STI影响的主要因素是内关，而不是子午流注取穴法，对子午流注取穴法提出了商榷。

以上这些方法，在本病的古代针灸文献中是没有的，是现代针灸工作者发展的成果。

【结语】

根据上述对古今文献的统计与分析结果，兹提出治疗心痛（现代为冠心病）的参考处方如下（无下划线者为古今均用穴，下划曲线者为古代所用穴，下划直线者为现代所用穴）：①胸腹部任脉穴中脘、巨阙、膻中、气海，上脘、建里、鸠尾，关元、神阙，肝经穴期门等；②上背部膀胱经穴心俞、膈俞，厥阴俞、肺俞、肝俞，督脉穴大椎、至阳等；③上肢部之心包经穴内关、间使、大陵、曲泽、劳宫、中冲、郄门，心经穴神门、灵道、少冲、阴郄、通里等；④下肢部肾经穴太溪、涌泉、然谷，肝经穴太冲、行间、大敦，脾经穴公孙、隐白、太白、三阴交、血海，胃经穴足三里、丰隆等。临床可根据病情选用上述处方中若干相关穴位。

对于与寒相关者，可多取下半身穴。与热相关者，多取心包、心经穴。与虚相关者，多取补益之穴。与实相关者，多取末部穴，其中与气滞相关者，多选用相应的经络及病变部位之穴；与血瘀相关者，多取相应的心包经、胃经之穴；与痰湿相关，多选取健脾化痰之穴；与虫扰相关者，多选取胃脘局部之穴。对于兼有昏厥之闭证，可加取末端部穴；兼有昏厥之脱证，加灸胸腹部穴。此外，还可根据脏腑辨证选取相关穴位。

临床可采用艾灸、针刺、刺血、敷贴（含热敷）、推拿、热熨与燔针等疗法，还可采用穴位注射、埋藏、电针、器械、针刀，以及微针系统（含耳穴、手足针）等现代方法。

历代文献摘录

［晋代及其以前文献摘录］

《足臂十一脉灸经》："肝痛，心痛，烦心……皆灸足少阴脉。"

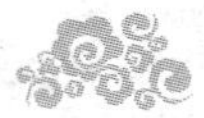

“心痛,心烦而噫,诸病此物者,皆灸臂泰阴脉。”

《阴阳十一脉灸经》:“足少阳之脉……是动则病,心与胁痛,不可以反侧。”“足阳明之脉……其所产病……乳痛,心与胠痛,腹外肿。”“足泰阴之脉……其所产病,□独,心烦,死,心痛与腹胀,死。”“臂钜阴之脉……是动则病,心彭彭如痛,缺盆痛。”“臂钜阴之脉……其所产病,胸痛,脘痛,心痛。”“臂少阴之脉……是动则病,心痛,嗌干,渴欲饮。”

《素问·阴阳别论》:“一阳发病,少气,喜咳,善泄。其传为心掣,其传为隔。”

《素问·经脉别论》:“一阴至,厥阴之治也,真虚痟心,厥气留薄,发为白汗,调食和药,治在下俞。”

《素问·刺热》:“心热病者,先不乐,数日乃热,热争则卒心痛,烦闷善呕……刺手少阴、太阳。”

《素问·厥论》:“少阴之厥,则口干溺赤,腹满心痛。”“太阴厥逆,胻急挛,心痛引腹,治主病者。”“手心主、少阴厥逆,心痛引喉,身热,死不可治。”

《素问·脉解》:“少阳所为心胁痛……不可反侧……甚则跃。”

《素问·气穴论》:“背与心相控而痛,所治天突与十椎及上纪……其病前后痛涩,胸胁痛而不得息,不得卧,上气短气偏痛,脉满起……。”

《素问·骨空论》:“督脉为病……从少腹上冲心而痛,不得前后……治在骨上,甚者在齐下营。”

《素问·缪刺论》:“邪客于足少阴之络,令人卒心痛,暴胀……刺然骨之前出血……左取右,右取左。”

《灵枢经·经脉》:“脾足太阴之脉……是主脾所生病者……烦心,心下急痛。”“心手少阴之脉……是动则病,嗌干心痛。”“肾足少阴之脉……是主肾所生病者……烦心心痛。”“心主手厥阴心包络之脉……是主脉所生病者,烦心,心痛。”“胆足少阳之脉……是动则病口苦,善太息,心胁痛不能转侧。”“内关……实则心痛。”

《灵枢经·五邪》:“邪在心,则病心痛喜悲,时眩仆,视有余不足而调之其输也。”

《灵枢经·热病》:“心疝暴痛,取足太阴、厥阴,尽刺去其血络。”“烦心心痛,臂内廉痛,不可及头,取手小指次指爪甲下,去端如韭叶。”

《灵枢经·厥病》:“厥心痛,与背相控,善瘛,如从后触其心,伛偻者,肾心痛也,先取京骨、昆仑,发针不已,取然谷。”“厥心痛,腹胀胸满,心尤痛甚,胃心痛也,取之大都、太白。”“厥心痛,痛如以锥针刺其心,心痛甚者,脾心痛也,取之然谷、太溪。”“厥心痛,色苍苍如死状,终日不得太息,肝心痛也,取之行间、太冲。”“厥心痛,卧若徒居心痛间,动作痛益甚,色不变,肺心痛也,取之鱼际、太渊。”

《灵枢经·杂病》:“心痛引腰脊,欲呕,取足少阴。”“心痛,腹胀,啬啬然大便不利,取足太阴。”“心痛引背,不得息,刺足少阴,不已,取手少阳。”“心痛引小腹满,上下无常处,便溲难,刺足厥阴。”“心痛,但短气不足以息,刺手太阴。”“心痛,当九节刺之;不已,刺按之立已;不已,上下求之立已。”

《难经·二十九难》:“阴维为病苦心痛。”

《脉经》(卷六·第三):“心病,其色赤,心痛气短,手掌烦热……春当刺中冲,夏刺劳宫,季夏刺太陵,皆补之;秋刺间使,冬刺曲泽,皆泻之;又当灸巨阙五十壮,背第五椎百壮。”

《针灸甲乙经》(卷七·第一中):“心痛,气满不得息,巨阙主之。”

《针灸甲乙经》(卷七·第一下):“热病烦心,心闷而汗不出,掌中热,心痛,身热如火……中冲主之。”“热病烦心而汗不止,肘挛腋肿,善笑不休,心中痛……太陵主之。”“实则心暴痛……内关主之。”“烦心,心痛,臂内廉及胁痛……少泽主之。”“心痛腹胀,心尤痛甚,此胃心痛也,大都主之,并取太[一本作“隐”]白。腹满善呕烦闷,此皆主之。”“心痛如锥针刺,太溪主之。”“眩,心痛，肩背相引……京骨主之。"

《针灸甲乙经》(卷七·第四)："痓，反折，心痛，气短……长强主之。""背中怏怏，引胁痛，内引心，中膂内俞主之。从项而数脊椎，侠脊膂而痛，按之应手者，刺之三痏立已。"

《针灸甲乙经》(卷七·第五)："疟食时发，心痛，悲伤不乐，天井主之。""䐜胀切痛引心，复留主之。"

《针灸甲乙经》(卷八·第一下)："寒热心痛，循循然与背相引而痛……心俞主之。""心痛[一本有"无可摇者"4字]，膈[一本作"脾"字]俞主之。""气[一本有"短"字]哽心痛，隐疹头痛……天突主之。"

《针灸甲乙经》(卷八·第二)："心烦痛，饥不能食，善寒中腹胀……中极主之。""暴心腹痛，疝积时发上冲心，云门主之。"

《针灸甲乙经》(卷九·第二)："心腹中卒痛而汗出，石门主之。""心痛有三虫，多涎，不得反侧，上脘主之。""心痛身[一本作"有"字]寒，难以俯仰，心疝气冲冒，死不知人，中脘主之。""心痛上抢心，不欲食，支痛引鬲，建里主之。""胃气上逆，心痛，太渊主之。""心膨膨痛，少气不足以息，尺泽主之。""心痛，咳干呕……侠白主之[据山东本改]。""卒心中痛，瘛疭互相引，肘内廉痛，心敖敖然，间使主之。""心痛，衄哕呕血……郄门主之。""心痛卒咳逆，曲[一本作"尺"字]泽主之，出血则已。""卒心痛，汗出，大敦主之，出血立已。""胸痹心痛，肩肉麻木，天井主之。""胸痹心痛，不得息，痛无常处，临泣主之。""心痛，臂表痛，不可及头，取关冲。"

《针灸甲乙经》(卷九·第三)："惊，心痛，手少阴郄主之。"

《针灸甲乙经》(卷九·第五)："心痛善悲，厥……大陵及间使主之。"

《针灸甲乙经》(卷九·第七)："鬲呕，心痛及伤饱，身黄[一本有"疾骨"2字]羸瘦，章门主之。"

《针灸甲乙经》(卷十·第二下)："心痛榰满，逆气……支沟主之。”

《针灸甲乙经》(卷十·第三)："腋拘挛，暴脉急，引胁而痛，内引心肺，譩譆主之。从项至脊，自脊已下至十二椎，应手刺之立已。”

《针灸甲乙经》(卷十一·第七)："心痛与背相引……不容主之。”

《针灸甲乙经》(卷十二·第十)："心切痛，善噫，闻酸臭……期门主之。”

《葛洪肘后备急方》(卷一·第八)："治卒心痛方……灸手中央长指端三壮……横度病人口折之，以度心厌下，灸度头三壮。”“治心疝发作有时激痛难忍方……灸心鸠尾下一寸，名巨阙，及左右一寸，并百壮。又与物度颈及度脊如之，令正相对也，凡灸六处。”

《葛洪肘后备急方》(卷一·第九)："令[一本有“病人”2字]卧，枕高一尺许，拄膝，使腹皮踧气入胸。令人抓其脐上三寸，便愈。能干咽吞气数十遍者弥佳。此方亦治心痛。此即伏气。”

[隋、唐代文献摘录]

《龙门石刻药方》(北壁石刻药方)："疗心痛方……从项椎骨数下，至第七节上，灸三十壮。又，灸心下一寸二七壮。”

《备急千金要方》(卷十一·第一)："光明……病则胸中有热，心胁头颔痛。”

《备急千金要方》(卷十三·第五)："心闷痛，上气牵引小肠，灸巨阙二七壮。”

《备急千金要方》(卷十三·第六)："心痛不可按，烦心，巨阙主之。”“心懊憹微痛，烦逆，灸心输百壮。”“心痛如锥刀刺，气结，灸膈俞七壮。”“心痛冷气上，灸龙颔百壮，在鸠尾头上行一寸半，不可刺。”“心痛恶气上，胁急痛，灸通谷五十壮，在乳下二寸。”“心痛暴绞急，绝欲死，灸神府百壮，在鸠尾正心，有忌。”“心

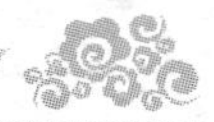

痛暴恶风，灸巨阙百壮。”“心痛坚烦，气结，灸太仓百壮。”“心痛，灸臂腕横纹三七壮，又灸两虎口白肉际七壮。”

《备急千金要方》(卷十三·第七)：“胸痹心痛灸膻中百壮，穴在鸠尾上一寸，忌针。”“胸胁满，心痛，灸期门，随年壮，穴在第二肋端，乳直下一寸半。”“胸满，心腹积聚痞痛，灸肝俞百壮，三报。”

《备急千金要方》(卷十七·第五)：“心腹诸病，坚满烦痛，忧思结气，寒冷霍乱心痛吐下……灸太仓百壮。”

《备急千金要方》(卷十九·第一)：“大钟……烦心心痛。”

《备急千金要方》(卷二十·第六)：“霍乱……若先心痛及先吐者，灸巨阙七壮，在心下一寸。”

《备急千金要方》(卷三十·第二)：“膻中、天井，主胸心痛。”“支沟、大溪、然谷，主心痛如锥刺，甚者手足寒至节，不息者死。”“通谷、巨阙、大仓、心俞、膻中、神府，主心痛。”“通里主卒痛烦心，心中懊憹，数欠频伸，心下悸，悲恐。”“期门、长强、天突、侠白、中冲，主心痛短气。”“肾俞、复溜、大陵、云门，主心痛如悬。”“鸠尾主……唾血，厥心痛，善哕。”“不容、期门，主心切痛，喜噫酸。”“灵道主心痛，悲恐，相引瘛纵。”“郄门、曲泽、大陵，主心痛。”“少冲主心痛而寒。”

《备急千金要方》(卷三十·第五)：“中冲、劳宫、大陵、间使、关冲、少冲、阳溪、天髎，主热病，烦心，心闷而汗不出，掌中热，心痛，身热如火。”

《千金翼方》(卷二十六·第二)：“心中懊憹痛，针涌泉入三分。”“心中懊憹痛，针劳宫入五分补之。”

《千金翼方》(卷二十七·第三)：“卒心疝暴痛汗出，刺大敦，左取右，右取左，男左女右，刺之出血立已。”

《千金翼方》(卷二十七·第七)：“心中烦热奔豚……针上管入八分得气即泻，若心痛不能食，为冷气，宜先补后泻，神验，灸之亦佳，日二七至一百止。”

敦煌医书《火灸疗法》P·T127:“心绪烦乱,绞痛,眼球发黄,黄水淤积上身,从脊椎第一节数至第五节(天柱穴至大椎穴)之间,火灸十一壮,即可治愈。”

敦煌医书《吐番医疗术》P·T1057:“心口疼痛不适,于舌根刺血可见效。”

敦煌医书《杂证方书第五种》:“巨阙一穴,在鸠尾岐骨下一寸,主治心痛。”

《外台秘要》(卷六·霍乱杂灸法):“救急疗霍乱,心腹痛胀,吐痢,烦闷不止,则宜灸之方,令病人覆卧,伸两臂膊,著身则以小绳正当两肘骨尖头,从背上量度,当脊骨中央绳下点之,去度。又取绳量病人口,至两吻截断,便中折之,则以度向所点背下两边,各依度长短点之,三处一时下火。”

《外台秘要》(卷七·卒心痛方):“张文仲疗卒心痛方……闭气忍之数十过,并以手大指按心下宛宛中取差。”

《外台秘要》(卷七·心疝方):“又主心疝方:灸两足大指甲寅之际,甲寅各半炷,随年壮良。”“又心疝发时,心腹痛欲死方:灸足心,及足大指甲后横理节上,及大指岐间白黑肉际,百壮则止。足心者,在足下,偏近大指本节际,不当足心中央也(通按即涌泉穴也)。”

《外台秘要》(卷三十九·第一):“经渠……心痛欲呕。”

《外台秘要》(卷三十九·第七):“神门……不嗜食,心痛。”“极泉……心腹痛,干呕哕。”

《外台秘要》(卷三十九·第九):“天泉……心痛,胸中痛,胁支满痛。”

《外台秘要》(卷三十九·第十):“涌泉……心痛。”“幽门……女子心痛,逆气善吐,食不下。”“鸠尾……血瘀热病,胸中痛,不得卧,心痛不可按……心背相引而痛。”“中管……心痛,身寒……心腹痛,发作肿聚往来上下行,痛有休止。”

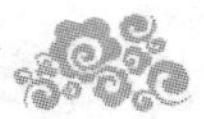

［宋、金、元代文献摘录］

《太平圣惠方》(卷九十九)："鸠尾……心痛腹胀，宜针即大良，虽然此处是大难针，非是大好手，方可下针，如其不然，取气多，不幸令人死，针入四分，留三呼，泻五吸。""巨阙……心痛有数种，冷痛，蛔虫心痛。""上管……霍乱心痛，不可眠卧……针入八分，得气先补而后泻之。""中管……心痛热，温疟痎疟。""建里……呕逆上气，心痛身肿。"［以上5条原出《铜人针灸经》(卷三)］"督俞……气逆心痛。""胆俞……心胀满，吐逆短气，疼［原作"痰"，据《铜人针灸经》改］闷，食难下不消。"［以上2条原出《铜人针灸经》(卷四)］

《太平圣惠方》(卷一百)："少冲……卒心痛。""巨阙……心痛不可忍，呕血烦心。""张文仲灸经［原作"法"，据《黄帝明堂灸经》改］，疗卒心痛不可忍，吐冷酸绿水，及元脏气，灸足大指次指内横文中，各一壮，炷如小麦大，下火立愈。"

《医心方》(卷十·第四)："《新录方》治寒疝及冲心痛方……灸乳下一寸，足大指丛毛；又方：灸脐上三寸，名太仓，脐下二寸，名丹田，各五七壮炷，并要穴；又方：灸上管七壮；又方：灸穷脊上一寸，百壮；又方：灸脊中百壮。"

《医心方》(卷廿五·第百卅三)："《产经》云：凡飚疽喜着指，与代指相似……痛入心也，先刺指头，去恶血，以艾灸七壮，良。"

《铜人腧穴针灸图经》(卷三·正面部)："龈交……面赤心烦痛。"

《铜人腧穴针灸图经》(卷四·背腧部)："厥阴腧……逆气呕吐，心痛留结，胸中烦闷，针入三分可灸七七壮，出山眺经。""膈腧……食则心痛。"

《铜人腧穴针灸图经》(卷四·腹部)："上脘……心痛不可忍。""气冲……子上抢心，痛不得息……灸七壮立愈，炷如大麦，禁不可针"。

《琼瑶神书》(卷一·二十一):"大陵能主心胸痛。"

《琼瑶神书》(卷二·一百五):"男子心头痛相煎,噎食难进气束束,上脘下盘摄七七,内关升阳气上喘,三里气上按上脘,即取下法痛安痊,次日再针太冲穴,连用出血妙中立。"

《琼瑶神书》(卷二·一百十五):"九种心疼连脾痛,上脘盘盘拘在中,气海圆盘在上法,关元双盘响取功[原作"功取",据韵改],大陵便取升阳法,三里升阳气下通,诸针都要取热气,此针皮起见良工。"

《琼瑶神书》(卷二·一百四十):"劳宫二穴治心风,手中发热气下攻,大陵升阳复气下,三里升阴气下通,膻中灸五泻用七,疼痛心间呼吸中,呼吸三十出针补,一时二证见神功。"

《琼瑶神书》(卷二·一百八十二):"九种心疼及脾胃,上脘盘盘要升提,大陵一使升阳法,关元脾气定灾详。"

《琼瑶神书》(卷二·二百三十八):"心胸疼痛最难当,先泻大陵气下忙,有积内关痛甚泻,左盘中脘艾加详。"

《琼瑶神书》(卷二·二百三十九):"又治心胸疼痛二百三十九法:上脘右盘灸又加,三提四补内庭夸,四转七弹出血准,下升三里灸无差。"

《琼瑶神书》(卷三·四十三):"中冲二穴:治心腹痛、手掌发热。""劳宫二穴、大陵二穴:治心胸气疼、浑身发热等证。"

《琼瑶神书》(卷三·四十五):"少冲二穴:治热病、心腹胀痛。"

《琼瑶神书》(卷三·五十一):"太溪二穴:治心牙疼、脚气红肿,即吕细穴,灸七壮。"

《琼瑶神书》(卷三·六十四):"列缺……腰心后痛心烦满,下针有如汤浇雪。"

《琼瑶神书》(卷三·六十五):"心气痛时难忍受,内关照海并公孙。"

《圣济总录》(卷一百九十三·治咳嗽):"咳而心痛……神门主之,浮肿则治在灵道[心咳]。"

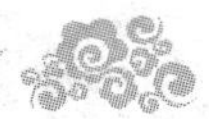

《圣济总录》(卷一百九十三·治唾血呕血):"曲泽穴……主呕血,兼心痛。"

《圣济总录》(卷一百九十三·治骨蒸):"章门疗……背膊烦重,心痛,注忤气羸。"

《西方子明堂灸经》(卷三·足阳明):"厉兑……心痛胀满,不得息。"

《子午流注针经》(卷下·足厥阴):"大敦……心痛腹胀阴汗多。""少府……心痛狂癫实谵语。""经渠……热病喘疼心吐逆,禁灸神针有大功。"

《子午流注针经》(卷下·手少阴):"……心疼气上一般针。"

《子午流注针经》(卷下·手太阴):"灵道……心痛肘挛悲恐惊。"

《子午流注针经》(卷下·手厥阴):"间使……心痛呕逆恶风寒。""曲泽……心疼烦闷口干频[原作"中",据《针灸四书》改]。"

《子午流注针经》(卷下·足少阴):"涌泉……大便秘结与心疼。""行间……腰痛心疼如死状。""神门……恶寒心疼不食中。"

《扁鹊心书》(卷上·窦材灸法):"两胁连心痛,乃恚怒伤肝、脾、肾三经,灸左命关二百壮,关元三百壮。""或心膈胀闷作疼,灸左命关五十壮。"

《扁鹊心书》(卷中·心痛):"心痛……若胃口寒甚……灸中脘七十壮。""若脾心痛发而欲死,六脉尚有者,急灸左命关五十壮而苏。"

《针灸资生经》(卷三·泄泻):"若心腹痛而后泄,此寒气客于肠间云云,灸关元百壮,服当归缩砂汤(指)。"

《针灸资生经》(卷三·霍乱吐泻):"若心腹痛而呕,此寒热客于肠胃云云,灸中脘。"

《针灸资生经》(卷四·心痛):"荆妇旧侍亲疾,累日不食,因得心脾疼,发则攻心腹,后心痛亦应之,至不可忍……令儿女各以火针微刺之,不拘心腹,须臾痛定,即欲起矣,神哉。""治心腹冷痛，玉抱肚法，针砂四两，炒似烟出，入白矾半两，硇砂粉霜各半钱，新水拌匀，微湿，以皮纸贴安怀中，候热发，置脐中、气海、石门、关元穴，大补本元，或置其他冷处，汗出立差，(予自用验)……舍弟叔浩传一方，只用针砂、泥矾，功效亦同。""予旧患心痹，发则疼不可忍，急用瓦片置炭火中，烧令通红，取出投米醋中，漉出，以纸三二重裹之，置疼处，稍止，冷即再易，耆旧所传也，后阅千金方，有云，凡心腹冷痛，熬盐一半熨，或熬蚕沙，烧砖石，蒸熨，取其里温暖止，或蒸土亦大佳。""它日心疼甚，急灸中管数壮，觉小腹两边有冷气，自下而上，至灸处即散，此灸之功也，本事方载王思和论……又当灸建里矣，但不若中管为要穴云。"

《针灸资生经》(卷七·伤寒)："指迷方，灸阴毒伤寒法……心腹烦疼……以生葱约十余茎去根粗皮颠倒，纸卷，径阔二寸，勿令紧，欲通气，以快刀切，每一饼子高半寸，安在脐心，用熨斗火熨，葱软易之，不过十余次，患人即苏。"

《千金宝要》(卷三·第十二)："心腹冷痛，熬盐一斗，熨；熬蚕砂，烧砖石蒸熨，取其里温暖止，蒸土亦大佳。"

《素问病机气宜保命集》(卷中·第二十)："有热厥心痛者，身热足寒，痛甚则烦躁而吐，额自汗出，知为热也，其脉洪大，当灸太溪及昆仑。"

《素问病机气宜保命集》(卷下·第三十二)："心痛脉沉，肾经原穴；弦，肝经原穴；涩，肺经原穴；浮，心经原穴；缓，脾经原穴。""心痛，针少阴经太溪、涌泉，及足厥阴原穴。"

《备急灸方》(六)："甄权治卒暴心痛，厥逆欲死者，灸掌后三寸两筋间，左右各十四壮。"

《卫生宝鉴》(卷二十·流注指要赋)："劳宫退胃翻心痛以何疑。"

《针经指南》(流注八穴)："公孙……九种心痛(心胃)。""内关……九种心痛(心主胃)。""公孙……疟疾心痛(心包络)。""列缺……心腹痛(脾)。"

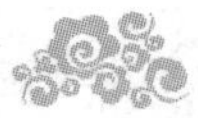

《济生拔粹》(卷三·治病直刺诀):"治卒心痛不可忍,刺任脉上脘一穴……针入八分,先补后泻之,其穴下针,令患人觉针下气行如滚鸡子,入腹为度,次针气海二穴,足少阴涌泉二穴……如不已,刺手厥阴包络经间使二穴……次针手少阳三焦经支沟二穴,次针足阳明经三里二穴。""如灸冷心痛,燔针针任脉巨阙穴。"

《世医得效方》(卷四·心痛):"阴都二穴,在通谷穴下一寸,灸三壮,主心腹绞刺痛,不可忍。"

《世医得效方》(卷四·霍乱):"盐熨方治霍乱吐泻,心腹作痛,炒盐二碗,纸包纱护,顿其胸前并腹肚上一截,以熨斗火熨,气透则苏,续又以炒盐熨其背,则十分无事。"

《扁鹊神应针灸玉龙经》(六十六穴治证):"劳宫……心疼[原作"痛",据《四库全书》本改]。""大陵……心膈痛。""中冲……九种心痛[《四库全书》本作"闷"]。""阳池……心痛,胸满。""绝骨……心疼腹胀,中焦寒热。""丰隆……心腹气痛。"

《扁鹊神应针灸玉龙经》(磐石金直刺秘传):"寒气攻注心脾疼,发时口吐清水,饮食不进:中脘(灸)、大陵。"

《扁鹊神应针灸玉龙经》(针灸歌):"心如锥刺太溪上。""寒气绕脐心痛急,天枢二穴夹脐旁。"

《扁鹊神应针灸玉龙经》(针灸歌·又歌):"心疼巨阙穴中求。""心痛劳宫实堪治。""脊心如痛针中渚。"

[明代文献摘录]

《神应经》(诸般积聚部):"心气痛连胁:百会、上脘、支沟、大陵、三里。"

《神应经》(腹痛胀满部):"诸气痛、心痛:灸足大指次指下中节横纹当中,灸五壮,男左女右,极妙,二足皆灸亦可。"[原出《世医得效方》(卷三·诸疝)]

《神应经》(心脾胃部):"心痛食不化:中脘。""卒心疼不可忍,吐冷酸水:灸足大趾次指内纹中各一壮,炷如小麦大,立愈。”“心痛：曲泽、间使、内关、大陵、神门、太渊、太溪、通谷、心俞（百壮）、巨阙（七壮）。”

《神应经》（胸背胁部）：“心胸痛：曲泽、内关、大陵。”

《针灸大全》（卷一·治病十一证歌）：“咽喉以下至于脐，胃脘之中百病危，心气痛时胸结硬，伤寒呕哕闷涎随，列缺下针三分许，三分针泻到风池，二手三间并三里，中冲还刺五分依。”

《针灸大全》（卷一·马丹阳天星十二穴歌）：“三里……能除心腹痛，善治胃中寒。”［原出《琼瑶神书》（卷三·治病手法歌）］

《针灸大全》（卷一·灵光赋）：“心痛手颤针少海。”

《针灸大全》（卷一·席弘赋）：“心疼手颤少海间，若要除根觅阴市。”“妇人心痛心俞穴。”

《针灸大全》（卷四·八法主治病症）：“公孙……九种心疼，一切冷气：大陵二穴、中脘一［原作“二”，据义改］穴、隐白二穴。”“公孙……疟疾心胸疼痛：内关二穴、上脘一穴、大陵二穴。”“公孙……酒疸，身目俱黄，心中俱痛……胆俞二穴、至阳一穴、委中二穴、腕骨二穴。”“内关……胁肋下疼，心脘刺痛：气海一穴、行间二穴、阳陵泉二穴。”“内关……痞块不散，心中闷痛：大陵二穴、中脘一穴、三阴交二穴。”“内关……风壅气滞，心腹刺痛：风门二穴、膻中一穴、劳宫二穴、三里二穴。”“照海……乳弦疝气，发时冲心痛：带脉二穴、涌泉二穴、太溪二穴、大敦二穴。”

《奇效良方》（卷三十八）：“熨背散：治胸痹，心背疼痛，气闷，乌头、细辛、附子、羌活、蜀椒、桂心、川芎，右捣筛，以少醋拌，帛裹，微火炙令暖，以熨背上，取瘥乃止。”

《奇效良方》（卷五十五·奇穴）：“中泉二穴，在手背腕中，在阳溪、阳池中间陷中，是穴可灸二七壮，治心痛。”

《针灸集书》（卷上·心痛）：“凡心实者，则心中暴痛；虚则心烦，惕然不能动，失智，皆灸内关穴。”“心俞、膻中、通谷、巨阙、太仓、神府、郄门、曲泽、大陵，以上并灸心痛。”

《针灸集书》（卷上·八法穴治病歌）：“心疼腹胀大便频……

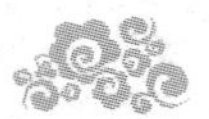

内关先刺后公孙。”“破伤风疾与心疼[先外关，后临泣]。”“九般心疼股胻酸……先刺临泣后外关。”

《针灸捷径》(卷之下)：“心脾疼痛：脾俞、胃俞、肾俞、上管、中管、下管、[足]三里、三阴交、公孙。”

《针灸聚英》(卷一上·足阳明)：“三里……心闷不已，卒心痛，腹有逆气上攻。”

《针灸聚英》(卷一上·足太阴)：“太白……心痛脉缓。”

《针灸聚英》(卷一上·手少阴)：“少冲……厥心痛，痰冷，少气，悲恐善惊。”

《针灸聚英》(卷一上·足太阳)：“魂门……胸背连心痛。”

《针灸聚英》(卷一下·足少阴)：“涌泉……舌急失音，卒心痛。”

《针灸聚英》(卷一下·手少阳)：“支沟……心闷不已，卒心痛。”

《针灸聚英》(卷一下·足厥阴)：“太冲……心痛脉弦。”“期门……伤寒心切痛。”

《针灸聚英》(卷一下·督脉)：“筋缩……心痛。”

《针灸聚英》(卷一下·任脉)：“气海……卒心痛。”“上脘……卒心痛。”“巨阙……五脏气相干，卒心痛，尸厥。”“中脘……气心疼。”

《针灸聚英》(卷二·杂病)：“心痛……针太溪、然谷、尺泽、行间、建里、大都、太白、中脘、神门、涌泉。”

《针灸聚英》(卷二·玉机微义)：“丹溪治一妇人久积怒与酒，病痫，目上视，扬手踯足，筋牵喉响流涎，定则昏昧，腹胀痛冲心，头至胸大汗，痫与痛间作……乘痛时灸大敦、行间、中脘……又灸太冲、然谷、巨阙，及大指甲肉……又灸鬼哭穴。”

《针灸聚英》(卷四上·玉龙赋)：“上脘中脘，治九种之心痛。”

《针灸聚英》(卷四上·天元太乙歌)：“心疼呕吐上脘宜，丰隆两穴更无疑，蛔虫并出伤寒病，金针宜刺显明医。”

《针灸聚英》(卷四下·八法八穴歌)：“九种心疼涎闷……公孙。”“肠风疟疾心疼……公孙。”“妇女血痛心疼……内关。”“心胸腹疼饮噎……列缺。”

《针灸聚英》（卷四下·六十六穴歌）：“心痛掌中热，须当针太渊。”“心疼及恐悲……灵道穴偏奇。”“心痛及狂悲……神门刺莫违。”“上气痛冲心……当于天井寻。”“满腹痛连心……中冲急下针。”“胃翻心痛攻……急急刺劳宫。”“呕吐卒心痛……间使实能医。”

《针灸聚英》（卷四下·八法手诀歌）：“内关行处治心疼。”

《神农皇帝真传针灸图》（图十四）：“膈俞：治背心腹气胀，积聚疼痛，吐血，可灸七壮至十四壮。”

《神农皇帝真传针灸图》（计开病源灸法）：“男女心气疼痛，肚腹气走气胀，不思饮食，灸：章门二穴、气海一穴、对脐一穴、下三里二穴。”

《名医类案》（卷四·霍乱）：“霍乱欲吐不吐，欲泻不泻，心腹绞痛，脉之沉伏如无，此干霍乱也，急令盐汤探吐宿食痰涎碗许，遂泻……针刺手足眉心，出血为度。”

《名医类案》（卷六·疝癞）：“滑伯仁治一妇，病寒为疝，自脐下上至心，皆胀满攻痛，而胁疼尤甚（此等痛切记作疝治）……此由寒在下焦，宜亟攻其下，毋攻其上，为灸章门、气海、中脘。”

《古今医统大全》（卷七·诸证针灸经穴）：“诸气逆上……忧思结气，心痛：太冲、太仓、胃脘（并宜灸）。”

《古今医统大全》（卷十四·陶氏伤寒十四法）：“伤寒……若心胸胁下有邪气，结实满闷硬痛，又法用生姜一斤，捣渣去汁，炒微燥带润，用绢包于患处，款款熨之，稍可，又将渣和匀前汁，炒干再熨良久，豁然宽快。”

《古今医统大全》（卷三十三·灸法）：“关元……气逆气冲，心痛不可忍。”

《医学入门》（卷一·杂病穴法）：“心痛翻胃刺劳宫[《针灸大成》补“热”]，寒者少泽细手指[《针灸大成》补“补”]。”“心痛手战少海求，若要除根阴市睹。”“热心痛、气痛，泻劳宫。”“寒心痛，

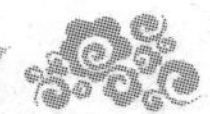

补少泽。”

《医学入门》(卷一·治病要穴):“巨阙:主九种心痛,痰饮吐水,腹痛息贲。”“上脘:主心痛伏梁,奔豚。”“中脘……内伤脾胃,心脾痛。”“膈俞:主胸胁心痛。”“间使……九种心痛,脾疼。”“内关……心胸痛。”“隐白:主心脾痛。”

《医学入门》(卷一·治病奇穴):“患门……心痛,胸背引痛,五劳七伤等症,初病即依法灸之,无有不效。”

《医学纲目》(卷十六·心痛):“(集)九种心痛:间使、灵道、公孙、太冲、三里、阴陵泉。”“(桑)心气痛:巨缺、鸠[一本作“雄”]尾、兴隆泻之。”“(撮)脾脊后心疼痛:中渚(泻之忌补)。”“灸心痛背上穴:心俞、鬲俞。”“(撮)心胸痛,并气攻:劳宫、大陵、内关。”

《医学纲目》(卷十七·见诸血门):“(心)妇人经脉妄行,钻心胁疼……哑门、巨阙、气海、中极、三阴交。”

《杨敬斋针灸全书》(下卷):“心气疾痛:心俞、内关、通里、大陵、中冲、膻中、鸠尾、上管。”[原出《针灸捷径》(卷之下)]

《针灸大成》(卷三·玉龙歌):“九种心痛及脾疼,上脘穴内用神针,若还脾败中脘补,两针神效免灾侵。”[原出《扁鹊神应针灸玉龙经》]

《针灸大成》(卷三·胜玉歌):“心疼脾痛上脘先。”“霍乱心疼吐痰涎,巨阙着艾便安然。”“脾心痛急寻公孙。”

《针灸大成》(卷五·十二经井穴):“手少阴井:人病心痛烦渴……复刺神门穴。”“足少阴井:人病卒心痛,暴胀。”“手厥阴井:人病卒然心痛,掌中热。”“手少阳井……脊间心后疼甚……不已,复刺少阳俞中渚穴。”

《针灸大成》(卷五·十二经治症主客原络):“少阴心痛并干嗌……神门、支正。”“脊间心后痛相从……阳池、内关。”“心烦心痛掌热极……大陵、外关。”

《针灸大成》(卷九·治症总要):“第四十五:心胸疼痛:大陵、内关、曲泽……中脘、上脘、三里。”

《东医宝鉴》(外形篇三·胸):“虫心痛,灸上脘、中脘、阴都。”“一切心、腹、胸、胁、腰、背苦痛,川椒为细末,醋和为饼,贴痛处,用熟艾铺饼上,发火烧艾,痛即止。”“血心痛,取期门。”

《寿世保元》(卷十·灸法):“大便闭结,心腹诸痛,或肠鸣泄泻,以巴豆肉捣为饼,填脐中,灸三壮,可至百壮,以效为度。”“治心痛神法,两手肘后陷处酸痛是穴,先用香油半钟,煮汤温服,即用艾入水粉,揉烂为炷,每处灸五壮,其痛立止。”

《针方六集》(神照集·第二十八):“中魁……灸七壮,禁针……眼疾,心疼痛。”

《针方六集》(纷署集·第八):“胃俞……胃热结胸心痛。”

《针方六集》(纷署集·第十八):“天池……心中澹澹大动,烦心心痛,喜笑不休。”

《针方六集》(纷署集·第二十一):“不容……心切痛引肩胁”。

《针方六集》(纷署集·第二十四):“曲泽……九种心痛。”

《针方六集》(纷署集·第二十五):“少海……心胸痛。”

《针方六集》(纷署集·第三十一):“然谷……上气心痛。”

《针方六集》(兼罗集·第三十九):“中冲……心痛不省,单泻。”

《针方六集》(兼罗集·第六十七):“大陵……翻胃吐食心疼。”

《类经图翼》(卷六·足阳明):“[足]三里……一传心疼者,灸此穴及承山,立愈,以其中有瘀血,故写此则愈。”

《类经图翼》(卷六·足太阴):“公孙……神农经云,治腹胀心疼,可灸七壮。”[本条原出《神农黄帝针灸图》(六图)]“腹结……心痛。”

《类经图翼》(卷七·手厥阴):“内关……神农经云,治心疼腹胀,腹内诸疾,可灸七壮。”[原出《神农黄帝针灸图》(三图)]

《类经图翼》(卷八·足厥阴):“行间……心胸痛,腹胁胀。”“行间……胸背心腹胀痛,写行间火而热自清,木气自下。”“行间……神农经云,治小腹胀,心疼……可灸七壮。”[本条原出《神农黄帝针灸图》(五图)]

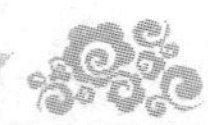

《类经图翼》(卷八·任脉):“中脘……心脾烦热疼痛。”“上脘……神农经云,治心疼积块呕吐,可灸十四壮。”[本条原出《神农黄帝针灸图》(十七图)]“上脘……蛔虫心痛。”“巨阙……九种心疼,冷痛引少腹。”

《类经图翼》(卷十一·心腹胸胁胀痛):“肺心痛:卧若伏龟,太渊(五壮)、尺泽(五壮)、上脘、膻中。”“脾心痛:痛如针刺,内关、大都(五壮)、太白(五壮)、足三里连承山、公孙。”“肝心痛:色苍苍如死状,终日不得休息,行间(七壮)、太冲(七壮)。”“肾心痛:悲惧相控,太溪、然谷(各七壮)。”“胃心痛:腹胀胸满,或蛔结痛甚,蛔心痛也,巨阙(二七壮)、大都、太白、足三里连承山。”

《循经考穴编》(足阳明):“梁门……痰饮心痛。”

《循经考穴编》(足太阳):“膈俞……停痰逆气,心脾腹胁痛。”“魂门……胸背连心痛,灸之更验。”

《循经考穴编》(手厥阴):“郄门……心胸疼痛,五心烦热。”“大陵……主心胸疼痛,两胁攻注。”“劳宫……九种心疼。”

[清代文献摘录]

《身经通考》(卷一·十三):“凡犯寒心痛,灸大溪、然谷、尺泽、行间、建里、大都、大白、中脘、神门、阴都、通谷。”

《太乙神针》(正面穴道证治):“上脘……心腹疼痛。”“天枢……夹脐痛冲心腹痛[此3字一本作“少腹”]。”“行间……腹胀,心痛,咳逆[《育麟益寿万应神针》补:中极穴]。”

《太乙神针》(背面穴道证治):“血症心痛……针膈俞穴。”

《医宗金鉴》(卷八十五·胸腹部主病):“巨阙九种心疼病,痰饮吐水息贲宁。”

《医宗金鉴》(卷八十五·手部主病):“经渠……呕吐心疼亦可痊。”“灵道主治心疼痛。”“曲泽主治心痛惊。”“间使主治脾寒证,九种心疼疟渴生。”“内关……兼灸心胸胁痛疼。”“支沟中恶卒心痛。”

《医宗金鉴》(卷八十五·足部主病):"隐白主治心脾痛。"

《针灸则》(七十穴·胸胁部):"巨阙……心胸痰痛。"

《针灸则》(七十穴·手足部):"公孙……恶寒,心痛。""[足]三里……气喘,心痛。"

《续名医类案》(卷二十二·诸虫):"李明甫东洋人,善医,尤妙针法,义乌令病心痛垂死,明甫视之曰:有虫在肺下,药所不及,惟砭乃可,然非易也,谬谓于背上点穴,密取水以噀之,令方惊而针已入,曰:虫已死矣,既而腹大痛,下黑水数升,虫亦去,遂愈。"

《针灸易学》(卷下):"龟翻……伸头弯腰心疼。治法,用针挑破紫筋,使过鱼叉上生黄点之,即愈。""顶杀胀,脑疼心痛,上吐下泻。治法,用凉水打顶门即愈。""血拥心,七日拥脱或痛。针舌根,身下前后打即愈……又舌下有黑泡,针破,雄黄点之,前后心轻轻打出红黑圈,即愈。""象翻……心疼时迷。治法,用针挑两肩肛灸出血,雄黄点之。""鹰翻,撇嘴心疼昏迷。用针刺膀弯、腿弯出血,以雄黄点之。""喜雀翻,心疼头疼……舌下有紫疔。治法,用针刺破舌下紫疔,雄黄点之。""醋猪翻……心疼心热,舌下有紫疔。治法,用针挑破紫疔,以小盐点之。""螳螂翻,头斜不正,心痛昏迷。治法,将膊弯紫筋挑破,用老鹳鼻烧灰点之。"

《采艾编翼》(卷一·心包经综要):"曲泽:口干心痛。"

《采艾编翼》(卷一·三焦经综要):"天井:心胸痛。"

《采艾编翼》(卷二·中风):"心痛:期门。"

《采艾编翼》(卷二·癞疝):"肾气,小腹下注注,奔心腹急痛:关元、四满、交信。"

《针灸逢源》(卷三·症治要穴歌):"九种心痛及脾疼,曲泽太陵三里寻,上中脘与冲阳穴,内关公孙主客针。"

《针灸逢源》(卷五·心胸胃脘腹痛门):"心痛……曲泽、内关、太陵、神门、中脘。""心痛:针涌泉、太冲。"

《针灸内篇》(手太阴肺经络):"侠白……心痛气短。"太

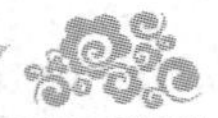

渊……治心痛，寒热。”“鱼际……头疼，心腹痛。”

《针灸内篇》(手太阳小肠络)：“听宫……治耳鸣耳聋，心腹痛。”

《针灸内篇》(手少阴心经络)：“灵道……治心痛，暴瘖不能言。”“阴郄……治恐怖，心疼。”“神门……喉痹，心痛。”“少冲：治心胸痛，咽酸。”

《针灸内篇》(手少阳三焦经)：“中渚……治夹脊心痛。”

《针灸内篇》(手厥阴心包络)：“郄门……治心痛，呕血，惊恐，畏人。”“间使……治久疟，心疼，怔忡。”“内关……治心腹痛，呕吐翻胃。”“大陵……治心痛，目赤。”

《针灸内篇》(足太阴脾经络)：“大都……暴泄，心痛，腹胀。”“腹结……治连脐抢心，腹疼。”

《针灸内篇》(足太阳膀胱络)：“督俞……治心疼，腹痛。”“[足]通谷……心痛，鼻疾。”

《针灸内篇》(足少阴肾经络)：“四气穴……两胁痛，冲心疼。”

《针灸内篇》(足少阳胆经络)：“[头]临泣……治中风不省人事，头眩，鼻塞，目翳，心痛。”“[足]临泣……乳痈，心疼。”

《针灸内篇》(足厥阴肝经络)：“行间……呕血，心疼，厥逆。”“太冲……心疼，咽痛。”“期门……肚腹膨胀，心疼，霍乱。”

《针灸内篇》(足阳明胃经络)：“[足]三里……肠鸣，心腹疼，痞臌。”

《针灸内篇》(督脉经络)：“长强一穴治心痛，气短。”

《针灸内篇》(任脉经络)：“上脘……伏梁，心痛，奔豚。”“巨阙……九种心疼，子上冲心，针之立下。”

《名家灸选三编》(中部病·心腹胀满痞气积聚)：“治忧思郁结，心腹诸病，痞积烦痛者法(试验)：即崔氏四花穴，除骨上二穴，惟灸两旁二穴，与初编所载梅花五灸并用，殊效。”

《太乙离火感应神针》：“涌泉……九种心气厥痛。”

《神灸经纶》(卷三·证治本义)：“[王叔和]又曰，阴维脉沉大而实，主胸中痛，胁下满，心痛，脉如贯珠者。”“阴维受邪为病在里，故苦心痛。”

《神灸经纶》（卷三·身部证治）：“九种心痛：巨阙、灵道、曲泽、间使、通谷。”“鬼击心痛欲绝：支沟，又急灸大拇指足甲，男左女右三壮。”“心脾胀痛：上脘、中脘、脾俞、胃俞、肾俞、隐白、足三里。”

《神灸经纶》（卷四·外科证治）：“透脑疽，生当鼻上，如鸡子坚硬，按痛连心：中都。”

《针灸便用》：“治心烦、干心疼、渴而欲饮，掌中热，针中冲、大陵。”“治心疼（脐上为心疼）：巨阙、上脘、幽门、心俞、内关、隐白、大敦、中脘。”

《针灸集成》（卷二·心胸）：“卒心胸痛汗出：间使、神门、列缺、大敦刺出血。”“冷气冲心痛：内关、太冲三壮，独阴五壮，脐下六寸两傍各一寸灸三七壮。”“惊恐心痛：神门、少冲、然谷、阳陵泉、内关。”“心痛，面苍黑欲死：尺泽针，支沟泻，下三里留针，合谷七二壮，大陵三壮，太冲。”

《针灸集成》（卷二·阴疝）：“疝气上冲，心腹急痛，呼吸不通；太冲、内太冲各三壮，独阴五壮，甲根针一分，灸三壮。”

《针灸集成》（卷二·霍乱）：“霍乱，心胸满痛，吐食肠鸣：中脘、内关、关冲出血，列缺、三阴交。”

《针灸集成》（卷二·蛊毒）：“虫咬心痛……以手紧按，坚持勿令得移，以针刺虫，久待虫不动，乃出针。”

《灸法秘传》（心腹痛）：“夹脐而痛，上冲心痛，灸天枢。”

《痧惊合璧》：“塞心痧：放唇中尖，刺膻中穴一针，刺当中心，刺第三根肋梢一针，离脐上五分刺一针。此症面黄色，气从上塞，似痞似块，攻痛难忍。”“结胸痧：天庭齐发居中刺一针，刺唇中尖，刺膻中穴一针，刺左右腋下各一针，刺脐上大指一节一针，背后饭锹骨一缝上下居中，左右两针，骨下脊横各开两针。此症食与气相搏，故血不行所致，而成痞满于心胸胀痛，痧有心胸高起，如馒首者不治。”

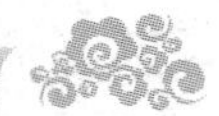

《针法穴道记》(心痛):"心痛(新得此症约三五日者,常心痛不针):内关穴(……行针二三句钟,针深四五分,须时时活动银针)。"

《育麟益寿万应神针》(六十二种穴法):"在脐下两旁八分如人字式,熨七次,左右皆然,或在足大指次指下中节横纹当中,左右熨之,兼治诸气心腹痛。"

[民国前期文献摘录]

《周氏经络大全注释》(经络分说·二十八):"魂门……治痛连心背、饮食不下。"

《针灸秘授全书》(百痧症):"永泉(手背腕中间):治腹痛、心痛二病最佳。"

《针灸秘授全书》(绞肠痧):"魂门:治胸背连心痛最佳。""手腕骨中一穴,治心腹痛最佳。"

《针灸秘授全书》(心胸疼痛):"心胸疼痛(痰饮同治):中脘、上脘、三里、巨阙、侠溪、手背腕骨横纹中间、魂门。""魂门:或连心痛及腹中雷鸣,均用之。""心脐连痛,大陵。"

《针灸秘授全书》(九种心痛):"九种心痛:间使。"

《针灸简易》(放痧分经诀):"心胸气痛作肿胀,足厥阴痧起肝经(放足四指)。"

《针灸简易》(审穴歌):"脾胃心痛中脘脐。""九种心腹痛巨阙。"

《针灸简易》(穴道诊治歌·前身部):"巨阙心下二寸详,九种心腹痛亦兼,银针刺入三分许,七状巨阙痛立安。""中脘脐上四寸寻,内伤脾胃心痛疼。"

《针灸简易》(穴道诊治歌·后身部):"肝俞九椎二寸量,左胁积聚痛心肝。"

《针灸简易》(穴道诊治歌·手部):"曲泽主手臂弯纹,专治心痛寒热温。""支沟腕后臂外间,鬼击卒心痛非常。"

《针灸简易》(穴道诊治歌·足部):“隐白足大内侧边,主治心脾痛难堪,银针二分灸三状,此足太阴属脾端。”

《针灸治疗实验集》(21·1):“舍亲杜君,患心胸痞痛,服药无效,为针其建里、内关两穴,二次即愈。”

《针灸治疗实验集》(35):“周妇年约三十八岁,住周家油车,猝受寒邪,伤风之状,小腹两肋心脘背部疼痛异常,痛时似有块游行……孕后感受内外二邪所致,针灸中上脘、建里、内关、大陵、支沟、曲池、合谷、劳宫、足三里、阴陵泉、内庭、陷谷、心俞、肺俞等穴,助治以川朴、郁金、枳壳、延胡索、白术、黄芩等药,一剂而愈。”

[现代文献题录]

(限本节引用者,按首位作者首字的汉语拼音排序)

柏树祥,马永华.穴位埋线治疗冠心病.针灸临床杂志,2002,18(6):49

鲍延熙.针刺内关对急性心肌梗塞的即刻疗效治.中国针灸,1981,1(2):2

曹荣禄.子午流注纳甲法对冠心病患者STI影响的初步观察.陕西中医学院学报,1986,9(4):1

陈大中.针刺治疗52例心绞痛.上海针灸杂志,1989,8(2):13

陈启洪.硝酸甘油内关穴位注射治疗不稳定型心绞痛.云南中医杂志,1992,13(1):46

陈少宗.针刺大陵穴对冠心病患者左心功能的即时影响.中国针灸,1992,12(5):39

陈少宗.用“平补平泻”手法针刺内关穴对冠心病患者左心功能的影响.针灸临床杂志,1992,8(2):10

成柏华.针刺内关穴对急性心梗病人的止痛、左心功能、血浆cAMP、心电图的疗效观察.针刺研究,1982,7(3):178

程宝安.耳穴治疗心绞痛50例临床观察.中国针灸,1995,15(2):17

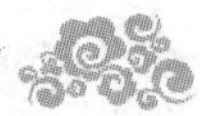

程斌,谭奇纹.电针对冠心病患者心电图即刻效应的对比观察.上海针灸杂志,2008,27(5):12-14

程连瑚,郄增旺,吴开基,等.针刺感传气至病所的“活血化瘀”作用研究.中西医结合杂志,1990,10(4):209

戴居云,王子芳,李鼎.丹莨益心贴治疗冠心病心绞痛临床疗效观察.中国针灸,1997,17(10):588

邓海平,沈雪勇,丁光宏,等.冠心病患者神门穴红外辐射光谱检测.上海针灸杂志,2004,24(11):31-34

刁利红.针刺内关穴为主治疗冠心病心绞痛临床观察.辽宁中医杂志,2003,30(8):667-668

杜润法,李国藏.东莨菪碱至阳穴注射治疗不稳定型心绞痛.实用中西医结合杂志,1992,5(1):20

范准成,李密英,奚正隆,等.穴位贴敷治疗心绞痛的疗效观察.中国针灸,1997,17(9):527

方云鹏,方本正.头皮针治疗冠心病100例疗效观察.中国针灸,1991,11(2):15

冯润身.针灸论治时-空结构初探.内蒙古中医药,1987,6(1):15

龚远明.温针治疗冠心病心绞痛97例.陕西中医,1992,13(9):415

顾芙蓉,吴兰花.温针灸治疗颈性类冠心病23例.中国中医急症,2007,16(8):995

韩锦成.穴位注射罂粟碱治疗冠心病心绞痛58例.中医药研究,1994,10(1):25

韩友栋,乔进,董默勋.徐疾补泻手法对冠心病患者心功能的影响.中国针灸,1995,15(5):23

贺普仁.针内关膻中加然谷放血//胡熙明.针灸临证指南.北京:人民卫生出版社,1991:200

胡冬梅,李志广.穴位药线埋植治疗冠心病心绞痛46例临

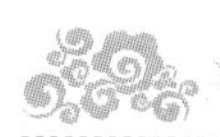

床观察．新中医，2002，34(10)：45

黄晓卿．“得气”现象与针效关系的初步观察．中国针灸，1999，19(1)：19

姜恒源，于纪巧，杨秀梅．穴位埋线治疗冠心病97例．上海针灸杂志，1995，14(4)：159

姜揖君．本“八脉交会”辨证　法《官针·五刺》疗疾//陈佑邦．当代中国针灸临证精要．天津：天津科学技术出版社，1987：290

金时年．头针配体针抢救冠心病休克12例．针灸学报，1990，6(2)：25

金嫣莉．电针治疗冠心病心绞痛30例．中国针灸，1987，7(2)：4

老锦雄，潘清洁．温针灸对冠心病血瘀证患者血脂及血液流变学的干预研究．上海针灸杂志，2011，30(10)：656-658

李保良，庞通．针刺背俞穴治疗冠心病心绞痛临床疗效观察．中国针灸，1999，9(7)：405

李传杰．针刺对急性心梗病人左心功能微循环及cAMP和cGMP的影响．中国针灸，1983，3(2)：1

李传杰．处方主次有序　局部取穴创新//陈佑邦．当代中国针灸临证精要．天津：天津科学技术出版社，1987：147

李科．针刺急救心绞痛休克验案．陕西中医，1988，9(5)：230

李佩芳．穴位注射治疗冠状动脉粥样硬化性心脏病的疗效观察．针灸临床杂志，1996，12(2)：20

刘广霞．穴位贴敷治疗胸痹心痛41例疗效观察．中国针灸，2001，21(3)：146

刘来丽，赵红鹰，刘丹华．针刺丘墟穴治疗冠心病心绞痛50例分析．中医药学刊，2004，22(4)：721

刘彦荣．中药制剂贴敷穴位治疗冠心病心绞痛45例．中医杂志，1995，36(10)：603

鲁铭新，周丽江，张吉安，等．激发感传治疗冠心病对血液流

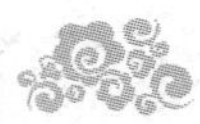

变学的影响．针灸学报,1990,6(3):5

罗诚,吕光荣．吕光荣教授针刺治疗缺血性心脏病62例．云南中医学院学报,2004,27(2):40,

罗利,芦绍强,刘新桥．针刺配合导管起搏抢救急性心梗合并严重心律失常临床观察．中国针灸,1996,16(7):1-3

马胜．针灸治疗颈性类冠心病112例疗效观察．中国针灸,1996,16(4):13-14

孟竞壁．针刺治疗冠心病的疗效及其作用机理研究．中医杂志,2002,43(8):587-589

母建华．电针耳穴心区对冠心病患者心电及心功能影响．山东中医学院学报,1990,14(6):32

南宁市针灸研究所．针刺治疗冠心病50例临床疗效观察．中国针灸,1981,1(2):5

倪承浩．无疤痕灸膻中穴改变心肌缺血的即时观察．上海中医药杂志,1995,29(6):29

潘纪华．耳压治疗冠心病63例．陕西中医,1992,13(9):418

潘善余．穴位敷贴治疗冠心病36例疗效分析．浙江中医学院学报,1998,22(1):34

青岛医学院心血管病研究室．心痛膏穴位敷贴治疗冠心病的临床观察．山东医药,1980,20(3):6

曲振超,袁祖娜．水针刀疗法治疗颈源性冠心病16例．中国针灸,2000,20(7):428

曲祖贻．穴位旋转走罐法//胡熙明．针灸临证指南．北京:人民卫生出版社,1991:202

沈行良．激光穴位照射对冠心病人左心功能的影响及针刺作用的比较．陕西新医药,1984,13(10):59

孙吉山．针灸治疗冠心病23例．上海针灸杂志,1991,10(2):1

孙吉山．针气海穴治疗冠心病一得．上海针灸杂志,1996,15(4):5

唐照亮．针刺防治冠心病猝死的初步研究．针刺研究，1985，10（2）：148

佟金花．激发循经感传治疗冠心病心电图 S-T 段影响的观察．针灸学报，1990，6（3）：14

王霭平．针灸减少胸痹心痛再发作 25 例．中国针灸，2004，24（10）：712

王恒润．针刺治疗冠状动脉粥样硬化性心脏病的进一步探讨．中国针灸，1981，1（1）：1

王家恩．针刺治疗冠心病的临床研究．中国针灸，1987，7（2）：5

王金汉．针刺内关穴对心脏功能调整作用的初步探讨．江苏中医，1989，10（6）：20

王维庭．不稳定型心绞痛患者至阳穴埋藏微型助压器 51 例．中西医结合杂志，1991，11（2）：121

王兴．针刺治疗不稳定型心绞痛的临床疗效观察．针灸临床杂志，2000，16（3）：15-16

王中华．针刺神、宫、溪穴为主治疗冠心病 1300 例．辽宁中医杂志，1992，19（3）：39

吴长岩，贾乐红，吕志军．温针灸对冠心病心绞痛发作频率及静息心电图的影响．针灸临床杂志，2009，25（6）：32-34

吴长岩，贾乐红，吕志军．温针灸对冠心病心绞痛血脂、血流变的影响．针灸临床杂志，2010，26（1）：36-38

奚永江．《针灸大成》中俞穴功效的计算机分析．上海针灸杂志，1988，7（2）：36

谢云．温针灸治疗胸痹 32 例．四川中医，2000，18（9）：55

熊芳丽．针灸治疗冠心病心绞痛 130 例．上海针灸杂志，2000，19（4）：18

许式谦．指针与热补的应用 // 陈佑邦．当代中国针灸临证精要．天津：天津科学技术出版社，1987：138

杨存科，王增玲．穴位埋线辨证治疗冠心病心绞痛疗效观

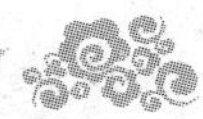

察．河北中医，200，22(2)：144

杨丹红．温灸法治疗冠心病44例临床疗效分析．中国针灸，1989，9(4)：49

杨秀珍．艾灸曲泽穴对冠心病心绞痛患者心功能即时效应的观察．中国针灸，1989，9(6)：39

殷克敬．针刺郄门穴对慢性冠脉供血不足的疗效观察．陕西中医学院学报，1990，13(2)：封四

张登部．艾条悬灸法治疗冠心病138例临床观察．中医杂志，1991，32(1)：35-37

张凤英．微波针灸治疗冠心病心绞痛27例．中级医刊，1995，30(8)：44

张吉安．循经感传治疗冠心病左心功能探讨．针灸学报，1990，6(2)：封四

张亚芹．内关穴位注射度冷丁治疗急性心肌梗塞7例报道．新中医，1984，16(10)：28

张志勇．电针治疗冠心病72例．浙江中医杂志，1983，18(9)：396

赵长信．针刺内关，三阴交在治疗冠心病心绞痛中的作用比较．中国针灸，1986，6(4)：9

郑风胡，卢云芳，潘崇海，等．推拿治疗冠心病30例．上海中医药杂志，1979，13(6)：12-13

郑桂秋，张登部，刘佩云，等．冠心病的灸治疗法研究．中国针灸，1992，12(3)：27

朱英虹，方红丽．子午流注法治疗心绞痛15例．上海针灸杂志，2002，21(3)：18

朱志珍，曲齐生，吴童．冠心病人针灸效应人格因素探析．针灸临床杂志，2003，19(9)：10

第二节　惊悸

惊悸是指病人自觉心跳数疾，心中动悸，心神不安，甚至不能自主的一种病证，一般多呈阵发性，每因情志波动或劳累而发（古代针灸文献的统计结果表明，惊悸与心神疾病相关者多达84条，占惊悸总条目数的69.42%，显示出精神因素在惊悸发病中的重要作用）。古代针灸临床文献中凡有心惊、悸、心跳、心中动、心中澹澹大动、怔忡、怔忪、心忪、怵惕、惕惕然、惕然而惊、疛等描述字样的内容，本节均予收录。中医学认为，惊悸的病位主要在心，与寒、热、虚、实（含气滞、血瘀、痰饮）、精神等因素相关。西医学中各种心脏病所引起的心律失常均与本病证相关，缺铁性贫血、再生障碍性贫血、甲状腺功能亢进、神经症等病也可出现惊悸。本节将古代文献中的惊悸与现代文献中的心律失常相比较。涉及的古代针灸文献共121条，合205穴次；现代针灸文献共110篇，合580穴次。将古今文献的统计结果相对照，可列出表2-1~表2-4（表中数字为文献中出现的次数）：

表2-1　常用经脉的古今对照表

经脉	古代（穴次）	现代（穴次）
相同	心经39、胃经21、膀胱经21、心包经20、任脉13、督脉12、肾经11	膀胱经109、心包经108、心经70、任脉70、胃经59、督脉25、肾经20
不同	胆经19	脾经43

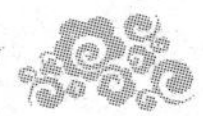

表 2-2 常用部位的古今对照表

部位	古代（穴次）	现代（穴次）
相同	臂阴 34、手掌 30、胸脘 23、上背 20、腿阳 14、头面 23	臂阴 129、上背 114、手掌 66、腿阳 58、胸脘 51、头面 33
不同	足阳 12	腿阴 43

表 2-3 常用穴位的古今对照表

穴位		古代（穴次）	现代（穴次）
相同		神门 13、通里 12、内关 10、心俞 9、足三里 8、百会 6、列缺 4、间使 4、中脘 3	内关 81、神门 49、足三里 39、心俞 39、间使 9、通里 8、列缺 7、百会 7、中脘 7
相似	胸腹	上脘 5、巨阙 3	膻中 28、关元 13、气海 11
	背部	膏肓俞 3	厥阴俞 18、脾俞 13、膈俞 13、夹脊 11、肾俞 10、肺俞 9
	臂阴	少冲 8	大陵 7、郄门 9
	胃经	解溪 4	丰隆 15
	肾经	然谷 3	太溪 10
不同	上肢	液门 4、天井 3	太渊 8
	下肢		三阴交 33、太冲 10
	头部		风池 7

表 2-4 所用方法的古今对照表

方法	古代（条次）	现代（篇次）
相同	艾灸 16、针刺 6	针刺 72、灸法 4
不同	刺血 8、点烙 1	耳穴 13、穴位注射 13、头针 5、按摩 5、埋线 4、电针 3、手足针 2、小针刀 2、磁疗 2、眼针 2、敷贴 1

根据以上各表，可对惊悸的古今针灸治疗特点作以下比较分析。

【循经取穴比较】

1. 古今均取心经、心包经穴　惊悸病位主要在心，而心经"起于心中，出属心系"；心包经"起于胸中，出属心包"，心包代心受邪，因而古今临床均多取该两经穴（表2-5）。

表2-5　古、今心经、心包经穴次及其分占各自总穴次的百分比和其位次对照表

	古代	现代
心经	39（19.02%，第一位）	70（12.07%，并列第三位）
心包经	20（9.76%，第三位）	108（18.62%，第二位）

表2-5显示，古代比现代更重视心经穴，现代比古代更重视心包经穴。表3显示，**古今均多取心经神门、通里，心包经内关、间使**，这是相同的；古代还取心经少冲等，现代则取心包经大陵、郄门等，这是相似的。

2. 古今均取任脉、胃经、肾经穴　任脉循行于人体胸腹部正中；胃经"入缺盆，下膈"又"从缺盆下乳内廉"；肾经"从肺出络心，注胸中"，故该三经脉均与心相关，古今均用以治疗本病（表2-6）。

表2-6　古、今任脉、胃经、肾经穴次及其分占各自总穴次的百分比和其位次对照表

	古代	现代
任脉	13（6.34%，第五位）	70（12.07%，并列第三位）
胃经	21（10.24%，并列第二位）	59（10.17%，第四位）
肾经	11（5.37%，第七位）	20（3.45%，第七位）

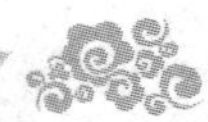

表 2-6 中的百分比显示，现代比古代更重视任脉穴，而古、今对胃经、肾经的重视程度相近。表 2-3 显示，**古今均多取任脉中脘，胃经足三里**，这是相同的；古代还取任脉上脘、巨阙，胃经解溪，肾经然谷等，现代则取任脉膻中，胃经丰隆，肾经太溪等，这是相似的；**现代又取小腹部关元、气海等任脉穴，而古代取之不多**，这是不同的。《灵枢经·经脉》中胃经的“是动病”即有“闻木音则惕然而惊，心动”之证；肾经的“是动病”亦有“心惕惕如人将捕之”之证，均为例。

3. 古今均取膀胱经、督脉穴　膀胱经行于背部两侧，中医学认为，其背俞穴是脏腑之气输注之处，故与心、心包相关；而督脉行于背部正中，通过“气街”与背俞穴相连，督脉在头部的穴位则可通过安神起到止悸的作用。西医学认为，控制心脏的交感神经从 $T_{1\sim5}$ 的脊髓侧角发出，经过脊旁交感链到达心脏，因而古、今文献中该两经穴次均较高（表 2-7）。

表 2-7　古、今膀胱经、督脉穴次及其分占各自总穴次的百分比和其位次对照表

	古代	现代
膀胱经	21（10.24%，并列第二位）	109（18.79%，第一位）
督脉	12（5.85%，第六位）	25（4.31%，第六位）

表 2-7 显示，现代比古代更重视膀胱经穴（这当是现代神经学说影响的结果）；而古、今对督脉的重视程度相近。表 2-3 显示，**古今均多取心俞、百会**，这是相同的；古代还取膏肓俞等，现代则取厥阴俞、脾俞、膈俞、肾俞、肺俞等，这是相似的，但此亦显示现代比古代更多地选取膀胱经背俞穴。

4. 古代选取胆经穴　古人选用胆经共计 19 穴次，列古代诸经的第四位，占总穴次的 9.27%。胆经循行“以下胸中，贯膈”，又“从缺盆下腋，循胸，过季胁”；胆又主决断，有协调情志的作用，可消除惊恐等精神因素引起的惊悸。如《素问·刺疟》曰：足少阳之疟"恶见人，见人心惕惕然，热多汗出甚，刺足少阳。"《灵枢经·四时气》谓："心中澹澹，恐人将捕之"，"取三里以下胃气逆，则刺少阳血络以闭胆逆。"（后者是以胆经穴与胃经穴相配。）现代取胆经共 12 穴次，占现代诸经第十位，占总穴次的 2.07%，未被纳入常用经脉，不如古代。就穴位而言，古代所选胆经穴的穴次较为分散，**现代则较集中于风池穴**，这亦是古今不同的。

5. 现代选取脾经穴　现代选用脾经共计 43 穴次，列现代诸经的第五位，占总穴次的 7.41%，此当是脾经循行"别上膈，注心中"之故。表 2-3 显示，**现代较多选用三阴交**，而古代取之不多，这也是不同的。早在马王堆帛书《足臂十一脉灸经》中"足泰阴脉"即有"心烦，善疛"之证（疛乃心悸之意），但统计显示，古代取脾经穴仅 7 穴次，占古代诸经的第十位，占总穴次的 3.41%，未被纳入常用经脉，反不如现代。

【分部取穴比较】

1. 古今均取上肢阴面穴　古今文献中上肢阴面穴次均较高，主要当是多取心经、心包经穴的缘故（表 2-8）。

表 2-8　古、今臂阴、手掌穴次及其分占各自总穴次的百分比和其位次对照表

	古代	现代
臂阴	34（19.02%，第一位）	129（22.24%，第一位）
手掌	30（14.63%，第二位）	66（11.38%，第三位）

表 2-8 中百分比值显示，现代比古代似更多选取臂阴面穴，而古代比现代似更多选取手掌部穴（即古代似更重视末部穴，而现代取穴有向近心部发展的倾向）。表 2-3 显示，**古今均多取神门、通里、内关、间使，以及肺经穴列缺等**，这是相同的；古代还取少冲等，现代则取大陵、郄门等，这是相似的；**现代又取肺经穴太**

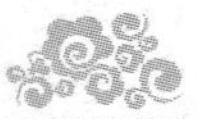

渊，古代取之不多；古代神门穴次最高，现代内关穴次最高，这些是古今不同的。

古代取上肢阴面穴者，如《针灸大成》载："惊悸呕血及怔忡，神门支正何堪缺。"《马丹阳天星十二穴歌》道，通里主治"懊恼及怔忡"；《针灸大全》以内关配合不同的穴位组合，治疗不同情况的惊悸；《针灸内篇》云：间使主治"心疼，怔忡"；《循经考穴编》谓：列缺主治"痫疟惊悸"；《医宗金鉴》曰："少冲主治心胆虚，怔忡癫狂不可遗。"

现代取上肢阴面穴者，如周迎宪治疗室上性阵发性心动过速，单刺内关穴；程岩岩治疗室性期前收缩，针刺双侧内关穴；蒋正生治疗儿童心律期前收缩，针刺双侧神门；陈玉茹治疗阵发性室上性心动过速发作，针刺间使，用中等刺激量，施持续提插补法；赵家成治疗心律失常，针刺通里、大陵、内关、神门；韩宝杰等治疗室性期前收缩，针刺内关、神门、郄门、大陵等。现代奚永江等提出"一级全息元"，其中心脏投影于前臂阴面近腕部，似为上述相关穴位的选取提供了又一个根据。

现代又取肺经太渊穴，如解乐业等治疗室性期前收缩，针刺太渊、列缺、大陵、内关等；隋康民等治疗期前收缩，针刺左太渊穴，并与针刺双侧内关、神门穴相比较，发现针刺太渊穴疗效优于内关、神门穴，认为这可能是太渊穴下的神经同关联心脏的神经节段相吻合的缘故。

2. 古今均取胸脘、上背部穴 古今文献中胸脘部、上背部穴次均较高，此主要当是多取局部穴与背俞穴的缘故。

表 2-9 古、今胸脘、上背穴次及其分占各自总穴次的百分比和其位次对照表

	古代	现代
胸脘	23（11.22%，并列第三位）	51（8.79%，第五位）
上背	20（9.76%，第四位）	114（19.66%，第二位）

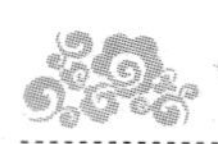

表2-9中数据显示，古代似比现代更重视胸脘部穴，而**现代比古代更则重视上背部穴**。表2-3显示，**古今均多取中脘、心俞**，这是相同的；古代还取上脘、巨阙、膏肓俞等，现代则取膻中、厥阴俞、脾俞、膈俞、肺俞、夹脊等，这是相似的，但现代更多选取上背部穴；此外，**现代又取小腹部关元、气海，下背部穴肾俞等**，显示现代比古代更重视取下焦部穴，这是不同的。

古代取胸脘、上背部穴者，如《针灸则》云："惊悸，灸：神门、中脘。"《针方六集》认为通里与心俞相配，可治"惊惧怔忡"；《外台秘要》载：上脘"主心风惊悸不能食"；《针灸甲乙经》载：巨阙主"惊悸少气"；《医宗金鉴》言：膏肓俞主治"怔忡"。又如，《神灸经纶》曰："惊悸：胆俞、解溪。"其中胆俞也属上背部。

现代取胸腹部、上背部穴者，如朱国庆治疗突发性心动过速，单刺膻中；赵家成治疗心律失常，针刺膻中等穴（现代胸脘部以膻中穴次为最高）；吴帼如治疗心律失常，针刺心俞、厥阴俞；朱慧勤针刺治疗心悸，针刺心俞、厥阴俞、脾俞、肾俞等（现代上背部以心俞穴次为最高，厥阴俞、脾俞等其次）；林景明等治疗心房颤动，针刺俞府、膻中、乳根、大椎、心俞等；高玉椿治疗房颤，针刺中脘、膻中、天枢、心俞、膈俞等；王宗学治疗心悸，针刺中脘、气海、心俞、肝俞、胆俞、脾俞等；王曼丽治疗心律失常中心肺气虚者，针刺肺俞，气虚血瘀者，针关元；高镇五等、苑志军等治疗心律失常，均取华佗夹脊T_4、T_5穴。

3. 古今均取腿阳面穴　古今文献中腿阳面穴次均较高，此当是古今多取胃经等足阳经穴的缘故。腿阳面穴次分列古、今各部的第五、第四位，分占各自总穴次的6.83%、10.00%，显示现代似比古代更重视腿阳面穴。表2-3显示，**古今均多取足**三里，这是相同的；**现代还取丰隆，古代取之不多**，这是不同的。

古代取腿阳面穴者，如《东医宝鉴》载："心澹澹大动，取大陵、三里。"上述"古代选取胆经穴"中《灵枢经·四时气》谓："取三里以下胃气逆，则刺少阳血络以闭胆逆"，亦为例。

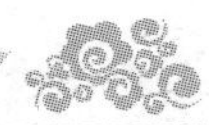

现代取腿阳面穴者，如刘康平治疗期前收缩，针刺内关、足三里为主穴；郭仁旭等治疗心律失常，针刺足三里等穴；林景明等治疗室性期前收缩，针刺足三里、条口、阑尾等，用中等刺激强度，治疗房性期前收缩和阵发性房性心动过速，也刺足三里等；赵家成治疗心律失常，针刺丰隆、足三里等。

4. 古今均取头面部穴　精神因素是本病影响因素之一，而脑为“元神之府”，因此古人取头面部穴以安神定悸。在古今文献中，头面部分别为23、33穴次，分列各部的第三（并列）、第七位，分占总穴次的11.22%、5.69%，可见**古代比现代更多选取头面部穴**。表2-3显示，**古今均多取百会等穴**，这是相同的；**现代还取风池等，古代选用不多**，这是不同的。

例如，元代《扁鹊神应针灸玉龙经》曰：“心神怔忡多健忘，顶心百会保安康。”《周氏经络》载：百会“主惊悸健忘”。《备急千金要方》称：天冲主“数惊悸”。《太平圣惠方》谓：风府主“多悲恐惊悸”。《铜人腧穴针灸图经》言：脑空主“目瞑心悸”。现代赵家成治疗心律失常，针刺百会、大陵、神门等穴；韩宝杰等治疗室性期前收缩，针刺百会、神门、太冲、大陵等；修景峰等治疗期前收缩，用电针刺激百会、心俞、肺俞等，配合点、按、揉百会、太阳、风池、风府等；张玉武治疗颈源性心律失常，针刺风池、颈夹脊等，并用小针刀施剥离术（此处取风池则与颈源性相关）；石学敏治疗非器质性心悸，针刺上星、印堂等穴。现代临床在头面部还发现了治疗本病的其他有效穴，如王明华治疗室上性心动过速，单刺攒竹穴；马玉琛等治疗快速心律失常，针刺取双侧迎香穴，向外下沿鼻唇沟斜刺1.5寸，提插捻转数次。

5. 古代取足阳部穴　本病选取头面部穴，而《灵枢经·终始》曰：“病在头者取之足”，因而古人又取足阳部穴，共计12穴次，列各部的第六位，占总穴次的5.85%，**常用穴为解溪**，如《百证赋》道：“惊悸怔忡，取阳交、解溪勿误。”《医宗金鉴》曰：解溪主治“悲泣癫狂悸与惊”。而在本病现代文献中，足阳部仅1穴次，列各部的第十三位，占总穴次的 0.17%，未被纳入常用经脉，不如古代。

6. 现代还取腿阴面穴 现代本病文献中腿阴面穴次较高，列现代各部的第六位，占总穴次的 7.41%。此主要是现代多取脾经穴的缘故。表 2-3 显示，**现代选取三阴交**。如颜幼斋治疗心悸，艾灸三阴交；郭仁旭等治疗心律失常，针刺三阴交、足三里穴；林景明等治疗室性期前收缩，针刺三阴交、中都等，用中等刺激强度，治疗阵发性房性心动过速，也刺三阴交等。现代奚永江等提出“一级全息元”，其中心脏投影于小腿阴面三阴交附近，而该穴与上肢内关等穴亦相对应，似为取三阴交提供了又一个佐证。而古代取腿阴面 14 穴次，列古代各部第十位，占总穴次的 1.95%，三阴交穴次也不高，皆不如现代。

【辨证取穴比较】

古代文献记载显示，惊悸与寒、热、虚、实（含气滞、血瘀、痰饮）、神志等因素相关，而无论治疗其中哪一类型，**古人均取与心相关之穴（包括心经、或心包经、或心胸局部、或相关背俞等穴）**，此与上述总体取穴的主要特点相吻合，并无特异性。如治疗与寒相关者，《医学入门》云：“少冲主心虚胆寒怔忡。”与热相关者，如《针灸甲乙经》认为，劳宫可主“热病发热”之“怵惕”；《子午流注针经》言：间使治疗“热时咽痛并惊悸”；《医宗金鉴》曰：“心包原络应刺病”，“心中动热掌中热”。与虚相关者，如《针灸甲乙经》载：内关主治“虚则烦心，心惕惕不能动”；《针灸大全》治疗“心脏诸虚，怔忡惊悸”，取内关，配阴郄、心俞、通里；《循经考穴编》曰：心俞主治“心虚惊惕”；《玉龙歌》道：“连日虚烦面赤妆，心中惊悸亦难当，若须通里穴寻得，一用金针体便康。”与气滞相关者，如《太平圣惠方》载：上脘主治“腹胀气满，心忪惊悸”。与痰饮相关者，如《太乙神针》载：上脘主治“惊悸，痰疾”。与神志相关者，如《针方六集》曰，天池主治“心中澹澹大动，烦心心痛，喜笑不休”；内关主治“心中大动，喜笑悲哭”；神藏主治“心悬病饥，喜恐心

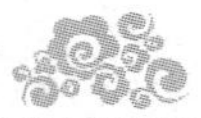

惕”;《针灸大全》治疗“心中虚惕,神思不安”,取内关,配“乳根、通里、胆俞、心俞”;《薛真人天星十二穴歌》道:通里主治“懊恼及怔忡”。

对于由其他脏腑、经络病变导致的上述各类惊悸,古人还选取与该脏腑、经络相关的穴位,或其他相应的穴位,以下例举之。

1. 与寒相关 《备急千金要方》治疗“虚则膀胱寒”,“心惕惕如人将捕之,是为骨厥”,此为肾虚导致的寒证,故取肾经络穴大钟。

2. 与热相关 《医学入门》治疗“足少阳疟,寒热心惕”,此为足少阳疟导致的寒热,故刺足少阳胆经荥穴侠溪;《子午流注针经》治疗“惊悸痫热共头痛”,此为三焦热盛,故刺三焦荥穴液门出血;《济生拔粹》治疗“风痫热病,心风惊悸”,此由“伏梁气”所致,故除刺上脘外,还刺足阳明合穴三里。

3. 与虚相关 《灵枢经·经脉》中肾经的“是动病”有“气不足则善恐,心惕惕如人将捕之”之证,此为肾经虚,故取肾经穴治之;《玉龙赋》曰:“心悸虚烦刺三里”,此虚涉及脾胃,故刺足三里。

4. 与气滞相关 《子午流注针经》治疗“咳嗽不食并惊悸,心胸气上”,此为三焦气滞,故取天井;《针灸治疗实验集》治疗“心悸亢进”,此由“脚气冲心”引起,故先“刺腿部静脉管出血甚多”,“复灸三里、三阴交、绝骨、阳陵”;前面“古代选取胆经穴”中《灵枢经·四时气》治疗“心中澹澹,恐人将捕之”,此为胃腑气逆、少阳血瘀所致,故取足三里,刺少阳血络。

5. 与血瘀相关 《名医类案》治疗痛经并伴有“心惕惕惊悸”者,“先为灸少冲、劳宫、昆仑、三阴交,止悸定痛,次用桃核承气汤大下之”,此由血瘀所致,而脾主统血,故灸脾经要穴三阴交。《石室秘录》治疗“妇人经期适来,为寒风所中”所致的闭经,进而引发“心中惊悸”,“刺其期门穴,一刺出血立已”,此悸由经血不通所致,而肝主藏血,肝经行经阴部与小腹部,故刺期门出血以祛瘀通经。

6. 与痰饮相关 《济生拔粹》治疗“胸中痰饮蛊毒，霍乱惊悸”，此当宣肺健脾和胃化痰定悸，故刺巨阙、足三里；《针灸内篇》治疗“痫痰惊悸”，此当宣肺化痰定悸，故取列缺。

7. 与神志相关 对于与神志相关的惊悸，**古人多取头面与四肢末部穴**（其中百会等穴的次数较高），这是“脑为元神之府”，而头与四肢末部相对应的缘故。其中**与七情相关者**，如《针灸资生经》言：“予旧患心气，凡思虑过多，心下怔忪，或至自悲感慨，必灸百会。”《太平圣惠方》载：风府主“多悲恐惊悸”；《针灸聚英》云：涌泉主“善恐，惕惕如人将捕之”；《针灸甲乙经》语：然谷主“哀而乱，善恐，嗌内肿，心惕惕恐，如人将捕之”；《循经考穴编》谓：少冲“主心跳，喜怒不常，心下痞闷，宜棱针出血”。治疗与七情相关者，**古人还选取胆经穴**，这可能与“胆主决断”相关。如《针灸甲乙经》载：“热甚恶人，心惕惕然，取光明及绝骨，跗上临泣，立已。”《备急千金要方》称：“然谷、阳陵泉，主心中怵惕，恐如人将捕之。”

古人治疗**与癫、狂、痫等相关者**，如《太平圣惠方》曰：神庭主“癫风不识人，羊鸣，角弓反张，披发而上歌下哭，多学人言语，惊悸不得安寝”；《铜人腧穴针灸图经》载：脑空主“目瞑心悸，发即为癫风”；《备急千金要方》谓：天冲主“头痛，癫疾互引，数惊悸”；《太乙神针》云：腕骨主“狂惕烦闷，惊风”；《针灸聚英》言：液门主“妄言惊悸昏”。

古代文献记载又显示，**治疗惊悸而兼有精神失常者，可取胃经穴**。如《灵枢经·经脉》中胃经的“是动病”即有“闻木音则惕然而惊，心动，欲独闭户牖而处，甚则欲上高而歌，弃衣而走”之证。盖阳明受邪，腑气不通，大便硬结，痰火相搏，出现阳明腑实之证，则可导致邪火逆传心包，引发狂证而兼有惊悸。

现代治疗本病也采用辨证取穴，但加入了脏腑辨证，因此**现代临床的分类比古人更细致，取穴比古人更明确，治疗比古人更规范**。如高镇五等治疗心律失常，针刺内关、神门、胸夹脊4、5（或

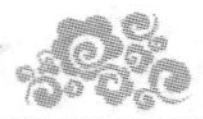

心俞、厥阴俞),气虚型配膻中、列缺、足三里、素髎;心阴虚配三阴交、太冲、太溪;心脉痹阻型配膻中、膈俞、三阴交、列缺;心阳虚型加素髎、大椎、关元、足三里。朱慧勤治疗心悸,针刺内关、神门、足三里、三阴交及心俞、厥阴俞、脾俞、肾俞,心胆气虚型加肝俞、胆俞;心脾两虚型加公孙;心肾不交型加太溪;心血瘀阻型加曲池、血海;水饮凌心型加阴陵泉、膻中;心阳亏虚型,加气海、关元、百会。许瑞征用耳穴治疗心悸,采用压丸、毫针、激光、耳穴注射等手段,对于脾虚血少,取脾、耳背脾、肝、胃、心、神门,用补法;心肾不交,取肾、耳背肾、心、神门、脑点、子宫,用补法;肝火上扰,取肝、耳背肝、神门、皮质下、心,用泻法,并可在耳背肝处点刺放血。总之,古今的辨证取穴有所不同,孰能取得更好的疗效尚待进一步考察。

【针灸方法比较】

1. 古今均用艾灸 艾灸为热性刺激,具有温阳补气活血化瘀之功,可激发体内潜在生理功能,增强自身调节机制,也可抵御邪气,因而古今临床均用灸法治疗本病。在古、今文献中,艾灸的条(篇)次分列诸法第一、第六位,分占各自总条(篇)次的13.22%、3.64%,显示**古代比现代更重视灸法**。

古人用灸法者,早在马王堆《足臂十一脉灸经》中已有"灸足泰阴脉"治"善疛"的记载。又如《针灸集书》曰:"虚则心烦,惕然不能动,失智,皆灸内关穴。"《医宗金鉴》道:"肝俞主灸胁满呕,惊悸卧睡不能安。"《针灸则》云:"惊悸,灸:神门、中脘。""怔忡,灸:神门、三里。"《灸法秘传》言:"惊悸怔忡","总灸上脘穴为宜",均为例。

古人常灸头部与末部穴,此当与神志内伤相关,如上述"与神志相关"中《针灸资生经》"必灸百会",《太平圣惠方》取神庭"当灸之"。又如《针灸治疗实验集》语:"戴元周尝从一老翁受治失心惊悸癫狂气逆等[此处疑有误]秘,灸于足之后跟赤白肉接界，各灸五十壮，获验颇多，此即女膝穴。”另外，《医学纲目》载：“心烁烁跳动，少冲泻之，灸立效。”上述“与血瘀相关”中《名医类案》“灸少冲、劳宫、昆仑、三阴交”，该两处未明确与情志相关，然古人亦灸少冲、劳宫、昆仑等末部穴，推其机制，当是人体末端为经脉之气兴旺生成之处，现代认为该部的神经末梢最为丰富、刺激之则会产生强烈的效应，因此古人亦灸之。

除了一般灸法外，**古人治疗本病还用“太乙神针”**，这是灸法的一种，但对人体肌肤的损伤小，而且安全、操作方便，又运用药物，是灸药相结合的产物。如《太乙神针》载，灸上脘可治“惊悸，痰疾”，灸腕骨可治“狂惕烦闷”。

但古代也有人担心灸灼过度引起“火气向上”的副作用，故**配合刺血、淋水等**，如《太平圣惠方》云，灸百会穴治疗“惊悸无心力”，“如灸数至一百五，即停，三五日讫，绕四畔，以三棱针刺令出血，以井华水淋，淋令气宣通，不得一向火灸，若频灸，恐气上，令人眼暗。”这样的方法在目前很少有人采用之，故且存之，以待探究。

现代用艾灸者，如司徒铃治疗心悸，取心俞、膏肓俞、足三里，用艾炷灸；高镇五治疗心悸且阳虚或瘀阻者，取内关、神门、心俞、厥阴俞、素髎、关元、膻中、膈俞、三阴交、足三里等，用艾条温和灸或温针灸，在背俞穴上拔火罐；李东等治疗室上性心动过速，取中脘、足三里、心俞、神门、涌泉，用温灸罐灸法；邹敏治疗心律失常，取内关、心俞、厥阴俞、膈俞、公孙、脾俞、足三里、间使、通里，用针刺配合隔姜灸法；滕旭等治疗儿童心律失常，取双侧内关、足三里、三阴交，用温针灸。但是与古代相比，现代用灸疗者不多，因此对古代的灸疗文献尚可作进一步探讨。

2. 古今均用针刺　针刺可刺及相关神经、血管，以及经络等组织，对心、脑等脏器产生治疗作用，取得定悸的效果。在古、今文献中，针刺的条（篇）次分列诸法第三、第一位，分占各自总条（篇）次的4.96%、65.45%，显示**现代远比古代更重视针刺**，此当是

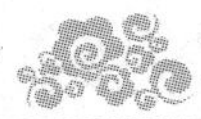

现代针具进步及神经学说影响的缘故。

例如清代《针灸内篇》载：列缺“针一分，沿皮透太渊”，治“痫痰惊悸”。民国初期《针灸简易》述：“少冲小指内侧中，心虚胆寒治怔忡，兼医癫狂一分刺，手少阴心见奇功。”（可见古代针刺较浅，这当是所刺穴位多在头顶或手足部，肌肉较薄的缘故。）现代董德懋治疗心悸，针刺神门、内关、三阴交、心俞、足三里，心率快加间使，心率慢加素髎；王哲身则针刺俞府，使心房纤颤复律；解乐业等、孙亚曼等皆认为针刺对室性期前收缩疗效较好，见效快，取太渊、大陵、列缺等，或内关等；王彬治疗室上性心动过速，针刺内关穴，针刺后转复时间平均为1~2分钟，转复后的心电图好转。除此以外，古今针刺还有以下内容值得讨论。

（1）**古代多用泻，现代补泻并用**：古人治疗本病多用泻法，未见用补法，显示古人认为本病以实证为多，如《太平圣惠方》曰：百会主“惊悸无心力，忘前失后”，“针入二分得气，即泻”；上述“古今均用艾灸”中《医学纲目》云“少冲泻之”，皆为例。

现代治疗本病则补泻并用，如颜幼斋治疗心悸，针刺内关、神门，用补法；高玉椿治疗房颤，针刺内关、中脘、足三里、心俞、膈俞、阴陵泉，用捻转补法，膻中用斜刺法，三阴交用调法，天枢用直刺法；杨明昌治疗室上性心动过速，针刺内关、合谷，必要时加人中，均施捻转泻法；邢锦秀以针刺治疗频发性室性期前收缩，补神门、太渊，泻足三里、丰隆，而于膻中、膈俞处施平补平泻。

（2）**现代重视针感的传导**：这在本病的古代文献中较为少见。如谢黎明治疗室上性心动过速，针刺内关用斜刺法，针刺间使使针感向腋部传导，针刺神门、夹脊均用导气法；冯润身治疗心悸，针刺养老透通里，使针感向腕后扩散。

（3）**现代采用持续运针法**：现代认为这是取得疗效的关键。如曹中华治疗阵发性心动过速，针刺内关穴，得气后左右大幅度捻转，直到心率降至正常为止；郭仁旭等治疗频发期前收缩，取足三里、三阴交、神门、内关，其中内关穴须持续捻针 10~15 分钟；蒋正生治疗儿童心律期前收缩，选双侧神门穴，针刺得气后，持续捻转 5~10 分钟，这些均是现代针灸工作者临床实践的体会。

（4）**现代辨病而施治**：现代有人认为，在若干情况下，手法不宜过强，刺激不宜过久，如高镇五治疗心悸，针刺内关、神门、心俞、厥阴俞，手法以捻转结合提插补法为主，或用平补平泻法，对于其中心动过缓者，当施补法弱刺激，留针不宜过久，刺素髎穴，刮针柄 1~2 分钟，注意不宜突然或持续给予强刺激。可见对于心律失常中的不同类型，当用不同刺激量。

（5）**现代分类而定疗效**：现代对本病的观察十分细致，按照西医学的分类，明确对何者有效，何者无效，何者效优，何者效差，颇有临床意义，此乃古人不逮，是现代医务工作者对针灸临床的贡献。如林景明等研究表明，针刺对室性期前收缩有消减作用，其中器质性病人有效率高于非器质性病人；针刺对房性期前收缩、阵发性房性心动过速、新发性心房颤动也有一定的疗效，而对慢性心房颤动基本无效。孙亚曼等也认为针刺对病理性室性期前收缩的疗效优于非病理性期前收缩。吴幗如等的研究则表明，针刺治疗心律失常中冲动起源异常者的疗效，明显优于冲动传导障碍者。

3. 古代采用刺血　古代采用刺血共 8 条次，列古代诸法的第二位，占总条次的 6.61%，显示古人认为本病常有实邪，故用泻血法。如上述“古代选取胆经穴”中《灵枢经·四时气》“刺少阳血络以闭胆逆”；“与热相关”中《子午流注针经》故刺三焦荥穴液门出血；“与气滞相关”中《针灸治疗实验集》“刺腿部静脉管出血甚多”；“与血瘀相关”中《石室秘录》“刺其期门穴，一刺出血立已”；“与神志相关”中《循经考穴编》刺少冲“宜棱针出血”。而**现代少见用刺血疗法者**，因此对古人的刺血经验尚可探讨。

4. 现代采用的其他疗法　现代还用穴位注射、按摩、埋线、

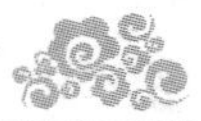

电针、小针刀、磁疗、敷贴，以及微针系统（含耳穴、头针、手足针、眼针）等方法，这些在古代文献中未见记载，当为现代针灸工作者的发展。以下例举之。

（1）**穴位注射**：如李淑萍等治疗窦性心动过缓，取一侧心俞穴，注入复方丹参注射液；周文斌等治疗快速性心律失常，取双侧内关、神门，注入当归Ⅱ号注射液；刘斌治疗阵发性室上性心动过速，取一侧内关穴，注入苯肾上腺素和维生素 B_1 注射液；张馨兰等治疗室性心律失常，取心俞、内关，注入利多卡因；刘三太治疗冠心病并发室性期前收缩，取心俞、内关，注入利多卡因和云南灯盏花注射液。

（2）**按摩**：如王科军等治疗颈心综合征中的心悸，在针刺通调督脉的基础上，取颈、肩部，以及心俞、内关等穴，采用推、揉、捏、擦、点按等推拿手法，以及旋转复位法；周英治疗阵发性室上性心动过速，指压单侧内关、合谷穴；邹必俊治疗顽固性阵发性心动过速，按压刺激人中穴。

（3）**埋线**：如叶珩等治疗心律失常，取耳穴心、皮质下等，头穴额旁1带、额中带透额顶带前1/3等，体穴内关、郄门、太渊、厥阴俞透心俞、膈俞、膻中、足三里等，埋入羊肠线。

（4）**电针**：如张丽莉等治疗期前收缩，取内关、郄门上敏感点，配合神门、间使，用电针刺激；李国臣治疗房室结性心动过速，取心俞、间使，厥阴俞、灵道，膻中、乳根、内关、通里，用电针刺激；修景峰等治疗期前收缩，取百会、心俞、肺俞、膈俞、内关、合谷、三阴交，用电针刺激。

（5）**磁疗**：如林钟香等治疗阵发性室上性心动过速，用磁片覆盖内关穴；尚荣等治疗频繁发作的快速室上性心律失常，采用皮内针按入内关穴，得气后将磁片覆盖于穴上，用胶布固定。

（6）**小针刀**：如许毅强、谢学艳等治疗脊柱源性心律失常，均取棘突旁或棘突上压痛点，以及软组织硬节，用小针刀施疏通、剥离、切割等术，或加用手法予以拔伸复位。

（7）**敷贴**：如王继萍治疗阵发性房颤，取涌泉、足三里、心俞，外敷中药五味子、琥珀、肉桂等制成的糊剂；徐连登等治疗缓慢性心律失常，取内关、心俞，贴敷醋调吴茱萸粉。

（8）**微针系统**

1）**耳穴**：如缪锋等治疗室上性心动过速，针刺耳穴神门、心、小肠、皮质下等，行强刺激；李淑萍治疗心动过速，取耳穴神门、口、心、小肠、三焦等处的阳性反应点，用王不留行贴压；管遵信用耳穴治疗期前收缩和阵发性心动过速，取心、交感、神门、枕，因器质性疾病而致心律失常加小肠、耳迷根，合并神经衰弱者加肾、皮质下，合并内分泌紊乱者加内分泌、皮质下，合并高血压者加耳背沟，在上述穴区内尤其注意寻找敏感点，发作期先用毫针刺，症状缓解后贴压王不留行。

2）**头针**：如祁锡玉等治疗室上速，针刺双侧头针胸腔区，持续捻转 3~5 分钟；方云鹏治疗心律不齐、心悸，针刺方氏头皮穴的伏象、伏脏相应区域。

3）**手足针**：如唐相森用腕踝针治疗心房纤颤，取左侧内关、神门，用 2~6 寸毫针，与皮肤呈 30° 角迅速刺入皮内后，与皮肤平行缓慢进针，以不产生酸、麻、胀、痛感为宜。

4）**眼针**：如彭静山治疗心悸，除针刺神门、少海、大椎、陶道、神堂、心俞外，还针刺眼针心区。

另外，在古代文献中，《太平圣惠方》“三十六黄”中“惊黄”包含惊悸，以烙风池、天窗、心俞治之，因此古代统计中还有烙法，但现代用得不多。而现代还有人采用子午流注法，如李红、谢感共等治疗窦性心动过，均按来诊时间从“灵龟八法开穴简表”中选取所开的穴位，每次仅针刺一穴（双侧）。

【结语】

根据上述对古今文献的统计与分析结果，兹提出治疗惊悸（现代为心律失常）的参考处方如下（无下划线者为古今均用穴，

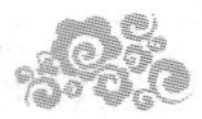

下划曲线者为古代所用穴，下划直线者为现代所用穴)：①上肢阴面心经穴神门、通里、少冲，心包经穴内关、间使、大陵、郄门，肺经穴列缺、太渊等；②胸脘部任脉穴中脘、上脘、巨阙、膻中等；③上背部膀胱经穴心俞、膏肓俞、厥阴俞、脾俞、膈俞、肺俞，以及奇穴夹脊等；④腿阳面胃经穴足三里、丰隆等；⑤头面部督脉穴百会，胆经穴风池等；⑥足阳部胃经穴解溪等；⑦腿阴面脾经穴三阴交等。此外，还可以选取小腹部任脉穴关元、气海，下背部膀胱经穴肾俞、足阴部肾经穴然谷、太溪，手背部穴液门等。临床可根据病情，选用上述处方中若干相关穴位。

就辨证取穴而言，对于各类型均可取与心相关之穴；由其他脏腑、经络病变导致的各类惊悸，还可选取与该脏腑、经络相关的穴位；对于与神志相关的惊悸，可选取头面与四肢末部穴，以及胆经、胃经穴。

临床可采用艾灸，包括“太乙神针”疗法；针刺时注意针感的传导，可考虑采用持续运针法，对于不同病情当采用不同刺激量；对于邪实者，可采用刺血疗法；还可采用穴位注射、按摩、埋线、电针、小针刀、磁疗、敷贴，以及微针系统(含耳穴、头针、手足针、眼针)等现代方法。

历代文献摘录

[唐代及其以前文献摘录]

《足臂十一脉灸经》:“足泰阴脉……心烦，善疛，诸病此物者，皆灸足泰阴脉。”

《阴阳十一脉灸经》:“足阳明之脉……恶人与火，闻木音则惕然惊，心惕然，欲独闭户牖而处。”“足少阴之脉……善怒，心惕惕恐人将捕之。”“臂钜阴之脉……是动则病，心彭彭如痛。”

《素问·阳明脉解》:“足阳明之脉病，恶人与火，闻木音则惕然而惊，钟鼓不为动。”

《素问·刺疟》：“足少阳之疟……恶见人，见人心惕惕然，热多，汗出甚，刺足少阳。”

《素问·脉解》：“阳明所谓洒洒振寒……恶人与火，闻木音则惕然而惊。”

《灵枢经·经脉》：“胃足阳明之脉……病至，恶人与火，闻木音则惕然而惊，心动，欲独闭户牖而处。”

《灵枢经·四时气》：“心中澹澹，恐人将捕之……取三里以下胃气逆，则刺少阳血络以闭胆逆。”

《灵枢经·癫狂》：“癫疾始作而引口啼呼喘悸者，候之手阳明、太阳，左强者攻其右，右强者攻其左，血变而止。”

《针灸甲乙经》（卷七·第一中）：“胁下满，悸，列缺主之。”

《针灸甲乙经》（卷七·第一下）：“三日以往不得汗，怵惕……劳宫主之。”“虚则烦心，心惕惕不能动，失智，内关主之。”“热甚恶人，心惕惕然，取光明［一本作“飞扬”］及绝骨，跗上临泣，立已。”

《针灸甲乙经》（卷九·第三）：“呼吸喘悸［一本作“哮”字］，坐卧不安，彧中主之。”

《针灸甲乙经》（卷九·第五）：“心惕惕恐，如人将捕之……然谷主之。”

《针灸甲乙经》（卷九·第十一）：“狐疝惊悸少气，巨阙主之。”“数噫，恐悸，气不足……蠡沟主之。”

《针灸甲乙经》（卷十·第二下）：“怵［一本有“惕”字］，寒中少气，掌中热……间使主之。”

《针灸甲乙经》（卷十一·第二）：“癫疾互引，口㖞喘悸者，大迎主之，及取阳明、太阴，候手足变血而止。”

《备急千金要方》（卷十九·第一）：“大钟……气不足则善恐，心惕惕若人将捕之。”

《备急千金要方》（卷三十·第二）：“通里主……心下悸，悲

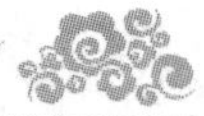

恐。”“彧中、云门，主咳逆上气，涎出多唾，呼吸喘悸，坐不安席。”

《备急千金要方》(卷三十·第四)：“天冲主头痛，癫疾互引，数惊悸。”“通谷主心中愦愦，数欠，癫，心下悸。”“然谷、阳陵泉，主心中怵惕，恐如人将捕之。”“少府主数噫，恐悸，气不足。”“神门主数噫，恐悸，不足。”“通里主心下悸。”

《外台秘要》(卷十九·论阴阳表里灸法)：“脚气……心下有脉洪大跳，其数向下，分入两髀股内，令人心急，忪悸者，宜以手按捻少腹下两旁接髀大斜文中，有脉跳动，便当文上灸跳三七炷即定，灸毕，皆须灸三里二十炷，以引其气下也。”

《外台秘要》(卷三十九·第十)：“上管……甄权云，主心风，惊悸。”

[宋、金、元代文献摘录]

《太平圣惠方》(卷五十五·三十六黄点烙方)：“惊黄者，面色青黄，心多惊悸……烙风池二穴，后烙天窗穴、心俞二穴。”

《太平圣惠方》(卷九十九)：“百会……惊悸无心力，忘前失后……针入二分得气，即泻，如[一本作“加”]灸数至一百五，即停，三五日讫，绕四畔，以三棱针，刺令出血，以井华水淋，淋令气宣通，不得一向火灸，若频灸，恐拔气上，令人眼暗。”[原出《铜人针灸经》(卷一)]“神庭……惊悸不得安寝，当灸之，日灸二七壮至百壮，病即止，禁不可针，若针即发其病。”[原出《铜人针灸经》(卷三)]

《太平圣惠方》(卷一百)：“风府……多悲恐惊悸。”“间使……惊悸，臂中肿痛。”“天井……惊悸。”“京骨……善惊悸。”“上管……心忪惊悸，时吐呕血。”“鸠尾……心惊悸，神气耗散。”

《铜人腧穴针灸图经》(卷三·偃伏头)：“脑空……脑风头痛不可忍，目瞑心悸，发即为癫风。”

《铜人腧穴针灸图经》(卷四·背腧部)：“神道……健忘惊悸。”

《铜人腧穴针灸图经》(卷五·手少阳):"液门……惊悸。"

《琼瑶神书》(卷三·四十五):"通里二穴:治心中恐悸、不能言语。"

《琼瑶神书》(卷三·六十三):"通里……烦恼又心冲。"

《子午流注针经》(卷下·足阳明):"二间……喉痹鼻衄在心惊。"

《子午流注针经》(卷下·手少阳):"液门……惊悸痫热共头痛……三棱针刺即时灵。""天井……咳嗽不食并惊悸,心胸气上即时针。"

《子午流注针经》(卷下·手厥阴):"间使……热时咽痛并惊悸,神针邪忤也须安。"

《针灸资生经》(卷四·心气):"予旧患心气,凡思虑过多,心下怔忪,或至自悲感慨,必灸百会。"

《济生拔粹》(卷三·治病直刺诀):"治胸中痰饮蛊毒,霍乱惊悸,腹胀暴痛……刺任脉巨阙一穴……次针足阳明经三里二穴,应时立愈。""治风痫热病,心风惊悸……刺任脉上脘一穴,次针足阳明经三里二穴。"

《扁鹊神应针灸玉龙经》(针灸歌):"心神[原作"悸",据《四库全书》本改]怔忡多健忘,顶心百会保安康。"

[明代文献摘录]

《神应经》(心脾胃部):"心烦怔忡:鱼际。"

《针灸大全》(卷四·八法主治病症):"公孙……心疟,令人心内怔忡:神门二穴、心俞二穴、百劳一穴。""内关……心中惊悸,言语错乱:少海二穴、少府二穴、心俞二穴、后溪二穴。""内关……心中虚惕,神思不安:乳根二穴、通里二穴、胆俞二穴、心俞二穴。""内关……心脏诸虚,怔忡惊悸:阴郄二穴、心俞二穴、通里二穴。"

《针灸集书》(卷上·心痛):"虚则心烦,惕然不能动,失智,皆

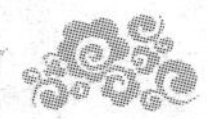

灸内关穴。”

《针灸集书》(卷上·马丹阳天星十一穴):“通里穴……心悲恐悸,善去心烦懊侬。”

《针灸捷径》(卷之下):“失志,痴呆,怔□□:百会、肺俞、鸠尾、中管、肾俞、列缺、百劳、膏肓、心俞、神门、通里。”

《针灸聚英》(卷一上·足阳明):“大巨……惊悸不眠。”

《针灸聚英》(卷一下·足少阴):“涌泉……善恐,惕惕如人将捕之。”

《针灸聚英》(卷四上·玉龙赋):“心悸虚烦刺三里。”

《针灸聚英》(卷四上·百证赋):“惊悸怔忡,取阳交解溪勿误。”

《针灸聚英》(卷四上·薛真人歌):“通里……懊恼及怔忡。”

《针灸聚英》(卷四下·六十六穴歌):“心惊鼻衄腥……二间刺安宁。”“妄言惊悸昏……当以液门论。”“瘾疭兼惊悸,当于天井寻。”

《名医类案》(卷十一·经水):“一妇年三十余……经来时必先小腹大痛,口吐涎水,经行后,又吐水三日,其痛又倍……心惕惕惊悸……先为灸少冲、劳宫、昆仑、三阴交,止悸定痛。”

《医学入门》(卷一·杂病穴法):“足少阳疟,寒热心惕,汗多,刺侠溪。”

《医学入门》(卷一·治病要穴):“神门:主惊悸怔忡,呆痴等疾。”“少冲:主心虚胆寒,怔忡癫狂。”

《医学纲目》(卷十三·惊悸怔忡):“(撮)心烁烁跳动,少冲泻之,灸立效。”

《针灸大成》(卷三·玉龙歌):“连日虚烦面赤妆,心中惊悸亦难当,若须通里穴寻得,一用金针体便康。”[原出《扁鹊神应针灸玉龙经》]

《针灸大成》(卷五·十二经井穴):“足阳明井:人病腹心闷,恶人火,闻响心惕。”

《针灸大成》(卷五·十二经治症主客原络):“耳闻响动心中

惕……冲阳、公孙。”“惊悸呕血及怔忡，神门支正何堪缺。”

《针灸大成》(卷五·八脉图并治症穴)：“照海……心内怔忡：心俞、内关、神门。”

《东医宝鉴》(内景篇一·神)：“善恐心惕惕，取然谷、内关、阴陵泉、侠溪、行间。”“心澹澹大动，取大陵、三里。”

《针方六集》(纷署集·第十五)：“神藏……心悬病饥，喜恐心惕。”

《针方六集》(纷署集·第十八)：“天池……心中澹澹大动，烦心心痛。”

《针方六集》(纷署集·第二十四)：“内关……狂言，心中大动，喜笑悲哭。”

《针方六集》(纷署集·第二十五)：“阴郄……惊悸，肩臂腕骨冷痛。”

《针方六集》(兼罗集·第四十八)：“通里……应穴心俞，治惊惧怔忡。”

《循经考穴编》(手太阴)：“列缺……痫痓惊悸。”

《循经考穴编》(手少阴)：“灵道……悸。”“少冲……主心跳，喜怒不常，心下痞闷，宜棱针出血。”

《循经考穴编》(足太阳)：“心俞……心虚惊惕，癫痫健忘。”

《循经考穴编》(任脉)：“巨阙……癫狂痫厥，惊悸健忘。”

[清代及民国前期文献摘录]

《石室秘录》(卷二·女治法)：“如妇人经期适来，为寒风所中，则经水必然骤止，经不外泄，必变为寒热……心中惊悸，论治法，本当刺其期门穴，一刺出血立已。”

《太乙神针》(正面穴道证治)：“上脘……心腹疼痛，惊悸。”

《太乙神针》(背面穴道证治)：“狂惕烦闷，惊风……针腕骨穴。”

《医宗金鉴》(卷七十九·十二经表里原络总歌)：“心包原络

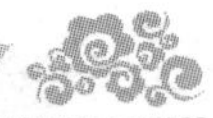

应刺病……心中动热掌中热。"

《医宗金鉴》(卷八十五·背部主病):"膏肓……怔忡。""肝俞……惊悸卧睡不能安。"

《医宗金鉴》(卷八十五·手部主病):"少冲主治心胆虚,怔忡癫狂不可遗。""通里……无汗懊侬心悸惊。""神门主治悸怔忡。"

《医宗金鉴》(卷八十五·足部主病):"解溪……悲泣癫狂悸与惊。"

《针灸则》(健忘惊悸怔忡):"惊悸,灸:神门、中脘。""怔忡,灸:神门、三里。"

《续名医类案》(卷三十五·疠风):"一男子赤痛热渴,脓水淋漓……怔忡不宁……却行砭刺,外邪渐退。"

《针灸内篇》(手太阴肺经络):"列缺……针一分,沿皮透太渊……痫痰惊悸。"

《针灸内篇》(手太阳小肠络):"支正……惊悸,狂言。"

《针灸内篇》(手厥阴心包络):"间使……治久疟,心疼,怔忡。""中冲……怔忡,神气不足。"

《神灸经纶》(卷三·身部证治):"怔忡健忘不寐:内关、液门、膏肓、解溪、神门。""惊悸:胆俞、解溪。"

《针灸集成》(卷二·心胸):"心惕惕失智:内关、百会、神门。"

《灸法秘传》(惊悸怔忡):"惊悸怔忡……总灸上脘穴为宜。"

《痧惊合璧》:"老鸦惊症……将男左女右乳上离一指,用火一炷,如不能转而作眼反变惊悸,心与脐下各离一指,俱用一火。"

《西法针灸》(第三章·第七节):"脑充血……头痛眩晕,耳鸣眼花,心悸亢进,颈动脉并颞颥动脉异常搏动……于左列之部针之:中脘、脑户、哑门、神庭、曲差、临泣、本神、天柱、肩井、风池、完骨之后。"

《周氏经络大全注释》(经络分说·五十一):"百会……并主惊悸健忘。"

《针灸简易》(审穴歌):"怔忡癫狂访少冲。""神门治怔忡呆痴。”

《针灸简易》(穴道诊治歌·手部):“神门……惊悸怔忡呆痴兼。”“少冲……心虚胆寒治怔忡。”

《针灸治疗实验集》(8):“戴元周尝从一老翁受治失心惊悸癫狂气逆等[此处疑有误]秘，灸于足之后跟赤白肉接界，各灸五十壮，获验颇多，此即女膝穴。”

《针灸治疗实验集》(16·3):“脚气冲心症：陈某妻住陈家坝，三十三岁，初患膝腿酸疼，未几渐肿，旬日后，忽然身体憎寒，呕恶头痛，渐至心悸亢进，有时或发谵语，吾诊之，断为营养不良……先用针刺，以急疏其经脉(刺腿部静脉管出血甚多)，复灸三里、三阴交、绝骨、阳陵各十余壮。”

[现代文献题录]

(限本节引用者，按首位作者首字的汉语拼音排序)

曹中华．针刺内关穴治疗阵发性心动过速50例．中国针灸，1989，9(4):8

陈玉茹．针刺间使穴终止阵发性室上性心动过速发作的体会．针灸学报，1991，7(3):36

程岩岩．针刺内关穴治疗室性期前收缩23例．辽宁中医杂志，2007，34(1):95-96.

董德懋．内关为主　随症配穴//胡熙明．针灸临证指南．北京:人民卫生出版社，1991:196

方云鹏．方云鹏临证经验//陈佑邦．当代中国针灸临证精要．天津:天津科学技术出版社，1987:39

冯润身．冯润身临证经验//陈佑邦．当代中国针灸临证精要．天津:天津科学技术出版社，1987:69

高玉椿．高玉椿临证经验//陈佑邦．当代中国针灸临证精要．天津:天津科学技术出版社，1987:352

高镇五．缓慢进针　控制针感//胡熙明．针灸临证指南．

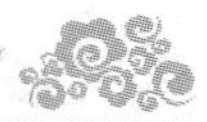

北京:人民卫生出版社,1991:194

高镇五等. 针灸治疗心律失常160例临床观察. 中国针灸,1983,3(6):7-8

管遵信. 耳针治疗心律失常. 中国针灸,1997,17(10):618

郭仁旭,张立业,廖勇,等. 针刺治疗心律失常84例临床观察. 中国中西医结合杂志,1995,15(4):250

韩宝杰,王锋. 针刺治疗室性早搏98例临床分析. 天津中医药,2006,23(1):39-40

蒋正生. 针刺治疗儿童心律过早搏动30例. 上海针灸杂志,1994,13(2):62

解乐业,解乐青. 针刺治疗心室性早搏58例临床报道. 甘肃中医,1994,7(2):43

李东. 温灸治疗室上性心动过速1例. 中医杂志,1990,31(6):20

李国臣. 电针治疗房性结性心动过速一例. 上海针灸杂志,1985,4(1):32-33

李红. 按时取穴治疗窦性心动过速即时效应观察. 中国针灸,2003,23(3):132-134

李淑萍,温玉华,李萍. 穴位注射治疗心动过缓50例. 中国针灸,1999,19(6):342

李淑萍. 耳穴贴压治疗心动过速34例. 上海针灸杂志,1991,10(2):5

林景明等. 针刺治疗心律失常的研究. 针刺研究,1980,5(1):29

林钟香. 穴位磁疗法治疗阵发性室上性心动过速. 天津中医,1993,10(2):1

刘斌. 内关穴位注射苯肾上腺素、维生素 B_1 治疗阵发性室上性心动过速疗效观察. 中西医结合实用临床急救,1997,4(7):332

刘康平．针刺治疗过早搏动87例临床观察．内蒙古中医药，1993，12(2):25

刘三太，安康．穴位注射治疗室性心律失常30例．天津中医学院学报，1996，15(4):29

马玉琛，隋速成，刘安才．针刺迎香治疗快速心律失常68例疗效观察．中国针灸，1996，16(5):21-22

缪锋，徐清．耳针治疗室上性心动过速18例观察．浙江中医杂志，2004，39(9):394

彭静山．经验选穴　眼针心区//胡熙明．针灸临证指南．北京:人民卫生出版社，1991:195

祁锡玉．头针治疗室上速7例临床观察．针灸学报，1992，8(6):34

尚荣，徐芬，韦桂晔．磁性皮内针内关穴防治室上性心律失常38例．中医研究，2001，14(4):62-63

石学敏．石学敏临证经验//陈佑邦．当代中国针灸临证精要．天津:天津科学技术出版社，1987:44

司徒铃．心俞为主　艾灸治疗//胡熙明．针灸临证指南．北京:人民卫生出版社，1991:196

隋康民，山青．针刺太渊穴为主治疗心脏早搏32例疗效观察．中国针灸，1999，19(5):269-270

孙亚曼，孙开平，沈国伟．针刺治疗难治性室性早搏30例临床观察．针灸临床杂志，2000，16(1):12-13

唐相森．腕踝针治疗心律失常90例疗效观察．辽宁中医杂志，1982，6(11):37

滕旭，王雪平．温针灸治疗儿童心律失常15例．中国针灸，2005，25(11):816

王彬．针刺内关穴治疗室上性心动过速疗效观察．现代中西医结合杂志，2000，9(21):2158-2159

王继萍．中药穴位外敷治疗阵发性房颤14例．中国民间疗

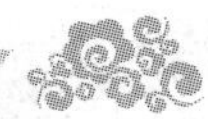

法,2004,12(10):23

王科军,倪文杰,王兴．通调督脉针刺法结合推拿治疗颈心综合征24例．针灸临床杂志,2009,25(3):22-23

王曼丽．针刺治疗心律失常40例临床观察．中医药信息,2004,21(3):54

王明华．针刺攒竹穴终止室上性心动过速．中医杂志,1982,23(3):29

王哲身．针刺俞府穴使心房纤颇复律一例．中医杂志,1986,27(9):30

王宗学．安神镇惊　养血宁神//胡熙明．针灸临证指南．北京:人民卫生出版社,1991:198

吴帼如,李新娣,楼凤仙．针刺治疗心律失常52例疗效观察．上海针灸杂志,1982,1(1):29-31

奚永江,杨仁德,王卜雄,等．《针灸大成》中俞穴功效的计算机分析．上海针灸杂志,1988,7(2):36

谢感共,李红,赵彩娇,等．灵龟八法针刺对窦性心动过速患者心率的影响．中国针灸,2004,24(7):449-451

谢黎明．针刺治疗室上性心动过速31例疗效分析．甘肃中医,1994,7(5):31

谢学艳,刘义全,侣雪萍．小针刀加手法治疗脊柱源性心律失常46例．针灸临床杂志,2000,16(6):33

邢锦秀．针刺治疗频发性室性早搏．上海针灸杂志,1987,6(2):46

修景峰,常晓强,郭佩荣．电针配合推拿治疗早搏37例．中国针灸,1999,19(1):49

徐连登,张宇霞,郑艳华．内关、心俞贴敷治疗缓慢性心律失常疗效观察．中国针灸,2010,30(3):192

许瑞征．辨证施术　耳穴刺激//胡熙明．针灸临证指南．北京:人民卫生出版社,1991:198

许毅强．针刀治疗颈性心律失常26例．中国针灸,2007,27(5):348

颜幼斋．针灸并用　交通心神．// 胡熙明．针灸临证指南．北京:人民卫生出版社,1991:197

杨明昌．针刺治疗室上性心动过速27例．中医杂志,1986,27(7):44

叶珩,叶平初．耳、头、体穴联合埋线治疗心律失常．针灸临床杂志,2001,17(2):53

苑志军,艾炳蔚．针药结合治疗室性早搏的临床观察．中国中西医结合杂志,2002,22(4):312-313

张丽莉．针氧疗法治疗期门前收缩100例．上海针灸杂志,1992,11(3):11

张馨兰,张福云,韩凤娟．穴位注射治疗室性心律失常30例．中国针灸,1995,15(6):12

张玉武．针刺为主治疗颈源性心律的失常的临床观察．针灸临床杂志,1996,12(10):14

赵家成．针刺治疗心律失常30例疗效观察．中国针灸,1994,14(3):34.

周文斌,刘淑娟,尹克春．当归Ⅱ号注射液原穴配伍合穴位注射治疗快速性心律失常的临床研究．辽宁中医杂志,2007,34(11):1604-1606

周英．指压穴位法终止阵发性室上性心动过速．贵阳中医学院学报,1985,7(3):49

周迎宪．针刺内关治疗室上性阵发性心动过速18例小结．江西中医药,1986,17(3):37

朱国庆．单刺膻中治疗突发性心动过速．四川中医,1985,3(2):32

朱慧勤．针刺治疗心悸的临床疗效观察．上海针灸杂志,2002,21(3):9-10

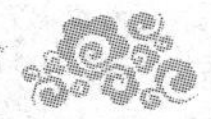

邹必俊．刺激人中穴终止顽固性阵发性室上性心动过速．针灸临床杂志，1993，9(6):46

邹敏．针刺配合隔姜灸治疗心律失常疗效观察．中国针灸，2009，29(11):876-878

第三节　咳嗽

咳嗽是指肺失宣肃，肺气上逆出声，咯吐痰液而言。其中有声无痰为咳，有痰无声为嗽，一般多为痰声并见。在古代针灸临床文献中，凡有咳或嗽字样的内容，本节均予收入。中医学认为，本病的病位主要在肺，与脾、胃、肾、肝等脏腑也相关；本病的发生多与寒、热、虚、实（含风、痰）等因素相关。在西医学中，上呼吸道感染、气管炎、支气管炎、支气管扩张、肺炎、肺结核等疾病均可出现咳嗽。涉及咳嗽的古代针灸文献共496条，合983穴次；现代针灸文献共151篇，合638穴次。将古今文献的统计结果相对照，可列出表3-1~表3-4（表中数字为文献中出现的次数）：

表3-1　常用经脉的古今对照表

经脉	古代（穴次）	现代（穴次）
相同	膀胱经189、肺经161、任脉144、胃经91、肾经65、督脉37、大肠经36	膀胱经244、任脉98、督脉60、肺经56、胃经49、大肠经28、肾经21
不同	肝经40	

表3-2　常用部位的古今对照表

部位	古代（穴次）	现代（穴次）
相同	胸脘245、上背230、臂阴93、手掌78、腿阳53、足阴49	上背327、胸脘99、腿阳45、臂阴35、足阴26、手掌22
不同	（无）	（无）

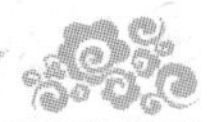

表 3-3 常用穴位的古今对照表

穴位		古代(穴次)	现代(穴次)
相同	背部	肺俞 71、风门 30、膏肓俞 22、身柱 14、肾俞 8、大椎 8	肺俞 114、大椎 42、风门 40、膏肓俞 14、肾俞 13、身柱 10
	胸部	膻中 37、天突 35、中府 12	天突 38、膻中 38、中府 7
	肺经	列缺 48、太渊 35、鱼际 13、少商 12、尺泽 11	列缺 14、尺泽 8、鱼际 8、少商 6、太渊 5
	四肢	足三里 37、合谷 11	足三里 21、合谷 8
相似	背部	肝俞 9、肩井 8、百劳 8、四花(患门)8	定喘 36、脾俞 16、膈俞 16、心俞 12、大杼 7
	胸腹	乳根 17、俞府 15、期门 15、中脘 15、气海 10、关元 9、彧中 8	神阙 5
	肺经	经渠 12	孔最 6
	心包	大陵 9	内关 6
	肾经	太溪 11	涌泉 12
不同	上肢	前谷 8	曲池 11
	下肢	行间 11、足窍阴 8	丰隆 23
	头面		迎香 5

表 3-4 所用方法的古今对照表

方法	古代(条次)	现代(篇次)
相同	灸法 140、针刺 55、刺血 12、敷贴 4、熨法 1、按摩 1	敷贴 48、针刺 30、灸法 13、刺血 10、按摩 4、熨法 2
不同	交叉刺灸 3、点烙 1	拔罐 35、穴位注射 31、器械 10、耳穴 7、埋藏 4、皮肤针 2、挑治 1、电针 1、结扎 1

根据以上各表,可对咳嗽的古今针灸治疗特点作以下比较分析。

【循经取穴比较】

1. 古今均取膀胱经、督脉穴 中医学认为,咳嗽病位主要在肺,与脾、胃、肾、肝等脏腑也相关,而这些脏腑之气均输注于膀胱经相应的背俞穴,而督脉也通过背俞穴与脏腑相连;西医学认为,与肺和支气管相关的交感神经从背部脊髓($T_{2\sim9}$)发出,副交感神经在这些器官附近或壁内神经节中换元,因此古今均多取膀胱经、督脉穴(表 3-5)。

表 3-5 古、今膀胱经、督脉穴次及其分占各自总穴次的百分比和其位次对照表

	古代	现代
膀胱经	189(19.23%,第一位)	244(38.24%,第一位)
督脉	37(3.76%,第七位)	60(9.40%,第三位)

表 3-5 中的百分比显示,**现代比古代更重视膀胱经、督脉穴**,此是现代受神经学说影响之故。就穴位而言,表 3-3 显示,**古今均多取膀胱经肺俞、风门、膏肓俞、肾俞,督脉身柱、大椎,这是相同的**;古代还取肝俞等,现代则取脾俞、膈俞、心俞、大杼等,这是相似的,此也显示出现代更多地选用膀胱经穴。

2. 古今均取肺经、大肠经穴 咳嗽病位在肺,而肺与大肠相表里,因此古今均取肺经、大肠经穴(表 3-6)。

表 3-6 古、今肺经、大肠经穴次及其分占各自总穴次的百分比和其位次对照表

	古代	现代
肺经	161(16.38%,第二位)	56(8.78%,第四位)
大肠经	36(3.66%,第八位)	28(4.39%,第六位)

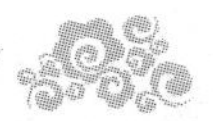

表 3-6 中百分比显示，**古代比现代更重视肺经穴；而对于大肠经的重视程度，古今相近**。就穴位而言，表 3-3 显示，**古今均多取肺经列缺、太渊、鱼际、中府、少商、尺泽，大肠经合谷，这是相同的**；古代还取经渠，现代则取孔最，这是相似的。秦汉时代《灵枢经·经脉》中肺经的“是动病”已有“膨膨而喘咳”之证，“所生病”亦有“咳，上气喘喝”之证，亦显示古代对肺经的重视。

3. 古今均取任脉穴　任脉循行在人体胸腹正中，与肺、脾、胃、肾等脏腑均相联系，因此在古、今文献中，任脉分别为 144、98 穴次，分列诸经的第三、第二位，分占古、今各自总穴次的 14.65%、15.36%，可见**古今对任脉的重视程度相近**。就穴位而言，**古今均多取膻中、天突穴，这是相同的**；古代还取中脘、气海、关元等穴，现代则取神阙等穴，这是相似的。

4. 古今均取胃经穴　胃经循行于胸腹部，与肺相连；咳嗽又往往伴有痰浊，而痰浊与饮食内伤，脾胃失健相关，因此在古、今文献中胃经分别为 91、49 穴次，分列诸经的第四、第五位，分占各自总穴次的 9.26%、7.68%，显示古代似比现代更重视胃经穴。就穴位而言，**古今均多取足三里，这是相同的；古代还取乳根**，即取局部穴，**现代则取丰隆**，显示现代更重视取丰隆以化痰，而古代不及之。

5. 古代选取肾、肝经穴　肾经循行“入肺中，循喉咙”；而咳嗽若病久则入肾，因此古人治疗本病取肾经共 65 穴次，列诸经的第五位，占总穴次的 6.61%。早在马王堆帛书《足臂十一脉灸经》中，已有“咳，诸病此物者，皆灸足少阴脉”的记载；《阴阳十一脉灸经》中“足少阴之脉”的“所产病”亦有“咳”证。而在现代文献中，肾经为 21 穴次，列诸经的第七位，占总穴次的 3.29%，未被纳入常用经脉，不如古代。就穴位而言，**古代选取俞府、太溪、彧中等穴，现代则取涌泉等穴，选穴有所不同**。

《灵枢经·经脉》载：肝经“上贯膈，布胁肋，循喉咙之后，上入颃颡”，“复从肝，别贯膈，上注肺”，因此古人治疗咳嗽还取肝经穴，共计40穴次，占总穴次的4.07%，占诸经的第六位。而在现代文献中，肝经为5穴次，占总穴次的0.78%，占诸经的第十一位，未被纳入常用经脉，不如古代。就穴位而言，**古代取期门、行间等穴**，而现代取之不多，这也是不同的。

此外，《难经·六十八难》言："经主喘咳寒热。"即**古人认为治疗咳嗽当选用各经脉五输穴之经穴**，因而古代文献中经渠、支沟、解溪、昆仑、间使、阳溪的穴次分别为12、7、6、6、3、3穴次，而现代统计显示，它们分别为1、0、0、0、0、0穴次，可见古代重视选用经穴，现代不如之。古代取经穴者，如《针灸聚英》"六十六穴歌"道：经渠主"膨膨而喘嗽"；《针灸甲乙经》曰：支沟主"咳，面赤热"；《太平圣惠方》载：解溪主"上气咳嗽，喘息急"；《针灸集书》云：昆仑主"寒邪脚气，咳嗽"；《玉龙经》称：内关主"咳嗽哮喘"；《脉经》谓："右手关前寸口阴绝者，无肺脉也，苦短气咳逆，喉中塞，噫逆，刺手阳明经治阳。"［据上文，"治阳"即阳溪穴］

从文献内容看，**古人还注意选用奇经八脉的交会穴**，如《琼瑶神书》曰："咳嗽上喘便秘结，公孙照海用金针。"《针灸集书》云："喘咳痰涎心腹痞，内关先刺后公孙。""耳鸣久疟痰涎嗽，先刺临泣后外关。"先刺后溪，后刺申脉，治疗"产后伤风及咳嗽"。而在现代临床报道中，这样的表述不多见。

【分部取穴比较】

统计数据表明，就分部取穴而言，古今取穴情况大致相仿，具体讨论如下。

1. 古今均取胸脘部穴　根据局部取穴的原则，本病临床多取胸脘部穴，在古、今文献中分别为245、99穴次，分列各部的第一、第二位，分占古、今各自总穴次的24.92%、15.52%，可见**古代比现代更重视胸脘部穴**。就穴位而言，表3-3显示，**古今均多取膻中、天突、中府，这是相同的**；古代还取乳根、俞府、期门、中脘、彧中等，现代选取不多，此亦显示古代更多地选用局部穴。其中

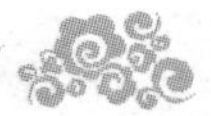

膻中是气之会；天突位于气管部位，为阴维、任脉之会；中府为肺之募穴。

古代取胸脘部穴者，如《备急千金要方》曰："上气咳逆，灸膻中五十壮。"《医宗金鉴》道："膻中穴主灸肺痈，咳嗽哮喘及气瘿。"《百证赋》语："咳嗽连声，肺俞须迎天突穴。"《玉龙赋》道："天突膻中医喘嗽。"《备急千金要方》称："上气咳嗽，短气气满，食不下，灸肺募五十壮。"《玉龙赋》道："乳根俞府，疗气嗽痰哮。"《备急千金要方》载："期门，右手屈臂中横文外骨上，主咳逆上气。"《医学纲目》谓："诸痰为病，头风喘嗽，一切痰饮：丰隆、中脘。"《类经图翼》载：彧中"一传治咳嗽哮病唾血"。

现代取胸脘部穴者，如刁灿阳治疗咳嗽，针刺膻中，用迎随补泻法；高树彬等治疗小儿痰湿型咳嗽，按揉天突，分推膻中；肖冠峰等治疗小儿慢支咳嗽，取膻中、天突等穴，敷贴药物白芥子、延胡索、细辛、甘遂等；张文进治疗慢性咳嗽，取中府、巨阙等穴，用穴位埋线疗法。此外，刘继荣治疗小儿急性治疗支气管炎，取神藏、灵墟等，施拔罐疗法，此两穴亦在胸部。

另外，**古代还选用小腹部任脉穴气海、关元，现代则选用神阙**，这是相似的。因为任脉上达心胸之部；而小腹又是生气之源，刺激之可以治疗体虚之咳。如明代《名医类案》记："一人得伤寒症，七日热退而咳，连声不绝"，"兼与灸气海、乳根三处，当日咳止。"《东医宝鉴》云："咳逆不止，灸乳根二穴，即止如神；又灸脐下气海五壮或七壮，亦立止。"宋代《扁鹊心书》载："久咳而额上汗出，或四肢有时微冷，间发热，困倦者，乃劳咳也，急灸关元三百壮。"现代王利然等治疗小儿咳嗽变异性哮喘，采用冬病夏治法，取神阙等穴予以中药贴敷；薛德政等治疗支气管炎，取脐周八卦九宫穴，贴敷中药白芥子、细辛、甘遂、洋金花等。

2. 古今均取上背部穴 因为本病多取相关背俞穴和督脉穴，因此在古、今文献中，上背部分别为230、327穴次，分列各部的第二、第一位，分占各自总穴次的23.40%、51.25%，可见**现代比**

古代更重视上背部穴，这是现代受神经学说影响的结果。表3-3显示，**古今均多取肺俞、风门、膏肓俞、身柱、大椎，这是相同的**；古代还取肝俞、肩井、百劳、四花（患门）等，现代则取定喘、脾俞、膈俞、心俞、大杼等，这是相似的。其中肺俞为肺之背俞穴，在古今文献中均占全身诸穴之首；风门、身柱、大椎均是祛风要穴；而膏肓俞是补虚要穴，可治久病虚咳。

古代取上背部穴者，如《胜玉歌》道："若是痰涎并咳嗽，治却须当灸肺俞。"《玉龙歌》言："腠理不密咳嗽频，鼻流清涕气昏沉，须知喷嚏风门穴，咳嗽宜加艾火深。"《行针指要歌》云："或针嗽，肺俞风门须用灸。"《针灸资生经》语："久嗽最宜灸膏肓穴。"《玉龙歌》云："忽然咳嗽腰背疼，身柱由来灸便轻。"《针方六集》载：大椎主"咳嗽、瘰疬"。《神应经》曰："咳"，"引两胁痛：肝俞"。《备急千金要方》称："上气咳逆，短气风劳百病，灸肩井二百壮。"

古人还取上背部经外奇穴，如《琼瑶神书》道："红痰咳嗽病传深"，"四花提补妙中寻"。《医学入门》载：患门主"咳嗽遗精"。《龙门石刻药方》载："疗上气咳嗽腹满体肿方：灸法，从项大椎下至第五节上空间，随年壮。"《针灸集书》记："如咳嗽久不瘥，灸第一椎下中心各取二寸，两旁各垂下又二寸，各五壮，又于三椎骨下脊中，三壮。"

现代取上背部穴者，如王卫等治疗咳嗽，取背部膀胱经与督脉，用刮痧、拔罐和艾条温和灸的综合疗法；郭诚杰则针刺肺俞，复拔火罐；王建和取大杼、风门、肺俞，予以刺络拔罐出血；霍金山治疗风寒咳嗽，取大椎，用温针疗法；李悦更等治疗小儿咳喘，取大椎、风门、肺俞、心俞等，用火针疗法；林兵宾治疗慢性支气管炎，取肺俞、心俞、膈俞、肾俞、定喘等穴，用针刺加中药外敷法；王淑伟则取肺俞、脾俞、肾俞、膏肓俞，外敷中药；邵兴军等治疗久咳不愈，取肺俞、风门、大椎、心俞、厥阴俞、神道、身柱等穴，用中药热敷。

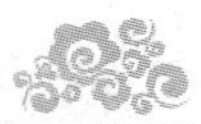

表 3-3 还显示，**古今均取下背部肾俞**，此与取小腹部穴相应，可以补虚止咳。如唐代《备急千金要方》曰："肺俞、肾俞，主喘咳，少气，百病。"现代孙东治疗慢性喘息性支气管炎之久喘，取肾俞等穴，注入维生素 K 和当归寄生注射液；上述王淑伟用中药热敷，亦取肾俞穴。

3. 古今均取上肢阴面穴　手三阴经与胸相连，因此古今治疗咳嗽亦多取上肢阴面穴，尤其是其中的肺经穴（表 3-7）。

表 3-7　古、今臂阴、手掌部穴次及其分占各自总穴次的百分比和其位次对照表

	古代	现代
臂阴	93（9.46%，第三位）	35（5.49%，第四位）
手掌	78（7.93%，第四位）	22（3.45%，第六位）

表 3-7 显示，**古代比现代更重视上肢阴面穴**，即古代比现代更重视循经远道取穴。表 3-3 显示，**古今均多取列缺、太渊、鱼际、少商、尺泽穴，这是相同的**；古代还取肺经经渠、心包经大陵，现代则取肺经孔最、心包经内关，这是相似的。其中列缺为络穴，又是任脉的交会穴；而太渊、鱼际、少商、尺泽则属肺经五输穴。

古代取上肢阴面穴者，如《流注指要赋》道："咳嗽寒痰，列缺堪治。"《备急千金要方》云："肺咳，刺手太泉（即太渊）。"《玉龙赋》："咳嗽风痰，太渊列缺宜刺。"《外台秘要》载：鱼际主"咳嗽喘"。《神应经》言："久病咳：少商、天突（灸三壮）。"《针灸聚英》中"六十六穴歌"道："口干劳咳嗽，尺泽善扶持。"《循经考穴编》载：经渠主"咳嗽喘促"。《古今医统大全》言："心咳之状"，"取心之俞，盖太陵穴是也。"

现代取上肢阴面穴者，如王卫等治疗咳嗽，取两臂肺经，用刮痧、拔罐和艾条温和灸的综合疗法；刁灿阳则运用飞腾八法，针刺列缺，用迎随补泻法；李军霞针刺双侧太渊、丰隆穴，用泻法；沈家忠等针刺内关、列缺、天突；柏树祥等治疗小儿外感咳嗽，点刺双侧孔最、鱼际、四缝；冯庆丰、肖进顺治疗百日咳，皆取少商、商阳，用三棱针点刺出血；盛玲玲等治疗支气管炎，针刺太渊、尺泽等穴。现代还取上肢阴面奇穴，如马明非治疗喘咳病，针刺手部喘点（拇指指掌关节桡侧赤白肉际）、咳点（掌面第2、3掌骨间隙食指与中指间蹼后1cm处；张雪峰等治疗外感咳嗽，针刺手掌部的肺点（手掌面无名指远端指间关节横纹中点）与咳喘点（手掌面食指掌指关节尺侧）。现代奚永江等提出"一级全息元"的假说，其中气管、支气管投影于腕部阴面，肺投影于前臂阴面近腕部，为治疗咳嗽取列缺、太渊、经渠、鱼际、大陵、内关等穴提供了又一个佐证。

4. 古今均取腿阳面穴　治疗咳嗽当取胃经穴以健运化痰，致使古、今文献中腿阳面穴次均较高，分别为53、45穴次，分占古、今各自总穴次的5.39%、7.05%，分列各部的第五、第三位，可见现代似比古代更重视腿阳面穴。表3-3显示，**古今均多取足三里，这是相同的；现代还取丰隆穴**，古代取之虽达6穴次，但未被列入常用穴位。如唐代《备急千金要方》曰："三里主咳嗽多唾。"《针灸则·咳逆》云："灸：三里（屡试屡效）"。明代《玉龙赋》道："丰隆肺俞，痰嗽称奇。"现代梅忠英治疗慢性支气管炎，取足三里等，注入当归注射液；田广勤则取丰隆、足三里等穴，施穴位埋线疗法；陈朝明等取足三里、丰隆，用温针灸。

5. 古今均取足阴部穴　足三阴经上行至胸脘部，与肺脏相关，致使在古、今文献中足阴部穴次均较高，分别为49、26穴次，分占各自总穴次的4.98%、4.08%，分列各部的第六、第五位，可见古今对足阴部穴的重视程度相近。就穴位而言，**古代多取太溪穴，现代多取涌泉穴**，这是相似的。

古代取足阴部穴者，如《铜人腧穴针灸图经》载：太溪主治"寒热咳嗽"。《备急千金要方》曰："肾咳，刺足太溪。"古人取足

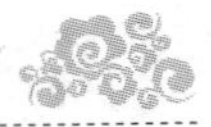

阴部其他穴者，如《备急千金要方》曰："寒咳支咳肝咳，刺足太冲。"《针灸甲乙经》载：涌泉主"咳而短气"，行间主"咳逆呕吐"。《神应经》言："咳逆无所出者：先取三里，后取太白。"

现代取足阴部穴者，如谭军源等治疗慢性支气管炎，取涌泉，敷贴白芥子、甘遂等药物；杨絮则用紫外线照射足底。现代取足阴部其他穴者，如刁灿阳治疗咳嗽，取公孙等穴，根据灵龟八法等按时针刺；石国章治疗每夜丑时之咳嗽，针刺肝经原穴太冲，配胆经络穴光明等穴，用先补后泻手法，并要求产生针刺传导感觉。

【辨证取穴对照】

古代文献检索统计结果表明，许多上述常规所取穴位，可用于各种或多种类型之咳嗽，不同类型之间似少差异。

首先，**上背部穴可治各种类型之咳**，即包括与寒、热、风、痰、虚相关的五类咳嗽。其中**最突出的是肺俞穴**，分别达 8、9、5、20、5 穴次。如《古今医统大全》曰："寒邪下陷，喘而咳者，灸肺俞。"《太平圣惠方》载：肺俞主"传尸骨蒸，肺嗽"。《医学纲目》曰："治肺中风，多因嗽而始"，"急灸肺俞"。《胜玉歌》道："若是痰涎并咳嗽，治却须当灸肺俞。"《灸法秘传》言："久嗽肺虚，而成肺痿"，"当先灸其肺俞"。

上背部其他穴也可治疗上述各种类型之咳，如《类经图翼》载：灵台主"风冷久嗽，火到便愈"（表寒）。《东医宝鉴》言："久患喘嗽，夜不得卧，夏月亦衣夹温背心，是膏肓病也，灸之而愈。"（里寒）《针方六集》语：风门治"痰盛热咳气喘，可泻。"（实热）《标幽赋》道："体热劳嗽而泻魄户。"（虚热）《太平圣惠方》载：大杼主"风劳气，咳嗽"。《太乙神针》载：膏肓俞主"咳嗽吐痰"。《针灸资生经》灸患门穴治"劳"证之"初发咳嗽"。

其次，**肺经肘下特定穴可治与寒、热、风、痰相关的四类咳嗽，其中最突出的是络穴列缺**，治疗此四类咳的次数分别达 16、4、7、25 穴次。如《流注指要赋》道："咳嗽寒痰，列缺堪治。"《备急千金要方》载：列缺“主肺生病，病实则大肠热”，“病则咳”。《琼瑶神书》言：“咳嗽风涎及冷痰，列缺穴内金针堪。”

肺经的五输穴也主治上述四类之咳，如《磐石金直刺秘传》言：“伤寒咳嗽寒痰：少商、列缺（泻）。”《子午流注针经》语：“鱼际为荥热汗风，咳嗽头痛痹主胸。”《医宗金鉴》曰：“肺经原络应刺病”（含太渊），可治“洒翕寒热咳喘短”。《玉龙歌》道：“寒痰咳嗽更兼风，列缺二穴最可攻，先把太渊一穴泻，多加艾火即收功。”但是治疗虚咳较少选用肺经肘下特定穴，因为肢体末部往往是邪气滞留之处，故肘以下五输穴多治疗实者（含寒、热、风、痰），而治疗虚者较少。

再次，**胸脘部穴可治与寒、热、痰、风相关的四类咳嗽**，例如《太平圣惠方》载：库房主“肺寒，咳嗽唾脓也”。《类经图翼》载：俞府“一云热嗽泻之，冷嗽补之”；膻中主“痰喘哮嗽，咳逆噎气”。《扁鹊神应针灸玉龙经》中“针灸歌”道：天突“能愈痰涎并咳嗽”。《玉龙歌》道：“吼喘之症嗽痰多，若用金针疾自和，俞府乳根一样刺，气喘风痰渐渐磨。”然而治疗虚咳却较少选用胸脘部穴。因为人体原气藏于小腹，故补虚多取小腹部穴，而胸脘部穴次不如之。

古人治疗寒、热之咳还综合选用上述上背、肺经、胸脘部穴，如治疗表寒之咳，《针灸大全》载：列缺配膻中、风门、合谷、风府，治疗“伤风感寒，咳嗽胀满”。治疗里寒之咳，《针灸大全》载：列缺配肺俞、膻中、三里，主治“咳嗽寒痰，胸膈闭痛”。治疗实热咳者，《类经图翼》谓：“热痰嗽：肺俞、膻中。”《痧惊合璧》记：“扳春惊症：今有小儿遍身发热，气急咳嗽”，“心上下两火，攒脐四火，俱离一指，背后当心上下各一火”。均为例。

除了上述常规共同穴位外，古人治疗各类型之咳还取各自相应之穴，以下试述之。

1. 与寒相关之咳　包括表寒之咳和里寒之咳。**古人治疗表寒之咳还选取肺经穴**，因为“肺主皮毛”，故肺经穴有解表散寒的

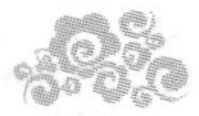

作用。如《脉经》言："肺病，其色白，身体俱寒无热，时时咳，其脉微迟"，"春当刺少商，夏刺鱼际，皆泻之；季夏刺太渊，秋刺经渠，冬刺尺泽，皆补之；又当灸膻中百壮，背第三椎二十五壮"。《针经指南》载：列缺主"咳嗽寒痰（肺）"。

古人治疗里寒之咳还选取阳明经穴和脾经穴，因为脾胃为气血生化之源，气血盛则可温煦脏腑，祛寒止咳。如《扁鹊神应针灸玉龙经》载：丰隆主"寒喘嗽急"。《神灸经纶》云："寒嗽"，"天突、三里"。《席弘赋》道："冷嗽先宜补合谷，却须针泻三阴交。"《医学纲目》称："绝骨、曲池：各一寸半，治寒嗽。"

2. 与热相关之咳　包括实热咳与虚热咳。**古人治疗实热咳还选取手足部穴位**，该部共计25穴次，而治虚热咳取该部穴仅3穴次，两者差异明显。笔者揣测，人体中的邪气常聚集于肢体末部；而末部又是阳盛之处，故治疗实热多取手足部穴。如《针灸聚英》中"六十六穴歌"道：少商主治"咳逆共喉风，五脏诸家热"。《素问·刺热》曰：治疗"肺热病者"，"热争则喘咳"，"刺手太阴、阳明，出血如大豆，立已"。《琼瑶神书》载：前谷主治"热病、汗不出、咳嗽"。《医宗金鉴》载：足窍阴主治"咳不得息热躁烦"。

古人治疗虚热咳选取上背部、小腹部穴，该两部分别达20穴次和12穴次。因为上背部背俞穴可补虚清热；而小腹部藏有"脐下肾间动气"，取之可补人体原气，即生命之根本。常用穴为肺俞、关元、四花。如《名医类案》载："一壮年患嗽而咯血，发热肌瘦"，"兼灸肺俞"。《扁鹊心书》曰："虚劳咳嗽，潮热，咯血吐血"，"急灸关元三百壮"。《类经图翼》载：崔氏四花六穴主治"气血虚损，骨蒸潮热，咳嗽痰喘，五心烦热"。

3. 与风相关之咳　古人治疗风咳多取肺经及上背部穴，因为"风气藏于皮肤之间"（《素问·风论》），而肺主皮毛，故选取肺经穴14穴次；风为阳邪，轻扬在上，故选取上背部穴23穴次。如《医学入门》载：列缺主"咳嗽风痰"。《扁鹊神应针灸玉龙歌》道："伤风不解嗽频频，久不医时劳便成，咳嗽须针肺俞穴，痰多宜向丰隆寻。"《循经考穴编》载:肩井主"风寒咳嗽";秉风主"腠理不得致密,风邪易入,咳嗽顽痰"。在治疗风咳的诸穴中,风门穴最为常用,共计8穴次,如《类经图翼》曰:风门主"伤风咳嗽头痛,鼻流清涕,可灸十四壮"。

4. 与痰相关之咳　古人治疗痰咳还取与脾胃相关之胃经穴、任脉穴,因为脾胃主持运化水湿的功能,取与脾胃相关的穴位,可以化痰止咳。其中足三里、中脘、天突、丰隆、膻中、乳根分别达11、7、7、5、5、4穴次。如《灸法秘传》语:"因痰而嗽,灸足三里。"前面"多取胸脘部穴"中《医学纲目》言:"喘嗽,一切痰饮:丰隆、中脘。"《扁鹊神应针灸玉龙经》中"针灸歌"道:天突"能愈痰涎并咳嗽"。《类经图翼》载:膻中主"痰喘哮嗽,咳逆噎气"。

5. 与虚相关之咳　古人治疗虚咳多取上背、小腹部穴,两者分别达18穴次与10穴次,而较少涉及其他部位的穴位,此与上述"虚热咳"的取穴特点相同。常用穴为关元、肺俞、膏肓俞、神阙。如上述"古今均取胸脘部穴"中《扁鹊心书》"急灸关元三百壮"治"劳咳"。又如《灸法秘传》云:"久嗽劳热者,灸肺俞。""咳嗽:日久成劳者,灸膏肓弗误。"《医学入门》用"炼脐法"治疗"劳嗽"。

现代临床用辨证取穴治疗咳嗽者,如邱茂良治疗外感咳嗽,取风门、肺俞、尺泽、孔最等,寒者加灸大椎,热者加刺大椎、曲池泄热,痰多泻丰隆;治疗内伤咳嗽,取肺俞、天府、太渊、合谷、足三里等,痰湿泻脾俞、阴陵泉、三阴交等,痰热泻孔最、少商等,肝火泻肝俞、期门、太冲等;治疗肺虚之咳,补肺俞、膏肓、太渊、足三里,治疗肾虚之咳,取命门、肾俞、气海、足三里等,用补法或灸法。李世珍治疗咳嗽,先针天突,用捻转泻法,然后根据辨证选用相应穴位,风寒型配泻大椎、列缺;风热型配泻合谷、尺泽;痰湿型配泻丰隆、阴陵泉;阴虚肺燥型配泻尺泽,补复溜;肝火犯肺型配泻行间、尺泽;肺气虚弱型配补合谷、太渊。荀春雁等治疗咳嗽,对于痰热内蕴者,取背部穴用走罐法,取风池、肺俞、风门、心俞,以及

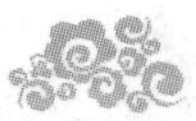

印堂、人迎、曲池、通里、鱼际、合谷、迎香、丰隆、行间用针刺，取双侧尺泽静脉隆起处予以放血；气虚感寒者，取大椎、风门、肺俞，用温和灸。由此可见，**现代对本病的分型比古代更加细致，治疗取穴更加明确**。

【辨脏腑取穴对照】

古今还根据脏腑辨证，选取相应经脉的穴位予以治疗。如宋代《圣济总录》云："《内经》治咳之法，治脏者治其腧，治府者治其合，浮肿者治其经。"因此治疗五脏之咳，该书选用相应经脉五输穴中的输穴，浮肿则选用该经五输穴中的经穴。其中肺咳为"诸咳而喘息有音，甚则唾血者，太渊主之，浮肿则治在经渠"；肝咳为"咳而两胁下痛不可转者，太冲主之，浮肿则治在中封"；脾咳为"咳而右胠下痛，阴阴引肩背，甚则不可动者，太白主之，浮肿则治在商丘"；肾咳为"咳而腰背相引痛，甚则咳涎者，太溪主之，浮肿则治在复溜"；心咳为"咳而心痛，喉中介介如鲠，甚则咽肿喉痹者，神门主之，浮肿则治在灵道"。

而该书治疗六腑之咳，则选用相应经脉五输穴中的合穴，浮肿则仍选用该经五输穴中的经穴。其中大肠咳为"咳而遗矢者，曲池主之，浮肿则治在阳溪"；小肠咳为"咳而失气者，小海主之，浮肿则治在阳谷"；膀胱咳为"咳而遗溺者，委中主之，浮肿则治在昆仑"；胃咳为"咳而呕，呕甚则长虫出者，三里主之，浮肿则治在解溪"；胆咳为"咳而呕苦汁者，阳陵泉主之，浮肿则治在阳辅"；三焦咳为"久咳不已，咳而腹满者，天井主之，浮肿则治在支沟"。

《备急千金要方》中也有类似的记载："肝咳，刺足太冲；心咳，刺手神门；脾咳，刺足太白；肺咳，刺手太泉；肾咳，刺足太溪；胆咳，刺足阳陵泉；厥阴咳，刺手太陵。"

现代周楣声治疗咳嗽，亦重视"脏咳取俞，腑咳取合"的原则，根据临床症状所涉及的脏腑，取相应的背俞穴与合穴，背俞穴多用灸法，四肢穴多用针刺，并根据脏气法时规律，按时辰选穴。

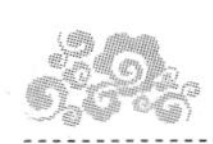

周楣声的这一取穴方法与上述《圣济总录》的记载有吻合之处，但按时辰选穴则是其本人的临床经验，《圣济总录》治咳章节中则无此记载。

【针灸方法比较】

1. 古今均用艾灸　艾灸属热疗法，可用于寒咳；艾灸可以补阳益气，又可用于虚咳；阳气旺盛则可祛风除邪，故艾灸又用于风咳、痰咳；如若邪盛正强，机体可表现出热象，艾灸可帮助人体除邪抑毒，故艾灸又可用于热咳。《医学纲目》言："治嗽，灸天突、肺俞二穴，泄火热，泻肺气。"即为艾灸治疗热咳之例。因而在古、今本病文献中，艾灸分别为140条次、13篇次，分列诸法的第一、第五位，分占古、今各自总条（篇）次的28.23%、8.61%，显示**古代比现代更重视灸法**。

在古代的咳嗽文献中，艾灸共252穴次，其常用部位及其穴次为：上背96、胸脘61、小腹23、腿阳15，分占艾灸总穴次的38.10%、24.21%、9.13%、5.95%，而其他部位穴次较低。前面所述本病总体取穴统计中，上述四部位穴次分占总体总穴次的百分比为23.40%、24.92%、3.56%、5.39%，可见与总体相比，**古人艾灸更多在取上背部与小腹部穴**，而胸脘与腿阳面穴的百分比古今相近。

在上背部诸穴中，**古人多灸肺俞、膏肓俞**，分别为23、14穴次，分占艾灸诸穴的第一、第二位。如《备急千金要方》语："上气咳逆，短气胸满多唾，唾恶冷痰，灸肺俞五十壮。"《世医得效方》曰："咳嗽"，"膏肓腧"，"多灸之亦效"。古人也灸上背部其他穴，如《备急千金要方》云："上气短气，咳逆胸背痛，灸风门热府百壮。"《灸法秘传》称："咳甚欲吐，灸身柱。""气促咳逆，觉从左升，易于动怒者，灸肝俞。"古人还灸上背部经外奇穴，其中比较突出的四花穴，共计6穴次，如《类经图翼》谓：灸四花可治"咳嗽痰喘"，又云：灸四花后还"宜灸足三里泻火方妙"。因为，古人认

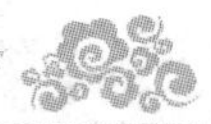

为灸灼补阳益气之穴可引起阳气过盛，故还须灸足三里，以引火下行，泄热泻气，对此论尚需进行临床考察与证实。

古人亦灸胸脘部穴，其中**天突、膻中穴次较高**，分别为13、10穴次，分占艾灸穴位的第三、第五位。如《针灸资生经》载："施秘监尊人患伤寒咳甚，医告技穷，施检灸经，于结喉下灸三壮即差，盖天突穴也。"《灸法秘传》治疗肺痈引起的"久咳不已"，"灸其天突"。《类经图翼》言：膻中可治"上气喘咳，可灸七壮"。古人也灸胸脘部的经外奇穴，其中比较突出的是乳部奇穴，共计6穴次。如《肘后备急方》曰："治卒得咳嗽方"，"灸两乳下黑白肉际各百壮，即愈。"《针灸资生经》云："灸咳逆法，乳下一指许，正与乳相直骨间陷中。"

古人艾灸又取小腹部穴，盖小腹部藏有"脐下肾间动气"，灸该部穴可补虚止咳。其中**以关元、气海穴次为高**，如《扁鹊心书》载："一人病咳嗽，盗汗发热，困倦减食，四肢逆冷，六脉弦紧，乃肾气虚也，先灸关元五百壮。"《名医类案》载："一人得伤寒症，七日热退而咳，连声不绝"，"兼与灸气海、乳根三处，当日咳止"。对于肾虚者，前人又灸与小腹相应的下背部穴位，如《针灸秘授全书》言："若寒热咳嗽：独灸命门。"

古人还灸取足三里，共计11穴次，占艾灸诸穴的第四位，致使腿阳面达15穴次，占艾灸诸部的也为第四位，这是足三里可健脾化痰的缘故。如《针灸则》曰：治疗咳逆，"灸：三里（屡试屡效）。"

关于古人艾灸的量，诸文献所载的壮数差异很大，少的只1壮到几壮，多的可达数百壮。从文献记载的内容可知，壮数的多少与病情、体质、穴位部位等因素相关。如《济生拔粹》称："治一切咳逆不止，男左女右，乳下黑尽处一韭叶许，灸三壮，甚者二七壮。"**可见对于病情轻者灸壮较少，而病情"甚者"灸壮较多**。又如《痧惊合璧》载有不少治疗小儿惊风兼见咳嗽的经验，其治疗方法是：灸"乳上离一指，用火一炷"，"心与脐下各离一指，俱用一火”，“小指尖上一火”，等等。**可见对于小儿咳嗽灸壮较少**，因为小儿体质较弱，故灸量不宜过大；而随着患者年龄的增大，灸量可逐渐增加，此即古人所谓“随年壮”，可见**艾灸的壮数当与年龄体质相应**。再如《扁鹊心书》谓：“咳嗽，胸膈不利”，“灸中府穴五百壮。”《备急千金要方》言：“嗽”，“以绳横量口，中折绳，从脊灸绳两头边各八十壮”。《名医类案》语：“久病痰嗽”，“灸足阳明胃别丰隆二穴，各三壮，足少阴肾照海，各一壮”。**可见灸躯干部穴壮数较多，甚至数百壮，而灸四肢部穴只需数壮，手足部甚至仅灸1壮**，因为手足属人体末部，较为敏感，灸量不必太大。

关于艾灸的方法，除了普通灸法外，古人还采用“太乙神针”法、“炼脐法”、灸舌法等。其中**“太乙神针”**是在穴位上铺就数层布或纸，然后将点燃的艾条按在布或纸上。该法操作方便又安全，对人体肌肤的损伤小，且结合药物的应用。如《太乙神针》载，期门、行间、身柱、肺俞、膏肓、足三里等穴，《太乙离火感应神》载，上脘、大椎、涌泉等穴，均运用该法治疗咳嗽。

“炼脐法”载于《医学入门》，是将“彭祖固阳固蒂长生延寿丹”纳“入脐眼内”，“艾火灸之，无时损易，壮其热气，或自上而下，自下而上，一身热透，患人必倦沉如醉，灸至五六十壮，遍身大汗”，“使其所治劳嗽之疾，无不痊愈”。该丹由麝香、丁香、青盐、夜明砂、乳香、木香、小茴、没药、虎骨、蛇骨、龙骨、朱砂、雄黄、白附子、人参、附子、胡椒、五灵脂、槐皮、艾叶等制成，这些药物具有温阳益气，行气走窜，活血壮肾，散寒祛风等作用，且用大剂量的灸法，直至“遍身大汗”，故能使“骨髓风寒暑湿，五劳七伤，尽皆拔除”，因而“劳嗽之疾，无不痊愈”。

古人又采用灸舌法，如《丹溪心法》载：“治久嗽风入肺：鹅管石、雄黄、郁金，右为末，和艾中，以生姜一片安舌上，灸之，以烟入喉中为度。”《奇效良方》言：“聚泉一穴，在舌上，当舌中，吐舌出直者，有缝陷中是穴，治哮喘咳嗽，及久嗽不愈，若灸则不过七壮，灸法，用生姜薄切一片，搭于舌上穴中，然后灸之。”此法为古人

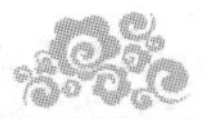

经验所得，现代运用较少，临床不妨一试。其中鹅管石（即钟乳石）可温肺壮阳，雄黄可祛风燥湿，郁金可行气活血，生姜可解表散寒。

此外，《医学纲目》曰："肺胀而咳者"，"但可一边眠者，可左侧者灸右足三阴交，可右侧者灸左足三阴交，立安"。此法亦可供现代临床备考。

现代也用多种灸法治疗本病。如刘玉芬等治疗气管炎，取大椎、肺俞、命门、足三里，于三伏天施熏灸法；田从豁治疗急性支气管炎，取天突、风门、肺俞等穴，用线香灸；谭军源等治疗慢性支气管炎，取膻中、肺俞、大椎、涌泉、定喘等穴，施隔姜灸；康晓娥等则取肺俞、大杼、天突、中府、灵台、膏肓俞、气海、风门、大椎、肾俞、足三里等，用麻黄、桂枝、麝香等与艾绒混合，做化脓灸；钱松林等取风门、肺俞、定喘、膻中、中脘、脾俞、肾俞、丰隆等穴，施蜡烛灸，每穴滴以蜡油 3~5 滴；高春长治疗咳嗽，取大椎、肺俞，用黄豆大艾炷做直接灸；殷昭红则取天突、膻中、尺泽、列缺、肺俞、足三里等穴，用药线点灸；崔霞等治疗小儿慢性咳嗽，取天突、膻中、肺俞、定喘及合谷等穴，用雷火灸；杨淑荣等治疗肺肾阴虚型喉源性咳嗽，取"热敏点"（多在涌泉附近），用热敏灸法。

总之，现代本病临床继承了古代艾灸的经验，但对于古代采用的"太乙神针""炼脐"、灸舌等方法，现代报道不多；而**现代采用的化脓灸、蜡烛灸、药线点灸、雷火灸、热敏灸法等**，在本病古代文献中则为少见。

2. 古今均用针刺法　针刺可通过神经内分泌功能的调节，调整肺、气管、支气管的功能，从而治疗本病。在古、今的本病文献中，涉及针刺者分别为 55 条次、30 篇次，分占各自总条（篇）次的 11.09%、19.87%，显示**现代比古代更重视针刺疗法**，这当是现代神经学说的影响与针具进步的缘故。

（1）**古今针刺取穴比较**：古代针刺治疗本病取四肢部穴共 37 穴次，占针刺总穴次的 54.55%；而古代艾灸四肢部穴共 47 穴

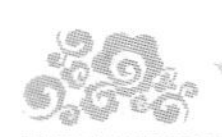

次，占艾灸总穴次的 18.65%。可见与艾灸相比，**古代针刺多用四肢部穴**，下面所列针刺文献中的多数穴位在四肢部。笔者揣测，针刺胸脘部与上背部有一定的危险，因此古人针刺多取四肢部穴。

现代报道显示，今人重视局部取穴，因此**现代针刺治疗本病取四肢与躯干部穴并重**，如张继红等治疗顽固性咳嗽，取风门、肺俞、膈俞、天突、膻中，痰多加丰隆，干咳少痰、咽痒加列缺、照海，用针刺疗法，然后予以闪罐。下述补泻手法段落中的现代报道亦体现这一特点。

古人针刺选用胸背部的反应点，《灵枢经·五邪》曰："咳动肩背，取之膺中外腧，背三椎之傍，以手疾按之快然，乃刺之。"其中"背三椎之傍"当在肺俞附近，"以手疾按之快然"乃反应点，按压后有舒适感。上述《针灸资生经》"以手按其膻中穴而应"，可见古人重视选取相应穴位附近的反应点（压痛点），此当更切合实际地反映出病变的部位，故可提高临床疗效。

现代针刺治疗咳嗽还选取若干奇穴，如杨淑荣等治疗喉源性咳嗽中的肺肾阴虚型，针刺开音 1 号（自人迎穴向颈正中线喉腔方向旁开 0.5 寸处）、天容等穴；朱庆军等治疗咳嗽，针刺董氏奇穴水通（嘴角之下四分）、水金（在水通穴向里平开五分），由内向外分别斜刺入水通、金水 1~5 分，或由水金向水通方向行皮下透刺约 1.5 寸，然后根据就诊时间加针配穴，上午刺鱼际，中午刺太渊，下午刺尺泽，施捻转手法。

（2）**古今均用补泻手法**：古今均根据病情的虚实采用适当的补泻手法。古代采用补法者，如《针灸甲乙经》言："咳引丸溺出，虚也"，"刺鱼际补之"。《针灸六集》载：肺俞主"肺家嗽红痰，并久嗽，先补"。采用泻法者，如《医学纲目》语："肺逆曰咳喘，取天突、人迎泄之也。"《针灸集成》称："肺痈"，"咳嗽唾痰，不能饮食"，"尺泽、太渊、内关、神门，并针刺通气，以泄毒气"。采用补泻结合者，如《针方六集》谓："列缺：咳嗽寒痰，先补后泻。"古人的

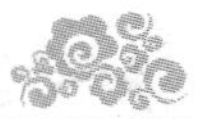

补泻手法还与时间相结合，如上述“寒咳”中《脉经》曰：“春当刺少商，夏刺鱼际，皆泻之；季夏刺太渊，秋刺经渠，冬刺尺泽，皆补之。”即春夏用泻，秋冬用补。

现代采用补泻手法者，如刘冠军治疗咳嗽，针补太渊，泻肺俞、列缺、丰隆；胡荣则取鱼际、丰隆、太渊，运用烧山火、透天凉针法以及针刀切割；董德懋治疗外感咳嗽，针刺郄门、曲池、太冲，施提插捻转泻法；阳媚则针刺肺俞、风门施泻法，针刺天突、列缺施平补平泻法；高镇伍治疗外感咳嗽，针刺列缺、大椎、夹脊胸1~3，用徐疾泻法，治疗内伤咳嗽，针刺夹脊胸1~3、太渊、足三里，用徐疾补法。总之，古今均用补泻手法，这是相同的。

（3）**古代采用浅刺轻刺法**：本病的病位在肺，病邪大多在浅表部，属卫分，而《难经·七十一难》曰：“刺荣无伤卫，刺卫无伤荣”，故治疗本病较多地采用浅刺法、沿皮刺与轻手法。如《针灸内篇》言：“列缺：针一分。”《医学纲目》曰：“太渊：五分，治咳嗽。”《针灸简易》云：“大杼：疟疾咳嗽五分刺。”因为沿皮浅刺，故可透及其他穴位，如《循经考穴编》载：“列缺：痰饮咳嗽，卧针沿皮向下，透太渊。”

古代用轻手法者，如《针灸资生经》云：“若暴嗽则不必灸也，有男子忽气出不绝声，病数日矣，以手按其膻中穴而应，微以冷针频频刺之而愈，初不之灸，何其神也。”《马丹阳天星十二穴歌》道：通里治疗咳嗽，须“毫针微微刺，方信有神功。”现代也有用轻手法者，如李国旭治疗小儿外感咳嗽，取三间穴，施针刺轻手法。但总的来说，现代类似报道不多。

（4）**古人重视针刺穴位的先后次序**：上述“循经取穴特点”中《针灸集书》针刺八脉交会穴，“内关先刺后公孙”，“先刺临泣后外关”；先刺后溪，后刺申脉，即为例。《琼瑶神书》中也有“穴法已分先后取”的要求。现代冯润身认为，刺穴先后的不同，会产生不同的效应，故对针刺穴位的先后次序当进一步考察。

（5）**《琼瑶神书》的手法**：《琼瑶神书》一书中采用了多种方

法的结合："红痰咳嗽病传深，提补百劳灸共针，肺俞提从按刮弹，补从列缺艾加临，仍将三里取气下，脾俞补来提用心，中脘盘盘膏肓灸，四花提补妙中寻。""肺壅咳嗽泻膻中，肺俞先提后补攻，三里烧来取气下，先提后补列缺同，曲池要补咳生呕，中脘盘盘三次通，穴法已分先后取，其中妙用要依从。"上述歌诀中包括了提法、补法、按刮弹法、取气下法、盘盘法、泻法等针刺手法，具体操作可参阅该书相关章节。

3. 古今均用刺血法　对于咳嗽之邪盛者，古今临床又用刺血的方法。在本病的古、今文献中，涉及刺血者分别为12条次、10篇次，分占古、今各自总条（篇）次的2.42%、6.62%，分列古、今诸法的第三、第六（并列）位。古今刺血均取病变局部穴、关节部穴、肢体末端穴，这是相同的；古代又刺"经脉穴"，现代选用不多。以下分述之。

（1）**古今均取病变局部穴：**病变部位也是邪气集中之处，古今均取之而刺血。如《灵枢经·刺节真邪》曰："其咳上气，穷诎胸痛者"，"取廉泉者，血变而止。"廉泉在咽喉气管处，彼处往往是病变部位。又如清代《针灸集成》云："肺痈"，"咳嗽唾痰"，"已脓矣，即以边刃大针，刺破痛边，乳旁腋下向前肋间，使之出脓，后即插纸燃，插与拔，逐日行之，使不塞孔"。此当为肺部化脓性感染，用针刺的方法放脓逐邪，所取穴位在乳旁腋下肋间的脓液处，亦即病变局部穴。这与现代西医胸腔穿刺吸脓相似。

现代取病变局部穴而刺血者，如周清治疗外感咳嗽，取肺俞、风门，用三棱针点刺拔罐泻血；石珍则取大椎、肺俞，用中粗火针速刺数针，然后用大号火罐拔吸出血；王立国治疗百日咳，取天突穴，点刺出血，然后滴入食醋0.5ml，再予拔罐。

（2）**古今均取关节部穴：**邪气往往滞留于关节部，古今临床又刺该部穴出血，以求逐邪外出之效。如晋代《针灸甲乙经》言："心痛卒咳逆，曲泽主之，出血则已。"另一版本中"曲泽"为"尺泽"，两穴均位于肘关节部。现代苟春雁等治疗咳嗽痰热内蕴者，

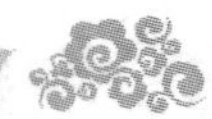

取双侧尺泽静脉隆起处，放血黑血数滴；顾天培治疗百日咳，取四缝穴，用三棱针点刺，挤出黏液；张丽民等治疗百日咳样咳嗽综合征，取四缝穴，用三棱针点刺，挤出血液。

（3）**古今均取肢体末端穴**：邪气又常滞留于肢体末端，因此古今临床也刺末部穴以出血。如金代《子午流注针经》取少商治疗“寒热咳逆喘胀冲”，并曰“三棱针刺血为功”。近代《针灸简易》道：“咳嗽声哑气逆呛，痧发肺经手太阴（放手大指）。”（“放痧”亦为刺血）现代侯林等治疗百日咳，取十宣，施点刺放血；祝维华等治疗风热咳嗽，取商阳穴，作点刺放血。

（4）**古代选取“经脉穴”**：“经脉穴”即十二经脉在腕、踝部的相应穴位，古人治疗邪实之咳，常根据辨证，选取与病变脏腑相关的“经脉穴”，用刺血的方法。如《千金翼方》载：“刺手太阴出血，主肺热气上咳嗽，寸口是也。”此“手太阴”当在太渊部。又如《素问·脏气法时论》曰：“肺病者，喘咳逆气”，“取其经，太阴、足太阳之外，厥阴内血者”，“肾病者，腹大胫肿，喘咳身重”，“取其经，少阴、太阳血者”。《素问·刺热》云：“肺热病者”，“身热，热争则喘咳”，“刺手太阴、阳明，出血如大豆，立已”。但现代有关刺“经脉穴”的报道不多，这与古代不同。

4. 古今均用敷贴疗法　古今本病临床皆在相应穴位处采用敷贴疗法，在古、今咳嗽文献中，涉及敷贴疗法者分别为4条次、48篇次，分占各自总条（篇）次的0.81%、31.79%，分列诸法的第四、第一位，可见**现代比古代更重视敷贴疗法**。揣其原因，咳嗽属肺之病，而“肺主皮毛”，故于皮肤上敷药能够取效，若用刺激性药物使其发泡，则疗效更佳；敷贴疗法十分方便，几乎没有什么痛苦，对小儿尤其合适，因此在当前临床上获得患者的欢迎，使该法篇次占现代诸法之首，这在其他病种中是不多见的，当是现代针灸工作者临床经验的体现，古代不如之。

古代敷贴者，如《奇效良方》载：“金丝万应膏”，“咳嗽，贴背心上”。其中“背心”即背部督脉与膀胱经的相应穴位。“金丝万应膏”所含药物沥青(即松香)可祛风润肺;威灵仙、木鳖子祛可风湿通经络;乳香、没药可调气活血;蓖麻子、黄蜡、麻油可作膏药的基质。

《古今医统大全》中“麒麟竭膏”条目下载:“暴寒风冷嗽贴脊心”。“麒麟竭膏”所含药物当归、乳香、没药、血竭、当门子(即麝香)可活血化瘀;木鳖子、槐条、柳条可祛风通络;知母可清热;五倍子可敛肺;松香可润肺;细辛、白芷可发表;轻粉、雄黄可解毒杀菌。

古人认为敷贴膏药后还要用热手按摩,以促进药物的吸收和代谢,如《寿世保元》卷九中“膏药”一节曰:“咽喉喘嗽,贴肓者,焙手摩百次”,“冷嗽热嗽伤风,贴肺俞,焙手摩百次”。“焙手”即将手烘热,彼可使膏药和疮疡局部获热,以提高疗效。

现代临床用敷贴者,如田从豁治疗咳喘,将“冬病夏治消喘膏”贴敷于肺俞、心俞、膈俞六个穴位上,该膏由白芥子、元胡、甘遂、细辛等组成;李慧于治疗慢性支气管炎,伏天针刺第二胸椎下,出针后拔罐,在针眼上敷白砒,用三妙膏固定,再取定喘、肺俞、心俞、膻中等穴,用中药白芥子、元胡、细辛、梅片等外敷;陆亚康则在“三伏”期间采用“天灸”法(即敷贴疗法),初伏取天突、大椎、肺俞、膏肓俞,中伏取定喘、风门、脾俞,末伏取膻中、百劳、命门、肾俞,敷以《张氏医通》中的白芥子散(由白芥子、生甘遂、延胡索、细辛组成);王爱国等亦于伏天取肺俞、心俞、膈俞、膻中、天突等穴,用梅花针叩刺上穴后,将中药白芥子、地龙、半夏、细辛、斑蝥等细末外敷,做发泡疗法。由上可见,**现代外敷的一些药物**(如白芥子、元胡、细辛、地龙、斑蝥等)**对皮肤多有刺激性,甚至导致发泡**,从而刺激人体的免疫功能,发挥抗菌消炎的作用,这是现代临床对古人经验的发展。

现代还用实验室指标对敷贴的疗效进行观察,并进行动物实验。如吴爱莉防治慢性支气管炎,取大椎、定喘、风门、厥阴俞、督俞等穴,每年伏季敷以复方斑蝥膏,同时进行免疫球蛋白检测验

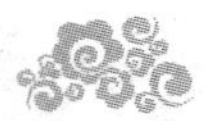

定,X线胸片对照,结果证明机体的免疫功能得以调节,慢性炎症得以消除,临床症状得以改善;王淑伟则取肺俞、脾俞、肾俞、膏肓俞,外敷药物(白芥子、前胡、川芎、矮地茶等),结果表明,可从减少小气道,大气道阻力以及肺泡充气等各个方面,改善患者的通气状况,增强了肺功能;王氏又对慢性支气管炎大鼠应用穴位贴敷法,显示红细胞免疫功能得以提高,免疫复合物的清除能力得以增强,炎症反应得以减少。实验室的指标测试和动物实验在古代是没有的,但比患者的主观感觉能更客观更准确地反映出治疗效果,这是现代科技工作者对针灸学术的发展。

5. 古今均用熨法 熨法为大面积的热疗法,其作用与灸法相似。对于虚咳寒咳,古人采用之,如《名医类案》载:“一妇年四十余,七月间患脾虚中满,痰嗽发热,又因湿面冷茶,吞酸,吐呕,绝食,误服芩连青皮等药”,“急用盐、艾、附子炒热,熨脐腹,以散寒回阳,又以口气接其口气,以附子作饼,热贴脐间”。

现代也有用熨法者,如刘晓鹰等治疗小儿肺部啰音久不吸收,取脊柱及其两旁或啰音密集处穴位,用中药外熨方(含苏子、白芥子、芫荑、香附、细辛、食盐等,翻炒至灼手)来回推熨;李振基治疗小儿肺炎,取肺俞、身柱、定喘、皮内针用胶布固定,外用怀炉(内有烧着的煤球)隔布贴熨。总之,古今均有用熨法者,这是相同的。

6. 古今均用按摩 古今临床还将针灸与按摩结合起来,如清末《西法针灸》言:“气管枝加答儿:咳嗽吐痰”(即支气管炎),“头、颈、背部可施按摩法,又得于左列之部针之:幽门、上脘、巨阙、曲泽、风池、梁门、后溪、哑门、大杼、风门、身柱,或用六壮灸法,亦颇有效”。现代肖祖伟治疗风寒咳嗽,取肺俞穴,施予针刺加艾灸,然后再点按双侧肺俞;王玉治疗小儿外感咳嗽,推拿清肺经,运内八卦,开天门,推坎宫,推揉太阳穴等,并配合肺俞穴拔罐;宋玉珍治疗小儿咳嗽,取揉大椎,拿风池,推三关,清肺经,捣揉小天心,咳嗽减轻后,加捏脊疗法;张冬平等治疗小儿咽源性咳嗽，揉按合谷、风池、天突、风门、肺俞，拿捏大椎、二龙戏珠，沿胸锁乳突肌内侧自上而下进行边摩边推。针刺、艾灸与按摩相结合，当有助于疗效的提高。

7. 古代采用交叉刺灸法 古人治疗咳嗽还用交叉刺灸法，即左病取右，右病取左之法。如《素问·缪刺论》曰："邪客于足少阳之络，令人胁痛不得息，咳而汗出，刺足小指次指爪甲上，与肉交者"，"左刺右，右刺左"。《针灸甲乙经》云："胁痛咳逆不得息，窍阴主之，及爪甲上与肉交者，左取右，右取左。"古人在艾灸中也采用交叉取穴法，如《针灸甲乙经》言："寒热颈疬适，咳，呼吸难，灸五里，左取右，右取左。"因为人体左右呈轴对称，相对称的穴位有相似的功效，故可选取对侧的穴位，通过经络的交叉联系，以求得疗效。咳嗽本身难分左右，但若有兼证，则可能出现病位左右之差异，对此当可用本法。现代文献库对交叉取穴未做标引，故计算机检索未查见交叉取穴者，但手工检索中发现现代也有用此法者，如现代苟春雁等治疗咳嗽，患者右侧中府、尺泽有压痛，取左侧膀胱经予以走罐，取左侧中府、尺泽用提插捻转针刺泻法。

8. 现代采用的其他疗法 现代临床还采用拔罐、穴位注射、针灸器械（含电针）、耳穴、埋藏、皮肤针、挑治、结扎等方法，以下例举之。

（1）**拔罐**：范育玲等治疗感染后咳嗽，取大椎至肺俞的脊柱两侧区域，予以拔罐留罐；甘照华治疗咳喘病，取背部督脉与膀胱经部位，予以走罐；孙玉霞治疗小儿咳嗽，取大椎穴，配肺俞、风门，孟凡军等取定喘、肺俞，均予以拔罐。

（2）**穴位注射**：铁萱治疗慢性支气管炎，取曲池、外关等穴，注入维生素 B_{12} 等；卫志华则取膻中穴，注入丙酸睾丸素；李颖骥等治疗风热犯肺型咳嗽，取孔最穴，注入鱼腥草注射液；范育玲治疗感染后咳嗽，取双侧肺俞、风门，注入丹参注射液。

（3）**针灸器械（含电针）**：范育玲等治疗感染后咳嗽，针刺大

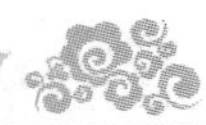

椎、风门、肺俞，得气后通电；姬霞则取双侧肺俞、风门、大杼，用闪火拔罐，配合超短波治疗；商风楼等治疗慢性支气管炎，取督脉穴大椎、陶道等穴，用电针刺激；王慧心则根据辨证取穴，用 He-Ne 激光治疗仪照射；侯升魁等治疗喘息型支气管炎，取中府、膻中、气舍、肺俞、定喘等，用 LRZ-2 型电子冷冻增热针灸仪刺激。

（4）**耳穴**：刘月珍治疗慢性支气管炎，取耳穴支气管、肾上腺和前列腺，用针刺；李丽梅等治疗小儿咳嗽，将王不留行放入麻黄、杏仁、黄芩、桑白皮、半夏药液中浸泡，然后拌以冰片、樟脑溶液，阴干后敷贴于两耳的肺点（左、右）、气管、神门、喘点、耳尖。

（5）**埋藏**：顾云程治疗慢性支气管炎，取双侧定喘穴，予以埋针；敖恩福则取膻中，予以埋线；李长春取膻中、定喘，埋置羊肠线；贾国顺等取膻中、天突、丰隆等穴，植入家兔脑垂体肾上腺腺体活组织。

（6）**皮肤针**：钟梅泉治疗咳嗽，用皮肤针叩刺胸部、颈部、项部等穴；余淑芬等治疗小儿咳喘，急性期取大椎、风门、肺俞，缓解期取肺俞、脾俞、肾俞，均用皮肤针叩刺。

（7）**挑治割治**：梅星治疗咳喘，取肺俞穴，用挑刺法；李学武则取膻中穴，施以割治疗法。

（8）**结扎**：姚杨伟治疗慢性支气管炎，取定喘、膈俞、大椎、风门，行穴位结扎术。

此外，现代还有人采用时间针灸疗法，如刁灿阳治疗咳嗽，采用灵龟八法开穴公孙，飞腾八法开穴列缺，纳子法开穴尺泽，先针列缺、公孙、尺泽三穴，得气后再取膻中、丰隆、照海，尺泽、丰隆用捻转泻法，列缺、膻中用迎随补泻法，公孙平补平泻，照海捻转补法。而在古代针灸文献库中未见这样的记载。

宋代《太平圣惠方》载“三十六黄点烙方”一节，其中“忧黄”具“咳嗽不止”之症，采用“烙背心，次烙胆俞二穴、心俞二穴”之法，故表 3-3 显示古代尚有点烙一法。

【结论】

根据上述对古今文献的统计与分析结果，兹提出针灸治疗咳嗽的参考处方如下（无下划线者为古今均用穴，下划曲线者为古代所用穴，下划直线者为现代所用穴）：①胸脘部任脉穴膻中、天突、中脘，其他经穴中府、乳根、俞府、彧中、期门等，以及小腹部任脉穴气海、关元、神阙；②上背部膀胱经穴肺俞、风门、膏肓俞、肝俞、脾俞、膈俞、心俞、大杼，督脉穴身柱、大椎，胆经穴肩井，经外奇穴百劳、四花（患门）、定喘等，以及下背部膀胱经穴肾俞；③上肢阴面肺经穴列缺、太渊、鱼际、少商、尺泽、经渠、孔最，心包经穴大陵、内关等；④腿阳面胃经穴足三里、丰隆等；⑤足阴面肾经穴太溪、涌泉，肝经穴行间等。此外，还可选用大肠经穴合谷等。临床可根据病情选用上述处方中若干相关穴位。

就辨证施治而言，上背部、胸脘部、肺经肘下特定穴可治多种类型之咳。此外，治疗表寒之咳，多取肺经穴；治疗里寒之咳，多取阳明经穴和脾经穴；治疗实热咳，多取手足部穴；治疗虚热咳，多取小腹部穴；治疗风咳，多取肺经及上背部祛风穴；治疗痰咳，多取与脾胃相关之胃经穴、任脉穴；治疗虚咳，多取上背部与小腹部穴。另外，亦可根据脏腑辨证，选取相应经脉的穴位予以治疗。

临床可用灸法，包括“太乙神针”、“炼脐法”、灸舌法、化脓灸、蜡烛灸、药线点灸、雷火灸、热敏灸等法。也可采用针刺方法，取相应穴位附近的反应点，采用补泻手法，可考虑用浅刺法、沿皮刺与轻手法，并注意针刺穴位的先后次序。对于实型之咳，还可采用刺血的方法，刺病变局部、关节部穴、肢体末端穴、“经脉穴”以出血。值得推荐的是采用敷贴疗法，尤其是发泡疗法。此外，还可用熨法、按摩、交叉刺灸，以及拔罐、穴位注射、针灸器械（含电针）、耳穴、埋藏、皮肤针、挑治割治、结扎等方法。

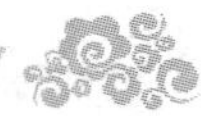

历代文献摘录

[晋代及其以前文献摘录]

《足臂十一脉灸经》:"默默嗜卧,以咳,诸病此物者,皆灸足少阴脉。"

《阴阳十一脉灸经》:"足少阴之脉……嗜卧,咳,喑。"

《素问·阴阳别论》:"一阳发病,少气,喜咳,善泄。"

《素问·五脏生成》:"咳嗽上气,厥在胸中,过在手阳明、太阴。"

《素问·脏气法时论》:"肺病者,喘咳逆气……取其经,太阴、足太阳之外,厥阴内血者。""肾病者,腹大胫肿,喘咳身重……取其经,少阴、太阳血者。"

《素问·刺热》:"肺热病者……热争则喘咳,痛走胸膺背……刺手太阴、阳明,出血如大豆,立已。"

《素问·厥论》:"阳明厥逆,喘咳身热,善惊,衄呕血。""手太阴厥逆,虚满而咳。"

《素问·脉解》:"少阴所谓腰痛……呕咳上气喘……咳则有血。"

《素问·缪刺论》:"邪客于足少阳之络,令人胁痛不得息,咳而汗出,刺足小指次指爪甲上,与肉交者……左刺右,右刺左。"

《灵枢经·经脉》:"肺手太阴之脉……是动则病,肺胀满,膨膨而喘咳……是主肺所生病者,咳,上气喘喝。"

《灵枢经·五邪》:"邪在肺,则病皮肤痛,寒热,上气喘,汗出,咳动肩背。取之膺中外腧,背三椎之傍,以手疾按之,快然,乃刺之,取之缺盆中以越之。"

《灵枢经·刺节真邪》:"其咳上气,穷诎胸痛者……取之廉泉……取廉泉者,血变而止。"

《难经·六十八难》:"经主喘咳寒热。"

《脉经》(卷二·第一):"心下有水气,立秋节即咳,刺手太阴经治阴,在鱼际间(即太渊穴也)。""右手关前寸口阴绝者,无肺脉也,苦短气咳逆……刺手阳明经治阳。"

《脉经》(卷六·第七):"肺病,其色白,身体俱寒无热,时时咳,其脉微迟……春当刺少商,夏刺鱼际,皆泻之;季夏刺太渊,秋刺经渠,冬刺尺泽,皆补之;又当灸膻中百壮,背第三椎二十五壮。"

《针灸甲乙经》(卷七·第一中):"咳引丸[一本作"尻"]溺出,虚也……刺鱼际补之。"

《针灸甲乙经》(卷七·第一下):"咳嗽唾浊,气鬲善呕……尺泽主之,左窒刺右,右窒刺左。""胸胁痛,不可反侧,咳满溺赤……劳宫主之。""聋,咳,瘛疭……少泽主之。""烦心不嗜食,咳而短气,善喘……涌泉主之。""胁痛咳逆不得息,窍阴主之,及爪甲上与肉交者,左取右,右取左。"

《针灸甲乙经》(卷七·第五):"痎,咳逆心闷不得卧……太溪主之。"

《针灸甲乙经》(卷八·第一下):"肺寒[一本作"气"字]热,呼吸不得卧,咳上气,呕沫……肺俞主之。""咳而呕,鬲寒……膈[一本作"脾"字]俞主之。""咳而胁满急,不得息,不得反侧……咳引胸痛……肝俞主之。""久喘咳,少气,溺浊赤,肾俞主之。""咳上气,唾血,肩中俞主之。""咳[一本有"逆"字]上气,喘,暴瘖不能言……天突主之。""肺系急,[一本有"咳"字],胸中痛……中府主之。""咳,胁下积聚,喘逆……期门主之。""咳喘逆……少商主之。""咳上气喘……刺经渠[此条目主症原属列缺,据《黄帝明堂经辑校》改属经渠]。""寒热咳唾[一本作"呕"字]沫,掌中热……列缺主之。""烦心,咳,寒热善哕,劳宫主之。""咳[一本有"嗽"字],呼吸难,灸五里,左取右,右取左。""善咳,喘逆,通谷主之。"

《针灸甲乙经》(卷九·第二):"心痛,咳干呕,烦[一本无此

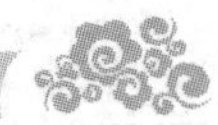

字]满，侠白主之[据山东本改]。”“心痛卒咳逆，曲[一本作“尺”字]泽主之，出血则已。”

《针灸甲乙经》(卷九·第三)：“咳逆上气，魄户及气舍、譩譆主之。”“咳逆上气，咽中鸣，喝喝喘息，扶突主之。”“咳逆上气唾沫，天容及行间主之。”“咳逆上气，咽喉痈肿，呼吸短气，喘息不通，水突主之。”“咳逆上气，喘不能言，华盖主之。”“咳逆上气，唾喘短气，不得息，口不能言，膻中主之。”“咳逆上气，喘不得息……俞府主之。”“咳逆上气、涎出多唾，呼吸喘悸[一本作“哮”字]，坐卧不安，彧中主之。”“胸满咳逆，喘不得息……神藏主之。”“胸胁榰满，咳逆上气，呼吸多唾[一本作“喘”字]，浊沫脓血，库房主之。”“咳喘不得[一本有“息”字]，坐不得卧，呼吸气索……云门主之。”“胸胁榰满，不得俯仰，咳唾陈脓秽浊[此6字原无，据《黄帝明堂经辑校》补]，周荣主之。”“咳逆上气，咽喉喝有声，天[原作“太”，据《黄帝明堂经辑校》改]溪主之。”“[一本有“呕”字]咳逆不止，三焦有水气，不能食，维道主之。”“咳逆烦闷不得卧，胸中满，喘不得息，背痛，太渊主之。”“咳逆上气……尺泽主之。”“咳，干呕[一本有“烦”字]满，侠白主之。”“咳，上气，喘不得息……天府主之。”“凄凄寒嗽，吐血……手少阴郄主之。”“咳而胸满，前谷主之。”“咳，面赤热，支沟主之。”“咳，喉中鸣，咳唾血，大钟主之。”

《针灸甲乙经》(卷九·第四)：“咳[一本作“呕”字]逆，气上烦心，紫宫主之。”“胸胁榰满不得息，咳逆……神封主之。”

《针灸甲乙经》(卷九·第九)：“咳逆呕吐……行间主之。”

《针灸甲乙经》(卷十·第六)：“善怒，咳，少气……章门主之。”

《针灸甲乙经》(卷十二·第十一)：“小儿咳而泄，不欲食者，商丘主之。”

《葛洪肘后备急方》(卷三·第二十三)：“治卒得咳嗽方……从大椎下第五节下，六节上空间，灸一处，随年[一本有“壮”字]，并治上气。又方，灸两乳下黑白肉际各百壮，即愈，亦治上气。灸胸前对乳一处，须随年壮也。”

［隋、唐代文献摘录］

《龙门石刻药方》(北壁石刻药方)：“疗上气咳嗽腹满体肿方……灸法，从项大椎下至第五节上空间，随年壮。”

《诸病源候论》(卷三十二·疽候)：“首疽发背，发热八十日，大热汗头引身尽加嗽，身热同同如沸者，皮泽颇肿处浅刺之，不刺，入腹中二十日死。”

《备急千金要方》(卷十二·第六)：“吐血唾血，上气咳逆，灸肺俞随年壮。”

《备急千金要方》(卷十七·第一)：“列缺……病则咳，上气喘喝，烦心胸满。”

《备急千金要方》(卷十七·第三)：“喉痹气逆咳嗽，口中涎唾，灸肺俞七壮。”

《备急千金要方》(卷十八·第五)：“寒咳支咳肝咳，刺足太冲。”“心咳，刺手神门。”“脾咳，刺足太白。”“肺咳，刺手太泉。”“肾咳，刺足太溪。”“胆咳，刺足阳陵泉。”“厥阴咳，刺手太陵。”“嗽……又以蒲当乳头周匝围身，令前后正平，当脊骨解中灸十壮。又以绳横量口，中折绳，从脊灸绳两头边各八十壮，三报之。”“上气咳嗽，短气气满，食不下，灸肺募五十壮。”“上气咳逆，短气风劳百病，灸肩井二百壮。”“上气短气，咳逆胸背痛，灸风门热府百壮。”“上气咳逆，短气胸满多唾，唾恶[《千金翼方》作“血”]冷痰，灸肺俞五十壮。”“上气气闭，咳逆咽冷，声破喉猜猜，灸天瞿五十壮，一名天突。”“上气胸满，短气咳逆，灸云门五十壮。”“上气咳逆，胸痹背痛，灸胸堂百壮不针。”“上气咳逆，灸膻中五十壮。”“上气咳逆，胸满短气牵背痛，灸巨阙、期门各五十壮。”“嗽，灸手屈臂中，有横文外骨捻头得痛处，十四壮良。”“心中咳逆……灸绝骨五十壮。”

《备急千金要方》(卷二十一·第一)：“消渴咳逆，灸手厥阴随

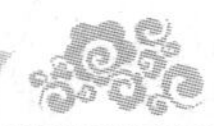

年壮。”

《备急千金要方》(卷三十·第二):“鸠尾主胸满咳逆。”“天容主咳逆呕沫。”“天容、廉泉、魄户、气舍、譩譆、扶突,主咳逆,上气喘息,呕沫,齿噤。”“期门、右手屈臂中横文外骨上,主咳逆上气。”“缺盆、膻中、巨阙,主咳嗽。”“然谷、天泉、陷谷、胸堂、章门、曲泉、天突、云门、肺俞、临泣、肩井、风门、行间,主咳逆。”“魄户、中府,主肺寒热,呼吸不得卧,咳逆上气,呕沫。”“肺俞、肾俞,主喘咳,少气,百病。”“彧中、石门,主咳逆上气,涎出多唾。”“天突、华盖,主咳逆,上气喘暴。”“紫宫、玉堂、大溪,主咳逆上气,心烦。”“俞府、神藏,主咳逆上气,喘不得息。”“彧中、云门,主咳逆上气,涎出多唾。”“库房、中府、周荣、尺泽,主咳逆上气,呼吸多唾[一本作“土”],泽沫脓血。”“经渠、行间,主喜咳。”“鸠尾主噫喘,胸满咳呕。”“大陵主咳逆,寒热发。”“少商、大陵,主咳逆喘。”“三里主咳嗽多唾。”“咳喘,曲泽出血立已,又主卒咳逆,逆气。”“咳吐噫,善咳,气无所出,先取三里,后取太白、章门。”

《备急千金要方》(卷三十·第五):“太泉、太溪、经渠,主痓,咳逆,心闷不得卧,寒热。”“阳溪主痓甚,苦寒,咳呕沫。”

《备急千金要方》(卷三十·第七):“[灸]膏肓俞……上气咳逆,狂惑忘误。”

《千金翼方》(卷二十七·第七):“又刺手太阴出血,主肺热气上咳嗽,寸口是也。”

《千金翼方》(卷二十七·第八):“呀嗽,灸两屈肘里大横文下头,随年壮。”

敦煌医书《火灸疗法》P·T127:“眼睛患有痼疾,以致失明,鼻血不止,咳嗽,鼻孔堵塞,于两眼之间,鼻梁结上端,卵形凸起处,灸以单根草粗细的艾条,灸五壮,即可治愈。”“咳嗽失声,鼻血不止,上身的七十种病症,于颈部最粗处,直量四指处(扶突至颈臂穴之间),以细艾灸七壮,即可治愈。”“肺痨,咳嗽气喘……于拇指与食指之间,三岔前翘神经突起处,以细艾灸五壮,即可治愈。”“治疗咳嗽室息，于手臂静脉火炙。”

《外台秘要》（卷十三·灸骨蒸法图）：“神素师灸骨蒸咳法：当头耳孔横量，相离三寸许，相当灸有穴，日灸三壮，至第八日灸二七壮了；第三椎上，第二椎下，男取左手，女取右手，头指依两指头东西灸，日上七壮，至第八日，各灸五十壮，复五日，日灸各十五壮；胫取系鞋横大文，量至膝腑下中分，当胫骨外，日灸一七壮，满第八日，日灸满三十五日了；当臂上皆男左女右，取头指从腕文当指当头灸，日七壮，至第八日满百壮。”

《外台秘要》（卷三十九·第一）：“鱼际……咳嗽喘。”

《外台秘要》（卷三十九·第四）：“浮白……咳逆痰沫，胸中满不得喘息。”

《外台秘要》（卷三十九·第六）：“屋翳……胸胁支满，咳逆上气，呼吸多唾。”

《外台秘要》（卷三十九·第八）：“天宗……胸胁支满，抢心咳逆。”

《外台秘要》（卷三十九·第十）：“幽门……数咳善忘，泄有脓血。”

［宋、金、元代文献摘录］

《太平圣惠方》（卷五十五·三十六黄点烙方）：“忧黄者，面色青黄，手足痛疼，多吐涎沫，咳嗽不止，兼吐脓血……烙背心，次烙胆俞二穴、心俞二穴。”

《太平圣惠方》（卷九十九）：“膻中……肺痈咳嗽，上气唾脓。”［本条原出《铜人针灸经》（卷二）］“大杼……风劳气，咳嗽，气急”“肺俞……传尸骨蒸，肺嗽。”［上2条原出《铜人针灸经》（卷四）］

《太平圣惠方》（卷一百）：“库房……呼吸不至息，及肺寒，咳嗽唾脓也。”“天池……咳嗽。”“璇玑……胸胁支满，咳逆，上喘，喉中鸣。”“解溪……上气咳嗽，喘息急。”

《医心方》(卷九·第一):“咳嗽……灸大杼穴随年壮。”“咳嗽……灸输府穴……灸彧[原作或,据义改]中穴……灸气户穴。”“咳嗽……度手拇指,中折以度心下,灸三壮即瘥。”

《铜人腧穴针灸图经》(卷四·背腧部):“肺腧……肺痿咳嗽。”

《铜人腧穴针灸图经》(卷四·侧颈项部):“扶突……咳多唾。”

《铜人腧穴针灸图经》(卷四·膺腧部):“灵虚……咳逆。”

《铜人腧穴针灸图经》(卷四·腹部):“不容……喘咳。”“腹结……咳逆。”

《铜人腧穴针灸图经》(卷五·手太阴):“孔最……咳逆。”

《铜人腧穴针灸图经》(卷五·手少阳):“天井……咳嗽上气,唾脓。”

《铜人腧穴针灸图经》(卷五·足少阴):“大溪……寒热咳嗽,不嗜食。”

《铜人腧穴针灸图经》(卷五·足太阳):“昆仑……肩背拘急,咳。”

《琼瑶神书》(卷二·一百九十):“咳嗽风涎及冷痰,列缺穴内金针堪,太渊伸补肺咳嗽,此穴升阳艾火兼。”

《琼瑶神书》(卷二·二百五十):“红痰咳嗽病传深,提补百劳灸共针,肺俞提从按刮弹,补从列缺艾加临,仍将三里取气下,脾俞补来提用心,中脘盘盘膏肓灸,四花提补妙中寻。”

《琼瑶神书》(卷二·二百五十二):“肺壅咳嗽泻膻中,肺俞先提后补攻,三里烧来取气下,先提后补列缺同,曲池要补咳生呕,中脘盘盘三次通,穴法已分先后取,其中妙用要依从。”

《琼瑶神书》(卷三·四十一):“鱼际二穴:治五心烦热、咳嗽等证。”

《琼瑶神书》(卷三·四十二):“商阳二穴:治气喘咳嗽。”

《琼瑶神书》(卷三·四十六):“前谷二穴:治热病、汗不出、咳嗽、血不止。”

《琼瑶神书》(卷三·六十三):“列缺……咳嗽掌中热。”

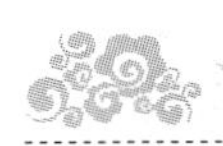

第三节 咳嗽

《琼瑶神书》(卷三·六十五):“咳嗽呕吐治无因……公孙列缺效神功。”“咳嗽上喘便秘结,公孙照海用金针。”

《圣济总录》(卷一百九十三·治咳嗽):“《内经》治咳之法,治脏者治其腧,治府者治其合,浮肿者治其经。”“诸咳而喘息有音,甚则唾血者,太渊主之,浮肿则治在经渠[肺咳]。”“咳而两胁下痛不可转者,太冲主之,浮肿则治在中封[肝咳]。”“咳而右胠下痛,阴阴引肩背,甚则不可动者,太白主之,浮肿则治在商丘[脾咳]。”“咳而腰背相引痛,甚则咳涎者,太溪主之,浮肿则治在复溜[肾咳]。”“咳而心痛,喉中介介如鲠,甚则咽肿喉痹者,神门主之,浮肿则治在灵道[心咳]。”“咳而遗矢者,曲池主之,浮肿则治在阳溪[大肠咳]。”“咳而失气者,小海主之,浮肿则治在阳谷[小肠咳]。”“咳而遗溺者,委中主之,浮肿则治在昆仑[膀胱咳]。”“咳而呕,呕甚则长虫出者,三里主之,浮肿则治在解溪[胃咳]。”“咳而呕苦汁者,阳陵泉主之,浮肿则治在阳辅[胆咳]。”“久咳不已,咳而腹满者,天井主之,浮肿则治在支沟[三焦咳]。”“咳嗽,灸心腧穴。”

《西方子明堂灸经》(卷一·胸):“中府……上气,咳唾浊涕。”

《西方子明堂灸经》(卷二·手太阴):“鱼际……咳引尻痛。”“列缺……咳嗽不止。”

《西方子明堂灸经》(卷三·脊中):“肺腧……肺嗽。”

《西方子明堂灸经》(卷六·足太阳):“昆仑……咳喘暴痛。”

《子午流注针经》(卷下·手太阳):“少泽……臂痛咳嗽连项急。”

《子午流注针经》(卷下·手少阴):“太渊……呕吐咳嗽肺膨膨。”

《子午流注针经》(卷下·足太阴):“鱼际……咳嗽头痛痹主胸。”“太溪……咳嗽上气并脉短。”

《子午流注针经》(卷下·手太阴):“少商……寒热咳逆喘胀冲,饮食不下咽喉痛,三棱针刺血为功。”

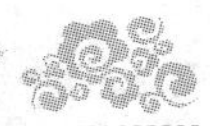

《子午流注针经》(卷下·手少阳):“天井……咳嗽不食并惊悸。”

《子午流注针经》(卷下·足少阴):“行间……咳逆呕血更咽干。”“尺泽……咳嗽口舌干喉痛。”

《扁鹊心书》(卷上·窦材灸法):“虚劳咳嗽,潮热,咯血吐血,六脉弦紧……急灸关元三百壮,内服保元丹,可保性命。”“咳嗽病……灸天突[一本作“空”]穴五十壮。”“久嗽不止,灸□俞二穴,各五十壮即止。”“中年久嗽不止,恐成虚痨,当灸关元三百壮。”

《扁鹊心书》(卷中·肺伤寒):“一人患肺伤寒,头痛,发热,恶寒,咳嗽……至五日,昏睡谵语,四肢微厥,乃肾气虚也,灸关元百壮,服姜附汤始汗出,愈。”

《扁鹊心书》(卷中·虚劳):“一人病咳嗽,盗汗发热,困倦减食,四肢逆冷,六脉弦紧,乃肾气虚也,先灸关元五百壮。”“一幼女病咳嗽,发热咯血减食,先灸脐下百壮,服延寿丹、黄芪建中汤而愈。”“一妇人伤寒瘥后转成虚劳……发热咳嗽,吐血少食,为灸关元二百壮,服金液、保命、四神、钟乳粉,一月全愈。”

《扁鹊心书》(卷下·膏肓病):“一人暑月饮食冷物,伤肺气,致咳嗽,胸膈不利……灸中府穴五百壮,方有极臭下气难闻,自后永不再发。”

《扁鹊心书》(卷下·咳嗽):“久咳而额上汗出,或四肢有时微冷,间发热,困倦者,乃劳咳也,急灸关元三百壮,服金液丹、保命丹、姜附汤。”

《针灸资生经》(卷三·劳瘵):“灸劳法,其状手足心热,多盗汗,精神困顿,骨节疼寒,初发咳嗽,渐吐脓血,肌瘦面黄,减食少力,令身正直,用草子,男左女右,自脚中指尖量过脚心下,向上至曲脷大纹处截断,却将此草自鼻尖量,从头正中至脊,以草尽处用墨点记,别用草一条,令病人自然合口,量阔狭截断,却将此草于墨点上平摺,两头尽处量穴,灸时随年多灸一壮,(如年三十,灸三十一）累效，（集效）［《针灸大全》《医学入门》名之为“患门穴”］。”

《针灸资生经》（卷四·咳嗽）：“久嗽最宜灸膏肓穴，其次则宜灸肺俞等穴，各随证治之。”“若暴嗽则不必灸也，有男子忽气出不绝声，病数日矣，以手按其膻中穴而应，微以冷针频频刺之而愈。”“施秘监尊人患伤寒咳甚，医告技穷，施检灸经，于结喉下灸三壮即差，盖天突穴也。”

《针灸资生经》（卷四·咳逆）：“灸咳逆法，乳下一指许，正与乳相直骨间陷中，妇人即屈乳头度之，乳头齐处是穴，炷如小豆许，灸三壮，男左女右，只一处火到肌，即差，良方云，族中有霍乱吐痢垂困，忽发咳逆，遂至危殆，与鄜延陈中裕，病伤寒，咳逆甚，气已不属，皆一灸而愈。”［原出《苏沈良方》（卷五·灸咳逆法）］

《针灸资生经》（卷六·头痛）：“头痛筋挛骨重少气，哕噫满，时惊，不嗜卧，咳嗽烦闷［原作“冤”，据《神应经·心脾胃门》“冤”或为“闷”之误，故据义改］，其脉举之则弦，按之石坚，由肾气不足而内著，其气逆而上行，谓之肾厥，宜灸关元百壮，服玉真元（指）。”

《卫生宝鉴》（卷二十·流注指要赋）：“咳嗽寒痰，列缺堪治。”

《针经指南》（标幽赋）：“体热劳嗽而泻魄户。”

《针经指南》（流注八穴）：“列缺……咳嗽寒痰（肺）。”

《济生拔粹》（卷十八·呕吐吃逆）：“治一切咳逆不止，男左女右，乳下黑尽处一韭叶许，灸三壮，甚者二七壮。”

《世医得效方》（卷五·咳嗽）：“咳嗽……膏肓腧……多灸之亦效。”

《丹溪心法》（卷二·十六）：“治久嗽风入肺：鹅管石、雄黄、郁金，右为末，和艾中，以生姜一片安舌上，灸之，以烟入喉中为度。”

《扁鹊神应针灸玉龙经》（六十六穴治证）：“列缺……诸嗽有痰，心满腹胀。”“神门……喘嗽，唾红吐血。”“内关……食积，咳嗽哮喘。”“丰隆……寒喘嗽急。”

《扁鹊神应针灸玉龙经》（磐石金直刺秘传）：“伤寒咳嗽寒

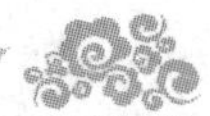

痰:少商、列缺(泻)。"

《扁鹊神应针灸玉龙经》(针灸歌):"风劳气嗽久未痊,第一椎下灸两边。""咳逆期门中指长。""天突结喉两旁间,能愈痰涎并咳嗽。"

《扁鹊神应针灸玉龙经》(针灸歌·又歌):"劳嗽应须泻魄户。""咳唾寒痰列缺强。"

[明代文献摘录]

《神应经》(痰喘咳嗽部):"咳嗽:列缺、经渠、尺泽、鱼际、少泽、前谷、三里、解溪、昆仑、肺俞(百壮)、膻中(七壮)。""咳嗽饮水:太渊。""咳……引两胁痛:肝俞。引尻痛:鱼际。""咳喘隔食:膈俞。"

《神应经》(诸般积聚部):"咳逆:支沟、前谷、大陵、曲泉、三里、陷谷、然谷、行间、临泣、肺俞。""咳逆无所出者:先取三里、后取太白。太渊[原作"三里",据《针灸大成》改]、鱼际、太溪、窍阴、肝俞。""咳逆振寒:少商、天突(灸三壮)。""久病咳:少商、天突[《针灸大成》为"天柱"](灸三壮)。"

《针灸大全》(卷一·马丹阳天星十二穴歌):"通里……虚则不能食,咳嗽面无容。毫针微微刺,方信有神功。"[原出《扁鹊神应针灸玉龙经》(天星十一穴歌)]

《针灸大全》(卷一·席弘赋):"冷嗽先宜补合谷,却须针泻三阴交。"

《针灸大全》(卷四·八法主治病症):"列缺……伤风感寒,咳嗽胀满:膻中一穴、风门二穴、合谷二穴、风府一穴。""列缺……咳嗽寒痰,胸膈闭痛:肺俞二穴、膻中一穴、三里二穴。""列缺……久嗽不愈,咳唾血痰:风门二穴、太渊二穴、膻中一穴。"

《奇效良方》(卷五十四):"金丝万应膏……咳嗽,贴背心上。"

《奇效良方》(卷五十五·奇穴):"聚泉一穴,在舌上,当舌中,吐舌出直者,有缝陷中是穴,治哮喘咳嗽,及久嗽不愈,若灸则不过七壮，灸法，用生姜薄切一片，搭于舌上穴中，然后灸之。"

《针灸集书》(卷上·虚损)："中髎、肩井、大椎、肺俞、肾俞、膏肓、三里、譩譆、气海、下焦俞等穴……传尸骨蒸，肺痿咳嗽，唾脓血，并治之。"

《针灸集书》(卷上·喜唾)："中府治咳唾稠浊。"

《针灸集书》(卷上·咳嗽)："三里、缺盆、膻中、巨阙、鱼际、肺俞、天突、列缺、肩中俞、太渊，以上并治咳嗽。"

《针灸集书》(卷上·咳逆)："然谷、天泉、陷谷、章门、天突、云门、肺俞、肩井、风门、行间、维道、三里，以上并主咳逆。"

《针灸集书》(卷上·针灸杂法)："如咳嗽久不瘥，灸第一椎下中心各取二寸，两旁各垂下又二寸，各五壮，又于三椎骨下脊中，三壮。"

《针灸集书》(卷上·马丹阳天星十一穴)："昆仑穴……寒邪脚气，咳嗽。""列缺穴……咳嗽喘急。"

《针灸集书》(卷上·八法穴治病歌)："喘咳痰涎心腹痞，内关先刺后公孙。""耳鸣久疟痰涎嗽，先刺临泣后外关。""产后伤风及咳嗽[先后溪，后申脉]。"

《针灸捷径》(卷之下)："上气喘急哮咳：肺俞、天井、足三里、天突、璇玑、输府、膻中、乳根、中府、太渊。""咳嗽红痰：中管、列缺、百劳、肺俞、膏肓、肾俞。""肺痈吐脓：少商、太渊、膻中、风门、肺俞。"

《针灸聚英》(卷一上·足阳明)："乳根……咳逆。"

《针灸聚英》(卷一上·足太阳)："厥阴俞……咳逆。""膏肓俞……如病人已困，不能正坐，当令侧卧，挽上臂，令取穴灸之，又当灸脐下气海、丹田、关元、中极四穴中取一穴，又灸足三里以引火气，实下，主无所不疗，羸瘦虚损，传尸骨蒸，梦中失精，上气咳逆。"

《针灸聚英》(卷一下·足少阴)："步廊……咳逆呕吐，不嗜食。"

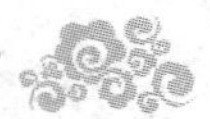

《针灸聚英》(卷一下·任脉):“华盖……喘急上气,咳逆哮嗽。”

《针灸聚英》(卷二·伤寒):“咳逆……刺期门。”

《针灸聚英》(卷二·杂病):“咳嗽……灸天突、肺俞、肩井、少商、然谷、肝俞、期门、行间、廉泉、扶突,针曲泽(出血立已),前谷。”

《针灸聚英》(卷四上·玉龙赋):“乳根俞府,疗气嗽痰哮。”“咳嗽风痰,太渊列缺宜刺。”“身柱蠲嗽,能除膂痛。”“丰隆肺俞,痰嗽称奇。”“风门主伤冒寒邪之嗽。”“天突膻中医喘嗽。”

《针灸聚英》(卷四上·百证赋):“咳嗽连声,肺俞须迎天突穴。”

《针灸聚英》(卷四上·行针指要歌):“或针嗽,肺俞风门须用灸。”

《针灸聚英》(卷四下·八法八穴歌):“唾红溺血咳痰……列缺。”

《针灸聚英》(卷四下·六十六穴歌):“咳逆弗能息……穴在窍阴分。”“膨膨而喘嗽……经渠刺得安。”“咳嗽齿牙难……太溪针便安。”“咳逆共喉风……少商针有功。”“口干劳咳嗽,尺泽善扶持。”

《神农皇帝真传针灸图》(图九):“列缺:治咳嗽气喘疼,可灸七壮。”

《神农皇帝真传针灸图》(计开病源灸法):“男女咳嗽气喘者,灸:百劳一穴、肺俞二穴、曲池二穴、下三里二穴。”

《名医类案》(卷二·内伤):“一妇年四十余,七月间患脾虚中满,痰嗽发热,又因湿面冷茶,吞酸,吐呕,绝食,误服芩连青皮等药,益加寒热,口干,流涎不收,且作渴,闻食则呕数日矣……薛曰寒淫于内,治以辛热,然药莫能进矣,急用盐、艾、附子炒热,熨脐腹,以散寒回阳,又以口气接其口气,以附子作饼,热贴脐间,一时许神气少苏。”

《名医类案》(卷四·咳逆):“一人得伤寒症,七日热退而咳,连声不绝……兼与灸气海、乳根三处,当日咳止,脉亦充而平安。”

《名医类案(卷七·瘖》):“一男子年近五十,久病痰嗽,忽一日感风寒,食酒肉,遂厥气走喉,病暴瘖,与灸足阳明胃别丰隆二穴,各三壮,足少阴肾照海,各一壮,其声立出。”

《名医类案》(卷八·血症):“一壮年患嗽而咯血,发热肌瘦……但使吐多于泻耳,兼灸肺俞……灸五次而愈。”

《古今医统大全》(卷十三·咳逆):“咳逆……灸法:期门二穴。”

《古今医统大全》(卷十三·喘):“寒邪下陷,喘而咳者,灸肺俞。”

《古今医统大全》(卷二十七·咳逆门):“灸法……膻中、中脘、气海、三里。”

《古今医统大全》(卷四十四·咳嗽门):“灸法:肺俞、俞府、列缺、天突、风门、乳根。”

《古今医统大全》(卷四十六·灸法):“崔氏四花六穴灸法,专治男妇五劳七伤,气血虚弱,骨蒸潮热,形容憔悴,咳嗽痰喘……并宜灸之。”

《古今医统大全》(卷六十五·咽喉门):“心咳之状,喉中介介如梗状,甚则咽肿喉痹,取心之俞,盖太陵穴是也。”

《古今医统大全》(卷八十九·咳嗽门):“小儿咳嗽不瘥,灸肺俞穴。”

《古今医统大全》(卷九十三·麒麟竭膏):“暴寒风冷嗽贴脊心。”

《薛氏医案》(正体类要·上卷·扑伤之症治验):“有一患者[《续名医类案》:“杖后”],两胁胀闷,欲咳不咳,口觉血腥,遍身臀腿胀痛,倦怠不食,烦渴脉大,此血脱烦躁也,与童便酒及砭患处,出死血糜肉甚多。”

《医学入门》(卷一·杂病穴法):“冷嗽只宜补合谷,三阴交泻即时住。”

《医学入门》(卷一·治病要穴):“膻中:主哮喘,肺痈,咳

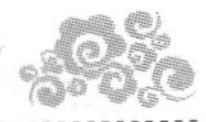

嗽。”“大杼：主遍身发热，及疸，疟，咳嗽。”“风门：主易感风寒，咳嗽痰血。”“肺俞：主内伤外感，咳嗽吐血，肺痈，肺痿。”“列缺：主咳嗽风痰。”

《医学入门》（卷一·治病奇穴）：“患门：主少年阴阳俱虚，面黄体瘦，饮食无味，咳嗽遗精……初病即依法灸之，无有不效。”

《医学入门》（卷一·炼脐法）：“彭祖固阳固蒂长生延寿丹［由麝香、丁香、青盐、夜明砂、乳香、木香、小茴、没药、虎骨、蛇骨、龙骨、朱砂、雄黄、白附子、人参、附子、胡椒、五灵脂、槐皮、艾叶等制成］……入脐眼内……艾火灸之，无时损易，壮其热气，或自上而下，自下而上，一身热透，患人必倦沉如醉，灸至五六十壮，遍身大汗，上至泥丸宫，下至涌泉穴，如此，则骨髓风寒暑湿，五劳七伤，尽皆拔除，苟不汗，则病未愈，再于三五日后又灸，灸至汗出为度……使其所治劳嗽之疾，无不痊愈，不惟劳疾，凡一年四季各熏一次，元气坚固，百病不生，及久嗽久喘……凡用此灸，而百病顿除，益气延年。”

《医学纲目》（卷十二·诸痹）：“长夏感风寒湿者，为肉痹，久而不已，则内入于脾，病四肢解堕，发咳呕汁，取太白、三里。”

《医学纲目》（卷十六·诸逆冲上）：“肺逆曰咳喘，取天突、人迎泄之也，治亦各有门。”

《医学纲目》（卷二十一·百病皆生于痰）：“（撮）诸痰为病，头风喘嗽，一切痰饮：丰隆、中脘。”“（心）妇人年高，风痰作楚，脉沉实滑数，痰在下，则无力；在中，则胸膈闭闷；在上，则头风喘嗽昏晕。发则抽牵，手足皆动：风门（沿皮二寸半）、巨阙（三寸二分）、丰隆（二寸半）、肩井（五分）。”

《医学纲目》（卷二十六·咳嗽）：“（丹）肺胀而咳者……但可一边眠者，可左侧者灸右足三阴交，可右侧者灸左足三阴交，立安。”“（丹）治嗽，灸天突、肺俞二穴，泄火热，泻肺气。”“（玉）治咳嗽：身柱（三分，泻三吸）、至阳（三分，补三呼），不已，再取后穴：肺俞（寸一分，沿皮向外一寸半，泻六吸，寒痰红痰，俱是虚补实泻);又法:风门(一分,沿皮向外一寸半)。”“(心)咳嗽喘满,气急不食,容颜黧黑,鼻流清涕:风门(沿皮向外二寸半,补之)、巨阙(三寸三分,泻之)、太渊(五分,泻之)、期门(平之)、下脘(五分,泻之)、膻中(灸,七壮)、中脘(三寸,泻之)、绝骨(三寸半,退热妙穴也)、支沟(透间使)。”“妇人咳嗽,寒热往来,风寒呕逆,劳疸,中满喘急:风门、太渊、中脘、绝骨、曲池、间使。”“太渊:五分,治咳嗽。”“绝骨、曲池:各一寸半,治寒嗽,血膈,劳疸。”

《医学纲目》(卷三十九·喘):“(汤)治肺中风,多因嗽而始……急灸肺俞,其喘立定。”

《经络全书》(缺盆):“《明堂经》曰,天突一穴……主咳嗽上气,肺痈。”

《杨敬斋针灸全书》(下卷):“伤寒咳嗽:太渊、百劳、风门、列缺。”“气喘急,哮咳嗽:肺俞、天井、璇玑、俞府、膻中、乳根、中府。”“冷气咳嗽久不愈:风门、天突、中府、列缺、太渊。”[以上3条均原出《针灸捷径》(卷之下)]

《针灸大成》(卷三·玉龙歌):“寒痰咳嗽更兼风,列缺二穴最可攻,先把太渊一穴泻,多加艾火即收功。”“忽然咳嗽腰背疼,身柱由来灸便轻。”“伤风不解嗽频频,久不医时劳便成,咳嗽须针肺俞穴,痰多宜向丰隆寻。”“腠理不密咳嗽频,鼻流清涕气昏沉,须知喷嚏风门穴,咳嗽宜加艾火深。”“吼喘之症嗽痰多,若用金针疾自和,俞府乳根一样刺,气喘风痰渐渐磨。”[以上5条均原出《扁鹊神应针灸玉龙经》]

《针灸大成》(卷三·胜玉歌):“若是痰涎并咳嗽,治却须当灸肺俞。”

《针灸大成》(卷五·十二经井穴):“手太阴井:人病膨胀,喘咳,缺盆痛。”

《针灸大成》(卷五·十二经治症主客原络):“喘咳缺盆痛莫禁……太渊、偏历。”

《针灸大成》(卷五·八脉图并治症穴):“后溪……咳嗽寒痰:

列缺、涌泉、申脉、肺俞、天突、丝竹空。”

《针灸大成》(卷八·中风瘫痪针灸秘诀):“中风痰咳,肘挛,寒热惊痫:列缺。”

《针灸大成》(卷九·治症总要):“第七十九．哮吼嗽喘:俞府、天突、膻中、肺俞、三里、中脘……复刺后穴:膏肓、气海、关元、乳根。”“第八十．咳嗽,红痰:百劳、肺俞、中脘、三里……复刺后穴:膏肓、肾俞、肺俞、乳根。”“第八十二．肺壅咳嗽:肺俞、膻中、支沟、大陵……复刺后穴:风门、三里、支沟。”“第八十三．久嗽不愈:肺俞、三里、膻中、乳根、风门、缺盆。”“第一百四十一．咳逆发噫:膻中、中脘、大陵……复刺后穴:三里、肺俞、行间。”[本条原出《医学纲目》(卷二十二·哕)]

《针灸大成》(卷九·崔氏取四花穴法):“崔氏四花穴法:治男妇五劳七伤,气虚血弱,骨蒸潮热,咳嗽痰喘。”

《针灸大成》(卷九·医案):“员外熊可山公,患痢兼吐血不止,身热咳嗽,绕脐一块痛至死,脉气将危绝……脐中一块,高起如拳大……急针气海,更灸至五十壮而苏,其块即散,痛即止。”

《东医宝鉴》(杂病篇五·咳嗽):“咳嗽有痰,宜灸天突、肺俞,以泄火热,泻肺气。”“久患喘嗽,夜不得卧,夏月亦衣夹温背心,是膏肓病也,灸之而愈。”“咳喘不得卧,取云门、太渊。”“咳逆不止,灸乳根二穴,即止如神;又灸脐下气海五壮或七壮,亦立止(正传)。”

《寿世保元》(卷九·膏药):“咽喉喘嗽,贴肓者,焙手摩百次。”“冷嗽热嗽伤风,贴肺俞,焙手摩百次。”

《寿世保元》(卷十·灸法):“呃逆咳逆,灸气海三五壮。”“灸远年咳嗽不愈者,将本人乳下大约离一指头,有其低陷之处,与乳直对不偏者,此名为直骨穴,如妇人即按其乳头直向下,看其乳头所到之处,即是直骨穴之地位,灸艾三炷,其艾只可如赤豆大,男灸左,女灸右,不可差错。”

《针方六集》(纷署集·第七):“大椎……咳嗽、瘰疬、诸虚潮热。”“身柱……咳嗽哮喘。”

《针方六集》(纷署集·第八):“肺俞……痰饮嗽喘。”

《针方六集》(纷署集·第九):“魂门……体热劳嗽,气不升降。”

《针方六集》(纷署集·第十卤):“璇玑……久嗽不愈,痰盛噎塞。”

《针方六集》(纷署集·第十五):“彧中……嗽喘痰涎,胸痛不能食。”

《针方六集》(纷署集·第十六):“气户……咳逆上气。”“乳根……咳嗽气急,哮喘。”

《针方六集》(兼罗集·第四十六):“列缺……咳嗽寒痰,先补后泻。”

《针方六集》(兼罗集·第五十五):“肺俞……肺家嗽红痰,并久嗽,先补。”

《针方六集》(兼罗集·第五十七):“风门……痰盛热咳气喘,可泻,应穴列缺。”

《经络汇编》(手少阴心经):“手少阴经心,其见证也……上咳吐,下气泄。”

《经络汇编》(足少阴肾经):“足少阴经肾,其见证也……腹大胫肿,咳嗽。”

《类经图翼》(卷六·足太阴):“食窦……咳唾逆气,饮不下。”

《类经图翼》(卷七·足太阳):“风门……伤风咳嗽头痛,鼻流清涕,可灸十四壮。”[原出《神农黄帝针灸图》(十二图)]

《类经图翼》(卷七·足少阴):“步廊……咳逆不得息。”“彧中……一传治咳嗽哮病唾血。”“俞府……一云热嗽泻之,冷嗽补之。”

《类经图翼》(卷八·足厥阴):“章门……咳喘不得卧。”

《类经图翼》(卷八·任脉):“膻中……痰喘哮嗽,咳逆噎气。”“膻中……上气喘咳,可灸七壮。”“天突……治气喘咳嗽,可灸七壮。”[上2条原出《神农黄帝针灸图》(十六图)]

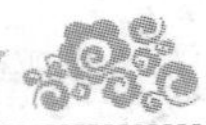

《类经图翼》(卷八·督脉):"至阳……咳嗽。""身柱……治咳嗽,可灸十四壮。"[上2条原出《神农黄帝针灸图》(十五图)]"灵台……风冷久嗽,火到便愈。"

《类经图翼》(卷十·奇俞类集):"崔氏四花六穴……骨蒸潮热,咳嗽痰喘,五心烦热,四肢困倦,羸弱等证,并皆治之……亦宜灸足三里泻火方妙。愚按前法,灸脊旁四穴,上二穴近五椎,心俞也;下二穴近九椎,肝俞也。"[原出《古今医统大全》(卷七·崔氏四花六穴并辨)]

《类经图翼》(卷十一·诸咳喘呕哕气逆):"咳嗽:天突(七壮)、俞府(七壮)、华盖、乳根(三壮)、风门(七壮)、肺俞、身柱、至阳(十四壮)、列缺。""寒痰嗽:肺俞、膏肓、灵台(九壮不可多)、至阳、合谷、列缺。""热痰嗽:肺俞、膻中、尺泽、太溪。"

《类经图翼》(卷十一·外科):"肺痈:吐脓,肾俞三七壮、合谷二七壮、太渊二七壮。"

《循经考穴编》(手太阴):"列缺……喉痹喘嗽。""列缺……痰饮咳嗽,卧针沿皮向下,透太渊。""经渠……主手腕疼痛,咳嗽喘促。"

《循经考穴编》(足阳明):"缺盆……主咳喘瘿瘤。"

《循经考穴编》(足太阴):"周荣……咳逆上气。"

《循经考穴编》(手太阳):"秉风……腠理不得致密,风邪易入,咳嗽顽痰。""肩中俞……劳嗽。"

《循经考穴编》(足太阳):"风门……喘逆无时,咳嚏不已。""肺俞……或气虚尪瘵,久嗽畏寒,或哮吼喘促。""神堂……喘噎,哮嗽痰涎。""意舍……冷嗽气攻两胁。"

《循经考穴编》(足少阴):"腧府……主久嗽吐痰。"

《循经考穴编》(足少阳):"肩井……两肩畏冷,风寒咳嗽。"

[清代文献摘录]

《太乙神针》(正面穴道证治):"期门……伤寒结胸[一本作

“胁”]，咳嗽吐脓。”“行间……心痛，咳逆，吐血[《育麟益寿万应神针》补：中极穴]。”

《太乙神针》(背面穴道证治)：“身柱……脊膂强痛，咳吐不止，癫狂谵语[此6字一本无]，瘛疭发热[《育麟益寿万应神针》补：环跳穴、膏肓穴]。”“肺俞……肺痿，吐血，咳嗽，气喘。”“膏肓……肺痿，咯血，咳嗽吐痰。”“足三里……咳嗽稠痰。”

《医宗金鉴》(卷七十九·十二经表里原络总歌)：“肺经原络应刺病……洒翕寒热咳喘短。”“心经原络应刺病……肱仆咳吐下泄气。”

《医宗金鉴》(卷八十五·胸腹部主病)：“膻中穴主灸肺痈，咳嗽哮喘及气瘿。”“期门主治奔豚病，上气咳逆胸背疼。”

《医宗金鉴》(卷八十五·背部主病)：“大杼主刺身发热，兼刺疟疾咳嗽痰。”“风门主治易感风，风寒痰嗽吐血红。”“身柱主治羊痫风，咳嗽痰喘腰背疼。”

《医宗金鉴》(卷八十五·手部主病)：“列缺主治嗽寒痰。”“经渠……喉痹咳逆气数欠。”“太渊……兼刺咳嗽风痰疾。”

《医宗金鉴》(卷八十五·足部主病)：“解溪主治风水气，面腹足肿喘嗽频。”“[足]窍阴主治胁间痛，咳不得息热躁烦。”

《针灸则》(七十穴·胸胁部)：“天突……喘急痰涎咳嗽。”“幽门……心下痞，痰咳。”

《针灸则》(七十穴·手足部)：“[足]三里……痰咳，气喘，心痛。”

《针灸则》(咳嗽)：“针：幽门、上脘、巨阙；灸：肺俞、肩井；出血：曲泽。”

《针灸则》(咳逆)：“针：中脘、阴都；灸：三里(屡试屡效)。”

《续名医类案》(卷十五·咳嗽)：“凌汉章治里人病嗽，绝食五日……穴在顶，针之必晕绝……命四人分牵其发，使勿倾侧，乃针果晕绝，家人皆哭，凌言笑自若，顷之气渐苏，复加补始出针，呕积痰斗许，病即除。”

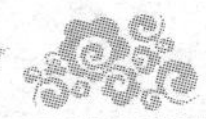

《采艾编翼》(卷一·经脉主治要穴诀):“天突咳嗽奇穴。”

《采艾编翼》(卷二·咳嗽):“咳嗽……列缺、尺泽、肺俞、彧中、乳根、足三里;病深加膻中、上脘、气海。”

《针灸逢源》(卷四·足阳明):“居家必用方,凡病久得咳逆,于乳下一指许男左女右,灸三壮即瘥,不瘥则不可治。”

《针灸逢源》(卷五·咳嗽哮喘门):“咳嗽……天突、膻中、乳根(三壮)、风门、肺俞、经渠、列缺、鱼际、前谷、三里。”“咳逆……肺俞、肺募、太陵、三里、行间。”

《针灸逢源》(卷五·虚劳门):“骨蒸寒热……四花穴,令病人平身正立,用草一条约长三四尺,一头与足中指端(一作“大指”)比齐,顺脚心至后跟贴肉直上,比至曲脉大纹截断……又取短草一条双折,按定鼻柱根,左右分开,至两口角截断,如人字样,展直取中,横加于背脊墨点上,两边草尽处为第一次,应灸二穴,即五椎心俞……又取前所量足之草中折,正按结喉上,其草两头垂脊间,至尽处以墨点记,次以前所量短草,亦如前法横加于墨点上,两旁草尽处为第二次应灸二穴,即七椎膈俞……凡男妇五[原多“五”,据义删]劳七伤,肌肉削瘦,盗汗潮热,烦躁咳嗽吐血等证,初灸七壮或二七壮,三七壮,再灸膏肓二穴。”

《针灸逢源》(卷五·痈疽门):“经主咳嗽寒热,疮白色。”

《针灸逢源》(卷五·幼科杂病):“肩中俞:治咳嗽者。”

《针灸内篇》(手太阴肺经络):“列缺……针一分,沿皮透太渊……喉痹咳嗽,喘息。”“经渠……胸满,喘促,咳。”“太渊……治心痛,寒热,呕吐,咳嗽。”“鱼际……治虚热,恶风寒,舌黄,咳喘。”

《针灸内篇》(手太阳小肠络):“少泽:治痁疾,头痛,咳嗽。”“前谷……热病无汗,咳嗽,衄血。”

《针灸内篇》(手厥阴心包络):“天泉……治心病,咳逆,胸胁满。”“大陵……咳喘,咽喉。”

《针灸内篇》(手阳明大肠络):“[手]五里……寒热,瘰疬,咳嗽。”“扶突……治舌出，咳逆，喉鸣如小鸡声。”

《针灸内篇》(足太阴脾经络)：“天溪……治胸胁疼，咳逆。”

《针灸内篇》(足太阳膀胱络)：“肺俞：治痨嗽，喘逆，吐血症。”“魄户……气逆，喘嗽。”“譩譆……治久疟虚损，咳逆。”“昆仑……头腹痛，咳，吐。”

《针灸内篇》(足少阴肾经络)：“太溪……咳，疟。”“步廊……治胸满咳嗽。”“神藏……治气逆咳吐。”“彧中……治胸满咳喘。”“俞府……治气逆，胸满，咳嗽。”

《针灸内篇》(足厥阴肝经络)：“期门……伤寒发咳。”“水突……治咽喉痈，呼吸喘急，咳逆。”“气舍……治咳逆，咽喉。”“缺盆……喉痹，咳嗽等症。”“库房……治胸胁，咳吐。”“乳根……治胸痛，哮喘，痰嗽。”

《针灸内篇》(督脉经络)：“大椎……呕吐，咳逆。”

《针灸内篇》(任脉经络)：“膻中……治肺喘，咳嗽脓血。”“璇玑……治胸膈满痛，咽肿，哮嗽，日夜难眠。”“天突……治咽喉诸症，哮喘，咳嗽脓血。”

《名家灸选三编》(上部病·咳嗽)：“治痰嗽年年寒暄发，将作吼喘，药治无效者法(团部井上氏传)：脊骨五六椎中，间开各一寸，灸三十壮。”

《太乙离火感应神针》：“上脘……瘈痫风搐咳喘。”“大椎……咳呛无痰，气弱身瘦。”“涌泉……咳嗽多痰。”

《神灸经纶》(卷三·身部证治)：“咳嗽：丹田、膻中……。”“寒嗽……天突、三里。”“咳嗽红痰：列缺、百劳、肺俞、中脘。”“咳逆：膏肓、解溪、阴窍。”

《太乙集解》(足太阳膀胱经穴)：“膏肓俞……肺痿咯血，咳嗽吐痰。”

《针灸集成》(卷二·咳嗽)：“咳逆不止：自大椎至五椎节上，灸随年壮；又方：期门三壮立止。”“唾喘：上星七壮，合谷三壮，太渊、后溪、然谷、天突。”“肺痈咳嗽上气：天突、膻中、膏肓俞、肺俞

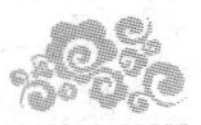

皆灸；骑竹马穴七壮，诸穴之效，无逾于此穴也。”“咳喘饮水：太渊、神门、支沟、中渚、合谷。”

《针灸集成》（卷二·积聚）：“小腹积聚，腰脊周痹，咳嗽大便难：肾俞以年壮，肺俞、大肠俞、肝俞、太冲各七壮，中泉、独阴、曲池。”

《针灸集成》（卷二·疮肿）：“肺痈：胸胁引痛，呼吸喘促，身热如火，咳嗽唾痰，不能饮食，昼歇夜剧，即灸骑竹马穴七壮，尺泽、太渊、内关、神门，并针刺通气，以泄毒气；若不愈，更灸骑竹马穴七壮……已脓矣，即以边刃大针，刺破痈边，乳旁腋下向前肋间，使之出脓，后即插纸燃，插与拔，逐日行之，使不塞孔。”

《针灸集成》（卷二·汗部）：“咳嗽汗不出：鱼际、窍阴、胆俞、商阳、上星、肺俞、心俞、肝俞、曲泉三壮，孔最三壮。”

《灸法秘传》（劳伤）：“久嗽劳热者，灸肺俞。”

《灸法秘传》（咳嗽）：“咳甚欲吐，灸身柱。”“因痰而嗽，灸足三里。”“气促咳逆，觉从左升，易于动怒者，灸肝俞。”“咳嗽……吐脓者，灸期门。日久成劳者，灸膏肓弗误。”

《灸法秘传》（肺痈）：“久咳不已，胸中隐隐而疼，吐痰腥臭，或吐血脓，是为肺痈，痈者，壅也……法当灸其天突，兼服清肺之方。”

《灸法秘传》（肺痿）：“久嗽肺虚，而成肺痿……当先灸其肺俞，兼灸膏肓可也。”

《痧惊合璧》：“老鸦惊症：今有小儿时当咳嗽啾唧，啼哭不眠……将男左女右乳上离一指，用火一炷，如不能转而作眼反变惊悸，心与脐下各离一指，俱用一火。”“乳风惊症：今有小儿咳嗽恶心，肚腹膨胀，乳食不纳……将颈堂、顶堂、地角及心脐下离一指处各灸一火。”“扳春惊症：今有小儿遍身发热，气急咳嗽……对中一火，心上下两火，攒脐四火，俱离一指，背后当心上下各一火。”“风寒惊症：今有小儿发热，一时肚腹胀痛，嗽唧不已……将两手足虎口及掌心、脚心、脐上下离一指处，各一火。”“喉喘惊症：今有小儿咳嗽，咽喉中气喘甚急，此因儿食咸物之时被打喊哭，咸气呛于肺腑，男左女右，小指尖上一火，当心离一指顺下四火，脐下离一指一火。”

《育麟益寿万应神针》（六十二种穴法）：“凡咳嗽哮喘，三阴疟疾，熨百会穴、经渠穴、前谷、大椎穴、合谷穴、间使、三里穴。”“凡痰喘，气急，咳嗽，熨百劳穴（即大椎第一脊珠是也）、膻中穴、太渊穴、肺俞穴、中脘穴、膏肓穴、脾俞穴、胃俞穴、下脘穴、三里穴。”

［民国前期文献摘录］

《西法针灸》（第三章·第四节）：“气管枝加答儿……咳嗽吐痰……转地疗法，头、颈、背部可施按摩法，又得于左列之部针之：幽门、上脘、巨阙、曲泽、风池、梁门、后溪、哑门、大杼、风门、身柱，或用六壮灸法，亦颇有效。”

《针灸秘授全书》（噤口不开）：“聚泉治咳嗽症最佳。”

《针灸秘授全书》（久咳）：“久咳：重俞府、肺俞、膻中、乳根、风门、列缺、聚泉、廉泉、缺盆（禁针）、关冲。”

《针灸秘授全书》（肺痈咳嗽）：“肺痈咳嗽：风门、重肺俞、重三里、列缺、太渊。”

《针灸秘授全书》（咳红痰）：“若寒热咳嗽：独灸命门。”

《针灸简易》（放痧分经诀）：“咳嗽声哑气逆呛，痧发肺经手太阴（放手大指）。”

《针灸简易》（审穴歌）：“绞肠咳脓尺泽间。”“列缺咳嗽与寒痰。”

《针灸简易》（穴道诊治歌·前身部）：“期门二肋即乳旁，胸满咳逆痛背连。”“膻中在乳中折中，哮喘咳嗽暨肺痈。”

《针灸简易》（穴道诊治歌·后身部）：“身柱项下三椎安，腰背疼痛及咳痰。”“大杼……疟疾咳嗽五分刺，足太阳穴勿灸哉。”“风门……咳嗽吐痰灸五状，此足太阳五分针。”“肺俞……

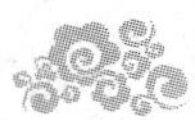

外感咳嗽与内伤。”

《针灸简易》(穴道诊治歌·手部):“列缺……偏正头风寒嗽痰。”

《针灸简易》(穴道诊治歌·足部):“窍阴足四外侧间,胁痛咳逆热燥烦。”“解溪……腹胀喘满及咳嗽。”

《针灸治疗实验集》(15):“张居士,患翻胃咳喘,针中脘、足三里,其病略减,次日复针三阴交、膏肓、列缺,病全好。”

《针灸治疗实验集》(27·二):“李徐氏女性,年五十八岁,新建县人,居乡患咳嗽面目浮肿之症,来省请治,即针曲池、合谷二穴,一次而愈。”

《针灸治疗实验集》(31·二):“胡才喜,年十六岁,住垛场川东灶,咳嗽潮热,痰中夹血,风寒袭于肺络,致肺血夹痰而出,第一次针肺俞灸五壮,针百劳灸三壮,第二次针百劳,灸足三里,第三次针肺俞、中脘,第四次针列缺、风门,痊愈。”

《针灸治疗实验集》(39·一):“本市书院码头黄华者,为轮船工会之工友也,于前十六年时,因劳力过度,致伤肺部,喘咳异常,且时有血出痰臭而腰胀……余首日即针天突、气海,二日据云咳略顺痰亦少,意者久病则虚,乃与灸天突、气海四十壮,加灸肾俞六十壮,及给自制肺劳丸与服,第三日云,已各部愈大半矣,余以斯收功如此神效,乃针肺俞、足三里,灸膏肓、四花穴,连灸四日,其病若失矣。”

《金针秘传》(针验摘录·干血):“曹女年十七,忽停经九月,人渐瘦,脉沉实,舌白口渴心烧,中脘痛,少腹左胁下痛而拒按,夜来潮热盗汗,便结溲少而热,微咳无痰,皮肤枯燥,肌如甲错,无一不是干血痨之症状……乃一方用去瘀之法,刺其肝脾各经之穴,其腹痛拒按之状渐解,一方又以培养新血之法,从期门等穴启其生机,心烧潮热等症亦退,前后月余,其经复至,诸病霍然。”

[现代文献题录]

(限本节引用者,按首位作者首字的汉语拼音排序)

敖恩福.膻中穴埋线为主治疗慢性支气管炎199例.山西中医,1996,12(4):27

柏树样,刘宇罕.点刺穴位治疗小儿外感咳嗽.针灸临床杂志,1999,15(10):47

陈朝明.针灸并用治疗慢性支气管炎246例临床观察.中医药信息,1987,4(2):34

崔霞,王素梅,吴力群.雷火灸治疗小儿慢性咳嗽68例.四川中医,2007,25(11):119-120

刁灿阳.时间针灸疗法为主1次治愈咳嗽案.针灸临床杂志,2003,19(10):12

董德懋.宣肺平肝 郄门太冲//胡熙明.针灸临证指南.北京:人民卫生出版社,1991:108

范育玲,江向君.针灸背俞穴配合止嗽散治疗感染后咳嗽的临床观察.医学信息,2010,23(9):2626-2627

冯庆丰.针刺治疗百日咳30例.中医杂志,1982,23(8):41

冯润身.针灸论治时-空结构初探.内蒙古中医药,1987,6(1):15

甘照华.针刺、走罐、穴位注射并用治疗咳喘病41例.福建中医药,2002,33(4):30

高春长.灸法治疗频咳案.中国针灸,1999,19(3):165

高树彬,周向红.外治法治疗小儿痰湿型咳嗽282例临床观察.福建中医药,1996,27(1):11

高镇伍.解表宣肺 健脾益肺//胡熙明.针灸临证指南.北京:人民卫生出版社,1991:110

苟春雁,路瑜,田丰伟,等.针刺治疗急性咳嗽验案举隅.中国中医急症,2011,20(6):1010-1011

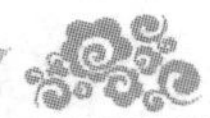

顾天培．针刺治疗小儿百日咳112例临床观察．中医杂志，1983,24(2):51-52

顾云程．定喘穴埋针治疗哮喘慢支99例临床分析．针灸临床杂志,1999,15(1):28

郭诚杰．针刺肺俞 复拔火罐//胡熙明．针灸临证指南．北京:人民卫生出版社,1991:111

侯林．十宣点刺出血为主治疗百日咳208例．新中医,1999,31(10):30

侯升魁．冷冻治疗喘息型支气管炎60例．辽宁中医杂志,1983,10(9):封四

胡荣．鱼际、丰隆、太渊穴运用烧山火透天凉针法配合针刀治疗咳嗽的临床研究．中外医疗,2009,29(2):109-110

霍金山．温针大椎 散风祛寒//胡熙明．针灸临证指南．北京:人民卫生出版社,1991:111

姬霞,冯亚莉．拔罐加超短渡治疗外感咳嗽89例．河北中医,2002,24(6):449

贾国顺．穴位植入家兔脑垂体肾上腺腺体活组织治疗慢性支气管炎．新医学,1989,20(8):407

康晓娥．化脓灸治疗慢性支气管炎30例临床观察及血浆前列腺素 F_{2a} 测定．湖南中医杂志,1994,10(2):14

李长春．穴位埋线疗法为主治疗慢性支气管炎200例疗效观察．针刺研究,1998,23(3):201

李国旭．针刺三间穴治疗小儿外感咳嗽112例．中医研究,1997,10(4):47

李慧．伏针疗法之用药阐释．中医函授通讯,1996,15(3):44.

李军霞．针刺太渊穴治疗咳嗽85例．张家口医学院学报,2002,19(1):26

李丽梅,王丕兰,世银英．耳穴压药丸治疗小儿咳嗽的临床

体会．宁夏医学院学报,1997,19(1):92-93

李世珍．天突为主　随症配穴//胡熙明．针灸临证指南．北京:人民卫生出版社,1991:107

李学武．膻中穴割治治疗咳喘52例．中国农村医学,1982,11(2):10

李颖骥．穴位注射合中药内服为主治疗风热犯肺型咳嗽188例．广西中医药,2001,24(5):284

李悦更．火针治疗小儿咳喘100例．中国针灸,1987,7(6):5

李振基．皮内针和温灸辅助治疗小儿肺炎50例．陕西中医,1986,7(10):457

林兵宾．针刺加中药外敷法治疗慢性支气管炎及哮喘的疗效观察．针灸临床杂志,1999,15(6):7

刘冠军．法随证立　依法组方//陈佑邦．当代中国针灸临证精要．天津:天津科学技术出版社,1987:124

刘继荣．拔罐治疗小儿急性治疗支气管炎．中国针灸,1985,5(2):44

刘晓鹰,黄又新．中药外熨治疗小儿肺部罗音久不吸收者30例．湖北中医杂志,1990,12(2):5

刘玉芬．三伏灸治疗气管炎,哮喘424例．中国针灸,1989,9(5):16

刘月珍．针治疗慢性支气管炎60例．中国针灸,1992,12(5):3

陆亚康．"三伏灸"防治慢性支气管炎317例疗效分析．针灸临床杂志,1998,14(9):31

马明非．针刺手部喘点治疗喘咳病100例小结．甘肃中医学院学报,1990,7(3):29

梅星．挑刺肺俞穴治疗咳喘病50例．中国针灸,1991,11(5):封4

梅忠英．水针治疗慢性支气管炎37例．上海针灸杂志,

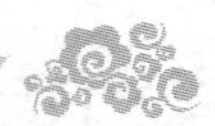

1985,4(3):12

孟凡军,古丽米娜．背部拔罐治疗小儿咳嗽200例分析．光明中医,2006,21(4):27

钱松林．蜡烛灸治疗慢性支气管炎180例小结．湖南中医杂志,1991,7(3):26

邱茂良．证分内外　区别施针//胡熙明．针灸临证指南．北京:人民卫生出版社,1991:104

商风楼,张膺．电针督脉穴治疗慢性支气管炎1493例临床观察．中国针灸,1988,8(5):7

邵兴军,吴礼凯．中药外治久咳不愈78例．湖北中医杂志,1997,19(3):24

沈家忠,尉建勋．针刺天突、内关、列缺治疗咳嗽．中级医刊,1966,16(2):111

盛玲玲．气至病所对针刺治疗支气管哮喘疗效的影响．上海针灸杂志,1987,7(2):9

石国章．周期性定期发作症辨时针治4则．江西中医药,1994,25(1):46

石珍．火针加火罐治疗外感咳嗽疗效观察．临床医药实践,2010,19(14):969

宋玉珍．推拿治疗小儿咳嗽60例．山东中医杂志,1995,14(10):459

孙东．穴位注射治疗慢性支气管炎60例．中国针灸,1998,18(3):185

孙玉霞．拔罐治疗小儿咳嗽的体会．陕西中医学院学报,1994,17(1):49

谭军源．经络穴位疗法治疗慢性支气管炎300例疗效观察．江西中医药,1989,20(2):36

田从豁．穴位敷贴　隔药灸治//陈佑邦．当代中国针灸临证精要．天津:天津科学技术出版社,1987:61-63

田广勤．穴位埋线治疗慢支1203例．中国针灸,1987,7(2):12

铁萱．穴位注射治疗慢性支气管炎、哮喘76例．陕西中医,1997,18(8):363

王爱国．伏天叩刺加膏贴疗法治疗慢性支气管炎．四川中医,1996,14(6):51.

王慧心．He-Ne激光穴位照射治疗慢性支气管炎388例．针灸临床杂志,1999,15(4):32

王建和．背俞穴刺络拔罐法治疗咳嗽43例．天津中医学院学报,1997,16(3):19.

王立国．天突穴刺血点醋加火罐治百日咳54例疗效观察．新中医,1996,28(6):34

王利然,王晓燕．冬病夏治传统穴位配合神阙穴贴敷治疗咳嗽变异性哮喘56例．陕西中医,2009,30(12):1645-1646

王淑伟,尚德志．穴位贴敷对慢性支气管炎大鼠红细胞免疫功能的影响．针刺研究,1999,24(1):48

王淑伟．穴位贴敷对慢性支气管炎肺功能的影响．锦州医学院学报,1998,19(5):25

王卫．刮痧、拔罐、艾灸综合疗法治疗咳嗽之临床观察．天津中医学院学报,1997,16(4):19

王玉．推拿加拔罐治疗小儿外感咳嗽90例．陕西中医,2008,29(11):1518-1519

卫志华．膻中穴注射丙酸睾丸素治疗慢性支气管炎45例．中国针灸,1983,3(6):6

吴爱莉,吴晓莉．复方斑蝥膏敷贴穴位防治哮喘、慢性支气管炎200例．中国针灸,1999,19(3):140

奚永江．《针灸大成》中俞穴功效的计算机分析．上海针灸杂志,1988,7(2):36

肖冠峰,邢翠玲．穴位贴敷治疗小儿慢支咳嗽400例．实用中西医结合杂志,1998,11(10):909

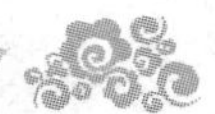

肖进顺．针刺治疗百日咳．中国针灸,1983,3(4):18

肖祖伟．针灸肺俞穴治疗风寒咳嗽40例．中国针灸,2003,23(11):667

薛德政,张彩兰．中药贴敷脐周穴治疗支气管炎320例疗效观察．中国针灸,1988,8(3):10-11

阳媚．针灸治疗上感后咳嗽的临床观察．针灸临床杂志,1998,14(12):11

杨淑荣,许增华,李颖,等．针刺结合艾灸法治疗喉源性咳嗽的疗效观察．中华中医药杂志,2010,25(7):1128-1130

杨絮．紫外线照射足底及穴位治疗慢支及感冒62例．中华理疗杂志,1982,5(3):189

姚杨伟．穴位结扎配合内服药治疗支哮、慢支80例．江苏中医,1994,15(2):30

殷昭红．药线点灸治疗感冒后咳嗽59例．中国民族民间医药杂志,1999,5(6):322

余淑芬,曾颂美．梅花针治疗小儿咳喘证80例．中国针灸,1996,16(11):54

张冬平,张浩清．推拿治疗小儿咽源性咳嗽60例疗效观察．临床肺科杂志．2006,11(6):831

张继红,赵藏朵,张慧玲．针刺加闪罐治疗顽固性咳嗽62例．陕西中医,2003,24(10):928

张丽民．针刺拔罐治疗百日咳样咳嗽综合征120例．上海针灸杂志,1993,12(1):28

张文进．埋线治疗慢性咳嗽//胡熙明．针灸临证指南．北京:人民卫生出版社,1991:112

张雪峰．手针为主治疗外感咳嗽100例．中国针灸,1997,17(5):291

钟梅泉．梅花针法治疗咳嗽//胡熙明．针灸临证指南．北京:人民卫生出版社,1991:108

周楣声．脏咳取俞　腑咳取合//胡熙明．针灸临证指南．北京:人民卫生出版社,1991:105

周清．刺络拔罐验案四则．中医外治杂志,1999,8(3):39

朱庆军,张海燕．针刺董氏奇穴治疗咳嗽的临床观察．实用中西医结合临床,2009,9(6):53-54

祝维华．商阳穴点刺放血临床应用．江西中医药,1997,28(6):44

第四节　哮喘

哮喘是以呼吸急促为特征的疾病，患者甚至可表现出张口抬肩、鼻翼扇动、喉间痰鸣等症状。古代针灸临床文献中凡有哮、喘、吼、气促，以及在呼吸系统疾病中有气逆上、上气、逆气等描述字样的内容，本节均予收录。中医学认为，本病的病位主要在肺（包括肺系、气道，相当于西医学中的气管、支气管），又与脾、胃、肝、肾等脏腑有关；本病的发生与寒、热、痰，以及体虚等因素相关。西医学中的支气管哮喘、喘息性支气管炎、肺炎、肺气肿、肺结核、硅沉着病（矽肺）、心源性疾病等均可发生呼吸急促之状况，故与本病相关。涉及本病的古代文献共 468 条，合 1003 穴次；现代文献共 502 篇，合 2602 穴次。将古今文献的统计结果相对照，可列出表 4-1~ 表 4-4（表中数字为文献中出现的次数）：

表 4-1　常用经脉的古今对照表

经脉	古代（穴次）	现代（穴次）
相同	任脉 220、膀胱经 134、胃经 119、肺经 109、肾经 70、督脉 52、大肠经 52	膀胱经 975、任脉 458、胃经 256、督经 242、肺经 232、大肠经 68、肾经 39
不同	（无）	（无）

表 4-2　常用部位的古今对照表

部位	古代（穴次）	现代（穴次）
相同	胸脘 308、上背 150、腿阳 71、小腹 65、手掌 58、臂阴 56	上背 1286、胸脘 419、腿阳 249、臂阴 138、手掌 82、小腹 81
不同	头面 82	下背 172

表 4-3　常用穴位的古今对照表

穴位		古代（穴次）	现代（穴次）
相同		天突 47、膻中 44、足三里 42、肺俞 40、太渊 26、中脘 24、列缺 14、合谷 13、膏肓俞 13	肺俞 350、膻中 194、足三里 141、天突 136、膏肓俞 75、合谷 41、列缺 41、太渊 35、中脘 32
相似		气海 25	关元 42
不同	胸脘	期门 17、中府 16、俞府 16、乳根 14、璇玑 13、华盖 12、云门 11	
	背部		定喘 224、大椎 181、肾俞 154、风门 118、脾俞 84、心俞 63、膈俞 57
	肺经		尺泽 40、鱼际 38、孔最 37
	下肢	昆仑 12	丰隆 107

表 4-4　所用方法的古今对照表古今对照

方法	古代（条次）	现代（篇次）
相同	艾灸 108、针刺 52、刺血 16、推拿 2、敷贴 1	敷贴 110、针刺 108、灸法 84、刺血 16、推拿 13
不同	点烙 9、熨法 3	穴位注射 120、埋藏 47、拔罐 43、耳穴 34、器械 20、挑割结扎 19、电针 8、手足针 4、小针刀 4、眼针 4、刮痧 3、头针 2、皮肤针 2、火针 1

根据以上各表，可对哮喘的古今针灸治疗特点作以下比较分析。

【循经取穴比较】

古今治疗哮喘的常用经脉大体相同，但在相同的特点中或有

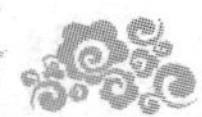

相异之处，具体讨论如下。

1. 古今均取任脉穴　本病的发生与肺，以及脾、胃、肝、肾等脏腑相关，而任脉循行在人体胸腹正中，与上述脏腑紧密相连，因此古今治疗本病均多取任脉穴。其穴次在古、今文献中分别达 220、458 穴次，分列各经的第一、第二位，分占各自总穴次的 21.93%、17.60%，此又显示**古代比现代更重视任脉穴**。就穴位而言，表 4-3 显示，**古今均多取天突、膻中、中脘，这是相同的**；古代还取璇玑、华盖穴，这是相似的；古代又取气海，现代则取关元，这也是古今相似的。

2. 古今均取膀胱经、督脉穴　古今治疗本病均多取膀胱经、督脉穴，其机制与治疗咳嗽相同。

表 4-5　古、今膀胱经、督脉穴次及其分占各自总穴次的百分比和其位次对照表

	古代	现代
膀胱经	134（13.36%，第二位）	975（37.47%，第一位）
督脉	52（5.18%，第六位）	242（9.30%，第四位）

由表 4-5 可知，**现代比古代更重视膀胱经和督脉穴**，此是现代受神经学说影响之故。就穴位而言，表 4-3 显示，**古今均多取膀胱经肺俞、膏肓俞，这是相同的**；现代还取膀胱经肾俞、风门、脾俞、心俞、膈俞，督脉大椎，这是相似的，但也显示出现代更多地选用膀胱经、督脉穴；**古代还取昆仑**，该穴为膀胱经五输穴中的“经穴”，《难经·六十八难》言：“经主喘咳寒热。”因此古人选用昆仑达 12 穴次之多，而现代却很少选取昆仑，这是古今不同的。

3. 古今均取胃、肾经穴　胃经的循行“循喉咙，入缺盆，下膈”，肾经“入肺中，循喉咙”，两经均经胸部，与肺相关联；胃可运化痰湿，肾主纳气闭藏，因此古今治疗哮喘均选用该两经穴。

表 4-6 古、今胃经、肾经穴次及其分占各自总穴次的百分比和其位次对照表

	古代	现代
胃经	119（11.86%，第三位）	256（9.84%，第三位）
肾经	70（6.98%，第五位）	39（1.50%，第七位）

由表 4-6 可知，古今对胃经的重视程度相近；而**古代比现代更重视肾经穴**。就穴位而言，**古今均取足三里，这是相同的；古代还选用胸部乳根、俞府，而现代则选用下肢丰隆，这有所不同**。《灵枢经·经脉》中肾经的“是动病”有“喝喝而喘，坐而欲起”之症，乃古人取肾经穴之例。

4. 古今均取肺经、大肠经穴 本病的病位主要在肺，而肺与大肠相表里，因此古今均多取肺经、大肠经穴。具体穴次及其分占各自总穴次的百分比和其位次见表 4-7。

表 4-7 古、今肺经、大肠经穴次及其分占各自总穴次的百分比和其位次对照表

	古代	现代
肺经	109（10.87%，第四位）	232（8.92%，第五位）
大肠经	52（5.18%，第七位）	68（2.61%，第六位）

表 4-7 百分比显示，古代似比现代更重视肺经、大肠经穴。就穴位而言，表 4-3 显示，**古今均取肺经太渊、列缺，大肠经合谷，这是相同的；古代还取胸部之穴中府、云门，现代则取上肢部之穴尺泽、鱼际、孔最，这有所不同**。《灵枢经·经脉》中肺经的“是动病”即有“膨膨而喘咳”之证，“所生病”亦有“上气喘喝”之证，乃古人取肺经穴之例。

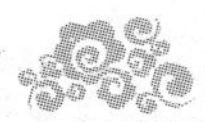

【分部取穴比较】

1. 古今均取胸腹部穴　根据局部取穴原则，治疗本病当取胸脘部穴；又因肾主藏精纳气，久病及肾，而人体小腹部藏有"脐下肾间动气"，因此古今又选用小腹部穴。

表 4-8　古、今胸脘、小腹部穴次及其分占各自总穴次的百分比和其位次对照表

	古代	现代
胸脘	308（30.71%，第一位）	419（16.10%，第二位）
小腹	65（6.48%，第五位）	81（3.11%，第七位）

表 4-8 显示，**古代比现代更重视胸脘与小腹部穴**。就穴位而言，表 4-3 显示，在胸脘部，**古今均多取天突、膻中、中脘，这是相同的**；古代还取期门、中府、俞府、乳根、璇玑、华盖、云门，此亦属局部取穴，但现代取之不多，这也显示古代更多地采用局部取穴法；在小腹部，**古代选取气海，现代则取关元**，这是相似的。

古代取胸腹部穴者，如《医学纲目》载："针灸喘不得卧，天突穴甚效，予治数人皆中。"《玉龙歌》道："哮喘之症最难当，夜间不睡气遑遑，天突妙穴宜寻得，膻中着艾便安康。"《济生拔粹》曰："治五膈气喘息不止，刺任脉中脘一穴"，"次针足厥阴经期门二穴"。《备急千金要方》谓："上气咳嗽"，"灸肺募五十壮"（肺募乃中府）。《玉龙赋》道："乳根俞府，疗气嗽痰哮。"《玉龙歌》曰："气喘急急不可眠，何当日夜苦忧煎，若得璇玑针泻动，更取气海自安然。"

现代取胸腹部穴者，如陈作霖治疗哮喘，取膻中，多向透刺；黄进贵则选用天突、膻中等穴，用艾条隔姜灸；方针取巨阙、中脘、下脘、梁门等穴，用艾炷直接灸；刘明清等取天突、膻中、关元等穴，施以化脓灸。

2. 古今均取上背部穴 中医学认为,脏腑之气均输注于膀胱经相应的背俞穴;西医学认为,与肺和支气管相关的自主神经从背部脊髓($T_{2\sim9}$)发出,因此在古、今文献中,上背部分别达150、1286穴次,分列各部穴次的第二、第一位,分占各自总穴次的14.96%;49.42%,可见**现代比古代更重视上背部穴**。就穴位而言,表4-3显示,**古今均多取肺俞、膏肓俞,这是相同的**;现代还取定喘、大椎、风门、脾俞、心俞、膈俞,而古代取之不多,这也显示现代比古代更重视上背部穴。

古代取上背部穴者,如《世医得效方》治"喘急",灸"肺腧各十一壮";《备急千金要方》载:膏肓俞治"上气咳逆"。

现代取上背部穴者,如周荣兴治疗哮喘,取肺俞、心俞、肾俞,热证用针,寒证针灸并用;刘炳权则取定喘、肺俞、风门、大杼、膏肓俞、心俞、脾俞等穴,在三伏天敷贴白芥子、甘遂、细辛、麝香等药;郑毓琳取大椎、陶道,用针刺平补平泻,取风门、肺俞、脾俞、肾俞,用针刺热补法;吴捷等取肺俞、膈俞、心俞穴,在三伏天用隔姜灸。

3. 古今均取腿阳面穴 治疗本病当取胃经穴以健运化痰,因而腿阳面穴次较高,在古、今文献中,腿阳面分别为71、249穴次,分列各部穴次的第四、第三位,分占各自总穴次的7.08%;9.57%,显示现代似比古代更多选用腿阳面穴。由表4-3可知,**古今均多取足三里,这是相同的;现代还取丰隆,古代取之不多,这是不同的**。其中足三里是胃经合穴,丰隆则为化痰经验穴。

如元代《玉龙歌》道:"忽然气喘攻胸膈,三里泻多须用心。"秦汉《灵枢经·四时气》曰:"腹中常鸣,气上冲胸,喘不能久立,邪在大肠,刺肓之原、巨虚上廉、三里。"现代余启梅等治疗哮喘缓解期,取足三里、丰隆等穴,注入乌体林斯、黄芪注射液和鱼腥草注射液;刘明清等治疗哮喘,取丰隆等穴,施以化脓灸。

4. 古今均取上肢阴面穴 因本病多取肺经等手阴经穴,而手阴经循行在前臂阴面,因而上肢阴面(含手掌、臂阴)穴次较高。

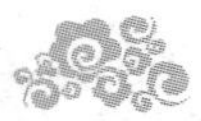

表 4-9　古、今手掌、臂阴面穴次及其分占各自总穴次的百分比和其位次对照表

	古代	现代
手掌	58（5.78%，第六位）	82（3.15%，第六位）
臂阴	56（5.58%，第七位）	138（5.30%，第五位）

表 4-9 中的百分比显示，对于手掌和臂阴面穴的重视程度，古今相近。就穴位而言，**古今均取太渊、列缺，这是相同的；现代还取尺泽、鱼际、孔最，古代取之不多，这是不同的**。其中太渊为肺经原穴，列缺为络穴，尺泽为合穴，鱼际为荥穴，孔最为郄穴；现代奚永江等提出了"一级全息元"的假说，其中太渊、列缺、鱼际附近是肺胸投影之处，为这些穴位治疗哮喘提供了又一个佐证。

古代取上肢阴面穴者，如《圣济总录》云："诸咳而喘息有音，甚则唾血者，太渊主之，浮肿则治在经渠。"《杂病穴法（歌）》道："喘急列缺足三里。"又如《医学纲目》载："间使透支沟，治中喘满上气。"其中间使亦属上肢阴面。

现代取上肢阴面穴者，如陈作霖治疗哮喘，针刺太渊等，施提插补法；刘明清等则取列缺等穴，施以化脓灸；严定梁针刺列缺透太渊，以及尺泽、孔最等穴；程健生治疗哮喘急性发作，取双侧鱼际穴，直刺入 1 寸，强刺激得气；孙六合等则取双侧孔最穴，用针刺。

5. 古代选取头面颈部穴　在古代文献中，头面颈部共 82 穴次，列各部的第三位，占总穴次的 8.18%，较为突出。其中除颈项部穴可疏通咽喉气道以外，还取头面部穴通过经脉直接或间接与胸颈部相连，从而治疗本病。如《备急千金要方》曰："天容、廉泉、魄户、气舍、谚譆、扶突，主咳逆，上气喘息，呕沫。"《医学纲目》云："肺逆曰咳喘，取天突、人迎泄之也。"《寿世保元》载："哮吼神法，胸中两边，名郁中，膻中，百会一穴，用艾灸之立已。"其中天容、廉泉、气舍、扶突、人迎属颈项部，百会属头部，但它们的穴次均未达到常用穴位阈值，故未被列入表 4-3 中。

现代也有取头面颈部穴者，如蒋向东治疗哮喘急性发作，针刺翳风穴，进针后以提插手法为主，平补平泻；王俊则取肺俞、扶突等穴，敷以白芥子、细辛、甘遂、延胡索；陈作霖治疗哮喘，针刺听会，施提插泻法；马石铭则独取素髎一穴，浅刺 2~3 分，快速捻转；何树槐针刺风池，向对侧眼球直刺。但在现代文献中头面颈部共 38 穴次，列各部穴次的第十位，占总穴次的 1.46%，不如古代，亦未被列入常用部位。

6. 现代选取下背部穴 在现代文献中，下背部共 172 穴次，占各部穴次的第四位，占总穴次的 6.61%，其中**常用穴为肾俞**，其次为命门，可见现代选用下背部穴以补肾纳气。如马佰录治疗支气管哮喘，取肾俞、命门等穴，于三伏天敷贴自制平喘膏；刘明清等则取肾俞等穴，施以化脓灸；张玉璞治疗哮喘之肾虚者，针补肾俞、命门等。

而在古代文献中，下背部共 11 穴次，占各部之第十三位，占总穴次的 1.10%，未被纳入常用部位。但古代亦有选用肾俞者，如《备急千金要方》载："肺俞、肾俞，主喘咳，少气，百病。"古代取肾俞共 7 次，未达到常用穴位之阈值，亦不如现代，而古代命门则为 0 穴次。

【辨证取穴比较】

根据发病机理，本病可分为寒、热、风、痰、虚等类型，**对于各类哮喘，古人均取胸部、上背部穴**，这是共同的，各类之间并无差异。如**治疗与寒相关者**，《备急千金要方》载：灸天瞿（天突）五十壮，治"上气气闭咳逆咽冷"。《针灸资生经》云："有贵人久患喘，夜卧不得而起行，夏月亦衣夹背心，予知是膏肓病也，令灸膏肓而愈。"**治疗与热相关者**，《备急千金要方》曰："魄户、中府，主肺寒热，呼吸不得卧，咳逆上气，呕沫，喘，气相追逐。"《针灸大成》言：灸崔氏四花穴主"骨蒸潮热，咳嗽痰喘"。**治疗与风相关者**，《玉

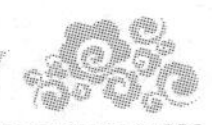

龙歌》道："俞府乳根一样刺，气喘风痰渐渐磨。"《医学纲目》语："治肺中风，多因嗽而始"，"急灸肺俞，其喘立定"。**治疗与痰相关者**，《灵光赋》道："天突宛中治喘痰。"《针方六集》称：肺俞主"痰饮嗽喘"。**治疗与虚相关者**，《循经考穴编》谓：石关主治"气喘，脾胃虚寒"。《类经图翼》述：崔氏四花六穴治"男妇五劳七伤，气血虚损，骨蒸潮热，咳嗽痰喘"。除此以外，对于各类哮喘古人还取其他相关穴位，各有所不同，具体探讨如下。

1. 与寒相关　古人选取小腹部穴，如《普济本事方》曰："阴毒伤寒，关格不通，腹胀喘促，四肢逆冷，亦依此灸之，气通可治，巴豆，黄连，右捣细，用津唾和成膏，填入脐心，以艾灸其上。"《太乙神针》云："腹胀气喘，心脐下冷痛"，"针气海穴"。《医学纲目》言："喘促与吐逆者"，"若其人手足冷，少腹硬，即于脐下两边各开一寸，各安一道，三处齐下火灸之"。小腹部存有"脐下肾间动气"，刺灸之则可释放阳气，祛阴散寒。

古人又取下肢脾、胃、肾经穴，如《琼瑶神书》治疗"男子气上喘下手足冷"："三里升阴气下忙，再用三阴升阴法。"《扁鹊神应针灸玉龙经》载：丰隆主"寒喘嗽急"。《针灸甲乙经》称：内庭主"喘满寒栗"；涌泉主"足厥喘逆，足下清至膝"。《备急千金要方》谓：大钟主肾"虚则膀胱寒"，"喉鸣而喘，坐而欲起"。脾胃为人体气血生化之源，肾藏有命门之火，取脾、胃、肾经穴则可以温阳益气，祛除阴寒。上述小腹部穴，以及脾、胃、肾经穴均在人体下半身，体现出祛寒多取下半身穴的倾向。

2. 与热相关　古人选取阳明经穴，如《素问·厥论》载："阳明厥逆，喘咳身热。"《针灸大成》述："手阳明井"主"烦热，喘而不已息"。《针灸甲乙经》曰："大肠有热"，"喘，不能久立，巨虚上廉主之"。《针灸聚英》云："身热而喘：取三间。"阳明多气多血，一旦受邪，易表现出阳热亢盛，而取阳明经穴则可祛邪清热。

古人又取心、肺、三焦经之穴，如《针灸甲乙经》载：大陵主"喘逆，身热如火"。《素问·刺热》在论及肺热病时曰："热争则喘

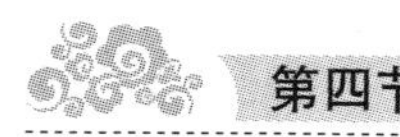

咳”，“刺手太阴、阳明，出血如大豆，立已”。《循经考穴编》云：会宗主“三焦邪热上壅，气滞喘满”。因心主血，肺主气，两者协同，产生人体所需热量，而三焦寄有相火，取该三经穴而用泻法，则可清热泻火。这些穴皆在上半身，体现出清热多取上半身穴的倾向。

古人又取末端部穴，如《针灸甲乙经》语：隐白主“气喘，热病”。《铜人腧穴针灸图经》在“涌泉”条目中载：“淳于意云，汉北齐王阿母患足下热，喘满，谓曰热厥也，当刺之足心立愈。”《子午流注针经》言：商阳主“喘逆热病并牙痛”。上述穴位均在肢体末端，而《灵枢经·终始》曰：“阳受气于四末。”可见末端部阳气旺盛，取其穴则可清热泻阳。

古人又取关节部穴，如《素问·刺腰痛》言：“中热而喘，刺足少阴，刺郄中出血。”《济生拔粹》语：“治热劳上气喘满，腰背强痛”，“针手太阴经尺泽二穴”。《千金翼方》称：“刺手太阴出血，主肺热气上咳嗽，寸口是也。”《备急千金要方》谓：列缺“主肺生病，病实则大肠热”，“上气喘喝”。《子午流注针经》曰：经渠主“热病喘疼心吐逆，禁灸神针有大功。”上述穴位均在大关节处，而前面已述，末部的阳气旺盛，就骨骼本末而言，骨干两端属骨的末部，即关节部亦属末部，故泻关节部穴也可清热泻阳。

3. 与风相关　古人选取上半身穴，如《针灸内篇》载：“风池，左针透右风府，右针透左风府，主一切风气”，治“鼻疾，喘”。《类经图翼》言：“肩中俞：风哮妙。”《医学纲目》语：“夏感风寒湿者”，“暴喘嗌干，善噫恐惧，取太陵、小海”；“秋感风寒湿者”，“病烦满喘呕，取太渊、合谷”。上述穴位均在上半身，此当与“风性轻扬在上”相关，体现出祛风多取上部穴的倾向。

4. 与痰饮相关　古人选取肺经穴，如《针灸内篇》载：列缺“针一分，沿皮透太渊”，治疗“痫痰惊悸，喉痹咳嗽，喘息”。对于与水饮相关的哮喘，也取与肺相关的穴位，如《医学纲目》言：“肺喘水肿从胸起，水白：肺俞、肝募”，“如喘满，鱼际透太渊（左右共

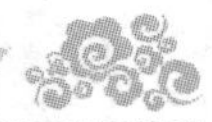

四十九呼，治肺经水气，极妙)"。推其原因，当为肺主宣肃、通调水道的缘故，《医门法律》曰："肺主气，行荣卫，布津液，水邪入之，则塞其气道，气凝则液聚，变成涎沫。"即为其理。

古人又取脾胃经穴，如《琼瑶神书》载：公孙主"痰气中满喘声齐"。《针灸则》述：三里主"痰咳，气喘"。此当与脾胃运化水湿相关。在化痰诸穴中，文献记载尤重胃经丰隆一穴，这是古人临床经验所得，如《循经考穴编》谓，丰隆主治"哮喘气急，一切风痰壅盛"。《医学纲目》载："诸痰为病，头风喘嗽，一切痰饮：丰隆、中脘。"《针灸大全》则兼取肺经、胃经与胸部之穴：列缺配丰隆、俞府、膻中、三里，治疗"哮喘气促，痰气壅盛"。

古人又取肾、肝经穴，如《素问病机气宜保命集》言："太阳喘满痰实，口中如胶，针太溪穴。"《针灸内篇》载：曲泉主"喘呼，风痰"。因为肾"主水"，具"分清泌浊"的功能；而肝气怫郁，影响脾气运化，亦可生痰，因此古人治疗痰喘也取肾经、肝经穴。

5. 与虚相关　古人选取小腹、下背部穴，如《玉龙赋》道："尪羸喘促，璇玑气海当知。"《医学纲目》云："妇人血弱气喘：气中(在气海旁一寸半，针入二寸半，先补后泻)。"《金针秘传》载："南海莫君敏庄"，"行动即喘，脉大而空，两尺尤少力"，"岂有肾虚而能延寿者，即针肾俞、关元等穴"。因为小腹与腰背之间藏有"脐下肾间动气"，取之则可补肾益气平喘。

古人又取胃、肾经穴，如《席弘赋》道："虚喘须寻三里中"。上述"与寒相关"中《备急千金要方》取大钟治"虚则膀胱寒"，"喉鸣而喘"。此当是脾胃运化水谷，肾主藏精的缘故。

现代针灸临床治疗哮喘也有用辨证取穴者，如李传杰针刺膻中、中府、尺泽、太渊、定喘、肺俞等，对于兼感风寒者，加风池、风府；兼有痰热者，加天突、合谷、丰隆；兼脾虚者，加脾俞、足三里；兼肾虚者，加肾俞、太溪。李世珍治疗哮喘之寒邪束肺者，针刺风门、肺俞，用泻法；脾失健运者，针刺足三里、阴陵泉，用补法；脾虚痰困者，针刺合谷、阴陵泉、足三里，用补法。张玉璞治疗哮喘之热盛者，针大椎、肺俞、曲池、膻中；寒盛者，针膏肓俞、厥阴俞、华盖；缓解期，针补膏肓俞、脾俞、风门；脾虚者，针补足三里、中脘、气海；肾虚者，针补肾俞、命门、膏肓俞。杨永璇治疗哮喘之急性发作期，针刺太渊、天突；痰多气逆者，针列缺、丰隆；正虚者，针足三里、太溪，上穴均用呼吸补泻法；而治疗虚寒者，用艾炷直接明灸大椎、定喘、肺俞、膏肓俞。**上述现代的辨证取穴与古人有相似之处**，当是对古人经验的传承与发展。

【针灸方法比较】

1. 古今均用艾灸　艾灸具温阳补气之功，可激发体内潜在生理功能，增强自身调节机制，提高机体的免疫力，对于感染、虚弱或机体功能失调等原因引起的哮喘均有较好疗效，因此古今治疗哮喘均用艾灸之法。明代《医学纲目》曰："急灸肺俞，其喘立定。"《针灸大成》称：灵台穴"今俗灸之，以治气喘不能卧，火到便愈，禁针。"宋代《扁鹊心书》载："王在庭之室病虚劳十余载，喘促呕沫吐血不食，形体骨立"，"灸关元，因畏痛只灸五十壮，迄今十余年而形体大健矣。"可见用灸法治疗本病之见效迅速，疗效良好。

早在先秦马王堆帛书《足臂十一脉灸经》中已有"上气"，"灸足少阴脉"的记载。至近代民国，《针灸治疗实验集》治疗码头工人黄华"因劳力过度，致伤肺部，喘咳异常，且时有血出痰臭而腰胀"，"乃与灸天突、气海四十壮，加灸肾俞六十壮"，后又"针肺俞、足三里，灸膏肓、四花穴，连灸四日，其病若失矣"。清时期日本出版的《名家灸选三编》亦载："治痰嗽年年寒暄发，将作吼喘，药治无效者法(团部井上氏传)：脊骨五六椎中，间开各一寸，灸三十壮。"现代李志明用化脓灸治疗喘息 182 例，近期有效率达 76.9%，三年有效率达 70%。可见古今中外治疗本病均用艾灸疗法。

在古、今文献中，艾灸分别为 108、84 条(篇)次，分列古、今诸法之第一、第四位，分占各自总条(篇)次的 23.08%、16.73%，

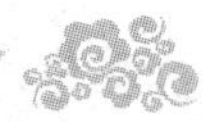

显示**古代比现代更多采用灸法**。笔者揣测，由于历史上冶金技术的发展，针刺器具不断进步，因而明清以后针刺的应用范围不断扩大；而灸灼时病人有痛感，病人的皮肤亦有所损伤，致使艾灸的应用逐步减少；艾灸操作手续较多，花费医者精力较多，这也是现代临床上艾灸应用减少的原因之一。但是现代又发现，对若干疑难杂症，在针刺或药物缺乏满意的疗效时，而艾灸反能起效，因而近年来艾灸又开始得到人们的重视。

（1）**艾灸的取穴**：古代艾灸治疗本病共214穴次，其中73.36%集中在躯干部（含胸脘部66穴次、上背部61穴次、小腹部26穴次、下背4穴次），而在上述总体取穴特点中，躯干部穴占总穴次的仅53.25%，可见**古人艾灸比总体更多在取躯干部穴，其中以上半身穴为多**，常用穴为肺俞、天突、膻中、膏肓俞等。如《古今医统大全》曰："寒邪下陷，喘而咳者，灸肺俞。"《扁鹊心书》言：治疗"哮喘"，"须灸天突穴五十壮，重者灸中脘穴五十壮"。《类经图翼》语：膻中主"上气喘咳，可灸七壮"。《针灸集成》称："肺痈咳嗽上气：天突、膻中、膏肓俞、肺俞皆灸"。古代也灸小腹部穴，如《扁鹊心书》云："老人气喘，灸脐下三百壮。"《灸法秘传》谓："行动遂喘急者，须灸气海。"

现代艾灸治疗哮喘也多取上背与胸腹部穴，如刘炳权取肺俞、脾俞、肾俞、风门、心俞、涌泉、夹脊，施麦粒灸；方针取巨阙、中脘、下脘、梁门、中府，用艾炷直接灸法；刘明清等取天突、大椎、定喘、风门、肺俞、膏肓、至阳、肺俞、膻中、关元等，施以化脓灸；何扬子则取天突、肺俞和膻中、定喘，用艾炷温和灸法和激光照射，并发现治后患者的皮质醇含量明显增高，深吸气量、补呼气量、肺活量和最大通气量增加，呼气流量加快，1秒、2秒和3秒用力呼气容积占用力肺活量比值增加。总之，灸取上背部与腹部穴，这在古今哮喘的临床上是一致的。

除了上述常规经穴以外，古人**艾灸又选用经外奇穴，其中亦以上半身穴为多**，共计23穴次。如《类经图翼》认为：灸崔氏四花六穴可治“骨蒸潮热，咳嗽痰喘”。《针灸集成》治疗“肺痈咳嗽上气”，“骑竹马穴七壮，诸穴之效，无逾于此穴也”。《神应经》载“灸哮法”:用套颈法测得背后脊骨上与鸠尾尖相对应的点，“灸七壮，妙”(《龙门石刻药方》中也有类似记载)。上述四花、骑竹马、“套颈”所取穴位皆为**上背部的奇穴**。《扁鹊心书》载:“水肿臌胀，小便不通，气喘不卧”，“急灸命关二百壮，以救脾气，再灸关元三百壮，以扶肾，水自运消矣”。《济生拔粹》云:“小儿喘胀”，“以草茎等病儿手中指里近掌纹，至中指尖截断，如此三茎，自乳上微斜直上，立两茎，于稍尽头横一茎，两头尽头点下，各灸三壮”。上述命关与“乳上微斜直上”，皆为**胸脘部奇穴**。而在现代本病的艾灸临床上，除了定喘以外，灸取其他奇穴的报道不多，这与古代有异。

古今艾灸还取**指端穴**，如《类经图翼》曰:“小儿盐哮，于男左女右手小指尖上用小艾炷灸七壮，无不除根，未除再灸。”《神灸经纶》载:“吼气，灸无名指头二壮。”现代陈必通等治疗支气管哮喘，用艾炷直接灸指端穴双侧少商，结果显示，病人呼气性空气滞留情况得到明显改善。可见古今治疗本病均有灸取指端穴者，对此值得研究探讨，若能确定疗效，则可在临床上推广。

更有罕见者，**古人还在舌上用隔姜灸法**，如明代《奇效良方》载:“聚泉一穴在舌上，当舌中，吐舌出直者有逢陷中是穴，治哮喘咳嗽及久嗽不愈，若灸则不过七壮。灸法，用生姜薄切一片搭于舌上穴中，然后灸之。”这样的方法在当前临床上未见报道，似可尝试探索，以观察其确切疗效，并探讨其作用机制。

(2) **艾灸的方法**:古今艾灸治疗本病除用常规方法以外，还采用隔药灸、大剂量灸、化脓灸、灯火灸、线灸、太乙神针，以及冷灸等。

1) **古今均用隔药灸**:隔药灸不但有艾灸的热性刺激，也有药物的治疗作用，艾灸又促进皮肤对药物的吸收，两者相得益彰，作用更大，因此古今临床均采用之。如上述“与寒相关”中，明代

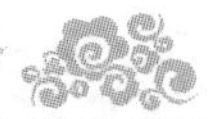

《普济本事方》治疗阴毒伤寒之结胸所导致的“喘促”，以“巴豆、黄连，右捣细，用津唾和成膏，填入脐心，以艾灸其上”。巴豆辛热泻积，黄连清热解毒，两者相配，可泻除体内阴毒，从而起到平喘作用。《针灸逢源》谓，对于脱元脱阳引起的“喘急，冷汗自出”，“宜急以葱白紧缚放脐上，以艾火灸之，使热气入腹”。葱白有通阳之功，灸之可以通阳固脱，消除“喘急”之症。《医学入门》称，将“彭祖固阳固蒂长生延寿丹”纳入脐眼内，“艾火灸之，无时损易，壮其热气，或自上而下，或自下而上，一身透热”，“灸至汗出为度”，可治“久嗽久喘”。该丹由十九味药物所组成，包括活血理气之麝香、乳香、茴香、没药、丁香、胡椒等，补气壮阳之人参、附子、虎骨，疏通经络之白附子，散瘀消积之夜明砂、祛除病根之雄黄等。

现代治疗哮喘而采用隔物灸者，如李建媛于三伏天取大椎、肺俞、命门、章门、关元、足三里、关元，敷以苏子、莱菔子、白芥子、元胡、细辛、甘遂等药物，用艾条熏灸器施灸；刘玉芬在三伏天取大椎、肺俞、命门、足三里等穴，敷以自制药膏，用艾卷施灸；孙兰英于三伏天取大椎、肺俞、风门、膏肓俞，施隔姜灸法；梁栋富于三伏天取大椎、肺俞，施隔姜灸法，然后在每个穴位敷贴三伏灸药膏。

现代还对隔药灸进行了实验室指标的测试，如上述孙兰英灸后发现，患者的肺功能多项指标得以改善，植物性神经平衡指数趋向正常，血清 cAMP 上升，cGMP 下降，A/G 比值亦趋正常，血液淋转率明显上升，IgG、CIC、补体 C_3 明显下降，抗病能力增强；梁栋富灸后发现，患者△ Z 波振幅、dz/dt 振幅、肺活量和补呼气量等均有明显改善。这些指标的测试不但使隔药灸的疗效得以确认，也为隔药灸的机制研究提供了数据，这在古代是没有的，是现代的发展。

2）古代的“昼夜大段不住手灸”与现代化脓灸：明代《医学纲目》治疗阴毒引起的喘促者：“更于脐下一寸灸之，须是昼夜大段不住手灸，不限多少壮数灸之，艾炷勿令小，小则不得力。若其人手足冷，少腹硬，即于脐下两边各开一寸，各安一道，三处齐下火灸之”。此案阴盛毒重，故要求“昼夜大段不住手灸”，“三处齐下火”，其壮数多，艾炷大，灸时长，刺激强，即为大剂量的灸法，因为“小则不得力”。

现代治疗支气管哮喘用上述“昼夜大段不住手灸”法者不多，但常采用化脓灸法，如现代严定梁、李德炎、张舒雁等均于三伏天取大椎、风门、肺俞、膻中等穴，施予化脓灸。该法在灸后常敷贴促使化脓的膏药，使灸疮产生局限性的化脓，这一化脓过程可长达1~2个月，刺激时间比较长，与上述“昼夜大段不住手灸”有相合之处，可使机体免疫力得到提高。现代罗诗荣除了施化脓灸外，还施长蛇灸，取背部督脉（从大椎至长强），铺就斑蝥粉、蒜泥、丁香粉、肉桂粉与艾绒，予以灸灼，灸后也起水泡，这样的灸法刺激量也是比较大的。

现代又对化脓灸机制进行了实验室研究，如李成林等用化脓灸治疗哮喘急性发作期，结果显示，加强了患者的外周循环，从而促进免疫细胞的再循环及向淋巴组织内的移动，增加了对局部免疫反应的诱导，增强了巨噬细胞的吞噬功能；严华每年夏季用化脓灸法治疗本病，结果显示，施灸后患者血清IgE抗体含量、嗜碱性粒细胞计数均有下降，E-花环形成率、淋巴细胞转化率灸后均上升；洪海国等发现，用化脓灸治疗后病人血清总IgE明显降低，外周血嗜碱性粒细胞绝对计数阳性数和嗜碱细胞脱颗粒能力也显著下降，血浆cAMP水平显著上升，认为化脓灸的临床疗效是通过改善免疫功能和提高cAMP含量而取得的。但李德炎认为，化脓灸法的疗效并非通过影响基础IgE水平实现。尽管上述研究结果并不完全一致，但已开启了对化脓灸作用机制的实验室探讨，对揭示其作用的微观本质有重大意义，是现代针灸工作者对针灸学术的贡献。

3）**古代灯火灸与现代线灸**：对于小儿，古人采用**灯火灸**，如

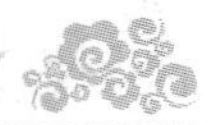

《小儿烧针法》治疗"急惊风"之"气吼，撮口吐沫即死去，用灯火烧眉心、鼻梁下人中、心前各一点"；治疗"蛇丝惊"之"气喘急，用灯火烧胸前六点"；治疗"膨胀惊"之"气吼，肚胀"，"用灯火灸心前内三点，囟门四点，膝眼、解溪各灸一点"；治疗"鲫鱼惊"之"痰涌结吼，气喘不绝"，"用灯火烧两虎口各一点，心前、脐下又各灸一点"。灯火灸是用灯心点着后对穴位做瞬时的直接点灸，较其他直接灸法，其作用稍弱，但操作迅速，痛苦较少，不留瘢痕，故适用于婴幼儿。

而现代临床治疗哮喘又用线灸法，如崔丽萍治疗慢性咳喘症状，在每年的三伏取大椎、肺俞、膏肓，用壮医药线灸点灸，急性发作期加灸天突、膻中、风门，灸后贴敷自制"冬病夏治消喘膏"。线灸法与灯火灸的操作方法与作用机制相类似，对小儿也较适宜。

4）**古代还采用"太乙神针"**：这是灸法之一种，治疗时在穴位上铺就数层布或纸，然后将点燃的艾条按在布或纸上。清代《太乙神针》载，取天突、气海、灵台、肺俞，《太乙离火感应神针》载，取上脘，用该法均可治疗本病；《育麟益寿万应神针》曰："熨百会穴、经渠穴、前谷、大椎穴、合谷穴、间使、三里穴"，"熨百劳穴（即大椎第一脊珠是也）、膻中穴、太渊穴、肺俞穴、中脘穴、膏肓穴、脾俞穴、胃俞穴、下脘穴、三里穴"，亦治疗本病，其中之"熨"，据该书所述，即"太乙神针"。

5）**现代还用冷灸法**：如洪圣达治疗咳喘病，于每年三伏取肺俞、膻中、风门、璇玑，用液氮冷冻穴位的冷灸法，每穴20秒，术后1~3天发泡。冷灸与热灸的方法完全相背，但冷灸也致穴位皮肤起泡，也会导致机体免疫系统的激活，从而产生治疗效果，这与热灸有着异曲同工之妙。冷灸是现代临床的新发现，值得注意。

关于灸量的大小，古今各家的记载有所不同，如上述对于小儿的灯火灸、线灸，仅灸一点或数点，刺激量较小。而《扁鹊心书》所载的刺激量却较大："中风人气虚中满：此由脾肾虚惫，不能运化"，"故行动则胸高而喘"，"重者灸命关、关元二百壮"。此处灸二百壮，刺激量是较大的。上述"昼夜大段不住手灸"及化脓灸的刺激量也是较大的。现代刘炳权治疗哮喘，取肺俞等穴，施麦粒灸，急者重灸，每穴 8~10 壮，每日 1~2 次，缓者轻灸，每穴 3~5 壮，每日一次或隔日一次。由上可知，对于**小儿或病浅者，可用小剂量灸法，对于老人或病深者，当用大剂量灸法**。

又如《采艾编翼》曰："哮：天突（三小炷）、鸠尾（三小炷）、足二指端（每三炷）、足中指端（每三炷）、肺俞（姜蒸为片三大壮）、气海（三大壮）。"由此可见，**对于不同穴位，其灸量是不同的**，其中肺俞、气海为"三大壮"，而天突、鸠尾与指端穴仅"三小炷"或"每三炷"。可见艾灸剂量还当根据穴位的部位而确定。

由以上所述又可知，现代对于本病常于三伏季节施灸，**关于伏天灸治的原因**，笔者揣测，哮喘多于寒冬季节发作，其中不少为过敏性疾病，发作时免疫功能亢进，若在此时用艾灸等方法，则可能使其免疫功能进一步提高，反使症状加重；而在三伏天，即病情缓解期施灸，此时免疫功能并不亢进，灸疗后免疫功能得以提高，从而抵抗细菌病毒的侵犯，预防哮喘的发作，因此治疗本病常采用"冬病夏治"的免疫疗法。如果哮喘不是由过敏所致，而是纯由感染引起，则亦可在发作期施灸，通过激发免疫功能，以消灭或抑制致病微生物，从而达到平喘的目的。可见在针灸临床上应将过敏性哮喘与非过敏性哮喘相区别，各予相应的治疗措施。

另外，古人艾灸治疗本病还有所禁忌，如《类经图翼》云："肩井：冷风哮妙，有孕勿灸。"这是恐妇人流产，故禁灸肩井，对此亦当通过临床实践加以验证。

2. 古今均用针刺　古今治疗本病均用针刺法，其在古、今文献中分别为 52 条次、108 篇次，分占各自总条（篇）次的 11.11%、21.51%，可见**现代比古代更多地采用针刺法**。此当是针具的进步与西医神经学说影响的缘故。

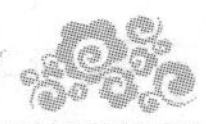

古代采用针刺者，如上述“与热相关”中《铜人腧穴针灸图经》载，淳于意“刺之足下立愈”。又如元代《济生拔粹》言：“治伤寒饮水过多，腹胀气喘，心下痛不可忍，刺任脉中脘、气海二穴立愈。”清末《西法针灸》云：治疗“气管枝喘息”，“可于左列之部针之：幽门、上脘、巨阙、曲泽、中脘、阴都、中府、天突”。

现代采用针刺者，如郭诚杰治疗哮喘之实证暴发，针天突入胸骨后1寸，施捻转手法，针内关针尖向上，双手同时提插捻转，持续2分钟，使针感向部传导；陈克勤则针天突入胸骨后1寸，膻中沿皮刺，上两穴针感均向胸部放射，针大椎、定喘，针后拔罐；何树槐治疗哮喘，针刺风池向对侧眼球直刺，使针感向颈胸部传导，针刺列缺沿经斜刺，使针感向肘部传导，反复运针，并配以膻中、内关、足三里等；孙桂霞等则取定喘、肺俞，配脾俞、肾俞、少商，用三棱针刺入穴位深达肌层，上下划拨5~10次，以得气为度，均为例。

现代还对针刺治疗哮喘进行了实验室指标的测试，如张智龙等针刺支沟、内关、太冲、肺俞、丰隆、阴陵泉，结果显示，肺通气功能得到改善，肺活量得以提高，哮喘发作得以减少；邵经明取肺俞、大椎、风门，施予针刺拔罐等操作，结果显示，肺活量等七项肺功能指标得以改善；赖新生按养子开穴法取穴，结果证实，针刺可使人体组织中的cAMP、cGMP值得到调整，肾上腺皮质功能得到加强，从而使交感神经得以兴奋，痉挛的气管、支气管得以松弛扩张。可见今人能找到古代针治哮喘的科学根据，为继承和发扬古代针刺学术思想提供了基础。针刺治疗本病的古今文献中还有以下内容值得讨论。

（1）**针刺的补泻**：古今医者根据患者病情的虚实，均施予相应的补泻手法，这是相同的。涉及泻法的古代文献共16条，补法共6条，补泻结合共1条，可见**泻法多于补法**，这从一个侧面显示，哮喘以实证为多。

古代用泻法者，如《天元太乙歌》曰：“气喘息粗泻三里。”

《玉龙歌》道："气喘急急不可眠，何当日夜苦忧煎，若得璇玑针泻动，更取气海自安然。"《医学纲目》载："肺逆曰咳喘，取天突、人迎泄之也。""气喘：乳中（在乳下肋中针入一分，沿皮向后一寸半，泻之）。"在泻法中，《针方六集》采用配穴法：风门主治"痰盛热咳气喘，可泻，应穴列缺"。《琼瑶神书》则采用提摄之法："哮喘之证提摄忙，液门摄提气相当，天突一穴专提泻，膻中一穴泻安康。""气喘提泻摄提来，三里提泻在用心。"以上论述可供现代临床参考。

现代用泻法者，如楼百层治疗支气管哮喘之发作期，取合谷、列缺、定喘，施针刺泻法；陈应龙则取列缺、合谷、巨骨、丰隆，行针刺子午泻法，泻六六之数；魏凤坡治疗哮喘，取喘息、肺俞、合谷，施针刺泻法；袁九棱则针天突，频频捻针，针定喘、肺俞、孔最，施提插捻转泻法。这些与古代的泻法相吻合。

古今用补法者，如明代《医学纲目》在"喘"的章节中曰，"少气"者当"补气海"，"取天容、人迎二穴补之"。《灵光赋》道："吐血定喘补尺泽。"在补法中，《东医宝鉴》结合了呼吸补泻法："丹田治气喘，针入三分，补二呼"。上述"古今均取上背部穴"中现代郑毓琳用针刺热补法；上述"辨证取穴比较"中现代李世珍治疗脾失健运和脾虚痰困者，用针刺补法。

对于虚实兼有者，古今均采用补泻兼施法，如上述"与虚相关"中，明代《医学纲目》针"气中"，"针入二寸半，先补后泻"。现代陈作霖治疗哮喘，针刺足三里施提插补法，丰隆施提插泻法；石学敏则取风门、肺俞、膈俞及相应夹脊穴，施予针刺，使针感达到前胸，或向上下放射，施捻转补法 1~3 分钟，起针后施刺络拔罐（泻法）。

此外，《医学纲目》谓："肺热叶焦则肺喘鸣"，"补其荥鱼际，通其俞太渊，至秋病已"。此言令人费解，因为肺经之荥为火，俞为土，此处为"肺热叶焦"，故当泻火补土，为何用补火泻土之法，"反其道而行之"？似难解释，故且存之，以待考究。

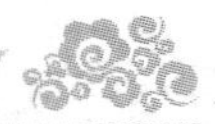

（2）**刺压痛点**：古人常常在相关穴位周围找到敏感点，然后刺之。如《灵枢经·五邪》曰："邪在肺则病皮肤痛，寒热，上气喘"，"取之膺中外俞，背三椎之旁，以手疾按之，快然，乃刺之"。《针灸资生经》曰："凡有喘与哮者，为按肺俞，无不酸疼，皆为谬刺肺俞，令灸而愈，亦有只谬刺不灸而愈。"因为内脏有病，在体表往往出现反应点，如压痛点，刺灸之则能获得良好的疗效。这是针灸取穴中的"具体情况具体分析"，可谓是"对症下刺"，比"按图索穴"有更大的针对性，更符合具体病人的个体情况。现代临床也常取相关穴位周围的敏感点或反应点进行针刺。

（3）**久留针**：《针灸集成》曰："喘急：上星、合谷、太溪、大陵、列缺、下三里，久留针下其气"。可见古人认为针刺治疗本病当久留针，以延长刺激时间，增加刺激量，从而提高疗效。现代临床用埋针疗法和埋线疗法治疗哮喘，可谓是对"灸留针"的继承和发扬。

（4）**透穴法**：上述"与痰相关"中，《医学纲目》针"鱼际透太渊"；《针灸内篇》针列缺，"针一分，沿皮透太渊"。因本病的病位在肺，而肺主气主表，故取肺经穴可用沿皮透穴的浅刺法。又如上述"与风相关中"《针灸内篇》针风池，"左针透右风府，右针透左风府"，亦为例。透穴为一针透两穴，刺激量较大，可提高疗效。现代本病临床也有用透穴者，如严定梁治疗哮喘，针刺列缺透太渊，当是对古人透穴刺法的继承。

（5）**刺穴的顺序**：《针灸集书》道："喘咳痰涎心腹痞，内关先刺后公孙。"可见该书认为，当先刺内关，后刺公孙。现代冯润身亦认为改变所刺激穴位的先后顺序，将会取得不同的效应，因此对于《针灸集书》所言可作探讨。

3. 古今均用刺血　对于邪气壅盛侵入血分，并导致血瘀的哮喘患者，古今均采用刺血疗法，其在古、今文献中均为16条（篇）次，分占各自总条（篇）次的3.42%、3.19%，可见**古今对刺血疗法的重视程度相近**。

古代刺血所取穴位包括末端部穴、肘腘部穴和经脉穴。

（1）**点刺末端部穴**：因邪气常聚集在肢体末端，因此古人刺血取末端部穴。如《子午流注针经》曰：少商可治“寒热咳逆喘胀冲”，“三棱针刺血为功”；《针方六集》谓：少冲治疗哮喘，“宜三棱针出血”；《痧惊合璧》载：“遍身肿胀痧”，“此症因暑热时疫，恶毒之气攻于里，则为痰喘”，“刺指头毒血二十针”。又如《灵枢经·刺节真邪》言：“其咳上气，穷诎胸痛者”，“取廉泉者，血变而止”。此处廉泉当为金津玉液穴（即舌下静脉，于此放血方可“血变而止”），而人类是从鱼类进化而来的，鱼类的上端在口部，因此人体口部（含金津玉液穴），亦可看作末端。

（2）**砭刺肘腘部穴**：大关节部亦往往有邪气壅塞，因此古人刺血亦取肘、腘部穴，“开而决之”，以逐其邪。如《备急千金要方》云：“咳喘，曲泽出血立已。”《痧惊合璧》载：“弱症兼痧”，“或多痰喘，或咽喉如哽”，“左腿弯有青筋数条，故昏迷痰喘，先刺其痧筋，出其毒血”；“角弓反张痧”，“刺两手肘，刺两腿弯青痧，此症条忽昏迷不醒，或痰喘不已”。

（3）**砭刺经脉穴**：《素问·脏气法时论》曰：“肺病者，喘咳逆气”，“取其经，太阴、足太阳之外，厥阴内血者”；“肾病者，腹大胫肿，喘咳身重，寝汗出，憎风”，“取其经，少阴、太阳血者”。《素问·刺热》云：“肺热病者”，“热争则喘咳，痛走胸膺背”，“刺手太阴、阳明，出血如大豆，立已”。据现代黄龙祥考证，上述穴位当属经脉穴，是腕踝关节附近与经脉同名的腧穴，彼关节处亦往往有邪气壅塞，于此处放血亦可祛邪平喘。

现代治疗哮喘用刺血者，如孙玉雷治疗哮喘急性发作，取大椎、定喘穴，以三棱针刺血拔罐；张登部治疗哮喘之发作期热者，取大椎，用刺络拔罐出血法；高洁治疗支气管哮喘，取肺俞、大椎、定喘、风门、膏肓等，先用梅花针叩刺，然后加拔罐；董洪魁等则先在膻中、大椎、定喘、肺俞、膈俞、心俞、脾俞、肾俞穴，用皮肤针叩刺，再用闪火罐法迅速在刺激部位拔罐。可见在本病的刺血临床

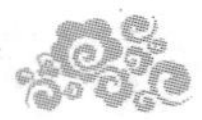

上，**现代多在背部取穴，采用刺络拔罐的方法；而古代则取末端部和腕肘踝膝部穴，用砭刺之法，古今有所不同**。

4. 古今均用敷贴 古今治疗本病均用敷贴之法，使药物透过皮肤到达体内，发挥药物与穴位的双重作用。在本病的古、今文献中敷贴分别为1条次、110篇次，分列古、今诸法之第七、第二位，分占各自总条（篇）次的0.21%、21.91%，显示**现代比古代更多地采用敷贴疗法**。因为本法十分方便，几乎没有什么痛苦，对小儿尤其合适，因此在当前临床上获得医生和患者的欢迎，得到大力推广。

古人采用敷贴者，如《寿世保元》卷九“膏药”一节载：“咽喉喘嗽，贴肓者，焙手摩百次。”其中“焙手摩”则是在所贴膏药上加用热摩疗法，以促进药物的吸收。此处“膏药”是何方？“肓者”是何穴？均未明示，尚宜讨论。

现代治疗本病多于三伏天敷贴背部与胸部之穴，如吴爱莉等取大杼、肺俞、心俞、天突、膻中、大椎、定喘、风门、厥阴俞，敷以复方斑蝥膏；田从豁取肺俞、心俞、膈俞，敷以白芥子、元胡、甘遂、细辛；杨廉德取肺俞、心俞、膈俞等背俞穴，贴以白芥子泥丸（含白芥子、麝香、洋金花、甘遂、细辛等）；康世英取大椎、肺俞、膏肓俞，针后贴麝香膏。现代也有敷贴神阙与涌泉者，如林毓霞等治疗缓解期支气管哮喘患者，用辛桂散敷脐，结果发现显著地提高了患者的免疫功能，减轻和控制了哮喘发作；陈清波等则用鲜葱白、生姜捣烂外敷足心。上述药物中白芥子、元胡、细辛、甘遂、斑蝥等对皮肤多有刺激性，甚至导致发泡，从而刺激人体的免疫功能，发挥抗菌消炎的作用；苏子、莱菔子、百部、鲜葱白、生姜宣肺；麝香芳香走窜，可以活血，又可促进药物运输；洋金花止喘。至于在三伏天敷贴的机制，与伏灸相同，可参阅艾灸中相关段落。

在过敏性哮喘发作期，现代则敷贴具有抗过敏作用的西药，如李昌生等取膏肓俞、肺俞、定喘、心俞、膈俞，贴敷百部、白芥子、氨茶碱、醋酸泼尼松、氯苯那敏（扑尔敏）等制成的敷贴剂。

现代又有人对敷贴治疗支气管哮喘患者进行实验室研究，如李风森等发现，中药穴位经皮给药后，细胞免疫功能及血小板活化得以改善，疗效得以提高；高修安等发现，用海龙蠲哮方配合咳喘平敷贴涌泉后，外周血嗜酸性粒细胞明显减少。这些研究在古代是没有的，是现代临床对古人经验的发扬。

5. 古今均用推拿　古今治疗本病均有用推拿者。如上述“古今均用敷贴”中，明代《寿世保元》“贴肓者，焙手摩百次”，即是古代推拿之例。又如清末《小儿烧针法》载：“急惊风”，“两眼翻白，面上青筋，气吼，撮口吐沫即死去，用灯火烧眉心、鼻梁下人中、心前各一点，用生姜研细，菜油热推之，或葱泡软用之亦好，若推擦良久未醒，将衣裹住小儿，小儿脚跟以口咬定，片时便醒即好”。其中“推擦”即属推拿，而“以口咬定”则可看作按掐的发展。

现代用推拿治疗哮喘者，如孟春梅取肾俞穴至大椎的穴位，用推捏法；吕士琦取大椎至长强，大杼至白环俞，附分至秩边，用平推、按压、掌揉手法，取天突至鸠尾，用平推法，取膻中，用点按法，取中府，用按揉法；卢泽强取头顶部至枕部穴，用五指拿法，取锁骨上窝至第六肋间，以及大椎至腰部督脉和膀胱经穴，用直擦法，取定喘、肺俞、肾俞、百劳，用一指禅按揉法。现代用推拿治疗本病比古代更多，显示推拿在本病治疗中有广阔的前景。

6. 古代还用熨法　对于阴寒邪盛或阳脱虚寒之哮喘患者，古人采用熨法，通过较大面积的热疗以温阳益气，祛阴散寒。如《古今医统大全》记：“小腹急痛肾缩，面黑气喘，冷汗自出”，“用炒盐先熨脐下气海穴处，勿令气冷为佳”。《寿世保元》载：“脱阳症”，“伤寒新瘥，误与妇人交，小腹紧痛，外肾缩入，面黑气喘，冷汗自出，须臾不救，先以葱白炒令热，熨脐下”，“用炒盐熨脐下气海，勿令气冷”。现代用熨法治疗哮喘的报道不多，对于古代的熨

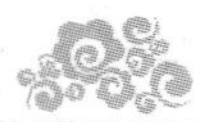

法文献当可挖掘探讨。

7. 现代采用的其他疗法　现代本病临床还采用穴位注射、埋藏、拔罐、电针、器械、挑割结扎、小针刀、刮痧、皮肤针、火针，以及微针系统（含耳穴、手足针、眼针、头针）等疗法，这些在古代针灸文献中未见记载，当是现代针灸工作者的发展，以下列举之。

（1）**穴位注射**：如王伟等治疗支气管哮喘，取定喘穴，注射鱼腥草注射液；周兆山则取定喘、合谷、膻中穴，注入患者自血5ml；杜雪松等取肺俞、定喘穴，注入地塞米松、维生素 K_3，取曲池穴，注入庆大霉素；刘乃积取肺俞、迎香穴，注入曲安奈德、山莨菪碱（654-2）、胎盘组织液及利多卡因等；熊广等取肺俞穴，注入鹿茸精，结果证实，体内肾上腺皮质功能水平得到提高，调节免疫得以改善。可见现代的穴位注射，不但用中药，也用患者的自血，还用西药，并进行了实验室指标的测试，具有显著的时代特点。

（2）**埋藏**：如江杰士等治疗支气管哮喘，取肾俞、关元、大椎、足三里、中脘、定喘等穴，埋植医用羊肠线；陆爱平取肺俞、定喘、膻中、肾俞、膏肓、关元等穴，埋植用中药（制白附子、党参、白术、茯苓、制半夏、款冬花、白芥子、细辛、甘草）煎液浸泡的羊肠线；周楣声治取肺俞、膏肓俞，或身柱、至阳，埋藏鬃针于皮下；田从豁取定喘、肺俞或指部压痛点，施以皮下埋针，结果显示肺通气功能有非常显著改善，尤以实证的疗效为好。前面“古今均用针刺”中已述，埋藏疗法是古代“久留针”的发展。

（3）**拔罐**：如袁九棱治疗哮喘，在风门、膈俞处拔罐；杜晓山针刺天突、肺俞等穴，针后拔罐；杨永清针肺俞、风门、大椎穴，针后加拔罐；曲祖贻取双侧肺俞、屋翳，施温热水罐疗法。其中水罐疗法在现代应用尚不普遍，似可考虑推广。

（4）**电针**：如李巍等治疗哮喘患者急性发作期，取肺俞穴，用电针；李俊等则取肺俞，寒哮加风门、合谷、列缺，热哮加大椎、风门、鱼际，针刺得气后接韩氏穴位神经刺激仪。

（5）**器械**：如陈健等治疗轻中度发作期哮喘患儿，采用中药穴位电超导治疗；何扬子治疗虚寒型哮喘，取穴天突、定喘、膻中、肺俞，用二氧化碳激光灸；管遵惠治疗哮喘，取定喘、风门透肺俞，用电热针仪治疗；连维真则取列缺、定喘、膻中、关元、肾俞、足三里，用红外线治疗。

（6）**挑割结扎**：如黄百丽治疗哮喘，取穴大椎、定喘、肺俞、鸠尾、中脘，用针挑法，将钩状挑治针刺入穴位约1分深，挑断皮下白色纤维样组织；张文进取膻中、定喘，施割治疗法；张苏娅取穴膻中，采用割脂疗法；姚杨伟取定喘、肺俞、大椎、风门等穴，用穴位结扎疗法。

（7）**小针刀**：如林矛治疗支气管哮喘，取定喘、肺俞、风门、肾俞，用小针刀施提插切割。

（8）**刮痧**：孟春梅治疗支气管哮喘，取中府、天突、玉堂、膻中、肺俞、定喘、志室、风门等穴，用刮痧疗法。

（9）**皮肤针**：如钟梅泉治疗单纯性哮喘，发作期取胸腰部、前后肋间、剑突下、孔最、天突、大小鱼际、气管两侧、颈部，间歇期根据肺、脾、肾的病变取相应穴位，均用梅花针叩刺；杜善侠等治疗哮喘，用梅花针沿胸椎两侧膀胱经轻叩刺，往返3次，再叩刺任脉自天突至膻中，叩至皮肤潮红。

（10）**火针**：如吴名治疗哮喘，取肺俞、定喘、风门，用火针迅速点刺。

（11）**微针系统**：包括耳穴、手足针、眼针、头针等疗法。

1）**耳穴**：如黄禾生治疗哮喘持续状态，取耳穴肺、气管、肝、胸、角窝中、风溪等穴，用针刺；张帆等治疗哮喘，取耳穴平喘、神门、肾上腺、肺、皮质下、内分泌、鼻、脾、肾等穴，用王不留行贴压；徐娜华则取耳穴肺、气管、支气管、定喘等穴，用针灸治疗仪上的探针通电按压。

2）**手足针**：如黄禾生治疗哮喘，针刺手针肺经、肺穴、咳喘点等；颜幼斋则取手穴平喘点（手掌中食指与中指缝下一寸），用针

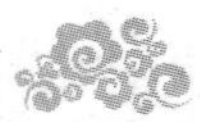

刺平补平泻手法。

3）**眼针**：如符文彬等治疗哮喘急性发作，选用眼针肺区、上焦区，结果显示能提高患者的交感神经兴奋性，抑制交感神经功能的亢进，增强肾上腺皮质功能。

4）**头针**：如焦顺发治疗哮喘，取头针胸腔区，针入皮下，每分钟捻转200次，诊后留针于头皮下24小时；孙六合等治疗哮喘急性发作期患者，取头穴额旁1线，用针刺；张学鉴等治疗哮喘持续状态，针刺头部双侧胸腔区，并通电。

由于《太平圣惠方》中"点烙三十六黄"有9黄涉及本病，《小儿烧针法》中"急惊风"亦有"气吼"之症，均用火针点烙法，因此统计数据显示，古代"点烙"法穴次较高。

【结语】

根据上述对古今文献的统计与分析结果，兹提出治疗哮喘的参考处方如下（无下划线者为古今均用穴，下划曲线者为古代所用穴，下划直线者为现代所用穴）：①胸脘部任脉穴天突、膻中、中脘、璇玑、华盖，胃、肾经穴乳根、俞府，肺经穴中府、云门等，以及肝经穴期门；②上背部膀胱经穴肺俞、膏肓俞、风门、脾俞、心俞、膈俞，督脉穴大椎，奇穴定喘等；③腿阳面胃经穴足三里、丰隆等；④小腹部任脉穴气海、关元等；⑤上肢阴面肺经穴太渊、列缺、尺泽、鱼际、孔最等。此外，还可选用大肠经在手背部的合谷，膀胱经在下背部的肾俞，在足阳部的昆仑，以及头面颈部相关经脉穴位等。临床可在上述处方中根据病情选用若干相应穴位。

就辨证施治而言，对于各类哮喘，均可取胸部、上背部穴。对于寒喘，可取小腹部，以及下肢脾、胃、肾经穴；对于热喘，可取胃、大肠、心、肺、三焦经穴，以及末端部和关节部穴；对于风喘，可多取上半身穴；对于痰饮喘，可取肺、脾、胃、肾、肝经穴；对于虚喘，可取小腹、下背部穴，以及胃、肾经穴。

临床可用艾灸(含隔药灸、大剂量灸、化脓灸、灯火灸、线灸、太乙神针,以及冷灸等)、敷贴、点烙、熨法、火针等免疫疗法,其适宜于感染、虚弱或机体功能失调者;对于过敏性哮喘的发作期,则慎用上述免疫疗法,但可敷贴抗过敏的药物,或在病情缓解期(如伏天)施治,预防日后本病的发生。临床也可采用针刺疗法,用浅刺透穴、灸留针等方法,并可根据虚实予以补泻。对于血瘀邪滞者,则可在末端部、大关节部以及上背部用刺血疗法。此外,还可采用推拿、穴位注射、埋藏、拔罐、器械、挑割结扎、电针、小针刀、刮痧、皮肤针,以及微针系统(含耳穴、手足针、眼针、头针)等方法。

历代文献摘录

[晋代及其以前文献摘录]

《足臂十一脉灸经》:"上气,□□,数喝,默默嗜卧,以咳,诸病此物者,皆灸足少阴脉。"

《素问·五脏生成》:"咳嗽上气,厥在胸中,过在手阳明、太阴。"

《素问·经脉别论》:"太阳藏独至,厥喘虚气逆,是阴不足、阳有余也,表里当俱泻,取之下俞。"

《素问·脏气法时论》:"肺病者,喘咳逆气……取其经,太阴、足太阳之外,厥阴内血者。""肾病者,腹大胫肿,喘咳身重……取其经,少阴、太阳血者。"

《素问·刺热》:"肺热病者……热争则喘咳……刺手太阴、阳明,出血如大豆,立已。"

《素问·刺腰痛》:"腰痛……中热而喘,刺足少阴,刺郄中出血。"

《素问·厥论》:"阳明厥逆,喘咳身热,善惊。"

《素问·脉解》:"阳明所谓洒洒振寒……上喘而为水。""少阴所谓腰痛……呕咳上气喘。"

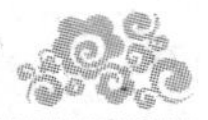

《素问·气穴论》:“背与心相控而痛,所治天突与十椎及上纪……上气短气偏痛。”

《素问·缪刺论》:“邪客于手阳明之络,令人气满,胸中喘息……刺手大指次指爪甲上,去端如韭叶……左取右,右取左。”

《灵枢经·经脉》:“肺手太阴之脉……是动则病,肺胀满,膨膨而喘咳……是主肺所生病者,咳,上气喘喝,烦心胸满。”“肾足少阴之脉……咳唾则有血,喝喝而喘,坐而欲起。”

《灵枢经·四时气》:“腹中常鸣,气上冲胸,喘不能久立,邪在大肠,刺肓之原、巨虚上廉、三里。”

《灵枢经·五邪》:“邪在肺,则病皮肤痛,寒热,上气喘……取之膺中外腧,背三椎之傍,以手疾按之,快然,乃刺之,取之缺盆中以越之。”

《灵枢经·癫狂》:“癫疾始作而引口啼呼喘悸者,候之手阳明、太阳,左强者攻其右,右强者攻其左,血变而止。”

《灵枢经·热病》:“热病七日八日,脉口动喘而眩者,急刺之,汗且自出,浅刺手大指间。”“气满胸中喘息,取足太阴大指之端,去爪甲如韭叶。”

《灵枢经·杂病》:“腰痛……中热而喘,取足少阴、腘中血络。”“腹大,亦上走胸嗌,喘息喝喝然,取足少阴。”

《灵枢经·刺节真邪》:“振埃者,阳气大逆,上满于胸中,愤瞋肩息,大气逆上,喘喝坐伏,病恶埃烟,饲不得息……取之天容……取天容者,无过一里。”“其咳上气,穷诎胸痛者……取之廉泉……取廉泉者,血变而止。”

《难经·六十八难》:“经主喘咳寒热。”

《针灸甲乙经》(卷七·第一中):“喘息不利,烦满汗不出,曲差主之。”“鼻室鼽衄,喘息不得通,通天主之。”“鼻室,喘息不通,承灵主之。”“喘逆,鼽衄……譩譆主之。”

《针灸甲乙经》(卷七·第一下):“喉痹嗌干,喘逆,身热如火,头痛如破,短气胸痛,太陵主之。”“气喘,热病……隐白主之。”“咳而短气，善喘……涌泉主之。”“厥四逆，喘，气满……临泣主之。”

《针灸甲乙经》(卷七·第二)：“喘满寒栗，龂口噤僻，不嗜食，内庭主之。”

《针灸甲乙经》(卷七·第三)：“足厥喘逆，足下清至膝，涌泉主之。”

《针灸甲乙经》(卷七·第四)：“大气满，喘[一本有“息”字]，胸中郁郁……大杼[一本作“椎”]主之。”

《针灸甲乙经》(卷八·第一上)：“寒热头痛，喘喝，目不能视，神庭主之。”“喘逆烦满，呕吐……头维主之。”“咳上气，唾血，肩中俞主之。”

《针灸甲乙经》(卷八·第一下)：“咳[一本有“逆”字]上气，喘，暴瘖不能言……天突主之。”“胸中热，喘逆气，气[一本作“逆”字]相追逐，多浊唾，不得息……中府主之。”“呼吸不得卧，咳上气，呕沫，喘，气相追逐……肺俞主之。”“久喘咳，少气，溺浊赤，肾俞主之。”“喘逆，卧不安席，时寒热，期门主之。”“肺胀，上气，耳中生风，咳喘逆……少商主之。”“喘不得息……太渊主之。”“咳上气喘，掌中热……刺经渠[此条目主症原属列缺，据《黄帝明堂经辑校》改属经渠]。”“喘息，目急痛，善惊，三间主之。”“善咳，喘逆，通谷主之。”

《针灸甲乙经》(卷九·第三)：“咳逆上气，魄户及气舍、譩譆主之。”“咳逆上气，咽中鸣，喝喝喘息，扶突主之。”“咳逆上气唾沫，天容及行间主之。”“咳逆上气，咽喉痈肿，呼吸短气，喘息不通，水突主之。”“咳逆上气，喘不能言，华盖主之。”“咳逆上气，唾喘短气，不得息，口不能言，膻中主之。”“咳逆上气，喘不得息……俞府主之。”“咳逆上气、羡出多唾，呼吸喘悸[一本作“哮”字]，坐卧不安，彧中主之。”“胸满咳逆，喘不得息……神藏主之。”“咳逆上气，呼吸多唾[一本作“喘”字]，浊沫脓血，库房主之。”“咳喘不得[一本有“息”字]，坐不得卧，呼吸气索……云门

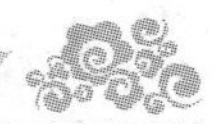

主之。”“咳逆上气，咽喉喝有声，天[原作“太”，据《黄帝明堂经辑校》改]溪主之。”“胸中满，喘不得息，背痛，太渊主之。”“咳逆上气……腹胀喘，尺泽主之。”“咳，上气，喘不得息……逆息不得卧，天府主之。”

《针灸甲乙经》(卷九·第四)：“胸满呼吸[一本有“喘”字]喝，穷诎窘不得息，刺入人迎，入四分，不幸杀人。”“咳[一本作“呕”字]逆，气上烦心，紫宫主之。”“喘逆上气，呕吐烦心，玉堂主之。”“呼吸少气，喘息不得举臂，步廊主之。”“胸胁榰满，喘逆上气，呼吸肩息，不知食味，气户主之。”

《针灸甲乙经》(卷九·第五)：“多涎出，喘，少气，吸[一本作“呼”字]吸不足以息，然谷主之。”

《针灸甲乙经》(卷九·第七)：“喘，不能久立，巨虚上廉主之。”“胸胁榰满，喘息而冲……章门主之。”“喘，少气不足以息……大钟主之。”

《针灸甲乙经》(卷九·第十一)：“不食，喘呼，少腹痛引嗌[一本作“噫”]，足厥痛，曲泉主之[此条目主症原属涌泉，据《黄帝明堂经辑校》改属曲泉]。”

《针灸甲乙经》(卷十·第二下)：“风汗出，身肿，喘喝……天府主之。”

《针灸甲乙经》(卷十一·第二)：“口喎喘悸者，大迎主之，及取阳明、太阴，候手足变血而止。”

《针灸甲乙经》(卷十二·第十一)：“小儿惊痫[一本作“痫喘”]，不得息，颅囟主之。”“悲，喘，昆仑主之。”

《葛洪肘后备急方》(卷三·第二十三)：“从大椎下第五节下，六节上空间，灸一处，随年[一本有“壮”字]，并治上气。又方，灸两乳下黑白肉际各百壮，即愈，亦治上气。”

《龙门石刻药方》(北壁石刻药方)：“疗嗽方，灸两曲肘里大横纹下头，随年壮。又方，以绳绕项下，垂至两乳间，复回绳背上，□当脊骨，绳头平两乳间，灸各穴五六百壮，良验。”“疗上气咳嗽腹满体肿方……灸法，从项大椎下至第五节上空间，随年壮。”“疗上气唾脓血方……灸胸前对乳一处，须随年壮也。又灸阳明穴，穴在足趺上三寸动脉处，三七壮。又灸脐下一寸，百壮，良。”

［隋、唐代文献摘录］

《备急千金要方》（卷十七·第一）：“列缺……病则咳，上气喘喝，烦心胸满。”

《备急千金要方》（卷十七·第二）：“喘逆胸满，灸肺俞各二壮。”

《备急千金要方》（卷十八·第五）：“上气咳逆，胸满短气牵背痛，灸巨阙、期门各五十壮。”“上气咳嗽，短气气满……灸肺募五十壮。”“上气咳逆，短气风劳百病，灸肩井二百壮。”“上气短气，咳逆胸背痛，灸风门热府百壮。”“上气咳逆，短气胸满多唾……灸肺俞五十壮。”“上气气闭，咳逆咽冷……灸天瞿五十壮，一名天突。”“上气胸满，短气咳逆，灸云门五十壮。”“上气咳逆……灸胸堂百壮不针。”“上气咳逆，灸膻中五十壮。”

《备急千金要方》（卷十九·第一）：“大钟……喉鸣而喘，坐而欲起。”

《备急千金要方》（卷三十·第一）：“神庭、水沟，主寒热头痛，喘渴［一本作“喝”］。”

《备急千金要方》（卷三十·第二）：“昆仑主腹痛，喘暴满。”“隐白主腹中寒冷，气胀，喘。”“天容、廉泉、魄户、气舍、譩譆、扶突，主咳逆，上气喘息，呕沫。”“期门、右手屈臂中横文外骨上，主咳逆上气。”“魄户、中府，主肺寒热，呼吸不得卧，咳逆上气，呕沫，喘，气相追逐。”“肺俞、肾俞，主喘咳，少气。”“彧中、石门，主咳逆上气，涎出多唾。”“天突、华盖，主咳逆，上气喘暴。”“紫宫、玉堂、大溪，主咳逆上气，心烦。”“俞府、神藏，主咳逆上气，喘不得息。”“彧中、云门，主咳逆上气，涎出多唾，呼吸喘悸，坐不安席。”“步廊、安都，主膈上不通，呼吸少气喘息。”“气户、云门、天府、神门，主喘逆上气，呼吸肩息。”“库房、中府、周

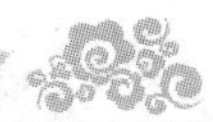

荣、尺泽，主咳逆上气，呼吸多唾[一本作“土”]，泽沫脓血。”“鸠尾主噫喘，胸满咳呕。”“少商、大陵，主咳逆喘。”“咳喘，曲泽出血立已，又主卒咳逆，逆气。”

《备急千金要方》(卷三十·第五)：“肩井、关冲，主寒热凄索，气上不得卧。”“四逆喘气……皆取侠溪。”

《备急千金要方》(卷三十·第七)：“[灸]膏肓俞……上气咳逆。”

《千金翼方》(卷二十七·第七)：“又刺手太阴出血，主肺热气上咳嗽，寸口是也。”

敦煌医书《火灸疗法》P·T127：“肺痨，咳嗽气喘，双手肿痛……于拇指与食指之间，三岔前翘神经突起处，以细艾灸五壮，即可治愈。”

《外台秘要》(卷四·急黄方)：“延年秘录疗急黄，心下坚硬，渴欲得水吃，气息喘粗，眼黄，但有一候相当……宜灸心厌骨下一寸，名巨阙，灸五七炷。”

《外台秘要》(卷三十九·第一)：“鱼际……咳嗽喘。”

《外台秘要》(卷三十九·第四)：“辄筋……喘息。”“胁堂：在腋阴下二骨陷者中。主胸胁支满，胪胀贲豚，噫哕喘逆。”“旁庭：在胁堂下二骨间陷者中，举腋取之，灸三壮……胸胁支满，时上抢心，呕吐喘逆。”

《外台秘要》(卷三十九·第六)：“屋翳……胸胁支满，咳逆上气，呼吸多唾，浊沫脓血。”

《外台秘要》(卷三十九·第七)：“神门……喘逆身热，狂悲哭。”

《外台秘要》(卷三十九·第十三)：“听会……寒热喘喝，目视不能视。”

[宋、金、元代文献摘录]

《太平圣惠方》(卷五十五·三十六黄点烙方)：“心黄者，目赤，舌上生疮，心闷喘急……烙心俞二穴、小肠俞二穴、天窗穴、百会穴、承浆穴、上管穴、关元穴、下廉二穴。”“肺黄者……腹胀胸满，上气，若栗子紫黑色及肿者，难治，烙肺俞二穴、大肠俞二穴、天窗穴、手阳明二穴、下廉二穴、丹田二穴、承山二穴，及手足心、背心、两乳头上二寸。”“胆黄者……若喘粗不止者难治，烙胆俞二穴、上管穴、风池穴、下廉二穴、心俞二穴、肝俞二穴、伏兔二穴。”“奸黄者……气喘者难治，先烙心俞二穴、肺俞二穴，次烙胸前两旁。”“劳黄者……若喘息气粗者难治，烙心俞二穴、玉枕穴、章门二穴、百会、劳宫二穴、曲骨穴。”“脊禁黄者……喘息气粗，眼中出血……烙百会、心俞二穴、上管穴、肝俞二穴、承浆穴、魂舍二穴，气海穴、下廉二穴、绝骨二穴，次烙鼻柱，及大椎骨上。”“食黄者……身体疼痛，喘息气粗，食饮不下……烙章门二穴、关元穴、脾俞二穴、上管穴、中管穴。”“煴黄者，头痛口苦，舌根干黑，喘息不调……烙耳尖上五分，及耳前五分、头两角、太阳穴、百会穴、玉枕、心俞二穴、足阳明二穴，及手足心。”“蛐蜒黄者，喉中似噎，喘息不调……烙手足心，及口角内青脉、尖头，及胸前。”

《太平圣惠方》(卷九十九)：“膻中……肺痈咳嗽，上气唾脓。”[本条原出《铜人针灸经》(卷二)]“彧中……喘[一本有“不得息，呕吐胸满”7字]。”[本条原出《铜人针灸经》(卷三)]“经渠……暴痹[原作“痺”，据《铜人针灸经》改]喘逆。”[本条原出《铜人针灸经》(卷六)]

《太平圣惠方》(卷一百)：“承满……腹胀，上喘气逆。”“璇玑……咳逆，上喘，喉中鸣。”“少商……肠胀腹满[原无此二字，据《黄帝明堂灸经》改]微喘。”“解溪……上气咳嗽，喘息急。”

《铜人腧穴针灸图经》(卷四·背腧部)：“风门……喘气，卧不安。”“肺腧……喘满虚烦口干。”

《铜人腧穴针灸图经》(卷四·腹部)：“中脘……饮水过多，腹胀气喘。”“不容……喘咳。”

《铜人腧穴针灸图经》(卷五·手少阳)：“天井……咳嗽上气，唾脓。”

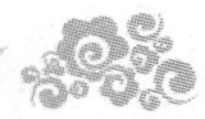

《铜人腧穴针灸图经》(卷五·足太阴):“阴陵泉……喘逆不得卧。”

《铜人腧穴针灸图经》(卷五·足少阴):“涌泉……淳于意云,汉北齐王阿母患足下热,喘满,谓曰热厥也,当刺之足心立愈。”

《琼瑶神书》(卷二·一百六):“男子气上喘下手足冷一百六法:男子上喘气难当,三里升阴气下忙,再用三阴升阴法,用法下痰气自康。”

《琼瑶神书》(卷二·一百三十一):“哮喘之证要升阳,内外升阳病即康,天突膻中专要泻,三里升阳气下良,若要哮喘即便止,气来战刮即升阴,再用升阴一二次,战战急按要出针。”

《琼瑶神书》(卷二·一百六十三):“膻中哮喘专要泻”。

《琼瑶神书》(卷二·二百七):“哮喘之证提摄忙,液门摄提气相当,天突一穴专提泻,膻中一穴泻安康。”

《琼瑶神书》(卷二·二百九):“气喘伸提如神仙,先升阳来后升阴,若得璇玑刮泻安,更盘气海上下辛。”

《琼瑶神书》(卷二·二百十四):“气喘提泻摄提来,三里提泻在用心。”

《琼瑶神书》(卷二·二百六十二):“膻中喘泻三里下,提刮涌泉补要明。”

《琼瑶神书》(卷三·四十二):“商阳二穴:治气喘咳嗽、眼目内障等证。”

《琼瑶神书》(卷三·六十四):“公孙……痰气中满喘声齐。”

《琼瑶神书》(卷三·六十五):“咳嗽上喘便秘结,公孙照海用金针。”

《圣济总录》(卷一百九十三·治咳嗽):“诸咳而喘息有音,甚则唾血者,太渊主之,浮肿则治在经渠[肺咳]。”

《西方子明堂灸经》(卷一·胸):“中府……上气,咳唾浊涕。”

《西方子明堂灸经》(卷三·脊中):“身柱……胸热口干,烦渴喘息。”“神道……热喘目痛,视物无明。”

《西方子明堂灸经》(卷六·手太阳):"后溪……窒,喘息不通。"

《西方子明堂灸经》(卷六·足太阳):"昆仑……中恶吐逆,咳喘暴痛。"

《西方子明堂灸经》(卷七·侧人头颈):"扶突……喘饮。""水突……喘息不得卧。"

《子午流注针经》(卷下·足厥阴):"经渠……热病喘疼心吐逆,禁灸神针有大功。"

《子午流注针经》(卷下·手太阳):"三间……唇焦气喘针时定。"

《子午流注针经》(卷下·手少阴):"曲泉……身热喘中风劳病。"

《子午流注针经》(卷下·足太阴):"隐白……腹胀喘满吐交横。""太溪……咳嗽上气并脉短,神针到后病伏潜。"

《子午流注针经》(卷下·手阳明):"商阳……喘逆热病并牙痛。"

《子午流注针经》(卷下·手太阴):"少商……寒热咳逆喘胀冲,饮食不下咽喉痛,三棱针刺血为功。""然谷……喘呼少气足难行。""阴陵泉……腹坚喘逆身难卧。"

《子午流注针经》(卷下·手厥阴):"劳宫……气粗喘逆也须宁。"

《子午流注针经》(卷下·足少阴):"涌泉……身热喘时同日刺。"

《普济本事方》(卷九·治结胸灸法):"阴毒伤寒,关格不通,腹胀喘促,四肢逆冷,亦依此灸之,气通可治,巴豆,黄连,上捣细,用津唾和成膏,填入脐心,以艾灸其上,腹中有声,其病去矣,不拘壮数,病去为度,才灸了,便以温汤浸手帕拭之,恐生疮也。"

《扁鹊心书》(卷上·黄帝灸法):"老人气喘,灸脐下三百壮。"

《扁鹊心书》(卷上·窦材灸法):"水肿臌胀,小便不通,气喘不卧……急灸命关二百壮,以救脾气,再灸关元三百壮,以扶肾,

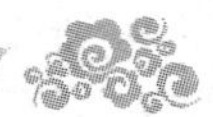

水自运消矣。”

《扁鹊心书》(卷上·窦材灸法):“老人气喘……灸关元二百壮。”

《扁鹊心书》(卷中·虚劳):“王在庭之室病虚劳十余载,喘促,吐沫……又灸关元,因畏痛只灸五十壮,迄今十余年,而形体大健矣。”

《扁鹊心书》(卷中·中风人气虚中满):“中风人气虚中满……行动则胸高而喘……重者灸命关、关元二百壮。”

《扁鹊心书》(卷下·咳暇病):“咳暇病:此证方书名为哮喘……须灸天突穴五十壮,重者灸中脘穴五十壮,服五膈散,或研蚯蚓二条,醋调服,立愈。”

《针灸资生经》(卷四·喘):“有贵人久患喘,夜卧不得而起行,夏月亦衣夹背心,予知是膏肓病也,令灸膏肓而愈。”“若不因痰而喘者,当灸肺俞,凡有喘与哮者,为按肺俞,无不酸疼,皆为谬刺肺俞,令灸而愈。”

《针灸资生经》(卷七·伤寒):“指迷方,灸阴毒伤寒法……吃噫气喘[一本无此字],呕逆冷汗,向暗不语,以生葱约十余茎去根粗皮颠倒,纸卷,径阔二寸,勿令紧,欲通气,以快刀切,每一饼子高半寸,安在脐心,用熨斗火熨,葱软易之,不过十余次,患人即苏,后服正气药。”

《素问病机气宜保命集》(卷下·第三十二):“太阳喘满痰实,口中如胶,针太溪穴。”

《济生拔粹》(卷三·治病直刺诀):“治五膈气,喘息不止,刺任脉中脘一穴……次针足厥阴经期门二穴。”“治热劳上气喘满,腰背强痛,刺足太阳经肺俞二穴……次针手太阴经尺泽二穴。”“治伤寒饮水过多,腹胀气喘,心下痛不可忍,刺任脉中脘、气海二穴立愈。”

《济生拔粹》(卷十五·灸痟瘦法):“又一法小儿喘胀,俗谓之马脾风,又谓之风喉者,以草茎等病儿手中指里近掌纹,至中指尖截断，如此三茎，自乳上微斜直上，立两茎，于稍尽头横一茎，两头尽头点下，各灸三壮，此法多曾见愈。”

《世医得效方》（卷五·喘急）：“喘急……肺腧各十一壮……天突穴……灸七壮，立效。”

《丹溪手镜》（卷上·四）：“诸下利，手足厥……灸之不温，反微喘者死，可灸足大敦、阴陵泉、商丘。”

《扁鹊神应针灸玉龙经》（玉龙歌·劳证）：“气喘丹田亦可施。”

《扁鹊神应针灸玉龙经》（六十六穴治证）：“列缺……伤寒，发热无汗，气喘。”“神门……喘嗽，唾红吐血。”“内关……食积，咳嗽哮喘。”“丘墟……胸满腹胀，上气喘促。”“丰隆……寒喘嗽急。”“昆仑……暴喘上气，诸痫。”

《扁鹊神应针灸玉龙经》（磐石金直刺秘传）：“伤寒一二日……气喘，睡卧不安，虚汗不止，上体热，下体寒战：曲池（泻）、复溜（补）、委中（刺不愈）、合谷（泻）。”

《扁鹊神应针灸玉龙经》（针灸歌）：“肺疼喘满难偃仰，华盖中府能安然。”

[明代文献摘录]

《神应经》（痰喘咳嗽部）：“喘呕欠伸：经渠。”“上喘：曲泽、大陵、神门、鱼际、三间、商阳、解溪、昆仑、膻中、肺俞。”“数欠而喘：太渊。”“咳喘隔食：膈俞。”“喘满：三间、商阳。”“喘息不能行：中脘、期门、上廉。”

《神应经》（诸般积聚部）：“结气上喘及伏梁气：中脘。”“喘逆：神门、阴陵、昆仑、足临泣。”“胸腹膨胀气喘：合谷、三里、期门、乳根。”“灸哮法：天突、尾闾[原作“穷”，据《针灸大成》改]骨尖。又背上一穴，其法：以线一条套颈上，垂下至鸠尾尖上截断，牵往后脊骨上，线头尽处是穴，灸七壮，妙。”

《针灸大全》（卷一·马丹阳天星十二穴歌）：“昆仑……暴喘满冲心。”[原出《琼瑶神书》（卷三·治病手法歌）]

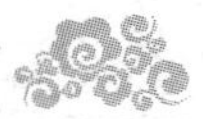

《针灸大全》(卷一·灵光赋):“天突宛中治喘痰。”“住喘脚痛昆仑愈。”“吐血定喘补尺泽。”

《针灸大全》(卷一·席弘赋):“谁知天突治喉风,虚喘须寻三里中。”

《针灸大全》(卷四·八法主治病症):“列缺……哮喘气促,痰气壅盛:丰隆二穴、俞府二穴、膻中一穴、三里二穴。”“列缺……吼喘胸膈急痛:人[《大成》为彧]中二穴、天突一穴、肺俞二穴、三里二穴。”“列缺……吼喘气满,肺胀不得卧:俞府二穴、风门二穴、太渊二穴、膻中一穴、中府二穴、三里二穴。”“照海……女人血分单腹气喘:下脘一穴、膻中一穴、气海一穴、三里二穴、行间二穴。”“照海……单腹蛊胀,气喘不息:膻中一穴、气海一穴、水分一穴、三里二穴、行间二穴、三阴交二穴。”

《奇效良方》(卷五十五·奇穴):“聚泉一穴,在舌上,当舌中,吐舌出直者,有缝陷中是穴,治哮喘咳嗽,及久嗽不愈,若灸则不过七壮,灸法,用生姜薄切一片,搭于舌上穴中,然后灸之。”

《针灸集书》(卷上·虚损):“中髎、肩井、大椎、肺俞、肾俞、膏肓、三里、譩譆、气海、下焦俞等穴……寒热喘满,虚烦口干。”

《针灸集书》(卷上·气喘):“昆仑、三间、神门、譩譆、期门、俞府、华盖、天突、肺俞、扶突、水突、神藏,以上主喘不得息。”

《针灸集书》(卷上·积聚):“冲门、阴谷、上脘、悬枢、脾募(在章门季肋端)、脾俞、商曲,以上穴治积聚坚满,或疼痛,或喘逆,卧不安。”

《针灸集书》(卷上·水肿):“屋翳、关门、天府,治身胀,逆息,身肿身重,不得卧,喘息多唾。”

《针灸集书》(卷上·马丹阳天星十一穴):“昆仑穴……风邪入经络,喘息□胸。”“列缺穴……咳嗽喘急,痃癖。”

《针灸集书》(卷上·八法穴治病歌):“喘咳痰涎心腹痞,内关先刺后公孙。”

《针灸捷径》(卷之上·膺部中行):“膻中……或患气噎、膈气、肺气上喘……宜灸此。”

《针灸捷径》(卷之下):“上气喘急哮咳:肺俞、天井、足三里、天突、璇玑、输府、膻中、乳根、中府、太渊。”

《针灸聚英》(卷一上·手太阴):“尺泽……上气喘满。”

《针灸聚英》(卷一上·手阳明):“迎香……喘息不利。”

《针灸聚英》(卷一上·足阳明):“缺盆……息奔,胸满,喘急,水肿。”“天枢……伤寒饮水过多,腹胀气喘。”

《针灸聚英》(卷一上·足太阳):“膏肓俞……如病人已困,不能正坐,当令侧卧,挽上臂,令取穴灸之,又当灸脐下气海、丹田、关元、中极四穴中取一穴,又灸足三里以引火气,实下,主无所不疗,羸瘦虚损,传尸骨蒸,梦中失精,上气咳逆。”

《针灸聚英》(卷一下·足少阴):“涌泉……咳吐有血,渴而喘,坐欲起。”“太溪……喘息。”

《针灸聚英》(卷一下·足少阳):“肩井……上气短气。”

《针灸聚英》(卷一下·任脉):“气海……腹肿胀,气喘,心下痛。”“中脘……五膈,喘息不止。”“华盖……喘急上气,咳逆哮嗽。”“璇玑……喉鸣,喘不能言。”

《针灸聚英》(卷二·伤寒):“身热而喘:取三间。”

《针灸聚英》(卷二·杂病):“喘……灸中府、云门、天府、华盖、肺俞。”

《针灸聚英》(卷四上·玉龙赋):“乳根俞府,疗气嗽痰哮。”“尫羸喘促,璇玑气海当知。”“天突膻中医喘嗽。”

《针灸聚英》(卷四上·肘后歌):“哮喘发来寝不得,丰隆刺入三分深。”

《针灸聚英》(卷四上·天元太乙歌):“气喘息粗泻三里。”

《针灸聚英》(卷四下·六十六穴歌):“膨膨而喘嗽,胸中痛急挛……经渠刺得安。”“喘息病难蠲……须当针太渊。”“气喘不能行……须针临泣安。”

《神农皇帝真传针灸图》(图九):“列缺:治咳嗽气喘疼,可灸

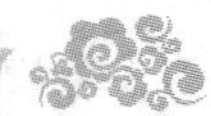

七壮。”

《神农皇帝真传针灸图》(计开病源灸法):“男女咳嗽气喘者,灸:百劳一穴、肺俞二穴、曲池二穴、下三里二穴。”

《古今医统大全》(卷七·天元太乙歌):“耳聋气闭喘绵绵,欲愈须寻三里中。”

《古今医统大全》(卷七·诸证针灸经穴):“短气而喘:大椎、肺俞、脐中(并宜灸)。”“喘证:中府、膻中、云门、天府、华盖、肺俞、天突、脊中七节下(灸一壮)。”

《古今医统大全》(卷十三·喘):“寒邪下陷,喘而咳者,灸肺俞。”

《古今医统大全》(卷四十四·喘证门):“灸法:璇玑、气海、膻中、期门。背中骨节第七椎下穴,灸三壮,立已喘气,神效。”

《古今医统大全》(卷四十六·灸法):“崔氏四花六穴灸法,专治男妇五劳七伤,气血虚弱,骨蒸潮热,形容憔悴,咳嗽痰喘……并宜灸之。”

《古今医统大全》(卷九十三·七危证脱易):“小腹急痛肾缩,面黑气喘,冷汗自出……用炒盐先熨脐下气海穴处,勿令气冷为佳。”

《医学入门》(卷一·杂病穴法):“喘急列缺足三里。”

《医学入门》(卷一·治病要穴):“膻中:主哮喘,肺痈,咳嗽。”“脾俞……痢,喘急,黄疸。”“足三里……噎膈,哮喘,寒湿脚气。”“丰隆:主痰晕,呕吐,哮喘。”

《医学入门》(卷一·炼脐法):“彭祖固阳固蒂长生延寿丹[由麝香、丁香、青盐、夜明砂、乳香、木香、小茴、没药、虎骨、蛇骨、龙骨、朱砂、雄黄、白附子、人参、附子、胡椒、五灵脂、槐皮、艾叶等制成]……入脐眼内……艾火灸之,无时损易,壮其热气,或自上而下,自下而上,一身热透,患人必倦沉如醉,灸至五六十壮,遍身大汗,上至泥丸宫,下至涌泉穴,如此,则骨髓风寒暑湿,五劳七伤,尽皆拔除,苟不汗,则病未愈,再于三五日后又灸,灸至汗出为度……凡一年四季各熏一次，元气坚固，百病不生，及久嗽久喘，吐血寒劳……凡用此灸，而百病顿除，益气延年。”

《医学纲目》(卷十二·诸痹)："夏感风寒湿者……内入于心，病心下满，暴喘嗌干，善噫恐惧，取太陵、小海。”

《医学纲目》(卷十六·诸逆冲上)："肺逆曰咳喘，取天突、人迎泄之也，治亦各有门。”

《医学纲目》(卷十二·诸痹)："秋感风寒湿者……内入于肺，病烦满喘呕，取太渊、合谷。”

《医学纲目》(卷十七·妊孕咳唾血)："(心)妊孕寒热往来……或喘满，乳脊相应痛……风门、魂户、支沟、间使。”

《医学纲目》(卷十七·诸痿)："肺热叶焦，则肺喘鸣……补其荣鱼际，通其俞太渊；至秋病已。”

《医学纲目》(卷二十一·百病皆生于痰)："(心)妇人年高，风痰作楚……在上，则头风喘嗽昏晕，发则抽牵，手足皆动：风门(沿皮二寸半)、巨阙(三寸二分)、丰隆(二寸半)、肩井(五分)。”“(撮)诸痰为病，头风喘嗽，一切痰饮：丰隆、中脘。”

《医学纲目》(卷二十四·水肿)："肺喘水肿，从胸起，水白：肺俞、肝募。”

《医学纲目》(卷二十四·小腹胀)："(世)单蛊胀，气喘：水分(在分水旁各一寸半)。”

《医学纲目》(卷二十六·咳嗽)："(心)咳嗽喘满，气急不食，容颜黧黑，鼻流清涕：风门(沿皮向外二寸半，补之)、巨阙(三寸三分，泻之)、太渊(五分，泻之)、期门(平之)、下脘(五分，泻之)、膻中(灸，七壮)、中脘(三寸，泻之)、绝骨(三寸半，退热妙穴也)、支沟(透间使)。”“妇人咳嗽，寒热往来，风寒呕逆，劳疸，中满喘急：风门、太渊、中脘、绝骨、曲池、间使。”“间使：透支沟，治中喘满上气。”

《医学纲目》(卷二十七·喘)："(玉)治喘哮：天突(针入，向下五分，泻五吸)、膻中(三分，三呼)、璇玑(三分，泻三吸)、气海、

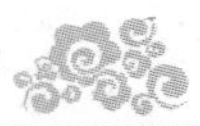

腧府(一分,沿皮向外一寸半,泻六吸)、乳根(一分,沿皮向外一寸半,泻一吸)。”“(集)哮喘,灸刺上穴不愈者,可选用之:膏肓、关元、中脘、三里、百劳、肾俞(各灸之)、支沟、大陵。”“(东阳)哮喘,诸穴选用之:天容、譩譆、气舍、扶突、太白(刺)、魄户、中府、大包、彧中、云门、石门、期门(各灸之)。”“(怪穴)气喘:乳中(在乳下肋中针入一分,沿皮向后一寸半,泻之)。”“(流注)气促喘:天突。”“(怪穴)妇人血弱气喘:气中(在气海旁一寸半,针入二寸半,先补后泻)。”

《医学纲目》(卷二十七·喘不得卧):“针灸喘不得卧,天突穴甚效,予治数人皆中。”

《医学纲目》(卷二十七·少气):“[喘]少气……补气海,经云,膻中者,为气之海……取天容、人迎二穴补之也。”

《医学纲目》(卷三十一·阴毒续法):“阴毒……喘促与吐逆者……更于脐下一寸灸之,须是昼夜大段不住手灸,不限多少壮数灸之,艾炷勿令小,小则不得力,若其人手足冷,少腹硬,即于脐下两边各开一寸,各安一道,三处齐下火灸之。”

《医学纲目》(卷三十四·赤白带):“如喘满,鱼际透太渊(左右共四十九呼,治肺经水气,极炒)。”

《医学纲目》(卷三十九·喘):“(汤)治肺中风,多因嗽而始……急灸肺俞,其喘立定。”

《经络全书》(缺盆):“《明堂经》曰,天突一穴……主咳嗽上气,肺痈。”

《杨敬斋针灸全书》(下卷):“伤寒气喘:膻中、期门、乳根、太渊、[足]三里。”“气喘急,哮咳嗽:肺俞、天井、璇玑、俞府、膻中、乳根、中府。”[以上2条原出《针灸捷径》(卷之下)]

《针灸大成》(卷三·玉龙歌):“哮喘之症最难当,夜间不睡气遑遑,天突妙穴宜寻得,膻中着艾便安康。”“气喘急急不可眠,何当日夜苦忧煎,若得璇玑针泻动,更取气海自安然。”“吼喘之症嗽痰多,若用金针疾自和,俞府乳根一样刺,气喘风痰渐渐

磨。”“忽然气喘攻胸膈，三里泻多须用心。”［以上均原出《扁鹊神应针灸玉龙经》］

《针灸大成》（卷三·胜玉歌）：“更有天突与筋缩，小儿吼闭自然疏。”

《针灸大成》（卷五·十二经井穴）：“手太阴井：人病膨胀，喘咳，缺盆痛。”“手阳明井：人病气满，胸中紧痛，烦热，喘而不已息。”

《针灸大成》（卷五·十二经治症主客原络）：“喘咳缺盆痛莫禁……太渊、偏历。”

《针灸大成》（卷六·手太阴）：“尺泽……劳热，喘满，腰脊强痛。”

《针灸大成》（卷六·足太阴）：“大包……喘气。”

《针灸大成》（卷六·足少阴）：“俞府……久喘。”

《针灸大成》（卷七·督脉）：“灵台……今俗灸之，以治气喘不能卧，火到便愈，禁针。”

《针灸大成》（卷九·治症总要）：“第七十九．哮吼嗽喘：俞府、天突、膻中、肺俞、三里、中脘……复刺后穴：膏肓、气海、关元、乳根。”

《针灸大成》（卷九·崔氏取四花穴法）：“崔氏四花穴法……骨蒸潮热，咳嗽痰喘，尫羸痼疾。”

《东医宝鉴》（内景篇二·虫）：“丹田治气喘，针入三分，补二呼。”

《东医宝鉴》（杂病篇五·咳嗽）：“久患喘嗽，夜不得卧，夏月亦衣夹温背心，是膏肓病也，灸之而愈。”

《东医宝鉴》（杂病篇五·咳嗽）：“喘急，灸肺俞十一壮，天突七壮。”“哮喘，灸肺俞，又取天突、膻中、璇玑、俞府、乳根、气海。”“咳喘不得卧，取云门、太渊。”

《寿世保元》（卷四·痼冷）：“脱阳症……面黑气喘，冷汗自出，须臾不救，先以葱白炒令热，熨脐下……用炒盐熨脐下气海，勿令气冷。”

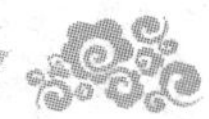

《寿世保元》(卷九·膏药):"咽喉喘嗽,贴肓者,焙手摩百次。"

《寿世保元》(卷十·灸法):"哮吼神法,胸中两边,名郁中,膻中,百会一穴,用艾灸之立已。""小儿吼气,无名指头灸之,良愈。"

《针方六集》(纷署集·第七):"身柱……咳嗽哮喘。"

《针方六集》(纷署集·第八):"肺俞……痰饮嗽喘。"

《针方六集》(纷署集·第十五):"彧中……嗽喘痰涎,胸痛不能食。"

《针方六集》(纷署集·第十六):"气户……咳逆上气。""乳根……咳嗽气急,哮喘。"

《针方六集》(纷署集·第十七):"天溪……喘逆。"

《针方六集》(纷署集·第二十三):"经渠……喘满。""尺泽……肺积息贲,胸胀上气。"

《针方六集》(纷署集·第二十五):"少冲……哮喘,咽肿如有息肉,胸膈痛(宜三棱针出血)。"

《针方六集》(纷署集·第三十一):"然谷……喝喘目昏,上气心痛。"

《针方六集》(纷署集·第三十二):"内庭……气喘,便血。""丰隆……痰饮壅盛,喘不得宁。"

《针方六集》(兼罗集·第五十七):"风门……痰盛热咳气喘,可泻,应穴列缺。"

《针方六集》(兼罗集·第六十八):"膻中……哮喘,胸满痞闷。"

《经络汇编》(手太阴肺经):"手太阴经肺,其见证也……喘,少气。"

《经络汇编》(足厥阴肝经):"足厥阴经肝,其见证也……胸中喘,骂詈,血在胁下,喘。"

《类经图翼》(卷六·手阳明):"三间……捷径云,治身热气喘。"

《类经图翼》(卷六·足阳明):"乳根……上气喘急,可灸七壮。"[原出《神农黄帝针灸图》(四图)]

《类经图翼》(卷六·足太阴):"商丘……喘呕。"

《类经图翼》(卷七·足少阴):"彧中……神农经云,治气喘痰壅,可灸十四壮。"[本条原出《神农黄帝针灸图》(四图)]"彧中……一传治咳嗽哮病唾血。"

《类经图翼》(卷八·足厥阴):"章门……咳喘不得卧。"

《类经图翼》(卷八·任脉):"膻中……痰喘哮嗽,咳逆噎气。""膻中……上气喘咳,可灸七壮。""华盖……胸满喘逆。""天突……治气喘咳嗽,可灸七壮。"[上3条原出《神农黄帝针灸图》(十六图)]

《类经图翼》(卷八·督脉):"至阳……一云灸三壮,治喘气立已。"

《类经图翼》(卷十·奇俞类集):"崔氏四花六穴……骨蒸潮热,咳嗽痰喘,五心烦热……亦宜灸足三里泻火方妙。愚按前法,灸脊旁四穴,上二穴近五椎,心俞也;下二穴近九椎,肝俞也。"[原出《古今医统大全》(卷七·崔氏四花六穴并辨)]

《类经图翼》(卷十一·诸咳喘呕哕气逆):"诸喘气急:天突、璇玑、华盖、膻中、乳根、期门、气海、背脊中第七椎骨节下穴,灸三壮神效。""哮喘:五哮中,惟水哮、乳哮、酒哮为难治,璇玑、华盖、俞府、膻中、肩井、肩中俞、太渊、足三里。""肩井:冷风哮妙,有孕勿灸。""肩中俞:风哮妙。""小儿盐哮:于男左女右手小指尖上,用小艾炷灸七壮,无不除根,未除再灸。"

《循经考穴编》(手太阴):"列缺……喉痹喘嗽。""经渠……咳嗽喘促。"

《循经考穴编》(足阳明):"缺盆……主咳喘瘿瘤。""气户……主哮喘咳逆,胸膺痛。""膺窗……哮喘。""乳根……咳逆气促,久嗽不止。""丰隆……主哮喘气急,一切风痰壅盛。""内庭……停痰积冷,腹胀气喘。"

《循经考穴编》(足太阳):"风门……喘逆无时,咳嚏不已。""肺俞……或气虚尪瘘,久嗽畏寒,或哮吼喘促。""神堂……喘噎,哮嗽痰涎。"

《循经考穴编》(足少阴):“石关……气喘,脾胃虚寒。”

《循经考穴编》(手少阳):“会宗……主三焦邪热上壅,气滞喘满。”

《循经考穴编》(足厥阴):“期门……又治哮喘气逆。”

[清代文献摘录]

《太乙神针》(正面穴道证治):“天突……哮喘,气噎,肺痈,咯血,喉中有声。”

《太乙神针》(背面穴道证治):“肺俞……咳嗽,气喘。”

《太乙神针》(正面穴道证治):“腹胀气喘,心脐下冷痛……针气海穴。”“气喘不得卧,针灵台穴。”

《医宗金鉴》(卷七十九·十二经表里原络总歌):“肺经原络应刺病……洒翕寒热咳喘短。”

《医宗金鉴》(卷八十五·胸腹部主病):“膻中……咳嗽哮喘及气瘿。”“期门……上气咳逆胸背疼。”

《医宗金鉴》(卷八十五·背部主病):“至阳……兼灸痞满喘促声。”“脾俞……喘急吐血诸般证。”“身柱……咳嗽痰喘腰背疼。”

《医宗金鉴》(卷八十五·足部主病):“足三里……噎膈鼓胀水肿喘。”“解溪……面腹足肿喘嗽频。”

《针灸则》(七十穴·胸胁部):“天突……喘急痰涎咳嗽。”

《针灸则》(七十穴·手足部):“曲泽……腹胀,喘,振慄。”“[足]三里……痰咳,气喘,心痛。”

《针灸则》(喘急):“针:中府、幽门、中脘;灸:天突。”

《采艾编翼》(卷二·热症):“热喘[原作“踹”,据义改]:三间。”

《采艾编翼》(卷二·哮):“哮:天突(三小炷)、鸠尾(三小炷)、足二指端(每三炷)、足中指端(每三炷)、肺俞(姜蒸为片三大壮)、气海(三大壮)。”

《采艾编翼》(卷二·喘):“喘:云门、天突、膻中、承满、魄户、气海、足三里。”

《采艾编翼》(卷二·幼科·慢惊):“若痰喘:加天突、膻中。”

《针灸逢源》(卷三·症治要穴歌):“哮喘先教中脘寻,肺腧天突中府临,气海三里俱称妙,列缺针之病不侵。”

《针灸逢源》(卷五·咳嗽哮喘门):“哮……天突、华盖、膻[原作“胆”,据义改]中、俞府、三里、肩中俞。”

《针灸逢源》(卷五·咳嗽哮喘门):“诸喘气急:七椎下至阳(灸三壮)。”

《针灸逢源》(卷六·厥症辨):“有伤寒新瘥与妇人交,忽患少腹急痛,外肾搐缩而黑,喘急冷汗自出,名曰脱元……宜急以葱白紧缚放脐上,以艾火灸之,使热气入腹,后以参附姜汤救之。”

《针灸内篇》(手太阴肺经络):“云门……喘息,气上冲心。”“列缺……针一分,沿皮透太渊……喉痹咳嗽,喘息。”“经渠……胸满,喘促,咳。”“太渊……咳嗽,不得卧,腹胀,喘满。”“鱼际……治虚热,恶风寒,舌黄,咳喘。”

《针灸内篇》(手太阳小肠络):“天容……呕吐,气喘。”

《针灸内篇》(手少阴心经络):“神门……吐血,喘逆。”

《针灸内篇》(手厥阴心包络):“大陵……咳喘,咽喉。”

《针灸内篇》(手阳明大肠络):“三间……气喘,鼻疾。”

《针灸内篇》(足太阴脾经络):“阴陵……治水胀腹坚,喘逆,疝瘕。”

《针灸内篇》(足太阳膀胱络):“肺俞:治痨嗽,喘逆,吐血症。”“魄户……气逆,喘嗽。”

《针灸内篇》(足少阴肾经络):“然谷……治咽喉唾血,呼喘。”“彧中……治胸满咳喘。”

《针灸内篇》(足少阳胆经络):“浮白……中满,喘急,邪风冲背。”“风池,左针透右风府,右针透左风府,主一切风气……喘,疟。”“辄筋……厥逆,喘,不能卧。”

《针灸内篇》(足厥阴肝经络):“曲泉……喘呼,风痰。”“章

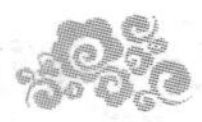

门……胁满，喘息。”

《针灸内篇》(足阳明胃经络)：“水突……呼吸喘急，咳逆。”“气户……治胸胁气满，喘逆。”

“乳根……治胸痛，哮喘，痰嗽，乳痈，寒热。”“丰隆……喉闭，哮喘气急，痰壅。”

《针灸内篇》(督脉经络)：“神道……疟，喘，头痛。”

《针灸内篇》(任脉经络)：“膻中……治肺喘，咳嗽脓血。”“玉堂……治胸满，喘急。”“华盖……治胸胁满，膈逆，气喘。”“璇玑……咽肿，哮嗽，日夜难眠。”“天突……哮喘，咳嗽脓血。”

《名家灸选三编》(上部病·咳嗽)：“治痰嗽年年寒暄发，将作吼喘，药治无效者法(团部井上氏传)：脊骨五六椎中间开各一寸，灸三十壮。”

《太乙离火感应神针》：“上脘……瘈痫风搐咳喘。”

《神灸经纶》(卷四·小儿证治)：“吼气：灸无名指头二壮。”

《针灸集成》(卷二·咳嗽)：“唾喘：上星七壮，合谷三壮，太渊、后溪、然谷、天突。”“喘急：上星、合谷、太溪、大陵、列缺、下三里，久留针，下其气。”“哮喘：天突五壮。”“痰喘：膏肓俞灸，肺俞灸，肾俞灸，合谷针，太渊针，天突穴七壮，神道三七壮，膻中七七壮。”“肺痈咳嗽上气：天突、膻中、膏肓俞、肺俞皆灸；骑竹马穴七壮，诸穴之效，无逾于此穴也。”“咳喘饮水：太渊、神门、支沟、中渚、合谷。”“喘呕欠伸：太渊、中脘、下三里、三阴交并针。”“喘胀不能行：期门五壮，中脘、下三里并针，合谷、上星并灸。”

《针灸集成》(卷二·霍乱)：“霍乱，头痛胸痛，呼吸喘鸣：人迎、内关、关冲、三阴交、下三里。”

《针灸集成》(卷二·疮肿)：“肺痈：胸胁引痛，呼吸喘促，身热如火，咳嗽唾痰，不能饮食，昼歇夜剧，即灸骑竹马穴七壮，尺泽、太渊、内关、神门，并针刺通气，以泄毒气；若不愈，更灸骑竹马穴七壮……已脓矣，即以边刃大针，刺破痈边，乳旁腋下向前肋间，使之出脓，后即插纸燃，插与拔，逐日行之，使不塞孔。”

《针灸集成》(卷二·呕吐):“上气:肺俞、天突,即灸,哮喘套颈法,神效。”

《灸法秘传》(喘症):“喘症……统宜先灸天突,次灸中脘,甚则兼灸肺俞。”“所有哮喘不得卧者,须灸灵台。”“行动遂喘急者,须灸气海。”

《针灸摘要》(截录金针赋):“玉泉穴在脐下四寸……奔豚抢心,气急而喘。”

《痧惊合璧》:“弱症兼痧……左腿弯有青筋数条,故昏迷痰喘,先刺其痧筋,出其毒血,倍用宝花散,微冷饮之。”“角弓反张痧(即名落弓痧):刺天庭一针,刺眉心印堂,刺唇中尖一针,刺中脘一针,刺百会穴,放后天井骨,刺两手肘,刺两腿弯青痧。此症条忽昏迷不醒,或痰喘不已,眼目上吊。”“扑鹅痧:刺两手指甲缝,每指一针,刺两手臂腕左右紫筋一针,两腿弯青筋各刺三针。此症痰涎塞盛,气急发喘,喉声如锯,痛若喉鹅。”“遍身肿胀痧:刺唇中尖,刺下嘴唇角,放下嘴离角三分各一针,放膻中穴一针,放左右腋下各一针,刺脐上三分,刺脐下三分。此症因暑热时疫,恶毒之气攻于里,则为痰喘,为血瘀……一按刺腿弯青痧筋五针,出紫黑毒血,又刺指头毒血二十针,先服宝花散,并附桃仁红花汤而愈。”“喘膈惊症:小儿喘气似风症,潮热如同火上蒸,饮食受寒风呛乳,脐下三火气和平。”“抽肠惊症……气甚喘急……男左女右,乳旁一火,当心一火,[两肋],脐上下俱离一指,二火。”“喉喘惊症:今有小儿咳嗽,咽喉中气喘甚急,此因儿食咸物之时被打喊哭,咸气呛于肺腑,男左女右,小指尖上一火,当心离一指顺下四火,脐下离一指一火。”

《育麟益寿万应神针》(六十二种穴法):“凡咳嗽哮喘,三阴疟疾,熨百会穴、经渠穴、前谷、大椎穴、合谷穴、间使、三里穴。”“凡痰喘,气急,咳嗽,熨百劳穴(即大椎第一脊珠是也)、膻中穴、太渊穴、肺俞穴、中脘穴、膏肓穴、脾俞穴、胃俞穴、下脘穴、三里穴。”

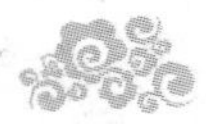

《小儿烧针法》(急惊风):“此症两眼翻白,面上青筋,气吼,撮口吐沫即死去,用灯火烧眉心、鼻梁下人中、心前各一点,用生姜研细,菜油热推之,或葱泡软用之亦好,若推擦良久未醒,将衣裹住小儿,小儿脚跟以口咬定,片时便醒即好。”

《小儿烧针法》(蛇丝惊):“此症因饮食无度……气喘急,用灯火烧胸前六点,即愈。”

《小儿烧针法》(膨胀惊):“此症多由饮食过度,有伤脾胃,食不消化,致气吼……用灯火灸心前内三点,囟门四点,膝眼、解溪各灸一点,即好。”

《小儿烧针法》(鲫鱼惊):“此症多因感受风寒,其痰涌结吼,气喘不绝……用灯火烧两虎口各一点,心前、脐下又各灸一点,即愈。”

[民国前期文献摘录]

《西法针灸》(第三章·第四节):“气管枝喘息……行转地疗法有效,又可于左列之部针之:幽门、上脘、巨阙、曲泽、中脘、阴都、中府、天突,以及颈部、肩胛间部,用六壮灸法亦可。”

《西法针灸》(第三章·第七节):“脑出血……呼吸不正,且发喘鸣……除行按摩法外,仍可于左列之部针之:风池、百会、翳风、肩髃、三里、头维、悬颅、颔厌、肩井、客主人、三阴交、阳陵泉、曲池、风市、行间、昆仑、完骨、委中、人中、申脉、天枢、上脘、合谷,并于左列之部灸之:风市、大巨、温溜、百会、风池、大椎、肩井、间使、曲池、三里、肩髃、合谷。”

《针灸秘授全书》(气喘难卧):“气喘难卧:中脘、三里、天突、廉泉、膻中、刺聚泉、重灵台、重俞府、气海。”

《针灸秘授全书》(吐血昏晕):“尺泽、灵台二穴:定喘最效。”

《针灸简易》(脐风灸法):“小儿生七日内,面赤喘哑,是为脐风,脐上初起有青筋两条,自脐而上冲心口……用艾绒在此青筋头上烧之,此筋即缩下寸许,再从缩下之筋上烧,此筋即消,而病痊矣，屡试屡验，艾圆不过如小黑豆大，或麦子大，或用灯火烧之亦可；又牙龈有小泡，以绵裹指，擦破即活。”

《针灸简易》(穴道诊治歌·前身部)：“膻中……哮喘咳嗽暨肺痈……艾灸七状病自隆。”

《针灸简易》(穴道诊治歌·后身部)：“至阳……身面俱黄喘连胸，针入五分灸三状，喘促不宁见奇功。”

《针灸简易》(穴道诊治歌·足部)：“昆仑……腰尻疼痛喘足肿，针三三状少阳通。”“解溪……腹胀喘满及咳嗽。”

《针灸治疗实验集》(15)：“张居士，患翻胃咳喘，针中脘、足三里，其病略减，次日复针三阴交、膏肓、列缺，病全好。”

《针灸治疗实验集》(39·一)：“本市书院码头黄华者，为轮船工会之工友也，于前十六年时，因劳力过度，致伤肺部，喘咳异常，且时有血出痰臭而腰胀……余首日即针天突、气海，二日据云咳略顺痰亦少，意者久病则虚，乃与灸天突、气海四十壮，加灸肾俞六十壮，及给自制肺劳丸与服，第三日云，已各部愈大半矣，余以斯收功如此神效，乃针肺俞、足三里，灸膏肓、四花穴，连灸四日，其病若失矣。”

《金针秘传》(针验摘录·肾不纳气)：“南海莫君敏庄……庚午以臂痛不举，向余求治，见其行动即喘，脉大而空，两尺尤少力，入夜则口渴咽干，小溲频数，余告以君之本病，乃肾气不能收纳，其臂痛不举，乃标症也，如不根本治之，花甲之年，岂有肾虚而能延寿者，即针肾俞、关元等穴，并书专门补敛肾气之方为丸治之，二月之后，本标各病全愈。”

[现代文献题录]

(限本节引用者，按首位作者首字的汉语拼音排序)

陈必通，张文华，杜云翔，等．艾炷灸少商穴治疗支气管哮喘37例临床观察．中国针灸，1995，15(5)：3-4

陈健，范永升，陈华，等．中药穴位电超导治疗发作期哮喘患

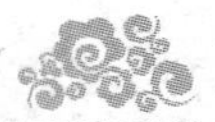

儿的随机双盲对照研究．现代中西医结合杂志,2006,15(8):991

陈克勤．治分二步　标本有序//胡熙明．针灸临证指南．北京:人民卫生出版社,1991:127

陈清波,黄桂英．葱白生姜外敷足心治疗支气管哮喘．中国民间疗法,2000,8(7):24

陈应龙．隔药灸疗　以治其本//胡熙明．针灸临证指南．北京:人民卫生出版社,1991:114

陈作霖．听会平喘　即刻有效//胡熙明．针灸临证指南．北京:人民卫生出版社,1991:128

程健生．针刺鱼际穴治疗急性哮喘发作．中国针灸,2001,21(9):547

崔丽萍．壮医药线灸治疗慢性咳喘症103例．中国针灸,1995,15(1):21

董洪魁,范晔．刺络拔罐治疗慢性哮喘46例．四川中医,2000,18(4):55

杜善侠,关延逊,崔联民．梅花计加艾灸治疗哮喘120例．中国针灸,2002. 22(4):221

杜晓山．肺俞为主　针后拔罐//胡熙明．针灸临证指南．北京:人民卫生出版社,1991:121

杜雪松,王鹏．穴位注射治疗支气管哮喘60例．辽宁中医杂志,2002,29(7):431

方针．五穴灸治疗支气管哮喘．云南中医杂志,1991,12(5):29

冯润身．针灸论治时-空结构初探．内蒙古中医药,1987,6(1):15

符文彬,陈秀华,陈全新．眼针控制哮喘急性发作的临床观察．上海针灸杂志,2002,21(5):20-22

高洁．刺络拔罐治疗哮喘100例临床体会．中医药信息,1998,15(1):48

高修安,朱锦善．海龙蠲哮方合咳喘平涌泉穴贴敷治疗小儿

支气管哮喘发作期临床观察．中国中西医结合杂志,2005,25(8):738

管遵惠．热针仪治哮喘//胡熙明．针灸临证指南．北京:人民卫生出版社,1991:128

郭诚杰．实证暴喘　内关天突//胡熙明．针灸临证指南．北京:人民卫生出版社,1991:127

何树槐．论五步辨证　倡多针浅刺//陈佑邦．当代中国针灸临证精要．天津:天津科学技术出版社,1987:180

何扬子．激光灸治疗支气管哮喘的机理探讨．中国针灸,1996,16(12):7

何扬子．CO_2激光灸对哮喘患者肺通气功能的作用．中国针灸,1995,15(3):1-5

洪海国．化脓灸对支气管哮喘患者免疫功能的影响．上海针灸杂志,1993,12(2):59

洪圣达．液氮冷冻穴位治疗咳喘症204例疗效分析．中国针灸,1989,9(2):7

黄百丽．针挑治疗哮喘50例疗效观察．中国针灸,1996,16(5):16

黄禾生．多种针法治疗哮喘发作154例疗效分析．云南中医中药杂志,2000,21(2):109

黄禾生．耳针缓解哮喘38例．云南中医杂志,1995,16(6):69

黄进贵．艾灸自拟“八华穴”为主治疗支气管哮喘80例．陕西中医,1989,10(12):553

黄龙祥．经络学说的由来．中国针灸,1993,13(5):47-50

江杰士,黄秉枢,李玉智,等．补药为主埋线控制哮喘复发．针灸临床杂志,1998,14(4):5

蒋向东．针刺翳风治疗哮喘急性发作60例．中国针灸,2002,22(9):611

焦顺发．头针治哮喘//胡熙明．针灸临证指南．北京:人民

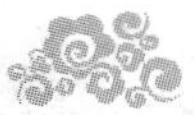

卫生出版社,1991:124

康世英．背部三穴　冬病夏治//胡熙明．针灸临证指南．北京:人民卫生出版社,1991:125

赖新生,靳瑞,司徒铃．养子法治疗支气管哮喘的临床疗效和环核苷酸、皮质醇变化的初步观察．中国针灸,1988,8(6):38-40

李昌生,翁小光．腧穴敷贴疗法治疗支气管哮喘急性发作期60例//针灸治疗痛症国际学术研讨会论文汇编．香港,2009:181

李成林,于漾．化脓灸治疗支气管哮喘发作期30例．中国民间疗法,2003,11(4):16

李传杰．处方主次有序　局部取穴创新//陈佑邦．当代中国针灸临证精要．天津:天津科学技术出版社,1987:146

李德炎．化脓灸对支气管哮喘患者血清IgE影响的观察报告．湖南中医杂志,1989,5(3):50

李风森,杨剑,杜丽娟．中药穴位贴敷结合西药对急性发作期支气管哮喘患者血清IL-5及血浆TXB2的影响//第十次全国中西医结合防治呼吸系统疾病学术研讨会论文集．杭州,2009:193

刘枫林,李兰芬,付健,等．敷贴疗法治疗过敏性哮喘200例．云南中医中药杂志,1996,17(2):40-42

李建媛．三伏灸治疗支气管炎哮喘58例疗效观察．针灸临床杂志,1996,12(9):32

李俊,赵吉平．电针肺俞穴为主治疗支气管哮喘患性发作期30例．中国民间疗法,2005,13(5):15

李世珍．辨证施针　扶正祛邪//胡熙明．针灸临证指南．北京:人民卫生出版社,1991:123

李巍,谭洛,苗林燕,等．电针肺俞穴对支气管哮喘患者(急性发作期)临床症状与肺功能的影响．针灸临床杂志,2010,26

(1):4

李志明,刘鸿莺,孟竞璧,等.瘢痕灸治疗182例喘息的疗效观察.中国针灸,1982,2(5):13-14

连维真.红外线灸治哮喘病临床观察.浙江中医学院学报,1989,13(4):48

梁栋富.气象因素在三伏灸治疗哮喘中作用观察.上海针灸杂志,1992,12(2):3

林宏.隔姜灸贴法对肺气虚哮喘的温补效应.福建中医药,1987,18(6):20

林矛.小针刀治疗支气管哮喘156例.上海针灸杂志,1996,15(6):15

林毓霞,胡嫒,陈少如.辛桂散敷脐治疗缓解期支气管哮喘效果观察.护理学杂志,2009,24(9):55

刘炳权.急者重灸 缓者轻灸//胡熙明.针灸临证指南.北京:人民卫生出版社,1991:121

刘炳权.三伏天天灸治疗哮喘及过敏性鼻炎.实用医学杂志,1988,4(3):41

刘明清,黄启嵩,尤斌.化脓灸治疗支气管哮喘的临床疗效观察.中国针灸,2002,22(8):537-539

刘乃积.肺俞迎香穴位注射治疗哮喘53例.中国针灸,2002,22(1):11

刘玉芬.三伏天治疗气管炎、哮喘424例.中国针灸,1989,9(5):16

楼百层.法随证移 效从穴转//陈佑邦.当代中国针灸临证精要.天津:天津科学技术出版社,1987:431

卢泽强.针灸配合推拿治疗支气管哮喘56例.中医杂志,2005,46(1):42

陆爱平.穴位埋药线治疗支气管哮喘68例.黑龙江中医药,2001,30(5):52

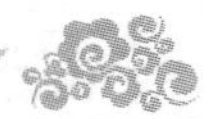

吕士琦．推拿、艾灸并中药治疗支气管哮喘93例临床体会．中国中医急症，2008，17(11)：1606

罗诗荣．妙用温灸//陈佑邦．当代中国针灸临证精要．天津：天津科学技术出版社，1987：246

马佰录．穴位贴药治疗哮喘临床疗效观察．中国中医急症，2001，10(3)：16

马石铭．浅刺多捻针法//陈佑邦．当代中国针灸临证精要．天津：天津科学技术出版社，1987：10

孟春梅，董爱玲．捏脊疗法治疗哮喘．中国民间疗法，1997，5(2)：16

孟春梅，吴慧君．刮痧疗法治疗哮喘30例．四川中医，1999，17(5)：53

曲祖贻．擅用针挑刮罐//陈佑邦．当代中国针灸临证精要．天津：天津科学技术出版社，1987：116

邵经明．巧用背俞穴　妙治神志病//陈佑邦．当代中国针灸临证精要．天津：天津科学技术出版社，1987：238

石学敏．针刺补肺气　刺络拔罐祛邪气//胡熙明．针灸临证指南．北京：人民卫生出版社，1991：118

孙桂霞，陈京涛，傅建军．针刺治疗支气管哮喘141例临床观察．针灸临床杂志，1994，10(2)：13-15

孙兰英．三伏日灸贴治疗哮喘多指标观察分析．上海针灸杂志，1987，6(3)：3

孙六合，尤艳利．孔最穴配合额旁1线治疗哮喘急性发作38例．中国针灸，2004，24(6)：398

孙玉雷．罐针结合治疗哮喘急性发作129例观察．陕西中医学院学报，1998，21(2)：25-26

田从豁，李以松，杨宏．皮下埋针治疗哮喘的初步观察．中国针灸，2002，22(3)：153-154

田从豁．穴位敷贴　隔药灸治//陈佑邦．当代中国针灸临

证精要．天津:天津科学技术出版社,1987:60

王俊．穴位敷贴治疗支气管哮喘急性发作50例．中国中医急症,2003,12(2):173

王伟,章卓琳．定喘穴位注射治疗支气管哮喘260例．辽宁中医杂志,1999,26(5):23

魏凤坡．双穴同进针与特异性选穴//陈佑邦．当代中国针灸临证精要．天津:天津科学技术出版社,1987:441

吴爱莉,吴晓莉,徐惠芬．复方斑蝥膏贴敷穴位治疗哮喘、慢性支气管炎200例．中国针灸,1999,19(3):140-142

吴捷,胡龙才．穴位灸贴治疗慢性支气管炎和支气管哮喘120例疗效观察．临床针灸杂志,1996,12(5):67-68

吴名．火针治疗哮喘34例报告．职业与健康,2005,21(9):1366

奚永江,杨仁德,王卜雄,等．《针灸大成》中俞穴功效的计算机分析．上海针灸杂志,1988,7(2):36

熊广,曲敬来,王文辉,等．肺俞穴注射鹿茸精对支气管哮喘缓解期患者血浆皮质醇、醛固酮及IgE水平的影响．黑龙江中医药,2004,33(2):10.

徐娜华．耳穴为主治支气管哮喘36例体会．江西中医药,1998,29(2):37

严定梁．擅长化脓灸//陈佑邦．当代中国针灸临证精要．天津:天津科学技术出版社,1987:141

严华．化脓灸对哮喘患者免疫功能的影响．上海针灸杂志,1989,8(1):17

颜幼斋．针取喘息、肺俞、手穴平喘点//胡熙明．针灸临证指南．北京:人民卫生出版社,1991:119

杨廉德．白芥子泥丸贴治法//胡熙明．针灸临证指南．北京:人民卫生出版社,1991:129

杨永清．针灸治疗哮喘174例疗效分析．上海针灸杂志,

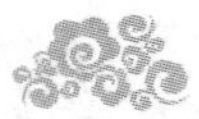

1994,13(4):153-154

杨永璇．喘发治标　太渊天突//胡熙明．针灸临证指南．北京:人民卫生出版社,1991:122

姚杨伟．穴位结扎配合内服药治疗“支哮”“慢支”80例．江苏中医,1994,15(2):30

余启梅,辛建保．哮喘缓解期联用乌体林斯和黄芪注射液等穴位注射控制哮喘发作的临床观察．安徽医学,2003,24(2):30

袁九棱．脾胃学说在针灸临证中的运用//陈佑邦．当代中国针灸临证精要．天津:天津科学技术出版社,1987:337

张登部．寒者艾卷灸　热者刺出血//胡熙明．针灸临证指南．北京:人民卫生出版社,1991:132

张帆,叶飞．耳穴疗法为主治疗小儿支气管哮喘．上海中医药杂志,1996,30(1):15

张舒雁．化脓灸治疗哮喘的疗效观察．浙江中医学院学报,1990,14(2):50

张苏妞．割脂治疗哮喘200例．上海针灸杂志,2002,21(1):26

张文进．割治埋线法治哮喘//胡熙明．针灸临证指南．北京:人民卫生出版社,1991:131

张学鉴,张学金．头针电刺激治疗哮喘持续状态34例疗效观察．中国针灸,1995,15(6):34

张玉璞．辨其寒热　调其脏腑//胡熙明．针灸临证指南．北京:人民卫生出版社,1991:125

张智龙,吉学群,薛莉,等．针刺治疗支气管哮喘急性发作期临床观察．中国针灸,2005,25(3):158

郑毓琳．热凉补泻与针刺八法//陈佑邦．当代中国针灸临证精要．天津:天津科学技术出版社,1987:270

钟梅泉．单纯性哮喘　梅花针叩刺//胡熙明．针灸临证指南．北京:人民卫生出版社,1991:119

周楣声．二穴为主　鬃针埋藏//胡熙明．针灸临证指南．北京:人民卫生出版社,1991:117

周荣兴．肺俞为主　酌配他穴//胡熙明．针灸临证指南．北京:人民卫生出版社,1991:130

周兆山．自血穴位注射治疗支气管哮喘108例疗效观察．中医外治杂志,1995,4(14):14

第五节　咳血

咳血是指血液随咳嗽经气道而出的现象。古代针灸临床文献中凡有咳血、嗽血、咯血、咳唾血、唾血、唾红、血痰、红痰等描述字样的内容，本节均予收入。古人对咳血与吐血有时混淆不清，故当注意辨析之。中医学认为，本病多由邪热伤肺，或阴虚火旺所致，前者表现为实证，后者表现为虚证。西医学中的肺结核、支气管扩张、肺肿瘤等呼吸系统疾病均可出现咳血。涉及本病的古代文献共 103 条，合 238 穴次；现代文献共 28 篇，合 42 穴次。可见现代用针灸治疗咳血者不多，当是现代多采用西药治疗的缘故。将古今文献的统计结果相对照，可列出表 5-1~ 表 5-4（表中数字为文献中出现的次数）：

表 5-1　常用经脉的古今对照表

经脉	古代（穴次）	现代（穴次）
相同	膀胱经 71、肺经 38、胃经 24	肺经 22、膀胱经 5、胃经 4
不同	任脉 32、肾经 23	心包经 5

表 5-2　常用部位的古今对照表

部位	古代（穴次）	现代（穴次）
相同	上背 80、臂阴 24	臂阴 25、上背 6
不同	胸脘 46、手掌 23、足阴 22、腿阳 14	

表 5-3　常用穴位的古今对照表

穴位		古代（穴次）	现代（穴次）
相同		肺俞 21、尺泽 7	尺泽 5、肺俞 5
相似	肺经	列缺 12、太渊 10、鱼际 6	孔最 14
不同	胸脘	中脘 8、天突 6	
	背俞	风门 11、膏肓俞 10、肝俞 9、百劳 9、肾俞 5	
	四肢	足三里 12、然谷 8、太溪 6	内关 3

表 5-4　所用方法的古今对照表

方法	古代（条次）	现代（篇次）
相同	针刺 13	针刺 2
不同	艾灸 30、刺血 1	穴位注射 20、敷贴 6、耳穴 1

根据以上各表，可对咳血的古今针灸治疗特点作以下比较分析。

【循经取穴比较】

1. 古今均取膀胱经穴　咳血为肺疾之表现，而膀胱经背俞穴是脏腑之气输注之处，故治疗咳血当取与肺相关的背俞穴；西医神经学说认为，控制肺和支气管的交感神经从背部脊髓（$T_{2\sim9}$）发出，副交感神经在相应器官附近或壁内神经节中换元，针灸背部相应穴位，则可对这些神经产生相应的刺激，从而产生相应的治疗作用。因而在古、今文献中，膀胱经分别为 71、5 穴次，分列诸经的第一、第二（与心包经并列）位，分占各自总穴次的 29.83%、11.90%。此又显示，**古代比现代更重视膀胱经穴**。由表 5-3 可知，就穴位而言，**古今均多取肺俞穴，这是相同的**；古代还取风门、膏肓俞、肝俞、百劳、肾俞等，而现代报道不多，此亦显示古代更多地选用膀胱经穴。

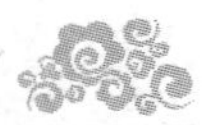

2. 古今均取肺经穴　咳血病位在肺，故临床亦常取肺经穴，在古、今文献中，分别为38、22穴次，分列诸经的第二、第一位，分占各自总穴次的15.97%、52.38%，此又显示**现代比古代更重视肺经穴**。就穴位而言，**古今均多取尺泽穴，这是相同的**；古代还选用列缺、太渊、鱼际等穴，而现代选用孔最，这是相似的。其中孔最为肺经郄穴，**现代临床发现取孔最可治疗咳血等急性病症**，此当为现代针灸工作者的发展，因此在本病的现代报道中，孔最高达14穴次，占诸穴之首。而在古代文献中少见孔最治疗咳血的记载，宋代《太平圣惠方》载：孔最治疗“吐血失喑，肿痛恶血”，此处“吐血”若是咳血，或包括咳血，则该条文是治咳血的早期文献。

3. 古今均取胃穴　胃经循行于胸部，因此临床亦取胃经穴，在古、今文献中分别为24、4穴次，皆列诸经的第四位，分占各自总穴次的10.08%、9.52%，显示古今对胃经的重视程度相近。就穴位而言，**古代多取足三里**；现代虽也取足三里，但穴次不高，现代胃经的穴次较为分散。

4. 古代选取任脉、肾经穴　任脉、肾经均循行至胸前，因此古代治疗本病亦选用任脉与肾经穴。其中任脉共32穴次，列诸经的第三位，占总穴次的13.45%；**常用穴为中脘、天突**。而现代取任脉仅1穴次，占总穴次的2.38%，未被纳入常用经脉，显示现代对任脉穴的重视程度不如古代。

在本病的古代文献中，肾经共23穴次，列古代诸经的第五位，占古代总穴次的9.66%，**常用穴为然谷、太溪**；而现代未见取肾经穴的报道，亦不如古代。马王堆帛书《阴阳十一脉灸经》《灵枢经·经脉》中足少阴之“是动病”均含“咳（唾）则有血”之证，乃古人取肾经穴之例。

5. 现代选取心包经穴　《灵枢经·经脉》载：心包经“起于胸中，出属心包”，因此现代治疗本病亦选用心包经穴，共5穴次，列现代诸经之第二位（与膀胱经并列），占现代总穴次的11.90%。就穴位而言，**现代多取内关穴**，该穴为心包经之络穴，与三焦经相连，现代临床有“心胸内关谋”之说，故取之以治咳血。而古代取心包经共7穴次，占诸经之第六位，占古代总穴次的2.94%，未被纳入常用经脉，古代取内关也不多，皆不如现代。

【分部取穴比较】

1. 古今均取上背部穴 古今治疗本病均多取和肺相关的背俞等上背部穴，因此在古、今文献中，上背部分别为80、6穴次，分列各部的第一、第二位，分占各自总穴次的33.61%、14.29%，此又显示**古代比现代更重视上背部穴**。就穴位而言，**古今均多取肺俞穴**，这是相同的；古代还取风门、膏肓俞、肝俞、百劳等，而现代取之不多。

古代取上背部穴者，如《备急千金要方》云：“吐血唾血，上气咳逆，灸肺俞随年壮。”《医学入门》言：风门“主易感风寒，咳嗽痰血”。《循经考穴编》载：膏肓俞主“盗汗，吐血咳血”，“咸宜灸之”。《针灸甲乙经》谓：肝俞主“唾血短气”。《针灸大成》语：“咳嗽，红痰：百劳、肺俞、中脘、三里”，“复刺后穴：膏肓、肾俞、肺俞、乳根”。其中肾俞则属下背部。

现代取上背部穴者，如王曙光等治疗支气管扩张症咯血，取双侧肺俞穴，注入阿托品；陈松泉治疗咯血，取大椎、肺俞，贴敷固本2号方。

2. 古今均取臂阴面穴 手三阴经与胸相连，因此在古、今文献中，臂阴面穴分别为24、25穴次，分列各部的第三、第一位，分占各自总穴次的10.08%、59.42%，此又显示**现代比古代更重视臂阴面穴**。就穴位而言，**古今均多取尺泽穴，这是相同的**；古代还取肺经列缺、太渊、鱼际等，**现代则多取孔最**，这是相似的；**现代又取心包经内关**，而古代未见记载，这是古今不同的。

古代取臂阴面穴者，如《针灸甲乙经》言：“唾血，时寒时热，泻鱼际，补尺泽。”《针经指南》语：列缺主“吐唾脓血（肺）”。《圣济总录》云：“诸咳而喘息有音，甚则唾血者，太渊主之。”

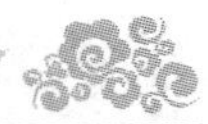

现代取臂阴面穴者，如傅健治疗大咯血，取孔最、尺泽，注入普鲁卡因；王伟等、陈健、陈薇等治疗咯血，均取孔最，注入鱼腥草注射液；石健华等治疗大咯血，取止红（曲泽下 4 寸）、孔最、尺泽、曲泽，注入脑垂体后叶素；刘文杰治疗咯血，取双侧内关，注入 654-2。

3. 古代选取胸脘部、腿阳面穴 本病的病位在肺，古代临床多取胸脘部穴，这是局部取穴，共 46 穴次，列古代各部的第二位，占古代总穴次的 19.33%；就穴位而言，**古代多取中脘、天突穴**。而现代取胸脘部共 2 穴次，占现代总穴次的 4.76%，未被纳入常用部位。

因为古人选用胃经穴，致使腿阳面共计 14 穴次，列古代各部之第六位，占古代总穴次的 5.88%；**常用穴为足三里**。而现代腿阳面仅 1 穴次（属足三里），占现代总穴次的 2.38%，未被纳入常用部位，亦不如古代（现代胃经的穴次较为分散）。

古代取胸脘部与腿阳面穴者，如敦煌医书《吐番医疗术》载："痰中带血，火灸肩胛骨、肩头和胃脘有效。"（其中"胃脘"当为中脘。）《太平圣惠方》曰：天突主"肺痈唾脓血"。《针灸内篇》载：足三里主"咳痰血"。又如《备急千金要方》云："吐血唾血，灸胸堂百壮不针。"（其中"胸堂"乃膻中穴。）鸠尾主"息贲，唾血，厥心痛"。《类经图翼》谓：中府主"肺胆寒热，咳呕脓血"。其中膻中、鸠尾、中府亦在胸脘部。

4. 古代选取手、足阴面穴 手、足阴经均上抵胸部，因此古代文献中手掌、足阴部的穴次较高，分别为 23、22 穴次，在古代文献中分列各部的第四、第五位，分占古代总穴次的 9.66%、9.24%；**常用穴为鱼际、然谷、太溪等穴**。而现代取手掌、足阴部分别为 2、0 穴次，分占现代总穴次的 4.76%、0.00%，均未被纳入常用部位。

古代取手、足阴面穴者，如《针灸治疗实验集》载："吉永奎之男孩，方四岁，是苏嘴西乡下堆庄人，患吐咳呕吐脓血"，"用毫针刺肺经之鱼际、大渊二穴，灸肺俞各三壮，仅一次而愈。”《针灸甲乙经》云：“咳唾有血，然谷主之。”“嗌中肿痛，唾血，口中热，唾如胶，太溪主之。”“咳，喉中鸣，咳唾血，大钟主之。”其中大钟为肾经络穴，亦位于足阴面。

【辨证取穴比较】

本病常表现为实热，虚热两类，**古人治疗与该两类相关者均取上背部穴**。如《名医类案》：“一壮年患嗽而咯血，发热肌瘦”，“但使吐多于泻耳，兼灸肺俞”，“灸五次而愈”。《灸法秘传》治疗出血症（含咯血、咳血、唾血）：“如五劳七伤，诸虚百损而患血者，灸其膏肓，弗可缓也。”此外，古人治疗与实热和虚热相关者，似有各自取穴倾向，兹将古代相关文献陈列于下。

1. 与实热相关　《琼瑶神书》载：“前谷二穴：治热病，汗不出，咳嗽，血不止。”《医学纲目》云：“妊孕咳唾血”，“如寒热未解，百节瘛疭，昏愦，再取绝骨、太溪”。《针灸甲乙经》曰：“寒热痟，目不明，咳上气，唾血，肩中俞主之。”上述文献提示，**治疗与实热相关者，似还可选用四肢末部（即手足部）穴、关节部穴**。

2. 与虚热相关　《扁鹊心书》治疗“虚劳咳嗽，潮热，咯血吐血”者，“急灸关元二百壮”。“一幼女病咳嗽，发热咯血减食，先灸脐下百壮，服延寿丹、黄芪建中汤而愈。”《太乙神针》载：“虚痨时症，血痰”，“针上脘穴”。上述文献提示，**治疗与虚热相关者，似还可选取小腹和胸脘部穴**。

3. 与虚实夹杂相关　《针灸甲乙经》曰：“唾血，时寒时热，泻鱼际，补尺泽。”其中鱼际是肺经荥穴，属火；尺泽为肺经合穴，属水。此案以泻肺火、滋肺阴的方法治疗虚实夹杂之咳血，可见**对于虚实夹杂者，则当兼取泻实和补虚的穴位**。

现代采用辨证取穴者，如宣丽华治疗支气管扩张咯血缓解期，阴虚津亏型，取肺俞、肾俞等，注入核酷注射液；气虚痰湿型，取肺俞、脾俞等，注入黄芪注射液；气滞血瘀型，取膈俞、肺俞等，

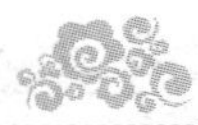

注入丹参注射液。可见古代仅以虚实辨证，而**现代加入了脏腑辨证**，故取穴有所差异。

【针灸方法比较】

1. 古今均用针刺法 在本病的古、今文献中，针刺分别为13条次、2篇次，分列古、今诸法之第二、第三位，分占各自总条(篇)次的12.62%和7.14%，可见现代针刺的百分比低于古代，这在其他病证中是不多见的。揣其原因，当是咳血在现代临床上往往表现为急症，而针刺不一定能立即取得理想效果，故现代常配合中西药物，通过穴位注射或穴位敷贴，发挥药物和穴位的作用以求疗效，因而单纯针刺的篇次及位次下降。

古代采用针刺者，如《针灸则》载："咳血，针：幽门、三里、三阴交"，"咯血，针：梁门、幽门、后溪"。**古代也根据虚实采用针刺补泻手法**，如上述"辨证取穴比较"中，《针灸甲乙经》"泻鱼际，补尺泽"。又如《医学纲目》言："妊孕咳唾血"，"如脉气未平，泻太渊、太白、热府"。《针方六集》载：肺俞治"肺家嗽红痰，并久嗽，先补。"

现代采用针刺及其手法者，如陈松泉治疗咯血，针刺孔最、大椎、肺俞；陈敏治疗支气管扩张咯血，针刺孔最穴，针向病所，施捻转泻法。

2. 古代多用艾灸法 在古代本病文献中，艾灸达30条次，列古代诸法之首，占古代总条次的29.13%。而在**现代本病临床上，少见用灸法的报道**，与古代形成明显差异，可能是现代认为本病多为热证(或虚，或实)，囿于"热证禁灸"的观点，故不用灸法。因此对古代艾灸的相关文献当研究探讨。

艾叶辛苦，纯阳之品，燃之可以补虚培本；而灸疗后正气充足，机体则能驱逐邪气；现代研究也证实，艾灸可促进人体免疫功能，发挥抗菌消炎之功，因此**无论是虚证(含虚热)还是实证(含实热)所致的咳血，均能用灸法进行治疗**。

近代《针灸治疗实验集》载："本市书院码头黄华者，为轮船工会之工友也，于前十六年时，因劳力过度，致伤肺部，喘咳异常，且时有血出痰臭而腰胀……余首日即针天突、气海，二日据云咳略顺痰亦少，意者久病则虚，乃与灸天突、气海四十壮，加灸肾俞六十壮，及给自制肺劳丸与服，第三日云，已各部愈大半矣，余以斯收功如此神效，乃针肺俞、足三里，灸膏肓、四花穴，连灸四日，其病若失矣。"此案曰"久病则虚"，"血出痰臭"，当是虚实夹杂之证；而用针刺后"咳略顺痰亦少"，而灸后第三日即"各部愈大半"，其后"连灸四日，其病若失矣"，显示艾灸疗效似优于针刺。

古人灸治本病亦多取上背部或胸腹部穴，此与总体取穴规律一致。如《备急千金要方》曰："吐血唾血，上气咳逆，灸肺俞随年壮。"《灸法秘传》云："凡有一概血症（含吐血，咯血，呕血，咳血，唾血），总当先灸胆俞。""血痰灸其上脘。""咯血，喉中有声，灸其天突。"《外台秘要》言："必效疗上气唾脓血方：灸两乳下黑白际各一百壮良。"《龙门石刻药方》语："疗上气唾脓血方"，"灸脐下一寸，百壮，良"。

同样，**古人又灸手足阴面穴**，如《灸法秘传》称："咳嗽见血者，灸肺俞，或灸行间。"《神农皇帝真传针灸图》谓：太渊治"唾血，可灸五壮。"其中行间、太渊分别是肝经、肺经在肢体末部阴面之穴。此外，《龙门石刻药方》载："疗上气唾脓血方"，"灸阳明穴，穴在足趺上三寸动脉处，三七壮。"该穴位于足背部，即阳面，属胃经，而胃经上行至胸部，故为阳中之阴。

除了常规灸法外，**古人又用"太乙神针"**治疗本病，彼乃灸法之一种，治疗时在穴位上铺就数层布或纸，然后将点燃的艾条按在布或纸上。如《太乙神针》载天突、上脘、膏肓、肝俞可治"咯血""血痰""咳血"。

古人治疗本病还将针刺与艾灸相结合，以发挥协同作用。如《琼瑶神书》道："红痰咳嗽病传深，提补百劳灸共针，肺俞提从按刮弹，补从列缺艾加临，仍将三里取气下，脾俞补来提用心，中脘

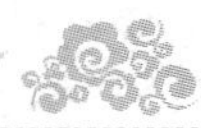

盘盘膏肓灸，四花提补妙中寻。”《针灸治疗实验集》载：“胡才喜，年十六岁，住垛场川东灶，咳嗽潮热，痰中夹血，风寒袭于肺络，致肺血夹痰而出，第一次针肺俞灸五壮，针百劳灸三壮，第二次针百劳，灸足三里，第三次针肺俞、中脘，第四次针列缺、风门，痊愈。”上述两案均用针灸结合之法，既用针刺又用艾灸，而于其中的百劳、肺俞，则更是在同一穴上并施针灸。

3. 古代还用刺血法　《续名医类案》载：“李氏范初病嗽血”，“次以草茎纳鼻中，出血半升”。本案用刺鼻腔内血管出血以治疗本病，令人瞩目，值得探讨。但古代本病文献中用刺血者仅此1条，可见古代用刺血治疗本病者不多，现代则无此类报道。推其原因，当是大量咳血引起气血亏乏，再施予放血，有犯“虚虚”之嫌，故用刺血者较少。

4. 现代采用的其他疗法　前面“古今均用针刺法”已述，现代本病的针灸临床为了提高疗效，常配合采用药物治疗，致使穴位注射达20篇次，敷贴达6篇次，分占现代诸法之第一、第二位，分占现代总篇次的71.43%、21.43%，十分瞩目。此外，现代也有用耳穴治疗者。这些均是现代针灸工作者对针灸学术的发展，以下例举之。

（1）**穴位注射**：现代注射所用药物包括鱼腥草、阿托品、普鲁卡因、垂体后叶素、缩宫素（催产素）、卡巴克络（安络血）、维生素K_3、酚磺乙胺（止血敏）等，其中以西药品种为多，当为求迅速起效之故；所取穴位以肺经郄穴孔最为常用，其次为尺泽、肺俞、血海，另外还有膻中、夹脊、涌泉、列缺、太渊、曲池等。如王伟等治疗顽固性支气管扩张咯血，取双侧孔最、血海、膈俞旁夹脊穴，注入鱼腥草注射液；陈国安治疗咯血，取双侧涌泉穴，注入阿托品；朱元铨则取孔最、尺泽、列缺、太渊等，注入阿托品和普鲁卡因；李立、汤建武均取孔最穴，注入垂体后叶素；陈善良等治疗少量持续性咯血，取双侧肺俞穴，注入催产素；董玉梅等治疗大咯血，取肺俞、曲池、血海、膻中等，注入安络血；张玲等治疗咯血，取尺泽穴，

注入维生素 K_3;周佐涛等治疗支气管扩张咯血,取孔最穴,注入止血敏。

(2) **敷贴**:崔向军等、章进、王建平、刘文杰治疗咯血,皆取涌泉穴,外敷肉桂、硫黄、冰片、大蒜等药物。陈松泉则取大椎、肺俞,贴敷固本 2 号方(含白芥子、元胡、百部、桔梗、甘遂、桂枝等);取神阙,敷贴固本 4 号方(含五倍子、补骨脂、大黄等)。

(3) **耳穴**:胡下新治疗咯血,取耳穴气管、支气管、肺、神门等,埋入皮内针。

【结语】

根据上述对古今文献的统计与分析结果,兹提出治疗咳血的参考处方如下(无下划线者为古今均用穴,下划曲线者为古代所用穴,下划直线者为现代所用穴):①上背部膀胱经穴肺俞、风门、膏肓俞、肝俞,以及奇穴百劳和下背部穴肾俞等;②胸脘部任脉穴中脘、天突等;③上肢阴面肺经穴尺泽、列缺、太渊、鱼际、孔最,以及心包经穴内关等;④足阴面肾经穴然谷、太溪等;⑤腿阳胃经穴足三里等。临床可根据病情,在上述处方中选用若干相关穴位。

对于实热或虚热,均可取上背部穴;与实热相关者,还可选用四肢末部穴、关节部穴;与虚热相关者,还可选取小腹和胸脘部穴;虚实夹杂者,则兼取泻实和补虚的穴位。

临床可用针刺及其补泻法;无论是实证还是虚证,均可采用灸法(含太乙神针);还可采用刺血法,以及穴位注射、敷贴、耳穴等现代所用方法。

历代文献摘录

[晋代及其以前文献摘录]

《阴阳十一脉灸经》:"足少阴之脉……是动则病……咳则

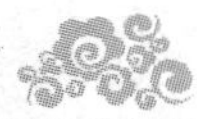

有血。”

《素问·脉解》:“少阴所谓腰痛……咳则有血。”

《灵枢经·经脉》:“肾足少阴之脉……是动则病……咳唾则有血。”

《针灸甲乙经》(卷八·第一下):“胸中悒悒不得息,咳唾血,多涎……心俞主之。”“唾血短气,鼻酸,肝俞主之。”“咳上气,唾血,肩中俞主之。”“喉痹,咳嗽血,缺盆主之。”“唾血,时寒时热,泻鱼际,补尺泽。”

《针灸甲乙经》(卷八·第二):“息贲时唾血,巨阙主之。”

《针灸甲乙经》(卷九·第三):“咳逆上气,呼吸多唾[一本作“喘”字],浊沫脓血,库房主之。”

《针灸甲乙经》(卷九·第三):“咳,喉中鸣,咳唾血,大钟主之。”

《针灸甲乙经》(卷九·第七):“肠鸣相逐,不可倾侧,[一本有“肩息唾血”4字,]承满主之[据《黄帝明堂经辑校》补]。”

《针灸甲乙经》(卷十一·第一):“胸胁榰满,咳唾有血,然谷主之。”

《针灸甲乙经》(卷十一·第六):“嗌中肿痛,唾血,口中热,唾如胶,太溪主之。”

《针灸甲乙经》(卷十一·第七):“呕[一本作“唾”]血,振寒,嗌干,太渊主之。”“内伤唾血不足,外无膏泽,刺地五会。”“凡唾血,泻鱼际,补尺泽。”

《龙门石刻药方》(北壁石刻药方):“疗上气唾脓血方……灸胸前对乳一处,须随年壮也。又灸阳明穴,穴在足趺上三寸动脉处,三七壮。又灸脐下一寸,百壮,良。”

[唐、宋、金、元代文献摘录]

《备急千金要方》(卷十二·第六):“吐血唾血,灸胸堂百壮,不针。”“吐血唾血,上气咳逆,灸肺俞随年壮。”

《备急千金要方》(卷十八·第五):“唾恶[《千金翼方》作

"血"]冷痰，灸肺俞五十壮。"

《备急千金要方》(卷十九·第一)："大钟……面黑如炭色，咳唾则有血，喉鸣而喘。"

《备急千金要方》(卷三十·第二)："鸠尾……息贲，唾血，厥心痛。""胸堂、脾俞、手心主、间使、胃管、天枢、肝俞、鱼际、劳宫、肩俞、大溪，主唾血，吐血。""大泉、神门，主唾血，振寒，呕血上气。""缺盆、心俞、肝俞、巨阙、鸠尾，主咳唾血。""库房、中府、周荣、尺泽，主咳逆上气，呼吸多唾[一本作"土"]，浑沫脓血。"

敦煌医书《吐番医疗术》India office 56·57："痰中带血，火灸肩胛骨、肩头和胃脘有效。"

《外台秘要》(卷九·久咳嗽上气唾脓血)："必效疗上气唾脓血方：灸两乳下黑白际各一百壮良。"[原出《龙门石刻药方》]

《外台秘要》(卷三十九·第六)："屋翳……咳逆上气，呼吸多唾，浊沫脓血。"

《太平圣惠方》(卷九十九)："天突……肺痈唾脓血，气壅不通。"[原出《铜人针灸经》(卷二)]

《琼瑶神书》(卷二·二百五十)："红痰咳嗽病传深，提补百劳灸共针，肺俞提从按刮弹，补从列缺艾加临，仍将三里取气下，脾俞补来提用心，中脘盘盘膏肓灸，四花提补妙中寻。"

《琼瑶神书》(卷三·四十六)："前谷二穴……咳嗽，血不止。"

《圣济总录》(卷一百九十三·治咳嗽)："诸咳而喘息有音，甚则唾血者，太渊主之。"

《扁鹊心书》(卷上·窦材灸法)："虚劳咳嗽，潮热，咯血吐血，六脉弦紧……急灸关元三百壮，内服保元丹，可保性命。"

《扁鹊心书》(卷中·虚劳)："一幼女病咳嗽，发热咯血减食，先灸脐下百壮，服延寿丹、黄芪建中汤而愈。"

《针经指南》(流注八穴)："列缺……吐唾脓血(肺)。"

《扁鹊神应针灸玉龙经》(六十六穴治证)："神门……喘嗽，唾红吐血。"

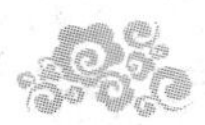

［明代文献摘录］

《神应经》（痰喘咳嗽部）："咳血：列缺、三里、肺俞、百劳、乳根、风门、肝俞。""唾血内损：鱼际（泻）、尺泽（补）、间使、神门、太渊、劳宫、曲泉、太溪、然谷、太冲、肺俞（百壮）、肝俞（三壮）、脾俞（三壮）。""唾血振寒：太溪、三里、列缺、太渊。"

《针灸大全》（卷四・八法主治病症）："列缺……久嗽不愈，咳唾血痰：风门二穴、太渊二穴、膻中一穴。"

《针灸集书》（卷上・虚损）："中髎、肩井、大椎、肺俞、肾俞、膏肓、三里、譩譆、气海、下焦俞等穴……传尸骨蒸，肺痿咳嗽，唾脓血，并治之。"

《针灸集书》（卷上・呕血吐血）："地五会、然谷、鸠尾、周荣、尺泽、肩中俞，并治唾血。"

《针灸捷径》（卷之下）："咳嗽红痰：中管、列缺、百劳、肺俞、膏肓、肾俞。"

《针灸聚英》（卷一下・足少阴）："涌泉……尸厥，面黑如炭色，咳吐有血。"

《针灸聚英》（卷四下・八法八穴歌）："唾红溺血咳痰……列缺。"

《神农皇帝真传针灸图》（图十六）："太泉……胃气上逆，唾血，可炙五壮。"

《名医类案》（卷八・血症）："一壮年患嗽而咯血，发热肌瘦……但使吐多于泻耳，兼灸肺俞……灸五次而愈。"

《医学入门》（卷一・治病要穴）："风门：主易感风寒，咳嗽痰血病。""然谷：主喉痹，咳唾血。"

《医学纲目》（卷十七・妊孕咳唾血）："（心）妊孕寒热往来，咳嗽血痰……误用热药之故也：风门、魄户、支沟、间使。如寒热未解，百节瘛疭，昏［原作"皆"，据义改］愦，再取绝骨、太溪。如脉气未平，泻太渊、太白、热府……四肢消瘦，单腹肿胀，即取阴交一穴,去其恶物也。”

《针灸大成》(卷九·治症总要):“第八十·咳嗽,红痰:百劳、肺俞、中脘、三里……复刺后穴:膏肓、肾俞、肺俞、乳根。”

《针方六集》(兼罗集·第五十五):“肺俞……肺家嗽红痰,并久嗽,先补。”

《类经图翼》(卷六·手太阴):“中府……肺胆寒热,咳呕脓血。”

《类经图翼》(卷七·足少阴):“彧中……一传治咳嗽哮病唾血。”

《类经图翼》(卷八·足厥阴):“行间……咳血,心胸痛。”

《循经考穴编》(足太阳):“膏肓……盗汗,吐血咳血……咸宜灸之。”

[清代及民国前期文献摘录]

《太乙神针》(正面穴道证治):“天突……肺痈,咯血,喉中有声。”“虚痨时症,血痰……针上脘穴。”

《太乙神针》(背面穴道证治):“膏肓……肺痿,咯血,咳嗽吐痰。”“气促逆,咳血,目炫,黄疸,针肝俞穴。”

《医宗金鉴》(卷七十九·十二经表里原络总歌):“肾经原络应刺病……唾血渴热两足寒。”

《医宗金鉴》(卷八十五·背部主病):“风门……风寒痰嗽吐血红。”“肺俞内伤嗽吐红。”

《医宗金鉴》(卷八十五·足部主病):“然谷……咳血足心热遗精。”

《针灸则》(诸血):“咳血,针:幽门、三里、三阴交。”“咯血,针:梁门、幽门、后溪。”

《续名医类案》(卷十二·吐血):“李氏范初病嗽血……次以草茎纳鼻中,出血半升。”

《采艾编翼》(卷二·失血):“呕衄[血]:郄门。”

《针灸逢源》(卷五·失血):“咳血吐血:间使、列缺、太渊、鱼

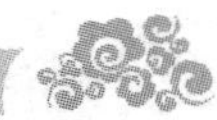

际、神门、百劳、风门、肺俞、肝俞、脾俞、乳根、上脘、三里。"

《针灸内篇》(手太阳小肠络):"肩中[俞]……目视不明,咳血。"

《针灸内篇》(足太阳膀胱络):"心俞……狂痫,咳血,黄疸。"

《针灸内篇》(足少阴肾经络):"然谷……治咽喉唾血,呼喘。""大钟……咽喉咳血。"

《针灸内篇》(足阳明胃经络):"[足]三里……痞臌,咳痰血。"

《针灸内篇》(任脉经络):"下脘……主痰内血丝。""膻中……治肺喘,咳嗽脓血。""天突……咳嗽脓血,肺痈。"

《神灸经纶》(卷三·身部证治):"咯血:风门。""咳嗽红痰:列缺、百劳、肺俞、中脘。"

《太乙集解》(足太阳膀胱经穴):"膏肓俞……肺痿咯血,咳嗽吐痰。"

《灸法秘传》(咳嗽):"咳嗽见血者,灸肺俞,或灸行间。"

《灸法秘传》(血症):"[吐血,咯血,呕血,咳血,唾血]凡有一概血症,总当先灸胆俞。血痰灸其上脘。咯血,喉中有声,灸其天突。如五劳七伤,诸虚百损而患血者,灸其膏肓,弗可缓也。"

《灸法秘传》(肺痈):"久咳不已,胸中隐隐而疼,吐痰腥臭,或吐血脓,是为肺痈,痈者,壅也……法当灸其天突,兼服清肺之方。"

《周氏经络大全注释》(经络分说·二十八):"膈俞……劳瘵治此,以血妄行也。"

《针灸秘授全书》(咳红痰):"咳红痰:重肺俞、重风门、肝俞、膏肓、肾俞、乳门、中脘、三里。"

《针灸秘授全书》(吐肺血):"吐肺血:心俞、重尺泽、重肺俞。"

《针灸秘授全书》(咳血):"咳血:肺俞、风门、百劳、肝俞、五里、三里、列缺。"

《针灸简易》(审穴歌):"然谷唾血亦喉痹。"

《针灸简易》(穴道诊治歌·后身部):"膈俞……痃癖血痰俱禁刺。"

《针灸简易》(穴道诊治歌·手部):"尺泽……咳唾脓血及

绞肠。"

《针灸治疗实验集》(13):"吉永奎之男孩,方四岁,是苏嘴西乡下堆庄人,患吐咳呕吐脓血……用毫针刺肺经之鱼际、大渊二穴,灸肺俞各三壮,仅一次而愈。"

《针灸治疗实验集》(31·二):"胡才喜,年十六岁,住垛场川东灶,咳嗽潮热,痰中夹血,风寒袭于肺络,致肺血夹痰而出,第一次针肺俞灸五壮,针百劳灸三壮,第二次针百劳,灸足三里,第三次针肺俞、中脘,第四次针列缺、风门,痊愈。"

《针灸治疗实验集》(39·一):"本市书院码头黄华者,为轮船工会之工友也,于前十六年时,因劳力过度,致伤肺部,喘咳异常,且时有血出痰臭而腰胀……余首日即针天突、气海,二日据云咳略顺痰亦少,意者久病则虚,乃与灸天突、气海四十壮,加灸肾俞六十壮,及给自制肺劳丸与服,第三日云,已各部愈大半矣,余以斯收功如此神效,乃针肺俞、足三里,灸膏肓、四花穴,连灸四日,其病若失矣。"

[现代文献题录]

(限本节引用者,按首位作者首字的汉语拼音排序)

陈国安.阿托品穴位注射治疗咯血21例.上海针灸杂志,1999,18(2):11

陈健.血宁冲剂加药物穴位注射治疗咯血体会.中国中医急症,1994,3(1):10

陈敏.针刺孔最穴治疗支气管扩张咯血.中国中医急症,2000,9(2):81

陈善良,朱雪飞.催产素穴位治疗少量持续性咯血67例分析.福建中医药,1997,28(3):13

陈松泉.针刺、贴敷为主治疗咯血32例.中国针灸,1995,15(6):13

陈薇,汤归春.立止血雾化吸入加鱼腥草穴位注射治疗咯

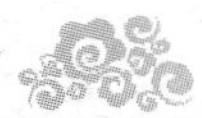

血．浙江中医学院学报，2003，27（5）：43

崔向军，刘耀先．止血贴剂外敷涌泉穴治疗咯血临床观察．中国针灸，1992，12（3）：7

董玉梅，戚好文，傅莉．穴位注射安络血治疗大咯血53例临床分析．中国针灸，1998，18（1）：62

傅健．孔最、尺泽穴位注射普鲁卡因治疗大咯血11例．中国中西医结合杂志，1992，12（12）：740

胡卞新．耳针治愈咯血9例．中国针灸，1987，7（4）：24

李立．辨证施治加穴位注射治疗咯血85例临床观察．中国医药学报，2002，17（11）：702

刘文杰．穴位疗法治疗咯血70例疗效观察．内蒙古中医药，2005，24（2）：28

石健华，顾生平．水针疗法在大咯血病例中的应用．上海针灸杂志，1988，7（4）：9

汤建武．孔最穴注射下垂体后叶素治疗咯血46例．中国针灸，1988，8（5）：11

王建平．涌泉穴贴敷止血膏治疗咳血36例．中国针灸，2003，23（11）：683

王曙光，莫测．阿托品肺俞穴注射治疗支气管扩张症咯血77例．安徽中医学院学报，1990，9（4）：49

王伟，傅洁美，宣丽华．鱼腥草液穴位注射治疗支气管扩张咯血100例报告．中医杂志，1990，31（5）：40

王伟，刘海静，孙占玲．针药结合治疗顽固性支气管扩张咯血128例．上海针灸杂志，2003，22（2）：12

宣丽华．分型穴注治疗支气管扩张咯血缓解期42例．辽宁中医杂志，2000，27（2）：83

张玲，李忆．尺泽穴位注射维生素K_3治疗咯血258例临床观察．中医杂志，2002，43（5）：346

章进．咯血贴外敷涌泉穴治疗支气管扩张咯血56例．中国

针灸,2001,21(7):409

周佐涛,林晓山．穴位注射治疗支气管扩张咯血98例疗效观察．新中医,2006,38(3):63

朱元铨．穴位注射治疗咯血32例小结．贵阳中医学院学报,1997,19(4):31

第六节　痨瘵

痨瘵是由痨虫感染所引起的疾病，以咳嗽、咯血、潮热、盗汗、相互传染以及身体逐渐消瘦为临床特征。古代针灸临床文献中，凡有痨、瘵、痨虫、五尸、疰、注、飞尸、遁尸、传尸、尸劳、尸疰、走疰、鬼疰、骨蒸等描述字样的内容，本节均予收录；在古代文献中，“痨”与“劳”经常互相混用，因此对于明显属于本病之“劳”，本节亦予收录。中医学认为本病的病变部位主要在肺，在发展过程中，可累及脾肾，甚则传遍五脏；体质虚弱则是患者感染的基础，临床以阴虚内热型为多见，但也可见到气虚、阳虚、痰湿等证型。本病与西医学中的结核病相关，西医学认为，该病是由结核分枝杆菌所致。涉及痨瘵的古代文献共113条，合266穴次；涉及肺结核的现代文献共39篇，合325穴次，可见现代用针灸治疗本病者不很多，这是现代多采用抗生素治疗的缘故。但近年来，结核病的发病率有所回升，并出现了难治化的倾向，即抗生素治疗失效的现象，故对本病的治疗问题又引起了中西医界的重视。兹将古今文献的统计结果相对照，可列出表6-1~6-4（表中数字为文献中出现的次数）：

表6-1　常用经脉的古今对照表

经脉	古代（穴次）	现代（穴次）
相同	膀胱经92、任脉29、督脉26、胃经19	膀胱经88、任脉33、胃经32、督脉19
不同		肺经54、大肠经21、肾经19、脾经18

表 6-2　常用部位的古今对照表

部位	古代（穴次）	现代（穴次）
相同	上背 116、胸脘 37、腿阳 18、小腹 17	上背 94、胸脘 33、腿阳 24、小腹 22
不同	下背 26、足阴 10	臂阴 37、腿阴 26、手掌 25

表 6-3　常用穴位的古今对照表

穴位		古代（穴次）	现代（穴次）
相同	背部	膏肓俞 22、肺俞 19、肾俞 12、大椎 11、膈俞 5、脾俞 4	肺俞 20、膏肓俞 16、大椎 10、膈俞 9、肾俞 6、脾俞 5
	胸腹	中脘 7、关元 4	关元 10、中脘 6
	下肢	足三里 8、丰隆 4	足三里 17、丰隆 6
相似	上背	四花（患门）15、肝俞 5、心俞 4、魄户 4	胃俞 6、风门 5、胆俞 5
	胸脘	章门 4	中府 10、天突 5
	小腹	气海 4	（关元）
	下肢	涌泉 8	复溜 8、太溪 5、三阴交 10、行间 5
不同		长强 4	尺泽 13、鱼际 10、太渊 9、合谷 7、曲池 7、孔最 6、阴郄 6

表 6-4　所用方法的古今对照表

方法	古代（条次）	现代（篇次）
相同	灸法 69、针刺 5	针刺 13、灸法 12
水同	刺血 4、熨法 1	穴位注射 12、电针 3、敷贴 2、皮肤针 2、耳穴 2、激光 1、割治 1、磁疗 1

根据以上各表，可对痨瘵的古今针灸治疗特点作以下比较

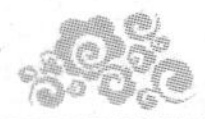

分析。

【循经取穴比较】

1. 古今均取膀胱经和督脉穴　中医学认为，本病常发生在肺，也可累及脾、肾等脏腑，而膀胱经背俞穴是脏腑之气输注之处，刺激与肺、脾、肾相关的背俞穴，可以调整它们功能，产生治疗作用；西医学认为，背部胸1~5交感神经到达肺，胸5~12交感神经到达食管、胃等消化器官，胸12~腰2交感神经脉到达泌尿生殖器官，因此刺激膀胱经背部相应的背俞穴，能调整相关交感神经的功能，从而消灭或抑制呼吸、消化、泌尿等系统的结核菌感染；而督脉通过膀胱经背俞穴能发挥同样功效。因此古今临床均多取膀胱经与督脉穴。

表6-5　古、今膀胱经、督脉穴次及其分占各自总穴次的百分比和其位次对照表

	古代	现代
膀胱经	92（34.59%，第一位）	88（27.08%，第一位）
督脉	26（9.77%，第三位）	19（5.85%，第六位）

表6-5显示，**古代膀胱经与督脉穴次的百分比均高于现代**，这可能是现代还选用肺、大肠、肾、脾等经穴的缘故，致使其百分比相对下降。就穴位而言，表6-3显示，**古今均多取膀胱经膏肓俞、肺俞、肾俞、膈俞、脾俞，督脉大椎穴，这是相同的**；古代还取肝俞、心俞、魄户等，现代则取胃俞、风门、胆俞等，这是相似的；**古代又取长强，现代取之不多，这是不同的**。

2. 古今均取任脉与胃经穴　本病常表现出肺，以及脾、肾等脏腑的症状，而任脉、胃经循行于胸腹部；本病又常由气血亏乏所致，或因痨虫侵蚀导致正气虚弱，而任脉为“生养之本”（杨玄操注《难经》），脾胃为后天之本，故临床治疗本病常取任脉与胃经穴。

表 6-6 古、今任脉、胃经穴次及其分占各自总穴次的百分比和其位次对照表

	古代	现代
任脉	29（10.90%，第二位）	33（10.15%，第二位）
胃经	19（7.14%，第四位）	32（9.85%，第四位）

表 6-6 显示，古今对任脉的重视程度相近；而对于胃经，现代似比古代更为重视。就穴位而言，**古今均多取任脉中脘、关元，胃经足三里、丰隆，这是相同的**。古代还取小腹气海，现代还取胸部天突，这有所不同。

3. 现代选用肺、大肠经穴 本病的病位常在肺，而肺与大肠相表里，故现代也取肺经、大肠经穴，分别为 54、21 穴次，分列现代各经之第二、第五位，分占现代总穴次的 16.62%、6.46%，常用穴为尺泽、中府、鱼际、太渊、孔最，合谷、曲池。

而古代取肺经、大肠经分别为 3、4 穴次，分列古代各经之第九、第八位，分占古代总穴次的 1.13%、1.50%，未被纳入常用经脉，反不如现代，即循经取穴原则在本病的治疗中未得到充分体现，这与古人治疗其他疾病有异，为何有此差别？令人疑惑，有待探讨。

4. 现代选用肾、脾经穴 本病或累及肾、脾，因此现代也取肾经、脾经穴，分别为 19、18 穴次，分列现代各经之第六（与督脉并列）、第七位，分占现代总穴次的 5.85%、5.54%，常用穴为复溜、太溪，三阴交。

而古代取肾经、脾经分别为 8、6 穴次，分占古代总穴次的 3.01%、2.26%，未被纳入常用经脉，亦不如现代，这也显示在本病的治疗中，古人对循经取穴原则未予足够的重视，其原因也有待探讨。但由表 6-3 可知，古代尚选用涌泉穴，共 8 穴次，可见古代对肾经穴还是选用的。

5. 古代常取经外奇穴 古代治疗本病常取经外奇穴，共计

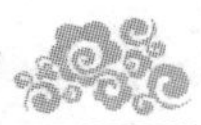

23穴，64穴次，占古代总穴次的24.06%，十分突出。因为在古代痨瘵对人类生命和健康是一个极大的威胁，因此古人在临床上进行了大量的探索，得到了许多经验穴，这些穴位尚未被归入经络理论，成为经外奇穴。它们在本病临床上的具体应用，请参阅下面"分部取穴比较"中各部的介绍。在这些古代奇穴中，以四花（患门）的穴次为最高，共计15次，占全身诸穴第三位。关于四花的定位，各家说法不一，或与患门相合，详见本节附篇《"四花"定位考》，但从总体上看，这些穴点均在上背部胸椎附近，当与肺、脾、胃等脏腑相关。

现代临床也选用经外奇穴，共计16个穴位，24穴次，占现代总穴次的7.38%，较古代为少。常用者为百劳、阿是穴、腰眼等，可见由于抗生素的诞生，对本病有了针对性的治疗，经外奇穴的选用比例也相应减少。

【分部取穴比较】

1. 古今均取上背部穴　前面已述，上背部的背俞穴和相关督脉穴俱有宣肺、健脾、抗痨作用，故临床多取之，其穴次在古、今文献中分别为116、94穴次，均列各部之首，分占各自总穴次的43.61%、28.92%，此又显示古代比现代更重视上背部穴，这在其他疾病中尚不多见。就穴位而言，表6-3显示，**古今均多取膏肓俞、肺俞、大椎、膈俞、脾俞，这是相同的**；古代还取四花（患门）、肝俞、心俞、魄户等，现代则取胃俞、风门、胆俞等，这是相似的。

古代取上背部穴者，如《百证赋》曰："痨瘵传尸，趋魄户膏肓之路。"《太平圣惠方》载：肺俞主"传尸骨蒸，肺嗽"。《圣济总录》载："传尸、伏连、殗殜、骨蒸"，"宜灸大椎上一穴"。《周氏经络》载："劳瘵治此（膈俞），以血妄行也。"《世医得效方》治"痨瘵"："膏肓、肺腧穴，每穴各灸九壮，仍依前虫醉日各穴腧（心俞、肺俞、肝俞、脾俞、肾俞），多灸为妙。"

古代常取上背部经外奇穴，其中最常用者为四花（患门），例如《扁鹊神应针灸玉龙经·针灸歌》道："腹连殗殜骨蒸患，四花一灸可无忧。"此外，《外台秘要》灸脊膂两边"总八处"；《圣济总录》灸大椎两旁"各相去一寸五分"；灸"当心脊骨上，两旁各相去一寸"；取脐脊中点，"以物横口两吻，当中折之，以折处点灸"共六穴；《名家灸选三编》灸背部七穴，灸"新四穴"等，亦为上背部奇穴例。

现代取上背部穴者，如方崇理治疗耐药性肺结核，取双侧膏肓俞，用灸法；史广宇治疗阴虚火旺型的肺结核，取肺俞、膏肓俞、大椎等，用艾条熏灸法；赵秀萍等治疗肺结核而用化疗药物效果不理想者，取肺俞、膏肓俞、身柱、魄户、风门、结核穴（大椎旁3.5寸）等，用隔蒜灸；陆孝夫、丁利华、徐全江等治疗肺结核之脾虚者，皆取脾俞、胃俞等，用针刺，或电针，或艾灸。可见多用上背部穴，这在古今临床上是一致的。

2. 古今均取胸腹部穴　本病的病变部位常在肺，或涉及脾、肾等脏腑，根据局部取穴的原则，当多选胸腹部穴；本病为慢性损耗性疾病，而脾胃为后天之本，故当取脘腹部之穴以健脾和胃；"脐下肾间动气"为"人之生命也，十二经之根本也"（《难经》语），故又取小腹部之穴以壮肾祛邪。

表6-7　古、今胸脘、小腹部穴次及其分占各自总穴次的百分比和其位次对照表

	古代	现代
胸脘	37（13.91%，第二位）	33（10.15%，第三位）
小腹	17（6.39%，第五位）	22（6.77%，第七位）

表6-7显示，古代似比现代更重视胸脘部穴；而对小腹部的百分比，古今相近。就穴位而言，**古今均多取中脘、关元，这是相同的**；古代还取章门、气海等，现代则取中府、天突穴，这是相似的。

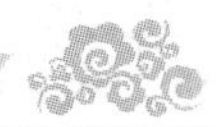

古代取胸腹部穴者，如《医心方》云："治沉尸方：灸太仓（中管也）七壮。"《扁鹊心书》载："若伤寒后，或中年久嗽不止，恐成虚痨，当灸关元三百壮。"《圣济总录》曰："传尸、伏连、殗殜、骨蒸"，"又灸两肋下二穴，名章门"。《针灸聚英》载：治疗"羸瘦虚损，传尸骨蒸"，"灸脐下气海、丹田、关元、中极四穴中取一穴"。又如《肘后备急方》治疗"五尸"："灸乳下一寸，随病左右，多其壮数"（当为乳根）；"灸心下三寸，六十壮"（当为中脘）。《医学纲目》曰："痨瘵骨蒸"，"鸠尾（灸二七壮，补之）"。这些穴位均在胸腹部。

古人又取胸腹部经外奇穴，如《肘后备急方》"灸乳后三寸"（《医学入门》《医宗金鉴》有类似记载）；《备急千金要方》灸"两乳边邪下三寸第三肋间"，"一名注市"（《东医宝鉴》有类似记载）；刺灸"旁廷，在胁下四肋间，高下正与乳相当，乳后二寸陷中"；刺灸"九曲中府，在旁廷注市下三寸"，等等。

现代取胸腹部穴者，如徐全江等治疗肺结核之脾虚者，取中脘等穴，用电针；陆孝夫治疗肺痨之脾肾虚弱者，取中脘、关元、气海，用灸法；赵粹英等治疗难治性肺结核，选用中府、膻中、关元等穴，用隔蒜灸；丁利华治疗肺结核之脾虚者，取中脘等，咳嗽者，取天突等，均用针刺法。又如王麟权等治疗肺结核盗汗，取神阙穴，外敷止汗粉，神阙亦在腹部。可见选用胸脘与小腹部穴，在古今临床上也是相吻合的。

3. 古今均取腿阳面穴　本病为慢性损耗性疾病，又有咳痰等表现，而脾胃为后天之本，又有运化痰湿的功能，因此临床也取下肢阳面胃经穴，致使腿阳面在古、今文献中分别达 18、24 穴次，分列各部的第四、第六位，分占各自总穴次的 6.77%、7.38%，可见古今百分比相近。就穴位而言，**古今均取足三里、丰隆穴，这是相同的。**

古代取腿阳面穴者，如《琼瑶神书》治"虚损蒸劳瘵"："膻中喘泻三里下"。《玉龙歌》道："伤风不解嗽频频，久不医时劳便成，咳嗽须针肺俞穴，痰多宜向丰隆寻。”古人又取腿阳面的经外奇穴，如《外台秘要》载：“文仲论传尸病”，“灸法：立脚于系鞋处横文，以手四指于文上量胫骨外，逼胫当四指中节按之，有小穴，取一缕麻刮令薄，以此麻缓系上灸，令麻缕断”。敦煌医书《火灸疗法》《圣济总录》有类似记载。

现代取腿阳面穴者，如封文军等治疗肺结核，取单侧足三里、肺俞，注入胸腺肽；邵长荣等则取丰隆与泽前（尺泽前1寸），注入复方功劳叶针剂；陆孝夫治疗肺痨之脾虚者，选用足三里穴，用艾灸或针刺补法。

4. 古代选用下背部穴　本病为慢性损耗性疾病，久病及肾，而“肾间动气”位于脐下与命门之间，因此古人亦取下背部穴，共计26穴次，列古代各部之第三位，占古代总穴次的9.77%，**常用穴为肾俞、长强**等。如《针灸资生经》云：“羸瘦固瘵疾，自有寒热等证”，“而肾俞等穴，尤所当灸也”。《循经考穴编》载：长强治“尸痨”。

古人也取下背部的经外奇穴，如《医说》治疗“劳瘵”，“于腰上两傍微陷处，针灸家谓之腰眼”，“每灼小艾炷七壮”。清时期日本《针灸则》亦曰：“腰眼”，“治传尸痨瘵，灭门绝户，百方难治，尤妙，尸虫必于吐泻中而出，此比四花等穴尤易且效”。又如《名家灸选三编》治疗“虚劳骨蒸”：“以蜡绳比量，掌后横纹至中指头，却向手背至爪甲际截断，以一头齐龟尾骨，贴肉上脊中点记，次以曲尺一寸一分，左右开二穴，又斜向上左右二穴，都五穴，其间各要一寸一分”。这些奇穴亦可供现代临床参考。

现代也有取下背部穴者，如徐全江等治疗肺结核之肝肾阴虚者，用电针刺激肝俞、肾俞等，阴阳两虚者，用电针刺激膈俞、命门等；陆孝夫治疗肺痨之肺肾阳虚者，灸命门、肾俞等穴。现代取下背部共16穴次，列现代各部之第八位，占总穴次的4.92%，未被纳入常用部位，不如古代。古代还取长强穴，现代则少见报道，这也是不同的。

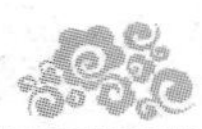

5. 现代选用上肢阴面穴 本病的病位多在肺，又可出现心火亢盛之证候，因此现代临床又取肺经、心经与心包经之穴，致使上肢阴面达 62 穴次，其中臂阴、手掌分别为 37、25 穴次，分列现代各部的第二、第五位，分占现代总穴次的 11.38%、7.69%，**常用穴位为尺泽、鱼际、太渊、孔最、阴郄等**。如韩承镇治疗肺结核咯血，取止红穴（曲泽穴下 4 寸）、孔最、尺泽、曲池，注入垂体后叶素；郝淑珍则取鱼际穴，注入麻黄素、维生素 K_3；周万仁等取太渊，注入垂体后叶素；徐学谦针刺孔最穴；而刘健民治疗肺结核盗汗，针刺阴郄穴。

古代也有取上肢阴面穴者，如《类经图翼》载："虚痨、虚损注夏羸瘦"，"取手掌中大指根稍前肉鱼间，近内侧大纹半指许，外与手阳明合谷相对处，按之极酸者是穴"，"各灸七壮甚妙"。此为手掌部的经外奇穴。但总的来说，**古代取上肢阴面穴不多**，其中臂阴、手掌分别为 2、3 穴次，分列古代各部的第十（与腿阴并列）、第九位，分占古代总穴次的 0.75%、1.13%，未被纳入常用部位，远不如现代，这是古代取肺经等穴不多的缘故。

此外，**现代还取上肢阳面穴合谷、曲池**，如韩承镇治疗肺结核咯血，取曲池等穴，注入垂体后叶素；刘桂兰等治疗肺痨盗汗，针刺复溜、合谷，这是现代取大肠经穴的缘故。但总的来说，上肢阳面穴次不高，臂阳、手背分别为 14、8 穴次，分占现代总穴次的 4.31%、2.46%，均未被纳入常用部位。

6. 古代选用足阴部穴，现代选用腿阴面穴 本病或累及肾、脾，因此临床也取肾经、脾经穴位，致使下肢阴面的穴次也较多，但古代多取足阴部穴，现代多取腿阴面穴，这又有所不同。

古代取足阴部共 10 穴次，列古代各部第六位，**常用穴为涌泉等**。如《玉龙赋》道："涌泉关元丰隆，为治尸劳之例。"现代取足阴部共 15 穴次，列现代各部第九位，未被纳入常用部位。由表 6-3 可知，现代也选用足阴部的太溪、行间，显示对肾、肝经穴的考虑。

现代取腿阴面共26穴次，列现代各部第四位，占现代总穴次的8.00%，**常用穴为复溜、三阴交等**，显示对肾、脾经穴的重视。如刘桂兰等治疗肺痨盗汗，针刺复溜、合谷；史广宇治疗阴虚火旺型的肺结核，取三阴交、太溪等，用艾条熏灸法。而古代取腿阴面共2穴次，列古代各部第十位（与臂阴并列），占古代总穴次的0.75%，未被纳入常用部位，不如现代，这是古代取肾、脾经穴不多的缘故。

【辨证取穴比较】

从古代文献记载看，在痨瘵的各种类型中，虚热者占多数，共涉及古代文献27条。因为本病多由体虚受邪所致，而在病变过程中又呈现消耗性特征，因此临床常出现阴虚火旺的证候，可见骨蒸潮热，梦遗失精，盗汗不寐等症状。

古人治疗虚热者，也以背部穴为多，其中以奇穴四花（患门）穴为最多，共计8次，列诸穴之首；其次为膏肓俞和肺俞，各6穴次；再次为背部其他经穴及经外奇穴。上述穴位所涉及的自主神经控制肺，以及食管、胃等器官，因此选用其可达到宣肺健脾，养阴清热的目的。如《神应经》载："传尸骨蒸肺痿：膏肓、肺俞、四花穴。"《名家灸选三编》云："治骨蒸劳瘵"，灸"十一俞、章门、五俞、十四俞、四华穴，右同时下火"。古人治虚热也取腹部穴，通过健脾补肾以滋阴降火，如《圣济总录》"治骨蒸"，灸章门。《扁鹊心书》载："妇人产后热不退，恐渐成痨瘵，急灸脐下三百壮。"上述"古今均取胸腹部穴"中《针灸聚英》"灸脐下气海、丹田、关元、中极四穴中取一穴"，亦为例。除了上述灸法外，古人治疗虚热者也有用针刺法者，如《标幽赋》道："体热劳嗽而泻魄户。"《琼瑶神书》："治虚损蒸劳瘵二百六十二法：肺俞先提补刮行，膏肓艾灸百劳迎，膻中喘泻三里下，提刮涌泉补要明。"

文献中对于痨瘵其他类型的治疗也有记载，如对于阳气陷下者，《医学纲目》曰："取膏肓、肺俞、四花穴、大椎等穴，治劳瘵者，

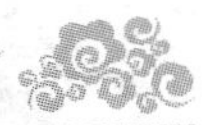

皆为阳气下陷,而寒热往来也";对于肾气虚弱者,《扁鹊心书》载:"一人额上时时汗出,乃肾气虚也,不治则成痨瘵,先灸脐下百壮,服金液丹而愈";对于出现"骨节疼寒"的"痨瘵",《针灸资生经》灸灼四花(患门)以健脾壮阳;对于有痰湿者,《针灸资生经》云:"惟劳瘵有痰为难治,最宜灸膏肓穴";而《玉龙歌》则道:"痰多宜向丰隆寻"。由上可知,**古人治疗各类型的痨瘵,均取四花等上背部穴,对于肾虚者还取下焦部穴,对于痰湿者还取丰隆等穴**。

现代本病临床也有用辨证取穴者,如焦国瑞报道,南京中医学院附属针灸实验医院治疗肺结核之肺虚证,针刺肺俞、膏肓、尺泽、太渊、中府、鱼际;脾胃虚证,针刺脾俞、胃俞、中脘、天枢、足三里;肝肾虚证,针刺肝俞、肾俞、关元、三阴交、阴谷、太溪、行间。陆孝夫治疗肺痨之肺气虚,灸中府、肺俞、大椎、膏肓;肺脾阳虚,灸脾俞、胃俞、章门、中脘、足三里;肺肾阳虚,灸关元、气海、命门、肾俞;肺阴虚,针补太渊、肺俞、偏历;肺脾阴虚,针泻太白,补足三里、天枢;肺肾阴虚,针补复溜、经渠、肾俞、膈俞、太溪,泻行间、劳宫。徐全江等治疗肺结核,用电针疗法,对于阴虚肺燥,取膏肓俞、尺泽、太渊、鱼际、中府等;阴虚脾弱,取脾俞、胃俞、中脘、天枢、足三里等;肝肾阴虚,取肝俞、肾俞、关元、三阴交、太溪、阴谷等;阴阳两虚,取肝俞、膈俞、关元、足三里、命门、三阴交、太渊等。由此可见,现代与古代所分证型不完全相同,**现代证型比古代更为细致,取穴也更加明确**。古今差异,孰是孰非,当由临床疗效加以判断。

【针灸方法比较】

1. 古今均用艾灸 在抗痨的各种针灸方法中,古今均多用灸法,因为在提高人体免疫力方面,艾灸的作用优于其他针灸方法,故能有效地抵抗结核病菌的侵蚀。尤其在抗生素发明之前,这无疑是一个优选的抗痨方案,因此古人用大量篇幅详尽地记载了各种灸疗方法,共计达 69 条文献,占古代本病文献条目总数的 61.06%,列古代诸法之首位;而现代本病文献中涉及艾灸者共 12 篇,占现代文献篇目总数的 30.77%,列现代诸法之第二位,可见**现代对艾灸的重视程度不如古代**,这是现代多采用抗生素的缘故。

古人艾灸抗痨的取穴,也以背部穴为多,如《针灸逢源》道:"痨瘵传尸灸四花,膏肓肺腧实堪袴,大椎穴并三椎骨,鬼眼功多用勿差。"其次则为胸脘和小腹部穴。除了经穴外,古人在背部与胸腹部也灸取许多经外奇穴。在前面"分部取穴比较"中,已对各部经穴和经外奇穴的灸法作了介绍,此处不再赘述。此外,古人艾灸治疗本病还有以下内容值得提出。

(1)**灸膏肓俞法**:在艾灸抗痨的诸穴位中,膏肓俞穴次最高,其涉及灸法共 14 次,如《灸法秘传》曰:"凡有一切虚损劳瘵,及至形神大惫,惟灸膏肓穴,可冀挽回,否则无效矣。"宋代庄绰还专门著有《灸膏肓俞穴法》一书,其云:"尝病瘵疾,其居对桥,而行不能度。有僧为之灸膏肓穴,得百壮。后二日,即能行数里,登降皆不倦,自是康强。"因为膏肓俞位于第四胸椎旁,艾灸该穴可对胸 4 交感神经节纤维产生影响,从而提高肺部的免疫功能,达到抗痨目的。关于膏肓俞的艾灸方法,《备急千金要方》卷三十第七有如下记载:"从胛骨上角摸索至胛骨下头,其间当有四肋三间,灸中间,依胛骨之里肋间空,去胛骨,容侧指许,摩胎肉之表肋间空处,按之自觉牵引于胸户中,灸两胛中各一处,至六百壮,多至千壮,当觉气下,砻砻然如流水状。"该书又曰:"伸两臂,令人挽两胛骨使相离,不尔,胛骨覆穴,不可得也。"《灸膏肓俞穴法》载:"泉州僧为灸膏肓,令伏于栲栳上,僧以指节极力按寻其穴,令病者觉中指麻乃是穴,若指不麻,或虽麻而非中指者,皆非也,已而求得之,遂一灸而愈。"(其中"栲栳"即现代之筐篓。)

归纳以上文字,结合其他文献记载,可见灸膏肓俞有以下四个要点:首先要有正确的体位,因为该穴位于肩胛骨下,故要将肩胛骨打开,"令人挽两胛骨使相离",穴位才能暴露。为此,古籍记

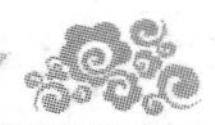

载要求患者“正坐，曲脊，伸两手，以臂著膝前”，或“令侧卧，挽上臂”，或使“伏衣襆上，伸两臂”，或“令伏于栲栳上”，或令“正坐竖立，两膝当乳，以两臂还抱，屈手向膝”；同时，《灸膏肓俞穴法》又认为，该穴定位也不宜过于靠外侧：“胛骨开而相远，动争寸余，火气不入穴窍，徒受苦处，无所益也”，《备急千金要方》亦云：“去胛骨，容侧指许”，皆为此意。其次要找到正确的穴点，按之要有感应，或云“按之自觉牵引于胸户中”，或云“以指节极力按寻其穴，令病者觉中指麻乃是穴”。再次，要有足够的壮数，如《备急千金要方》云“六百壮，多至千壮”。最后，受灸时患者能感到“砻砻然如流水之状”，古人认为这是“痰下”之状。这些文献记载值得当代针灸工作者进一步探讨。

（2）**灸取手指末端穴**　在艾灸诸穴中，除了上述背部、胸腹部穴以外，古人还灸手指末端部穴，令人瞩目，如《备急千金要方》载：“凡五尸者”，“又灸两手大拇指头各七壮”，“一切病食疰，灸手小指头”。《灵枢经·终始》言：“阳受气于四末。”故肢体末端部穴有清除阳热阳邪的作用，对于邪实热盛者当可灸之。

（3）**热证施灸**：前面已述，对于本病的虚热型，古人亦施灸法，统计结果显示，共计49穴次，而采用其他方法的穴次较少。古代有“热证禁灸”之说，而本型属热，却被大量地采用灸法，可见“热证禁灸”之说尚不够完善。因为本病之热由痨虫所致，艾灸可以提高机体免疫能力，抵抗痨虫的侵蚀，痨虫被抑制或消灭，则机体得以康复，虚热自然消失，这是治病求本的办法。如《圣济总录》载：“骨蒸痃癖，灸两肩井二穴，若人面热带赤色者，灸之即差。”即为一例。而对于极度虚弱的病人，其灸量则当适宜，不可过大。

（4）**择时施灸**：古代还有讲究择时艾灸者，或于癸亥日半夜时施灸，或于日中午时施灸，如《世医得效方》载：“痨瘵：灸法，癸亥夜二更，六神皆聚之时”，取腰眼穴，“每灼小艾炷七壮，虫或吐出或泻下，即安”，《类经图翼》说“此比四花等穴，尤易且效”；

而《圣济总录》取大椎、章门等穴治本病，则曰："凡灸皆取正午时佳，若旦起空腹灸，即伤人气，又令人血虚；若日晚食后灸，即病所难去"。究竟何时施灸为佳，尚有待于临床和实验加以检验。《类经图翼》又认为："此证五日轻，五日重，轻日其虫大醉，方可灸。"故当随着病情的发展，根据痨虫侵犯的脏腑不同（依次是心、肺、肝、厥阴、肾、三焦等），于相应脏腑的轻日（"虫醉"之五日），灸灼相应背俞穴。这一记载也有待于实践的验证。

（5）**"太乙神针"法**：到明清时期，在针灸临床上出现了"太乙神针"法，即在穴位上铺就数层布或纸，将艾绒与药物卷成的艾条点燃后按在布或纸上，以取疗效。这一方法不伤肌肤，无灼皮刺肉之痛苦，且将灸药结合，可以提高疗效，故得以广泛流传，并被运用于治痨临床，如《太乙神针》载："虚痨时症，血痰"，"针上脘穴"；针肺俞治"传尸骨蒸"。

（6）**艾灸补泻**：有人认为灸法为补，但《备急千金要方》曰："水疰口中涌水，经云肺来乘肾，食后吐水，灸肺俞，又灸三阴交，又灸期门"，"泻肺补肾也"。可见艾灸也有补泻的不同作用，而古人已注意到这种差异，并在抗痨临床上加以运用。

（7）**重视预防与早治**：在古代，对本病没有特效药物，因此人们认为应当提倡预防，一旦得病，则要早治。而预防与早治均用灸法，如《医学入门》载："虚损痨瘵，只宜早灸膏肓、四花，乃虚损未成之际"。《医学纲目》云：治疗本病"若灸之早，百发百中，累试可效"。

现代临床也有用灸法治疗本病的报道，如陈喜超等治疗肺结核，取结核穴、肺俞等，用艾条回旋灸；奚永江则取肺俞、膏肓、膈俞、胆俞、大椎、身柱等穴，用麦粒灸；赵粹英等治疗难治性肺结核，选用百劳、肺俞、膏肓、中府、膻中、关元、足三里等穴，用隔蒜灸；楼百层等治疗肺结核，取膏肓俞、膈俞、胆俞、腰眼，施隔姜灸，取足三里、三阴交，施艾卷灸，或取大椎、风门、肺俞、膏肓俞、膈俞、胆俞、腰眼、足三里、三阴交，施瘢痕灸；洪淑云等治疗淋巴结

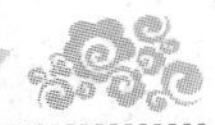

结核，用麝雄灸线灸疗病灶局部。由此可见，现代继承了古人的经验，亦用灸法治疗本病，但较古代为少。因此对于古代丰富的艾灸经验还当深入研究挖掘，以期为当代临床服务，而**现代采用麝雄灸线灸疗**则是古代所没有的。

2. 古今均用针刺 除了艾灸以外，古人也用针刺的方法，通过对神经、血管、淋巴等组织，以及经络的刺激，发挥调整作用。如《行针指要歌》道："或针劳，须向膏肓及百劳。"《针灸大成》治疗"传尸痨瘵：鸠尾、肺俞、中极、四花（先灸）"，"复刺后穴：膻中、涌泉、百会、膏肓、三里、中脘"。又如上述"古今均取胸腹部穴"中《备急千金要方》取"旁廷""九曲中府"，其后皆曰："刺入五分"。"古今均取腿阳面穴"中《玉龙歌》道："咳嗽须针肺俞穴。"上述"辨证取穴比较"中《标幽赋》道："体热劳嗽而泻魄户。"《琼瑶神书》云："肺俞先提补刮行，膏肓艾灸百劳迎，膻中喘泻三里下，提刮涌泉补要明。"后两例不但采用针刺方法，而且运用了补泻手法。

现代用针刺者，如周陈德治疗肺结核，针刺背部督脉压痛点（第二胸椎棘突下）、身柱及两旁夹脊穴，胸部压痛点及华盖、膻中、气户、俞府，其中督脉穴、夹脊穴的针感宜到达前胸，胸部穴的针感宜内传或向经脉上下传导；谭风芝治疗浸润型肺结核，取双侧肺俞、脾俞、肾俞、尺泽、太渊、结核点、血海、太溪、足三里，用针刺补法；丁利华治疗肺结核之肺阴亏损者，取肺俞、膏肓、身柱，脾虚者，取脾俞、胃俞、中脘、足三里，肝肾阴虚者，取肝俞、肾俞、三阴交，均用针刺，施补法；杨树芳治疗肺结核咯血，针刺印堂穴。可见古今均用针刺治疗本病，这是一致的。

3. 古代采用刺血与熨法 古人治疗本病又在涌泉穴处采用刺血疗法，如《玉龙歌》曰："传尸劳病最难医，涌泉出血免灾危。"《针方六集》则进一步云："有血可疗，无血则危，欲出血须弹针。"《针灸内篇》有类似记载。涌泉在下肢末部，有清热祛邪的功效，故对于邪实热盛者可刺之以泻血。在本病的现代临床上，用刺血疗法者则为少见，因而对古人的记载可作参考。

古人又采用熨法，如《医心方》载："《龙门方》疗恶疰入心欲死方：取椒，布裹，薄布疰上，以熨斗盛火熨之，令汗出，验。"熨法是大面积的热疗法，比一般艾灸的作用面大，对于痨瘵病程日久，病变涉及部位较广者，较为合适，而现代临床少见此类报道。

4. 现代采用的其他疗法 现代还用穴位注射、电针、敷贴、皮肤针、激光、割治、磁疗、耳穴等疗法，这些在古代文献中未见记载，当是现代针灸临床工作者的贡献。以下例举之。

（1）**穴位注射**：如徐全江等治疗肺结核，取结核穴（大椎旁3.5寸）注入链霉素，取肺俞注入维生素 B_6；谭凤芝治疗浸润型肺结核，取双侧肺俞、脾俞、肾俞、尺泽、太渊、结核点、血海、太溪、足三里，每次选用其中2个穴位，各注入异胭肼注射液和核酪注射液；张凤娥等治疗肺结核并咯血，取双侧曲池，用垂体后叶素做穴位封闭；焦永盛治疗肺结核大咯血，取止红穴（曲泽穴下4寸）、孔最、尺泽、曲池，注入脑后素；徐毅等治疗肺结核咯血，于清晨3~5时取双侧尺泽，注入普鲁卡因，行泻法，5~7时取双侧太渊，注入立止血，行补法。

（2）**电针**：如上述"辨证取穴比较"中徐全江等治疗肺结核诸型，均用电针刺激；高兴云等治疗肺结核咯血，取双侧巨骨、孔最、尺泽、鱼际、合谷，用电针治疗；孟雪英等治疗肺结核咯血，用电针刺激内关、孔最。

（3）**敷贴**：如焦起周等治疗肺结核，取病灶相应体表部位的穴位，以及大椎、膻中、肺俞等，外敷回生膏（含猫眼草、蟾蜍皮、守宫、木鳖子、独角莲、乳香、没药等）；丁若望等则取神阙、肺俞，以及阿是穴、肺热穴、肝热穴、结核穴，外敷醋调抗痨丹（含白及、百部、山甲、蜈蚣、全虫、三七、侧柏叶、冬虫夏草、灵芝菌）；焦永盛治疗肺结核大咯血，取涌泉穴，外敷蒜泥；李秀楠治疗肺结核汗证，取神阙穴，外敷五倍子粉。

（4）**皮肤针**：如刘朝觐等治疗肺结核病，取脊柱两侧、腰骶

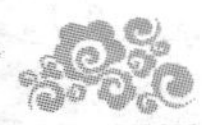

部、臀部两侧等部穴位，用梅花针弹刺，失眠者重刺神门；何国钧等治疗肺结核咳血，取颈动脉搏动区穴位，用七星针叩击。

（5）**激光**：如程远钊等治疗肺结核，取肺俞和肺空洞局部，用低能量 He-Ne 激光照射。

（6）**割治**：如李敬治疗肺结核，取掌内第二与第三指蹼处，或第三与第四指蹼处，或第四与第五指蹼处，用割脂疗法。

（7）**磁疗**：如魏振义等治疗浸润型肺结核，取肺俞、膏肓等，用穴位贴磁法。

（8）**耳穴**：如刘福信、汪至纯等均发现，在肺结核患者耳廓肺的相应区域有病理形态改变；张小莉等治疗浸润型肺结核，取耳穴肺点、胸、肾、胃等，用王不留行贴压；万长秦等治疗肺结核，取耳甲腔中肺疾反应点，注入抗痨药物普替卡因、链霉素。

【结语】

根据上述对古今文献的统计与分析结果，兹提出治疗痨瘵的参考处方如下（无下划线者为古今均用穴，下划曲线者为古代所用穴，下划直线者为现代增加穴）：①宣肺抗痨：取膏肓俞、肺俞、大椎、膈俞、心俞、魄户、风门；中府、天突；尺泽、鱼际、太渊、孔最。②健脾和胃：取脾俞、四花（患门）、肝俞、胃俞、胆俞；中脘、章门；足三里；化痰湿取丰隆等穴。③益肾祛邪：取肾俞、长强；关元、气海；复溜、太溪、三阴交。④清热：取涌泉、行间；合谷、曲池；止盗汗取阴郄。临床可根据病情，在上述处方中选用若干相关穴位。

治疗各类型的痨瘵，均取四花等上背部穴，对于肾虚者还取下焦部穴，对于痰湿者还取丰隆等穴。

临床多用灸法，可考虑灸膏肓俞等穴，还可采用择时施灸、“太乙神针”和灸法补泻等方法，虚热亦可用灸法；也可采用针刺及其补泻手法；对于邪实热盛者，则可刺涌泉以出血；病变部位较广者，可用熨法。此外还可采用穴位注射、电针、敷贴、皮肤针、激光、割治、磁疗、耳穴等现代疗法。对本病要重视预防与及早治疗。

附:“四花”定位考

“四花”是古代治疗痨瘵的要穴,早在唐代《外台秘要》中已有记载,一般认为属经外奇穴。在本书所检古代文献数据库中,“四花”治痨瘵共15次,占本病奇穴之首位,占本病诸穴第三位,十分瞩目。对于“四花”的定位,历代众说纷纭,笔者对其进行比较归纳,以为主要有五说,其中又有与“患门”穴相合者,也有将“四花”与经穴相对应者。以下分别予以讨论。

1.“四花”定位之五说

(1)**外台说**:出《外台秘要》卷十三“灸骨蒸法图”:取一绳,绕患者项,向前双垂,至鸠尾截断;翻绳向后,其绳两头向下,当脊骨上绳头为标点(表6-8称作“鸠尾相应脊点”);此标点左、右、上、下各取一穴,各穴与标点之距均为患者口吻长的一半,共四穴。

(2)**资生一说**:出《针灸资生经》卷三“骨蒸”:以患者口吻的长度裁一正方形纸,于纸中央剪一小孔;取一绳,度患者足大趾经足跟到委中处,截断;将上绳环在颈部向后双垂至脊上,取绳头为标点;将前纸平直置背部,小孔安标点处,纸四角为四穴。

(3)**资生二说**:亦出《针灸资生经》卷三“骨蒸”:背上三椎骨下为第一标点,其下度患者口吻之长为第二标点,两标点左右各一穴,各与标点之距均为患者中指长的一半,共四穴。

(4)**神应说**:出《神应经·灸四花穴法》:取上述“外台说”之四花穴;再加入《外台秘要》卷十三“灸骨蒸法图”中另二穴(《针灸大全》等名之为“患门”,详见下文)。此六穴又被《针灸大全》列入“定取四花六穴之穴”下,使后人认为“四花”共六穴。

(5)**逢源说**:出《针灸逢源》卷五“虚劳门”:先取“神应说”中“患门”二穴(详见下文,但度量绳头的起点为中趾);再取上述“资生一说”中之脊上标点(度量绳头起点亦为中趾),该标点左

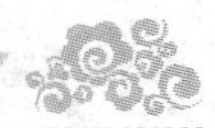

右各取一穴，各与标点之距均为患者单侧口角至鼻根的长度。共计四穴。

此外，《医学入门》卷一“治病奇穴”中载有“经门四花”穴，即上述“外台说”中脊上二穴不灸，而作为标点；其左右各取一穴，加上原横向二穴，共计六穴；上二穴与标点之距为半寸，下四穴与标点之距相等（即均为患者口吻长的一半）。

表 6-8　“四花”定位对照表

出处	脊上标点	对穴间距	标点与穴位关系
《外台》	鸠尾相应脊点	合口长	横分小绳两头；逐脊骨上下中分
《资生》1	取拇趾至腋长，环喉向后双垂，点记	口长	四方纸中央与标点合
《资生》2	三椎骨下点记；加口吻长，点记	中指长	横直量两头
《逢源》	起于鼻尖，度中趾至腋之长，点记	口鼻口	横分两边
	取中趾至腋长，环喉向后双垂，点记	口鼻口	横分两边
《入门》(经门四花)	鸠尾相应脊点；外台说中脊之上下二点（共三点）	上共一寸，中、下皆合口长	各开两傍共六穴

2. “患门”定位（表 6-9）　此穴原出《外台秘要》卷十三“灸骨蒸法图”，但无名，明代《针灸大全》名之为“患门”，其后《薛氏医案》《医学入门》等亦随之。明代《神应经》与《针灸大全》将其归入“四花”穴中。《外台秘要》之定位是：取一绳，度患者足大趾（《资生经》《针灸逢源》为中趾）经足跟到委中处，截断；将此绳从患者鼻端向上经头顶再向下量至脊骨上，以此处为标点；标点左右各一穴，各与标点之距均为患者单侧口角至鼻根的长度（《针

灸资生经》为口吻长之半)。

表 6-9 "患门"定位对照表

出处	脊上标点	对穴间距	标点与穴位关系
《外台》	起于鼻尖,度拇趾至腘长,点记	合口处,一头向上至鼻	横分两边
《资生》	起于鼻尖,度中趾至脉长,点记	合口长	两头尽处
《神应》	起于鼻尖,度拇趾至脉长,点记	口鼻口	横分两边

3. 与"四花"相对应的经穴 《针灸聚英》卷一上"足太阳"认为:"上二穴是鬲俞,下二穴是胆俞。"《类经图翼》卷十"奇俞类集"认为:上二穴为心俞,下二穴为肝俞。《针灸逢源》卷五"虚劳门"认为:上二穴为心俞,下二穴为膈俞。可见对于与"四花"相对应的经穴,诸医籍的看法亦不尽相同,但多数文献将"四花"归属经外奇穴,未入经穴。

以上论及的具体内容,可参阅本节"历代文献摘录"中相关原文。虽然关于"四花"穴的定位,历代各医家看法不一,但从总体上看,**这些穴位均在上背部胸椎附近**,当与肺、脾、胃等脏腑相关,有宣肺、健脾、和胃等作用,故常被古人用来治疗痨瘵。

历代文献摘录

[唐代及其以前文献摘录]

《葛洪肘后备急方》(卷一·第六):"五尸者,其状皆腹痛胀急,不得气息,上冲心胸,旁攻两胁,或累块涌起,或挛引腰脊。兼治之方,灸乳后三寸,十四壮,男左,女右,不止,更加壮数,差。又方,灸心下三寸,六十壮。又方,灸乳下一寸,随病左右,多其壮数。又方,以四指尖其痛处,下灸指下际数壮,令人痛,上爪其鼻

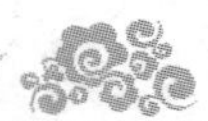

人中，又爪其心下一寸，多其壮数，取差。”

《备急千金要方》(卷十七·第八)：“凡五尸者……又灸两手大拇指头各七壮……又以细绳量患人两乳头内，即裁断中屈之，又从乳头向外量，使当肋隙于绳头，灸三壮或七壮，男左女右。”“卒疰忤攻心胸，灸第七椎随年壮；又灸心下一寸三壮；又灸手肘文[《千金翼方》作“尖”]随年壮。”“一切病食疰，灸手小指头，随年壮，男左女右。”“五毒疰，不能饮食百病，灸心下三寸胃管十壮。”“水疰口中涌水，经云肺来乘肾，食后吐水，灸肺俞，又灸三阴交，又灸期门……泻肺补肾也。”“一切疰无新久，先仰卧，灸两乳边邪下三寸第三肋间，随年壮，可至三百壮，又治诸气神良，一名注市。”

《备急千金要方》(卷三十·第二)：“中管主腹胀不通，疰，大便坚。”

《备急千金要方》(卷三十·第四)：“天府主卒中恶风邪气，飞尸恶注，鬼语遁尸。”“旁廷，在胁下四肋间，高下正与乳相当，乳后二寸陷中，俗名注市，举腋取之，刺入五分，灸五十壮，主卒中恶，飞尸遁注，胸胁满。”“九曲中府，在旁廷注市下三寸，刺入五分，灸三十壮，主恶风邪气，遁尸，内有瘀血。”

敦煌医书《火灸疗法》P·T127：“热症入血，寒症隐痛，肠痨腹水，下肢双脚冰冷……于肚脐上侧量一指，火灸十三壮即可治愈。”“腰部以下冰冷，肺痨水肿痼疾……于脚背外侧跗骨突起处，向上量四指骨缝处，火灸七壮，即可治愈。”“肺痨，咳嗽气喘……于拇指与食指之间，三岔前翘神经突起处，以细艾灸五壮，即可治愈。”

敦煌医书《新集备急灸经》：“患邪气、鬼气、疰、风痫等病，下唇下名承浆穴，灸二七壮，立差。”

《外台秘要》(卷十三·灸骨蒸法图)：“灸骨蒸及邪，但梦与鬼神交通，无不差之法：使患人平身正立，取一细绳，令于脚下紧踏，男左女右，其绳前头，使与大拇指端齐，后头令当脚根后，即引向上至曲脷中大横文，便截绳使断，又使患人解发分两边，使见分头路，仍平身正坐，乃取向所截绳一头，与鼻端齐，引向上路头通过，逐脊骨引绳向下，尽绳头即点著，又别取小绳一头，与唇端齐，合口处，一头向上至鼻底便截断，将此短小绳于前所点处中折，横分两边，两头各点记，使与中央初点处正横相当，此小绳两头是灸处，当脊初点者非灸处，只借为度，其点拭却［《针灸大全》《医学入门》名之为"患门"］。""灸骨蒸法……使患人平身正坐，稍缩膊，取一绳绕其项，向前双垂，共鸠尾齐即截断……翻绳向后，取中屈处，恰当喉骨，其绳两头还双垂，当脊骨向下尽绳头点著，又别取一小绳，令患人合口，横度两吻便割断，还于脊上所点处，横分点如前，其小绳两头是灸处，长绳头非灸处，拭却，以前总通灸四处，日别各灸七壮以上，二七以下，其四处并须满二十壮，未觉效，可至百壮，乃停，候疮欲差。又取度两吻小绳子，当前双垂绳头所点处，逐脊骨上下中分，点两头，如横点法，谓之四花，此后点两头，亦各灸百壮。""张文仲说荆州人王元礼，尝家患骨蒸传尸……欲灸复病儿，面向下著地，取撅肋头，以病儿大拇指自捻著，展中指直向脊骨，指头脊膂中肉少肋上点记，从点记处向上至耳下尖头，即中央，屈绳从初点处向上，还当脊膂点绳所到记之，又更再屈绳从元点记处向上，还进前点记，又以杖量，取患儿中指头两节折断，还从元点记向下当脊膂点记，一边点四处，两边俱点总八处，各须去脊骨远近一种，并须上下相当，下从撅肋，上至耳根，取直，其八处一时下火，艾炷如枣核，坚实作之。""神素师灸骨蒸咳法：当头耳孔横量，相离三寸许，相当灸有穴，日灸三壮，至第八日灸二七壮了；第三椎上，第二椎下，男取左手，女取右手，头指依两指头东西灸，日上七壮，至第八日，各灸五十壮，复五日，日灸各十五壮；胫取系鞋横大文，量至膝腘下中分，当胫骨外，日灸一七壮，满第八日，日灸满三十五日了；当臂上皆男左女右，取头指从腕文当指当头灸，日七壮，至第八日满百壮。"

《外台秘要》(卷十三·传尸方)："文仲论传尸病……又灸法：

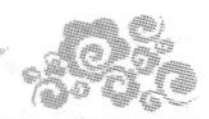

立脚于系鞋处横文，以手四指于文上量胫骨外，逼胫当四指中节按之，有小穴，取一缕麻刮令薄，以此麻缓系上灸，令麻缕断。"

《外台秘要》（卷三十九·第四）："旁庭：在胁堂下二骨间陷者中，举腋取之，灸三壮，主卒暴中，飞尸遁及，胸胁支满，时上抢心。"

［宋、金、元代文献摘录］

《太平圣惠方》（卷九十九）："大椎……温疟痎疟，疰［一本有"气"字］，背膊闷。""肺俞……传尸骨蒸，肺嗽。""魄户……劳损萎黄，五尸走［原作"反"，据《铜人针灸经》改］疰。"［以上3条均原出《铜人针灸经》（卷五）］

《太平圣惠方》（卷一百）："魂户……虚乏，尸厥走疰。"

《医心方》（卷十四·第十一）："疗恶疰入心欲死方……取椒，布裹，薄布疰上，以熨斗盛火熨之，令汗出，验。"

《医心方》（卷十四·第十二）："《新录方》治飞尸方：灸脊中及两旁相去三寸，各五十炷。""治沉尸方：灸太仓（中管也）七壮。"

《铜人腧穴针灸图经》（卷五·手太阴）："天府……卒中恶，鬼疰，不得安卧。"

《铜人腧穴针灸图经》（卷五·足太阳）："委阳……飞尸遁注，痿厥不仁。"

《琼瑶神书》（卷二·二百六十二）："治虚损蒸劳瘵二百六十二法：肺俞先提补刮行，膏肓艾灸百劳迎，膻中喘泻三里下，提刮涌泉补要明。"

《圣济总录》（卷一百九十三·治骨蒸）："传尸、伏连、殗殜、骨蒸、痃癖、鬼气，恶寒或如疟状，宜灸大椎上一穴，又灸大椎两旁近下少许，对椎节间，各相去一寸五分，二穴，又灸两肋下二穴，名章门，又当心脊骨上，两旁各相去一寸，二穴，以上七穴，日别灸，皆取正午时。""又骨蒸痃癖，灸两肩井二穴，若人面热带赤色者，灸之即差……上廉二穴……三里下三寸是，下廉二穴，在上廉下三寸是，当心脊骨上，平立以物柱地，当心点记，回量脊上，点即是穴，以上七穴，灸之如前法。”[以上2条均原出《医心方》]“又骨蒸痃癖，令患者于板上，平身正立，以杖拄板向上度，当脐点杖记之，又回杖量脊中点之，又令患人合口，别以物横口两吻，当中折之，以折处点灸，又两乳一夫肋间，二穴，总六穴，灸之并如前法……又法取男左女右手中指，以物从指本，量至指端，仍将此度于脚趺上系鞋处横纹，当胫面上量一度，是穴。”“治传尸、殗殜、喜魇梦诸穴：商丘二穴……灸七壮，差乃止，厉兑二穴……灸一壮大良，二间二穴……灸三壮，以上六穴。”[本条原出《医心方》]“章门……心痛，注忤气羸，食不生肌肤。”“鬼气、传尸、骨蒸等诸穴，胃腧二穴……肾腧二穴……又章门二穴……又太冲二穴……膏肓二穴……又肝腧二穴……又神堂穴……以上七名，总十四穴，若不能遍灸，当取紧者灸之。”

《灸膏肓俞》(第八)：“绍兴己未岁，余守武昌时，总领邵户部玉云：少时病瘵，得泉州僧为灸膏肓，令伏于栲栳上，僧以指节极力按寻其穴，令病者觉中指麻乃是穴，若指不麻，或虽麻而非中指者，皆非也，已而求得之，遂一灸而愈。”

《灸膏肓俞》(第九)：“叶余庆……尝病瘵疾，其居对桥，而行不能度。有僧为之灸膏肓穴，得百壮。后二日，即能行数里，登降皆不倦，自是康强。”

《扁鹊心书》(卷上·黄帝灸法)：“妇人产后热不退，恐渐成痨瘵，急灸脐下三百壮。”

《扁鹊心书》(卷上·窦材灸法)：“若伤寒后，或中年久嗽不止，恐成虚痨，当灸关元三百壮。”

《扁鹊心书》(卷中·虚劳)：“一人额上时时汗出，乃肾气虚也，不治则成痨瘵，先灸脐下百壮，服金液丹而愈。”

《针灸资生经》(卷三·骨蒸)：“灸二十种骨蒸，崔知悌序云……凡取四花穴，以稻秆心量口缝如何阔，断其长多少，以如此长裁纸四方，当中剪小孔，别用长稻秆踏脚下，前取脚大指为止，后取脚曲脷横文中为止，断了却环在结喉下垂向背后，看秆止处，

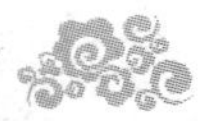

即以前小孔纸当中安，分为四花，盖灸纸四角也。又一医传一法，先横量口吻取长短，以所量草就背上三椎骨下直量至草尽处，两头用笔点了，再量中指长短为准，却将量中指草横直量两头，用笔圈四角，其圈者是穴，（不圈不是穴，）可灸七七壮止。"

《针灸资生经》（卷三·劳瘵）："灸劳法，其状手足心热，多盗汗，精神困顿，骨节疼寒，初发咳嗽，渐吐脓血，肌瘦面黄，减食少力，令身正直，用草子，男左女右，自脚中指尖量过脚心下，向上至曲脷大纹处截断，却将此草自鼻尖量，从头正中至脊，以草尽处用墨点记，别用草一条，令病人自然合口，量阔狭截断，却将此草于墨点上平摺，两头尽处量穴，灸时随年多灸一壮，（如年三十，灸三十一）累效，（集效）[《针灸大全》《医学入门》名之为"患门穴"]。""羸瘦固瘵疾，自有寒热等证……而肾俞等穴，尤所当灸也。"

《针灸资生经》（卷四·痰涎）："惟劳瘵有痰为难治，最宜灸膏肓穴，壮数既多，当有所下，砻砻然如流水之状，盖痰下也。"

《医说》（卷五·劳瘵）："一妇染瘵疾骎剧……于腰上两傍微陷处，针灸家谓之腰眼……每灼小艾炷七壮。"

《针经指南》（标幽赋）："体热劳嗽而泻魄户。"

《世医得效方》（卷九·痨瘵）："痨瘵……灸法，癸亥夜二更，六神皆聚之时，解去上体衣服，于腰上两傍微陷处，谓之腰眼，直身平立，用笔点定，然后上床合面而卧，每灼小艾炷七壮，虫或吐出或泻下，即安。""痨瘵……又法，膏肓、肺腧穴，每穴各灸九壮，仍依前虫醉日各穴腧[心俞、肺俞、肝俞、脾俞、肾俞]，多灸为妙。"

《扁鹊神应针灸玉龙经》（针灸歌）："腹连殗殜骨蒸患，四花一灸可无忧。"

[明代文献摘录]

《神应经》（灸四花穴法）："先令患人平身正立，取一细绳，用蜡蜡之，勿令展缩，以绳头于男左女右脚大拇指端比齐，顺脚底下缠定，引绳至脚跟，直上脚肚，至曲脷中大横纹截断……将先比绳子一头于鼻端上按定，引绳向上，循头缝至脑后，贴肉垂下，当脊骨正中绳头尽处，以墨点记之……却令患人合口，以短蜡绳一头自口左角按定，钩起绳子向上至鼻根，斜下至口右角作厶此样，就齐口角截断，将此绳展令直，摺[另一本作“折”字]取中，以墨点记之，将于先脊骨墨点处，以绳子上中心墨点正压脊骨墨点上，两头取，手勿令高下，于绳子两头以墨圈记之，此是二穴也。”

《神应经》(痰喘咳嗽部)：“传尸骨蒸肺痿：膏肓、肺俞、四花穴。”

《针灸集书》(卷上·虚损)：“中髎、肩井、大椎、肺俞、肾俞、膏肓、三里、谚譆、气海、下焦俞等穴……虚烦口干，传尸骨蒸，肺痿咳嗽，唾脓血，并治之。”

《针灸捷径》(卷之下)：“风劳之证，□如其状，身体烦痛，如发劳相似：百劳(背部第一椎尖)、大杼、三间。”

《针灸聚英》(卷一上·手太阴)：“中府……伤寒胸中热，飞尸遁疰。”

《针灸聚英》(卷一上·手阳明)：“下廉……劳瘵，小腹满。”

《针灸聚英》(卷一上·足阳明)：“巨虚上廉……劳瘵，夹脐腹[《针灸大成》补：“两”]胁痛。”

《针灸聚英》(卷一上·足太阳)：“肺俞……劳瘵……劳热。”“按《资生经》所载，崔知悌平取四花穴，上二穴是鬲俞，下二穴是胆俞，四穴主血，故取此以治劳瘵。后世误以四花为斜取，非也。”“魂门……尸厥走疰，胸背连心痛。”“膏肓俞……如病人已困，不能正坐，当令侧卧，挽上臂，令取穴灸之，又当灸脐下气海、丹田、关元、中极四穴中取一穴，又灸足三里以引火气，实下，主无所不疗，羸瘦虚损，传尸骨蒸，梦中失精。”

《针灸聚英》(卷一下·足少阳)：“窍阴……舌本出血，骨劳。”

《针灸聚英》(卷四上·玉龙赋)：“涌泉关元丰隆，为治尸劳之例。”

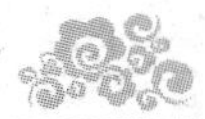

《针灸聚英》(卷四上·百证赋):“痨瘵传尸,趋魄户膏肓之路。”

《针灸聚英》(卷四上·行针指要歌):“或针劳,须向膏肓[一本作“风门”]及百劳[一本作“膏肓”]。”

《古今医统大全》(卷四十六·灸法):“痨瘵……[灸]肾俞、大椎、膈俞、胆俞、三焦俞、胃俞、旋俞。”

《医学入门》(卷一·治病奇穴):“经门四花:即崔氏四花穴,不灸脊上二穴,各开两傍共成六穴,上二穴,共阔一寸,下四穴相等,俱吊线比之……虚损痨瘵,只宜早灸膏肓、四花,乃虚损未成之际。”“腰[原作“鬼”,据《东医宝鉴》改]眼穴:专祛痨虫……[灸]四花、膏肓、肺俞,亦能祛虫。”“灸疰忤:尸疰、客忤、中恶等症,乳后三寸,男左女右灸之,或两大拇指头。”

《医学纲目》(卷五·痨瘵骨蒸热):“痨瘵骨蒸……(撮要)又法:鸠尾(灸二七壮,补之)。”“右背俞,取膏肓、肺俞、四花穴、大椎等穴,治劳瘵者,皆为阳气下陷,而寒热往来也,若灸之早,百发百中,累试可效。”

《杨敬斋针灸全书》(下卷):“痨瘵之证:劳宫、肺俞、膏肓、肾俞、中管、关元、中极、[足]三里、丰隆、涌泉。”[原出《针灸捷径》(卷之下)]

《针灸大成》(卷三·玉龙歌):“伤风不解嗽频频,久不医时劳便成,咳嗽须针肺俞穴,痰多宜向丰隆寻。”“传尸劳病最难医,涌泉出血免灾危。”[以上2条均原出《扁鹊神应针灸玉龙经》]

《针灸大成》(卷九·治症总要):“第八十四·传尸痨瘵:鸠尾、肺俞、中极、四花(先灸)……复刺后穴:膻中、涌泉、百会、膏肓、三里、中脘。”

《东医宝鉴》(杂病篇七·邪祟):“一切疰,先仰卧,灸两乳边斜下三寸第三肋间,随年壮。”

《针方六集》(兼罗集·第六十五):“涌泉……伤寒痨瘵,有血可疗,无血则危,欲出血须弹针。”[原出《东医宝鉴》(内景篇卷三·虫)]

《类经图翼》(卷八·足少阳):"脑空……劳瘵。"

《类经图翼》(卷十一·虚痨):"虚痨,虚损注夏羸瘦:大椎、肺俞、膈俞、胃俞、三焦俞、肾俞、中脘、天枢、气海、足三里、三阴交、长强、崔氏四花六穴。""一法,取手掌中大指根稍前肉鱼间,近内侧大纹半指许,外与手阳明合谷相对处,按之极酸者是穴,此同长强,各灸七壮甚妙。""传尸痨:第一代,虫伤心,宜灸心俞穴,并上下如四花样;第二代,灸肺俞四穴如前;第三代,灸肝俞四穴如前;第四代,灸厥阴俞四穴如前;第五代,灸肾俞四穴如前;第六代,灸三焦俞四穴如前。此证五日轻,五日重,轻日其虫大醉,方可灸。""一法,凡取痨虫,可于三椎骨上一穴,并膏肓二穴,各灸七壮,然后以饮食调理,方下取虫等药。"[本条原出《古今医统大全》(卷四十六·六代尸虫形状治法)]

《循经考穴编》(督脉):"长强……尸痨。""灵台……骨蒸劳瘵。""神道……痨瘵。"

《循经考穴编》(任脉):"上脘……五疰。"

[清代及民国前期文献摘录]

《太乙神针》(正面穴道证治):"黄虚痨时症,血痰……针上脘穴。"

《太乙神针》(背面穴道证治):"肺俞……传尸骨蒸,肺痿,吐血。"

《医宗金鉴》(卷八十六·灸痨虫):"鬼眼一穴灸痨虫,墨点病人腰眼中,择用癸亥亥时灸,勿令人知法最灵。"

《医宗金鉴》(卷八十六·灸中恶):"尸疰客忤中恶病,乳后三寸量准行,男左女右艾火灸,邪祟驱除神自宁。"

《针灸则》(七十穴·肩背部):"腰眼……主治传尸痨瘵,灭门绝户,百方难治,尤妙,尸虫必于吐泻中而出,此比四花等穴尤易且效。"

《罗遗编》(卷下·传尸痨):"传尸痨:灸腰眼穴。"

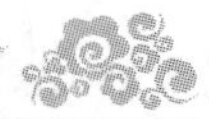

《采艾编翼》(卷一·膀胱经综要):“肺俞:劳病宜蒸。”

《针灸逢源》(卷三·症治要穴歌):“痨瘵传尸灸四花,膏肓肺腧实堪垮,大椎穴并三椎骨(身柱穴),鬼眼功多用勿差。”

《针灸内篇》(足太阳膀胱络):“肺俞:治痨嗽,喘逆,吐血症。”“肾俞……淋浊,痨。”“委阳……头疼身热,飞尸,痿厥。”

《针灸内篇》(足少阴肾经络):“涌泉……传尸痨可弹针出血,有血则疗,宜先补。”

《名家灸选三编》(缓治病·虚劳骨蒸):“治骨蒸劳瘵法(一医家传):先以蜡绳度男左女右,足大拇指端比齐,令其顺脚心至后跟踏定,却引绳向后,从足跟、足肚,贴肉直上,比至膝湾曲腘中大横纹截断;次令病者平身正坐,解发分顶,中露头缝,取所比蜡绳,一头齐鼻端按定,引绳向上,循头缝、项背,贴肉垂下,至绳头尽处,以墨点记是穴;次别以一绳比量男左女右,从五指本节至指端,先以绳头从大指比,次第至小指,每指以墨记绳讫,当绳头于脊中,初点墨上垂下,即当蜡绳每指墨记之处,假以墨点脊中(非是穴);次以同身寸亦当脊中最下假点,垂下尽处点记(是穴);次当每五指假点各开五分,第一指,男灸左旁,第二指,灸右旁,以下三穴准之,女则反之,都七穴点记毕,当以所比之蜡绳,投弃川流,又灸之,则当有虫下,亦须投去川流云。”“又法,名新四穴[一医家传]:先当七椎、九椎节下间点记,次当二穴中间左右二穴点记,要两旁开与上下二穴方正。”“又法(竹田家古传):十一俞、章门、五俞、十四俞、四华穴,右同时下火。”“治虚劳法(桧山驲近藤氏传):以蜡绳比量,掌后横纹至中指头,却向手背至爪甲际截断,以一头齐龟尾骨,贴肉上脊中点记,次以曲尺一寸一分,左右开二穴,又斜向上左右二穴,都五穴,其间各要一寸一分,凡男妇老少,皆以曲尺一寸一分为率,灸之,男十七壮,女十六壮,以十二日为一期,虚劳有咳者,灸之无验。”

《针灸集成》(卷二·痨瘵):“痨瘵……虚劳百损,失精劳症:肩井、大椎、膏肓俞、肝俞、肾俞、脾俞、下三里、气海。”

《灸法秘传》(劳伤):“凡有一切虚损劳瘵,及至形神大惫,惟灸膏肓穴,可冀挽回,否则无效矣。”

《痧惊合璧》:“吐血惊症:今有小儿口中吐血,发热身瘦[乳食少思痛腹中],此因饮食感受风寒,延久成痨,印堂一火,乳旁上居中一火,心上下左右一火[攒脐治]。”

《周氏经络大全注释》(经络分说·二十八):“膈俞……劳瘵治此,以血妄行也。”

《针灸秘授全书》(传尸痨):“传尸痨:肺俞、涌泉(足心出血)、腰俞、膏肓、大椎、丰隆、心俞,加尾尻骨上窦中三壮。”

《针灸秘授全书》(骨蒸痨热):“骨蒸痨热:重膈俞、次之膏肓(此穴灸后,宜灸足三里,引火于下,以固其本)、又次胆俞、刺中冲、大椎。”

《针灸秘授全书》(骨蒸痨热):“妇人肝血痨症:肝俞。”

[现代文献题录]

(限本节引用者,按首位作者首字的汉语拼音排序)

陈喜超,何珍,黄德新.常规化疗加艾灸治肺结核33例疗效观察.江西中医药,2001,32(4):41

程远钊,张树萍.低能量He-Ne激光照射肺俞和局部治疗肺结核病.中国针灸,1999,19(4):226

丁利华.针灸治疗肺结核48例疗效观察.山西中医,1995,11(5):33

丁若望,丁文,丁自然.中药合敷穴治疗肺结核142例.中国民间疗法,2002,10(3):34

方崇理.内服外灸治疗耐药性肺结核.浙江中医杂志,1999,34(2):79

封文军,何明大.胸腺肽穴位注射治疗肺结核42例疗效观察.湖南中医杂志,2004,20(3):9

高兴云,于文建,李桂宾.中西医结合治疗肺结核咯血108

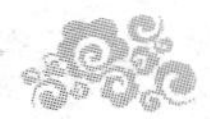

例. 山东中医杂志,1994,13(11):505

韩承镇. 肺愈汤加穴位注射治疗肺结核咯血58例. 中国中医急症,2003,12(4):367

郝淑珍. 鱼际穴封闭抢救肺结核咯血窒息50例. 辽宁中医杂志,1994,21(3):137

何国钧,金正. 七星针治疗肺结核咳血109例的临床观察和机制探讨. 中医杂志,1962,8(3):17

洪淑云. 麝雄灸线疗法治疗淋巴结结核39例及其免疫调控研究. 中西医结合杂志,1991,11(8):465

焦国瑞. 针灸临床经验辑要. 北京:人民卫生出版社,1981:62

焦起周. 回生膏外敷治疗结核病680例临床观察. 新中医,1990,22(4):23

焦永盛. 穴位注射及蒜泥外敷治疗肺结核大咯血. 江苏中医,1993,14(6):26

李敬. 割脂疗法400例疗效分析. 浙江中医杂志,1965,9(1):8

李秀楠. 五倍子外敷神阙治疗肺结核汗证. 浙江中医学院学报,1994,18(6):16

刘朝觐,王秀华,陈运忠. 梅花针治疗肺结核病193例初步分析. 中医杂志,1960,6(5):25

刘福信. 62例肺结核患者耳廓肺区定位诊断的临床观察. 陕西中医,1989,10(10):469

刘桂兰,杨娟,潘晓红. 肺痨盗汗的针刺治疗. 针灸临床杂志,1994,10(4):41

刘健民. 针灸阴郄穴治疗肺结核盗汗的初步疗效观察. 浙江中医杂志,1957,1(10):14

楼百层,王晓春. 灸治肺结核病的临床研究. 上海中医药杂志,1964,9(12):27

陆孝夫．针灸治疗肺痨．浙江中医杂志，1981，16(1)：22

孟雪英．电针治疗肺结核咯血疗效观察．中国针灸，1986，6(1)：9

邵长荣，戚志成，马济人．复方功劳叶针剂穴位注射治疗肺结核．上海针灸杂志，1982，1(2)：28

史广宇．艾灸法治疗阴虚火旺型肺结核．云南中医学院学报，1983，6(1)：1

谭凤芝．穴注与针刺治疗浸润型肺结核60例临床观察．针灸临床杂志，1996，12(7)：69

万长蓁，梁淑芬，单洪恩．耳肺区局部注射抗痨药物治疗肺结核试验报告．中医杂志，1960，6(7)：28

汪至纯，张远炎，陶梦丹．对102例维吾尔族肺结核患者耳廓肺穴反应的初步观察．新疆中医药，1992，10(2)：20

王麟权，沈洪云，顾兰岗．止汗粉外敷神阙穴治疗肺结核盗汗300例．中国民间疗法，1996，4(1)：22

魏振义．穴位贴磁加化疗治疗浸润型肺结核54例．中华理疗杂志，1988，11(1)：25

奚永江．奚永江临证经验//陈佑邦．当代中国针灸临证精要．天津：天津科学技术出版社，1987：375

徐全江，吴清荣．穴位注射配合电针治疗肺结核88例．针灸学报，1989，5(4)：24

徐学谦．针刺孔最穴治疗肺结核咯血．辽宁中医杂志，1980，7(3)：25

徐毅，张奇．穴位注射治疗肺结核咯血60例对照观察．山西中医，2006，22(2)：36

杨树芳．阿托品及针刺印堂穴治疗肺结核咯血224例．中西医结合实用临床急救，1995，2(2)：67

张凤娥，王红，宁山利．穴位封闭治疗肺结核并咯血90例．陕西中医，2000，21(8)：366

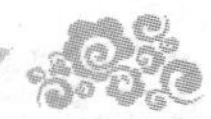

张小莉，魏振义．耳穴压迫法治疗浸润型肺结核46例观察．中国针灸，1990，10(3)：23

赵粹英，陈汉平，严华．隔蒜灸治疗难治性肺结核的临床观察．中国针灸，1996，16(3)：1

赵秀萍，陈瑞香，吕洪清．隔蒜灸对复治肺结核患者疗效影响的对照观察．中国针灸，2009，29(1)：10

周陈德．针刺督脉穴为主治疗肺结核．上海针灸杂志，2002，21(5)：52

周万仁，姜艳丽，唐咏梅．穴位注射治疗肺结核大咯血11例．中国针灸，2004，24(10)：700

第七节　胁痛

胁痛是以单侧或双侧胁肋疼痛为主要表现的病证。古代针灸文献中凡有胁痛、胠痛、胁下痛、胁肋痛等描述字样的内容,本节均予以收录。中医学认为,本病往往与肝、胆、脾、胃等脏腑病变相关,这些脏腑的失调,导致肝气郁结、瘀血阻滞、湿热蕴结、阴血亏损,故而产生本病,而胁肋部的跌仆扭挫等外伤以及疮痈等外科病证也可引起该部位的疼痛。在临床上本病可分为寒痛、热痛、虚痛、气痛、瘀痛、痰饮痛、伤食痛、恚郁痛等证型。西医学中的肝炎、胆囊炎、胆结石、肋间神经痛、腰胁部的闪扭伤等均可出现胁痛。涉及本病的古代文献共 289 条,合 529 穴次;现代文献共 515 篇,合 1729 穴次。将古今文献的统计结果相对照,可列出表 7-1~7-4(表中数字为文献中出现的次数):

表 7-1　常用经脉的古今对照表

经脉	古代(常用穴次)	现代(常用穴次)
相同	胆经 105、肝经 66、膀胱经 64、任脉 41、胃经 30、脾经 25	膀胱经 366、胆经 278、胃经 244、肝经 226、任脉 124、脾经 114
不同	三焦经 45、心包经 26	

表 7-2　常用部位的古今对照表

部位	古代(常用穴次)	现代(常用穴次)
相同	胸脘 113、腿阳 69、上背 41、臂阴 35、足阴 33、小腹 23	上背 407、腿阳 394、胸脘 349、足阴 124、臂阴 59、小腹 73
不同	足阳 52、臂阳 47	腿阴 87

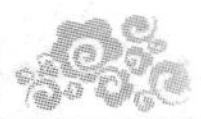

表 7-3 常用穴位的古今对照表

穴位		古代(常用穴次)	现代(常用穴次)
相同		支沟 32、章门 23、阳陵泉 21、丘墟 18、期门 15、足三里 12、肝俞 12、内关 12、膈俞 10、中脘 10、气海 7	足三里 153、阳陵泉 146、肝俞 108、期门 97、中脘 58、内关 57、章门 30、丘墟 23、膈俞 18、支沟 15、气海 15
相似	背部	(肝俞、膈俞)	胆俞 140、脾俞 46、大椎 28、至阳 22、胃俞 15
	腹部	(章门、期门、中脘)	日月 82、天枢 34、梁门 18
	足阴	行间 11	太冲 76
不同	上肢	尺泽 9、大陵 7、外关 7	合谷 30、曲池 22
	下肢	足窍阴 12、委中 7、悬钟 7	三阴交 52、公孙 17、阴陵泉 15
	奇穴		胆囊穴 78、阿是穴 29

表 7-4 所用方法的古今对照表

方法	古代(条次)	现代(篇次)
相同	艾灸 34、针刺 27、刺血 15、敷贴 1、拔罐 1	针刺 163、艾灸 18、敷贴 14、刺血 6、拔罐 6
不同	缪刺 4、熨法 3、灸烤 1、点烙 1、火针 1	耳穴 200、穴位注射 90、器械 51、电针 47、埋藏 20、推拿 15、眼针 4、挑割 3、手足针 3、刮痧 2、皮肤针 1、头针 1

根据以上各表,对胁痛的古今针灸治疗特点可作以下比较分析。

【循经取穴比较】

1. 古今均取肝、胆经穴 肝、胆病变是本病最主要的原因之一,而肝、胆经脉的循行又经过胁肋部位,因此古今治疗本病均多取肝、胆经穴。

表 7-5　古、今肝、胆经穴次及其分占各自总穴次的百分比和其位次对照表

	古代	现代
胆经	105（19.85%，第一位）	278（16.08%，第二位）
肝经	66（12.48%，第二位）	226（13.07%，第四位）

表 7-5 显示，古代比现代似有更多选取胆经穴的倾向，而肝经穴次的百分比古今相近。就穴位而言，表 7-3 显示，**古今均多取章门、阳陵泉、丘墟、期门，这是相同的**；古代还取肝经行间，现代则取太冲，这是相似的；**古代又取胆经下肢穴足窍阴、悬钟，现代则取其胁部穴日月，这有所不同**。此外，古代又取经外奇穴胆囊穴，该穴为阳陵泉下 1~2 寸间的压痛点，当也属胆经。秦汉时代《灵枢经·经脉》载：胆经“是动则病”含“心胁痛不能转侧”之证。清代《医宗金鉴》道：“胆经原络应刺病，口苦胸胁痛不宁”，“肝经原络应刺病，头痛颊肿胁疝疼”。现代周章玲等将高碍酸钠洗脱液注入慢性胆囊炎患者胆经的悬钟穴内，观察到核素迁移轨迹与胆经相吻合；刘晋等治疗肝胆结石，采用气功导引肝胆两经而取得疗效，均显示取肝、胆经穴可治疗本病。

2. 古今均取膀胱经穴　肝、胆、脾、胃等脏腑病变均可导致胁痛，而背部膀胱经的相应背俞穴则与上述脏腑相连；西医学认为，胁肋部的肌肉、皮肤由背部脊髓发出的胸 6~12 肋间神经支配，胁肋部的内脏多数受到胸 6~10 交感神经支配，因此在古、今文献中，膀胱经穴次较高，分别为 64、366 穴次，分列诸经的第三、第一位，分占各自总穴次的 12.10%、21.17%，此又可见，**现代比古代更重视膀胱经穴**，此当是现代神经学说影响的结果。就穴位而言，**古今均多取肝俞、膈俞，这是相同的**；现代还取胆俞、脾俞、胃俞等，而古代取之不多，这也显示现代更多地选取膀胱经穴。《子午流注针经》道：“至阴为井是膀胱”，“胸胁痛时依法用”。乃古人取膀胱经穴之例。

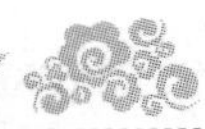

3. 古今均取任脉穴 任脉循行于胸腹正中，与肝、胆、脾、胃等脏腑及其经络也有着广泛而紧密的联系，因此在古、今文献中，任脉穴次亦较高，分别为41、124穴次，同列诸经的第五位，分占各自总穴次的7.25%、7.17%，百分比亦相近。就穴位而言，**古今均多取中脘、气海，这是相同的**。

4. 古今均取脾、胃经穴 脾胃与肝胆均与消化水谷相关，脾胃病变亦可引起胁痛，脾、胃经循行也经过胁肋部，因此古、今治疗本病又均取脾、胃经穴。

表7-6 古、今脾、胃经穴次及其分占各自总穴次的百分比和其位次对照表

	古代	现代
胃经	30（5.67%，第六位）	244（14.11%，第三位）
脾经	25（4.73%，第八位）	114（6.59%，第六位）

表7-6显示，**现代比古代更重视胃经穴**，而现代脾经穴的百分比略高于古代。就穴位而言，表3显示，**古今均多取足三里，这是相同的**。现代取足三里152穴次，列现代诸穴之首，占现代总穴次的8.85%；而古代取足三里12穴次，列古代诸穴第六位，占古代总穴次的2.27%，可见**现代比古代更多地选取足三里**。**现代还取天枢、梁门，三阴交、公孙、阴陵泉等**，古代虽然也取公孙、三阴交等脾经穴，但它们皆未被纳入常用穴位之列，这些均导致了现代脾、胃经穴次的百分比高于古代。先秦时期《阴阳十一脉灸经》中"足阳明之脉"之"所产病"含"心与胠痛"之证；秦汉时代《灵枢经·经筋》曰："足太阴之筋"，"其病"，"阴器纽痛，上引脐两胁痛"；现代刘晋等治疗肝胆结石，取脾、胃经，用气功点穴疗法，乃古今取脾、胃经穴之例。

5. 古代选取三焦、心包经穴 三焦经循行于躯体外侧胁肋部；心包经与三焦经相表里，"循胸出胁，下腋三寸，上抵腋下"，因此古代也选用三焦经、心包经穴，分别为45、26穴次，分列古代诸经的第四、第七位，分占古代总穴次的8.51%、4.91%。而现代取三焦经、心包经分别为17、59穴次，分列现代诸经的第十一、第八位，分占现代总穴次的0.98%、3.41%，均未被列入常用经脉，不如古代。就穴位而言，表7-3显示，**古今均多取支沟、内关，这是相同的；古代还取外关，现代取之不多，这是不同的**。可见虽然现代三焦经、心包经穴次不高，但支沟、内关仍为现代常用穴，其中内关高达57穴次，十分突出。而古代选支沟32穴次，占全身诸穴之首，亦是令人瞩目的。

【分部取穴比较】

1. 古今均取胸腹部穴　根据局部与近道取穴的原则，治疗本病多取胸腹（含胸脘、小腹）部穴。

表7-7　古、今胸脘、小腹穴次及其分占各自总穴次的百分比和其位次对照表

	古代	现代
胸脘	113（21.36%，第一位）	349（20.19%，第三位）
小腹	23（4.35%，第八位）	73（4.22%，第六位）

表7-7显示，古、今胸脘和小腹部穴次的百分比分别相近。就穴位而言，表7-3显示，**古今均多取章门、期门、中脘、气海，这是相同的**；现代还取日月、天枢、梁门等，这是相似的。而古今所取胸脘部穴中的大多数位于胁肋部。

古代取胸腹部穴者，如《针灸甲乙经》载：章门主治“胁痛不得卧”；中脘主“溢饮胁下坚痛”。《肘后歌》曰：“伤寒痞结胁积痛，宜用期门见深功。”《医学入门》云：气海主“心腹鼓胀，胁痛”。又如《百证赋》道：“久知胁肋疼痛，气户华盖有灵”。气户、华盖亦在胸肋部。

现代取胸腹部穴者，如姜淑明治疗迁延性慢性肝炎，针刺中

脘、章门等；高宏等治疗慢性胆囊炎，针刺期门；焦国瑞介绍王健秋等治疗胆道蛔虫引起的胁痛，针刺中脘、上脘、梁门、阿是穴；栗书元治疗慢性乙型肝炎，针刺中脘、气海等，用平补平泻加灸；苏稼夫治疗肝胆系结石，针刺日月、期门等；冯起国等治疗肝内胆管结石，取胆囊压痛点，以及中脘、天枢等穴，施以提捏圆利针刺法，辅以拔罐。

古今还常取胁肋部奇穴，古代达18穴次之多，下述"伤食痛""恚郁痛"中取命关，"古代艾灸的取穴"中灸胁下奇穴，均为古代之例。现代取奇穴者，如李成贤治疗慢性肝炎及肝炎后综合征之胁痛，针刺胁部奇穴"肝神"（并称针此穴可刺及肝脏，但无大碍，甚至有利于肝脏功能的恢复，令人瞩目）；龚传美等治疗胆石症，针刺腋前线第10~11肋间隙压痛点（在章门与期门之间）；朱林贞等治疗肋软骨炎，用激光照射压痛敏感点。可见现代还取胸腹部的压痛点，压痛点也可归属经外奇穴。表7-3显示，现代取压痛点达29穴次，其中不少在胁腹部。

2. 古今均取腿阳面穴　前面已述，治疗本病多取足三阳之胆、胃、膀胱经穴，而足三阳经循行于腿阳面，致使在古、今文献中，腿阳面分别为69、394穴次，同列各部的第二位，分占各自总穴次的13.04%、22.79%，可见**现代比古代更多取腿阳面穴**。就穴位而言，**古今均多取阳陵泉、足三里，这是相同的；古代还取委中、悬钟，现代则取胆囊穴，这有所不同**。

古代取腿阳面穴者，如《杂病穴法歌》道："胁痛只须阳陵泉。"《针灸简易》言："刺足三里胁痛快。"《针灸甲乙经》载："髀枢痛（外）引季胁，内控八髎，委中主之。"《医学入门》曰：悬钟主"腹胀，胁痛"。

现代取腿阳面穴者，如尹国有治疗胆绞痛，针刺右侧阳陵泉，进针2.5~3寸，施透天凉泻法；罗世杰则针刺胆囊穴（阳陵泉下一寸）；杨同锡针刺右侧阳陵泉、胆囊穴、足三里、丘墟等穴，用强刺激；吴文忠等治疗胆石症，针刺阳陵泉、腓后点（腓骨小头后缘）；

商晓英等则针刺胆囊穴、足三里、阳陵泉等；徐为群等取同侧阳陵泉、胆囊穴、足三里、阿是穴，注入阿托品；徐乾治疗慢性迁延性肝炎，针刺足三里、阳陵泉等穴。

3. 古今均取上背部穴　治疗本病多取膀胱经背俞等背部穴，致使古、今文献中上背部穴次较高，分别为41、407穴次，分列各部的第五、第一位，分占各自总穴次的7.75%、23.54%，显示**现代比古代更多选取上背部穴**。就穴位而言，**古今均多取肝俞、膈俞，这是相同的**；现代还取胆俞、脾俞、大椎、至阳、胃俞，古代取之不多，这也显示现代比古代更重视上背部穴。

古今取上背部穴者，如唐代《备急千金要方》曰："肝俞、脾俞、志室，主两胁急痛。"明代《医学入门》载：膈俞"主胸胁心痛"。现代姜淑明治疗迁延性肝炎，取肝俞，注入维生素B_{12}，并针刺脾俞、魂门、膈俞、肾俞等穴；胡涛等治疗慢性胆囊炎，针刺胆俞、肝俞等穴；冯起国等治疗胆石症胁痛，取肝俞、胆俞、胃俞及大椎、至阳等穴，施以提捏圆利针刺法，辅以拔罐。现代还常取背部华佗夹脊穴，如张永臣治疗胆囊炎，针刺右侧$T_{6\sim8}$华佗夹脊穴等穴；祝定泉等治疗肝胆结石，针刺华佗夹脊之胆穴，施泻法；王文惠用背针疗法治疗肝胆病，针刺大椎、陶道、胸椎夹脊1~9，另加拔罐；徐光福治疗肝炎患者右侧季肋紧痛，针刺肝俞或华佗夹脊穴，用偶刺及泻法。

古今还重视在背部膀胱经部位寻找压痛点，以痛为输进行针灸刺激，如《素问·缪刺论》云："邪客于足太阳之络，令人拘挛背急，引胁而痛，刺之从项始数脊椎侠脊，疾按之应手如痛，刺之傍三痏，立已。"现代孟昭奇治疗慢性胆囊炎，取胸椎7~9节的督脉、夹脊和膀胱经内侧线上压痛敏感点，用穴位埋线疗法；饶筱荣治疗胆道蛔虫症，针刺小野氏压痛点（骶管裂孔与股骨大转子高点连线以上的外1/3右侧臀部敏感点）。笔者以为，胁痛的病因有很多，所涉及的脏腑亦不少，而同一脏腑所涉及的背俞穴也有多个，每个人又有个体差异，所以"以痛为输"是比较实事求是的。

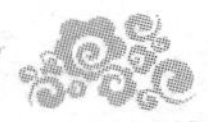

4. 古今均取臂阴面穴　前面已述，治疗本病多取内关等穴，因此在古、今文献中，臂阴面分别为35、59穴次，分列各部的第六、第七位，分占各自总穴次的6.62%、3.41%，显示古代似比现代更重视臂阴面穴。就穴位而言，如前所述，**古今相同的是均多取内关；古今不同的是古代还取尺泽、大陵，现代取之不多**。

如元代《针经指南》载：内关主"胁肋痛（肝胆）"；《琼瑶神书》云：尺泽可"医瘳腰胁疼"；宋代《铜人腧穴针灸图经》曰：大陵主"胸胁痛"；现代李克林治疗胆道蛔虫之胁痛，针刺内关、公孙等穴，用较强的捻转和提插之泻法；刘松林则针刺内关透外关等穴，用提插捻转手法；刘炎针阳陵泉、太冲和内关，施捻转强刺激5分钟。

5. 古今均取足阴部穴　由于古今均取肝、脾经穴，而该两经均始于足阴部，因此在古、今文献中，足阴部分别为33、124穴次，分列各部的第七、第四位，分占各自总穴次的6.24%、7.17%，可见古今百分比相近。就穴位而言，表7-3显示，**古代取行间，现代取太冲**，这是相似的；**现代又取公孙**，而古代取公孙6穴次，恰被排在常用穴之外，但古代还是选用的。

古代取足阴部穴者，如《针灸聚英》载：行间主"胸胁痛"。《东医宝鉴》言："两胁痛，取窍阴、大敦、行间。"《针经指南》云：公孙主"胁肋疼痛（心脾）"和"腹胁胀满痛（脾胃）"。又如《圣济总录》曰："咳而右胠下痛，阴阴引肩背，甚则不可动者，太白主之。"上述太白亦属足阴部。

现代取足阴部穴者，如熊家平治疗急性病毒性黄疸型肝炎，针刺太冲透涌泉，并接电；刘薇治疗胆石症胆囊炎，取丘墟、太冲等，用针刺泻法；叶心清则针刺公孙、内关、足三里；李克林治疗胆道蛔虫症，针刺内关、公孙等穴，用较强的捻转和提插泻法。

6. 古代选取足阳部、臂阳面穴　由于治疗本病选用胆经等足阳经穴，而足阳经循行至足阳部，因此古代选用足阳部穴共52穴次，列各部的第三位，占古代总穴次的9.83%。而现代取足阳部 37 穴次，列各部的第九位，占现代总穴次的 2.14%，未被列入常用部位，不如古代。

古代又选取三焦经等手阳经穴，而手阳经循行于手臂阳面，因此在古代文献中臂阳面共 47 穴次，列各部的第四位，占古代总穴次的 8.88%。而现代取臂阳面 40 穴次，列现代各部的第八位，占现代总穴次的 2.31%，未被列入常用部位，不如古代。

就穴位而言，表 7-3 显示，**古今均取丘墟、支沟，这是相同的；古代还取足窍阴、外关，而现代则取曲池，这是不同的**。由上可见，在现代临床上，虽然足阳部、臂阴面的穴次不高，但丘墟、支沟 2 穴仍常被选用。此外，三焦经五输穴之经穴**支沟的穴次在古代文献中占全身诸穴之首**，共 32 穴次，占总穴次的 6.05%，十分瞩目；而在现代文献中，支沟共 15 穴次，占全身诸穴第二十五位，占总穴次的 0.87%，可见古代重视支沟穴，现代不如之；现代还取曲池穴，古代取之不多，这也是不同的。

古代取足阳部、臂阳面穴者，如金元时期《素问病机气宜保命集》曰："两胁痛，针少阳经丘墟。"《标幽赋》曰："胁疼肋痛，针飞虎（即支沟）。"《玉龙歌》道："若是胁疼并闭结，支沟奇妙效非常。"《医宗金鉴》道："窍阴主治胁间痛。"《类经图翼》云：外关主"胁肋痛者，泻之"。

现代取足阳部、臂阴面穴者，如肖冠峰等治疗胆原性胁腹痛，针刺丘墟穴；王振龙治疗胆石症，取丘墟、太冲，用针刺；杨永璇治疗劳伤胁痛，针患侧支沟、行间等穴，用呼吸、徐疾泻法，并针患侧丘墟透照海；陈克勤治疗胁痛，针支沟透间使；张瑜亦针刺支沟穴；李少白等治疗肋间神经痛，取健侧曲池穴，用巨刺法，施快速捻转，并嘱患者深呼吸，咳嗽；下述"辨证取穴比较"中，现代治疗热证胁痛常取曲池，亦为例。

7. 现代选取腿阴面穴 现代治疗本病选用脾、肝经穴，而该二经循行于腿阴面，致使腿阴面穴次较高，共 87 穴次，列各部的第五位，占总穴次的 5.03%，**常用穴为三阴交、阴陵泉等**。（现代

还取蠡沟等肝经穴,但未被纳入常用穴位之列)如邱茂良治疗黄疸型肝炎所致腹水,针刺阴陵泉、三阴交等穴,用补法;孙元勤等治疗胆石症,针刺足三里、三阴交等穴,用强刺激捻转;杨介宾治疗肋间神经痛,或急性胆囊炎所致胁痛,针阳陵泉透阴陵泉,用强刺激泻法;刘汉城治疗急性病毒性黄疸型肝炎,针刺蠡沟、太冲等穴,并取三阴交,注入维生素 B_{12}。而古代取腿阴面共 12 穴次,列各部的第十一位,占总穴次的 2.27%,均未被列入常用经脉,不如现代。

此外,**古今治疗本病常综合选用上述多个部位之穴**,如明代《针灸大全》取内关配支沟、章门、膻中,治疗"中焦痞满,两胁刺痛";配气海、行间、阳陵泉,治疗"胁肋下疼,心脘刺痛"。《针灸集书》曰:"肾俞、肝俞、脾俞、志室、支沟、中管、承满、腕骨、阳谷、章门、极泉、三里,以上并治胁急痛。"《针灸大成》"治症总要"云:"胁肋疼痛:支沟、章门、外关","复刺后穴:行间、中封、期门、阳陵泉。"现代曹一鸣治疗胁痛,针太冲、内关,用泻法,针支沟,均匀地提插捻转 2 分钟;石学敏治疗胆石症胁痛,针刺日月、阳陵泉、丰隆、肝俞、胆俞;王新奇治疗慢性胆囊炎急性发作期,针刺光明、外关、肝俞、胆俞、期门、阳陵泉、日月、丘墟,用提插捻转泻法;江绍基治疗胆道蛔虫症引起的剑突下阵发性绞痛,针刺鸠尾、上脘、足三里、太冲、内关;魏凤坡治疗慢性黄疸性肝炎,针刺肝俞、脾俞、胆俞、太冲、足三里、章门、期门、至阳,用泻法。上述诸方均可供临床参考。

另外,现代还根据病情,配合选取合谷穴,共计 30 穴次,用于清热等治疗,可参阅下述"辨证取穴比较"现代部分的相关案例。

【辨证取穴比较】

古代文献记载显示,本病可分为寒痛、热痛、虚痛、气痛、瘀痛、痰饮痛、伤食痛、恚郁痛等类型,而**古人治疗各类胁痛均取上述胸脘部、支沟、阳陵泉、内关等常规穴**,这是相同的。此外,各类

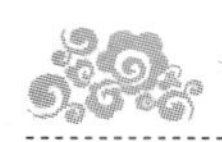

胁痛的取穴还有各自特点，以下分述之。

1. 寒痛　涉及寒痛的古代文献共15条。其中取胸脘部穴，以及支沟、内关、阳陵泉等常规穴者，如《脉经》曰："动苦心下有寒，胸胁苦痛"，"此阴逆，刺期门，入六分，又刺肾俞，入五分，可灸胃管七壮"。《卫生宝鉴》云："病脐腹冷疼，相引胁下痛，不可忍"，"先灸中庭穴"。《针灸大全》言：内关主治"脏腑虚冷，两胁痛疼：支沟二穴、建里一穴、章门二穴、阳陵泉二穴。"

此外，古人治疗寒痛**又取小腹与下肢部穴**，这些穴位与脾胃肝肾关系密切，与制造和贮存能量相关，故可温阳祛寒。如《名医类案》载："滑伯仁治一妇，病寒为疝，自脐下上至心，皆胀满攻痛，而胁疼尤甚"，"此由寒在下焦，宜亟攻其下，毋攻其上，为灸章门、气海、中脘"（其中气海属小腹）。《脉经》语："苦逆冷，胁下有邪气，相引痛，刺足太阳经，治阳，在足小指外侧本节后陷中（即束骨穴也）。"（膀胱经与肾经相表里）《铜人腧穴针灸图经》载：太溪主"腹胁痛，瘦脊，手足厥冷"。《针灸简易》记：足三里"治胸胁疼痛，腹胀胃寒"。对于由瘀血所致寒痛，《灵枢经·五邪》取行间、足三里、血脉、耳间青脉，以祛寒温中逐瘀（参阅下述"瘀痛"段落）。

2. 热痛　涉及热痛的古代文献共计29条。其中取胸脘等部常规穴者，如《备急千金要方》称："肺胀气抢，胁下热痛，灸阴都随年壮。"《医宗金鉴》道：期门"兼治伤寒胁硬痛，热入血室刺有功"。

此外，古人治疗热痛又**取肢体末部与关节部穴**，笔者推测，这些部位是人体阳气旺盛之处，亦是邪气积聚之所，取其穴位则可泻阳祛邪清热。如《子午流注针经》道："窍阴为井胆中行，胁痛烦热又头疼。"《针灸甲乙经》载：劳宫主"热病发热，烦满而欲呕哕，三日以往不得汗，怵惕，胸胁痛，不可反侧"；阳谷主"热病汗不出，胁痛，不可息"。《针灸大成》曰："手少阴井"主"胁肋疼，心中热闷"，"复刺神门穴"。此外，《针灸甲乙经》云："身热痛，胸胁

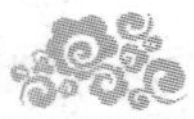

痛不可反侧，颅息主之。”颅息在头部，亦属人体末部。

古人清热还**取上肢三焦经穴**，如《类经图翼》载：支沟主“凡三焦相火炽盛，及大便不通，胁肋疼痛者，俱宜泻之。”《医宗金鉴》道：“外关主治脏腑热，肘臂胁肋五指疼。”上述肢体末部、关节部、三焦经穴中的**多数属上半身**，人体上半身与心肺关系密切，可输出能量，故其穴可清热泻阳。又如下述“痰饮痛”中《针灸集成》治疗“肺痈：胸胁引痛，呼吸喘促，身热如火”，“灸骑竹马穴七壮，尺泽、太渊、内关、神门”，这些穴位亦属上半身。

另外，《素问·刺热》**选取清热的组穴“五十九刺”**：“热病先胸胁痛，手足躁，刺足少阳，补足太阴，病甚者为五十九刺。”

对于由肝胆郁热所致胁痛，则**取肝、胆经穴**，如《素问·刺热》言：“肝热病者，小便先黄，腹痛多卧，身热，热争则狂言及惊，胁满痛，手足躁，不得安卧”，“刺足厥阴、少阳”。《备急千金要方》称：光明主“病则胸中有热，心胁头颔痛”。《医学入门》谓：悬钟“主胃热，腹胀，胁痛”。

对于阴虚内热之胁痛，古人**还取肝、脾经穴**。如《金针秘传》载：“停经九月，人渐瘦，脉沉实，舌白口渴心烧，中脘痛，少腹左胁下痛而拒按，夜来潮热盗汗，便结溲少而热，微咳无痰，皮肤枯燥，肌如甲错，无一不是干血痨之症状”，“乃一方用去瘀之法，刺其肝脾各经之穴，其腹痛拒按之状渐解，一方又以培养新血之法，从期门等穴启其生机”。

3. 虚痛 涉及虚痛的古代文献共7条。其中取胸腹部穴，以及内关、支沟、阳陵泉等常规穴者，如前面“寒痛”所述，《针灸大全》治“脏腑虚冷，两胁痛疼”，取内关，配支沟、建里、章门、阳陵泉，即为例。

此外，古人治疗虚痛又**取小腹部穴**，《难经·六十六难》称小腹部藏有“脐下肾间动气”，为“人之生命也，十二经之根本”，故取其穴则可补虚。如《扁鹊心书》谓：“老人两胁痛：此由胃气虚积而不通”，“重者灸左食窦穴，一灸便有下气而愈，再灸关元百壮，更佳”。《医学入门》称：气海主“胁痛，诸虚癥瘕”。

对于肝脾不足之胁痛，古人**还取期门等肝脾经穴**。如上述“热痛”中《金针秘传》治疗“干血痨”，“以培养新血之法，从期门等穴启其生机”。

古人治疗虚痛**还循经取相应穴**，如《素问·脏气法时论》语：“心病者”，“虚则胸腹大，胁下与腰相引而痛，取其经，少阴、太阳，舌下血者”（刺舌下血，当是虚中夹实）。

4. 气痛　涉及气痛的古代文献共29条，其中取胸脘部穴者达15条之多，可见古人治疗气痛**多取胸脘部穴**，此与常规取穴相合。如《针灸甲乙经》曰：“胁下积气结痛，梁门主之。”《肘后备急方》云：“五尸者，其状皆腹痛胀急，不得气息，上冲心胸，旁攻两胁，或累块涌起，或挛引腰脊。兼治之方，灸乳后三寸，十四壮。”《外台秘要》载：“旁庭：在胁堂下二骨间陷者中，举腋取之，灸三壮”，主“胸胁支满，时上抢心”。《针方六集》语：期门主“两胁积气痛，不得卧”。《循经考穴编》称：章门主“气逆攻刺胁痛”。古人也取上背部常规穴，如《循经考穴编》又称：膈俞主“停痰逆气，心脾腹胁痛”。

此外，古人治气痛**还常取小腹部穴**，因为气的分布广泛，而与本病相关之气多在腹腔内上下逆乱攻动，因此治疗气痛除取胸脘部穴外，还取小腹部穴。如《世医得效方》谓：“卒厥逆上气，气攻两胁，心下痛满，奄奄欲绝，此为奔豚气，先急作汤，以浸两手足，频频易之，后灸气海百壮”，“又灸关元百壮”，“又灸期门百壮”。《循经考穴编》载：四满主“气攻两胁疼痛”；气穴主“败血逆气攻冲，两胁疼痛”。《太平圣惠方》记：带脉主“两胁下气转连背痛，不可忍也”。

古代治气痛又**多取肝、胆经穴**，因为肝主疏泄，而胆与之相表里，故其经穴可调畅气机。如《磐石金直刺秘传》曰：“一切游走气攻胸胁疼痛，语言、咳嗽难，不可转侧：支沟（右疼泻左，左疼泻右）、委中（出血）。”《针灸大全》载：公孙配阳陵泉、章门、绝骨，可

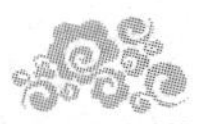

治“两胁胀满，气攻疼痛”；足临泣配章门、支沟、阳陵泉、中脘、大陵，治“胁下肝积，气块刺痛”。《神灸经纶》曰：足阴窍治“胁痛，奄奄欲绝此为奔豚”。上述穴位多数属肝、胆经。

对于肺气逆乱所致胁痛，则**选取与肺相关的穴位**，如《神应经》云：“肺胀膨膨气抢、胁下热满痛：阴都（灸）、太渊、肺俞。”

5. 瘀痛 涉及瘀痛的古代文献共4条。其中取胸脘等部常规穴者，如《针灸集成》述：“痰水及瘀血成块，腹胁胀而痛，每上下弦日，章门针后，即灸三七壮。”对于小腹瘀血上冲所致本病，古代则取小腹部穴，如《循经考穴编》记：气穴主“败血逆气攻冲，两胁疼痛”。

对于瘀血阻滞者，古人还**取瘀滞的血脉及耳间青脉**，用刺血疗法，如《灵枢经·五邪》曰：“邪在肝，则两胁中痛，寒中，恶血在内，胻善掣，节时肿，取之行间以引胁下，补三里以温胃中，取血脉以散恶血，取耳间青脉，以去其掣。”

6. 痰饮痛 涉及痰饮痛的古代文献共10条。其中取胸脘、上背等部常规穴者，如《脉经》曰：“胸中引胁痛，胸中有水气”，“针巨阙泻之”。《针灸甲乙经》云：“溢饮胁下坚痛，中脘主之。”《铜人腧穴针灸图经》载：不容主“痰癖，胁下痛重肋疝瘕”。《循经考穴编》语：膈俞主“停痰逆气，心脾腹胁痛”。《针灸内篇》称：胆俞主“治胸胁痛，痰闷气短”。又如上述“瘀痛”中《针灸集成》治疗“痰水及瘀血成块，腹胁胀而痛”，针灸章门穴。因为痰湿往往积聚于胸膈部，故治疗**选取胸脘与相应上背部穴**，此与本病的常规取穴相合。

对与肺相关之痰湿胁痛，古人**选取与肺相关之穴**，如《针灸集成》谓：“肺痈：胸胁引痛，呼吸喘促，身热如火，咳嗽唾痰，不能饮食，昼歇夜剧，即灸骑竹马穴七壮，尺泽、太渊、内关、神门，并针刺通气，以泄毒气；若不愈，更灸骑竹马穴七壮。”

7. 伤食痛 涉及伤食痛的古代文献共4条。其中取胸脘等部常规穴者，如《外台秘要》称：“转谷：在旁二骨间陷者中。主胸胁支痛，不欲食谷，入谷不化，呕吐复出，举腋取之。”《扁鹊心书》曰：“胁痛不止，乃饮食伤脾，灸左命关一百壮。”《名医类案》载：“一人作劳，饮酒醉卧，膈痛，饥而过饱，遂成左胁痛，一块如掌，按之甚痛”，“又以韭饼置痛处熨之，半日前后，大便通而安”。伤食累及胃脘部，故**多取胸脘部穴**，与本病的常规取穴相合。

8. 恚郁痛　恚郁痛即与愤怒忧郁、烦闷急躁相关的胁痛，涉及此类胁痛的古代文献共20条。其中取胸脘等部常规穴者，如《卫生宝鉴》云：“病脐腹冷疼，相引胁下痛，不可忍，反复闷乱，不得安卧”，“先灸中庭穴”。《类经图翼》称：云门主“胁肋烦满彻痛”。

此外，古人治疗恚郁痛又**选取肝胆经穴**，因肝主疏泄，胆主决断，取其经穴则可调达和协调情志。如《素问·脏气法时论》曰：“肝病者，两胁下痛引少腹，令人善怒”，“取其经，厥阴与少阳”。又如上述“热痛”中《素问·刺热》治疗“热争则狂言及惊，胁满痛，手足躁，不得安卧”，“刺足厥阴、少阳”。

古代还**取末端与关节部穴**，如《针灸聚英》云：行间主“善怒，四肢满，转筋，胸胁痛”。《针灸甲乙经》载：尺泽主“舌干胁痛，心烦”；又如上述“热痛”中《子午流注针经》取足窍阴治“胁痛烦热又头疼”；《针灸大成》取“手少阴井”配神门，治“胁肋疼，心中热闷，呆痴忘事，颠狂”，亦为例。笔者揣测，末端部与关节部往往是邪气瘀血积聚之处，而末端部的神经末梢又最为丰富，最为敏感，故取其穴可祛邪活血，安神定志。

对于伤及肝脾肾的恚郁痛，古人又**取小腹部穴**，如《扁鹊心书》言：“两胁连心痛，乃恚怒伤肝、脾、肾三经，灸左命关二百壮，关元三百壮。”

现代也有采用辨证取穴者，如姜揖君治疗胁痛，针刺支沟和阳陵泉，施平调法或疏泄法，对于肝胆邪郁，加行间、期门，用泻法；精亏血少，加肝俞、三阴交，用补法；气滞，加内关；痰多，加丰隆。赵洪才治疗急、慢性胆囊炎，取期门，用刺络拔罐法，肝气郁

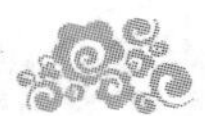

结，加太冲、章门；气滞血瘀，加膈俞、行间；脾肾阳虚，加命门、足三里；痰饮停聚，加阴陵泉、中脘、丰隆；肝肾虚弱，加涌泉、太溪，采用平补平泻针刺法。罗琳治疗胆结石，针刺胆俞、日月、肝俞、期门、脾俞、章门，用透天凉泻法，并通电，对于肝胆湿热，加合谷、太冲；肝郁气滞，加气海、三阴交；脾虚胆瘀，加公孙。可见现代本病的针灸辨证分型与取穴，与古代有所不同。

现代治疗本病除了辨证以外，还有辨病者，此可视为对古代辨证施治的发展，如许明辉治疗胆石症，对于肝郁气滞型（相当于单纯型，症状轻者），针刺丘墟透照海、阳陵泉、太冲、中脘、胆俞；气滞血瘀型（相当于单纯型，无合并感染），针刺丘墟透照海、期门、日月、膈俞、太冲、足三里、血海；肝胆湿热型（相当于发作期合并感染），针刺胆俞、日月、胆囊穴、阴陵泉、曲池、行间、支沟、三阴交；热毒蕴结型（相当于伴中毒感染，并发胆管炎或轻度中毒性休克），针刺曲池、阳陵泉、胆囊穴、膈俞、期门、日月、足三里、内庭。陈克勤治疗胁痛，针支沟透间使，或内关透外关，或三阳络透郄门，或相应夹脊穴，此外，对于肺、胸膜病，配天突、膻中、尺泽（或孔最）；心脏病，配膻中、厥阴俞或胸 4~6 夹脊；肝胆病，配阳陵泉、期门、肝俞、胆俞；胃病，配中脘、足三里、脾俞；挫闪伤，配丘墟透照海；带状疱疹，配局部围刺加艾条熏灸；肋间神经痛，取夹脊穴；思虑过度，配四神聪、内关、足三里、三阴交，体强者用重刺激，体弱者用轻刺激，要求气致病所（尤其是夹脊穴），新伤取远道穴，行针中配合腹式呼吸，并活动患处，旧伤则予局部施温和灸或刺络放血。邱茂良治疗病毒性黄疸型肝炎，对于脾胃症状为主者，取阴陵泉、足三里、三阴交，配行间、丘墟；肝胆症状为主者，取期门、阳陵泉、太冲，配足三里、三阴交；久治不愈者，取肝俞、脾俞、足三里、太冲；发热者，加曲池、丘墟、合谷；胁痛者，加期门、支沟；黄疸加至阳、阳纲，急性期用捻转泻法，发热用提插泻法，慢性肝炎正气偏虚用补法，阳虚用灸法。

【针灸方法比较】

1. **古今均用艾灸** 艾叶性温，灸之则可助阳益气，激发机体潜在的生理功能，调整体内各种物质、各种组织之间的平衡，从而起到止痛效果。在本病的古、今文献中，涉及艾灸者分别为34条次、18篇次，分列古、今诸法之第一、第七位，分占各自总条（篇）次的11.76%和3.50%，可见**古代比现代更重视艾灸疗法**。

（1）**古代艾灸的取穴**：将古代各部位的艾灸、针刺穴次及其所占相应总穴次的百分比，与前面总体取穴及其百分比相比较，可列出下表。

表7-8 古代各部针刺、艾灸、总体穴次及其所占相应总穴次的百分比对照表

	艾灸（总57穴次）	针刺（总54穴次）	总体（总529穴次）
胸腹部	38（66.67%）	11（20.37%）	136（25.71%）
背部	8（14.04%）	2（3.70%）	53（10.02%）
四肢部	7（12.28%）	35（64.81%）	282（53.31%）

由表7-8百分比可见，古代艾灸以胸腹部和背部穴为多，此当是对病变局部进行艾灸刺激，效果较为直接之故。而针刺以四肢部穴为多。

1）**灸腹部穴**：如《卫生宝鉴》记："心腹胀满，旦食则呕，暮不能食，两胁刺痛"，"先灸中脘穴"。《续名医类案》录："素饮酒，常失饥伤饱，偶饭后胁肋大痛"，"用艾火灸章门十四壮"。《针灸集书》述："气海、阴谷、商曲、四满、巨阙、外陵、石门、丰隆、中脘、下脘、不容、肓俞，以上并灸腹胁疼痛。"上述穴位中的多数在腹部。此外，《肘后备急方》还灸胁腹部经外奇穴："胁卒痛如打方"，"以绳横度两乳中间，屈绳从乳横度，以起痛胁下，灸绳下屈处三十壮，便愈"。

2）**灸背部穴**：如《备急千金要方》载：心俞主"肩头胁下痛，小

腹急,灸二三百壮”。上述“痰饮痛”中《针灸集成》治“肺痈:胸胁引痛”,“灸骑竹马穴七壮”。又如《肘后备急方》灸背部经外奇穴:“胁痛如打方”,“去穷骨上一寸,灸七壮,其左右一寸,灸七壮”。此穴在腰骶部,而灸该部穴治疗胁痛的文献较为少见,故令人注意。

3）**灸四肢穴**:如《神农皇帝真传针灸图》载:支沟主“胁肋疼,可灸七壮至十四壮”;阳陵泉主“胁肋疼痛,可灸十四壮至二十一壮”。《医宗金鉴》载:内关“兼灸心胸胁痛疼”。《灸法秘传》曰:“胁痛”,“宜灸临泣可愈”。《身经通考》云:“如胁痛”,“灸丘墟,刺中渎”。上属阳陵泉、足临泣、丘墟均在关节部,灸之则可促使经气顺利通过关节之曲折处,以提高疗效。

（2）**古代艾灸的方法**:古人灸治本病采用常规方法,此外还有以下内容可予讨论。

1）**隔物灸**:如《东医宝鉴》言:“一切心、腹、胸、胁、腰、背苦痛,川椒为细末,醋和为饼,贴痛处,用熟艾铺饼上,发火烧艾,痛即止。”川椒为热性,再用火灸,则可增强艾灸的作用。又如下述“古代采用热熨与火针”中《外科理例》治疗“胁疽”之痛,在用热熨和火针治疗后,还“以艾叶炒更灸豆豉饼”,豆豉可解表宣郁,该案用以祛除疽毒。

2）**“太乙神针”灸**:此是灸法之一种,在艾条中加有若干行气活血等作用的中药,在穴位上铺就数层布或纸,将点燃的艾条按在布或纸上。《太乙神针》称:头临泣治“胁下痛”,即用“太乙神针”灸法。

3）**火炙**:火炙乃用火烤,与熏灸有相似之处,古人亦用以治疗本病。如《备急千金要方》谓:“鬼击之病得之无渐,卒著人如刀刺状,胸胁腹内绞急切痛,不可抑按,或即吐血,或鼻口血出,或下血,一名鬼排”,“盛火炙两胁下,使热汗出愈”。本案为何病?似不清楚,尚可探讨。

现代采用灸法者,如喻峰治疗胆囊炎、胆石症之胁腹痛,用艾条熏灸神阙穴;王宗江等治疗慢性胆囊炎,亦用艾条悬灸神阙穴;

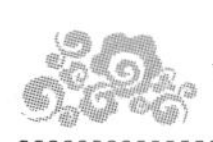

王奎军等则取太冲、阳陵泉、胆囊穴、足三里、支沟等，施温针灸；翟光墨治疗胆石症，取日月、期门、肝俞、胆俞、胃俞，用微烟灸疗器熏灸；刘松林治疗胆道蛔虫症，取痞根，用艾条施灸；谢锡亮治疗肝炎，取肝俞、足三里，用麦粒大艾炷直接灸，使化脓；张海蒙等治疗乙肝，选取双侧足三里、三阴交，用化脓灸；程井军等治疗肝硬化患者高胆红血症，取肝俞、足三里、太冲、三阴交，施化脓灸；罗诗荣治疗慢性肝炎（包括乙型慢活肝），取督脉（大椎至腰俞），用隔斑蝥、蒜泥之“铺灸”2~3 壮；方红等治疗慢性乙型肝炎，取脐中，施隔药（含苍术、厚朴、陈皮、茵陈等）灸。综上所述，现代也灸取腹部穴、背部穴与四肢穴，除用常规艾条灸、直接灸外，也有用隔药灸者，此与古代相仿；现代还用**温针灸、化脓灸、“铺灸”，以及灸疗器熏灸**，这些在古代本病文献中未见明确的文字记载。

2. 古今均用针刺 现代研究证实，针刺不仅可以调整人体内脏功能，同时能促使人体分泌内源性吗啡样物质，因此能治疗痛证。在本病的古、今文献中，涉及针刺者分别为 27 条次、163 篇次，分占古、今总条（篇）次的 9.34% 和 31.65%，可见**现代比古代更多地采用针刺法**。此当是现代针具进步与神经学说影响的结果。对古代针刺记载进行分析，有以下内容可做讨论。

（1）古今均采用补泻法：古人针刺治疗本病也采用补泻手法，其中泻法 10 条，补法 3 条，显示**本病以实证为多**。用泻法者，如《琼瑶神书》道：“治闪挫腰胁痛二百三十五法：腰间闪挫泻人中，尺泽先将气下冲，肾俞泻先刮先后，委中气下血流通。”《针灸聚英》“六十六穴歌”道：“胁痛发在阳，阳谷迎经刺。”《针灸六集》载：内关主“腹中胁肋疼痛，先泻”。《类经图翼》称：外关主“若胁肋痛者，泻之”。用补法者，如《针灸甲乙经》曰：“两胁下痛，呕泄上下出，胸满短气，不得汗，补手太阴以出之。”

现代用补泻手法者，如上述“辨证取穴比较”中现代临床所用补泻即为例。又如吕景山治疗胁痛实证，针泻支沟、阳陵泉、胁部压痛点，虚证，针补肝俞、胆俞；奚永江治疗急性黄疸性肝炎，针

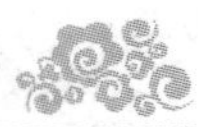

刺大椎、至阳、肝俞、脾俞、胆俞，用迎随徐疾泻法；曹雪梅治疗胆石症，针刺日月、期门、阳陵泉、太冲、胆俞、肝俞，用提插泻法；陈雁南等治疗急性胆囊炎，针刺阳陵泉、太冲、胆俞、至阳等，用提插泻法；杨德全治疗慢性乙肝病毒携带者，针刺足三里、内关、合谷，用“透天凉”手法。由上可见，**现代针刺亦以泻法为多**，表明现代针刺所治本病也以实证为多，此与古代相合。

（2）**古今均用透刺法**：为了提高疗效，古今临床均用透刺法，即一针透2穴，甚至多穴，这是相同的。如明代《医学纲目》语：“胁肋痛：支沟（透间使，泻之，灸）、外关（透内关，如取支沟不必再取外关）。”现代叶心清治疗胁痛，针刺外关透支沟；贺普仁则针刺丘墟透照海，施捻转手法；杨介宾治疗肋间神经痛，或急性胆囊炎所致胁痛，针刺支沟透间使，阳陵泉透阴陵泉，用强刺激泻法；马登旭治疗胆道蛔虫症，针刺四白透迎香，施强刺激手法，可见在四肢部、面部常用透刺法，这是比较安全的。又如现代许式谦治疗胆道蛔虫所致胁痛，针刺膏肓俞透膈关；倪莹莹治疗胆绞痛，用芒针刺肝俞透三焦俞，阳纲透育门，沿顺时针方向捻转滞。可见在背部也可用透刺法，但须在皮下透刺，不可过深，以免伤及内脏；而且现代还选用芒针作为透刺工具，可透多穴，这是现代针灸工作者的发展。

（3）**古今均施沿皮刺**：为了针刺的安全，古今在针刺腹背部穴，尤其是腹部穴时，多采用沿皮刺，这也是古今相同的。如明代《医学纲目》语：“胸胁痛：期门（沿皮三寸）、支沟、胆俞（沿皮半寸）。”现代张家林治疗急性胆道疾病胁痛，取剑突下旁开1cm，距右肋下1~1.5cm处进针，将皮下针沿肋缘平行向右走行，至腋前线，捻针数次至有针感时止；郑英斌治疗肋间神经痛，取痛点中心，用“皮三针”沿皮刺。

（4）**古今均交叉刺穴**：交叉刺穴即左病刺右，右病刺左，通过经络的交叉联系，以及机体相应部位的对应关系，以取疗效。如《素问·缪刺论》云：“邪客于足少阳之络，令人胁痛不得息，咳而

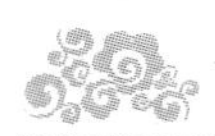

汗出，刺足小指次指爪甲上，与肉交者”，“左刺右，右刺左”。《针灸甲乙经》言：“胁痛咳逆不得息，窍阴主之，及爪甲上与肉交者，左取右，右取左。”在本病的现代文献中，上述“古代选取足阳部、臂阳面穴”中，李少白等取健侧曲池穴，用巨刺法，即为例。现代又常有针刺双侧穴位的报道，其中针刺健侧穴位即亦为交叉刺穴，如龚传美等治疗胆石症，针刺双侧胆囊穴；张永臣治疗胆囊炎，针刺双侧阳陵泉；李景义治疗慢性胆囊炎，针刺双侧阳陵泉、悬钟、太冲、章门、日月，并通以脉冲电流，均为例。

（5）**古代多刺四肢穴**：表7-8显示，古代四肢穴的针刺百分比高于艾灸与总体的百分比，可见针刺以四肢部穴为多，与上述艾灸多取腹部、背部穴相左，此可能是针刺腹部、背部穴可伤及内脏的缘故。如《琼瑶神书》道：“胁肋痛时频声唤，列缺内关用金针。”《针灸聚英》语：“胁痛”，“针丘墟、中渎”。《针灸简易》“审穴歌”道：“刺足三里胁痛快。”《济生拔粹》言：“治胸胁痛不可忍，刺足厥阴经期门二穴”，“次针章门二穴”，“次针足厥阴经行间二穴，足少阳经丘墟二穴，足少阴经涌泉二穴”。（后者将四肢穴与腹部穴相配合）虽然现代针刺亦常取四肢穴，但缺乏相关统计数据，故难以进行比较。

（6）**古代施行圆盘等法**：南宋《琼瑶神书》治疗本病采用了圆盘、摄迎、伸提、战皮、下气等手法：“小腹急走大腹痛，两胁背上痛难行，小腹丹田圆盘取，大腹中脘摄还迎，两胁追里圆盘七，背痛肩井委中行，肩井伸提战皮起，三里气下要分明。”对于上述手法的具体操作，可参阅该书有关章节。而在现代本病临床上，此类报道不多。

（7）**古代刺穴有序**：古代有人讲究针刺穴位的先后顺序，如《针灸集书》治疗“筋肋骨节皆疼痛”，先刺公孙，后刺内关。《神应经》谓：“胸连胁痛：期门（先针）、章门、丘墟、行间、涌泉。”虽然现代冯润身亦认为改变所刺激穴位的先后顺序，将会取得不同的效应，但在本病的现代报道中，强调穴位先后顺序者不多。

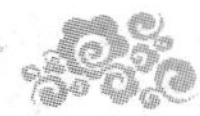

（8）**现代采用强刺激**　为了提高止痛效果，现代常用强刺激，如杨介宾治疗胁痛，针刺支沟、阳陵泉，施强刺激手法；吴西兰等治疗胆绞痛，针刺胆囊穴等，用强刺激泻法；蔡建新则深刺足三里、太冲穴，采用强刺激手法；邓英莉针右侧天宗穴，用提插捻转强刺激泻法，使右肩胛、肩臂和肩颈部有明显酸麻胀痛感。虽然古代也重视针刺刺激量，但在本病的古代文献中，明确的文字记载较少。

为了增加刺激强度，现代还采用行气、守气、调气、催气等手段，如吕景山治疗胆囊炎、慢性肝炎所致胁痛，及肋间神经痛，针刺支沟、阳陵泉，行针、守气、调气 20 分钟；觉正祥治疗胆道蛔虫症，针中脘、鸠尾间的痛点阿是穴，胆囊炎、胆石症伴绞痛，针鸠尾透膻中、阳陵泉，在腹部针 5~7 寸，四肢针 3~6 寸，并用催气行针法，用捻转等补泻手法，或接电。

（9）**现代重视针感传导：**古人讲究“气至病所”，但在本病的古代文献中，明确的此类文字记载较为少见；而在现代临床上，则有此类报道。如楼百层治疗肝肿大所致胁剧痛，针刺患侧内关、阳陵，用捻转泻法，使针感分别放射至腋窝与足背；董德懋治疗“岔气”所致胁痛，针刺患侧内关（间使）透外关（支沟），用泻法，使针感引向胸胁，待气至病所，令患者咳嗽或跺脚。此处强调要“咳嗽或跺脚”，实为经验之谈，可供临床参考。

（10）**现代采用排刺法：**为了提高治疗效果，现代还常在胁腹部采用沿皮排刺法。如刘大伦治疗胆道蛔虫症，取退蛔四穴（鸠尾为准，向右沿肋弓缘每 1 寸为一穴，共 4 穴），用针刺强刺激，配合红外线、神灯、频谱仪照射；李邦仁治疗胆道蛔虫症，取退蛔穴，即距鸠尾右侧 2cm 处，沿肋软骨边缘每隔 1.5~2cm 依次排列进针，连取 4~6 针，用强刺激捻转手法。

（11）**现代采用双针刺：**双针刺即取左右同一穴位，双穴同时进针，同时施予手法操作，如胡兴立等治疗肋软骨炎，取肝俞、膈俞、日月、郄门、太溪、太冲等穴，用双手刺左右同穴，同时下针，并同时运针。

3. 古今均用刺血　对于瘀血阻滞者，古今均用刺血法。在本病的古、今文献中，涉及刺血者分别为15条次、6篇次，分列古、今诸法之第三、第十位，分占各自总条（篇）次的5.19%和1.17%，可见**古代比现代更重视刺血疗法**。古今刺血均选取末部穴、大关节部穴、背俞穴、胁痛局部穴、瘀血阻滞的血脉。以下分述之。

（1）**刺末部穴**：在肢体末端部，血流动力最小，邪气易于留滞，宜予刺血逐邪。如秦汉时期《素问·脏气法时论》曰："心病者，胸中痛，胁支满，胁下痛"，"取其经，少阴、太阳，舌下血者"。明代《医学纲目》语："胁痛：悬钟、窍阴（此二穴左取右，右取左，窍阴出血妙）、外关、三里。"近代《针灸简易》道："胁肋肿胀痛耳连，痧发胆经足少阳（放足四指）。"现代杨介宾治疗急性亚急性肝坏死，取中冲、十宣等穴，点刺出血。上述"舌下血者"、足窍阴、"足四指"、中冲、十宣均属人体末部。

（2）**刺关节部穴**：经络血脉在关节部曲折而行，易使邪气停留瘀积，故可在此处刺血逐瘀。如明代《针灸大成》曰："伤寒胁痛：支沟、章门、阳陵泉、委中（出血）。"上述"气痛"中《磐石金直刺秘传》刺"委中（出血）"。秦汉时期《素问·缪刺论》言："邪客于足少阴之络，令人卒心痛，暴胀，胸胁支满，无积者，刺然骨之前出血"，"左取右，右取左"。（此处刺血亦用交叉取穴法，值得注意）现代杨介宾治疗急性亚急性肝坏死，取太冲、腕骨等穴，点刺出血；周秀娟治疗肋间神经痛，取阳陵泉等穴，用针刺拔罐出血法。上述委中、"然骨之前"、太冲、腕骨、阳陵泉均在关节部。

（3）**刺胁痛局部穴**：《名医类案》记："东侍御左胁下近腹，肝胆经部分，结一块，四寸许，漫肿不赤，按之即痛"，"脓成，针之"。此案为胁部疮疡所致疼痛，采用刺脓之法，而脓由精血所化，故刺脓亦可归入刺血之中。又如《针灸集成》治疗"肺痈：胸胁引痛"，"已脓矣，即以边刃大针，刺破痛边，乳旁腋下向前肋间，使之出脓，后即插纸燃，插与拔，逐日行之，使不塞孔"。亦为在胁肋局部

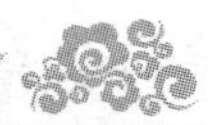

刺脓之例。现代杨湘潭治疗肋软骨炎，取疼痛局部穴，用短刺加拔罐出血法；石学敏治疗带状疱疹所致腰胁痛，取病变局部用刺络拔罐出血；赵洪才治疗急、慢性胆囊炎，取期门，用三棱针刺血，并闪火留罐，可见现代亦在胁痛局部刺血。

（4）**刺背俞穴**：清时期日本《针灸则》述：治疗“胁痛”，“出血：肝俞”。现代曲少忠治疗乙型肝炎，取大椎、至阳、肝俞、胆俞、脾俞、膏肓，用三棱针点刺出血，加拔火罐；杨介宾治疗急性亚急性肝坏死，取大椎、至阳、肝俞、胆俞等穴，点刺出血。

（5）**刺瘀血阻滞的血脉**：上述“瘀痛”中《灵枢经·五邪》“取血脉”，“取耳间青脉”，即为例。又如清末《针法穴道记》载：“羊毛痧”，“胁痛，肋骨下边尽处挑一针，以次上肋缝，再挑一针，再上肋缝，再挑一针，共挑三针”（此处挑刺的是“痧瘢”，当也是体表瘀血阻滞之点）。现代徐结宝治疗胸胁痛，取支沟穴上的静脉，用三棱针点刺放血。

4. 古今均用敷贴疗法　古今也将药物敷贴于穴位，由皮肤吸收其有效成分，以发挥治疗作用。如明代《古今医统大全》云：“贴胁痛：琥珀或吴茱萸，醋研敷。”（其中吴茱萸温中止痛；琥珀活血化瘀）。现代吴逸民治疗胆绞痛，取中脘，敷贴解痉止痛膏（含白芷、花椒、韭菜兜、葱白、苦楝子等温中活血止痛之品）；尹国有则取胆俞，敷贴胆俞膏（含延胡索、乌药、大黄、川芎、白芍、黄连、血竭、五灵脂、樟脑、冰片、清开灵注射液等活血止痛清热解毒之品）；傅沛藩等治疗小儿慢性肝炎，取神阙穴，敷贴行气活血散（含川芎、三棱、青皮等）；李涤新等治疗慢性乙型肝炎，取足三里、三阴交、肝俞等穴，敷贴肝炎Ⅱ号。

5. 古今均用拔罐疗法　拔罐是在皮肤上人为造成一个负压，令皮肤及其下毛细血管破裂，使血管内微血栓被排出，以改善微循环，从而治疗本病中的瘀痛。如清代《针灸集成》载：“腹胁及诸处流注刺痛不可忍：用体长缸，而缸口以手三指容入，乃能吸毒也，随其痛，每一处以三棱针刺四、五穴，并入缸口内付缸灸七

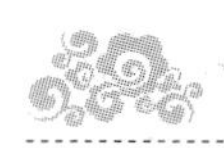

壮，随痛随针，亦付缸灸累次，神效。”“缸灸”似即拔罐，本案当属刺络拔罐，亦可归为刺血疗法。

现代用拔罐疗法者，如王兴华治疗胆绞痛，取背俞穴心俞、督俞、膈俞、胆俞、脾俞、胃俞，用3~4个中号火罐，以闪火法从上到下，每穴反复拔罐4~5遍，然后在肝俞、胆俞留罐5~15分钟；刘炎治疗胆道蛔虫症伴有胆绞痛，取右侧日月和章门穴，施拔罐；杨介宾治疗胁痛，取乳根、天池，予拔罐。

6. 古代采用热熨与火针 熨法为大面积的热疗法，熨烫胁肋胸腹之穴，可以促进肝胆脾胃的疏泄运化功能，古人亦用之。如《古今医统大全》治疗胁痛："灰醋炒热熨之，或葱或艾、韭菜皆可熨之。"又曰："若心胸胁下有邪气，结实满闷硬痛，又法用生姜一斤，捣渣去汁，炒微燥带润，用绢包于患处，款款熨之，稍可，又将渣和匀前汁，炒干再熨良久，豁然宽快。"又如上述"伤食痛"中《名医类案》"以韭饼置痛处熨之"，亦属此例。

对于胁部疮疡所致胁痛，古人先用熨法促使脓液成熟，然后用火针刺入以排脓，如《外科理例》载："胁疽"，"胁肿一块，日久不溃，按之微痛"，"但肿尚硬，以艾叶炒热熨患处，至十余日脓成，以火针刺之，更灸豆豉饼"。又如《灵枢经·经筋》载："足少阳之筋"，"其病"，"上乘䏚季胁痛"；"足太阴之筋"，"其病"，"阴器纽痛，上引脐两胁痛，引膺中脊内痛"，其治疗均"燔针劫刺，以知为数，以痛为输。"燔针即为火针。由于在现代信息库中，对熨法未做标引，因此未能检得熨法的现代文献；而火针治疗本病的现代报道亦为少见。

7. 古代采用择日针灸 古人针灸还选择合适的时日，与现代"生物钟"理论有相似之处。如上述"瘀痛"中《针灸集成》治疗"腹胁胀而痛，每上下弦日，章门针后，即灸三七壮。""弦日"即月亮半圆之日。而现代临床上用择日针灸治疗本病的报道较少。

8. 现代采用的其他疗法 现代临床还采用穴位注射、器械、电针、埋藏、推拿、挑割、刮痧、皮肤针，以及微针系统（含耳穴、眼

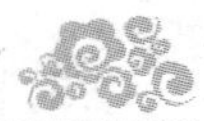

针、手足针、头针）等疗法，这些在本病的古代文献中未见记载，当属现代针灸工作者的发展，以下举例介绍。

（1）**穴位注射**：胁痛有多种原因所致，包括炎症、结石、免疫反应、外伤、营养不足等，而不少药物对这些病因有一定疗效，因此现代将针药相结合，即采用穴位注射的方法，致使现代用穴位注射治疗本病的报道达90篇之多，占现代诸法之第三位，较为突出。如姜淑明治疗迁延性肝炎，取肝俞，注入维生素B_{12}；唐修斌等治疗慢性胆囊炎、胆石症，取阳陵泉，注入氯化钠；钟毅治疗胆绞痛，取双侧胆囊穴，注入维生素K_3；达南则取双侧耳迷根穴，注入奴呋卡因或维生素K_3注射液；胡宝生取两耳肝、胆穴，注入硫酸阿托品。现代也有注射蒸馏水者，如王诗铭治疗胆绞痛，取腹部压痛点，于皮内注入蒸馏水，该案并无药物介入，当是对穴位进行物理刺激。

（2）**器械**：与胁痛相关的疾病中有不少属疑难杂症，因而现代临床尝试应用了不少器械，致使针灸器械达51篇次之多，占现代诸法之第四位。如王富龙等治疗急性病毒性黄疸型肝炎，取足三里、肝俞，用氦氖激光照射；杜意平等治疗非结石性慢性胆囊炎，取日月、胆俞、阿是穴、胆囊穴，用推按运经仪点穴刺激；张翠彦等治疗胆石症，取耳穴肝、胆、胃、耳迷根等穴，用MLL-1脉冲胆道治疗仪刺激；赵国强等治疗胆结石，取胆俞、肩井、阳陵泉、期门，予以低频电刺激；夏惠天则取期门（或梁门、鸠尾），用XCL-4型旋磁仪实施磁场疗法；许敬春等取足三里、阳陵泉、太冲、胆囊穴、三阴交，用生命信息治疗仪进行治疗；宗良玉以中药外敷穴位，配合将磁电机正极置于胆区，负极置于肝俞及胆俞。

（3）**电针**：电针有良好的止痛作用，因此现代常用之，共计47篇次，占现代诸法之第五位。如前述熊家平、罗琳、李景义等均用电针。又如吕景山治疗胆囊炎、胆石症之胁痛，取胆俞、日月，用电针刺激；潘纪华则取膈俞、胆俞、日月、不容、胆囊穴等，亦用电针刺激；曾昭源等针丘墟透照海、胆囊穴，并通电刺激；张林昌等取太冲、阳陵泉、胆囊穴、内关、曲池、足三里，用电针连续波形。

（4）**埋藏**：如何周智治疗胆囊炎，取背俞穴肝俞、胆俞、脾俞，用埋针疗法；宋宏杰等则取阳陵泉、膈俞、中脘，用埋线疗法；孟昭奇取胸椎 7~9 节的督脉、夹脊和膀胱经内侧线上压痛敏感点，以及上腹部期门、日月、建里等敏感穴，用埋线法（羊肠线以乳香、没药、川芎、红花、丹参、吴茱萸、延胡索等浸泡）。

（5）**推拿**：如苏幸福治疗胆系结石，对日月、期门、阳陵泉、胆囊穴、膈俞、肝俞、脾俞、胃俞等穴进行按揉，以神阙为中心进行摩腹，在胆囊区施以指振法，在腰背部施以推擦滚法；刘晋等治疗肝胆结石，取肝、胆、脾、胃经穴与结石部位，进行点穴；王利东治疗慢性乙肝，取大椎、至阳、肝俞、胆俞、脾俞、膻中、期门、中脘、阴陵泉、阳陵泉、外丘、太冲等穴，进行按揉。

（6）**挑割**：如李洪等治疗慢性乙型肝炎，在刮痧后，对于皮肤上出现的细砂样出血点用壮医挑针点刺出血，并拔以牛角罐；詹泰来治疗胆绞痛，在剑突下、上腹部、大椎、膏肓附近皮肤上寻找异常点，予以挑刺；马西文等治疗甲型肝炎，取手掌大鱼际之板门穴，用割治疗法。

（7）**刮痧**：如李洪等治疗慢性乙型肝炎，取膻中、期门、中脘、大椎、至阳、肝俞、脾俞、阴陵泉、阳陵泉等，施以壮医刮痧排毒疗法；詹泰来治疗胆绞痛，在背部脊柱两侧进行刮痧；王利东治疗慢性乙肝，取督脉、膀胱经、肝经、胆经，自上而下施以经络刮痧。

（8）**皮肤针**：如高辉治疗特发性肋间神经痛，取夹脊、大杼、关元俞，以及疼痛局部，用梅花针叩刺加拔罐。

（9）**微针疗法**

1）**耳穴**：现代曾有人报道，用耳穴治疗胆结石胆囊炎有良效，引起了众多医者的兴趣，因此在一个时期内相关报道相当多；同时也有人用耳穴治疗其他胁痛病种，致使用耳穴治疗本病的报

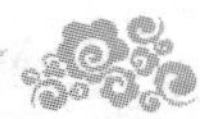

道多达200篇次，占现代诸法之首，十分瞩目。在耳穴诸疗法中，以王不留行贴压最为常见，如毛如宝治疗胆石症疼痛，取耳穴肝、胆、胰、胃、十二指肠、腹外、神门、交感、皮质下，以及耳郭背面穴位相对处，用王不留行贴压；杨兰绪等则取胰胆、肝、胃三角、缘中、胆1、胆2、胆3、胆4、肾上腺、皮质下、交感等，用王不留行贴压；徐占英治疗乙肝，用HB-EDT穴位诊断治疗仪在耳穴上寻找敏感点，然后在敏感点上贴压王不留行。

在耳穴疗法中，也有用针刺者，如邱文竹等治疗乙肝患者肝区疼痛，针刺耳穴神门、皮质下、心、肝、胰、胆、脾、胃、肾、膀胱；王柞邦治疗乙肝患者，针刺耳穴肝，治疗后门静脉的直径、血流速度及血流量较针刺前明显改善。

在耳穴上还有采用其他刺激方法者，如王宗江等治疗慢性胆囊炎，取右耳肝、胆穴，左耳脾、胃穴，用胆肾结石治疗仪刺激；吕惠芬等治疗胆石症，取耳穴变阻点，用电冲击；秦文栋治疗慢性胆囊炎所致胁痛，取耳胆囊穴，注入654-2，结果显示，耳胆囊穴的疗效优于体穴胆囊穴。

2）**眼针**：如王济华治疗胆绞痛，取双侧眼针四区、五区，用毫针从眼眶缘外2分处沿皮刺入，左眼顺时针方向进针，右眼逆时针方向进针；常进阳治疗急性胆系痛症，取双侧眼针中焦区、胆区，用毫针沿眶内缘平刺或垂直方向斜刺；高惠珍治疗病毒性肝炎，取眼针肝胆经区、脾区、中焦区，用针刺。

3）**手足针**：如符室治疗胆绞痛，针刺病人手针之胆穴（手掌内横纹与无名指相对处下缘），用捻转泻法；谭学锋治疗胆绞痛，针刺胆囊穴（第二掌骨背面内侧上5/12处），用提插泻法；陆金华治疗胆道蛔虫症，针刺精灵穴（手背第四、五掌骨间隙后缘），用中强刺激，使针感传至指尖；肖芸华治疗慢性活动性乙型肝炎，取腕踝针上Ⅱ（双）、下Ⅱ（双），用针刺。

4）**头针**：如方云鹏用头针治疗胁痛、肋间神经痛，取伏象相应穴，胆囊炎，取伏脏相应穴，用针刺；石燕华治疗胆绞痛，取双侧头针肝胆区、感觉区上 1/5，用毫针刺入，并通电。

此外，北宋《太平圣惠方》“三十六黄点烙方”中“气黄”有“上气心闷，腹胁胀痛”之证，因此表 7-4 显示古代又有点烙之法。

【结语】

根据上述对古今文献的统计与分析结果，兹提出治疗胁痛的参考处方如下（无下划线者为古今均用穴，下划曲线者为古代所用穴，下划直线者为现代所用穴）：①胸腹部穴章门、期门、中脘、气海、日月、天枢、梁门等；②下肢阳面穴阳陵泉、足三里、丘墟、足窍阴、委中、悬钟、胆囊穴等；③下肢阴面穴行间、太冲、三阴交、公孙、阴陵泉等；④上背部穴肝俞、膈俞、胆俞、脾俞、大椎、至阳、胃俞等；⑤臂阴面穴内关、大陵、尺泽等；⑥臂阳面穴支沟、外关、曲池等。另外还可选用合谷穴。临床可根据病情，在上述处方中选用若干相关穴位。

临床辨证施治除取上述常规穴，并根据经络辨证，选取相应经穴外，治疗寒痛，还取小腹与下肢部穴；热痛，还取末部穴、关节部穴、“五十九刺”穴，可考虑多取上半身穴；虚痛，还取小腹部穴、期门等肝脾经穴；气痛，多取胸腹部穴、肝胆经穴、与肺相关之穴；瘀痛，还取瘀滞的血脉及耳间青脉；痰饮痛，多取胸脘与相应上背部穴，与肺相关之穴；伤食痛，多取胸脘部穴；恚郁痛，还取肝胆经穴、末端部穴、关节部穴及小腹部穴。此外，还可根据辨病选取相应穴位。

临床可用艾灸（含隔物灸、“太乙神针”灸、火灸，以及温针灸、化脓灸、铺灸、灸疗器灸等）、针刺（含补泻、透刺、沿皮刺、交叉刺、有序刺穴，以及排刺法、双针刺等，采用强刺激，重视针感传导）、刺血、敷贴、拔罐、热熨、火针、择日针灸，以及穴位注射、器械、电针、埋藏、推拿、挑割、刮痧、皮肤针和微针系统（含耳穴、眼针、手足针、头针）等疗法。

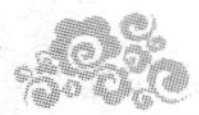

历代文献摘录

[晋代及其以前文献摘录]

《足臂十一脉灸经》:"臂少阴脉……其病,胁痛,诸病此物者,皆灸臂少阴脉。"

《阴阳十一脉灸经》:"足少阳之脉……是动则病,心与胁痛,不可以反侧。""足少阳之脉……头颈痛,胁痛,疟。""足阳明之脉……心与胠痛,腹外肿。""臂少阴之脉……其所产病,胁痛,为一病。"

《素问·脏气法时论》:"肝病者,两胁下痛引少腹,令人善怒……取其经,厥阴与少阳。""心病者,胸中痛,胁支满,胁下痛……取其经,少阴、太阳,舌下血者。""心病者……虚则胸腹大,胁下与腰相引而痛,取其经,少阴、太阳,舌下血者。"

《素问·热论》:"三日少阳受之……故胸胁痛而耳聋。""肝热病者,小便先黄,腹痛多卧,身热,热争则狂言及惊,胁满痛,手足躁,不得安卧……刺足厥阴、少阳。""热病先胸胁痛,手足躁,刺足少阳,补足太阴,病甚者为五十九刺。"

《素问·厥论》:"少阳之厥,则暴聋,颊肿而热,胁痛。"

《素问·脉解》:"少阳所为心胁痛……不可反侧。"

《素问·气穴论》:"背与心相控而痛,所治天突与十椎及上纪……其病前后痛涩,胸胁痛而不得息,不得卧。"

《素问·骨空论》:"眇络季胁引少腹而痛胀,刺譩譆。"

《素问·缪刺论》:"邪客于足少阴之络,令人卒心痛,暴胀,胸胁支满,无积者,刺然骨之前出血……左取右,右取左。""邪客于足少阳之络,令人胁痛不得息,咳而汗出,刺足小指次指爪甲上,与肉交者……左刺右,右刺左。""邪客于足太阳之络,令人拘挛背急,引胁而痛,刺之从项始数脊椎侠脊,疾按之应手如痛,刺之

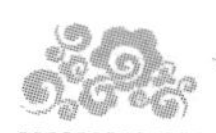

傍三痏，立已。”

《灵枢经·经脉》：“心手少阴之脉……是主心所生病者，目黄胁痛。”“胆足少阳之脉……是动则病口苦，善太息，心胁痛不能转侧。”“胆足少阳之脉……胸胁肋髀膝外至胫绝骨外踝前及诸节皆痛。”

《灵枢经·经筋》：“足少阳之筋……上乘眇季胁痛，上引缺盆膺乳颈……治在燔针劫刺，以知为数，以痛为输。”“足太阴之筋……阴器纽痛，上引脐两胁痛，引膺中脊内痛，治在燔针劫刺，以知为数，以痛为输。”

《灵枢经·五邪》：“邪在肝，则两胁中痛，寒中，恶血在内，胻善掣，节时肿，取之行间以引胁下，补三里以温胃中，取血脉以散恶血，取耳间青脉，以去其掣。”

《脉经》(卷二·第一)：“左手关后尺中阳实者，膀胱实也，苦逆冷，胁下有邪气，相引痛，刺足太阳经，治阳，在足小指外侧本节后陷中(即束骨穴也)。”

《脉经》(卷二·第三)：“寸口脉沉，胸中引胁痛，胸中有水气，宜服泽漆汤，针巨阙泻之。”

《脉经》(卷十)：“初持寸口中脉如细坚状，久按之大而深，动苦心下有寒，胸胁苦痛……刺期门，入六分，又刺肾俞，入五分，可灸胃管七壮。”

《针灸甲乙经》(卷七·第一中)：“眇季胁引少腹而痛胀，譩譆主之。”“身热痛，胸胁痛不可反侧，颅息主之。”

《针灸甲乙经》(卷七·第一下)：“两胁下痛，呕泄上下出，胸满短气，不得汗，补手太阴以出之。”“胸胁痛，不可反侧……劳宫主之。”“臂内廉及胁痛……少泽主之。”“热病汗不出，胸[一本作“胁”]痛，不可息……阳谷主之。”“胁痛咳逆不得息，窍阴主之，及爪甲上与肉交者，左取右，右取左。”“腰两胁痛，脚痠转筋，丘墟主之。”

《针灸甲乙经》(卷七·第四)：“背中怏怏，引胁痛，内引心，中

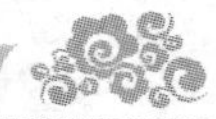

膂内俞主之。从项而数脊椎，侠脊膂而痛，按之应手者，刺之三痏立已。”

《针灸甲乙经》（卷八·第一下）：“胁痛腹膜，胸脘暴痛……膈[一本作“脾”字]俞主之。”“腋胁下与脐相引，筋急而痛……肝俞主之。”“两胁引痛，心下膜[一本作“贲”]痛……肾俞主之。”“[一本有“胸”字]胁腰腹膝外廉痛，临泣主之。”

《针灸甲乙经》（卷九·第二）：“胸胁背相引痛……幽门主之。”

《针灸甲乙经》（卷九·第三）：“咳逆上气，舌干胁痛……尺泽主之。”

《针灸甲乙经》（卷九·第四）：“胸胁榰满，[一本有“骨”字]痛引胸中，华盖主之。”“胸胁榰满，痹痛骨疼……紫宫主之。”“胸中满，不得息，胁痛骨疼……玉堂主之。”“胸胁榰满，痛引膺，不得息……灵墟主之。”“大气不得息，息即胸胁中痛……大包主之。”“胁下[一本作“腹中”]积气结痛，梁门主之。”“胸胁痛[“胁痛”一本作“满”]……丘墟主之。”

《针灸甲乙经》（卷九·第七）：“胁下痛[一本无此3字]，肠鸣相逐……承满主之[据《黄帝明堂经辑校》补]。”“胁痛不得卧……章门主之。”

《针灸甲乙经》（卷九·第九）：“髀枢痛[一本有“外”字]引季胁，内控八髎，委中主之。”

《针灸甲乙经》（卷十·第一下）：“腰胁相引急痛，髀筋瘛……环跳主之。”“胸胁痛无常处，至阴主之。”

《针灸甲乙经》（卷十·第三）：“腋拘挛，暴脉急，引胁而痛，内引心肺，譩譆主之。从项至脊，自脊已下至十二椎，应手刺之。”

《针灸甲乙经》（卷十·第六）：“溢饮胁下坚痛，中脘主之。”

《针灸甲乙经》（卷十一·第二）：“胁腋急痛……支沟主之。”

《针灸甲乙经》（卷十一·第七）：“胁下痛，口干，心痛与背相引……不容主之。”

《针灸甲乙经》（卷十二·第十）：“胸胁肿痛，乳痈[一本无此

6字，]寒热短气，卧不安，膺窗主之。"

《葛洪肘后备急方》(卷一·第六)："五尸者，其状皆腹痛胀急，不得气息，上冲心胸，旁攻两胁……灸乳后三寸，十四壮，男左，女右。"

《葛洪肘后备急方》(卷四·第三十二)："[一本有"治腰"2字]胁痛如打方……去穷骨上一寸，灸七壮，其左右[一本有"各"字]一寸，[一本有"又"字]灸七壮。""胁卒痛如打方……以绳横度两乳中间，屈绳从乳横度，以起[一本作"趋"]痛胁下，灸绳下屈处三十壮，便愈。"

[唐代文献摘录]

《备急千金要方》(卷八·第二)："心俞穴在第五节……肩头胁下痛，小腹急，灸二三百壮。"

《备急千金要方》(卷十一·第一)："光明……病则胸中有热，心胁头颌痛。"

《备急千金要方》(卷十三·第六)："心痛恶气上，胁急痛，灸通谷五十壮，在乳下二寸。"

《备急千金要方》(卷十七·第一)："列缺……季胁空痛。"

《备急千金要方》(卷十七·第二)："肺胀气抢，胁下热痛，灸阴都随年壮，穴在侠胃管两边相去一寸，胃管在心下三寸。"

《备急千金要方》(卷二十五·第一)："鬼击之病得之无渐，卒著人如刀刺状，胸胁腹内绞急切痛……盛火炙两胁下，使热汗出愈。"

《备急千金要方》(卷三十·第二)："肝俞、脾俞、志室，主两胁急痛。""腕骨、阳谷，主胁痛不得息。""阳辅主胸胁痛。""环跳、至阴，主胸胁痛无常处，腰胁相引急痛。""胆俞、章门，主胁痛不得卧，胸满。""中管、承满，主胁下坚痛。""尺泽、少泽，主短气，胁痛，心烦。"

《备急千金要方》(卷三十·第三)："风市主两膝挛痛，引胁

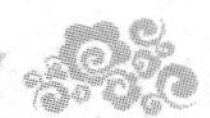

拘急。”

《备急千金要方》(卷三十·第五):“阳谷主疟,胁痛不得息。”

《千金翼方》(卷二十六·第七):“肝俞主……眉头胁下痛,少腹急,灸百壮。”[《备急千金要方》卷八第二为“心输”主治]

《外台秘要》(卷三十九·第四):“转谷:在旁二骨间陷者中。主胸胁支痛。”“旁庭:在胁堂下二骨间陷者中,举腋取之,灸三壮……咽干胁痛。”

《外台秘要》(卷三十九·第九):“天泉……胸中痛,胁支满痛。”

[宋、金、元代文献摘录]

《太平圣惠方》(卷五十五·三十六黄点烙方):“气黄者,上气心闷,腹胁胀痛……烙气海穴、肺俞二穴、足阳明二穴。”

《太平圣惠方》(卷九十九):“云门……胸胁彻背痛。”[本条原出《铜人针灸经》(卷二)]“中膂俞……胁痛。”[本条原出《铜人针灸经》(卷四)]

《太平圣惠方》(卷一百):“带脉……两胁下气转连背痛,不可忍也。”

《铜人腧穴针灸图经》(卷四·腹部):“不容……胁下痛重肋疝瘕。”

《铜人腧穴针灸图经》(卷五·手少阴):“少海……肘挛腋胁下痛。”“青灵……目黄胁痛。”

《铜人腧穴针灸图经》(卷五·手厥阴):“太陵……胸胁痛。”

《铜人腧穴针灸图经》(卷五·足少阳):“丘虚……胸胁满痛,不得息。”

《铜人腧穴针灸图经》(卷五·足阳明):“[巨虚]下廉……胸胁少腹痛。”

《铜人腧穴针灸图经》(卷五·足少阴):“大溪……腹胁痛,瘦脊。”

《琼瑶神书》(卷二·一百四):“男子大小腹痛或两胁背痛一

百四法：小腹急走大腹痛，两胁背上痛难行，小腹丹田圆盘取，大腹中脘摄还迎，两胁追里圆盘七，背痛肩井委中行，肩井伸提战皮起，三里气下要分明。”

《琼瑶神书》（卷二·二百三十五）：“治闪挫腰胁痛二百三十五法：腰间闪挫泻人中，尺泽先将气下冲，肾俞泻先刮先后，委中气下血流通。”

《琼瑶神书》（卷二·二百七十四）：“两胁阳陵痛更悠。”

《琼瑶神书》（卷三·四十一）：“列缺二穴、尺泽二穴：治筋紧急、腰脊胁肋间疼。”

《琼瑶神书》（卷三·四十四）：“支沟二穴：治伤寒胁肋疼……泻之。”

《琼瑶神书》（卷三·六十五）：“胁肋痛时频声唤，列缺内关用金针。”

《琼瑶神书》（卷四·流注六十穴道）：“尺泽肘中纹，动脉手拿寻，刺入一寸半，医瘳腰胁疼。”

《圣济总录》（卷一百九十三·治咳嗽）：“咳而两胁下痛不可转者，太冲主之，浮肿则治在中封[肝咳]。”“咳而右胠下痛，阴阴引肩背，甚则不可动者，太白主之，浮肿则治在商丘[脾咳]。”

《西方子明堂灸经》（卷一·头第三行）：“[头]临泣……胁下痛。”

《西方子明堂灸经》（卷二·手太阴）：“尺泽……两胁下痛。”

《西方子明堂灸经》（卷五·手少阳）：“清冷泉……目黄胁痛。”

《子午流注针经》（卷下·足少阳）：“窍阴……胁痛烦热又头疼。”“丘墟……胸胁满痛疟安缠。”

《子午流注针经》（卷下·足太阳）：“至阴……胸胁痛时依法用。”

《扁鹊心书》（卷上·窦材灸法）：“胁痛不止，乃饮食伤脾，灸左命关一百壮。”“两胁连心痛，乃恚怒伤肝、脾、肾三经，灸左命关二百壮，关元三百壮。”

 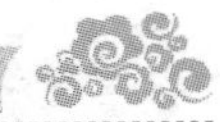

《扁鹊心书》(卷中·老人两胁痛):“老人两胁痛:此由胃气虚积而不通……重者灸左食窦穴,一灸便有下气而愈,再灸关元百壮,更佳。”

《素问病机气宜保命集》(卷下·第三十二):“两胁痛,针少阳经丘墟。”

《卫生宝鉴》(卷十八·灸妇人崩漏):“石关……灸五十壮,主产后两胁急痛不可忍。”

《卫生宝鉴》(卷十八·瞋胀治验):“范郎中夫人……病心腹胀满,旦食则呕,暮不能食,两胁刺痛,诊其脉弦而细……先灸中脘穴。”

《卫生宝鉴》(卷十八·疝气治验):“赵运使夫人……病脐腹冷疼,相引胁下痛,不可忍,反复闷乱,不得安卧,予以当归四逆汤主之,先灸中庭穴。”

《针经指南》(标幽赋):“胁疼肋痛,针飞虎。”

《针经指南》(流注八穴):“公孙……腹胁胀满痛(脾胃)。”“公孙……胁肋疼痛(心脾)。”“(足)临泣……胁肋痛(胆)。”“内关……胁肋痛(肝胆)。”“列缺……胁癖痛(肝肺)。”

《济生拔粹》(卷三·治病直刺诀):“治胸胁痛不可忍,刺足厥阴经期门二穴……次针章门二穴……次针足厥阴经行间二穴,足少阳经丘墟二穴,足少阴经涌泉二穴。”

《世医得效方》(卷四·五积):“卒厥逆上气,气攻两胁,心下痛满,奄奄欲绝,此为奔豚气,先急作汤,以浸两手足,频频易之,后灸气海百壮……又灸关元百壮……又灸期门百壮。”

《扁鹊神应针灸玉龙经》(六十六穴治证):“支沟……胸满,肩背胁肋疼痛。”

《扁鹊神应针灸玉龙经》(磐石金直刺秘传):“一切游走气攻胸胁疼痛,语言、咳嗽难,不可转侧:支沟(右疼泻左,左疼泻右)、委中(出血)。”

《扁鹊神应针灸玉龙经》(针灸歌):“胁痛肝俞目翳除。”

［明代文献摘录］

《神应经》(痰喘咳嗽部)："咳……引两胁痛：肝俞。""肺胀膨膨气抢、胁下热满痛：阴都(灸)、太渊、肺俞。"

《神应经》(诸般积聚部)："心气痛连胁：百会、上脘、支沟、大陵、三里。"

《神应经》(胸背胁部)："胸胁痛：天井、支沟、间使、大陵、三里、太白、丘墟、阳辅。""胁痛：阳谷、腕骨、支沟、膈俞、申脉。""偏胁背痛痹：鱼际、委中。""胸连胁痛：期门(先针)、章门、丘墟、行间、涌泉。"

《神应经》(手足腰胁部)："挫闪腰疼，胁肋痛：尺泽、曲池、合谷、手三里、阴陵、阴交、行间、足三里。"

《针灸大全》(卷四·八法主治病症)："公孙……胁肋下痛，起止艰难：支沟二穴、章门二穴、阳陵泉二穴。""公孙……两胁胀满，气攻疼痛：阳陵泉二穴、章门二穴、绝骨二穴。""内关……中焦痞满，两胁刺痛：支沟二穴、章门二穴、膻中一穴。""内关……胁肋下疼，心脘刺痛：气海一穴、行间二穴、阳陵泉二穴。""内关……脏腑虚冷，两胁痛疼：支沟二穴、建里一穴、章门二穴、阳陵泉二穴。""足临泣……胁下肝积，气块刺痛：章门二穴、支沟二穴、阳陵泉二穴、中脘一穴、大陵二穴、。"

《针灸集书》(卷上·腹痛)："气海、阴谷、商曲、四满、巨阙、外陵、石门、丰隆、中脘、下脘、不容、肓俞，以上并灸腹胁疼痛。"

《针灸集书》(卷上·胸胁痛)："肾俞、肝俞、脾俞、志室、支沟、中管、承满、腕骨、阳谷、章门、极泉、三里，以上并治胁急痛。"

《针灸集书》(卷上·八法穴治病歌)："筋肋骨节皆疼痛[先公孙，后内关]。"

《针灸捷径》(卷之下)："胁肋疼痛：胆俞、支沟、肩井、章门、阳陵泉、[足]临泣。""带脉：内胁上下气转运，引背痛。"

《针灸聚英》(卷一上·足阳明)："巨虚上廉……夹脐腹[《针

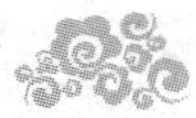

灸大成》补"两"］胁痛。"

《针灸聚英》(卷一上·手少阴):"神门……目黄胁痛。""少冲……胁痛,胸中痛。"

《针灸聚英》(卷一上·足太阳):"志室……两胁急痛。"

《针灸聚英》(卷一下·足厥阴):"行间……胸胁痛。"

《针灸聚英》(卷二·杂病):"胁痛……针丘墟、中渎。"

《针灸聚英》(卷四上·肘后歌):"伤寒痞结胁积痛,宜用期门见深功。""胁肋腿痛后溪妙。"

《针灸聚英》(卷四上·百证赋):"久知胁肋疼痛,气户华盖有灵。"

《针灸聚英》(卷四下·六十六穴歌):"胁痛发在阳,阳谷迎经刺。""胁疼牵筋痛……疾早刺支沟。"

《外科理例》(卷四·一百十二):"胁疽……一人性急,味厚,常服躁热之药,左胁一点痛,轻诊弦重芤,知其痛处有脓……痛处微肿如指大,针之,少时屈身脓出。""胁疽……一人胁肿一块,日久不溃,按之微痛,脉微而涩……但肿尚硬,以艾叶炒热熨患处,至十余日脓成,以火针刺之,更灸豆豉饼。"

《神农皇帝真传针灸图》(图四):"支沟:治肩酸疼拘急,胁肋疼,可灸七壮至十四壮。"

《神农皇帝真传针灸图》(图九):"阳陵泉……胁肋疼痛,可灸十四壮至二十一壮。"

《名医类案》(卷五·积块):"一人作劳,饮酒醉卧,膈痛,饥而过饱,遂成左胁痛,一块如掌,按之甚痛……又以韭饼置痛处熨之,半日前后,大便通而安。"

《名医类案》(卷六·疝癞):"滑伯仁治一妇,病寒为疝,自脐下上至心,皆胀满攻痛,而胁疼尤甚(此等痛切记作疝治)……此由寒在下焦,宜亟攻其下,毋攻其上,为灸章门、气海、中脘,服元胡桂椒。"

《名医类案》(卷十·痈疽):"东侍御左胁下近腹,肝胆经部分，结一块[肿疡]，四寸许，漫肿不赤，按之即痛，薛已曰，此当补脾胃……又三十余剂，脓成，针之，用补中益气加减八味而愈。”

《名医类案》(卷十·乳痈)：“一儒者两胁作胀，两乳作痛，服流气饮、瓜蒌散，半载后左胁下结一块如核，肉色不变……脓将成矣，又服月余，针之出脓碗许。”

《古今医统大全》(卷十三·胁痛)：“胁痛……刺关元，仍服小柴胡汤。”

《古今医统大全》(卷十四·陶氏伤寒十四法)：“伤寒……若心胸胁下有邪气，结实满闷硬痛，又法用生姜一斤，捣渣去汁，炒微燥带润，用绢包于患处，款款熨之，稍可，又将渣和匀前汁，炒干再熨良久，豁然宽快。”

《古今医统大全》(卷五十七·胁痛门)：“贴胁痛：用芥菜子水研服，或琥珀或吴茱萸，醋研敷。”“熨法：灰醋炒热熨之，或葱或艾、韭菜皆可熨之。”

《医学入门》(卷一·杂病穴法)：“胁痛只须阳陵泉。”“脚连胁腋痛难当，环跳阳陵泉内杵。”“阳陵泉，专治胁肋痛满欲绝。”

《医学入门》(卷一·治病要穴)：“气海……心腹鼓胀，胁痛。”“膈俞：主胸胁心痛。”“内关：主气块，及胁痛。”“悬钟：主胃热，腹胀，胁痛。”

《医学纲目》(卷十二·痛痹)：“腿膝拘挛，痛引胁，或青，或焦，或黧，或枯，如腐木状：风市灸、阳陵泉、曲泉、昆仑。”

《医学纲目》(卷十四·胁痛)：“(集)胁痛：悬钟、窍阴(此二穴左取右，右取左，窍阴出血妙)、外关、三里。”“(东)胸胁痛：期门(沿皮三寸)、支沟、胆俞(沿皮半寸)。”“胸胁胀满痛：公孙、三里、太冲、三阴交。”“腰胁痛：环跳、至阴、太白、阳辅。”“(撮)胁肋痛：支沟(透间使泻之，灸)、外关(透内关，如取支沟不必再取外关)。”

《医学纲目》(卷十七·见诸血门)：“(心)妇人经脉妄行，钻心胁疼……哑门、巨阙、气海、中极、三阴交。”

《医学纲目》(卷十七·吐血)：“(东)呕血，胁痛口干不可咳，

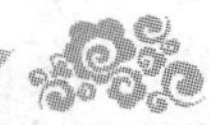

引肾痛：不容（旁刺向外）、上脘（三寸半）、太陵、郄门、神门。”

《杨敬斋针灸全书》（下卷）：“伤寒胁肋痛：支沟、阳泉、临泣。”［原出《针灸捷径》（卷之下）］

《针灸大成》（卷三·玉龙歌）：“若是胁疼并闭结，支沟奇妙效非常。”［原出《扁鹊神应针灸玉龙经》］

《针灸大成》（卷五·十二经井穴）：“手少阴井：人病心痛烦渴，臂厥，胁肋疼……复刺神门穴。”“足少阳井：人病胸胁足痛。”

《针灸大成》（卷五·十二经治症主客原络）：“生病目黄口亦干，胁臂疼兮掌发热……神门、支正。”“胆经之穴何病主？胸胁肋疼足不举……丘墟、蠡沟。”

《针灸大成》（卷八·中风瘫痪针灸秘诀）：“中风腰胯疼痛，不得转侧，腰胁相引：环跳。”

《针灸大成》（卷九·治症总要）：“第四十六．胁肋疼痛：支沟、章门、外关……复刺后穴：行间、中封、期门、阳陵泉。”［本条原出《医学纲目》（卷十四·胁痛气逆）］“第四十六……期门治伤寒后胁痛。”“第四十六．胁肋疼痛……阳陵泉［一本有“治挫闪”三字］。”“第六十．挫闪腰胁痛：尺泽、委中、人中……复刺后穴：昆仑、束骨、支沟、阳陵泉。”［本条原出《医学纲目》（卷二十八·腰痛）］“第一百十一．伤寒胁痛：支沟、章门、阳陵泉、委中（出血）。”“第一百十二．伤寒胸胁痛：大陵、期门、膻中、劳宫。”

《东医宝鉴》（外形篇三·胸）：“一切心、腹、胸、胁、腰、背苦痛，川椒为细末，醋和为饼，贴痛处，用熟艾铺饼上，发火烧艾，痛即止。”

《东医宝鉴》（外形篇三·胁）：“两胁痛，取窍阴、大敦、行间。”

《东医宝鉴》（杂病三·寒）：“伤寒胁痛，取支沟、阳陵泉。”

《针方六集》（纷署集·第八）：“肝俞……胁痛，不得息。”

《针方六集》（纷署集·第十七）：“云门……胸膈满，两胁痛。”

《针方六集》（纷署集·第二十一）：“不容……心切痛引肩胁”。

《针方六集》（纷署集·第二十二）：“期门……两胁积气痛，不得卧，呕无所出。”

《针方六集》(纷署集·第二十七):“外关……胁肋、肘臂肿痛。”

《针方六集》(纷署集·第三十三):“[足]临泣……肩、胁、腰、膝、外踝节痛，不能转侧。”

《针方六集》(兼罗集·第三十三):“内关……腹中胁肋疼痛，先泻。”

《经络汇编》(足少阴肾经):“足少阴经肾……脐左胁下、背、肩、髀间痛。”

《经络汇编》(足厥阴肝经):“足厥阴经肝……两胁下痛引小腹，胸痛，胁肿。”

《类经图翼》(卷六·手太阴):“云门……胁肋烦满彻痛。”

《类经图翼》(卷六·手少阴):“少海……肘臂、腋胁痛挛不举。”

《类经图翼》(卷七·足太阳):“谚譆……肩背胁肋痛急。”“志室……背脊强，腰胁痛。”

《类经图翼》(卷七·手少阳):“外关……若胁肋痛者，泻之。”“支沟……凡三焦相火炽盛，及大便不通，胁肋疼痛者，俱宜泻之。”

《类经图翼》(卷十一·心腹胸胁胀痛):“胁肋胀痛：膈俞、章门(七壮)、阳陵泉、丘墟(三壮)。”

《循经考穴编》(足太阴):“腹结……胁肋痛，肾气冲心。”“天溪……主膺胁疼痛。”“大包……主中气不和，胸胁中痛。”

《循经考穴编》(手少阴):“极泉……主胁肋疼痛，肩膊不举。”

《循经考穴编》(足太阳):“膈俞……停痰逆气，心脾腹胁痛。”

《循经考穴编》(足少阴):“气穴……败血逆气攻冲，两胁疼痛。”“四满……气攻两胁疼痛。”

《循经考穴编》(手厥阴):“天池……胁肋疼痛。”

《循经考穴编》(手少阳):“支沟……主上焦胁肋疼痛，胸膈闭闷。”

《循经考穴编》(足少阳):“日月……胁肋疼痛，肾气冲心。”

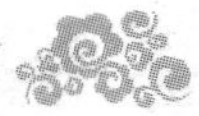

"侠溪……四肢浮肿，胁肋疼痛。"

《循经考穴编》（足厥阴）："章门……气逆攻刺胁痛。""期门……两胁疼痛。"

《身经通考》（卷一·十三）："如胁痛……灸丘墟，刺中渎。"

［清代及民国前期文献摘录］

《太乙神针》（正面穴道证治）："［头］临泣……腋肿，胁下痛［《育麟益寿万应神针》补：大椎穴］。"

《医宗金鉴》（卷七十九·十二经表里原络总歌）："胆经原络应刺病，口苦胸胁痛不宁。""肝经原络应刺病，头痛颊肿胁疝疼。"

《医宗金鉴》（卷八十五·头部主病）："［头］临泣……日晡发疟胁下疼。"

《医宗金鉴》（卷八十五·胸腹部主病）："期门……兼治伤寒胁硬痛，热入血室刺有功。"

《医宗金鉴》（卷八十五·背部主病）："膈俞主治胸胁痛。""意舍主治胁满痛。"

《医宗金鉴》（卷八十五·手部主病）："内关……兼灸心胸胁痛疼。""外关主治脏腑热，肘臂胁肋五指疼。""支沟……大便不通胁肋疼。"

《医宗金鉴》（卷八十五·足部主病）："［足］窍阴主治胁间痛。""丘墟主治胸胁痛。"

《针灸则》（七十穴·肩背部）："膈俞……胸胁支满，噎食不下。"

《针灸则》（胁痛）："针：章门、京门、阿是；灸：中府；出血：肝俞。"

《续名医类案》（卷十八·胁痛）："张景岳治一姻家，年力正壮，素饮酒，常失饥伤饱，偶饭后胁肋大痛……兼用艾火灸章门十四壮。"

《采艾编翼》（卷二·胁痛）："胁痛……上脘（或用通谷）、章门、肝俞、太冲、阳陵泉、曲泉。"

《针灸逢源》（卷五·心胸胃脘腹痛门）："胸胁痛：支沟、天井、太陵、期门、三里、章门、邱墟、阳辅、行间。”

《针灸内篇》(手太阴肺经络):“云门……治呕逆,胸胁背彻痛。”

《针灸内篇》(手少阳三焦经):“支沟……治胁痛肋疼,肩髀酸……会宗治同支沟。”

《针灸内篇》(足太阴脾经络):“天溪……治胸胁疼,咳逆。”“胸乡……治胸胁疼引背。”“大包……治腹胁痛,。”

《针灸内篇》(足太阳膀胱络):“肝俞……治两胁疼痛。”“胆俞……治胸胁痛,痰闷。”“中膂内俞……腹胀,腰胁疼。”“至阴……耳聋,胁痛。”

《针灸内篇》(足少阴肾经络):“四气穴……两胁痛,冲心疼。”

《针灸内篇》(足少阳胆经络):“居髎……肩引胸、胁、肘、臂疼。”“阳辅……治腰胁疼。”“丘墟……胸胁痛,足痿。”“[足]窍阴……胁痛,头疼。”“侠溪……治诸危症,并治胸胁痛。”

《针灸内篇》(足阳明胃经络):“承满……治胁痛,肠鸣。”“[足]下廉……治胸胁小腹疼。”

《针灸内篇》(任脉经络):“中庭……治心胸胀满,两胁疼。”

《神灸经纶》(卷三·身部证治):“胸胁疼:膈俞、支沟、丘墟。”“胁痛,奄奄欲绝此为奔豚……阴窍。”“左胁积痛:肝俞。”

《神灸经纶》(卷四·外科证治):“痃疽,生阴器之右,连阴子肿者,痛引两胁:蠡沟。”“幽痈,生脐下五寸,大如鹅子,令人寒战咬牙,痛连两胁:筑宾。”“肩风,生肩上,青肿甚者,痛连两胁:肩贞。”

《针灸便用》:“治胁肋髀膝至外踝骨前及诸节疼,针侠溪、丘墟、阳辅。”

《针灸集成》(卷二·心胸):“胸连胁痛:期门、章门、绝骨、神门、行间、涌泉。”“胸引两胁痛:肝俞、内关、鱼际、绝骨。”

《针灸集成》(卷二·腹胁):“腹胁及诸处流注刺痛不可忍:用体长缸,而缸口以手三指容入,乃能吸毒也,随其痛,每一处以三棱针刺四、五穴,并入缸口内付缸灸七壮,随痛随针,亦付缸灸累

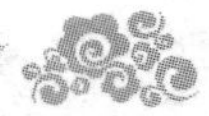

次[一本作"处"],神效。"

《针灸集成》(卷二·痁疾):"痁母:痰水及瘀血成块,腹胁胀而痛,每上下弦日,章门针后,即灸三七壮。"

《针灸集成》(卷二·疮肿):"肺痈:胸胁引痛,呼吸喘促,身热如火,咳嗽唾痰,不能饮食,昼歇夜剧,即灸骑竹马穴七壮,尺泽、太渊、内关、神门,并针刺通气,以泄毒气;若不愈,更灸骑竹马穴七壮……已脓矣,即以边刃大针,刺破痈边,乳旁腋下向前肋间,使之出脓,后即插纸撚,插与拔,逐日行之,使不塞孔。"

《灸法秘传》(胁痛):"胁痛……宜灸临泣可愈。"

《针法穴道记》(羊毛痧):"羊毛痧……胁痛,肋骨下边尽处挑一针,以次上肋缝,再挑一针,再上肋缝,再挑一针,共挑三针。"

《针灸秘授全书》(心胸疼痛):"侠溪:胁痛更佳。"

《针灸秘授全书》(胁肋疼痛):"胁肋疼痛:支沟、侠溪、章门、外关、行间、阳陵泉、膝关,均用泻法。"

《针灸简易》(放痧分经诀):"胁肋肿胀痛耳连,痧发胆经足少阳(放足四指)。"

《针灸简易》(前身针灸要穴图):"足三里……治胸胁疼痛,腹胀胃寒。"

《针灸简易》(审穴歌):"刺足三里胁痛快。""胃热胁痛向悬钟。""胸胁疼痛膈俞前。"

《针灸简易》(穴道诊治歌·后身部):"膈俞七椎两寸开,胁痛胸疼时痁来。"

《针灸简易》(穴道诊治歌·足部):"窍阴足四外侧间,胁痛咳逆热燥烦。""足三里向膝下寻,腹胀胃寒胸胁疼。""悬钟外踝上面寻,胃热腹胀胁肋疼。"

《金针秘传》(针验摘录·干血):"曹女年十七,忽停经九月,人渐瘦,脉沉实,舌白口渴心烧,中脘痛,少腹左胁下痛而拒按……无一不是干血痨之症状……乃一方用去瘀之法,刺其肝脾各经之穴,其腹痛拒按之状渐解,一方又以培养新血之法,从期门等穴启其生机，心烧潮热等症亦退，前后月余，其经复至，诸病霍然。"

[现代文献题录]

（限本节引用者，按首位作者首字的汉语拼音排序）

蔡建新．针灸治疗胆绞痛60例．陕西中医，1993，14(1)：32

曹雪梅．针药并用治疗胆石症疗效观察．中国针灸，2000，20(1)：27-28

曹一鸣．三穴为主 随症变化//胡熙明．针灸临证指南．北京：人民卫生出版社，1991：204

常进阳．眼针治疗急性胆系痛症108例疗效观察．中国针灸，1996，16(1)：4

陈克勤．治法多端 辨证取穴//胡熙明．针灸临证指南．北京：人民卫生出版社，1991：205

陈雁南，韩霞，邹海珠，等．针刺对急性胆囊炎患者胆囊收缩功能的影响．上海针灸杂志，2000，19(4)：12

程井军，吴其恺，孙国杰．灸法治疗乙型肝炎肝硬化高胆红素血症的临床观察．湖北中医杂志，2008，30(6)：53-54

达南．耳迷根穴位注射治疗胆绞痛临床观察．中国针灸，1989，6(1)：26

邓英莉．针刺右侧天宗穴治疗胆绞痛56例．陕西中医，1993，14(11)：512

董德懋．内关外关 气至病所//胡熙明．针灸临证指南．北京：人民卫生出版社，1991：206

杜意平，邹兵，钟李杰．推按运经仪点穴配合中药利胆治疗非结石性慢性胆囊炎的临床观察．湖北中医杂志，2008，30(4)：50-51

方红，高艳丽．隔药灸脐法配合穴位贴敷治疗慢性乙肝的疗效观察．光明中医，2012，27(6)：1173-1174

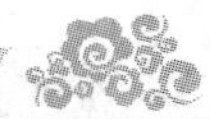

方云鹏．方云鹏临证经验 // 陈佑邦．当代中国针灸临证精要．天津：天津科学技术出版社，1987：38-39

冯起国，葛艳．圆利针、火罐疗法治疗肝内胆管结石 18 例．针灸临床杂志，1997，13（11）：37

冯润身．针灸论治时 - 空结构初探．内蒙古中医药，1987，6（1）：15

符室．手针治疗胆道蛔虫症．河北中医，1989，11（2）：10

傅沛藩．行气活血散敷贴神阙穴治疗小儿慢性肝炎 66 例．中西医结合肝病杂志，1997，7（3）：161

高宏，周正华．针刺期门穴治疗慢性胆囊炎．天津中医学院学报，1998，17（1）：16

高辉．梅花针治疗特发性肋间神经痛 30 例．湖北中医杂志，1988，10（6）：37

高惠珍．眼针疗法治疗病毒性肝炎 86 例．中国针灸，1990，10（6）：8

龚传美，邵世荣，朱元根，等．体针耳针并用对胆囊运动功能调整的临床研究．中国针灸，1996，16（1）：1

何周智．背俞穴埋针治疗胆囊炎针疗效观察．云南中医杂志，1988，9（3）：28

贺普仁．丘墟透刺照海 舒肝解郁止痛 // 胡熙明．针灸临证指南．北京：人民卫生出版社，1991：209

胡宝生．耳穴治疗胆绞痛 144 例临床观察．中国针灸，1995，15（2）：15

胡涛，田明．针药并用治疗慢性胆囊炎 52 例．上海针灸杂志，2005，24（3）：14

胡兴立．双针治疗肋软骨炎 20 例．湖北中医杂志，1994，16（3）：56

江绍基．临床肝胆系疾病学．上海：上海科学技术出版社，1992：372

姜淑明．姜淑明临证经验//陈佑邦．当代中国针灸临证精要．天津:天津科学技术出版社,1987:283

姜揖君．通利脉络　调畅气机//胡熙明．针灸临证指南．北京:人民卫生出版社,1991:207

焦国瑞．针灸临床经验辑要．北京:人民卫生出版社,1981:167

觉正祥．深刺在急性腹痛中的应用与实践观察．中西医结合杂志,1989,9(3):170

李邦仁．运用退蛔穴治疗胆道蛔虫症43例．浙江中医杂志,1992,27(3):114-115

李成贤．关于"肝神"穴应用中答疑．中国针灸,1994,14(6):49

李涤新．中药穴位敷贴治疗慢性乙型肝炎40例．上海针灸杂志,1990,9(1):6

李洪,黄庆琳．加用壮医刮痧排毒疗法治疗慢性病毒性乙型肝炎临床观察．广西中医药,2003,26(5):41

李景义,魏秀兰,李桂芬．针药并用治疗慢性胆囊炎140例．上海针灸杂志,2003,22(4):30

李克林．针刺治疗胆道蛔虫症31例．中国针灸,1996,16(3):36

李少白．曲池穴巨刺法治疗肋间神经痛23例．河南中医,1996,16(2):51

栗书元．温针灸治疗慢性乙型肝炎50例疗效观察．山西中医学院学报,2009,10(6)

刘大伦．耳体针并用治疗胆道蛔虫症临床分析．中国针灸,1997,17(2):81-82

刘汉城．针刺治疗急性病毒性黄疸型肝炎．湖南中医杂志,1988,4(6):21-23

刘晋,李唯,李刚．导引点穴治疗后经络感传变化与排肝胆结石疗效关系的初探．中西医结合肝病杂志,1996,6(1):40

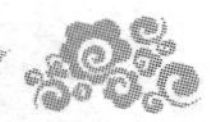

刘松林．针灸结合中药治疗胆道蛔虫症．新中医，1993，25(8)：29-30

刘薇．体针配中药治疗胆石症并发胆囊炎．北京中医药大学学报，1999，22(2)：57

刘炎．针罐治疗胆道蛔虫症．上海针灸杂志，1987，6(2)：47

楼百层．内关阳陵　针泻止痛//胡熙明．针灸临证指南．北京：人民卫生出版社，1991：206

陆金华．针刺精灵穴治疗胆道蛔虫症17例观察．江西中医药，1988，19(3)：45

吕惠芬，高世静，尚桂枝．中药排石汤结合耳穴变阻点电冲击治疗胆石症346例疗效观察．北京中医，1989，8(1)：19

吕景山．吕景山临证经验//陈佑邦．当代中国针灸临证精要．天津：天津科学技术出版社，1987：107

吕景山．和解少阳　活络止痛//胡熙明．针灸临证指南．北京：人民卫生出版社，1991：211

罗琳．针刺为主治疗胆结石38例．上海针灸杂志，1995，14(6)：252

罗诗荣．铺灸治疗慢性肝炎//胡熙明．针灸临证指南．北京：人民卫生出版社，1991：214

罗世杰．针刺胆囊穴缓解胆绞痛38例．新中医，1994，26(12)：27

马登旭．针灸治疗胆道蛔虫症45例．陕西中医，1989，10(7)：316

马西文，张丽华．板门穴割治治疗甲型肝炎98例．上海针灸杂志，2002，21(2)：7

毛如宝．耳穴埋压缓解胆石症疼痛的疗效观察．上海针灸杂志，1987，6(3)：27

孟昭奇．穴位埋线治疗慢性胆囊炎90例．中医外治志，2001，10(2)：23

倪莹莹．芒针治疗胆绞痛30例疗效观察．安徽中医学院学报,1994,13(3):69

潘纪华．针刺治疗慢性胆囊炎74例．上海针灸杂志,2005,24(7):24

秦文栋,刘文君．胆囊穴654-2小剂量注射对慢性胆囊炎所致胁痛的影响．针灸临床杂志,2002,22(8):35

邱茂良．疏肝利胆治黄疸 补脾益肾治臌胀//胡熙明．针灸临证指南．北京:人民卫生出版社,1991:212

邱文竹,孙家敏．耳针治疗病毒性肝炎肝区疼痛50例报告．中西医结合肝病杂志,1994,4(4):38

曲少忠．针药并用治疗乙型肝炎52例疗效分析．实用中西医结合杂志,1990,3(2):99-100

饶筱荣．针刺治疗胆道蛔虫症31例．江西中医学院学报,1997,9(4):16

商晓英,刘军,吴世杰,等．针药结合治疗胆石症急性发作100例．针灸临床杂志,1998,14(3):40

石学敏．石学敏临证经验//陈佑邦．当代中国针灸临证精要．天津:天津科学技术出版社,1987:52-53

石燕华．头针在痛症中的应用．上海针灸杂志,1989,8(2):10

宋宏杰,宋洪涛,宋永贵．穴位埋线治疗慢性胆囊炎疗效观察．中国针灸,2000,20(9):533

苏稼夫．耳压配合体针治疗肝胆系结石300例．江苏中医,1994,15(10):27

苏幸福．耳穴配合穴位按摩治疗胆系结石328例．福建中医药,1998,29(5):50

孙元勤,石云峰．针药并用治疗胆石症50例．湖北中医杂志,2000,22(9):40

谭学锋．针灸治疗胆绞痛63例临床观察．江西中医药,1988,19(4):34

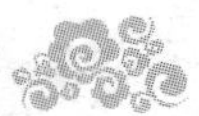

唐修斌,张术和,刘新华．舒肝利胆汤、穴位疗法治疗慢性胆囊炎、胆结石．实用中西医结合杂志,1994,7(2):103

王富龙,王鸿亮,王富天．激光针刺治疗急性病毒性黄疸型肝炎78例疗效观察．黑龙江中医药,1990,19(6):38-40

王济华．眼针治疗胆绞痛122例临床观察．中国针灸,1989,9(2):27

王奎军．针灸治疗慢性胆囊炎72例小结．甘肃中医,1998,11(3):38

王利东．经络全息刮痧法治疗慢性乙肝患者黄疸38例．中国民间疗法,2004,12(11):21

王诗铭．腹部阿是穴皮内水针治疗胆绞痛的临床观察与形态学研究．上海针灸杂志,1987,6(4):3

王文惠．背针疗法治疗肝胆病99例．陕西中医,1992,13(8):368-369

王新奇．针刺配合中药治疗慢性胆囊炎急性发作期36例．新疆中医药,2000,18(1):26

王兴华．背俞穴拔罐治疗胆绞痛．中国针灸,1996,16(11):38

王振龙．针刺治疗胆石症62例．山西中医,1994,10(3):37-38

王宗江,李福臻．耳穴配合艾灸治疗慢性胆囊炎80例．中国针灸,2000,20(8):500

王柞邦．针刺耳穴对乙型肝炎患者肝血流量的影响．中西医结合肝病杂志,1991,1(1):28-29

魏凤坡．魏凤坡临证经验//陈佑邦．当代中国针灸临证精要．天津:天津科学技术出版社,1987:443

吴文忠,吴旭．针刺为主治疗胆石症临床观察．江苏中医,1999,20(12):39

吴西兰．针刺治疗胆绞痛142例疗效观察．针灸学报,1992,8(6):8

吴逸民．解痉止痛膏贴敷中脘穴治疗胆绞痛．辽宁中医杂志,1989,13(1):13

奚永江．奚永江临证经验//陈佑邦．当代中国针灸临证精要．天津:天津科学技术出版社,1987:374

夏惠天．穴位磁场疗法治疗胆石症320例总结．湖南中医杂志,1991,7(4):27

肖冠峰．针刺治疗胆原性急腹痛140例．针灸学报,1992,8(6):9

肖芸华．腕踝针治疗慢性活动性乙型肝炎77例．针灸学报,1990,6(2):8

谢锡亮．谢锡亮临证经验//陈佑邦．当代中国针灸临证精要．天津:天津科学技术出版社,1987:423-424

熊家平．针刺治疗急性病毒性黄疸型肝炎88例．江苏中医,1988,9(8):29-30

徐光福．偶刺法治疗肝炎胁痛30例．中国针灸,1998,18(5):277-278

徐结宝．支沟放血治疗胸胁痛．江西中医药,1994,25(2):61

徐乾．穴位针刺治疗慢性迁延性肝炎21例疗效观察．新中医,1989,21(2):30-31

徐为群,郑林珠．阿托品穴位注射治疗结石性疼痛25例．安徽中医学院学报,1995,14(2):50

徐占英．耳穴压豆治疗乙肝53例．针灸临床杂志,1996,12(4):30

许敬春,张庆福．针灸与生命信息治疗仪治疗胆石症．长春中医学院学报,1995,11(4):38

许明辉．浅谈胆石症的针药辨证施治的体会．针灸临床杂志,1997,13(3):43

许式谦．许式谦临证经验//陈佑邦．当代中国针灸临证精要．天津:天津科学技术出版社,1987:139

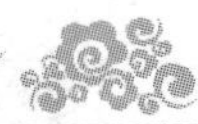

杨德全．“透天凉”针刺法联合抗乙肝免疫核糖核酸治疗垂直感染慢性 HBV 携带者 64 例疗效观察．中国针灸,2000,20(1):31-32

杨介宾．杨介宾临证经验 // 陈佑邦．当代中国针灸临证精要．天津:天津科学技术出版社,1987:157-160

杨介宾．常用四穴　针罐并施 // 胡熙明．针灸临证指南．北京:人民卫生出版社,1991:210

杨兰绪,张礼培,凌华农,等．耳穴治疗肝胆结石 SOC 例临床观察．中国针灸,1989,9(6):23

杨同锡．针刺加拔罐治疗胆绞痛 100 例．陕西中医,1991,12(1):34

杨湘潭．短刺加拔罐治疗肋软骨炎 108 例疗效观察．中国针灸,1997,17(7):435

杨永璇．疏调气血　重在手法 // 胡熙明．针灸临证指南．北京:人民卫生出版社,1991:208

叶心清．叶心清临证经验 // 陈佑邦．当代中国针灸临证精要．天津:天津科学技术出版社,1987:56-58

尹国有．胆俞膏配合针刺对照治疗胆绞痛 170 例．中国民间疗法,1997,5(3):31

喻峰．灸神阙穴治疗胆囊炎、胆石症腹痛 21 例．湖南中医杂志,1987,3(6):34

曾昭源,陈宗良．体针加耳穴治急慢性胆囊炎 73 例临床观察．江西中医药,2001,32(4):10

翟光墨．微烟灸疗器灸治结合耳穴压丸治疗 31 例胆石症临床报道．云南中医中药杂志,1996,17(6):54

詹泰来．针挑为主治疗胆绞痛 32 例疗效初探．湖南中医杂志,1991,7(2):36

张翠彦,田艳松,王凤琴．MLL-1 脉冲胆道治疗仪及耳压穴治疗胆石症 86 例．针灸临床杂志,2002,18(6):32

张海蒙，陈建杰，刘立公，等．化脓灸治疗乙型肝炎的初步探讨．上海针灸杂志，2000，19(4)：14-15

张家林．皮下针对急性腹痛止痛效果观察．中国针灸，1994，13(4)：54

张林昌，陈英红．B超直视下观察针刺耳穴贴压治疗胆囊炎疗效．中国针灸，2003，23(8)：455

张永臣．针刺治疗胆囊炎41例疗效观察．中国针灸，1998，18(12)：731

张瑜．针刺支沟穴治疗胁痛18例．陕西中医，1988，9(4)：186

赵国强，张玉亭，张建春．胆结石碎石后低频电刺激穴位促进排石观察．中华理疗杂志，1993，16(2)：86

赵洪才，刘学伦．期门刺血为主治疗急慢性胆囊炎48例．针灸临床杂志，1997，13(8)：41

郑英斌．"皮三针"治疗肋间神经痛56例．上海针灸杂志，1993，12(1)：18

钟毅．维生素K_3胆囊穴封闭治疗胆绞痛．中西医结合杂志，1989，9(3)：395

周秀娟．针刺拔罐治疗肋间神经痛308例．中国针灸，1993，13(2)：37

周章玲，刘心莲，黄国峰，等．针刺对慢性胆囊炎患者足少阳胆经的显像研究．中国针灸，2000，20(11)：669

朱林贞．激光穴位照射治疗肋软骨炎47例．上海针灸杂志，1997，16(2)：48

祝定泉，朱祥俊．针刺胆穴配合中药治疗肝胆结石31例．浙江中医学院学报，1996，20(4)：44

宗良玉．中药外敷穴位配合磁电治疗胆结石护理．护理学杂志，1992，7(3)：131

第八节 黄疸

黄疸是以目黄、身黄、小便黄为主要症状的病证，古代针灸文献中凡有黄疸、黄瘅、黄疽、急黄、马黄黄疸、脾疸、胆疸、谷疸、酒疸、女劳疸等描述字样的内容，本节均予以收录。中医学认为，本病是由于感受时邪、饮食不节、内伤不足等原因所致，往往因脾失健运而导致湿邪内蕴，进而影响肝胆，引起肝失疏泄、胆道不畅，故而产生本病。临床可分为阳黄和阴黄两种，前者为实证、热证；后者为虚证、寒证。西医学认为，黄疸是由于胆红素生产过多，或排泄受阻，或肝功能障碍所致，临床上病毒性肝炎、肝硬化、胆道疾病、钩端螺旋体病以及溶血性疾病等都会出现黄疸。涉及本病的古代文献共204条，合539穴次；现代文献共21篇，合136穴次。将古今文献的统计结果相对照，可列出表8-1~表8-4（表中数字为文献中出现的次数）：

表 8-1 常用经脉的古今对照表

经脉	古代（穴次）	现代（穴次）
相同	膀胱经117、任脉88、督脉50、胃经43、心包经25、脾经25	胃经23、膀胱经19、脾经12、任脉12、心包经10、督脉7
不同	肾经36、小肠经31	肝经24、胆经11、大肠经10

表 8-2 常用部位的古今对照表

部位	古代（穴次）	现代（穴次）
相同	上背121、胸脘89、足阴50、腿阳44、小腹35、手背32	腿阳26、上背21、足阴21、胸脘14、小腹11、手背9
不同	头面68、手掌24	腿阴12

表 8-3　常用穴位的古今对照表

穴位		古代（穴次）	现代（穴次）
相同		脾俞 24、中脘 24、至阳 17、足三里 16、涌泉 16、胆俞 13、公孙 11、肝俞 11	足三里 15、肝俞 6、中脘 6、胆俞 5、脾俞 4、涌泉 4、公孙 3、至阳 3
相似	腹部	上脘 17、关元 12	天枢 6、期门 4、章门 3、气海 3
	背部	心俞 16、肾俞 11、胃俞 9	大肠俞 3、大椎 3
不同	上肢阳	腕骨 17	合谷 6、曲池 4
	上肢阴	劳宫 16	内关 9
	下肢阳	下巨虚 10	阳陵泉 11
	下肢阴		太冲 12、三阴交 5、阴陵泉 4
	头面部	百会 18	

表 8-4　所用方法的古今对照表

方法	古代（条次）	现代（篇次）
相同	针刺 23、刺血 4、推拿 2	针刺 13、刺血 1、推拿 1
不同	灸法 47、烙法 38、火针 1、敷贴 1	穴位注射 4、耳穴 3、电针 1、刮痧 1、激光 1、埋线 1

根据以上各表，可对黄疸的古今针灸治疗特点作以下比较分析。

【循经取穴比较】

1. 古今均取膀胱经与督脉穴　中医学认为，本病涉及脾胃肝胆，而膀胱经背俞穴支配体腔内上述脏腑；《灵枢经·经脉》曰：督脉之络脉“下当肩胛左右，别走太阳”，与膀胱经相连；现代神经学说认为，控制胃肝胆的交感神经从背部脊髓（$T_{5\sim11}$）发出，因此古今均取膀胱经与督脉穴。

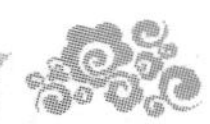

表 8-5　古、今膀胱经、督脉穴次及其分占各自总穴次的百分比和其位次对照表

	古代	现代
膀胱经	117（21.71%，第一位）	19（13.97%，第三位）
督脉	50（9.28%，第三位）	7（5.15%，第七位）

表 8-5 显示，**古代比现代更重视膀胱经、督脉穴**。就穴位而言，表 8-3 显示，**古今均多取脾俞、至阳、胆俞、肝俞，这是相同的**；古代还取心俞、肾俞、胃俞，现代则取大肠俞、大椎，这是相似的；**古代又取百会，现代取之不多，这是不同的**。

2. 古今均取任脉与胃、脾经穴　任脉循行于胸腹前正中线，与脾胃肝胆相连；胃经“属胃，络脾”；脾经“属脾，络胃”，因此古今均取该三经穴。

表 8-6　古、今任脉、胃经、脾经穴次及其分占各自总穴次的百分比和其位次对照表

	古代	现代
任脉	88（16.33%，第二位）	12（8.82%，并列第四位）
胃经	43（7.98%，第四位）	23（16.91%，第二位）
脾经	25（4.64%，并列第七位）	12（8.82%，并列第四位）

表 8-6 显示，**古代比现代更重视任脉穴，而现代比古代更重视胃经、脾经穴**。就穴位而言，**古今均多取中脘、足三里、公孙，这是相同的**；古代还取上脘、关元，现代则取天枢、气海，这是相似的；**古代又取胃经下巨虚，现代则取脾经三阴交、阴陵泉，这是不同的**。《灵枢经·经脉》所载脾经的“所生病”，即有“黄疸”之证。《针灸大成》“十二经治症主客原络”言：太白配丰隆治疗“秘结疸黄手执杖”，即为脾经原穴配胃经络穴之例。

3. 古今均取心包经穴　心包经循行“下膈，历络三焦”，亦与脾胃肝胆相连，因此在古、今文献中，心包经分别为25、10穴次，分列各部的第七（与脾经并列）、第六（与大肠经并列）位，分占各自总穴次的4.64%、7.35%。此又显示，现代似比古代更重视心包经穴。就穴位而言，**古代多取劳宫，现代则取内关，这有所不同。**

4. 古代选取肾经穴　肾经循行于胸腹部，“上贯肝膈”，与脾胃肝胆也相联系，因此古代也选用肾经穴，共计36穴次，列诸经的第五位，占古代总穴次的6.68%，**常用穴为涌泉**。而现代取肾经穴4穴次，列现代诸经的第八位，占现代总穴次的2.94%，未被列入常用经脉，不如古代；但该4穴次均属涌泉，因此**涌泉亦被列入现代常用穴位**。《灵枢经·经脉》所载肾经的“所生病”，即有“黄疸”之证。

5. 古代选取小肠经穴　现代选取大肠经穴　本病之阳证常常表现出热象，古人认为多是小肠之火所致，因此古代选用小肠经穴共31穴次，列诸经的第六位，占古代总穴次的5.75%，**常用穴为腕骨**。而现代取小肠经穴2穴次，列现代诸经的第九位，占现代总穴次的1.47%，均未被列入常用经脉，不如古代。

现代认为本病之热象多为阳明火旺之过，因此现代选用大肠经穴共10穴次，占诸经的第六位（与心包经并列），均占现代总穴次的7.35%，**常用穴为合谷、曲池**。而古代取大肠经穴亦为10穴次，占古代诸经的第九位，占古代总穴次的1.86%，均未被列入常用经脉，不如现代。

6. 现代选取肝、胆经穴　本病成因与肝、胆相关，因此现代多选用肝、胆经穴，分别为24、11穴次，分列诸经的第一、第五位，分占现代总穴次的17.65%、8.09%，此乃现代认识到本病由胆红素代谢或排泄障碍所致的缘故。**现代常用穴为太冲、阳陵泉、期门、章门**。而古代取肝、胆经穴均为12穴次，并列为古代诸经的第八位，均占古代总穴次的2.23%，均未被列入常用经脉，不如现代。

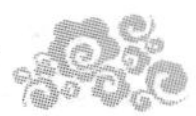

【分部取穴比较】

1. 古今均取上背部穴　前面已述，古今均取与肝胆脾胃相关的膀胱经背俞穴及相应督脉穴，因此在古、今文献中，上背部分别为121、21穴次，分列各部的第一、第二位，分占各自总穴次的22.45%、15.44%，此又可见，**古代比现代更多选取上背部穴**。就穴位而言，表8-3显示，**古今均多取脾俞、至阳、胆俞、肝俞，这是相同的**；古代还取心俞、胃俞，现代则取大椎，这是相似的。

古今取上背部穴者，如唐代《备急千金要方》卷十"针灸黄疸法"载，肺俞、心俞、肝俞、脾俞、肾俞均治本病。《千金翼方》言："灸黄法"，"灸脾俞百壮"。明代《胜玉歌》道："黄疸至阳便能离。"《循经考穴编》称：胆俞主"胆家一切症"，"黄疸"。《医学入门》谓："胃俞：主黄疸。"现代魏凤坡治疗黄疸性肝炎，取肝俞、脾俞、胆俞、至阳等穴，用针刺泻法；刘汉城等则取至阳、胆俞、肝俞、大椎、脾俞等穴，用针刺法。

2. 古今均取胸腹部穴　古今治疗本病又取胸腹部（含胸脘与小腹）穴，此属局部和近道取穴；现代研究显示，刺激腹部巨阙、期门、日月等胸腹部穴可使胆囊收缩，奥狄氏括约肌舒张，从而起到退黄效果，其作用机制可能是提高了迷走神经的兴奋性。

表8-7　古、今胸脘、小腹部穴次及其分占各自总穴次的百分比和其位次对照表

	古代	现代
胸脘	89（16.51%，第二位）	14（10.29%，第三位）
小腹	35（6.49%，第六位）	11（8.09%，第五位）

表8-7显示，**古代比现代更重视胸脘部穴**，而古今小腹部穴次的百分比相近。就穴位而言，**古今均多取中脘，这是相同的**；古代还取上脘、关元，现代则取天枢、期门、章门、气海，这是相似的。

古今取胸腹部穴者，如唐代《备急千金要方》载：上脘穴“灸七壮，治马黄黄疸等病”。宋代《医心方》灸黄疸：“灸胃脘七壮”（胃脘穴当为中脘）。《扁鹊心书》曰：“发黄，身生赤黑靥，时发噫气，皆阴也，灸关元三百壮。”现代魏凤坡治疗黄疸性肝炎，取章门、期门等穴，用针刺泻法；吴潮庆则取天枢、气海、关元、中脘、下脘等穴，注入大蒜液。

3. 古今均取足阴部穴　本病与肝、脾、肾及其经脉相关，而肝、脾、肾经均起于足阴部，因此在古、今文献中，足阴部分别为50、21穴次，分列各部的第四、第二位，分占各自总穴次的9.28%、15.44%，显示**现代比古代更重视足阴部穴**。就穴位而言，**古今均取涌泉、公孙，这是相同的；现代还取太冲，古代选用不多**，此亦显示现代治疗本病更重视肝经穴。

古今取足阴部穴者，如明代《针灸大成》云：“涌泉治浑身黄。”《针灸大全》称，公孙是治疗黄疸、谷疸、酒疸、女劳疸的核心穴位。现代叶少华等治疗重度黄疸，针刺太冲透涌泉等穴，用提插泻法；熊家平治疗黄疸性肝炎，亦针刺太冲透涌泉等穴，并通电；魏凤坡则针刺太冲等穴，用泻法；陈兰等治疗乙型肝炎合并肝内胆汁淤积之胸闷呕恶者，针刺内关、公孙；刘汉城等治疗急性病毒性黄疸型肝炎之腹痛腹泻者，针天枢、公孙。

4. 古今均取腿阳面穴　由于选用胃经、胆经穴，而该二经均行经腿阳面，因此在古、今文献中，腿阳面分别为44、26穴次，分列各部的第五、第一位，分占各自总穴次的8.16%、19.12%，此又显示**现代比古代更多选取腿阳面穴**。就穴位而言，**古今均多取足三里，这是相同的。古代又取下巨虚，现代则取阳陵泉**，显示现代重视胆经穴；就穴次而言，在现代文献中，足三里、阳陵泉分占诸穴的第一、第三位，而古代不如之，这些是古今不同的。

古今取腿阳面穴者，如明代《磐石金直刺秘传》载：“黄疸四肢无力：中脘（灸）、三里（泻）。”宋代《太平圣惠方》“三十六黄点烙方”中选用下巨虚达10次之多。现代叶少华等治疗重度黄疸，

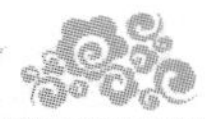

针刺足三里等穴，用提插泻法；肖灵辉等治疗黄疸性肝炎，针刺阳陵泉透阴陵泉、足三里等穴，用平补平泻法；刘汉城等则针刺足三里、阳陵泉等穴。

5. 古今均取手背部穴　前面已述，古代多取小肠经穴，现代则取大肠经穴，而该二经均起自手阳面，因此在古、今文献中，手背部分别为32、9穴次，分列各部的第七、第六位，分占各自总穴次的5.94%、6.62%，可见古今百分比相近。就穴位而言，**古代多取腕骨，现代多取合谷，这是不同的**。如元代《流注指要赋》曰："固知腕骨祛黄。"《玉龙歌》道："黄疸亦须寻腕骨。"明代《针方六集》载：腕骨治"发黄五疸，应穴曲池"（此处取腕骨还配曲池）。现代钟英等治疗黄疸性肝炎，针刺合谷透劳宫等穴，采用复式泻法，出针时不闭其孔；刘汉城等治疗黄疸性肝炎之发热，针刺合谷、曲池。

6. 古代选取头面、手掌部穴　统计结果显示，古代选用头面部穴达68穴次，列各部的第三位，占古代总穴次的12.62%，如《备急千金要方》治疗本病选用大量的经外奇穴，其中75%在头面部，包括上龂里、上腭、颊里、舌下、唇里、侠人中、侠承浆、耳中、颞颥、寅门等。《太平圣惠方》也重视头面部穴，如百会、风府，以及奇穴明堂、口角两旁、鼻柱等。古代**头面部最高穴次属百会**，用于"三十六黄点烙方"中。而现代头面部为0穴次，古今明显不同。笔者揣测，本病可表现出头面、精神神志等严重症状，因此古人常取头面部穴，而现代对此多采用中西医其他治疗手段，而且现代认识到本病的原因是胆红素的代谢和排泄障碍，因此取头面部穴者较少。

古代治疗本病**又取心包经劳宫穴等**，致使手掌部达24穴次，列各部的第八位，占古代总穴次的4.45%。其中16穴次属劳宫，如《针灸甲乙经》曰："黄瘅目黄，劳宫主之。"《百证赋》云："治疸消黄，谐后溪劳宫而看。"而现代取手掌部2穴次，列现代各部的第九位，占现代总穴次的1.47%，未被列入常用部位，不如古代。

上述头面部与手掌部均属人体末部，而古代文献记载又显示，治疗本病还选取其他末部穴，如《备急千金要方》谓："手太阳穴，手小指端，灸随年壮，治黄疸"。《千金翼方》曰"灸黄法"："两手小指端，灸手少阴随年壮；手心中，灸七壮"，均为例。此外，《备急千金要方》灸取奇穴男阴缝（女玉门头）治疗本病，该穴在人体躯干下端，这是选取末部穴的又一佐证。总之，**古人治疗本病常取末部穴**，推其原因，当是本病常由湿邪、热毒、瘀血等所致，而邪气多滞留在气血运行的末端部；末端部的神经末梢最为敏感，刺灸之则可产生强烈的感觉，从而起到开窍醒神的作用。

7. 现代选取腿阴面穴　前面已述，治疗本病选用足三阴脾、肾、肝经穴，而该三经均行经腿阴面，因此现代取腿阴面共12穴次，列各部的第四位，占现代总穴次的8.82%，**常用穴为三阴交、阴陵泉**。如李东亮等治疗黄疸性肝炎，针刺阳凌泉透阴陵泉、三阴交等穴，通电30分钟；刘汉城等则取三阴交，注入维生素B_{12}；邱茂良治疗黄疸型肝炎所致腹水，针刺阴陵泉、三阴交等穴。古代亦有取腿阴面穴者，如《肘后歌》道："自汗发黄复溜凭。"但古代取腿阴面为11穴次，列古代第十一位，占古代总穴次的2.04%，均未被列入常用经脉，不如现代。

此外，表8-3显示，**现代还取手臂部内关、曲池穴**，这是取心包经与大肠经穴的缘故，如肖灵辉等治疗黄疸型肝炎之呕恶，针刺内关，用平补平泻法；陈雁南等亦针刺内关，但用提插泻法；魏述炎治疗新生儿黄疸，针刺内关、关元，用强刺激，不留针；张春治疗黄疸性肝炎，取曲池，注入柴胡注射液；王治强治疗急性黄疸性肝炎之发热，针刺曲池、合谷等穴。而在本病的古代文献中，内关、曲池穴次不高，这与现代有所不同。

【辨证取穴比较】

本病的古代针灸文献包含有治疗阳黄、阴黄的内容，前者包括热黄、实黄（含急黄），后者包括寒黄、虚黄，以下试对其取穴进

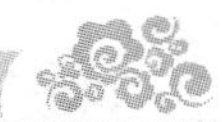

行讨论。

1. 阳黄　阳黄多是邪浊积滞，而邪气往往滞留于肢体末端与大关节部，因此古人治疗多取末部（含头面部）、关节部穴。

取末部穴者，如《针灸甲乙经》曰："黄瘅，热中善渴，太冲主之。"《备急千金要方》云："太冲穴，针灸随便，治马黄温疫等病。""脚后跟穴，在白肉际，针灸随便，治马黄黄疸，寒暑诸毒等病。"大钟"主肾生病，病实则膀胱热"，"黄疸肠澼"。《通玄指要赋》道："胸结身黄，泻涌泉而即可"。《龙门石刻药方》言："疗急黄、疸黄、内黄等方"，"灸两手小指端七壮"。

取头面部穴者，如《千金翼方》称："鼻交頞中一穴，针入六分，得气即泻，留三呼"，可治"黄疸急黄"。敦煌医书《杂证方书第五种》谓："头院一穴，主治天行黄热"，"灸二七壮"。《太平圣惠方》言："脑黄者，由热邪在于骨髓，而脑为髓海，故热气从骨髓流入于脑，则令身体发黄，头疼眉疼，烙百会穴、风府穴。"《针灸聚英》载：水沟主"黄疸马黄，瘟疫，通身黄"。

取关节部穴者，如敦煌医书《杂证方书第四种》载"灸急黄方"："灸两脚膝鼻上，下望当膝骨下宛宛凹处，灸七壮。"《针灸逢源》谓："瘟疫六七日不解，以致热入血室，发黄，身如烟熏，目如金色，口燥而热结，砭刺曲池出恶血，或用锋针刺肘中曲泽之大络，使邪毒随恶血而出，极效。"

此外，古人治疗阳黄也取胸脘、上背部穴，这些为祛黄之常规穴。如《循经考穴编》载：至阳治疗"黄疸湿热"。《太平圣惠方》语："行黄者，由热在脾脏，但肉微黄，而身不甚热，其人头痛心烦，不废行立也，烙脾俞二穴、上管穴、百会穴。""癖黄者，由饮水停滞结，聚成癖，因热气相搏，则郁蒸不散"，"烙胃俞二穴、上管穴、胃管穴"。

《太平圣惠方》治疗"煴黄者"："烙耳尖上五分，及耳前五分、头两角、太阳穴、百会穴、玉枕、心俞二穴、足阳明二穴，及手足心。"则兼取头面、末部与上背部穴。

2. 阴黄　阴黄为虚证、寒证，而脘腹部所藏脾胃乃后天之本；小腹部所藏“脐下肾间动气”为先天之本，因此古人治疗**多取胸腹部（含胸脘、小腹部）穴**，以求温阳补虚之效。如《扁鹊心书》曰：“一人病伤寒至六日”，“深黄色遍身如栀子，此太阴证，误服凉药而致肝木侮脾，余为灸命关五十壮”。“伤寒太阴证，身凉，足冷过节，六脉弦紧，发黄紫斑”，“急灸关元、命关各三百壮”。“一人伤寒至八日，脉大而紧，发黄，生紫斑，噫气，足指冷至脚面，此太阴证也，最重难治，为灸命关五十壮，关元二百壮，服金液丹、钟乳粉，四日汗出而愈。”（此处通过发汗来退黄）《玉龙赋》道：“脾虚黄疸，腕骨、中脘何疑”。《外台秘要》云：“崔氏疗黄疸年六十以上方”，“当灸脐上下两边各一寸半，一百壮”。上述穴位多在胸腹部。

又如《太平圣惠方》言：“劳黄者”，“烙心俞二穴、玉枕穴、章门二穴、百会、劳宫二穴、曲骨穴。”《针灸大成》语：“黄疸发虚浮：腕骨、百劳、三里、涌泉、中脘、膏肓、丹田、阴陵泉。”可见除了胸腹部穴以外，古人治疗阴黄也取上背部以及足三里、腕骨、阴陵泉等穴，这些亦为祛黄之常规穴。

此外，古代还有**根据脏腑辨证以分型**者，如《针灸逢源》曰：“脾疸，口甘病：脾俞、阴陵泉。”“胆疸，口苦病：胆俞、日月、阳陵泉。”《针灸集成》云：“肾疸：风门五壮，肾俞年壮，少泽一壮，三阴交三壮至三十壮，合谷三壮。”可见对于黄疸涉及不同脏腑者，当**取相应脏腑之相关穴**。

而在**现代治疗本病的文献中，以辨证取穴者较少**，如邵经明报道，治疗黄疸取肝俞、胆俞、脾俞、胃俞，配足三里、太冲，阳黄用针刺泻法，阴黄则针灸并用，可见邵氏在辨别阴阳的基础上，采用了不同的针灸方法，但取穴并无差异，与古代的辨证取穴有所不同。

【辨因取穴比较】

在古代针灸文献中，对黄疸也有根据病因进行分型者，包括

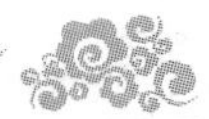

房劳、饮食、饮酒等。

1. 房劳所伤　古人称为女劳疸、黑疸、房黄、色黄等，这类黄疸的记载共计10条。古人**治疗多取下背部、小腹部穴**，其中以补肾穴肾俞、关元的次数较高，分别为6、3穴次。如《太平圣惠方》曰："房黄者"，"烙肾俞二穴、膀胱俞二穴、足三里二穴、关元穴、气海穴"。《医学入门》载：肾俞主"女劳疸"。《针灸大成》云："丹田治色黄。"（丹田或即石门）《医宗金鉴》道：肾俞主"女疸妇带不能遗"。

又如《扁鹊心书》称："黑疸，乃房劳伤肾，再灸命关三百壮。"《针灸大全》谓：公孙配关元、肾俞、然谷、至阳，治疗"女痨疸，身目俱黄，发热恶寒，小便不利"。可见治疗房劳所致黄疸，古人也取胸脘部、上背部、足阴部之穴，此乃祛黄之常规穴。

2. 饮食所伤　古人称为谷疸、食黄、食疸等。如《针灸大全》言：公孙配胃俞、内庭、至阳、足三里、腕骨、阴谷，治疗"谷疸，食毕则头眩，心中拂郁，遍体发黄"。《八法八穴歌》道：照海主"食黄酒积腹脐并"。《针灸集成》曰："食疸：下三里、神门、间使、列缺、中脘针。"在涉及本类黄疸的诸穴中，**足三里穴次较高**。

3. 饮酒所伤　古人称为酒疸、酒黄等。如《针灸大全》云：公孙配胆俞、至阳、委中、腕骨，治疗"酒疸，身目俱黄，心中俱痛，面发赤斑，小便赤黄"。《针灸大成》谓："阴陵泉治酒黄。"《针灸集成》语："酒疸"，"中脘、神门、小肠俞"。在涉及本类黄疸的诸穴中，**胆俞、公孙穴次较高**。

而在现代针灸临床上，根据病因取穴治疗的报道较少。

【针灸方法比较】

1. 古今均用针刺　在本病的古、今文献中，涉及针刺者分别为23条次、13篇次，分列古、今诸法之第三、第一位，分占各自总条（篇）次的11.27%和61.90%，可见**现代比古代更多地采用针刺**，此当是现代针具进步和神经学说影响的缘故。

（1）针刺取穴比较

1）**古代针刺多取胸腹部穴**：共计20穴次，占针刺总穴次的43.48%；而在前述本病总体取穴特点中，古代取胸腹部共124穴次，占总穴次的23.00%，可见古代针刺更多地选取胸腹部穴。在古代针刺所取胸腹诸穴中，以中脘次数最高，达7次之多，如《玉龙歌》道："黄疸亦须寻腕骨，金针必定夺中脘。"《针灸集成》载："三十六黄疸方云"，"只针中脘穴，神效"。又如《济生拔粹》曰："治五噎黄瘅"，"刺任脉天突一穴"，"次针足少阴经通关二穴，在中脘穴两傍，同身寸之相去各五分"。（通关当为阴都穴）《续名医类案》言："有老妪患黄疸，以针针其左右乳下。"天突、阴都、乳下亦属胸腹部。而在现代本病临床上，针刺取胸腹部穴者不多。

2）**古人又常针刺头面部穴**：如《备急千金要方》曰："寅门穴，从鼻头直入发际，度取通绳，分为三断，绳取一分，入发际，当绳头针，是穴主马黄黄疸等病。""风府穴"，"针之治头中百病，马黄黄疸等病"。"颊里穴，从口吻边入往对颊里，去口一寸，针主治马黄黄疸。""舌下穴，侠舌两边针，治黄疸等病。"《循经考穴编》载：风府主"目疾疸症，咸宜刺之"。这些当是治疗黄疸而兼有头面、精神神志症状者。而在现代本病临床上，未见有针刺头面部穴的报道。

3）**古今均针刺背部与四肢部常规穴**：如晋代《针灸甲乙经》曰："黄瘅，刺脊中。"明代《针灸聚英》"六十六穴歌"道："衄血并黄疸"，"急急刺劳宫"。清代《针灸集成》曰："黄疸"，"下三里、中脘针，神效"。民国初期《西法针灸》云："肝脏充血"，"或患腹水，或发黄疸"，"于左列之部轻针之：中脘、上脘、建里、梁门、太乙、天枢、日月、肝俞、胆俞"。"黄疸"，"于左列之部针之：中脘、上脘、建里、梁门、太乙、天枢、日月、肝俞、胆俞、隐白、脾俞、胃俞"。《针灸治疗实验集》言："忽患黄疸病，年余不痊，求治于余，针其公孙、胆俞无效，继针中脘、三里、百劳、至阳六七次，始告痊愈。"由上可见，古人针刺还取多个部位穴位，进行综合配伍治疗。现代

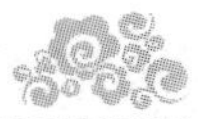

针刺治疗本病也多取背部与四肢部穴，在下述现代针刺之案例中均有体现。

（2）**针刺方法比较**

1）**古今针刺均据虚实施补泻：**古代用泻法者，如上述“阳黄”中《流注指要赋》“泻涌泉而即可”；《千金翼方》取“鼻交頞中一穴，针入六分，得气即泻”；上述“古今均取腿阳面穴”中《磐石金直刺秘传》取“三里（泻）”（一般认为取足三里宜补，而本案却用泻法，值得注意）。用补泻结合者，如《玉龙歌》道：“至阳亦治黄疸病，先补后泻效分明。”古代用泻法共3条次，用补泻结合1条次，而纯用补法者未能检索到，此亦显示本病以实证为多。

现代用泻法者，如奚永江治疗黄疸性肝炎，针刺大椎、至阳、肝俞、脾俞、胆俞，用迎随徐疾泻法；文碧玲等则针刺足三里、阳陵泉、三阴交、太冲，用提插捻转泻法，出针时摇大针孔；陈雁南等针刺足三里、阳陵泉、内庭、太冲、胆俞等穴，用提插泻法。现代用补法者，如邱茂良治疗黄疸型肝炎所致腹水，针刺肝俞、脾俞、章门、足三里、太冲，脾俞、肾俞、阴陵泉、三阴交等穴，用补法。现代用补泻结合者，如李景洲等治疗急性黄疸型传染性肝炎，取中封、后溪、合谷、足三里，用提插补泻，其中足三里用补法，余穴用泻法。统计表明，现代用泻法者共7篇次，补法1篇次，补泻结合1篇次，可见现代也以泻法为多，与古代相吻合。

2）**古代针刺采用盘法：**宋代《琼瑶神书》道：“黄疸亦须腕骨灸，金针中脘用盘盘。”盘法即入针后，手持针柄作圆环形轻盘摇转，可促使针下得气。现代类似报道不多。

3）**古人针刺注意穴位次序的先后：**如《针灸集书》载：先刺内关，后刺公孙，治疗“黄疸伤寒及结胸”；先刺后溪，后刺申脉，治疗“表汗不出疸发黄”。现代冯润身亦认为改变所刺激穴位的先后顺序，将会取得不同的效应，但对于本病的治疗并无具体处方。

4）**现代重视针感传导：**古人针刺讲究“气至病所”，但在本病的古代文献中并无具体描述，而在现代则有相关报道。如赵吉民等治疗急性黄疸型肝炎，针刺大椎，向左右横向刺，使针感传至双肩，针刺腹股沟淋巴结，使针感沿下肢淋巴管传导，针刺肝俞、胆俞、脾俞，使肝区出现抽动感。

5）**现代采用子午流注法：**子午流注是古人提出的时间针灸学，但在本病的古代文献中，并未见到相关阐述。而现代有人采用这一方法，如罗国礼等治疗梗阻性黄疸，用子午流注针刺法，每天辰时先针刺足三里，然后针阳陵泉、太冲，用平补平泻法，这是对古代该疗法的发扬。

2. 古今均用刺血 古代用刺血者，如上述“阳黄”中《针灸逢源》砭刺曲池、曲泽出血，“使邪毒随恶血而出”；上述“古今均取腿阳面穴”中《磐石金直刺秘传》刺“委中（出血）”。而曲池、曲泽、委中均在关节部，可见**古人刺血选取关节部穴**。

又《肘后备急方》称：“急黄若已深，应看其舌下两边，有血脉弥弥处，芦刀割破之，紫血出数升。”《针灸则》治黄疸：“出血：隐白、脾俞、胃俞”。上述隐白属肢体末端，从人类进化学而言，“舌下两边”亦属人体之末端，可见**刺血又取末部穴**；而脾俞、胃俞属背俞穴，当属常规的近道取穴。

古代文献记载又表明，**刺血量宜大**，如上述《肘后备急方》云“紫血出数升”。因本病常由邪毒、瘀血所致；西医学认为本病患者血中往往含有大量胆红素和免疫复合物，故出血量宜大，以求除邪务尽之效。而上述关节部或末端部正是邪气集聚之处。

现代用刺血者，如杨介宾治疗急性亚急性肝坏死之黄疸，取大椎、至阳、肝俞、胆俞、中冲、十宣、太冲、腕骨，用三棱针点刺出血；魏述炎治疗新生儿黄疸，取十宣点刺出血，取四缝点刺出液。可见现代刺血也取关节部、末部，以及背部穴，此与古代是相合的，但在现代有关大刺血量的报道不多。

3. 古今均用推拿 推拿是医者将肢体之力作用于患者穴位

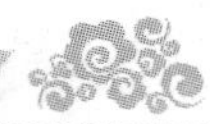

上，若推拿于腹部，可将力直接作用至脾胃肝胆；若推拿于肢体，则通过经络或神经传导至脏腑，使其功能得以调整，因此古今均用推拿。如民国初年《西法针灸》载："肝脏充血"，"或发黄疸"，"按摩腹背诸部"。"黄疸"，"须按摩腹背诸部"。现代王利东治疗慢性乙肝之黄疸，取大椎、至阳、肝俞、胆俞、脾俞、膻中、期门、中脘、阴陵泉、阳陵泉、外丘、太冲等穴，予以按揉。

4. 古代多用艾灸 古人用灸法治疗本病者共计47条次，列古代诸法之首，占古代总条次的23.04%，合计78穴次。而现代用灸法治疗本病的报道较少，在本书所检索的数据库中未获得2006年之前的相关文献，用手工检得2006年以后的1篇，及老中医经验1篇，可见**古代治疗本病重视灸法**，而现代采用者不多。古代之灸法，除前面已提及者外，还有以下内容可予讨论。

(1) **古代艾灸取穴**：古代艾灸多取胸腹、背部穴，与总体取穴状况可作以下比较。

表8-8 古代艾灸与总体取穴次数及其百分比对照表

	艾灸取穴	总体取穴
胸腹	26（33.33%）	124（23.00%）
背部	24（30.77%）	137（25.42%）

表8-8显示，**艾灸较总体更多地选取胸腹部和背部穴**。此外，古人亦灸取四肢及末端部穴。以下分而述之。

灸胸腹部穴者，除前面所述灸取上脘、"胃脘"、命关、关元、"男阴缝"、"脐上下两边各一寸半"等穴外，又如《备急千金要方》载有奇穴"钱孔"："度乳至脐中，屈肋骨头是，灸百壮，治黄疸"。《外台秘要》云："延年秘录疗急黄"，"宜灸心厌骨下一寸，名巨阙，灸五七炷"。敦煌医书《杂证方书第五种》语："治诸黄神妙灸方"，"灸第三肋下"。《扁鹊心书》曰："一人遍身皆黄，小便赤色而涩，灸食窦穴五十壮。"《针灸内篇》言：灸水分可治"五疸"。在古代所灸胸腹诸穴中，以命关、中脘、关元、上脘穴次为高。

灸背部穴者，如《千金翼方》载："脊中椎上七壮"，"主黄疸"。敦煌医书《杂证方书第五种》曰："一切黄入四肢皮肉，吃吐泻药，不差"，"灸第五椎节下七壮"(此穴当为神道)。"治诸黄神妙灸方：上以绳围病人脚，男左女右，以所得……脊上，双绳头处二七壮，汗出愈。"《卫生宝鉴》载：脾俞治"黄疸者，可灸三壮"。《寿世保元》云："黄疸，病人脊骨自上数至下第十三椎下，两旁各量一寸，灸三壮即效。"(此穴当为三焦俞)《医宗金鉴》道："至阳专灸黄疸病。""胃俞主治黄疸病"，"艾火多加自可痊"。《灸法秘传》言："黄疸"，"应灸之穴有四，即上脘、肝俞、胆俞、脾俞是也"。在古代所灸背部诸穴中，以脾俞、至阳穴次为高。

灸四肢部穴者，如《备急千金要方》载："臂石子头穴，还取病人手自捉臂，从腕中太泽(泽当作渊)文向上一夫接白肉际，灸七壮，治马黄黄疸等病。"敦煌医书《杂证方书第五种》称："治诸黄神妙灸方"，"两脚中领上横纹大当中心，三姓人灸之，差"。《外台秘要》载"崔氏疗黄疸年六十以上方"："手鱼际白肉侧各一，灸随年壮"。《琼瑶神书》道："黄疸亦须腕骨灸。"

灸末端部穴者，除前面已述灸"小指端""头院"穴外，又如《千金翼方》称："屈手大指节理各七壮"，"主黄疸"。《针灸集成》谓："肾疸"，"少泽一壮"。敦煌医书《新集备急灸经》语："患急黄欲死，鼻上至发住神穴，灸二七壮。"亦为例。

(2)**古代灸治阳黄**：艾草性温，用火灸灼则可益气温阳，祛寒除湿，故可治疗虚黄、寒黄，前面"阴黄"段落即多用灸法；同时，艾灸的热性刺激可激发体内潜在生理功能，增强自身调节机制，加强血液循环，提高免疫能力，从而杀死细菌，抑制病毒，化解瘀血，祛除湿邪，故艾灸又能治疗实黄、阳黄。本节前面"阳黄"段落已述，敦煌医书灸"头院一穴，主治天行黄热"；"灸两脚膝鼻上，下望当膝骨下宛宛凹处"治"急黄"。又如《备急千金要方》曰：灸巨阙七壮，可"治马黄黄疸急疫等病"；灸肺俞，可"主黄疸，

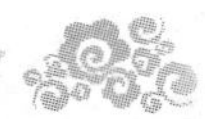

通治百毒病”。

(3) **古代艾灸方法**:古人艾灸除常规灸法外,还有以下方法值得提出。

1) **“太乙神针”灸**:“太乙神针”即在艾条中加有若干行气活血等作用的中药,并在穴位上铺就数层布或纸,将艾绒与药物卷成的艾条点燃后按在布或纸上。《太乙神针》载:上脘、肝俞、脾俞均治“黄疸”,即用“太乙神针”之灸法。

2) **纸筒灸**:《串雅外篇》曰:“黄疸取黄:扛连纸一张,裁为四条,笔管卷如炮竹,或口上糊粘固,外用黄蜡一两,铁杓将纸筒四围浇匀,不可使蜡入内,患人仰卧,筒套脐上,外以面作圈,护定勿倒,头上点火,烧至面所剪断,另换新筒,看脐中有黄水如鸡子饼者取出,轻者四五根,重者六七根,取尽黄为度。”此案将纸卷成筒状,其外浇蜡,以灸神阙部位,可供参考。

3) **灸至“黄汁出”**:《千金翼方》载:“黄疸,灸第七椎七壮,黄汁出。”这似是用化脓灸法,灸出黄水,排出邪毒。当代谢锡亮报道,用化脓灸治疗乙肝引起的黄疸,取得了良好的疗效;笔者本人亦曾用化脓灸治疗乙肝引起的黄疸,发现患者的免疫功能得到提高,这也说明化脓灸对本病确有一定的效果。此处“汁”字若是“汗”字之误,则说明通过艾灸,可将邪毒(包括胆红素)从汗液中排出,达到退黄目的,而前面所述《扁鹊心书》治疗“太阴证”之黄疸,“四日汗出而愈”;《杂证方书第五种》“治诸黄神妙灸方”,“汗出愈”,亦为发汗之佐证。

4) **灸穴次序**:前面已述,古人针刺注意穴位的先后次序,而古人艾灸也有灸穴先后的记载,如《针灸集成》载:“三十六黄疸方云:先灸脾俞、心俞各三壮,次灸合谷三壮,次灸气海百壮。”故对于灸穴的次序亦可讨论。

5) **灸壮多少**:古人在躯干部所灸壮数较多,如前面所述《扁鹊心书》“灸关元、命关各三百壮”;《备急千金要方》取“钱孔穴”,“灸百壮”;《千金翼方》“灸脾俞百壮”,均为例。而在末端部所灸壮数较少，如前面《针灸集成》灸“少泽一壮”。至于古代的“随年壮”，则是根据不同年龄，灸不同的壮数，这是比较科学的，如前面《外台秘要》取“手鱼际白肉侧各一，灸随年壮”，乃为例。

现代用灸法者，如邱茂良治疗黄疸型肝炎所致腹水，取水分、关元，用针刺加灸；王科先治疗黄疸性肝炎，取神阙穴，隔荞麦饼，上置姜黄、黄柏、茵陈等退黄药与艾绒，燃灸3壮。可见现代艾灸也取腹部穴，与古代相合；而**现代采用的隔物灸法**，在本病的古代文献中未见记载。

5. 古代采用火针和烙法 火针是针刺与烧灼相结合的治疗方法，古人亦采用之，如《备急千金要方》载：“侠人中穴，火针，治马黄黄疸疫，通身并黄，语音已不转者。”该书又载：刺上龈里、上腭、唇里，均要“针三锃”，“锃”为闪光耀眼，当为火针之光。

火针若点刺在皮肤浅部，即点烙法之法，乃小面积的瞬时烧灼法，比艾灸快速、方便，比直接灸的痛苦少，故在古代得到较多应用。宋代《太平圣惠方》用点烙法治疗三十六种黄疸的记载即令人瞩目，致使点烙法达38条次，列本病各种疗法之第二位。该书认为本病“皆因伤寒为本，五脏互有所伤，热气相侵，致使病人恍惚，六腑不和，七神无主”，即常出现头面精神症状，“疗不及时，甚损人命”，“有此状证，速宜点烙”。因此所取穴位除脘腹、上背穴外，以头面部穴为多，其他还取腿阳面的胃经穴和小腹部的任脉穴。常用穴为百会、心俞、上脘、下巨虚、涌泉、足阳明等，点烙后还要配合服用中药。这些方法在现代临床上很少被采用，尚可进一步探讨。而敦煌医书《杂证方书第四种》载：“着黄欲死不识人，烧锁茎令赤，烙脑门下顷。”此为黄疸昏厥，点烙之量已嫌不足，故“烧锁茎令赤，烙脑门下”。而现代采用火针和烙法治疗本病的报道则为少见。

6. 古代采用敷贴 古人治疗本病又用药物敷贴疗法，由穴位皮肤吸收药物的有效成分，以发挥治疗作用。如《串雅外篇》谓：“黄疸取水：大鲫鱼一个，上加麝香三分，同鱼熟，捣成饼，再加

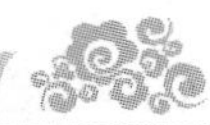

麝香二分，入居饼中间，贴在脐上，将荷叶二三层贴饼上，用布缚，不及周时出黄水即消，永不再发。”其中鲫鱼具利水消肿之功，麝香有开窍通络之效，故可用于消黄。现代用敷贴治疗本病者亦不多见。

7. 现代采用的其他疗法　现代治疗本病还采用穴位注射、耳穴、电针、刮痧、激光、埋线等方法，这些在古代文献中未见记载，当属现代针灸工作者的发展。

（1）**穴位注射**：如张春治疗黄疸性肝炎，取曲池，注入柴胡注射液，取阳陵泉、内关，注入丹参注射液；张伟萍等则取肝俞、阴陵泉、太冲、足三里，注入复方丹参液；王法治取肝俞、脾俞、足三里，注入 654-2；吴潮庆取肝俞、脾俞、足三里、天枢、气海、关元、中脘、下脘、大肠俞、小肠俞，注入大蒜液；前述刘汉城等取三阴交，注入维生素 B_{12}。

（2）**耳穴**：如陈桂芳等治疗黄疸性肝炎，取耳穴肝、胆、脾、三焦、胃、胰、内分泌、神门、交感，用王不留行贴压；徐占英等则取耳穴三角窝 3 点、屏间切迹 4 点、耳舟 1 线、耳轮角下缘 1 线、对耳轮下脚下缘 1 线、耳背 3 点、耳根 3 点，用王不留行贴压；刘晓鹰治疗小儿之急性黄疸型肝炎，取耳穴肝、脾、交感、内分泌、胰、胆、胃等穴，用王不留行贴压。

（3）**电针**：如李东亮等治疗黄疸性肝炎，针刺太冲透涌泉、阳凌泉透阴陵泉、三阴交等穴，通电 30 分钟；王治强则针刺足三里、阳陵泉透阴陵泉、太冲透涌泉等穴，用平补平泻法，并通电。

（4）**刮痧**：如王利东治疗慢性乙肝之黄疸，取督脉、膀胱经、肝经、胆经，自上而下施以经络刮痧法。

（5）**激光**：王富龙治疗急性病毒性黄疸型肝炎，取足三里、肝俞，用氦氖激光照射。

（6）**埋线**：黄爱华治疗急性黄疸型肝炎，取承满、章门、肝俞、意舍，用穴位埋线疗法。

【结语】

根据上述对古今文献的统计与分析结果，兹提出治疗黄疸的参考处方如下（无下划线者为古今均用穴，下划曲线者为古代所用穴，下划直线者为现代所用穴）：①背部穴脾俞、至阳、胆俞、肝俞、心俞、肾俞、胃俞、大肠俞、大椎等；②胸腹部穴中脘、上脘、关元、天枢、期门、章门、气海等；③足阴部穴公孙、涌泉、太冲等；④腿阳面穴足三里、下巨虚、阳陵泉等；⑤腿阴面穴三阴交、阴陵泉等；⑥手背部穴腕骨、合谷等；⑦手掌部穴劳宫等；⑧头面部穴百会等。还可选用内关、曲池穴。临床可根据病情，在上述处方中选用若干相关穴位。治疗阳黄可多取末部、头面部、关节部穴；治疗阴黄可多取胸脘部、小腹部穴。

临床可用针刺疗法，包括补泻、盘法、子午流注，可考虑刺穴的次序和针感传导；可用灸法，包括"太乙神针"、纸筒灸、化脓灸、隔药灸，可考虑灸穴的次序和灸壮的多少；还可采用刺血、推拿、火针、烙法、敷贴，以及穴位注射、耳穴、电针、刮痧、激光、埋线等疗法。

历代文献摘录

［唐代及其以前文献摘录］

《阴阳十一脉灸经》："足少阴之脉……嗌中痛，疸，嗜卧。"

《灵枢经·经脉》："脾足太阴之脉……水闭，黄疸，不能卧。""肾足少阴之脉……黄疸肠澼。"

《针灸甲乙经》（卷十一·第六）："黄瘅，刺脊中。""黄瘅善欠，胁下满欲吐，脾俞主之。""黄瘅目黄，劳宫主之。""黄瘅，热中善渴，太冲主之。""消渴黄瘅，足一寒一热，舌纵烦满，然谷主之。"

《葛洪肘后备急方》（卷二·第十三）："［一本有"急黄"2字］

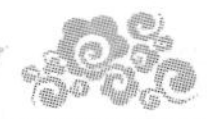

若已深，应看其舌下两边，有血[一本作“白”]脉弥弥处，芦刀割破之，紫血出数升，亦歇，然此须惯解割者，不解割，忽乱伤舌下青脉，血出不止，便杀人，[一本有“止血”2字]方可烧纺轮铁，以灼此脉令焦……破灼以[一本作“已”]后，禁诸杂食。”

《龙门石刻药方》(南壁石刻药方)：“疗急黄、疸黄、内黄等方……灸两手小指端七壮。”

《备急千金要方》(卷十·第五)：“寅门穴，从鼻头直入发际，度取通绳，分为三断，绳取一分，入发际，当绳头针，是穴主马黄黄疸等病。”“上龈里穴，正当人中及唇，针三锃，治马黄黄疸等病。”“上腭穴，入口里边，在上缝赤白脉是，针三锃，治马黄黄疸四时等病。”“舌下穴，侠舌两边针，治黄疸等病。”“唇里穴，正当承浆里边，逼齿龈，针三锃，治马黄黄疸，寒暑温疫等病。”“颞颥穴，在眉眼尾中间，上下有来去络脉是，针灸之，治四时寒暑所苦，疸气温病等。”“侠人中穴，火针，治马黄黄疸疫，通身并黄，语音已不转者。”“侠承浆穴，去承浆两边各一寸，治马黄急疫等病。”“巨阙穴在心下一寸，灸七壮，治马黄黄疸急疫等病。”“上管穴在心下二寸，灸七壮，治马黄黄疸等病。”“男阴缝穴，拔阴反向上，灸治马黄黄疸等病。若女人玉门头是穴，男女针灸无在。”“风府穴……针之治头中百病，马黄黄疸等病。”“热府穴，在第一节下两旁，相去各一寸五分，针灸无在，治马黄黄疸等病。”“肺俞穴……灸主黄疸，通治百毒病。”“黄疸……心俞穴……肝俞穴……脾俞穴……肾俞穴。”“脚后跟穴，在白肉际，针灸随便，治马黄黄疸，寒暑诸毒等病。”“耳中穴，在耳门孔上横梁是，针灸之，治马黄黄疸，寒暑疫毒等病。”“颊里穴，从口吻边入往对颊里，去口一寸，针主治马黄黄疸，寒暑温疫等病，颊两边同法。”“手太阳穴，手小指端，灸随年壮，治黄疸。”“臂石子头穴，还取病人手自捉臂，从腕中太泽(泽当作渊)文向上一夫接白肉际，灸七壮，治马黄黄疸等病。”“钱孔穴，度乳至脐中，屈肋头骨是，灸百壮，治黄疸。”“太冲穴，针灸随便，治马黄温疫等病。”

《备急千金要方》(卷十九·第一):“大钟……黄疸肠澼。”

《备急千金要方》(卷三十·第五):“大溪主黄疸(甲乙云消瘅)。”“脾俞、胃管,主黄疸。”

《千金翼方》(卷十八·第三):“灸黄法:第十一椎下,夹脊两边各一寸半,灸脾俞百壮;两手小指端灸手少阴随年壮;手心中灸七壮。”“脊中椎上七壮,屈手大指节理各七壮,中管、大陵、劳宫、三里、然谷、太溪,右八穴皆主黄疸。”

《千金翼方》(卷二十六·第七):“鼻交頞中一穴,针入六分,得气即泻,留三呼,写五吸,不补,亦宜灸,然不如针……黄疸,急黄,八种大风。”

《千金翼方》(卷二十六·第九):“黄疸,灸第七椎七壮,黄汁出。”

敦煌医书《吐番医疗术》India office56·57:“黄疸方……火灸后颈窝和肩关节,再灸心口后即效。”

敦煌医书《新集备急灸经》:“患急黄欲死,鼻上至发住神穴,灸二七壮。”

敦煌医书《杂证方书第四种》:“灸急黄方:灸中管穴,穴在心歧骨下,脐上处中即是其穴……又灸两手小指爪头,各三壮;又灸两脚膝鼻上,下望当膝骨下宛宛凹处,灸七壮;又灸脊中,从大椎直著绳,度下穷骨头,即却摄处中是其穴,当脊骨中,灸之三壮,其艾炷小指头大,灸之。”“着黄欲死不识人,烧锁茎令赤,烙脑门下顷。”

敦煌医书《杂证方书第五种》:“头院一穴,主治天行黄热,头痛项强……灸二七壮。”“一切黄入四肢皮肉,吃吐泻药,不差……灸第五椎节下七壮。”“治诸黄神妙灸方:上以绳围病人脚,男左女右,以所得……脊上,双绳头处二七壮,汗出愈;又方,灸第三肋下……又方,两脚中领上横纹大当中心,三姓人灸之,差。”

《外台秘要》(卷四·急黄方):“延年秘录疗急黄,心下坚硬,渴欲得水吃,气息喘粗,眼黄,但有一候相当……宜灸心厌骨下一

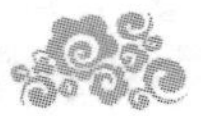

寸，名巨阙，灸五七炷。”

《外台秘要》(卷四·黄疸方)：“崔氏疗黄疸年六十以上方……当灸脐上下两边各一寸半，一百壮，手鱼际白肉侧各一，灸随年壮。”

[宋、金、元代文献摘录]

《太平圣惠方》(卷五十五·三十六黄点烙方)：“肝黄者，面色青，四肢拘急，口舌干燥，言语謇涩，面目不利，爪甲青色，若背上浮肿，腹胁胀满者，难治，烙肝俞二穴、上管穴、足阳明二穴，及两臂间、手背后。”“心黄者，目赤，舌上生疮，心闷喘急，多言无度，或笑或嗔，微微汗出，口干舌短，起卧不安，神思恍惚，小便赤难，心下胀满，状如风水，悲哭，手乱捻物者难治，烙心俞二穴、小肠俞二穴、天窗穴、百会穴、承浆穴、上管穴、关元穴、下廉二穴。”“脾黄者，遍身如金色，眼目俱黄，唇口生疮，或吟或咏，有时吐逆，不能下食，大便涩，若脐凸者难治，烙脾俞二穴，次烙胃管、阴都二穴、丹田穴、魂舍二穴、足阳明二穴。”“肺黄者，眼目白色，头面微肿，鼻衄不止，多涕增寒，遍身生赤粟子，壮热，腹胀胸满，上气，若粟子紫黑色及肿者，难治，烙肺俞二穴、大肠俞二穴、天窗穴、手阳明二穴、下廉二穴、丹田二穴、承山二穴，及手足心、背心、两乳头上二寸。”“肾黄者，面色青黄，腰背疼痛，耳中飕飕，百般声响，脚膝无力，多唾呕逆，不能下食，悲而不乐，若两脚浮肿，齿黑，如大豆者，难治，烙肾俞二穴、膀胱俞二穴、章门二穴、魂舍二穴、百会穴、三里二穴，及两足心。”“胆黄者，面色青黄，多惊少卧，悲泣不定，嗔怒无恒，舌上生疮，唇口干燥，若喘粗不止者难治，烙胆俞二穴、上管穴、风池穴、下廉二穴、心俞二穴、肝俞二穴、伏兔二穴。”“脑黄者，由热邪在于骨髓，而脑为髓海，故热气从骨髓流入于脑，则令身体发黄，头疼眉疼，烙百会穴、风府穴。”“行黄者，由热在脾脏，但肉微黄，而身不甚热，其人头痛心烦，不废行立也，烙脾俞二穴、上管穴、百会穴。”“癖黄者，由饮水停滞结，聚成癖，因热气相搏，则郁蒸不散，服下满痛，而身体发黄，烙胃俞二穴、上管穴、胃管穴。”“胃黄者，吐逆下利，心腹气胀，或时烦闷，不能饮食，四肢无力，若唇口面目舌根黑者，难治，烙胃俞二穴、上管、太冲二穴。”“鬼黄者，面色或青或黑，遍身皆黄，狂语多惊，皮肤枯，舌根謇涩，心中恍惚，常见鬼神，或自强言，诈作惺惺，若鼻中灰色，舌黑，毁裂衣裳者，难治，烙心俞二穴、百会穴、巨阙穴、章门二穴、下廉二穴、明堂穴、神庭穴。”“奸黄者，是鬼黄变入奸黄也，面目遍身俱黄，言语失错，心神狂乱，诈奸黠如不患人，若不与漱，即口舌干燥，气喘者难治，先烙心俞二穴、肺俞二穴，次烙胸前两旁。”“走马黄者，眼目黄赤，烦乱狂言，起卧不安，气力强壮，唯爱嗔怒，努目高声，打骂他人，犹如癫醉，若厥逆者难治，烙肝俞二穴、百会穴、风府穴、关元穴、肾俞二穴、下廉二穴、上管穴、中管穴，次烙手足心。”“立黄者，两脚疼痛，眼目黄涩，小便色赤，淋沥不利，心下有气块者，难治，烙上管穴、心俞二穴、关元穴、下廉二穴，次烙舌下黑脉。”“黑黄者，面色或黄或黑，眼目青色，腰脊拘急，口中两颊有黑脉出口角者难治，烙百会穴，及舌下黑脉、口角两旁、玉泉穴、绝骨二穴、足阳明穴、章门二穴，次烙心俞二穴。”“体黄者，身黄面赤，脚膝疼闷，身上不热，心中烦躁，腹中微微有气，饮食或进或退，好盖衣被，又欲冷处睡卧，烙百会、背心，及心下，一寸至二寸、三寸、四寸、五寸。”“劳黄者，四肢无力，骨节烦疼，或时吐逆，不能下食，鼻中干燥，身热疼闷，渐觉羸瘦，寒热不定，若喘息气粗者难治，烙心俞二穴、玉枕穴、章门二穴、百会、劳宫二穴、曲骨穴。”“脊禁黄者，腰背急硬，口噤不言，喘息气粗，眼中出血，心神恍惚，状如中风，烙百会、心俞二穴、上管穴、肝俞二穴、承浆穴、魂舍二穴，气海穴、下廉二穴、绝骨二穴，次烙鼻柱，及大椎骨上。”“食黄者，闻食气吐逆，心腹胀满，身体疼痛，喘息气粗，食饮不下，或时虚汗，肠中结燥，亦似心黄，梦见神鬼，烙章门二穴、关元穴、脾俞二穴、上管穴、中管穴。”“火黄者，遍身如火色，两腋下有赤点子，状如粟米或麦麸，其点子紫色

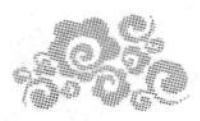

多，黑色少者可治，黑色多，紫色少者难治，烙百会穴、天窗穴，及背脊两旁。”“阴黄者，身如熟杏，爱向暗卧，不欲闻人言语，四肢不收，头旋目痛，上气痰饮，心腹胀满，面色青黄，脚膝浮肿，小便不利，烙肾俞二穴、气海穴、胃管穴、阴都二穴。”“气黄者，上气心闷，腹胁胀痛，两脚冷疼，睡卧不安，小便淋涩，状似脾黄，烙气海穴、肺俞二穴、足阳明二穴。”“煴黄者，头痛口苦，舌根干黑，喘息不调，鼻中血出，心神烦乱，作怅望之声，小便赤色如红花汁，若眼不能开者难治，烙耳尖上五分，及耳前五分、头两角、太阳穴、百会穴、玉枕、心俞二穴、足阳明二穴，及手足心。”“髓黄者，身体赤黄，四肢不举，肌肉战掉，鼻中出血，两脚疼闷，一手专安额上，身不壮热，爱冷处卧，烙下廉二穴、百会穴、肺俞二穴、接脊穴、绝骨二穴。”“房黄者，眼赤身黄，骨髓烦疼，头目昏痛，多饶睡卧，体虚无力，夜多梦泄，神思不安，腰脚酸疼，小便黄赤，烙肾俞二穴、膀胱俞二穴、足三里二穴、关元穴、气海穴。”“血黄者，头痛心闷，眼运欲倒，胸膈热壅，鼻衄不止，咽喉干燥，舌上生疮，若身热如火，头面肿者难治，烙心俞二穴、百会穴、足阳明二穴、下廉二穴，及手足心。”“忧黄者，面色青黄，手足痛疼，多吐涎沫，咳嗽不止，兼吐脓血，肌肤消瘦，行步欲倒，状同劳黄，烙背心，次烙胆俞二穴、心俞二穴。”“惊黄者，面色青黄，心多惊悸，口舌干燥，不肯眠卧，卧即多言语狂乱，身体壮热，烙风池二穴，后烙天窗穴、心俞二穴。”“花黄者，面色似红花，头目疼重，寒热如疟，恒多脚冷，早起即轻，午后发重，进退不定，状同神祟，烙百会穴、手阳明二穴、关元穴、足阳明二穴。”“疟黄者，面色萎黄，增寒壮热，头痛不止，口干多渴，四肢羸瘦，不能饮食，或好或恶，进退不定，烙肺俞二穴、百会穴、风府穴、天窗穴、太阳二穴、玉枕穴，及耳尖上五分。”“水黄者，身面青黄，脚膝浮肿，心腹胀满，上气烦闷，语声不出，烙关元穴、伏兔穴、下管穴、足三里二穴、承山二穴、百会穴，及背心。”“蛇黄者，腰背反张，口苦舌缩，嚼衣裳，伏地似隐，不多言语，难盖衣被，少开眼目，或时叫唤，心神不定，烙前心、背心、足阳明二穴，及气海穴。”“牛黄者，舌如蜡色，口作嘸，不多言语，或如牛吼，若眼目头面末变，作深黄色者可治，如舌上及身体黄黑色者难疗，烙承浆穴、脾俞二穴，及后心。”“鸦黄者，十指青绿，舌上生黑点，唇口青黑，身如黄铜，烙下廉，及足心、胸前当心。”“鸡黄者，遍身爪甲并青黄，多语，梦寐或见鬼神，时自言笑，烙风池二穴，及鼻柱下三分、手掌后横文三寸，及足心。”“蛐蜒黄者，喉中似噎，喘息不调，四肢疼闷，言语不正，水米难下，若颊内有青脉出口角，手足乱动，冷者难治，烙手足心，及口角内青脉、尖头，及胸前。”“三十六种黄点烙应用俞穴处……风门……鸠尾……手太阳……上廉……。”

《医心方》(卷十·第廿五)：“灸黄疸法……灸胃管百壮。”

《琼瑶神书》(卷二·二百)：“脾家之证有多般，反胃吐食两证看，黄疸亦须腕骨灸，金针中脘用盘盘。”

《琼瑶神书》(卷三·四十六)：“后溪二穴：治痫疸癫狂、疟疾。”

《圣济总录》(卷一百九十二·治黄疸)：“又灸黄疸法，在脐两旁各一寸半，各灸五壮，出普济针灸经。”

《西方子明堂灸经》(卷三·足阳明)：“髀关……黄疸。”

《扁鹊心书》(卷上·窦材灸法)：“伤寒太阴证，身凉，足冷过节，六脉弦紧，发黄紫斑[原作“班”，据义改]，多吐涎沫，发燥热，噫气，急灸关元、命关各三百壮。”“黄疸，眼目及遍身皆黄，小便赤色……灸左命关一百壮，忌服凉药，若兼黑疸，乃房劳伤肾，再灸命关三百壮。”

《扁鹊心书》(卷中·伤寒)：“六脉紧大，或弦细，不呻吟，多睡，耳聋，足指冷，肢节痛，发黄，身生赤黑靥，时发噫气，皆阴也，灸关元三百壮，服金液丹、姜附汤，过十日半月出汗而愈。”

《扁鹊心书》(卷中·汗后发噫)：“一人伤寒至八日，脉大而紧，发黄，生紫斑，噫气，足指冷至脚面，此太阴证也，最重难治，为灸命关五十壮，关元二百壮，服金液丹、钟乳粉，四日汗出而愈。”“一人病伤寒至六日……深黄色，遍身如栀子，此太阴证，误

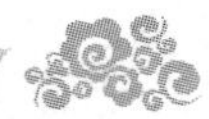

服凉药而致，肝木侮脾，余为灸命关五十壮，服金液丹而愈。”

《扁鹊心书》（卷中·黄疸）：“一人遍身皆黄，小便赤色而涩，灸食窦穴五十壮，服姜附汤、全真丹而愈。”

《卫生宝鉴》（卷十九·癖积疳瘦）：“脾俞……若黄疸者，可灸三壮。”

《卫生宝鉴》（卷二十·流注指要赋）：“胸结身黄，泻[原作“取”，据《针灸大全》改]涌泉而即可。”“固知腕骨祛黄。”

《济生拔粹》（卷三·治病直刺诀）：“治五噎黄瘅，醋心多唾[原作“睡”，据《针灸聚英》改]，呕吐不止，刺任脉天突一穴……次针足少阴经通关二穴，在中脘[原作“腕”，据义改]穴两傍，同身寸之相去各五分。”

《扁鹊神应针灸玉龙经》（六十六穴治证）：“内关……肠鸣冷痛，脾黄，癖块。”“公孙……酒疸食黄，翻胃痰涎。”

《扁鹊神应针灸玉龙经》（磐石金直刺秘传）：“黄疸四肢无力：中脘（灸）、三里（泻）。”“浑身发黄：至阳（灸）、委中（出血）。”

《扁鹊神应针灸玉龙经》（针灸歌·又歌）：“怯黄偏在腕骨中。”

［明代文献摘录］

《神应经》（肿胀部）：“红瘅：百会、曲池、合谷、三里、委中。”“黄疸：百劳、腕骨、三里、涌泉、中脘、膏肓、大陵、劳宫、太溪、中封、然谷、太冲、复溜、脾俞。”

《针灸大全》（卷四·八法主治病症）：“公孙……黄疸，四肢俱肿，汗出染衣：至阳一穴、百劳一穴、腕骨二穴、中脘一穴、三里二穴。”“公孙……黄疸，遍身皮肤黄，及面目小便俱黄：脾俞二穴、隐白二穴、百劳一穴、至阳一穴、三里二穴、腕骨二穴。”“公孙……谷疸，食毕则头眩，心中拂郁，遍体发黄：胃俞二穴、内庭二穴、至阳一穴、三里二穴、腕骨二穴、阴谷二穴。”“公孙……酒疸，身目俱黄，心中俱痛，面发赤斑，小便赤黄：胆俞二穴、至阳一穴、委中二穴、腕骨二穴。”“公孙……女痨疸，身目俱黄，发热恶寒，小便不利：关元一穴、肾俞二穴、然谷二穴、至阳一穴。”

《针灸集书》(卷上·八法穴治病歌)：“黄疸伤寒及结胸……内关先刺后公孙。”“表汗不出疸发黄[先后溪，后申脉]。”

《针灸捷径》(卷之下)：“黄疸有五：中管、腕骨、[足]三里、百劳、膏肓、脾俞、章门、涌泉、至阴。”

《针灸聚英》(卷一上·足太阴)：“商丘……脾积痞气，黄疸，舌本强痛。”

《针灸聚英》(卷一下·督脉)：“水沟……黄疸马黄，瘟疫，通身黄。”

《针灸聚英》(卷一下·任脉)：“天突……五噎，黄疸，醋心多唾。”

《针灸聚英》(卷四上·玉龙赋)：“至阳却疸，善治神疲。”“脾虚黄疸，腕骨中脘何疑。”

《针灸聚英》(卷四上·肘后歌)：“自汗发黄复溜凭。”

《针灸聚英》(卷四上·百证赋)：“治疸消黄，谐后溪劳宫而看。”

《针灸聚英》(卷四下·八法八穴歌)：“食黄酒积腹脐并……照海。”

《针灸聚英》(卷四下·六十六穴歌)：“衄血并黄疸……急急刺劳宫。”

《医学入门》(卷一·治病要穴)：“脾俞……喘急，黄疸，食癥。”“大杼：主遍身发热，及疸，疟。”“至阳：主五疸痞满。”“胆俞……酒疸目黄，面发赤斑。”“胃俞：主黄疸，食毕头眩。”“肾俞……女劳疸，妇人赤白带下。”

《医学纲目》(卷二十六·咳嗽)：“妇人咳嗽，寒热往来，风寒呕逆，劳疸，中满喘急：风门、太渊、中脘、绝骨、曲池、间使。”“绝骨、曲池：各一寸半，治寒嗽，血膈，劳疸。”

《针灸大成》(卷三·玉龙歌)：“至阳亦治黄疸病，先补后泻效分明。”“脾家之症有多般，致成番胃吐食难，黄疸亦须寻腕骨，金针必定夺中脘。”[以上2条均原出《扁鹊神应针灸玉龙经》]

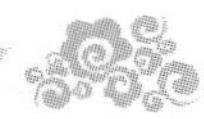

《针灸大成》(卷三·胜玉歌):"黄疸至阳便能离。"

《针灸大成》(卷五·十二经治症主客原络):"秘结疸黄手执杖……太白、丰隆。"

《针灸大成》(卷九·治症总要):"第一百二十三·伤寒发黄:腕骨、申脉、外关、涌泉。""第一百二十九·黄疸发虚浮:腕骨、百劳、三里、涌泉(治浑身黄)、中脘、膏肓、丹田(治色黄)、阴陵泉(治酒黄)。"[本条原出《医学纲目》(卷二十一·黄疸)]

《寿世保元》(卷十·灸法):"黄疸,病人脊骨自上数至下第十三椎下,两旁各量一寸,灸三壮即效。"

《针方六集》(兼罗集·第二十八):"腕骨……发黄五疸,应穴曲池。"

《类经图翼》(卷十一·黄疸):"黄疸:公孙。"

《循经考穴编》(足太阴):"公孙……主痫疟诸疸,水肿痞积。""三阴交……主黄疸水肿。"

《循经考穴编》(手太阳):"后溪……脾寒久疟,时疫黄疸。""腕骨……主疸症,浑身发黄。"

《循经考穴编》(足太阳):"胆俞……黄疸。""脾俞……主五噎五疸,脾泄脾黄。"

《循经考穴编》(督脉):"至阳……黄疸湿热。""风府……主目疾疸症,咸宜刺之,能提下焦之气。"

[清代及民国前期文献摘录]

《太乙神针》(正面穴道证治):"黄疸积块,热病腹鸣,饮食不化,虚痨时症,血痰……针上脘穴。"

《太乙神针》(背面穴道证治):"脾俞……诸般黄疸[《育麟益寿万应神针》补:三阴交二穴]。""目炫,黄疸,针肝俞穴。"

《医宗金鉴》(卷八十五·背部主病):"至阳专灸黄疸病。""胆俞……兼灸酒疸目黄色,面发赤斑灸自痊。""脾俞主灸伤脾胃,吐泻疟痢疸瘕癥。""胃俞主治黄疸病……艾火多加自可痓。”“肾俞……女疸妇带不能遗。”

《医宗金鉴》(卷八十五·足部主病):“痞疸寒疟商邱主。”

《针灸则》(黄疸):“出血:隐白、脾俞、胃俞。”

《续名医类案》(卷九·黄疸):“有老妪患黄疸,[葛可久]以针针其左右乳下,而与沈饮者顷刻时,出启左针,而左半身肉色莹然,启右针,而右半身肉色如左。”

《串雅全书》(外篇·卷二·杂法门):“黄疸取黄:扛连纸一张,裁为四条,笔管卷如炮竹,或口上糊粘固,外用黄蜡一两,铁杓将纸筒四围浇匀,不可使蜡入内,患人仰卧,筒套脐上,外以面作圈,护定勿倒,头上点火,烧至面所剪断,另换新筒,看脐中有黄水如鸡子饼者取出,轻者四五根,重者六七根,取尽黄为度。”“黄疸取水:大鲫鱼一个,上加麝香三分,同鱼熟,捣成饼,再加麝香二分,入居饼中间,贴在脐上,将荷叶二三层贴饼上,用布缚,不及周时出黄水即消,永不再发。”

《针灸逢源》(卷五·瘟疫):“瘟疫六七日不解,以致热入血室,发黄身如烟熏,目如金色,口燥而热结砭刺曲池出恶血,或用锋针刺肘中曲泽之大络,使邪毒随恶血而出,极效。”

《针灸逢源》(卷五·黄疸):“遍身面目俱黄,小便黄赤,或不利:脾俞、然谷、涌泉。”“脾疸,口甘病:脾俞、阴陵泉。”“胆疸,口苦病:胆俞、日月、阳陵泉。”

《针灸内篇》(手太阳小肠络):“腕骨……黄疸,五指拘挛。”

《针灸内篇》(手厥阴心包络):“劳宫……逆噫,黄疸。”

《针灸内篇》(足太阳膀胱络):“心俞……黄疸,目昏。”“肝俞……黄疸,吐血。”“胆俞……目黄,疸症。”“脾俞……黄疸,痃癖。”

《针灸内篇》(足少阴肾经络):“太溪……治黄疸,肿喉。”

《针灸内篇》(足厥阴肝经络):“章门……腰痛,黄疸,羸弱。”

《针灸内篇》(足阳明胃经络):“髀关……治黄疸,痿痹。”“厉兑……治黄。”

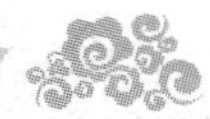

《针灸内篇》(督脉经络):“至阳……黄疸,湿郁肿。”“脊中……治癫痫,黄疸,腹满。”

《针灸内篇》(任脉经络):“水分……水肿,五疸。”“下脘……面目浮肿,五疸,羸瘦。”“上脘……不嗜食,黄疸,虚劳。”

《神灸经纶》(卷三·身部证治):“黄疸:公孙、至阳、脾俞、胃俞。”“酒疸,目黄,面发赤班[疑斑之误]:胆俞。”“女劳疸:肾俞。”

《太乙集解》(足太阳膀胱经穴):“肝俞……头疼目黄,食不下,干呕,多怒躁急,气促黄疸。”

《针灸集成》(卷二·黄疸):“肾疸:风门五壮,肾俞年壮,少泽一壮,三阴交三壮至三十壮,合谷三壮。”“黄疸:百劳三七壮,下三里、中脘针,神效。”“酒疸……中脘、神门、小肠俞。”“三十六黄疸方云:先灸脾俞、心俞各三壮,次灸合谷三壮,次灸气海百壮,只针中脘穴,神效。”“食疸:下三里、神门、间使、列缺、中脘针。”

《灸法秘传》(黄疸):“黄疸……应灸之穴有四,即上脘、肝俞、胆俞、脾俞是也。”

《西法针灸》(第三章·第一节):“肝脏充血……或发黄疸……按摩腹背诸部,并于左列之部轻针之:中脘、上脘、建里、梁门、太乙、天枢、日月、肝俞、胆俞。”“黄疸……须按摩腹背诸部,并于左列之部针之:中脘、上脘、建里、梁门、太乙、天枢、日月、肝俞、胆俞、隐白、脾俞、胃俞。”

《针灸秘授全书》(黄疸):“黄疸:腕骨、百劳、三里、踝交、中脘、气海、阴陵泉、劳宫、膏肓、涌泉。”“后溪、劳宫二穴独治黄疸。”

《针灸秘授全书》(妇女痨疸):“妇女痨疸:心俞、关元、至阳、肾俞、然谷、劳宫、大陵、至阴。”

《针灸简易》(穴道诊治歌·后身部):“胃俞……黄疸痞疾并头眩。”

《针灸治疗实验集》(21·2):“李君江北产也,渡江南来,佣工为业,忽患黄疸病,年余不痊,求治于余,针其公孙、胆俞无效,继针中脘、三里、百劳、至阳六七次,始告痊愈。”

[现代文献题录]

(限本节引用者,按首位作者首字的汉语拼音排序)

陈桂芳,吕文慧,徐玉琴.耳穴压迫治疗急性黄疸型肝炎40例.上海中医药杂志,1989,23(6):9

陈兰,钱玉平.针灸结合西医综合疗法治疗乙型肝炎合并肝内胆汁淤积40例.浙江中医杂志,2005,40(11):494

陈雁南,朱芙蓉,金宝胜.针刺、药物结合治疗重度黄疸型肝炎的疗效观察.中国针灸,1996,16(4):15

冯润身.针灸论治时-空结构初探.内蒙古中医药,1987,6(1):15

黄爱华.穴位埋线治疗急性黄疸型肝炎40例疗效观察.中国针灸学会,第一届世界针灸学术大会针灸论文摘要选编.中国北京,1987:113

李东亮,徐金彪.针刺治疗急性黄疸型传染性肝炎80例观察.河南医药,1980,5(5):20-21

李景洲,秦骎.针刺治疗急性黄疸型传染性肝炎的疗效观察.上海中医药杂志,1965,10(2):26-28

刘汉城,蒋流巢.针刺治疗急性病毒性黄疸型肝炎.湖南中医杂志,1988,4(6):21-23

刘晓鹰.耳穴贴压配合中药治疗小儿急性黄疸型肝炎26例.中西医结合肝病杂志,1997,7(2):104

罗国礼,张健.子午流注针法治疗梗阻性黄疸40例.陕西中医,1995,16(7):315

邱茂良.疏肝利胆治黄疸 补脾益肾治臌胀//胡熙明.针灸临证指南.北京:人民卫生出版社,1991:212

邵经明.邵经明临证经验//陈佑邦.当代中国针灸临证精要.天津:天津科学技术出版社,1987:240

王法治.穴位注射配合中药治疗深度黄疸型肝炎52例疗效

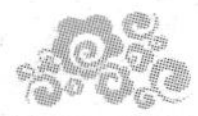

观察．中国针灸，1999，19(8)：467

王富龙．激光针刺治疗急性病毒性黄疸型肝炎78例疗效观察．黑龙江中医药，1990，19(6)：38-40

王科先．退黄灸药灸神阙穴治疗黄疸性肝炎100例．山东中医杂志，2008，27(1)：34-35

王利东．经络全息刮痧法治疗慢性乙肝患者黄疸38例．中国民间疗法，2004，12(11)：21

王治强．针刺治疗急性黄疸型传染性肝炎121例．辽宁中医杂志，1981，8(6)：48

魏凤坡．魏凤坡临证经验//陈佑邦．当代中国针灸临证精要．天津：天津科学技术出版社，1987：443

魏述炎．针刺配合大黄口服治疗新生儿黄疸．中医外治杂志，2005，14(4)：47

文碧玲，康世英，黄先敬．针刺治疗急性黄疸型病毒性肝炎33例．中西医结合肝病杂志，1994，4(2)：44

吴潮庆．大蒜液穴位注射治疗黄疸型传染性肝炎50例报告．上海中医药杂志，1964，9(2)：11

奚永江．奚永江临证经验//陈佑邦．当代中国针灸临证精要．天津：天津科学技术出版社，1987：374

肖灵辉，骆俊．针刺联合甘利欣治疗急性黄疸型肝炎的临床疗效观察．湖北中医杂志，2013，35(11)：7-8

熊家平．针刺治疗急性病毒性黄疸型肝炎88例．江苏中医，1988，9(8)：29-30

徐占英，那斯尔江．耳压治疗急性黄疸性肝炎64例．中国针灸，1989，9(2)：50

杨介宾．杨介宾临证经验//陈佑邦．当代中国针灸临证精要．天津：天津科学技术出版社，1987：157-160

叶少华，辛伟，张春梅．针刺联合药物治疗重度黄疸20例．中西医结合肝病杂志，2000，10(3)：34

张春．穴位注射配合中药保肝煎治疗病毒性黄疸型肝炎30例体会．云南中医中药杂志，2004，25(3)：26

张伟萍，杨亚平．穴位注射复方丹参液治疗急性黄疸型肝炎60例．中国民间疗法，2000，8(11)：20

赵吉民．针刺治疗急性黄疸型肝炎400例观察．中国针灸，1985，5(3)：4-6

钟英，顾宗保，陈振华．针刺治疗黄疸型急性传染性肝炎206例临床疗效分析．上海中医药杂志，1962，7(2)：23

第九节 臌胀

臌胀是以腹胀如鼓为特征的病证。古代文献中凡有鼓胀、蛊胀、如妊(孕)、如蛊(如鼓)、单(腹)臌胀、单腹胀、单腹、双蛊胀、气蛊、水蛊、血蛊、石蛊、食蛊、痞臌、石水、脐突、脐盈以及水肿兼有腹肿、腹大、腹胀、腹满等描述字样的内容,本节均予以收录。中医学认为本病由于饮酒过度、饮食不节、房室劳倦、情志郁结、感染虫毒,以及黄疸、积聚、腹部受伤等原因所致;主要伤及肝、脾两脏,日久还累及肾脏,病理机制为气、血、水等病理产物瘀积于腹内。临床常分为水臌、血臌、气臌、虚臌等证型。西医学中的腹水、血腹、气腹等病症与本病相关,造成这些病症的原因可以是肝、心、肾、胰、胆管、肠胃、静脉、淋巴管、女子生殖系统、腹膜等脏器之病变,其中常见的是肝硬化、腹腔内肿瘤、结核性腹膜炎等引起的腹水,其他还有手术、肠梗阻等引起的气腹,肝脏、脾脏、黄体等破裂引起的血腹等。涉及本病的古代文献共155条,总计426穴次;现代文献共28篇,合计71穴次。将古今文献的统计结果相对照,可列出表9-1~表9-4(表中数字为文献中出现的次数):

表9-1 常用经脉的古今对照表

经脉	古代(穴次)	现代(穴次)
相同	任脉119、胃经67、肝经46、脾经45、膀胱经36	膀胱经21、任脉18、脾经8、肝经6、胃经4
不同	肾经37	大肠经4

表 9-2　常用部位的古今对照表

部位	古代(穴次)	现代(穴次)
相同	胸脘92、小腹77、足阴72、腿阴36、腿阳35、上背29	上背15、小腹12、胸脘11、腿阴9、腿阳7、足阴4
不同	足阳21	臂阳5、下背4

表 9-3　常用穴位的古今对照表

<table>
<tr><th colspan="2">穴位</th><th>古代(穴次)</th><th>现代(穴次)</th></tr>
<tr><td colspan="2">相同</td><td>水分35、足三里29、气海23、三阴交16、中脘14、关元12、脾俞11、神阙7、胃俞5、肾俞5、肝俞4</td><td>肝俞6、脾俞5、神阙5、水分5、气海4、三阴交4、足三里4、肾俞3、胃俞2、中脘2、关元2</td></tr>
<tr><td rowspan="3">相似</td><td>腹部</td><td>章门10、天枢8、上脘6、四满5、期门5、膻中5、气冲4、阴交4</td><td>(神阙等)</td></tr>
<tr><td>肝经</td><td>行间20、中封9</td><td>太冲2</td></tr>
<tr><td>脾经</td><td>(三阴交)</td><td>阴陵泉3</td></tr>
<tr><td rowspan="2">不同</td><td>下肢</td><td>公孙18、内庭14、复溜12、照海7、太白5、然谷5</td><td>阳陵泉2</td></tr>
<tr><td>上肢</td><td>支沟7</td><td>曲池2</td></tr>
</table>

表 9-4　所用方法的古今对照表

方法	古代(条次)	现代(篇次)
相同	艾灸35、针刺23、推拿6、刺血4、敷贴1	敷贴8、针刺5、艾灸4、推拿3、刺血1
不同	火针1、角法1	穴位注射2、刮痧1

根据以上各表,可对臌胀的古今针灸治疗特点作以下比较分析。

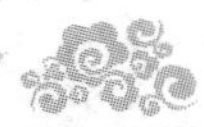

【循经取穴比较】

1. 古今均取任脉和胃、肝、脾经穴 本病主要表现为腹胀大，受累脏腑为肝、脾、肾等，而任脉循行于腹部正中，胃、肝、脾经行循于其两侧，任脉与肝、脾、肾等脏腑广泛联系，因此古今治疗本病皆取该四经穴。

表 9-5 古、今任脉、胃、肝、脾经穴次及其分占各自总穴次的百分比和其位次对照表

	古代	现代
任脉	119（27.93%，第一位）	18（25.35%，第二位）
胃经	67（15.73%，第二位）	4（5.63%，并列第五位）
肝经	46（10.80%，第三位）	6（8.45%，第四位）
脾经	45（10.56%，第四位）	8（11.27%，第三位）

表 9-5 显示，**古代比现代更重视胃经穴**，而其他三经的百分比，古今相近。就穴位而言，表 9-3 显示，**古今均多取任脉水分、气海、中脘、关元、神阙，胃经足三里，脾经三阴交，这是相同的。**古代还取上脘、膻中、阴交，这些与上述任脉穴是相似的；古代取肝经行间、中封，现代取太冲，这也是相似的。**在脾经上，古代选取足部公孙、太白，现代选取腿部阴陵泉；古代又取胃经穴天枢、气冲、内庭，肝经穴章门、期门，而现代取之不多，这些是不同的。**《灵枢经》所载胃经之“所生病”有“大腹水肿”一证，乃古代取胃经穴之例。

2. 古今均取膀胱经穴 《灵枢经·卫气》曰：“气在腹者，止于背俞”，因此肝、脾、肾、胃之气输注于膀胱经相应的背俞穴；西医学认为，控制肝、脾、肾、胃的自主神经多数从背部脊髓 T_6~L_1 发出，因而治疗本病多取膀胱经穴，在古、今文献中，分别为 36、21 穴次，分列诸经的第六、第一位，分占各自总穴次的 8.45%、

29.58%，可见**现代远比古代更多选取膀胱经穴**，此当是现代受神经学说影响的结果。就穴位而言，**古今均多取脾俞、胃俞、肾俞、肝俞，这是相同的**。

3. 古代选取肾经穴 肾经循行于腹部，肾主水液代谢，因此古代也选用肾经穴，共计37穴次，列诸经的第五位，占古代总穴次的8.69%，**常用穴为复溜、照海、然谷、四满等**。而现代取肾经穴为2穴次，列现代诸经的第七位，占现代总穴次的2.82%，未被列入常用经脉，不如古代。

4. 现代选取大肠经穴 大肠经循行"络肺，下膈，属大肠"，肺可通调水道，大肠位于小腹，因此现代治疗本病也选用大肠经穴，共计4穴次，列诸经的第五位（与胃经并列），占现代总穴次的5.63%，**常用穴为曲池**。而古代取大肠经穴为8穴次，列诸经的第七位（与三焦经、胆经并列），占古代总穴次的1.88%，未被列入常用经脉，不如现代。

【分部取穴比较】

1. 古今均取胸腹部穴 本病在腹，根据局部取穴法，治疗多取腹部（含胸脘与小腹）穴。

表9-6 古、今胸脘、小腹部穴次及其分占各自总穴次的百分比和其位次对照表

	古代	现代
胸脘	92（21.60%，第一位）	11（15.49%，第三位）
小腹	77（18.08%，第二位）	12（16.90%，第二位）

表9-6显示，**古代比现代更多地选取胸脘部穴**，而古今小腹部穴次的百分比相近。就穴位而言，表9-3显示，**古今均取水分、气海、中脘、关元、神阙，这是相同的**；古代还取章门、天枢、上脘、四满、期门、膻中、气冲、阴交等，这是相似的。

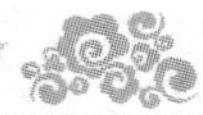

在古代腹部诸穴中，最高穴次属水分穴，达35穴次，列全身诸穴之首。如《医宗金鉴》云："水分胀满脐突硬，水道不利灸之良。"《医学入门》载：水分"主鼓胀绕脐，坚满不食，分利水道，止泄"。《针灸聚英》曰：水分穴"当小肠下口，至是泌别清浊，水液入膀胱，渣滓入大肠，故曰水分"。因该穴有分利水道之作用，《黄帝明堂灸经》等文献又名其为"分水"。

古代取胸腹部其他穴者，如《针灸大全》治"妇人脾气、血蛊、水蛊、气蛊、石蛊"，取膻中、水分、关元、气海等穴。《神灸经纶》曰："鼓胀：先灸中脘七壮，引胃中生发之气上行阳道。"《医学入门》云，神阙主治"水肿鼓胀，肠鸣卒死"。《太平圣惠方》称：章门主"腹胀如鼓，两胁积气如卵石也"。《医学入门》谓：天枢主"脐腹鼓胀"。《采艾编翼》载：上脘、期门、章门、建里、关元等穴治疗"鼓胀"。《针灸集书》语："章门、关元、四满、然谷、气冲，并治水肿，大气石水。"

现代取胸腹部穴者，如于松涛治疗药源性门脉性肝硬化腹水，针刺关元、中极、水分、水道、天枢等穴；么毅等治疗腹水，针刺建里、水分、阴交、中脘等穴，施兴奋性手法，以痠麻为度；梅运伟治疗肝硬化腹水，取脐部，用中药热熨与外敷；申卓彬介绍李少卿治疗"水臌症"的经验，取任脉与脾、胃、肾经在肚脐四周、少腹部的穴位，用针刺法。

2. 古今均取背部穴　前面已述，治疗本病多取膀胱经背俞穴，致使背部穴次较高。在古、今文献中，上背部分别为29、15穴次，分列古、今各部的第六、第一位，分占各自总穴次的6.81%、21.13%，显示**现代远比古代更多地选取上背部穴**。**现代又取下背部穴**，共计4穴次，列现代各部第七位（与足阴部并列），占现代总穴次的5.63%。而古代下背部未被纳入常用部位，共9穴次，列古代各部第十位，占古代总穴次的2.11%，不如现代。就穴位而言，**古今均多取脾俞、胃俞、肾俞、肝俞，这是相同的**。（可见古代虽然少取下背部穴，但下背部肾俞仍被纳入常用穴位）

古今取背部穴者，如明代《类经图翼》云：脾俞“治水肿鼓胀，气满泄泻”；胃俞“治水肿鼓胀，气膈不食”；“单腹胀：肝俞、脾俞、三焦俞、水分、公孙、大敦。”唐代《外台秘要》载：肾俞主“腹鼓大”。现代袁汉雄治疗肝硬化腹水，针刺肝俞、脾俞、肾俞穴，用先补后泻法；肖卫敏等则针刺肝俞、脾俞、肾俞、三焦俞等穴；王利东取背部督脉与膀胱经，用刮痧和按揉法；王雅琴取胸 4-10 华佗夹脊穴，用铺灸疗法。

3. 古今均取下肢阴面穴　因治疗本病选取足三阴经穴，而该三经循行于下肢阴面（含足阴、腿阴），因此该部位穴次较高。

表 9-7　古、今足阴、腿阴面穴次及其分占各自总穴次的百分比和其位次对照表

	古代	现代
足阴	72（16.90%，第三位）	4（5.63%，并列第七位）
腿阴	36（8.45%，第四位）	9（12.68%，第四位）

表 9-7 显示，**古代比现代更多地选取足阴部穴，而现代比古代更多地选取腿阴面穴**，就穴位而言，**古今均多取三阴交，这是相同的**；古代还取行间、中封，现代则取太冲，这是相似的；**古代又取公孙、复溜、照海、太白、然谷等，现代则取阴陵泉**，这有所不同。可见古代多取远心部穴，显示对经络学说的重视，而现代取穴有向近心部发展的倾向。

古代取下肢阴面穴者，如《神应经》云：“鼓胀：复溜、中封、公孙、太白、水分、三阴交。”《医学入门》载：行间“主浑身蛊胀，单腹蛊胀，妇人血蛊”。《千备急金要方》曰：“太白、公孙主腹胀食不化，鼓胀，腹中气大满。”《针灸逢源》道：“蛊胀应知照海灵（照海通阴跷脉，与列缺应）。”《针灸甲乙经》言：“石水，章门及然谷主之。”此外，《百症赋》道：“阴陵水分，去水肿之脐盈。”显示古人亦取阴陵泉，尽管其统计次数不高。

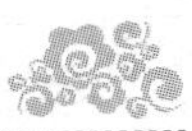

现代取下肢阴面穴者，如于松涛治愈药源性门脉性肝硬化腹水，针刺阴陵泉、三阴交、太冲、蠡沟、内关、太溪等穴；肖卫敏等治疗肝硬化腹水，针刺足三里、三阴交、复溜等穴；陈国献治疗肝脾血瘀型终末期肝硬化腹水，针刺阴陵泉、三阴交、太溪等，用平补平泻法；申卓彬介绍李少卿治疗"水臌症"的经验，针刺脾、胃、肾经在下肢内外侧直至足趾的穴位。

4. 古今均取腿阳面穴　治疗本病多取胃经等足阳经穴，而足阳经循行于腿阳面，因此在古、今文献中，腿阳面分别为35、7穴次，同列古今各部的第七位，分占各自总穴次的8.22%、9.86%，古今百分比相近。就穴位而言，**古今均取足三里，这是相同的**，足三里为胃经合穴，属土经土穴，按照五行生克关系而言，土可克水，故补足三里可治疗腹水；**现代还取阳陵泉，古代取之不多，这是不同的**。

古今取腿阳面穴者，如清代《医宗金鉴》道：足三里主"噎膈鼓胀水肿喘"。明代《马丹阳天星十二穴歌》道：足三里主"气蛊疾诸般"。现代申卓彬介绍庞先生治疗"肝硬化腹水失代偿期"的经验，针刺足三里、阴陵泉等穴；耿读海等治疗肝硬化腹水，针刺足三里、阳陵泉、三阴交，用平补平泻手法；么毅等治疗腹水，针刺足三里、三阴交、合谷等穴，运用兴奋手法，以瘆麻为度。

5. 古代选取足阳部穴　前面已述，胃经穴可治疗本病，而胃循行经足阳部，因此古代文献中足阳部达21穴次，列各部的第七位，占古代总穴次的4.93%，**常用穴为内庭**，该穴为胃经荥穴，属土经水穴，在此穴上施予适当的补泻手法，则可补土泻水。如《针灸大全》载："内庭治石(蛊)"，即为例。而现代取足阳部为0穴次，远不如古代。

6. 现代选取臂阳面穴　前面已述，现代治疗本病选用大肠经穴，致使现代臂阳面达5穴次，列各部的第六位，占现代总穴次的7.04%，**常用穴即曲池**。如徐少廷等治疗水肿臌胀，针刺中脘、气海、足三里、曲池等穴；袁汉雄治疗肝硬化腹水，针刺曲池、内关等穴，用先补后泻法。

而古代取臂阳面共14穴次，占古代各部的第八位，占古代总穴次的3.29%，未被列入常用经脉，不如现代。但表9-3显示，**古代常取臂阳面三焦经支沟穴**，此当是三焦经可疏通水道之缘故，而支沟属该经之火穴。如《磐石金直刺秘传》言："水蛊四肢浮肿：支沟（泻）、水分、关元。"

【辨证取穴比较】

检索结果显示，古代针灸所治水臌、气臌、血臌、虚臌、寒臌、热臌分别为29、16、9、7、4、2条次，可见古代臌胀以水臌为最多，其次为气鼓，再次为血臌和虚臌，而寒臌、热臌则较少。统计分析显示，**腹部穴、背部穴、足三里，以及脾、脾、肾、胃经在四肢部的穴位均可治疗多种甚至各种臌胀，诸臌之间并无差异**，这是共同的，与前述本病的常规取穴也是一致的，并无特异性。

首先，腹部穴可治疗水、气、血、虚、寒、热诸臌，如《外台秘要》言：脐中"主水肿臌胀"。《太平圣惠方》记：章门主"腹胀如鼓，两胁积气如卵石也"。敦煌医书《火灸疗法》语："热症入血，寒症隐痛，肠痨腹水"，"腹部肿胀和尿闭，于肚脐上侧量一指，火灸十三壮即可治愈"。《扁鹊心书》云："虚劳臌胀，泄泻等证，急灸中脘五十壮，关元百壮，可保全生。"《针灸甲乙经》曰："振寒大腹石水，四满主之。""石水，痛引胁下胀，头眩痛，身尽热，关元主之。"

其次，背部穴可治疗水、气、血、寒诸臌，如《类经图翼》谓：胃俞主"一传治水肿鼓胀"；脾俞主"一传治水肿鼓胀，气满泄泻，年久不止"。《西法针灸》述："肝脏充血"，"肝脏加大，表面平滑，质颇坚硬，间起吐泻，或患腹水"，针刺肝俞、胆俞等穴。《针灸甲乙经》称："胪胀水肿，食饮不下，恶寒，胃仓主之。"

再次，足三里可治疗水、气、血、虚诸臌，如《医学入门》曰：足三里主"水肿，心腹鼓胀"。《针灸集书》言：足三里主"肠鸣腹满，

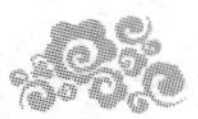

气鼓”。《针灸大全》云：照海配足三里等穴，治疗“女人血分单腹气喘”。《马丹阳天星十二穴歌》道：足三里主“伤寒羸瘦损，气蛊疾诸般”。

此外，《针灸大全》语：照海配膻中、水分、关元、气海、足三里、行间、公孙、内庭、支沟、三阴交，治疗“妇人脾气、血蛊、水蛊、气蛊、石蛊”。《针灸秘授全书》称：“血水气石蛊：行间、水分、公孙、内庭，以上重灸，再加灸支沟、关元、气海、三里、三阴交。”此2方亦显示，腹部、足三里，以及肝、脾、肾、胃等相关经穴均可治疗血、水、气、石诸鼓，诸鼓之间亦无差异。

但通过仔细辨析，发现水、血、气、虚、寒诸臌的取穴似还有以下各自特点。

1. 水臌　古人治疗水臌**多取水分和偏历**，分别为7、3穴次，较为突出。如《太平圣惠方》谓：分水主“水气浮肿，鼓胀肠鸣，状如雷声，时上冲心”。《针灸大成》载：“水分治水（蛊）。”《标幽赋》道：“刺偏历利小便，医大人水蛊。”前面已述，水分为分利水道之要穴；而偏历为大肠经之络穴，通肺经，取之则可通调水道，有“提壶揭盖”之功。

2. 血臌　**古人治疗血臌**多取行间　共计7穴次，令人瞩目。如《针灸大全》曰：“行间治血（蛊）。”《医学入门》云：“行间：主浑身蛊胀，单腹蛊胀，妇人血蛊。”行间为肝经荥穴，“阴之荥输”主“阴之阴者”（出《灵枢经·寿夭刚柔》），即主肝脏，而肝主藏血，故行间治疗血臌。

3. 气臌　古人治疗气臌**多取公孙与脾胃经穴**，其中公孙亦达7穴次。如《备急千金要方》言：“太白、公孙主腹胀食不化，鼓胀，腹中气大满。”《针灸大全》语：“公孙治气（蛊）。”《针灸大成》谓：“气蛊胸腿疼难止，冲阳公孙一刺康。”公孙为冲脉之交会穴，“冲脉为病，逆气里急”（《素问·骨空论》），故可治疗胸腹里急之气鼓。脾胃主持升清降浊，调理气机的运行，故治疗气臌又取脾胃经其他穴，如上述太白、冲阳等。

4. 虚臌、寒臌　古人治疗虚臌、寒臌**多取公孙**，分别为3、1穴次。如《灵枢经·经脉》载：公孙主"虚则鼓胀"。《备急千金要方》记：公孙主"脾病虚则胃寒，寒则腹中鼓胀"。公孙为脾经络穴，联络胃经，又通冲脉，而脾胃可补后天之本，冲脉为"五脏六腑之海"，"气渗诸阳，血灌诸阴"（《太素》），故公孙能补虚益气，治疗虚臌寒臌。

现代治疗的臌胀，也以腹水（即水臌）为多，其中尤以肝硬化腹水为多；其次亦为气腹（即气臌，如下文所述杨显新、尤益人，以及余志勇介绍伍天民治疗手术后腹胀，以及袁九棱治疗急性肠梗阻引起的腹胀，均属气臌）。对于现代治疗腹水及气腹的报道进行分析，未能确定它们之间的取穴差异，相关内容请参阅本节上下文的有关段落。而在现代报道中，有关针灸治疗血臌、虚臌、寒臌、热臌者较少。

【针灸方法比较】

1. 古今均用艾灸　由于针刺（尤其是针刺腹部穴）治疗本病，有一定的风险，因此古人少用针刺，甚至禁用针刺，转而多采用灸法。如《类经图翼》曰："鼓胀：大抵水肿极禁针刺。"《千金翼方》云："水分主水肿胀满，不能食，坚硬，灸日七壮至四百即止；忌针，针，水出尽即死，水病灸至差。"《铜人腧穴针灸图经》载：水分主"腹坚如鼓，水肿肠鸣，胃虚胀，不嗜食"，"若水病，灸之大良，可灸七壮至百壮止，禁不可针"。检索显示，在本病的古、今文献中，涉及艾灸者分别为35条次、4篇次，分列古、今诸法之第一、第三位，分占各自总条（篇）次的22.58%和14.29%，可见**古代比现代更多地采用艾灸疗法**，此与古代多灸，现代多针的状况相合。

艾灸可促进人体自身的调节功能，因而古人用其治疗各种臌胀，在前面已有阐述；而艾叶性温，用火烧灼则热力更强，因此**对虚者、寒者尤为适合**。如《扁鹊心书》言："水肿臌胀，小便不通，气喘不卧"，"急灸命关二百壮，以救脾气，再灸关元三百壮，以扶

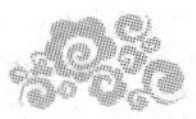

肾，水自运消矣”。“凡饮食冷物太过，脾胃被伤”，“庸医多误下药，致一时变生，腹大水肿，急灸命关二百壮，以保性命”。

古代治疗本病的艾灸取穴，**常根据病变部位选取相应局部穴位**，如《灸法秘传》语：“臌胀在上，灸于上脘；在中，灸于中脘；在下，灸于下脘，或灸气海。至若胀及两胁者，灸于期门；胀及腰背者，灸于胃俞；胀至两腿者，灸足三里；胀至两足者，灸行间可也。”由于本病主要部位在腹，因此**古代艾灸以胸腹部穴为多**，共计38穴次，占艾灸总穴次（63穴次）的60.32%；而在前述本病总体取穴特点中，古代取胸腹部共167穴次，占总穴次的39.67%，可见与总体取穴相比，古代艾灸更多选取胸腹部穴，常用者为水分、气海、天枢、关元、中脘、命关等。如《扁鹊心书》称：“妇人产后腹胀水肿，灸命关百壮，脐下三百壮。”《类经图翼》谓：气海主“气胀水鼓黄肿，四时宜多灸”。水分主“腹胀水肿，可灸十四壮至二十一壮”。《医宗金鉴》道：天枢“兼灸鼓胀癥瘕病，艾火多加病必康”。《西法针灸》述：“肝脏变硬”，“呕吐鼓肠”，“兼患腹水”，“灸腹部亦佳”。

就方法而言，古人除了采用常规灸法外，**还采用“太乙神针”灸与灯火灸**。如《太乙神针》载：上脘主“伏梁，气蛊状如覆盆”，即用“太乙神针”灸法。《小儿烧针法》曰：“肚胀如鼓，青筋现露”，“用灯火烧眉心一点，两太阳穴各一点，囟门四点，平心三点，烧脐四点，即愈”。即是用灯火灸法。

关于艾灸的强度，**古人灸治成人的刺激量较大**，如《针灸则·鼓胀》云：“灸：水分、三阴交（五百壮）。”《千金翼方》言：“鼓胀，灸中封二百壮。”《针灸集成》语：“水肿腹胀：水分、三阴交、阴交并百壮”。而**灸治小儿的刺激量较小**，如《西法针灸》称：“慢性肠加答儿”，“下腹部压重，鼓胀”，“小儿宜灸点天枢”。此处“灸点”，笔者疑为“点灸”之误，刺激量较小。而古代亦有人根据不同年龄，灸不同的壮数，被称为**“随年壮”**，这是比较实事求是的，如《备急千金要方》谓：“胀满水肿，灸脾俞随年壮，三报。”

现代用灸法治疗本病者,如杨显新治疗腹部手术后的腹胀,取中脘、天枢、气海、足三里,用艾条施温和灸;余志勇介绍伍天民治疗腹部手术后的腹胀,取脐中,用隔葱盐灸;黄金昶治疗癌性腹水,取神阙穴,用干蟾、黄芪、老鹳草等作隔药灸;周学章等治疗晚期血吸虫病肝硬化之腹水,取大椎、中脘、痞根、水分,用化脓灸;王雅琴治疗肝硬化腹水,取胸4-10华佗夹脊穴,用甘遂、二丑、木香、冰片等作铺灸。由上可见,古今艾灸均取腹部穴,这是相同的;古代采用的"太乙神针"灸与灯火灸,现代报道较少;而**现代采用的化脓灸、隔物灸、背部铺灸**,在古代文献中未见记载。

2. 古今均用针刺　在本病的古、今文献中,涉及针刺者分别为23条次、5篇次,同列古、今诸法之第二位,分占各自总条(篇)次的14.84%和17.86%,可见现代百分比略高于古代。

(1)**针刺取穴**:前面艾灸段落已述,古代治疗本病曾禁止针刺腹部穴。但随着临床经验的积累,不少古代医家认为可在腹部用针刺,甚至专取腹部穴以泻水,致使腹部穴次升高。统计结果显示,古人治疗本病针刺胸腹部共34穴次,占针刺总穴次的56.67%;而前述在本病总体取穴中,古代胸腹部穴次占总穴次的39.67%,可见与总体取穴相比,**古代针刺多取胸腹部穴**,其中常用穴为中脘、气海、水分等。如《医学纲目》曰:"鼓胀之状,腹身皆大:脐上下左右(各刺二寸二分)、中脘、通关、三里(手)。"《针灸则·鼓胀》云:"针:中脘、石门、气海。"《西法针灸》言:"肝脏充血","或患腹水","于左列之部轻针之:中脘、上脘、建里、梁门、太乙、天枢、日月、肝俞、胆俞。"(本例用"轻刺"值得注意)

现代治疗本病也针刺腹部穴,如现代尤益人治疗手术后腹部膨胀如鼓,先刺大肠俞、次髎,然后选用足三里、公孙、三阴交、太冲、支沟等穴,待腹部松舒,加刺腹部穴中脘、气海、天枢。可见对于臌胀较甚者,尤益人在针刺腹部穴时还是相当谨慎的,要待腹部松舒后再针,这与古人"禁不可针"和"轻刺"思想有相似之处。现代在腹部还有采用沿皮刺者,如肖卫敏等治疗肝硬化腹水,针

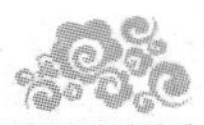

刺中脘透水分，水分透气海，气海透中极；耿读海等治疗肝硬化腹水，针刺大巨透水道；陈国献治疗肝脾血瘀型终末期肝硬化腹水，针刺关元沿腹壁向下平刺，用补法。沿皮刺较浅，用于腹部穴则较安全，故被采用。

其次，**古人针刺又取下肢部、背部穴**，分别为14、6穴次，如清代《医宗金鉴》道：太溪主“妇人水蛊胸胁满，金针刺后自安宁”；内庭穴“兼刺妇人食蛊胀”。民国初期《针灸简易》载：中封治“鼓胀五淋四分刺”。《西法针灸》称：“肝脏变硬”，“呕吐鼓肠”，“兼患腹水”，“于左列之部针之：隐白、脾俞、胃俞、肝俞，或针障害部”。现代针刺下肢部与背部穴者，在上述“古今均取背部穴”与“古今均取下肢阴面穴”中已作介绍。

（2）**针刺方法**：前面已述，古人治疗本病不但在腹部下针，而且还**在腹部采用针刺放水法**，此比西医学的抽取腹水法要早一千多年。如《肘后备急方》曰：“若唯腹大，下之不去，便针脐下二寸，入数分，令水出，孔合须腹减乃止。”《医学纲目》云：“经脉不通，变成瘕症，饮食如常，腹渐大如蛊：气海（用针通管去其泻水恶物）、阴交（取法亦如上，去其恶物）。”又如《针灸集成》言：“浮肿鼓胀”，“愚自臆料以谓等死，莫如救急，针水分，出水三分之二，胀下至脐，未至脐水，急用血竭末或寒水石末涂敷针穴，即塞止水”。这表明彼时针家已知道放水不宜过多，当适可而止，为了防止出水不止，则在针孔处涂敷血竭末、寒水石末。《针灸集成》还采用按压止水法：“水肿腹胀：中脘针后按其孔，勿令出水。”而现代腹水临床使用针刺放水者甚少，当是西医学的抽取腹水法更为科学、有效和安全的缘故。

古人针刺还**采用盘、刮、提与连环针法**，如《琼瑶神书》载：“治单腹胀鼓血气等痛二百三十七法：左右七盘中脘间，重加左刮七遭还，气海提补多刮取，三里提补泻内关。”其中盘法即入针后，手持针柄作圆环形轻盘摇转；提法即针刺入穴后，向上抽提；刮法即用指甲向上或向下刮动针柄的方法，这些手法可促使针下得气和加强针感。又如《续名医类案》谓："三原民荀氏妇者，病蛊胀，诸医束手，气已绝矣"，"以连环针针心窍上，久之遂醒，不知身之已死也，视之果有上下二孔"。其中"连环针"如何刺，尚待考证。而现代治疗本病采用盘、刮、提与连环针法的报道中较为少见。

古今针刺也**据虚实而施补泻手法**，检索显示，古代治疗本病用泻法共4条次，补法共1条次，泻法多于补法，这从一个侧面显示，本病以实证为多。除了上述《琼瑶神书》采用补泻手法外，又如《长桑君天星秘诀歌》道："肚腹浮肿胀膨膨，先针水分泻建里。"《磐石金直刺秘传》曰："水蛊四肢浮肿：支沟（泻）、水分、关元。"《针方六集》载：行间"治浑身蛊胀，单泻"。而《医宗金鉴》则采用补泻结合的方法：公孙"兼治妇人气蛊病，先补后泻自然瘥"。

现代用补泻者，如申卓彬治疗肝硬化腹水，针刺足三里、阴陵泉，用泻法；袁九棱治疗急性蛔虫性肠梗阻引起的腹胀如鼓，针天枢、气海、足三里，施提插捻转泻法，45分钟后即有大量蛔虫和稀便排出；陈国献治疗肝脾血瘀型终末期肝硬化腹水，针太冲用泻法，针关元沿腹壁向下平刺，用补法；袁汉雄治疗肝硬化腹水，针刺曲池、肝俞、脾俞、肾俞、中脘、三阴交、内关、足三里、百会、天柱、气海等穴，用先补后泻法。由上可见，现代也用补泻手法，与古代有相似之处。

现代还进行了针刺的动物实验，如张仲一等治疗腹水模型动物家兔，取头针伏脏区的上、中、下三焦穴，倒脏区的下焦穴及枕后部的呼循区，用针刺，取得利水效果，这样的研究在古代是没有的，是现代针灸工作者的贡献。

3. 古今均用刺血　本病往往有血液循环障碍，因此古今均有采用刺血疗法者。如《灵枢经·水胀》云："帝曰，肤胀鼓胀可刺邪？曰，先泻其胀之血络，后调其经，刺去其血络也。"敦煌医书《吐番医疗术》（译文）曰："肝腹水，可在病变部位割刺放血，并在

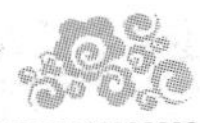

有腹水处拔角罐，化脓则好。”此外，清代《痧惊合璧》载有“木痧”一证：“头大面肿，肚胀阴囊缩木痛，心烦延久，手足细，形如膨胀”，“刺天庭，放两耳坠，放地阁，刺膻中穴，放左右胁梢各一针”，其中“放”即放痧，属刺血范畴。放痧部位为“耳坠”、“地阁”（承浆穴下，下颌骨下中央端点）、“胁梢”（胁肋部），前两部位治“头大面肿”，后者治“肚胀”。由上述记载可见，古代**刺血的部位是病变局部或相应经络的瘀血积滞之处**，同时又可采用拔罐和化脓疗法。

现代用刺血者，如申卓彬介绍庞先生治疗肝硬化腹水失代偿期，用圆利针点刺腹部怒张血管，挤出黑色血液；申卓彬治疗肝硬化腹水，门静脉高压症，取建里、水分、阴交、气海、关元、梁门、太乙、天枢、大巨、水道等，予以络刺出血；于松涛治愈药源性门脉性肝硬化腹水，取胸前、背后红点处和静脉怒张处，以及四白、章门、上眼睑内缘、隐白、大敦和背俞穴，予点刺放血。可见**现代刺络的部位与古代相吻合**。

4. 古今均用推拿　古今治疗本病亦有用推拿疗法者，将物理之力作用于患者穴位上，以调整患者的生理功能和病理状态。如清末《小儿烧针法》治疗“肚胀如鼓，青筋现露”，“用生姜、潮粉渣、桃皮、飞盐推之。”其中桃皮可利水，生姜能下气，盐当为推拿介质，而潮粉渣尚待考证。民国初年《西法针灸》治疗急、慢性“肠加答儿”（肠炎）之“鼓胀”，予“按摩腹部”，“指按腹部，呼痛甚者，则轻轻按摩，后再施温罨法”；治疗“肝脏充血”（即肝肿大）之“腹水”，“按摩腹背诸部”；治疗“肝脏变硬”之“鼓肠”及“兼患腹水”，“按摩腹背诸部”。现代梅运伟治疗肝硬化腹水，按压阳陵泉、阴陵泉与足三里等穴；王利东则按揉肝俞、脾俞、膀胱俞、水分、气海、阴陵泉、三阴交、太冲等穴；崔敬姬等治疗腹水，取三阴交，注入呋塞米（速尿），并予按摩。由上可知，古今均用推拿治疗本病，这是相吻合的。

5. 古今均用敷贴　在本病的古、今文献中，涉及敷贴者分别为 1 条次、8 篇次，分列古、今诸法之第五（并列）、第一位，分占各自总条(篇)次的0.65%和28.57%,可见**现代远比古代更多地采用敷贴疗法**,此当是现代发现此法有效而又安全的缘故,因而得以推广。

古代用敷贴者,如《寿世保元》曰:"蛊胀,贴心下脐上,煨木鳖子肉,焙手摩百次。"此方取胃脘部穴,贴以相应膏药,敷以木鳖子肉,木鳖子肉性寒味苦,可解毒消肿;在按摩之前将手焙热,加用按摩的方法,既有物理力的治疗作用,又加热以促使皮肤对药物有效成分的吸收,或被称为药物按摩。

现代用敷贴者较多,所取穴位与所用药物也比古代有较大发展。就取穴而言,现代多取神阙穴,也有人取其他穴位。取神阙等腹部穴者,如徐文军等治疗肝硬化腹水,取神阙穴,敷贴中药田螺、麝香、牛黄等;吕文哲等则取神阙穴,外敷"敷脐散"(含大戟、商陆、芫花、牵牛子、冰片、硫黄);罗绪林等取神阙和肝部、脾部的期门、章门穴,外敷甘遂、大戟、三棱、莪术等;黄琴峰等取神阙、期门穴,敷贴中药软肝膏(桃仁、三棱、柴胡、当归、黄芪等);詹继红等治疗肾病综合征难治性腹水,取神阙穴,敷贴"敷脐消水膏"(含甘遂、甘草、肉桂、沉香、冰片)。

现代敷贴取四肢部穴者,如姚保泰治疗肝硬化腹水,取曲泉穴,外敷甘遂、甘草粉;任大昌则取阳陵泉、阴陵泉与足三里等穴,用雄黄、斑蝥、血竭等中药制成的膏药作穴位敷贴,使皮肤起泡。此处敷贴后要求起泡,又名"天灸",引人注意。

上述药物中,甘遂、大戟、商陆、芫花、牵牛子、田螺可泻水消肿;三棱、莪术、桃仁、当归、血竭可破血理血:麝香、沉香可破气行气:牛黄、雄黄、硫黄可解毒;冰片可清热:肉桂可温肾;黄芪可补气;斑蝥可发泡。

现代还进行了动物实验研究,进一步验证敷贴疗法对本病的疗效,如桑凤梅等治疗小鼠艾氏腹水癌,取"肝俞""脾俞""肾俞""三焦俞""膀胱俞"及"水分",敷以中药"抗癌腹水膏"(由西洋参、蛇舌草、蜈蚣等组成),结果显示可抑制腹水量,延长生存

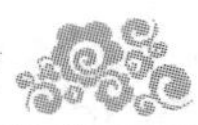

期，减少癌细胞，增强免疫功能；田建辉等治疗小鼠艾氏腹水癌，取“水分”“肝俞”“脾俞”“肾俞”“膀胱俞”“三焦俞”，贴敷“抗癌腹水膏”（由甘遂、牵牛子、大腹皮等组成），结果显示 sIL-2R 得以下降。这些研究在古代是没有的，也是现代科研工作者对古老针灸学的发展。

6. 古代采用火针　火针是针刺与烧灼相结合的治疗方法，可以达到较深的烧灼深度，亦被古人用以治疗本病。如《金针百日通》曰：“水肿鼓胀，迟不为治，则伤生矣，先向中上脘、气海，火针深刺，其外所蓄之水去，其内所藏之积化，再为几次施治，而病自愈矣。”而在现代本病临床上少见用火针的报道。

7. 现代采用的其他疗法　现代临床治疗本病还采用穴位注射和经络刮痧疗法，这些在古代文献中未见记载，当是现代针灸工作者的发展。

（1）**穴位注射**：如李迎霞等治疗顽固性腹水，取肝俞、肾俞、三阴交、水分等穴，注入速尿；石磊等治疗肝硬化腹水，取委中穴，注入速尿；上述推拿段落中崔敬姬等取三阴交，注入速尿，亦为例。

（2）**刮痧**：如前面“古今均取背部穴”中所述，王利东治疗肝硬化腹水，取背部督脉与膀胱经，用经络全息刮痧法。

【结语】

根据上述对古今文献的统计与分析结果，兹提出治疗臌胀的参考处方如下（无下划线者为古今均用穴，下划曲线者为古代所用穴，下划直线者为现代所用穴）：①胸腹部穴水分、气海、中脘、关元、神阙、上脘、膻中、阴交、章门、期门、天枢、气冲、四满等；②背部穴脾俞、胃俞、肾俞、肝俞等；③下肢阴面穴三阴交、公孙、太白、行间、中封、复溜、照海、然谷、阴陵泉、太冲等；④腿阳面穴足三里、阳陵泉等。此外还可选用足阳部穴内庭，臂阳面穴支沟、曲池等。临床可根据病情，在上述处方中选用若干相关穴位。对于水臌可考虑取水分和偏历，血臌可考虑取行间，气臌可考虑取公孙与脾胃经穴，虚臌、寒臌则考虑取公孙。

就治疗方法而言，可用艾灸，包括“太乙神针”灸、灯火灸、化脓灸、隔物灸、背部铺灸等；针刺，包括补泻手法，以及盘、刮、提与连环针等方法；也可采用刺血、敷贴、推拿、火针，以及穴位注射、刮痧等疗法。

历代文献摘录

[唐代及其以前文献摘录]

《灵枢经·经脉》:“公孙……虚则鼓胀。”

《灵枢经·水胀》:“黄帝曰，肤胀、鼓胀可刺邪？岐伯曰，先泻其胀之血络，后调其经，刺去其血络也。”

《针灸甲乙经》(卷八·第四):“水肿腹大，水胀，水气行皮中，石门主之。”“石水，痛引胁下胀，头眩痛，身尽热，关元主之。”“振寒大腹石水，四满主之。”“石水，刺气冲。”“石水，章门及然谷主之。”“石水，天泉主之。”“水腹[一本有“肿”字]胀，皮肿，三里主之。”

《针灸甲乙经》(卷九·第七):“胪胀水肿，食饮不下，恶[一本作“多”字]寒，胃仓主之。”

《针灸甲乙经》(卷十一·第二):“虚[一本作“霍”字]则鼓胀[一本作“浊”]，腹中气大满[一本作“滞”]……公孙主之。”

《肘后备急方》(卷四·第二十五):“若唯腹大，下之不去，便针脐下二寸，入数分，令水出，孔合须腹减乃止。”

《备急千金要方》(卷十一·第四):“又云此二穴[指中封、下满]喉肿厥逆，五脏所苦，鼓胀并悉主之。”

《备急千金要方》(卷十五上·第一):“公孙……脾病虚则胃寒，寒则腹中鼓胀，胀则阴病，阴脉反小于寸口一倍。”

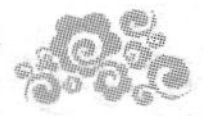

《备急千金要方》(卷十六·第七):"胀满水肿,灸脾俞随年壮,三报。"

《备急千金要方》(卷三十·第二):"太白、公孙主腹胀食不化,鼓胀,腹中气大满。""章门主身润,石水,身肿。""四满、然谷,主大腹石水。"

《千金翼方》(卷二十八·第四):"石水,灸然谷、气冲、四满、章门。""水分主水肿胀满,不能食,坚硬,灸日七壮至四百即止,忌针,针,水出尽即死,水病灸至差。""鼓胀,灸中封二百壮。"

敦煌医书《火灸疗法》P·T127:"热症入血,寒症隐痛,肠痨腹水,下肢双脚冰冷……于肚脐上侧量一指,火灸十三壮即可治愈。"

敦煌医书《吐番医疗术》P·T1057:"肝腹水,可在病变部位割刺放血,并在有腹水处拔角罐,化脓则好。"

敦煌医书《灸法图》S·6168:"傍光俞,在十九椎两相,相去二寸三分,主下焦 __,膀胱津液续断,妇女如任身壮……在下胋灸之一百壮,佳。"

《外台秘要》(卷三十九·第十):"脐中……甄权云,主水肿臌胀。"

《外台秘要》(卷三十九·第十一):"肾俞……腹鼓大。"

[宋、金、元代文献摘录]

《太平圣惠方》(卷一百):"章门……腹胀如鼓,两胁积气如卵石也。""分水……主水气浮肿,鼓胀肠鸣。""复留……腹鼓胀[原无此字,据《黄帝明堂灸经》改]……十水病。"

《铜人腧穴针灸图经》(卷四·腹部):"水分……腹坚如鼓,水肿肠鸣……若水病,灸之大良,可灸七壮至百壮止,禁不可针。"

《铜人腧穴针灸图经》(卷五·足太阴):"地[原作"池",据《圣济总录》改]机……腹胁气胀,水肿,腹坚。"

《琼瑶神书》(卷二·二百七十三):"治单腹胀鼓血气等痛二

百三十七法：左右七盘中脘间，重加左刮七遭还，气海提补多刮取，三里提补泻内关。”

《西方子明堂灸经》(卷一·腹)：“气冲……大气石水，及腹中满。”

《西方子明堂灸经》(卷三·足阳明)：“三里……胸腹中瘀血，水肿，腹胀。”

《扁鹊心书》(卷上·黄帝灸法)：“妇人产后腹胀水肿，灸命关百壮，脐下三百壮。”

《扁鹊心书》(卷上·窦材灸法)：“水肿臌胀，小便不通，气喘不卧……急灸命关二百壮，以救脾气，再灸关元三百壮，以扶肾，水自运消矣。”

《扁鹊心书》(卷中·内伤)：“内伤：由饮食失节，损其脾气……变生他病，成虚劳臌胀，泄泻等证，急灸中脘五十壮，关元百壮，可保全生。”

《扁鹊心书》(卷中·痞闷)：“凡饮食冷物太过，脾胃被伤……庸医多误下药，致一时变生，腹大水肿，急灸命关二百壮，以保性命。”

《针经指南》(标幽赋)：“刺偏历利小便，医大人水蛊。”

《扁鹊神应针灸玉龙经》(六十六穴治证)：“偏历……水蛊，小便不利。”“行间……水蛊，胀满。”

《扁鹊神应针灸玉龙经》(磐石金直刺秘传)：“水蛊四肢浮肿：支沟(泻)、水分、关元。”

[明代文献摘录]

《神应经》(腹痛胀满部)：“鼓胀：复溜、中封、公孙、太白、水分、三阴交。”

《神应经》(肿胀部)：“肿，水气胀满：复溜、神阙。”“鼓胀：复溜、公孙、中封、太白、水分。”

《针灸大全》(卷一·长桑君天星秘诀歌)：“肚腹浮肿胀膨膨，

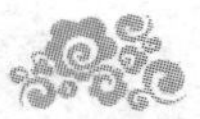

先针水分泻建里。”

《针灸大全》(卷一·马丹阳天星十二穴歌):“三里……气蛊疾诸般。”[原出《琼瑶神书》(卷三·治病手法歌)]

《针灸大全》(卷四·八法主治病症):“照海……妇人脾气、血蛊、水蛊、气蛊、石蛊:膻中一穴、水分一穴、关元一穴、气海一穴、三里二穴、行间二穴(治血)、公孙二穴(治气)、内庭二穴、支沟二穴、三阴交二穴。”“照海……女人血分单腹气喘:下脘一穴、膻中一穴、气海一穴、三里二穴、行间二穴。”“照海……单腹蛊胀,气喘不息:膻中一穴、气海一穴、水分一穴、三里二穴、行间二穴、三阴交二穴。”

《针灸集书》(卷上·鼓胀):“水分、神阙、公孙、复溜、章门、四满、太白、中封,以上穴治鼓胀,腹坚如鼓,两胁积气如卵石。”

《针灸集书》(卷上·水肿):“章门、关元、四满、然谷、气冲,并治水肿,大气石水。”

《针灸集书》(卷上·马丹阳天星十一穴):“三里穴……肠鸣腹满,气鼓。”

《针灸捷径》(卷之下):“双单鼓胀:膈俞、章门、肾俞、支沟、三阴交、肩井、期门、中管、水分、气海、天枢、[足]三里、内庭。”

《针灸聚英》(卷一上·足阳明):“天枢……食不下,水肿……伤寒饮水过多,腹胀气喘。”

《针灸聚英》(卷二·杂病):“臌胀……针上脘、三里、章门、阴谷、关元、期门、行间、脾俞、悬钟、承满。”

《针灸聚英》(卷四上·玉龙赋):“阴交水分三里,蛊胀宜刺。”

《针灸聚英》(卷四上·百证赋):“阴陵水分,去水肿之脐盈。”

《针灸聚英》(卷四下·六十六穴歌):“腹胀肿水蛊,宜于复溜针。”

《医学入门》(卷一·治病要穴):“水分:主鼓胀绕脐,坚满不食,分利水道,止泄。”“神阙……又治水肿,鼓胀,肠鸣。”“气海……水肿,心腹鼓胀。”“天枢……脾泄及脐腹鼓胀,癥瘕。”“足三里……水肿，心腹鼓胀，噎膈。”“内庭……妇人食蛊。”“公孙……妇人气蛊。”“行间：主浑身蛊胀，单腹蛊胀，妇人血蛊。”“太溪……妇人水蛊。”

《医学纲目》（卷二十三·产后大小便不通）：“（心）治妇人产后，忽小腹胀如蛊，大小便不通：气海、三里、关元、三阴交、阴谷主之。”

《医学纲目》（卷二十四·小腹胀）：“（秘）鼓胀之状，腹身皆大：脐上下左右（各刺二寸二分）、中脘、通关、三里（手）。”“（世）单蛊胀，气喘：水分（在分水旁各一寸半）。”

《医学纲目》（卷三十四·经闭）：“（心）经脉不通，变成瘕症，饮食如常，腹渐大如蛊：气海（用针通管去其泻水恶物）、阴交（取法亦如上，去其恶物）。”

《医学纲目》（卷三十四·赤白带）：“（桑）赤带（《心术》如下赤带不已，渐渐如蛊，亦用此法）：气海、中极、委中。”“白带（《心术》如下白带不已，渐渐如蛊，亦用此法）：曲骨、承阴、中极。”

《杨敬斋针灸全书》（下卷）：“蛊胀：肩井、期门、中管、气海、天枢、支沟、［足］三里、三阴交、内庭。”［原出《针灸捷径》（卷之下）］

《针灸大成》（卷五·十二经井穴）：“足阳明井……足痛，气蛊。”

《针灸大成》（卷五·十二经治症主客原络）：“气蛊胸腿疼难止，冲阳公孙一刺康。”

《针灸大成》（卷五·八脉图并治症穴）：“水分治水［蛊］。”“内庭治石［蛊］。”“照海……气血两蛊：行间、关元、水分、公孙、气海、临泣。”

《针灸大成》（卷九·治症总要）：“第六十三．单蛊胀：气海、行间、三里、内庭、水分、食关……三里、三阴交、行间、内庭。”“第六十四．双蛊胀：支沟、合谷、曲池、水分……三里、三阴交、行间、内庭。”

《寿世保元》（卷九·膏药）：“蛊胀，贴心下脐上，煨木鳖子肉，焙手摩百次。”

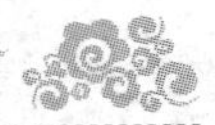

《针方六集》(神照集·第二十八):"关元二穴,在曲骨穴微上,两傍各开三寸是穴……肚腹膨胀,偏坠水肾遗尿(先补后泻)。"

《针方六集》(纷署集·第二十一):"外陵……腹胀如鼓,腹满不得息。"

《针方六集》(纷署集·第二十九):"商丘……鼓胀。"

《针方六集》(纷署集·第三十一):"复溜……目昏腹胀,十般水肿。"

《针方六集》(纷署集·第三十三):"[足]临泣……浑身蛊胀可出水。"

《针方六集》(兼罗集·第二十五):"行间……治浑身蛊胀,单泻。"

《针方六集》(兼罗集·第六十三):"内庭……膨胀,看虚实补泻。"

《类经图翼》(卷七·足太阳):"脾俞……一传治水肿鼓胀,气满泄泻,年久不止。"[本条原出《古今医统大全》(卷三十五·泄泻)]"胃俞……一传治水肿鼓胀,气膈不食。"

《类经图翼》(卷八·足厥阴):"行间……捷法云,兼膻中、水分、关元、三里、三阴交,治血蛊。"

《类经图翼》(卷八·任脉):"气海……气胀水鼓黄肿,四时宜多灸。""水分……水病腹坚,黄肿如鼓。""水分……神农经云,腹胀水肿,可灸十四壮至二十一壮。"[本条原出《神农黄帝针灸图》(十八图)]

《类经图翼》(卷十一·鼓胀):"鼓胀:大抵水肿极禁针刺,水沟(三壮)、水分、神阙、膈俞、肝俞、脾俞、胃俞、肾俞、中脘、气海、阴交、石门、中极、曲骨、章门、内关、阴市、阴陵泉、足三里、复溜、解溪、中封、太冲、陷谷、然谷、照海、公孙,以上诸穴,择宜用之。""气海:气胀,水鼓,黄肿。""血鼓:膈俞、脾俞、肾俞、间使、足三里、复溜、行间。""单腹胀:肝俞、脾俞、三焦俞、水分、公孙、大敦。"

《循经考穴编》(足阳明):"外陵……腹胀如鼓,气不得息。"

《循经考穴编》(足太阴):"三阴交……主黄疸水肿,竖痃偏坠,痫痴霍乱,肠鸣腹胀。"

《循经考穴编》(足太阴):"阴陵泉……水肿腹满。"

《循经考穴编》(足少阴):"涌泉……水胀,女似孕,男如蛊。"

《循经考穴编》(足少阳):"悬钟……水蛊。"

《循经考穴编》(任脉):"下脘……呕逆鼓肿。"

[清代及民国前期文献摘录]

《太乙神针》(正面穴道证治):"上脘……气蛊状如覆盆。"

《医宗金鉴》(卷八十五·胸腹部主病):"水分胀满脐突硬,水道不利灸之良。""天枢……兼灸鼓胀癥瘕病,艾火多加病必康。"

《医宗金鉴》(卷八十五·足部主病):"公孙……兼治妇人气蛊病,先补后泻自然瘥。""太溪……妇人水蛊胸胁满,金针刺后自安宁。""行间穴治儿惊风,更刺妇人血蛊癥。""中封……鼓胀瘿气随年灸。""足三里……噎膈鼓胀水肿喘。""解溪主治风水气,面腹足肿喘嗽频。""内庭……兼刺妇人食蛊胀。"

《针灸则》(鼓胀):"针:中脘、石门、气海;灸:水分、三阴交(五百壮)。"

《续名医类案》(卷十三·肿胀):"卢不远治瞿、娄、周、马,皆少年水肿,肢体洪盛,胪腹膨胀,水道不通……乃针足上出水,皆石余,次日胀小减,三日大减,足尚肿,又针之。""三原民苟氏妇者,病蛊胀,诸医束手,气已绝矣……以连环针针心窍上,久之遂醒,不知身之已死也,视之果有上下二孔。"

《采艾编翼》(卷二·鼓胀):"鼓胀……上脘、期门、章门、建里、关元、脊中、脾俞、绝骨、复溜。"

《针灸逢源》(卷三·症治要穴歌):"蛊胀应知照海灵(照海通阴跷脉,与列缺应),行间气海与三阴(交),水沟三里内庭稳,分水多针病转深。"

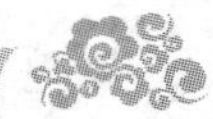

《针灸逢源》(卷五·肿胀门):"单腹胀:脾俞、水分、公孙、复溜、行间。""血鼓:脾俞、肾俞、足三里、复溜、行间。"

《针灸逢源》(卷六·肿胀):"石水灸肾合阴谷。"

《针灸内篇》(手阳明大肠络):"偏历……治小便不利,水蛊,肢浮。"

《针灸内篇》(足阳明胃经络):"[足]三里……心腹疼,痞臌。""内庭……腹胀,久肿,十般蛊胀。"

《针灸内篇》(督脉经络):"水沟……水蛊,身面浮肿。"

《针灸内篇》(任脉经络):"神阙:治腹大,泻痢,水肿。"

《神灸经纶》(卷三·身部证治):"鼓胀灸治:太白、水分、气海、足三里、天枢、中封。""鼓胀……先灸中脘七壮,引胃中生发之气上行阳道。"

《针灸集成》(卷二·肿胀):"水肿腹胀:水分、三阴交、阴交并百壮,并治五脏俞穴,中脘针后按其孔,勿令出水,阴跷七壮。""浮肿及鼓胀:脾俞、胃俞、大肠俞、膀胱俞、水分、中脘针,下三里、小肠俞、三阴交。""浮肿鼓胀……愚自臆料以谓等死,莫如救急,针水分,出水三分之二,胀下至脐,未至脐水,急用血竭末或寒水石末涂敷针穴,即塞止水。"

《灸法秘传》(臌胀):"臌胀在上,灸于上脘。在中,灸于中脘。在下,灸于下脘,或灸气海。至若胀及两胁者,灸于期门。胀及腰背者,灸于胃俞。胀至两腿者,灸足三里。胀至两足者,灸行间可也。"

《痧惊合璧》:"臌胀痧:刺两手肘尖骨眼中,刺中脘,刺中脘左右,即横各开一寸,刺两足膝眼居。""木痧:刺天庭,放两耳坠,放地阁,刺膻中穴,放左右胁梢各一针,刺脐上一寸一针,刺脐下一寸一针。此症头大面肿,肚胀阴囊缩木痛,心烦延久,手足细,形如臌胀。"

《小儿烧针法》(肚胀夜啼惊):"此症肚胀如鼓,青筋现露,哭声大叫,一哭一厥,手足热跳,用生姜、潮粉渣、桃皮、飞盐推之,用

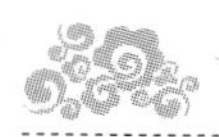

灯火烧眉心一点，两太阳穴各一点，囟门四点，平心三点，烧脐四点，即愈。”

《西法针灸》（第三章·第一节）：“急性肠加答儿……泄泻鼓胀，小便减少……按摩腹部，并针腹部痛处，颈项后部亦针之，泄泻多次，指按腹部，呼痛甚者，则轻轻按摩，后再施温罨法。”“慢性肠加答儿……下腹部压重，鼓胀……注重原因治法，此外一切同前［按摩腹部，并针腹部痛处，颈项后部亦针之］，孕妇禁针灸，小儿宜灸点天枢。”“肝脏充血……肝脏加大，表面平滑，质颇坚硬，间起吐泻，或患腹水，或发黄疸……按摩腹背诸部，并于左列之部轻针之：中脘、上脘、建里、梁门、太乙、天枢、日月、肝俞、胆俞。”“肝脏变硬……吞酸嗳气，呕吐鼓肠，大便不顺，肝脏先涨长大，后缩小，脾脏肿大，兼患腹水……宜按摩腹背诸部，而于左列之部针之：隐白、脾俞、胃俞、肝俞，或针障害部，灸腹部亦佳。”

《针灸秘授全书》（单蛊胀）：“血水气石蛊：行间、水分、公孙、内庭，以上重灸，再加灸支沟、关元、气海、三里、三阴交。”

《针灸秘授全书》（双蛊胀）：“双蛊胀：支沟、合谷、重泻水分、内庭、泻公孙，复加三里、气海、曲池。”

《针灸简易》（审穴歌）：“臌胀脐突分水益。”

《针灸简易》（穴道诊治歌·前身部）：“分水胀满脐突出，水道不利灸得力，穴居肚脐上一寸，五状忌针自然息。”“气海脐下寸五分，阴症水肿及虚人，心腹肿胀癥瘕病，多灸为良六分针。”

《针灸简易》（穴道诊治歌·足部）：“中封……鼓胀五淋四分刺，足厥阴肝三状强。”

《金针百日通》（百病论治·水肿鼓胀）：“水肿鼓胀，迟不为治，则伤生矣，先向中上脘、气海，火针深刺，其外所蓄之水去，其内所藏之积化，再为几次施治，而病自愈矣，再向四肢有水之穴刺之，而疾治矣。”

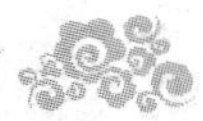

［现代文献题录］

（限本节引用者，按首位作者首字的汉语拼音排序）

陈国献．针药并用治疗肝脾血瘀型终末期肝硬化腹水43例．浙江中医杂志，2010，45（7）：502

崔敬姬，朴凤女，郭丕春．速尿三阴交穴位注射治疗腹水30例临床观察．长春中医学院学报，1997，13（3）：13

耿读海，张新明，刘素珍．针药合用治疗肝硬化腹水35例临床观察．四川中医，2008，26（7）：78

黄金昶．药灸神阙穴为主治疗癌性腹水51例临床观察．中医外治杂志，2004，13（2）：8

黄琴峰．中药穴位敷贴治疗肝炎后肝硬化临床研究．上海中医药杂志，1991，25（3）：17

李迎霞．速尿穴位注射治疗顽固性腹水50例疗效观察．针灸学报，1992，8（5）：6

吕文哲，李晓燕．敷脐散敷脐配合鼓胀汤治疗肝硬化腹水30例临床观察．河北中医，2006，28（6）：430

罗绪林，王传波，谢体学．穴位贴敷配合内服软肝缩脾汤对肝炎后肝硬化腹水患者肝纤维化指标的影响．湖北中医杂志，2004，26（1）：10

么毅，文辉．针灸治愈一例腹水的初步介绍．中医杂志，1955，1（5）：29

梅运伟．按压腧穴配合熨敷中药治疗肝硬化腹水86例．河南中医学院学报，2004，19（4）：69

任大昌．穴位敷贴为主治疗肝硬化腹水25例．中医外治杂志，1992，1（4）：27

桑凤梅，孙六合．中药穴位贴敷抗小鼠艾氏腹水癌作用的实验研究．河南中医，2002，22（2）：18

申卓彬．针灸治疗“水臌症”验案三则．新疆中医药，1994，

12(1):19

石磊,李存敬,刘敏.穴位注射配合中药治疗肝硬化腹水106例.中国民间疗法,2004,12(4):14

田建辉,刘运霞.抗癌腹水膏穴位贴敷对小鼠艾氏腹水癌sIL-2R水平的影响.中国针灸,2001,21(9):559-561

王利东.经络全息刮痧法在肝硬化腹水中的应用.中国民间疗法,2000,8(7):15

王雅琴.华佗夹脊穴三通法临床应用举隅.针灸临床杂志,2005,21(9):46

肖卫敏,李振民.针灸透穴治疗肝硬化腹水50例临床观察.四川中医,2010,28(2):115-116

徐少廷,廖家兴.针药配合治疗水肿膨胀18例的总结报告.中医杂志,1956,2(11):568

徐文军,谢三英,周静.神阙穴敷贴治疗肝炎肝硬化腹水的临床观察.中国民间疗法,2004,12(8):15

杨显新.艾条温和灸治疗术后腹胀31例.中国针灸,1993,(2):2

姚保泰.二甘粉外敷曲泉穴消除肝硬化腹水二例报告.山东中医学院学报,1985,9(4):39-40

尤益人.针刺治疗手术后腹胀//胡熙明.针灸临证指南.北京:人民卫生出版社,1991:664

于松涛.自我针刺治愈药源性门脉性肝硬化腹水体验.新中医,1989,21(1):34

余志勇.隔葱盐灸治疗腹部手术后腹胀130例临床观察.新中医,1985,17(11):26

袁汉雄.针药并用治疗"肝硬化腹水"81例.四川中医,1996,14(6):17

袁九棱.袁九棱临证经验//陈佑邦.当代中国针灸临证精要.天津:天津科学技术出版社,1987,7:336

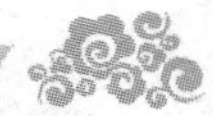

詹继红，王松，毕莲．中药穴位贴敷治疗肾病综合征难治性腹水疗效观察．四川中医，2006，24(12):97

张仲一，高岚．头针配合辨证用药对腹水模型动物的急性利水实验．天津中医学院学报，1996，15(1):36

周学章．化脓灸治疗晚期血吸虫病肝硬化141例疗效观察．浙江中医杂志，1959，3(5):22

第十节　胃脘痛

胃脘痛是以胃脘部疼痛为主要表现的病证。古代文献中凡有胃痛、脘痛、胃脘痛、心下痛、上腹痛、脐上痛、胸下痛等描述字样的内容，本节均予以收录。胃脘部与心、肝、胆、脾等器官相近，因此本病文献中又包括一部分心、肝、胆、脾等器官病证的内容，在阅读与分析时当注意辨识之。中医学认为，本病多由外邪入侵、肝气上逆、脾胃虚弱等原因引起；临床可见寒痛、热痛、虚痛、气滞痛、伤食痛、痰湿痛等证型。西医学认为，该部的疼痛多与胃、食管、横膈膜等器官的疾病相关，包括它们的炎症、溃疡、痉挛、肿瘤、神经症，以及胃下垂、胃扭转等。涉及本病的古代文献共 84 条，合 255 穴次；现代文献共 135 篇，合 660 穴次。将古今文献的统计结果相对照，可列出表 10-1~ 表 10-4（表中数字为文献中出现的次数）：

表 10-1　常用经脉的古今对照表

经脉	古代（穴次）	现代（穴次）
相同	任脉 63、膀胱经 49、胃经 35、脾经 30、肝经 13、心包经 11	任脉 164、胃经 146、膀胱经 139、心包经 52、脾经 45、肝经 44
不同	肾经 15	

表 10-2　常用部位的古今对照表

部位	古代（穴次）	现代（穴次）
相同	胸脘 71、上背 44、足阴 31、小腹 26、腿阳 17	胸脘 164、上背 143、腿阳 118、足阴 56、小腹 45
不同		臂阴 51

表 10-3　常用穴位的古今对照表

<table>
<tr><th colspan="2">穴位</th><th>古代（穴次）</th><th>现代（穴次）</th></tr>
<tr><td colspan="2">相同</td><td>中脘 20、足三里 13、膈俞 12、上脘 9、气海 8、公孙 7、胃俞 7、内关 7、肝俞 6、脾俞 6、下脘 6、天枢 4</td><td>足三里 78、中脘 75、内关 51、胃俞 47、脾俞 44、公孙 20、上脘 18、下脘 17、肝俞 16、天枢 14、膈俞 11、气海 10</td></tr>
<tr><td rowspan="2">相似</td><td>腹部</td><td>期门 6、巨阙 6、关元 5、乳根 4、承满 4</td><td>神阙 12、梁门 11</td></tr>
<tr><td>背部</td><td>胆俞 4</td><td>（胃俞、脾俞等）</td></tr>
<tr><td rowspan="2">不同</td><td>脾胃</td><td>商丘 6、大都 4、太白 4</td><td>梁丘 17、三阴交 13</td></tr>
<tr><td>肝胆</td><td></td><td>太冲 28、阳陵泉 16</td></tr>
</table>

表 10-4　所用方法的古今对照表

方法	古代（条次）	现代（篇次）
相同	针刺 23、艾灸 16、推拿 6、刺血 2	针刺 63、艾灸 28、推拿 10、刺血 1
不同		穴位注射 12、耳穴 12、敷贴 10、电针 10、埋藏 8、拔罐 5、器械 5、手足针 3、挑治 3、磁疗 2、皮肤针 1、鼻针 1、子午流注 1

根据以上各表，可对胃脘痛的古今针灸治疗特点作以下比较分析。

【循经取穴比较】

1. 古今均取任脉与胃、脾、肝经穴　该四经均循行于脘腹部，其中任脉循行于胸腹正中，经胃脘部；胃经“下膈，属胃，络脾”；脾经“入腹，属脾，络胃”；肝经“挟胃，属肝，络胆”，因此古今治疗本病均选用该四经穴。

表 10-5 古、今任脉、胃经、脾经、肝经穴次及其分占各自总穴次的百分比和其位次对照表

	古代	现代
任脉	63(24.71%,第一位)	164(24.85%,第一位)
胃经	35(13.73%,第三位)	146(22.12%,第二位)
脾经	30(11.76%,第四位)	45(6.82%,第五位)
肝经	13(5.10%,第六位)	44(6.67%,第六位)

表 10-5 显示,古、今任脉和肝经的位次,分别相同,其百分比,亦分别相近;而**古代脾经穴百分比高于现代,现代胃经穴百分比高于古代,这是古今不同的**。就穴位而言,表 10-3 显示,**古今均多取任脉中脘、上脘、气海、下脘,胃经足三里、天枢,脾经公孙,这是相同的**。古代还取腹部的肝经期门,任脉巨阙、关元,胃经乳根、承满;现代则取腹部的任脉神阙,胃经梁门,这些是相似的。就脾胃经穴而言,**古代又取足部的商丘、大都、太白,现代则取腿部的梁丘、三阴交**;就肝经穴而言,**现代还选用太冲,而古代取之不多,这些是古今不同的**。《灵枢经·经脉》中脾经的"是动病"和"所生病",即分别有"胃脘痛"和"心下急痛"之证,乃古代取脾经穴之例。

2. 古今均取膀胱经穴 《灵枢经·卫气》曰:"气在胸者,止之膺与背俞,气在腹者,止之背俞。"可见胸腹脏腑与背俞穴的关系十分密切;西医学认为,控制胃与食管的交感神经,大多从背部脊髓胸 5~10 发出,因此古今治疗本病常取相应背俞穴,致使膀胱经穴次较高,在古、今文献中分别达 49、139 穴次,分列诸经的第二、第三位,分占各自总穴次的 19.22%、21.06%,古今百分比相近。就穴位而言,**古今均多取膈俞、胃俞、肝俞、脾俞,这是相同的**;古代还取胆俞,这是相似的。

3. 古今均取心包穴 心包经循行"下膈,历络三焦",三焦包

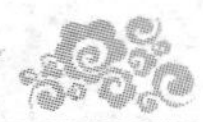

括中焦脾胃，因此古今也取心包经穴，在古、今文献中分别为11、52穴次，分列诸经的第七、第四位，分占各自总穴次的4.31%、7.88%，可见现代似比古代更重视心包经穴。就穴位而言，**古今均多取内关穴，这是相同的**，该穴为心包经络穴，又是阴维脉的交会穴，故为治疗本病的要穴。古今取内关分别为7、51穴次，分占古今总穴次的4.31%、7.73%，可见**现代比古代更多地选用内关，这是古今不同的**。

4. 古代选取肾经穴 肾经亦循行于腹部，"从肾上贯肝膈，入肺中"，与胃脘也相关，因此古代也选用肾经穴，共计15穴次，占诸经的第五位，占古代总穴次的5.88%，选用穴有幽门、水泉、照海等（但这些穴位的次数不高，均未被纳入常用穴位之列）。而现代取肾经穴2穴次，占现代代诸经的第十一位，占现代总穴次的0.30%，未被列入常用经脉，不如古代。

【分部取穴比较】

1. 古今均取胸腹部穴 古今治疗本病均多取胸腹部（含胸脘与小腹）穴，其中胸脘为局部取穴，小腹为近道取穴，具体数据如下。

表10-6 古、今胸脘、小腹部穴次及其分占各自总穴次的百分比和其位次对照表

	古代	现代
胸脘	71（27.84%，第一位）	164（24.85%，第一位）
小腹	26（10.20%，第四位）	45（6.82%，第六位）

表10-6显示，古今胸脘部穴次同列各部之首，这是局部取穴的体现（胸脘部穴中绝大多数属脘部，属胸部者很少）；而百分比又显示，古代似比现代更多地选用胸脘和小腹部穴。就穴位而言，前面"古今均取任脉与胃、脾、肝经穴"已述，**古今均多取中**

脘、上脘、气海、下脘、天枢，这是相同的；古代还取期门、巨阙、关元、乳根、承满，现代则取神阙、梁门，这些是相似的。在胸腹诸穴中，中脘分占古、今诸穴第一、第二位，十分突出。

古代取胸腹部穴者，如《针灸简易》"审穴歌"道："脾胃心痛中脘脐。"《玉龙歌》道："九种心痛及脾疼，上脘穴内用神针，若还脾败中脘补，两针神效免灾侵。"《针灸聚英》载：气海主"气喘，心下痛"。《太平圣惠方》言：下脘主治"腹胃不调，腹内痛"。《针灸甲乙经》语："肠胃间游气切痛"，"天枢主之"。《金针秘传》治疗"干血痨"之"中脘痛"，"从期门等穴启其生机"。《类经图翼》取巨阙，配大都、太白等穴，治疗"胃心痛，腹胀胸满，或蛔结痛甚，蛔心痛"。《琼瑶神书》道："九种心疼及脾胃"，"关元脾气定灾详"。《针灸甲乙经》曰：乳根主治"胸下满痛，膺肿"。

现代取胸腹部穴者，如钱奕胜治疗胃下垂，于中脘处施"爪"形刺法，并作捻转提拉，又进行电刺激；申卓彬治疗胃脘痛，针刺中脘，上透上脘，下透建里，左右透阴都、梁门，刺激量大，使上腹部均有针感；贺惠吾治疗胃扭转之疼痛，针刺三脘（上、中、下脘，用平补平泻）、鸠尾、膻中（泻）、不容、承满、梁门、太乙、天枢、外陵（左泻右补）、足三里（平补平泻）、胃俞（补）；于汇川以老十针治胃脘痛，取上脘、中脘、下脘、气海、天枢、内关、足三里，据虚实施针刺补泻；胡家才治疗急性胃痛，取神阙穴，敷贴"神阙贴"（远红外贴剂）。上述穴位大多属胸腹部。

2. 古今均取上背部穴　前面已述，治疗本病多取膀胱经背俞穴，而与胃脘相关的背俞穴多在上背部，因此在古、今文献中上背部分别达 44、143 穴次，同列各部的第二位，分占各自总穴次的 17.25%、21.67%，可见**现代比古代更多地取上背部穴**，此当是现代受神经学说影响的结果。就穴位而言，前面"古今均取膀胱经穴"已述，**古今均多取膈俞、胃俞、肝俞、脾俞，这是相同的**；古代还取胆俞，这是相似的。

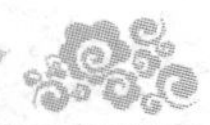

古代取上背部穴者，如《类经图翼》载：膈俞、脾俞、胃俞等相配，治疗“胃脘痛”；《神应经》取肾俞、肺俞、胃俞等穴相配，治疗“胃痛”。《针灸集成》取肝俞、脾俞、膈俞等穴治疗“胃脘痛”。

现代取上背部穴者，如张和媛治疗胃脘痛，用俞募配穴法，取胃俞、脾俞、肾俞等穴，用针刺捻转补法，针后施隔姜灸；董德懋则取背俞穴及其压痛点，对实证用针刺强刺激泻法，虚证用补法加灸；罗庆道等取背俞穴心俞、膈俞、肝俞、脾俞，用电针刺激，结果显示，镇痛效果优于中脘穴组；杨锦华等取梁丘穴或胃俞穴，采用同一刺激手法，结果显示，胃俞穴的止痛效果远远优于梁丘穴；蔡国伟等用电针刺激第 7-12 胸椎左侧压痛点或敏感点，及其右侧对称点，结果显示，镇痛效果优于标准胃俞穴。上述报道显示，现代有人认为，治疗本病取背俞穴的疗效优于腹部穴及四肢穴，而背部压痛点又优于标准的背俞穴。现代洪圣达等还发现，溃疡病患者背部第 9-12 椎旁有不同程度的异常变化，为取背俞及敏感点提供了依据。

3. 古今均取足阴部穴　前面已述，足三阴经穴可治本病，而该三经均始发于足阴部，因此在古、今文献中，足阴部穴次较高，分别为 31、56 穴次，分列各部的第三、第四位，分占各自总穴次的 12.16%、8.48%，可见**古代比现代更多地选取足阴部穴**，即古人比今人更重视肢体远端部特定穴。就穴位而言，**古今均多取公孙，这是相同的；古代还取脾经商丘、大都、太白，现代则取肝经太冲，这有所不同的**。

古代取足阴部穴者，如《标幽赋》云：“脾痛胃疼，泻公孙而立愈。”《类经图翼》载：商丘主“胃脘痛”。《灵枢经·厥病》曰：“胃心痛也，取之大都、太白。”又如《备急千金要方》取“水原、照海”，治疗“心下痛”，其中水原（水泉）、照海亦属足阴部。

现代取足阴部穴者，如张玉璞等治疗萎缩性胃炎，取公孙等穴，用温针灸；何玉信治疗胃下垂之胃脘痛，取八脉交会穴公孙、内关，用针刺；顾月华治疗急性胃痉挛疼痛，取太冲等穴，用电针；

叶心清治疗慢性胃炎之疼痛，取太冲等穴，用针刺。

4. 古今均取腿阳面穴　由于古今均取胃经等足阳经穴，而足阳经循行经过腿阳面，因此腿阳面穴次亦较高，在古、今文献中分别为17、118穴次，分列各部的第五、第三位，分占各自总穴次的6.67%、17.88%，可见**现代比古代更重视腿阳面穴**。就穴位而言，**古今均多取足三里，这是相同的**。足三里为胃经合穴，可治胃腑之疾，在古今文献中分别为13、78穴次，分列古今诸穴之第二、第一位，分占各自总穴次的5.10%、11.82%，可见**现代比古代更多地选取足三里**；此外，**现代又取梁丘、阳陵泉，而古代选用不多，这些是古今不同的**，也导致了现代腿阳面穴次高于古代。其中梁丘属胃经；而阳陵泉属胆经，胆位于胁肋，亦可导致胃脘疼痛，故现代亦取之。

古代取腿阳面穴者，如《灵枢经·邪气脏腑病形》曰："胃脘当心而痛"，"取之三里也。"《针灸治疗实验集》载："胃脘痛经他人治之不效，后学针中脘、足三里"，"全愈者已十一人矣。"

现代取腿阳面穴者，如史晓林等治疗胃肠痉挛，取足三里，行大幅度快速针刺提插捻转泻法；卢燕燕治疗胃十二指肠溃疡急性穿孔，取双侧足三里，用手捻针施强刺激，并接电；谢文松等治疗慢性萎缩性胃炎之疼痛，取足三里，施隔姜灸；詹闯治疗急性胃痛，取梁丘穴，注入野木瓜或当归注射液；许培昌等则针刺梁丘和胃俞，施捻转补泻手法；宋容安针刺阳陵泉、太冲、梁丘等穴；叶心清治疗慢性胃炎之疼痛，针刺阳陵泉等穴。

5. 现代选取臂阴面穴　前面已述，治疗本病选用心包经穴，而心包经循行经臂阴面，因此在现代文献中，臂阴面穴次较高，共计51穴次，列各部的第五位，占总穴次的7.73%，而上述51穴次全属**心包经络穴内关**。古代取臂阴面共7穴次，列各部的第七位，占总穴次的2.75%，未被列入常用部位，不如现代；而古代该7穴次亦全属内关，内关仍被纳入常用穴位，可见**古代也重视内关穴**。

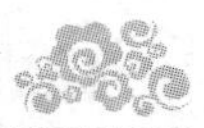

古今取内关者，如明代《针灸大全》载：内关主治"胁肋下疼，心脘刺痛"。现代关吉多治疗胸脘部膻中至鸠尾部疼痛硬结，针刺内关，针向肩部，进针 5 分，捻转 1 分钟，同时按压胸脘部压是穴；潘书林等治疗胃肠痉挛，取内关、足三里，行大幅度快速针刺提插捻转泻法；上述"古今均取足阴部穴"中，何玉信针刺公孙、内关，亦为例。

6. 古今均综合选用上述各部穴位　古今临床又常常综合选用上述各部穴位，这是古今相同的。如明代《医学纲目》曰："胃脘暴痛，脐中坚痛：石门、商丘、阴谷、大肠俞、膈俞。"清代《针灸集成》云："胃脘痛：肝俞、脾俞、下三里、膈俞、太冲、独阴、两乳下各一寸，灸三十壮。"清代《针灸便用》言："治心疼（脐上为心疼）：巨阙、上脘、幽门、心俞、内关、隐白、大敦、中脘。"现代高镇五治疗胃脘痛，治标选原络郄穴内关、公孙、梁丘、太冲等，治本选俞募合穴足三里、中脘、胃俞、脾俞、肝俞等，急痛用针刺徐疾泻法，缓痛用平补平泻针刺法，寒痛用艾条温灸中脘；王学宗则针刺体穴中脘、足三里、内关、胃俞、脾俞、肝俞，并取耳穴胃、脾、肝、交感、神门、皮质下、十二指肠，用王不留行贴压，据虚实施补泻，急痛指压背部反应点，可见现代还有配合取耳穴者。

现代报道又显示，**今人常用中脘、内关、足三里组方**，即包括了腹部、臂阴面和腿阳面穴。如贺普仁治疗胃脘痛，取中脘、内关、足三里，用针刺泻法；楼百层则取中脘、足三里、内关，或加脾俞、胃俞，用平补平泻针刺法；董德懋取中脘、足三里、内关、公孙，或加背部俞穴及压痛点，据虚实施针刺补泻。表 10-3 显示，该三穴穴次占现代全身诸穴之前三位，亦为据。该组方可供现代临床参考。

此外，表 10-3 还显示，**现代又选取腿阴面脾经穴三阴交**，共 13 穴次，当是该穴为足三阴经交会穴的缘故。如邵明月以针灸治疗胃痛，对于脾胃虚弱与胃下垂者皆配三阴交；徐宝根则针刺中脘、足三里、三阴交。而古代取三阴交仅2穴次，未被纳入常用穴位，不如现代。

【辨证取穴比较】

与辨证相关的本病古代针灸文献，涉及寒、热、虚、气滞、伤食、伤酒、痰湿等因素，而**腹部穴、背俞穴、下肢胃经或脾经穴，均可治疗多类腹痛，各类之间似无明显差异，这是相同的**，具体讨论如下。

取腹部穴，可治寒痛、热痛、虚痛、气逆实痛。如《针灸甲乙经》曰：天枢主"冬日重感于寒则泄，当脐而痛，肠胃间游气切"。《续名医类案》记："生痞块已十年，在脐上，月事先期，夜则五心发热，火嘈膨闷，忽一日痞做声，上行至心下，则闷痛欲绝，为针上脘，痞下而痛定，然脐旁动气不息，复针天枢穴，动气少止。"《金针秘传》治疗"胃阳不足，消化不良"之"中脘作痛"，"针中脘、关元诸穴"。《针灸集书》云："章门、气海、期门、关元、中极、中府、四满、阴交、石门、天枢、中脘、气穴，以上穴并治贲豚气，上腹䐜痛。"

取背俞穴，可治寒痛、热痛、痰湿痛、气逆痛。如《类经图翼》称：膈俞主"膈胃寒痰暴痛"。《针灸甲乙经》谓：脾俞主"大肠转气，按之如覆杯，热引胃痛"。

取下肢胃经穴，可治寒痛、虚痛、气块痛、伤食痛、痰湿痛。如《周氏经络大全》称：足三里主"五劳七伤"，"胸胃内寒冷而疼"。《金针秘传》谓："中脘常隐隐作痛"，"似觉有一气块"，"针中脘、三里而痛渐止"。《针灸大全》曰："胃脘停食，疼刺不已：解溪二穴、太仓一穴、三里二穴。"《循经考穴编》云：内庭主"胃口疼，停痰积冷"。

取下肢脾经穴，可治寒痛、实热痛、虚痛、食滞实痛。如《针灸甲乙经》语："心下有寒痛，商丘主之。"《备急千金要方》言：公孙主"脾生病，实则胃热，热则腹中切痛"。《类经图翼》称：商丘

主“脾虚腹胀，胃脘痛”。《针灸大全》谓：公孙主“胃脘停食，疼刺不已”。

除上述共同穴位以外，古人治疗诸类胃脘痛似还各有特点，兹讨论于下。

1. 寒痛　《类经图翼》载：下脘主“脐上厥气坚痛，腹胀满，寒谷不化”；中脘主“凡脾冷不可忍，心下胀满，饮食不进不化，气结疼痛雷鸣者，皆宜灸之”。《太乙神针》称：气海主“心脐下冷痛”。从文献记载看，**治疗寒痛，更多地选取腹部穴。**

2. 实热痛　《脉经》曰：“小肠实也，苦心下急痛，小肠有热，小便赤黄，刺手太阳经，治阳，太阳在手小指外侧，本节陷中（即后溪穴也）。”《循经考穴编》云：厉兑主“胃中积热，胃脘疼痛。”可见**治疗实热痛，还取末部穴。**

3. 虚热痛　《金针秘传》记：“中脘痛，少腹左胁下痛而拒按，夜来潮热盗汗，便结溲少而热”，“无一不是干血痨之症状”，“乃一方用去瘀之法，刺其肝脾各经之穴”，“一方又以培养新血之法，从期门等穴启其生机”。可见**治疗虚热痛，还取肝脾经穴。**

4. 气滞痛　上述“取下肢胃经穴”中《金针秘传》治疗“中脘常隐隐作痛”，“似觉有一气块”，在“针中脘、三里而痛渐止”后，又曰：“再刺关元、照海，即下黑色如栗子矢若干粒而愈。”可见**治疗气滞痛，还取阴跷脉交会穴照海**，以理气通便。

5. 伤酒痛　敦煌医书《吐番医疗术》曰：“酒入肝胆，必致发病，其症状首先是胃痛”，“哪侧肝脉有病，将在哪侧割刺放血”，“肝脉在左右肩部位，哪里疼就在哪里放血”。可见**治疗伤酒痛，还刺藏医之“肝脉”放血**，此“肝脉”在肩部，与中医之肝经似有异。

6. 水湿痛　《针经指南》云：内关主“水膈并心下痞痛（脾胃）。”可见**治疗水湿在膈之痛，还取心包经络穴内关。**

现代本病临床采用辨证施治者，如肖少卿治疗胃脘痛，针刺中脘、足三里，肝胃不和加期门、阳陵泉、内关，补足阳明，泻足厥阴，或可加灸背俞穴；胃中蕴热加胃俞、行间、内庭，用平补平泻法；气滞血瘀加天枢、气海、章门、三阴交、脾俞、膈俞、内庭，用平补平泻法；脾胃虚寒加脾俞、胃俞、章门、内关，用补法加灸；胃阴不足加章门、胃俞、脾俞、气海、天枢、三阴交、太溪、复溜，用补法。熊源清治疗胃脘痛，针刺主穴内关、足三里、胃脘部压痛点，寒邪内积加公孙、行间，用泻法加灸；饮食停滞加里内庭、建里，用泻法；肝气犯胃加期门、阳陵泉，用平补平泻法；肝胃郁热加太冲、内庭，用泻法；胃热气郁加陷谷、内庭，用泻法；痰湿逗留加巨阙、丰隆，用泻法加灸；瘀血凝滞加膈俞、公孙，用泻法；脾胃虚弱加脾俞、胃俞，用补法加灸法。张玉璞治疗胃脘痛，肝气犯胃取太冲、蠡沟，用泻法，取太白，用平补平泻；血瘀阻滞取中脘、上脘、血海、膈俞，用平补平泻；脾胃虚寒取足三里、三阴交，用补法，并取中脘、气海，用温针灸。由上可见，**现代针灸临床的辨证比古代更细致，取穴更明确**，当是受中医内科影响的缘故，是否符合针灸临床的实际？尚待临床实践加以检验。

【针灸方法比较】

1. 古今均用针刺　在本病的古、今文献中，涉及针刺者分别为 23 条次、63 篇次，同列古、今诸法之第一位，分占各自总条（篇）次的 27.38% 和 46.67%，可见**古今均重视针刺**。古代临床常以艾灸为多，而治疗本病却以针刺为第一位，这在古代文献中较为少见，当是针刺止痛效果明显的缘故；现代研究亦证实，针刺可促使人体产生吗啡类物质，起到止痛作用。而现代运用针刺的百分比远高于古代，此当是现代针具进步及神经学说影响的结果。

（1）**针刺取穴**：将古代各部位的针刺、艾灸穴次及其所占相应总穴次的百分比，与前面总体取穴及其百分比相比较，可列出下表。

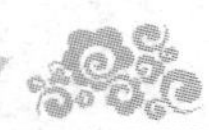

表 10-7　古代各部针刺、艾灸、总体穴次及其所占相应总穴次的百分比对照表

	针刺（总 64 穴次）	艾灸（总 31 穴次）	总体（总 255 穴次）
胸腹部	44（68.75%）	16（51.61%）	97（38.04%）
背部	10（15.63%）	11（35.48%）	50（19.61%）
四肢部	8（12.51%）	4（12.90%）	81（31.76%）

由表 10-7 可知，古人针刺比艾灸及总体取穴**更多地选取胸腹部穴**，如《济生拔粹》曰："治伤寒饮水过多，腹胀气喘，心下痛不可忍，刺任脉中脘、气海二穴立愈。"《西法针灸》载一医案："心窝部发痛"，"医生诊为胃加答儿"，"针中脘、上脘、下脘、承满、关门、天枢诸穴，一昼夜后，顿觉减轻"。均为针腹部穴之例。又如《西法针灸》记："胃扩张，及鼓肠症，胃痛呕吐"，"胃扩张异常，其下缘竟至脐部"，"针中脘、上脘、下脘、幽门、石关、承满、期门、大横、腹结诸穴，翌日即觉大快"。此例当是胃下垂，亦针刺腹部，尤其是胃脘部穴，通过对胃的刺激，使胃上缩。

表 10-7 又显示，**古人针刺亦取背部穴者**，如上述"古今均取上背部穴中《西法针灸》针刺肝俞、胆俞、意舍、大杼。**针下肢足阴经穴者**，如《丹溪手镜》言："脾病者，腹胀，食则吐呕，善噫，胃脘痛也，心下急痛如锥刺，刺太溪。"**针下肢胃经穴者**，如《周氏经络大全》载：足三里治"胸胃内寒冷而疼"，"针两穴"。再如上述"气滞痛"中《金针秘传》"针中脘、三里而痛渐止，再刺关元、照海"，则为刺下肢胃经和足阴经之例。

现代针刺亦取胸腹与背部穴位，这与古代是一致的，如叶心清治疗慢性胃炎之疼痛，针刺太冲、阳陵泉、足三里、中脘、内关、膻中，用泻法或平补平泻法；陈健治疗胃脘痛，针刺中脘、足三里、内关、胃俞、脾俞、肝俞，据虚实施补泻；张官印则用俞募配穴针刺法，结合刺胃经、肝经或脾经的输穴。

此外,清末民初《西法针灸》云:“胃痛”,“针背部,后则自腹部胃部之周围,渐移至局处针之,倘径针胃部,痛必增剧也”。可见前人认为,治疗本病不可先刺胃脘局部穴,以免胃受刺激后加强收缩而加剧疼痛,当根据“先远后近,逐步靠拢”的原则,**先刺远道穴或背俞穴,然后刺胃脘周围穴,最后再刺胃脘局部穴**。此经验似可供现代临床参考。

(2)**针刺方法**

1)**古今均用针刺补泻**:古今均根据虚实施予针刺补泻手法。**古代用泻法者**,如《脉经》言:“关脉紧,心下苦满急痛,脉紧为实”,“针巨阙、下管泻之”。**用补法者**,如《脉经》语:“关脉实,胃中痛,宜服栀子汤、茱萸乌头圆,针胃管补之。”(此案似为实证,实际上是本虚标实证,故用补法。)**用补泻结合者**,如《针灸治疗实验集》曰:“肝胃气痛症”,“膈俞各泻一针,肝俞各泻一针,巨阙泻一针,中脘补一针,翌晨过其门,而视其病势无减,随将肝俞又各泻一针,胃俞各补一针,上中下三脘各补一针,稍待病失,至今不复发。”

现代施补泻手法者,如宋容安治疗胃脘痛,取胃之募穴和胃阳明经穴为主,采用针刺捻转补泻手法;汪令则取中脘、胃俞、脾俞、章门等,根据分型施以针刺补泻手法;陈健还以针刺补泻手法与电针对照,发现手法组有效率优于电针组,显示针刺手法的重要性。

2)**古今均用透刺深刺法**:透刺深刺可产生强烈的感觉,并能将刺激的信息传递到大脑中枢相应的沟回区域,从而抑制胃脘部的疼痛,尤其对于急痛实痛者,更当采用强刺激,以促使吗啡类物质的分泌。如明代《类经图翼》治疗“胃心痛:腹胀胸满,或蛔结痛甚,蛔心痛也”,“足三里连承山”,此当是针刺足三里透承山。现代陆瘦燕治疗胃脘痛,取内关,用芒针针刺,针尖向上,施捻转泻法强刺激,按针不动(努法),直到气至病所,再针补足三里;谢中灵治疗慢性胃炎,取双侧膈俞穴,用芒针沿皮下透肝俞、胆俞、

脾俞，兼施震颤法。

现代还有人将针深刺至胃体及其相关神经，直接对胃进行刺激。如王凤仪治疗胃脘痛，深刺中脘 4-5 寸，直至胃后壁，并针足三里，急性胃脘痛用泻法，慢性胃脘痛用补法；杨兆钢等治疗胃下垂，取中脘、大横、气海、关元、归来等穴，用芒针深刺 3-5 寸。

3）**古代采用“升阳法”**：宋代《琼瑶神书》道：“九种心疼及脾胃，上脘盘盘要升提，大陵一使升阳法，关元脾气定灾详。”其“升阳”法之操作，可参阅该书有关章节。

4）**现代强调针感**：中医经络学说和西医神经学说均要求刺激感应到达病变局部，因此现代临床重视针感。如郑毓琳治疗十二指肠溃疡所致胃脘痛，针刺上脘、中脘、章门、气海、内关、足三里、公孙、内庭、曲池、合谷、血海，施平补平泻法，使针感传至胃部，针刺脾俞、胃俞，用热补法；邵经明治疗胃下垂之胃脘痛，针刺胃上穴（脐上 2 寸，旁开 4 寸），针尖向脐斜刺 3-4 寸，用平补平泻法，使病人的胃有上提收缩感；潘纪华治疗多种胃痛，取胃点 1、2（第七、第八胸椎棘突下，各旁开 1 寸），针刺至肋骨下缘，再刺入 0.1 寸，用捻转轻刺激，使抽麻感传至上腹；曲祖贻治疗胃脘痛，取足三里、三阴交，将针向上斜刺入穴，拇指向前轻捻针体，使感传向上，留针 15 分钟。现代又认为，在针刺“得气”后还要持续保持感应，促使吗啡样物质的不断产生，故当不断予以手法刺激。如高镇五治疗胃脘急痛，用针刺徐疾泻法，持续运针强刺激，勿使气失。针刺治病历来有“气至病所”的要求，但在本病的古代文献中，对于针刺感应的描述较少。

5）**现代讲究针刺顺序**：现代还有报道认为，针刺穴位的先后次序不同，会产生不同的效应，故当讲究针刺的顺序。如高玉椿治疗胃脘疼痛，先针足三里，后针中脘、天枢，用针刺泻法，然后从上而下按中脘、天枢、足三里顺序运针，引邪下行。

6）**现代发明平衡针和针刺效穴**：“平衡针”是近年来发明的一种针刺方法，通过快速针刺人体“平衡穴位”，以产生应激性自我修复，从而达到治病目的，该法亦被运用到本病临床。如陈雪梅等以平衡针治疗胃脘痛，取胃痛穴，配腹痛穴、胸痛穴及头痛穴，施以针刺。现代又发现了一些治疗本病的针刺特效穴，如姜山等治疗急性痉挛性胃痛，针刺胃痛穴（位于下颌中央旁开0.5寸与承浆穴平齐）透承浆穴，即为例。

2. 古今均用艾灸　在本病的古、今文献中，涉及艾灸者分别为16条次、28篇次，同列古、今诸法之第二位，分占各自总条（篇）次的19.05%和20.74%，可见**古今均采用艾灸法**，百分比亦相近。现代临床一般较少使用艾灸，而治疗本病却常用艾灸。笔者推测，现代研究证实，本病往往与免疫内分泌相关，而艾灸对免疫内分泌的调整作用较为明显，故现代用灸法较多。

（1）**艾灸主治**：艾灸属热疗法，因此被古人用于治疗本病之寒痛；艾灸又属阳性刺激，可增强机体的生理功能，从而调整其病理状态，因此又被用于治疗风痛、气逆痛、虚痛。**治疗寒痛者**，如《火灸疗法》语："由于两种疾病并发和中风形成的病，名曰'寒'，从腹部以上之上躯不能弯曲而疼痛，于最末一根浮肋上，灸如豌豆大小，十四次即可。"《卫生宝鉴》治疗"寒气客于肠胃之间"的"胃脘当心而痛"，"先灸中脘三七壮"，"次灸气海百余壮"，"灸三里二七壮"。**治疗风痛者**，如敦煌医书《火灸疗法》言："消化不良，食欲不振，两肋及胃脘疼痛，一切风邪疼痛，于胸骨下凹陷处下量一寸，再向左右两侧各量四指，火灸九壮即可治愈。"**治疗气逆痛者**，如《世医得效方》称："卒厥逆上气，气攻两胁，心下痛满，奄奄欲绝，此为奔豚气"，"灸气海百壮"，"又灸关元百壮"，"又灸期门百壮"。**治疗虚痛者**，如《类经图翼》取商丘，"治脾虚腹胀，胃脘痛，可灸七壮"。

现代艾灸也治疗本病的实证和虚证，如王宝生等治疗急性胃肠炎，取里内庭穴，用艾条雀啄灸法，即为实证例；聂斌治疗虚寒型胃痛，取神阙、足三里、中脘，施以雷火灸（熏灸），乃为虚证例。

（2）**艾灸取穴**：由表10-7可知，古人艾灸治疗本病亦**多取胸**

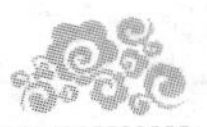

腹部与背部穴，其中背部穴的艾灸百分比犹高于针刺与总体的百分比。如《西法针灸》治疗“慢性胃加答儿”（胃炎），用“灸六壮，或施阶段灸”之法：“灸六壮法者，乃去大椎以下，即七、九、十一椎下左右各一寸五分处点之也；阶段灸法者，去大椎以下，即七、八、九、十、十一椎下左右各五分处点之也，前法得六壮，此则得十壮。”前者乃灸膈、肝、脾各俞；后者乃灸肝、肝、胆、脾各俞，以及第八椎旁的奇穴。灸胸腹部穴者，参阅“艾灸主治”所举案例。

古人还灸下肢胃经、脾经穴，如上述“艾灸主治”中《卫生宝鉴》“灸三里二七壮”；《类经图翼》灸商丘“七壮”，即为例。此外，《针灸甲乙经》还灸大肠经穴：“心下胀满痛，上气，灸手五里，左取右，右取左。”手五里属大肠经。

现代艾灸也取腹部穴、背部穴、下肢胃经及脾经穴，如孙永胜治疗胃下垂，取百会、合谷、中脘、气海、足三里，用艾条施温和灸或雀啄灸；谢华等治疗慢性浅表性胃炎脾胃虚寒证，交替取足三里、中脘和脾俞、胃俞两组穴位，施温和灸；徐国林等治疗胃痛，取中脘、足三里、内关、公孙、行间、脾俞、胃俞、章门、阴陵泉等，用隔姜灸，均为例。

（3）**艾灸方法**：除了常规灸法外，古今临床还采用下列特殊灸法，值得关注。

1）**古今均用化脓灸**：现代研究已证实，化脓灸可明显提高机体的免疫内分泌功能，因此古今临床均用以治疗本病。如清末民初《西法针灸》治疗“慢性胃加答儿”，施“灸六壮，或施阶段灸”，并曰：“此外则针腹部诸处，注意，化脓之时切忌灸点，不然必起化脓性筋炎，慎之。”可见该书采用化脓灸法，但认为在灸穴化脓时，不可在此针刺，即**忌针“灸点”，以免导致感染**，此当引起现代临床的注意。现代采用化脓灸者，如朱月伟介绍罗诗荣治疗胃病，取足三里、中脘、命门穴，用化脓灸；或取督脉穴，用铺灸法，可见罗氏还采用“铺灸法”，此法在本病古代文献中未见记载。

2）**古代采用“太乙神针”灸**：此法即在穴位上铺就数层布或

纸,然后将点燃的艾条按压在布或纸上,以防止皮肤烫伤。清代《太乙神针》治疗“心脐下冷痛”,“针气海穴”,即用此法。而在现代本病临床上,用“太乙神针”灸法的报道较少。

3）**现代采用隔物灸**:隔物灸既可发挥艾灸与药物的双重作用,又可防止皮肤烫伤,故被现代本病临床所采用。如杨立慧治疗胃脘痛,取上脘、中脘、下脘、阿是穴,用隔姜灸法;吴凤鸣治疗急性胃肠炎疼痛,取神阙穴,用隔盐和姜片灸;许佳年等治疗萎缩性胃炎,取足三里、天枢、中脘,上置药饼(含党参、黄芪、石斛、肉桂等),用艾条悬灸。

4）**现代采用温针灸**:温针灸是针刺与熏灸相结合的产物,由于针具的进步,温针灸在现代得到广泛应用,包括对本病的治疗。如孙玉霞等治疗慢性萎缩性胃炎,取足三里穴,施温针灸;杨瑞春等治疗萎缩性胃炎,取脾俞、胃俞、肝俞、胆俞、中脘、足三里等穴,用温针灸;张静治疗脾胃虚寒型胃痛,取中脘、下脘、内关、足三里,施隔姜温针灸,此案为温针灸与隔姜灸相结合,可兼有二者之优点。

5）**现代采用火针**:火针则是针刺与直接灸相结合的产物,使用方便,现代也有用以治疗本病者。如吴军治疗慢性萎缩性胃炎,取上、中、下脘,膈、肝、脾、胃俞,以及建里、足三里等穴,用火针刺激。

6）**现代采用电热针**:电热针则是现代电子技术与艾灸相结合的产物,以电热代替传统的火灼,其温度可灵活控制,较为安全、方便,故得一些医家的青睐。如熊云等治疗脾胃虚寒性浅表性胃炎,取足三里、内关,用电热针刺激。

3. 古今均用推拿　按摩脘腹部穴位,可使物理之力直接作用于脘腹内的胃等脏器,使其病理状态得到调整,从而缓解其疼痛,因而古今临床治疗本病均用推拿疗法。如清末民初《西法针灸》治疗急、慢性“胃加答儿”(胃炎)之胃痛,均“按摩腹部、背部、腰部”;治疗“胃癌”“胃扩张”之胃痛,均“按摩胃部”;治疗

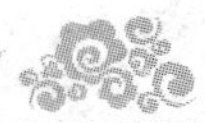

"胃痛","按摩胃部及背部";治疗"胃扩张,及鼓肠症,胃痛呕吐","乃先于胃肠各部分别施以按摩"。

现代用推拿治疗本病者,如熊源清治疗胃脘痛,取神道穴,指压3~5分钟;周关启等治疗急症胃痛,取足三里、中脘、脾俞、胃俞,用大拇指指腹或肘尖点按穴位。现代还有用圆锓针和杵针作为按摩工具者,如李明星治疗胃脘痛,取足三里、内关、梁丘等,用圆锓针点穴,据虚实施补泻,顺经络方向,或逆时针方向旋转为补,反之为泻;李淑仁等治疗胃脘痛,取至阳八阵穴,配河车路大椎至命门段,用杵针点叩,并施升降开阖,分理运转操作,又辨证施予补泻。

4. 古今均用刺血 对于瘀血邪气阻滞血脉者,古今均用刺血疗法,以祛瘀逐邪。如上述"与伤酒相关"中《吐番医疗术》割刺"肝脉"放血。又如《针灸则》治疗"胃脘痛","出血:膏肓"。膏肓俞一般用于补虚,此处用于刺血,引人瞩目。现代用刺血者,如张庆熙治疗胃肌痉挛,取灵台穴,施予龙虎交战针刺强刺激,并拔罐吸出少量血;黄金宝等治疗急性胃肠炎,取尺泽穴,作静脉放血,必要时配合金津玉液点刺放血。但总的看来,在古今胃脘痛的临床上,用刺血疗法者较少,这可能是本病病邪多在胃府,尚未入血的缘故。

5. 现代采用的其他疗法 现代治疗本病还采用穴位注射、敷贴、电针、埋藏、拔罐、器械、挑治、磁疗、皮肤针、子午流注以及微针系统(含耳穴、手足针、鼻针等)等方法,这些在古代文献中未见记载,是现代针灸工作者的发展。

(1)**穴位注射**:如钟红卫等治疗急性胃痛,取中脘,注入阿托品;康天宝等则取胃俞、中脘,注入维生素B_1、当归注射液;赵立富取不容、承满、足三里、大横、腹哀、三阴交、上脘、下脘、巨阙、鸠尾,注入维生素B_1、普鲁卡因、胎盘组织液;刘爱国等治疗急性胃肠炎,取足三里,注入维生素K_3;陆斌等治疗慢性胃炎疼痛,取肝俞、胃俞、足三里,注入黄芪和复方当归注射液。前面"古今均取腿阳面穴”中，还有注入野木瓜注射液等药物者。

（2）**敷贴**：如管淑兰治疗胃脘痛，取中脘、神阙，外敷吴茱萸；张静等则取神阙穴，外敷“胃宝可贴”（含丁香、藿香、木香、赤芍、元胡、三七、干姜、黄芪）；张文学取中脘穴，外敷柴胡、枳壳、木香、郁金、丹参、川芎、元胡、冰片等药；刘兰香取足三里、中脘，敷贴荜拨；巴元明等治疗虚寒证及气滞血瘀证胃脘痛，取神阙穴，敷贴“护胃膏”（含白术、吴茱萸、丁香、肉桂、当归、川芎、延胡索、厚朴、冰片等）；巴元明又取中脘，外敷“胃痛止”（含高良姜、香附、吴茱萸、小茴香等），并加直流电疗。由上可见，现代所敷药物多为温阳活血理气之品，还可加用直流电，以加强药物的疗效。

（3）**电针**：如李淑红等治疗胃脘痛，取中脘、内关、足三里、期门、太冲、脾俞、胃俞、梁门等穴，用电针刺激；上述“古今均取上背部穴”中，罗庆道等与蔡国伟等分别取背部穴，皆用电针刺激；上述“古今均取腿阳面穴”中，卢燕燕治疗胃十二指肠溃疡急性穿孔，取双侧足三里，用电针疗法，均为例。

（4）**埋藏**：如刘国光治疗胃、十二指肠溃疡引起的胃脘痛，取中脘、足三里、胃俞等穴，施予埋线疗法；徐宝根治疗胃脘痛，取脾俞、胃俞、压痛点、中脘，施穴位埋线；冯永玲则取胃经、脾经、膀胱经、任脉穴及背俞穴等，予以埋线治疗；詹庆业等治疗慢性胃炎，取中脘，植线于皮下。

（5）**拔罐**：如张生芝治疗急性胃脘痛，取背部压痛点、大椎、脾俞、胃俞，用拔罐疗法；蔡春盛则取中脘、神阙，施拔罐法；李建欣治疗胃脘痛，取灵台穴，施针刺拔罐；王凤仪则取肝俞、膈俞、胃俞、脾俞、身柱，用刺络拔罐。

（6）**器械**：如余卫华等治疗胃脘痛，取足三里、中脘，用电子艾灸仪施直接灸；刘佩云则针刺背俞穴膈俞、肝俞、脾俞、胃俞、足三里，并用艾条温和灸，用 TDP（特定电磁波治疗仪）照射；王海燕等取中脘、天枢、梁门、鸠尾、气海、足三里、内关，用针刺配合 TDP 照射。

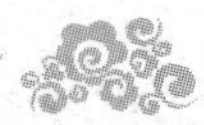

（7）**挑治**：如文碧玲等治疗胃脘痛，取背部胃俞、脾俞、肝俞、胆俞、大肠俞，予以挑刺疗法；王少鑫等则取中脘、巨阙、下脘、鸠尾、上脘、建里、梁门、水分、脾俞、胃俞、肝俞、三焦俞、大肠俞等，用针挑疗法。

（8）**磁疗**：如许帼光等治疗胃脘痛，取足三里、内关、中脘、公孙、梁丘等，敷贴Ⅲ号曼格磁贴；龙建武等则取涌泉、胆五穴（组穴）、中脘、胃俞、脾俞、足三里等，用拇指弹拨，用梅花磁针点压，再用增效垫敷贴。

（9）**皮肤针**：如钟梅泉用梅花针叩打法治疗胃脘痛，取胸椎5~12节两侧、上腹部、阳性物处（脊柱两侧、颌下结节或条索）、足三里、中脘，脾胃虚弱型加腰部、颌下、胸锁乳突肌、内关；脾虚湿困型加季胁部、颌下、肝俞、脾俞、天枢、关元、三阴交、内关。

（10）**子午流注**：如周章玲等治疗胃脘痛，用子午流注纳甲法，按时取穴，施电针刺激；司徒铃亦采用纳甲法；高禄纹则用子午流注纳支法，取足三里、中脘、梁门、天枢、上脘、建里、公孙，于辰时针刺，虚证则在巳时加刺解溪，据虚实施补泻手法；张玉兰等采用灵龟八法，用针刺治疗。

（11）**微针系统**

1）**耳穴**：如郑史妹治疗胃痛，取耳穴胃、脾、肝、胆、交感、神门等穴，用毫针浅刺或王不留行贴压；高扬则取耳穴胃等，用耳穴治疗仪点按；刘士佩取耳穴胃、交感等穴，用针刺或王不留行贴压；蔡国伟等用电针刺激耳穴胃，并和电针耳穴心对照，结果显示，耳穴胃疗效优于耳穴心。

2）**手足针**：如肖少卿治疗急性胃痛，取“足穴”胃、脾、大肠，用针刺强刺激；袁道文等则取第二、三、五掌骨侧的全息穴位群中“胃穴”，用针刺。

3）**鼻针**：如许文涛等用鼻针治疗胃痛，取鼻尖上1.5cm中间一点及两侧各一点之敏感处（即胃肠三点），用针直刺，施平补平泻轻手法。

【结语】

根据上述对古今文献的统计与分析结果,兹提出治疗胃脘痛的参考处方如下(无下划线者为古今均用穴,下划曲线者为古代所用穴,下划直线者为现代所用穴):①胸腹部穴中脘、上脘、气海、下脘、天枢、期门、巨阙、关元、乳根、承满、神阙、梁门等;②上背部穴膈俞、胃俞、肝俞、脾俞、胆俞等;③足阴部穴公孙、商丘、大都、太白、太冲等;④腿阳面穴足三里、梁丘、阳陵泉等;⑤臂阴面穴内关等。还可取腿阴面脾经穴三阴交。临床可根据病情,在上述处方中选用若干相关穴位。

除上述常规穴外,治疗寒痛可多取腹部穴;实热痛可取末部穴;虚热痛可取肝脾经穴;气滞痛可取阴跷脉交会穴照海;伤酒痛可刺藏医之"肝脉"放血;水湿在膈之痛可取内关穴。

临床可用针刺(含补泻、透刺、深刺等法,重视针感的传导与持久,讲究针刺顺序)、艾灸(含化脓灸、"太乙神针"灸、隔物灸、温针灸、火针、电热针等)、推拿、刺血等方法,还可采用穴位注射、敷贴、电针、埋藏、拔罐、器械、挑治、磁疗、皮肤针、子午流注以及微针系统(含耳穴、手足针、鼻针)等现代所用方法。

历代文献摘录

[唐代及其以前文献摘录]

《阴阳十一脉灸经》:"臂钜阴之脉……其所产病,胸痛,脘痛,心痛。"

《灵枢经·邪气脏腑病形》:"胃病者,腹膜胀,胃脘当心而痛,上支两胁,膈咽不通,食饮不下,取之三里也。"

《灵枢经·经脉》:"脾足太阴之脉……是动则病舌本强,食则呕,胃脘痛……是主脾所生病者,舌本痛,体不能动摇,食不下,烦

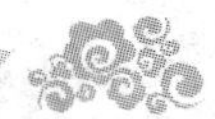

心，心下急痛。”

《灵枢经·厥病》：“厥心痛，腹胀胸满，心尤痛甚，胃心痛也，取之大都、太白。”

《脉经》（卷二·第一）：“左手关前寸口阳实者，小肠实也，苦心下急痛，小肠有热，小便赤黄，刺手太阳经，治阳，太阳在手小指外侧，本节陷中（即后溪穴也）。”“左手关前寸口阴绝者，无心脉也，苦心下毒痛……刺手太阳经，治阳。”

《脉经》（卷二·第三）：“关［一本有“上”字］脉紧，心下苦满急痛，脉紧为实……针巨阙、下管泻之。”“关［一本有“上”字］脉实，胃中痛……针胃管补之。”

《针灸甲乙经》（卷七·第一下）：“心痛腹胀，心尤痛甚，此胃心痛也，大都主之，并取太［一本作“隐”］白。”“冲阳主之，胃脘痛，时寒热，皆主之。”

《针灸甲乙经》（卷七·第五）：“心下胀满痛，上气，灸手五里，左取右，右取左。”

《针灸甲乙经》（卷八·第一下）：“胸脘暴痛，上气……膈［一本作“脾”字］俞主之。”“心下䐜［一本作“贲”］痛，心如悬，下引脐……肾俞主之。”

《针灸甲乙经》（卷九·第七）：“热引胃痛，脾气寒……脾俞主之。”“冬日重感于寒则泄，当脐而痛，肠胃间游气切痛……天枢主之。”“心下有寒痛，商丘主之。”

《针灸甲乙经》（卷十一·第九下）：“胸下满痛，膺肿，乳根主之。”

《针灸甲乙经》（卷十二·第十）：“心下痛……水泉主之。”

《备急千金要方》（卷四·第三）：“女人阴中痛引心下……灸关仪百壮，穴在膝外边上一寸宛宛中是。”

《备急千金要方》（卷十五上·第一）：“公孙……主脾生病，实则胃热，热则腹中切痛，痛则阳病，阳脉反大于寸口三倍……心下急注脾。”

《备急千金要方》(卷三十·第二):“膈俞、阴谷,主腹胀,胃管暴痛。”

《备急千金要方》(卷三十·第八):“水原、照海……心下痛。”

敦煌医书《火灸疗法》P·T127:“消化不良,食欲不振,两肋及胃脘疼痛,一切风邪疼痛,于胸骨下凹陷处下量一寸,再向左右两侧各量四指,火灸九壮即可治愈。”

敦煌医书《火灸疗法》P·T1044:“从腹部以上之上躯不能弯曲而疼痛,于最末一根浮肋上,灸如豌豆大小,十四次即可。”

敦煌医书《吐番医疗术》P·T1057:“男女饮酒过量,酒醉次日口渴,不想喝其他饮料,如果此时继续饮酒,则酒入肝胆,必致发病,其症状首先是胃痛……应细察肝脉,哪侧肝脉有病,将在哪侧割刺放血,然后割刺另一侧,两侧均匀放血,肝叶尖及肝左右上沿[此9字一本译作“肝脉在左右肩部位”],哪里疼就在哪里放血。”

《外台秘要》(卷三十九·第五):“三阴交……脾胃肌肉痛(此出《素问》)。”

[宋、金、元代文献摘录]

《太平圣惠方》(卷九十九):“下管……腹胃不调,腹内痛,不能食。”[原出《铜人针灸经》(卷三)]

《铜人腧穴针灸图经》(卷四·腹部):“建里……心下痛。”

《琼瑶神书》(卷二·一百八十二):“九种心疼及脾胃,上脘盘盘要升提,大陵一使升阳法,关元脾气定灾详。”

《卫生宝鉴》(卷十三·胃脘当心而痛):“两浙江淮都漕运使崔君长男云卿……时复胃脘当心而痛……寒气客于肠胃之间……至秋,先灸中脘三七壮……次灸气海百余壮……明年春,灸三里二七壮。”

《针经指南》(标幽赋):“脾痛[一本作“冷”]胃疼,泻公孙而立愈。”

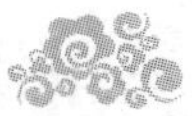

《针经指南》(流注八穴):“内关……水膈并心下痞痛(脾胃)。”

《济生拔粹》(卷三·治病直刺诀):“治伤寒饮水过多,腹胀气喘,心下痛不可忍,刺任脉中脘、气海二穴立愈。”

《世医得效方》(卷四·五积):“卒厥逆上气,气攻两胁,心下痛满,奄奄欲绝,此为奔豚气,先急作汤,以浸两手足,频频易之,后灸气海百壮……又灸关元百壮……又灸期门百壮。”

《丹溪手镜》(卷中·三十六):“脾病者,腹胀,食则吐呕,善噫,胃脘痛也,心下急痛如锥刺,刺太溪。”

《扁鹊神应针灸玉龙经》(针灸歌·又歌):“脾胃疼痛泻公孙。”

［明代文献摘录］

《神应经》(腹痛胀满部):“胀而胃痛:膈俞。”

《神应经》(心脾胃部):“胃脘痛:太渊、鱼际、三里、两乳下各一寸(各三十壮)、膈俞、胃俞、肾俞(随年壮)。”“胃痛:太渊、鱼际、三里、肾俞、肺俞、胃俞、两乳下(灸,一寸,各二十一壮)。”

《针灸大全》(卷四·八法主治病症):“公孙……胃[原作“中”,据《针灸大成》改]脘停食,疼刺不已:解溪二穴、太仓一穴、三里二穴、。”“内关……胁肋下疼,心脘刺痛:气海一穴、行间二穴、阳陵泉二穴。”

《针灸集书》(卷上·贲豚气):“章门、气海、期门、关元、中极、中府、四满、阴交、石门、天枢、中脘、气穴,以上穴并治贲豚气,上腹膜痛。”

《针灸聚英》(卷一下·任脉):“气海……气喘,心下痛。”

《名医类案》(卷六·疝癞):“滑伯仁治一妇,病寒为疝,自脐下上至心,皆胀满攻痛,而胁疼尤甚(此等痛切记作疝治)呕吐烦懑,不进饮食,脉两手沉结不调,此由寒在下焦,宜亟攻其下,毋攻其上,为灸章门、气海、中脘,服元胡桂椒。”

《医学纲目》(卷二十二·腹痛):“(东)胃脘暴痛,脐中坚痛:石门、商丘、阴谷、大肠俞、膈俞。”

《针方六集》(纷署集·第二十九):“大都……上脘痛。”“太白……胃脘痛。”

《类经图翼》(卷六·足太阴):“商丘……胃脘痛……神农经云,治脾虚腹胀,胃脘痛,可灸七壮。”[原出《神农黄帝针灸图》(七图)]

《类经图翼》(卷七·足太阳):“膈俞……膈胃寒痰暴痛,心满气急。”

《类经图翼》(卷七·足少阴):“幽门……神农经云,治心下痞胀,饮食不化,积聚疼痛,可灸十四壮。”[原出《神农黄帝针灸图》(六图)]

《类经图翼》(卷八·任脉):“下脘……脐上厥气坚痛。”“中脘……凡脾冷不可忍,心下胀满,饮食不进不化,气结疼痛雷鸣者,皆宜灸之。”

《类经图翼》(卷十一·心腹胸胁胀痛):“胃心痛:腹胀胸满,或蛔结痛甚,蛔心痛也,巨阙(二七壮)、大都、太白、足三里连承山。”“胃脘痛:膈俞、脾俞、胃俞、内关、阳辅、商丘。”

《循经考穴编》(足阳明):“内庭……胃口疼,停痰积冷。”“厉兑……胃中积热,胃脘疼痛,便结便血。”

《循经考穴编》(足太阴):“公孙……膈胁冷气相乘,胃脾疼痛。”“三阴交……胃脾疼痛。”

[清代及民国前期文献摘录]

《太乙神针》(正面穴道证治):“腹胀气喘,心脐下冷痛……针气海穴。”

《针灸则》(胃脘痛):“针:中脘、鸠尾、脾俞、内关;出血:膏肓。”

《续名医类案》(卷十·痞):“蒋仲芳治陈氏妇,年廿六,生痞块已十年,在脐上,月事先期,夜则五心发热,火嘈膨闷,忽一日痞做声,上行至心下,则闷痛欲绝,为针上脘,痞下而痛定,然脐旁动气不息,复针天枢穴,动气少止。”

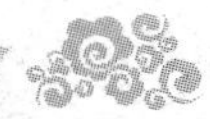

《针灸逢源》(卷五·心胸胃脘腹痛门):"胃脘痛……内关、膈俞、胃俞、商邱。"

《针灸内篇》(足太阴脾经络):"公孙……脾痛,胃疼。"

《针灸便用》:"治心疼(脐上为心疼):巨阙、上脘、幽门、心俞、内关、隐白、大敦、中脘。"

《针灸集成》(卷二·腹胁):"胃脘痛:肝俞、脾俞、下三里、膈[原作"隔",据义改]俞、太冲、独阴、两乳下各一寸,灸三十壮。"

《西法针灸》(第三章·第一节):"急性胃加答儿……拒食胃痛,舌被厚苔……按摩腹部、背部、腰部,并于左列之部针之:中脘、上脘、巨阙、不容、承满、期门、肝俞、胆俞、意舍、大杼。""慢性胃加答儿……证候与急性症相同,治法一切同前,并灸六壮,或施阶段灸,此外则针腹部诸处;注意,化脓之时切忌灸点,不然必起化脓性筋炎,慎之(案:灸六壮法者,乃去大椎以下,即七、九、十一椎下左右各一寸五分处点之也;阶段灸法者,去大椎以下,即七、八、九、十、十一椎下左右各五分处点之也,前法得六壮,此则得十壮)。""胃癌……胃部压重,大便秘结,后则胃痛,并起呕吐……食物摄生,最为紧要,并按摩胃部,针腹部诸处,此症本为组织起有变化之病,然因施此术而治愈者颇多也,勿轻视之。""胃扩张……空腹之时,胃脘作痛……治法,一切同前,并于腹部行圈状摩擦法及按捺法,可愈。""胃痛……先按摩胃部及背部,并针背部,后则自腹部胃部之周围,渐移至局处针之,倘径针胃部,痛必增剧也。"

《西法针灸》(第三章·附录):"一病妇,年四十七岁,距今三年前之六月,忽觉心窝部发痛,食欲不振,头痛哕恶,全身倦怠,曾赴千叶县立医院求治,医生诊为胃加答儿……先按摩腹部,又针中脘、上脘、下脘、承满、关门、天枢诸穴,一昼夜后,顿觉减轻,至第三日,几如无病……于背部行阶段灸法……依然健壮,前症绝未复发。""一病男,年四十五岁,自来强壮,去年十二月间,乃起胃扩张,及鼓肠症,胃痛呕吐,吞酸嗳气,鼓肠风气……胃扩张异常，其下缘竟至脐部，其最足骇人者，则腹壁膨满是也，乃先于胃肠各部分别施以按摩，再针中脘、上脘、下脘、幽门、石关、承满、期门、大横、腹结诸穴，翌日即觉大快，一星期后，诸症殆全消失。”

《周氏经络大全注释》（经络分说·十二）：“足三里……胸胃内寒冷而疼。”

《针灸秘授全书》（胃寒痛）：“胃寒痛：胃俞、中脘、三里、大陵、膻中、公孙、刺上廉、食关（脐上三寸开一寸）。”

《针灸简易》（审穴歌）：“脾胃心痛中脘脐。”

《针灸治疗实验集》（18·1）：“东阳城里周氏懿根女人，年四十三岁……肝胃气痛症……膈俞各泻一针，肝俞各泻一针，巨阙泻一针，中脘补一针，翌晨过其门，而视其病势无减，随将肝俞又各泻一针，胃俞各补一针，上中下三脘各补一针，稍待病失，至今不复发。”

《针灸治疗实验集》（20）：“胃脘痛经他人治之不效，后学针中脘、足三里，兼服对证之药，全愈者已十一人矣。”

《针灸治疗实验集》（29·7）：“县小桥万成箔店司工吴叶基，得久年胃痛……针灸中脘、足三里、然谷，有三四次，其病已愈十之七八。”

《针灸治疗实验集》（35）：“周妇年约三十八岁，住周家油车，猝受寒邪，伤风之状，小腹两肋心脘背部疼痛异常，痛时似有块游行，寒热频作，大便不通……孕后感受内外二邪所致，针灸中上脘、建里、内关、大陵、支沟、曲池、合谷、劳宫、足三里、阴陵泉、内庭、陷谷、心俞、肺俞等穴，助治以川朴、郁金、枳壳、延胡索、白术、黄芩等药，一剂而愈。”

《金针秘传》（针验摘录·胸痛）：“朱右，年四十二，体素弱，中脘常隐隐作痛……似觉有一气块，由下而上，如至鸠尾处则大痛，再至咽间则厥矣，脉大而数，舌黄黑且垢腻，断为浊阴之气，结于胃脘不散，为针中脘、三里而痛渐止，再刺关元、照海，即下黑色如栗子矢若干粒而愈。”

《金针秘传》（针验摘录·胃病）：“曾则生任沪保安处副处长

时，曾病胃疾，食不甘味，中脘作痛，日渐瘦削……予只为针中脘、关元诸穴，其疾良已，盖曾君之病，不过胃阳不足，消化不良……予不过为之拨动机关，令其胃阳畅遂而已。”

《金针秘传》(针验摘录·干血)：“曹女年十七，忽停经九月，人渐瘦，脉沉实，舌白口渴心烧，中脘痛，少腹左胁下痛而拒按……无一不是干血痨之症状……乃一方用去瘀之法，刺其肝脾各经之穴，其腹痛拒按之状渐解，一方又以培养新血之法，从期门等穴启其生机，心烧潮热等症亦退，前后月余，其经复至，诸病霍然。”

[现代文献题录]

(限本节引用者，按首位作者首字的汉语拼音排序)

巴元明，淡运良，向楠．护胃膏敷贴神阙穴治疗虚寒证及气滞血瘀证胃脘痛的临床研究．中医杂志，1998，39(3)：151-153

巴元明．“胃痛比”电敷中脘穴治疗急性寒证胃痛疗效观察．中国中医急症，1994，3(3)：100-101

蔡春盛．拔罐配合针刺治疗急性胃脘痛 50 例．河北中医，2005，27(3)：199

蔡国伟，石君华，杨毅．电针耳胃穴和电针耳心穴对胃脘痛镇痛作用的比较．针灸临床杂志，1994，10(4)：26

蔡国伟，杨毅，石君华，等．“类胃俞穴”和胃俞穴对胃脘痛镇痛作用比较．上海针灸杂志，1995，14(5)：195-196

陈健．针刺补泻手法与电针治疗胃脘痛 200 例疗效分析．针灸临床杂志，1996，12(11)：16-17

陈雪梅，王儒平．平衡针治疗急性胃痛 100 例疗效观察．新中医，2011，43(8)：112-113

董德懋．中脘　三里　内关　公孙 // 胡熙明．针灸临证指南．北京：人民卫生出版社，1991：151

冯永玲．经络穴位辨证埋线治疗胃脘痛 383 例．中医外治杂志，2012，21(1)：34-35

高禄纹．纳支法针刺治疗胃痛的比较观察．中国针灸，1988，8(3):32-33

高扬．耳穴治疗仪治疗胃脘痛72例．上海针灸杂志，1995，14(6):250

高玉椿．高玉椿临证经验//陈佑邦．当代中国针灸临证精要．天津:天津科学技术出版社，1987:348

高镇五．治标选原络郄穴　治本选俞募合穴//胡熙明．针灸临证指南．北京:人民卫生出版社，1991:157

顾月华．电针治疗急腹痛症164例．上海针灸杂志，1987，6(3):15

关吉多．关吉多临证经验//陈佑邦．当代中国针灸临证精要．天津:天津科学技术出版社，1987:132

管淑兰．吴茱萸外用治疗虚寒性胃痛效佳．中医杂志，1995，36(5):262-263

何玉信．针刺八脉交会穴治疗胃下垂36例临床观察．江苏中医，1989，10(10):13

贺惠吾．贺惠吾临证经验//陈佑邦．当代中国针灸临证精要．天津:天津科学技术出版社，1987:312

贺普仁．三穴同用　功效卓著//胡熙明．针灸临证指南．北京:人民卫生出版社，1991:151

洪圣达．从经络诊查看胃病与背俞的关系．中国针灸，1982，2(2):29

胡家才．神阙贴敷脐治疗胃痛30例观察．浙江中医杂志，2007，42(4):244.

黄金宝．尺泽静脉放血治疗急性胃肠炎．中国针灸，1999，19(7):426

姜山，陈淑云．针刺胃痛穴治疗急性胃痉挛100例疗效观察．针灸临床杂志，1999，15(9):53-54

康天宝，王彩云．穴位注射治疗急性胃痛23例．中国针灸，

1996,16(11):30

李建欣.灵台穴针刺拔罐治疗胃痛152例.针灸学报,1992,8(6):41

李明星.圆锓针点穴治疗胃脘痛108例.中医研究,1990,3(1):44-45

李淑红,王永强.针药并举治疗胃脘痛50例.辽宁中医杂志,1997,24(11):519

李淑仁,李仲愚.针疗法治疗胃脘痛65例临床观察.成都中医药大学学报,1996,19(3):16-17

刘爱国.足三里穴位注射维生素K_3治疗急性胃肠炎14例.中国针灸,1986,6(1):23

刘国光.穴位埋线治疗胃、十二指肠溃痛57例.针灸临床杂志,1998,14(4):50-51

刘兰香.荜拨穴位敷贴治疗胃脘痛46例观察.实用中医药杂志,1999,15(2):3-4

刘佩云.针刺背俞穴治疗胃脘痛.四川中医,2000,18(12):49

刘士佩.耳穴治疗 胃交感为主//胡熙明.针灸临证指南.北京:人民卫生出版社,1991:160

龙建武,高贺瑜.梅花磁针灸综合疗法治疗胃痛50例临床观察.针灸临床杂志,2005,21(2):36

楼百层.证分虚实 治有补泻//胡熙明.针灸临证指南.北京:人民卫生出版社,1991:152

卢燕燕.针刺治疗胃十二指肠溃疡急性穿孔24例.上海针灸杂志,1993,12(1):25

陆斌,吴旭,姚文龙.穴位注射治疗慢性胃炎82例临床研究.光明中医,2008,23(10):1546-1547.

陆瘦燕.陆瘦燕临证经验//陈佑邦.当代中国针灸临证精要.天津:天津科学技术出版社,1987:215

罗庆道,罗建明.电针背俞穴对急性胃脘痛的镇痛观察.针

刺研究,1997,22(1-2):138

聂斌,罗仁瀚,陈秀玲,等．雷火灸治疗虚寒型胃痛疗效观察．上海针灸杂志,2010,29(1):21-22

潘纪华．针刺胃点1、2治疗多种胃痛52例临床观察．针灸临床杂志,2001,17(2):57

潘书林．针刺法治疗胃肠痉挛100例．中医药信息,1996,13(1):43

钱奕胜．"爪"形刺中脘及电兴奋治疗胃下垂50例疗效观察．江苏中医,1990,11(10):25

曲祖贻．消食和胃　疏肝理气//胡熙明．针灸临证指南．北京:人民卫生出版社,1991:156

邵经明．邵经明临证经验//陈佑邦．当代中国针灸临证精要．天津:天津科学技术出版社,1987:242

邵明月．针灸治疗胃痛348例临床观察．针灸临床杂志,2000,16(8):7

申卓彬．中脘一穴　透刺六穴//胡熙明．针灸临证指南．北京:人民卫生出版社,1991:155

史晓林．针刺治疗胃肠痉挛100例．中国针灸,1995,15(4):23

司徒铃．子午流注取穴法//胡熙明．针灸临证指南．北京:人民卫生出版社,1991:163

宋容安．针刺治疗胃脘痛40例．针灸临床杂志,1999,15(5):13

孙永胜．温和灸治疗胃下垂48例．针灸临床杂志,2006,22(2):44-45

孙玉霞,李苏民．针灸治疗慢性萎缩性胃炎30例．陕西中医,2005,26(9):955-956

汪令．针灸治疗胃痛17例临床观察．针灸临床杂志,1995,11(3):5-6

王宝生．艾灸里内庭穴治疗急性胃肠炎30例．中医药研究,

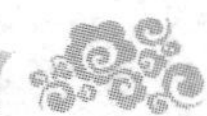

1994,10(2):55

王凤仪．深刺中脘配合他穴//胡熙明．针灸临证指南．北京:人民卫生出版社,1991:162

王海燕,姬艳波,张军智．针刺配合TDP治疗胃痛108例疗效观察．吉林中医药,2001,21(3):48

王少鑫,陈兴华．针挑疗法治疗胃脘痛44例疗效观察．河南中医,1994,14(6):358-359

王学宗．急痛指压背部反应点//胡熙明．针灸临证指南．北京:人民卫生出版社,1991:158

文碧玲,鄂建设．挑刺背俞穴治疗胃脘痛70例．中国针灸,2005,25(1):63

吴凤鸣．隔盐灸配合灸足三里治疗急性胃肠炎64例．中医外治杂志,2007,16(4):50-51

吴军．火针,毫针与药物治疗慢性萎缩性胃炎420例疗效分析．中国针灸,1990,10(5):1

肖少卿．"足针"治疗25种疾病的经验介绍．上海中医药杂志,1962,7(7):25

肖少卿．辨证取穴　针灸并施//胡熙明．针灸临证指南．北京:人民卫生出版社,1991:152

谢华,常小荣,严洁,等．温和灸治疗慢性浅表性胃炎脾胃虚寒证的临床研究．中华中医药杂志,2011,26(12):2856-2858

谢文松．灸药并用治疗慢性萎缩性胃炎46例．河北中医,2000,22(12):916-917

谢中灵．芒针治疗慢性胃炎42例．上海针灸杂志,1990,9(3):16

熊源清．指压神道　解除疼痛//胡熙明．针灸临证指南．北京:人民卫生出版社,1991:159

熊云．电热针治疗脾胃虚寒性浅表性胃炎疗效观察．中国针灸,1993,13(5):1

徐宝根．穴位埋线为主治疗胃脘痛489例．上海针灸杂志，1999，18(1)：44

徐国林，于翠华，王大志．辨证施灸治疗胃痛30例．中医外治杂志，2005，14(2)：44-45

许帼光，吴耀持．Ⅲ号贴治疗胃脘痛30例．上海针灸杂志，1996，15(4)：42

许佳年，孟丹．灸药结合治疗慢性萎缩性胃炎30例．中国民间疗法，2002，10(2)：15-16

许培昌．针刺梁丘和胃俞治疗急性胃脘痛的观察．中医杂志，1988，29(9)：35-36

许文涛，高雪芹，黄晓丽．鼻针治疗胃痛150例．中医研究，2001，14(6)：53

杨锦华，曹惠英．从92例急性胃痛病例分析阳经郄穴止痛的效果．针灸临床杂志，1997，13(11)：43-44

杨立慧．隔姜灸治疗胃脘痛．云南中医药杂志，1997，18(6)：36

杨瑞春，伦新．温针灸治疗萎缩性胃炎45例临床疗效观察．新中医，2008，40(12)：68-70

杨兆钢．芒针治疗胃下垂486例临床观察．针灸临床杂志，1994，10(5)：16

叶心清．叶心清临证经验//陈佑邦．当代中国针灸临证精要．天津：天津科学技术出版社，1987：57

于汇川．老十针治胃脘痛//胡熙明．针灸临证指南．北京：人民卫生出版社，1991：164

余卫华，符文彬，战晓农．电子艾灸仪和温和灸治疗胃脘痛的比较．辽宁中医杂志，2007，34(6)：814

袁道文，刘广义．生物全息针刺疗法在痛证中的运用．针灸临床杂志，1995，11(3)：17-18

詹闯．穴位注射治疗急性胃痛47例．上海针灸杂志，1990，9(3)：7

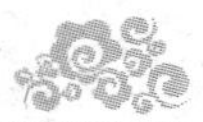

詹庆业，查和萍，周阴明．中脘“浮线”治疗慢性胃炎的临床疗效观察．上海针灸杂志，2007，26（5）：3-4

张官印．俞募配穴治疗胃脘痛120例．光明中医，2011，26（11）：2281-2282

张和媛．俞募配穴　随症加减 // 胡熙明．针灸临证指南．北京：人民卫生出版社，1991：156

张静，张鸿琳．胃宝可贴外敷神阙穴治疗胃脘痛107例．陕西中医，1997，18（11）：510

张静．隔姜温针灸治疗脾胃虚寒型胃痛75例．上海针灸杂志，2000，19（3）：17

张庆熙．针刺拔罐灵台穴解除平滑肌痉挛216例．中国针灸，2001，21（9）：547

张生芝．针灸拔罐治疗急性胃脘痛120例临床观察．针灸临床杂志，1996，12（10）：15

张文学．40例胃脘痛中药外敷治疗观察．中医研究，1996，9（6）：29-30

张玉兰，张学连，张学兰．运用灵龟八法治疗胃脘疼212例疗效观察．针灸临床杂志，1997，13（9）：31

张玉璞．针灸治疗萎缩性胃炎100例．中国针灸，1993，13（4）：16

张玉璞．辨证取穴　审证求因 // 胡熙明．针灸临证指南．北京：人民卫生出版社，1991：161

赵立富．穴位注射治疗胃痛600例观察．中国针灸，1996，16（11）：10

郑史妹．针灸结合耳穴治疗胃痛32例．江西中医药，2010，41（04）：72

郑毓琳．郑毓琳临证经验 // 陈佑邦．当代中国针灸临证精要．天津：天津科学技术出版社，1987：269

钟红卫，雷章恒，汪静，等．中脘穴药物注射治疗急性胃痛40

例．中国针灸,2009,29(5):395-396

钟梅泉．梅花针叩打法 // 胡熙明．针灸临证指南．北京:人民卫生出版社,1991:154

周关启,李静,程孝萍．指压法对急症胃痛比痛作用观察．中国中医急症,1996,5(1):38-39

周章玲,王荣春,王惠珍．纳甲法治疗胃脘痛 39 例临床观察．针灸学报,1991,7(3):31

朱月伟．罗诗荣老中医临证经验．针灸临床杂志,1997,13(4,5):18

第十一节　呕吐

呕吐为胃内容物经食管自口腔吐出的病证，古代针灸临床文献中凡有呕、吐、呕逆、吐逆、涌出、走哺、口出清涎、口中转屎等描述字样的内容，本节均予以收录。中医学认为，呕吐的发病原因包括外邪犯胃、饮食停滞、肝气犯胃、脾胃虚弱等因素（从现代来看，其中不少属感染所致）；主要病位在脾胃食管，特别是胃；主要病机是胃气上逆；临床则可分为寒吐、热吐、虚吐、伤食吐、肝逆吐、外感吐等证型。西医学中的食物中毒、胃炎、幽门痉挛或梗阻、胆囊炎、迷路和脑部疾病、高级神经功能紊乱等病，以及化疗、手术、妊娠等反应均可出现呕吐。涉及本病的古代文献共 541 条，合 1164 穴次；现代文献共 121 篇，合 306 穴次。将古今文献的统计结果相对照，可列出表 11-1~ 表 11-4（表中数字为文献中出现的次数）：

表 11-1　常用经脉的古今对照表

经脉	古代（穴次）	现代（穴次）
相同	任脉 261、膀胱经 163、胃经 83、脾经 80、心包经 62、肝经 55	胃经 86、心包经 66、任脉 64、膀胱经 24、脾经 17、肝经 17
不同	肾经 80、肺经 54、督脉 52、胆经 51	

表 11-2　常用部位的古今对照表

部位	古代（穴次）	现代（穴次）
相同	胸脘 297、上背 127、小腹 119、足阴 112、头面 93、臂阴 73、腿阳 70	腿阳 80、臂阴 66、胸脘 61、足阴 21、上背 21、头面 14、小腹 12
不同	（无）	（无）

表 11-3　常用穴位的古今对照表

穴位		古代（穴次）	现代（穴次）
相同		中脘 85、足三里 27、巨阙 27、上脘 26、脾俞 18、神阙 17、太冲 13、三阴交 12、胃俞 12、内关 12、公孙 11、肝俞 11	足三里 67、内关 66、中脘 32、太冲 11、公孙 7、三阴交 7、脾俞 6、神阙 6、胃俞 5、上脘 5、肝俞 4、巨阙 4
相似		章门 19、天枢 18、幽门 12、期门 11	下脘 5、天突 4
不同	小腹	气海 27、关元 19	
	背俞	心俞 11、膈俞 11	
	头顶	百会 13	
	下肢	太白 18、太溪 15	丰隆 9、内庭 5、阳陵泉 4
	上肢	大陵 17、尺泽 16、间使 14	合谷 7

表 11-4　所用方法的古今对照表

方法	古代（条次）	现代（篇次）
相同	艾灸 135、针刺 63、刺血 24、推拿 12、外敷 7	针刺 45、灸法 20、外敷 9、推拿 7、刺血 3
不同	熨法 12、点烙 5、刮痧 1	穴位注射 44、耳穴 10、拔罐 3、电针 2、磁疗 2

根据以上各表，可对呕吐的古今针灸治疗特点作以下比较分析。

【循经取穴比较】

1. 古今均取任脉穴　胃脾食管在胸腹部正中及其两旁，而任脉循行在人体腹面的正中线上，"经络所过，主治所及"，故治疗本病多取任脉穴，在古、今文献中分别达 261、64 穴次，分列古、今诸经的第一、第三位，分占各自总穴次的 22.42%、20.92%，可见古今百分比相近。就穴位而言，表 11-3 显示，**古今均多取中脘、巨**

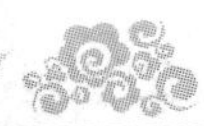

阙、上脘、神阙，这是相同的；古代还取小腹部的气海、关元等，现代则取胸脘部的下脘、天突，这是不同的。

2. 古今均取膀胱经穴 中医学认为，膀胱经背俞穴是脏腑之气输注之处；西医学认为，控制胃与食管的交感神经从背部脊髓（$T_{5\sim10}$）发出，刺激相关的背俞穴，可触及相应的神经，从而调整胃食管的功能，起到降逆止呕的作用。因此在本病的古、今文献中，膀胱经分别为163、24穴次，分列古今诸经的第二、第四位，分占各自总穴次的14.00%、7.84%，此又显示，**古代比现代更多取膀胱经穴**，此与治疗其他疾病现代往往多取膀胱经穴有所不同。就穴位而言，**古今均多取脾俞、胃俞、肝俞穴，这是相同的**；古代还取心俞、膈俞等，这是相似的，但现代取之不多。

3. 古今均取胃、脾、肝经穴 胃、脾、肝经都循行在胸腹部，其中胃经“属胃，络脾”，脾经“属脾，络胃”，肝经“挟胃，属肝，络胆”，因此古今临床均取该三经穴。

表11-5 古、今胃、脾、肝经穴次及其分占各自总穴次的百分比和其位次对照表

	古代	现代
胃经	83（7.13%，第三位）	86（28.10%，第一位）
脾经	80（6.87%，并列第四位）	17（5.56%，并列第五位）
肝经	55（4.73%，第六位）	17（5.56%，并列第五位）

表11-5显示，**现代比古代更重视胃经穴**，而脾经、肝经穴的百分比，古今分别相近。就穴位而言，**古今均多取足三里、太冲、三阴交、公孙，这是相同的。古代还选用腹部天枢、章门、期门，而现代选用不多；在下肢部，古代选用脾经太白，而现代则选用胃经丰隆、内庭，这有所不同。**

4. 古今均取心包经穴 心包经“起于胸中”，“下膈，历络三焦”，与胃、脾、食管亦相关，因此治疗本病亦取之，在古、今文献中，心包经分别为62、66穴次，分列诸经的第五、第二位，分占各自总穴次的5.33%、21.57%，此又显示，**现代比古代更重视心包经穴**。就穴位而言，**古今均多取内关穴，这是相同的**；古代还取大陵、间使穴，现代选用较少。

5. 古代选取肾经穴　肾经循行紧靠正中线两旁，与胃、脾、食管相关联，因此古代亦选用之，共80穴次，与脾经并列为诸经之第四位，占古代总穴次的6.87%，**常用穴为太溪、幽门**。而现代取肾经共3穴次，列诸经的第八位，占现代总穴次的0.98%，不如古代。

除上述诸经外，**古代还选用肺经、胆经与督脉**。其中肺经"起于中焦，下络大肠，还循胃口，上膈属肺"；胆经"下胸中，贯膈，络肝，属胆，循胁里，出气街"；督脉行于"脊里，上至风府"，通过与膀胱经的背俞穴与脏腑相连，而督脉在头部的百会等穴又可治疗由头病所致的呕吐。因此在古代文献中，肺经、督脉、胆经分别为54、52、51穴次，分占古代总穴次的4.64%、4.47%、4.38%，**常用穴为尺泽、百会**，以及日月等。而在现代文献中，肺经、督脉、胆经分别为0、5、5穴次，分占现代总穴次的0.00%、1.63%、1.63%，百分比均不如古代。但表11-3显示，**现代还选用阳陵泉**4穴次，占胆经穴次的80%，可见虽然现代胆经穴次不高，但其阳陵泉还是被选用的。

【分部取穴比较】

1. 古今均取胸腹部穴　本病的病位在脾胃食管，故多取胸腹（含胸脘、小腹）部穴，这属局部取穴和邻近取穴。

表11-6　古、今胸脘、小腹部穴次及其分占各自总穴次的百分比和其位次对照表

	古代	现代
胸脘	297（25.52%，第一位）	61（19.93%，第三位）
小腹	119（10.22%，第三位）	12（3.92%，第六位）

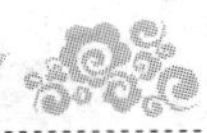

表 11-6 显示，**古代胸脘、小腹部的百分比均高于现代**，这是现代多选用足三里、内关等的缘故，致使该两部的百分比相对较低。该表又显示，**古今胸脘部穴次均多于小腹部**，这是呕吐多由上消化道病引起之故（而泄泻、痢疾等与下消化道关系密切，使小腹部穴次高于胸脘部）。就穴位而言，表 11-3 显示，**古今均取任脉中脘、巨阙、上脘、神阙，这是相同的**；古代还取肝、胃、肾经之章门、天枢、幽门、期门，现代则取任脉之下脘、天突，这是相似的；**古代又取小腹部气海、关元，而现代取之不多，这是不同的。**

古代取胸腹部穴者，如《行针指要歌》道："或针吐，中脘、气海、膻中补，翻胃吐食一般针，针中有妙少人知。"敦煌医书《杂证方书第五种》载：巨阙主"病生心下膈，食即呕吐"。《席弘赋》道："阳明二日寻风府，呕吐还须上脘疗。"《千金翼方》载："先下后吐，当随病状灸之，内盐脐中，灸二七壮。"《备急千金要方》言："吐逆饮食却出，灸脾募百壮，三报。"（《千金翼方》注："章门"）《西方子明堂灸经》载：天枢主"呕吐，霍乱泄利"。《百证赋》道："烦心呕吐，幽门开彻玉堂明。"《针灸甲乙经》语：期门主"伤食胁下满，不能转展反侧，目青而呕"；关元主"奔肫，寒气入小腹，时欲呕"。

现代取胸腹部穴者，如臧郁文治疗食物中毒之呕吐，针刺中脘、神阙等穴，用先泻后补法，四肢厥冷者在神阙处加用隔盐灸；张红等治疗妊娠剧吐，针刺中脘、下脘、关门等穴，加用灸盒灸；孙龙军等治疗妊娠恶阻，选取上脘、中脘、下脘、章门等穴，用针灸治疗；龙安民治疗神经性呕吐，取巨阙透下脘，不容透太乙，用电针刺激；宣丽华治疗妊娠恶阻，针刺天突等穴，并在中脘处注入维生素 B_1、维生素 B_6。

2. 古今均取上背部穴　治疗本病多取膀胱经背俞等背部穴，而本病与上消化道关系密切，故上背部穴次较高，在古、今文献中，上背部分别为 127、21 穴次，分列各部的第二、第四位，分占各自总穴次的 10.91%、6.86%，此又显示，古代**比现代更重视上背**

部穴，这亦是现代多取足三里、内关等四肢部穴的缘故，致使现代背部穴次百分比相对下降。就穴位而言，**古今均多取脾俞、胃俞、肝俞，这是相同的**；古代还取心俞、膈俞，现代取之不多。

古代取上背部穴者，如《针灸甲乙经》言："黄瘅善欠，胁下满欲吐，脾俞主之。"《备急千金要方》曰："胃俞、肾俞，主呕吐。""吐逆呕不得食，灸心俞百壮。""吐呕逆不得食，今日食明日吐者，灸膈俞百壮。"《医宗金鉴》道："肝俞主灸胁满呕。"

现代取上背部穴者，如孙龙军等治疗妊娠恶阻，选取肝俞、脾俞、肾俞、胃俞等，用针灸治疗；赵丽防治肿瘤患者化疗后恶心呕吐，取脾俞、肺俞、膈俞、大椎等穴，外敷"穴位敷贴治疗帖"；周充敬治疗严重妊娠呕吐，取脾俞，注入维生素 B_1，取胃俞，注入氯丙嗪；王月秋等治疗妊娠剧吐中脾胃虚弱者，取脾俞、胃俞，肝胃不和者，取期门、肝俞，痰浊内阻取丰隆、脾俞，气阴两虚取气海、脾俞，均用针刺提插捻转。

3. 古今均取足阴部穴　足三阴经上行至胸腹部，因此治疗本病又选取足阴部穴，在古、今文献中分别为 112、21 穴次，分占各自总穴次的 9.62%、6.86%，同列各部的第四位。就穴位而言，**古今均多取太冲、公孙，这是相同的；古代还取太白、太溪，现代取之不多，这是不同的**。

古代取足阴部穴者，如《针灸甲乙经》载：太冲主"呕厥寒，时有微热，胁下支满"。《针经指南》称：公孙主"中满不快反胃呕吐（胃）"。《子午流注针经》认为，太白主治"吐逆霍乱胸中痛，下针一刺得安宁"。《类经图翼》载："肾疟呕吐多寒，闭户而处，其病难已，太溪、大钟主之。"

现代取足阴部穴者，如陈宁等介绍陈少农治疗神经性呕吐的经验，针刺公孙、太冲等穴；戈宏焱等治疗肾移植术后呕吐反应，针刺三阴交、公孙、太冲等穴，用平补平泻法，或捻转泻法；高雍康治疗介入化疗后呕吐反应，针刺内关、公孙、太冲等穴，用平补平泻手法，并将足三里、太冲接电。

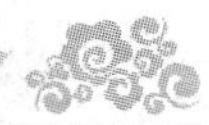

4. 古今均取头部穴　在古、今本病文献中，头面部分别为93、14穴次，分占各自总穴次的7.99%、4.58%，同列古、今各部的第五位。就穴位而言，**古代多取百会**，其他还有神庭、上星、印堂、风府等；现代虽然也取百会等穴，但次数均不高，均未被纳入常用穴位。现代认识到，脑部疾病（如脑炎等）、迷路疾病（如美尼尔氏症等）、高级神经功能失调（如神经性呕吐等）均可出现呕吐症状，对此选用头部穴位当是合理的。

古代取头面部穴者，如《备急千金要方》曰："百会主汗出而呕痉。"《针灸甲乙经》载："风眩善呕烦满，神庭主之，如颜青者，上星主之。"《玉龙歌》道："头风呕吐眼昏花，穴取神庭始不差。"近代《西法针灸》治疗脑膜炎之"呕吐痉挛"，"于左列之部针之：哑门、风府、风门、心俞、印堂、百会、人中、中冲、大敦、隐白"。《针灸治疗实验集》载："偏正头痛数年，发作时，头昏呕吐，异常痛楚，元阶为之针丝竹空、攒竹、上星、合谷、解溪等穴十二次，佐以汤药，其病至今未发。"皆属此例。

现代取头面部穴者，如陈宁等介绍陈少农治疗神经性呕吐的经验，用小艾炷灸百会90壮；唐甜等治疗顽固性呕吐伴头痛，针刺百会、阳白、神庭、印堂等穴，施平补平泻法；刘庆军治疗肝郁呕吐，针刺四神聪等穴，施补泻手法。

5. 古今均取臂阴面穴　古今治疗本病均多取心包经穴，古代还选用肺经穴，因此在古、今文献中，臂阴面分别为73、66穴次，分列各部的第六、第二位，分占各自总穴次的6.27%、21.57%，可见**现代比古代更重视臂阴面穴**。就穴位而言，**古今均多取内关，这是相同的。古代还取大陵、尺泽、间使等，而现代选用不多；但现代比古代更多地选取内关**，共66穴次（占现代臂阴面的全部穴次），占现代诸穴第二位，占现代总穴次的21.57%；而古代取内关共12穴次，占古代诸穴第十一位，占古代总穴次的1.03%，不及现代。现代奚永江等提出，在"一级全息元"中胸脘投影于前臂内关附近，为取臂阴面内关等穴治疗呕吐提供了佐证。

古代取臂阴面穴者，如《杂病穴法歌》道："汗吐下法非有他，合谷内关阴交杵。"《素问病机气宜保命集》称："哕呕无度，针手厥阴大陵穴。"《备急千金要方》曰："呕吐上气，灸尺泽，不三则七壮。""干呕不止，粥食汤药皆吐不停，灸手间使三十壮，若四肢厥，脉沉绝不至者，灸之便通，此起死人法。"

现代取臂阴面穴者，如叶心清治疗呕吐，针刺间使透内关、大陵；刘秀梅等治疗神经性呕吐，针刺内关透外关，施提插捻转；解凌治疗神经性呕吐，取双侧内关，用普鲁卡因和维生素 B_1 做穴位封闭；张青霞治疗乳腺癌化疗后恶心呕吐，用赤小豆按压内关等穴。

6. 古今均取腿阳面穴　古今均取胃经等足阳经穴，致使在古、今文献中，腿阳面穴次均较高，分别为 70、80 穴次，分列各部的第七、第一，分占各自总穴次的 6.01%、26.14%，可见**现代比古代更重视腿阳面穴**。就穴位而言，**古今均多取足三里穴，这是相同的。现代还取丰隆、阳陵泉等穴，古代取之不多**；现代取足三里达 67 次之多，占现代诸穴第一位，占现代总穴次的 21.90%；而古代取足三里共 27 穴次，占古代诸穴第二位，占古代总穴次的 2.32%，可见**古代对足三里的选用远不及现代多**。足三里为胃经合穴；而现代奚永江等提出，在"一级全息元"中，足三里恰在胃投影处，为取足三里等穴治疗呕吐提供了佐证。

古代取腿阳面穴者，如《灵枢经·四时气》言："善呕，呕有苦"，"取三里以下胃气逆"。《圣济总录》曰："咳而呕，呕甚则长虫出者，三里主之。"《医学纲目》语："刺呕吐，取中脘、三里也。"即为例。

现代取腿阳面穴者，如侯凤琴等治疗小儿顽固性神经性呕吐，针刺足三里、上巨虚、下巨虚等穴，用补法，并用艾条悬灸足三里；黄喜梅治疗化疗引起胃肠反应，用电针刺激足三里穴；林美珍等治疗腹式全子宫切除术后恶心呕吐，取双侧足三里穴，注入维生素 B_6；张青霞治疗乳腺癌化疗后恶心呕吐，用赤小豆按压

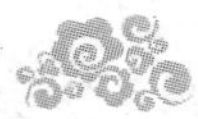

足三里等穴；陈群雄治疗介入后呕吐，针刺足三里、丰隆等穴；杜晓山治疗饮食不洁之呕吐泄泻，针刺足三里、阳陵泉，施平补平泻手法。

7. 古今均取三阴交与中魁　在古、今文献中，腿阴面穴次均不高，但其中三阴交分别为12、7穴次，均被纳入常用穴位，此当该穴为足三阴经的交会穴之故。如宋代《圣济总录》曰："呕哕而手足逆冷者，灸三阴交各七壮。"明代《杂病穴法（歌）》道："呕噎阴交不可饶。"现代张建明等治疗尿毒症呕吐，针刺三阴交等穴，用补法；刘庆军治疗肝郁呕吐，针刺三阴交、太冲等穴，根据虚实施补泻手法；高雍康治疗介入化疗后呕吐反应，针刺三阴交等穴，用平补平泻手法。

在古今文献的统计结果中，中魁穴次均不突出，均未被纳入常用穴位，但从文献内容看，该穴还是值得注意的。如元代《玉龙歌》道："若患翻胃并吐食，中魁奇穴莫教偏。"明代《奇效良方》载："中魁二穴，在中指第二节骨尖，屈指得之，治五噎反胃吐食，可灸七壮，宜泻之。"现代陆瘦燕治疗呕吐，取中魁、足三里，每穴用麦粒灸21壮；黄殿君等治疗神经性呕吐，以中魁穴为主，配中脘、足三里、内关、公孙，进针得气后，均加用艾条灸。由上可见，选用三阴交与中魁在古今临床上还是吻合的。

8. 现代采用的若干有效穴和治疗思路　除上述诸穴外，现代临床还选用若干有效穴位，其中包括**内庭与合谷**。如高志才等治疗神经性呕吐，取双侧内关、内庭，用针刺提插手法；李世珍治疗呕吐之胃火上冲型，针泻内庭等穴；唐甜等治疗顽固性呕吐伴头痛，取合谷、太冲、公孙等穴，施针刺平补平泻法；陈群雄治疗介入后呕吐，针刺合谷等穴；张青霞治疗乳腺癌化疗后恶心呕吐，用赤小豆按压合谷等穴。上述内庭为胃经的荥穴，合谷为大肠经的原穴，据表11-3显示，两者均属现代常用穴。

现代临床还**选用肩井、外金津、外玉液、鼻隔等穴**，尽管统计穴次不高，但从报道的内容看，还是值得注意，而类似记载在古代较为少见。如陈维杨治疗呕吐，单取肩井，用针刺加灸；孙敬青等治疗急性呕吐，针刺外金津、外玉液，行中等幅度提插捻转；崔殿库治疗呕吐，针刺鼻隔穴（水沟穴之上，在两鼻孔间的中隔下面与皮肤相接之点）。这些均是今人临床经验所得，可供临床参考。

此外，现代临床还有人提出**“从肾施治”**的思路，如陈佳红治疗顽固性呕吐，取常规穴治疗无效，加取关元、气海，用温针灸，而得明显好转；李瑞治疗呕吐，取常规穴无效，加取命门，施温和灸30分钟，取关元、复溜、涌泉，用针刺，而取效。尽管在现代文献的统计中，小腹、下背、肾经穴的次数不很高，但上述报道提出的治疗思路值得注意，在临床上常规治疗无效时不妨取与肾相关的穴位以试之。

【辨证取穴比较】

古代针灸临床文献中有若干内容与辨证相关，涉及热、寒、虚、伤食、肝逆、外感等因素，以下试述之。

1. 与热相关　《素问·刺热》治疗“心热病者”之“烦闷善呕”，刺手少阴、太阳。《针灸甲乙经》曰：间使主“热病烦心善呕”；大椎主“伤寒热盛烦呕”。《脉经》载：“寸口脉细，发热呕吐，宜服黄芩龙胆汤，吐不止，宜服橘皮桔梗汤，灸中府。”此外，古人治疗与热相关者还选用鱼际、上脘、肺俞、心俞、百会等。可见治疗与热相关者，**可考虑适当选取上部穴**。人之上半身包含心、肺，主持呼吸和循环功能，以输出能量为主，归属阳性，故上部穴可以清热。又《铜人腧穴针灸图经》载：大都主“烦热闷乱，吐逆。”《素问病机气宜保命集》曰：“有热厥心痛者，身热足寒，痛甚则烦躁而吐，额自汗出，知为热也，其脉洪大，当灸太溪及昆仑。”可见**对于实热证，也可考虑取相关末部穴**（包括下部），笔者以为，末端往往是邪气积聚之处，刺激之，则可将病邪逐出体外。（治疗与热相关者，另可参阅下面艾灸与熨法段落中的相关内容）

2. 与寒相关　《针灸甲乙经》载：关元主治“寒气入小腹，时

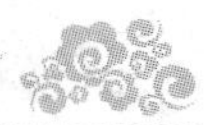

欲呕”。《太平圣惠方》曰，肾俞主治“五劳七伤冷呕”。《针灸集书》谓：大钟治“呕逆多寒，欲闭户处”。《针灸捷径》称：“久积冷气，其证因寒气为痛，吐逆心满：神阙、气海、关元、下管、天枢、中管。”《古今医统大全》语：“伤寒直中阴经，真寒证”，“呕逆沉重，不知人事，四体冷如冰石”，“将葱束缚一握，切去根叶，留白三寸许，捣如饼，先将麝香半分填于脐中，后加葱饼于上，以火熨之，烂则易之，换二三饼，稍醒，灌入生姜汁，煎服回阳救急汤，如不醒，再灸关元穴、气海穴二三十壮”。古人治疗与寒相关者，还选用三阴交、大都、太白、悬钟、太冲等。可见治疗与寒相关者，**可适当考虑取下部穴**，因为人体下半身藏有脾、肝、肾三脏，主持消化吸收功能，制造与贮存能量，能量充足才能产生热量，益气养阳。（治疗与寒相关者，另可参阅下面艾灸与熨法段落中的相关内容）

3. 与虚相关　《扁鹊心书》治疗吐泻欲脱阳者，“急灸关元三百壮”。《神应经》载，气海治疗“胆虚呕逆”。《针灸大全》云：“脾胃虚冷，呕吐不已：内庭、中脘、气海、公孙。”《古今医统大全》治疗“阴毒”之“虚汗呕逆”，“灸气海、关元二三百壮，或用葱熨脐下。”《类经图翼》载：气海主“下焦虚冷，上冲心腹，或为呕吐不止，或阳虚不足”。此外，古人治疗与虚相关者还选取章门、足三里、胃俞、神阙、上脘等穴。可见治疗与虚相关者，**可适当考虑取人体本部补益穴**。（治疗与虚相关者，另可参阅下面艾灸与熨法段落中的相关内容）

4. 与伤食相关　伤食（包括食滞、食积、食不化等）也会引起呕吐，如《千金翼方》灸胃脘治疗“饮食不消吐逆”。《外台秘要》称，“转谷，在旁二骨间陷中”，可治疗“入谷不化，呕吐复出”。《神应经》曰：“呕食不化：太白。”《医学入门》载：脾俞“主内伤脾胃，吐泄”。《类经图翼》云：“吞酸呕吐食不化：日月、中脘、脾俞、胃俞。”可见治疗与伤食相关者，**可考虑选用与脾胃相关之穴**（包括胃脘部穴、脾胃背俞穴、及脾胃经穴等）。

5. 与肝逆相关　肝气犯胃亦可引起呕吐，如《西法针灸》治疗“肝脏充血”所致“间起吐泻”，“按摩腹背诸部，并于左列之部轻针之：中脘、上脘、建里、梁门、太乙、天枢、日月、肝俞、胆俞”。治疗“肝脏变硬”所致“吞酸嗳气，呕吐鼓肠”，“按摩腹背诸部，而于左列之部针之：隐白、脾俞、胃俞、肝俞，或针障害部，灸腹部亦佳”。肝逆呕吐往往伴有胁肋部症状，如《针灸甲乙经》曰：“胁下支满呕吐逆，阳陵泉主之。”《名医类案》载，一妇病寒为疝，“胁疼尤甚，呕吐烦懑不进饮食”，滑伯仁“为灸章门、气海、中脘”。可见治疗与肝逆相关者，**可考虑选用与肝胆相关之穴**，其中包括肝胆经穴、胁肋局部穴、相关背俞穴等。

6. 与外感相关 《医学纲目》曰：“秋感风寒湿者为皮痹，久而不已则内入于肺，病烦满喘呕，取太渊、合谷。”又曰：治疗“风寒呕逆”，取“风门、太渊、中脘、绝骨、曲池、间使”。《类经图翼》载：风府治“治感冒风寒，呕吐不止”。可见对于外邪入侵肌表所引起的呕吐，**可考虑选用解表穴**，包括肺经穴、大肠经穴、相应背俞穴等。

现代也有采用辨证取穴者，如李世珍治疗呕吐之外邪犯胃型，针泻内关、足三里、大椎；饮食停滞型，针泻天枢、中脘，点刺四缝；痰饮内停型，针泻内关、公孙、中脘（加灸）；胃火上冲型，针泻公孙、内庭，点刺金津玉液；肝气犯胃型，针泻内关、公孙；脾胃虚寒型，针泻加灸足三里，艾灸神阙。毛忠南等治疗妊娠剧吐，取大杼、上巨虚、内关、公孙、中脘、足三里，脾胃虚弱加脾俞、胃俞；肝胃不和加肝俞、胃俞；痰浊内阻加丰隆、阴陵泉；气阴两虚加照海，上述诸穴用毫针刺入后，均施提插捻转补泻。杨希森等治疗呕吐，取内关、足三里、中脘，用指压疗法，脾胃虚弱加脾俞；寒邪犯胃蘸生姜汁点上脘；湿热内蕴加内庭；饮食积滞加下脘；痰饮内扰加丰隆；肝气犯胃加太冲；妊娠呕吐加幽门。可见现代针灸临床加入了脏腑辨证，因此**现代的分类比古人更细致，取穴比古人更明确**，至于古、今医人的辨证取穴，究竟何者为上，尚待进一步研究考察。

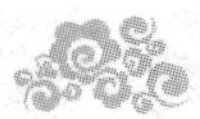

【针灸方法比较】

1. 古今均用灸法　在古、今本病文献中，涉及艾灸者分别为135条次、20篇次，分列古、今诸法之第一、第二位，分占各自总条（篇）次的24.95%、16.53%，可见**古代比现代更多地采用艾灸**，这与古代多灸，现代多针的状况相合。

（1）**艾灸的病种**：古代多用灸法治疗**呕吐中阴者、寒者、虚者**，这是艾灸为热性刺激之故。如《伤寒论》中对于少阴病之“吐利”，予以灸少阴、厥阴。敦煌医书《杂证方书第五种》“灸胃脘穴二七壮”，“治一切冷气，吃食不消化，却吐出”。《名家灸选三编》云：“治中寒身无热，吐泻腹痛，厥冷如过肘者（德本）：灸阴交、气海。”《针灸逢源》治疗“大吐大泻后，卒然四肢厥冷，不省人事，名曰脱阳，俱宜急以葱白紧缚放脐上，以艾火灸之，使热气入腹。”

古人也将艾灸用于**呕吐之实热阳者**，因为艾灸的热性刺激可激发体内潜在生理功能，提高免疫能力，抵御外邪。如《针灸资生经》云：“若心腹痛而呕，此寒热客于肠胃云云，灸中脘。”《续名医类案》治疗由“内热”所致“瘴疾吐下，皆不可治，治之法，惟灸中脘、气海、三里三处，并灸大指”。《西法针灸》治疗急性肾脏炎所致“恶寒战栗，发热头痛，肾脏部疼痛，舌被厚苔，恶心呕吐”，“灸左列之部：期门、风池、天枢、肾俞、石门、关元、章门、脾俞、肝俞、膀胱俞、痞根”。治疗脑膜炎所致“恶寒战栗，体温暴升，头痛眩晕，谵语昏睡，呕吐痉挛”，“灸法亦佳，但须在左列之部：心俞、章门、天枢、神阙、气海”。

而现代艾灸治疗的呕吐以肿瘤化疗副反应、手术后反应、妊娠反应，以及神经性呕吐、头脑迷路病症导致的呕吐等为多，与上述古代的寒、热、虚、实类型（其中不少是由感染所致）不完全一致。

（2）**艾灸的取穴**：古人艾灸的取穴，**以胸脘、小腹、上背部穴为多**，分别为72、52、32穴次，分占古代艾灸总穴次（223穴次）的

32.29%、23.32%、14.35%，列古代艾灸各部之前三位。与古代总体取穴规律相比，上述三部位艾灸所占百分比均有所提高，**即艾灸更多选取躯干部穴**；其次，灸取小腹部的穴次，由总体取穴中占各部第三位上升为第二位，因艾灸以治虚寒阴证为多，而小腹部穴可治疗虚寒阴证，**故小腹部穴的位次提前**。

胸脘部的古代艾灸**常用穴为中脘、章门**。如敦煌医书《杂证方书第五种》曰："治一切冷气，吃食不消化，却吐出方"，"灸胃脘穴二七壮，差"。《备急千金要方》云："灸章门、胃管"，"主吐食"。

小腹部的古代艾灸**常用穴为气海、关元、天枢、神阙等**。如《古今医统大全》语："阴毒之证"，"虚汗呕逆，唇青面黑"，"灸气海、关元二三百壮"。《东医宝鉴》言："关格吐逆，而小便不通，先灸气海、天枢各三七壮，吐止。"《千金翼方》载："先下后吐，当随病状灸之，内盐脐中，灸二七壮。"

上背部的古代艾灸**常用穴为脾俞、心俞等**。如《西法针灸》治疗慢性胃炎（原译"加答儿"）之呕吐，施"灸六壮，或施阶段灸"，该书按曰："灸六壮法者，乃去大椎以下，即七、九、十一椎下左右各一寸五分处点之也；阶段灸法者，去大椎以下，即七、八、九、十、十一椎下左右各五分处点之也，前法得六壮，此则得十壮。"可见该书灸取膈俞至脾俞之间的背俞穴。又如《备急千金要方》云："吐逆呕不得食，灸心俞百壮。"均为例。

现代采用艾灸者，也较多地选取胸腹、上背部穴，与古代相仿。如钟岳琦治疗呕吐，取膻中、气海、内关、胃俞、三阴交、天鼎、中魁、胆俞、合谷，用灸法；张建明等治疗尿毒症呕吐，取神阙、涌泉，用艾条熏灸；杨宗善治疗妊娠呕吐，取中脘、天突、内关、神门、巨阙、足三里，用艾叶加苍术制成的艾条熏灸。

除此以外，关于古今艾灸治疗呕吐的取穴，还有以下几点值得提出。

1）**古代灸脉之陷下者**：《灵枢经·邪气脏腑病形》曰："胆病者，善太息，口苦，呕宿汁"，"在足少阳之本末，亦视其脉之陷下

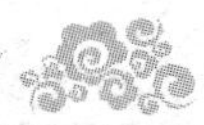

者，灸之”。即艾灸须先察看相关经脉，择其“脉之陷下者”而灸之，因“陷下”是气血不足的表现，故以灸补之。现代临床以此辨证施灸者不多，当可试之。

2）**古代灸末端穴**：《肘后备急方》曰：“卒吐逆”，“灸两手大拇指内边爪后第一文头各一壮，又灸两手中央长指爪下一壮，愈”。“小儿中马客忤，而吐不止者，灸手心主间使、大都、隐白、三阴交各三壮。”《太平圣惠方》云：“吐冷酸绿水”，“灸足大指次指内横文中，各一壮，炷如小麦大，下火立愈。”笔者以为，人体末端部常是邪气常聚积之处，刺激之，则可逐邪外出；末部的神经末梢又为丰富、敏感，用艾灸刺激之则会产生强烈的感觉，从而抑制呕吐反应。但现代灸末端穴治疗呕吐的报道不多。

3）**古今灸关节部穴**：明代《类经图翼》载：后溪“治蚤食午吐，午食晚吐，灸此左右二穴九壮，立愈”。宋代《圣济总录》曰：“呕啘，灸心主各七壮，在掌腕上约中，吐不止，更灸如前数。”清代《采艾编翼》云：“若呕吐不止：扭转手肘向外，近少海穴骨尖，灸二七壮。”前面“古今均取三阴交与中魁”中明代《奇效良方》，以及现代陆瘦燕、黄殿君等均灸中魁。上述后溪、“心主”、少海、中魁均在关节部，而关节部的经络血脉多呈曲折状态，阻碍了气血的运行，在该部施予针灸则可促进气血运行，故对本病有一定的治疗作用，在这一点上古今有吻合之处。

（3）**艾灸的方法**

1）**古代施大剂量灸**：古人对于阴盛者常用大剂量的灸疗，以求见效。如《医学纲目》治疗“阴毒”之“吐逆者”，“于脐下一寸灸之，须是昼夜大段不住手灸，不限多少壮数灸之，艾炷勿令小，小则不得力，若其人手足冷，少腹硬，即于脐下两边各开一寸，各安一道，三处齐下火灸之”。《备急千金要方》言：“凡上气冷发，腹中雷鸣转叫，呕逆不食，灸太冲，不限壮数，从痛至不痛，从不痛至痛。”《千金翼方》语：“饮食不消，吐逆”，“灸心下二寸名胃管，百壮至千壮，佳。”《神灸经纶》治疗吐利过度导致厥逆昏沉者，取

"气海、丹田、关元，用大艾炷灸二七壮，得手足温暖，脉至，知人事，无汗要有汗出乃生。"上述"昼夜大段不住手灸"、"从痛至不痛，从不痛至痛"、灸"百壮至千壮"、灸到"脉至，知人事"，均显示对于危重病人当用大剂量的艾灸，甚至不计数量地耐心施灸，直到病情好转为止，若半途而废则会前功尽弃。现代也有采用大剂量灸者，如陈宁等介绍陈少农治疗神经性呕吐的经验，用小艾炷灸百会90壮而取效。但总的来说，现代用大剂量灸者不多，对古人经验可资参考。

2）**古代艾灸起泡**：《针灸治疗实验集》载："敝堂外孙李学高，十二岁，七月二十日往诊，黎明起病，初觉腹痛呕吐，继之大泻"，"为暑邪霍乱大症"，"以盐放脐心，放艾灸之，凡六十余壮，皮肤起泡，患者乃呼过热，随去腹痛已止，至四时呕泻全止"。此案显示，艾灸起泡不一定是坏事，有时反能发挥治疗作用，现代洪海国证实，艾灸化脓是取得疗效的关键，因此对艾灸起泡也可作进一步研究。

3）**古代采用隔物灸**：古人治疗本病还常用隔物灸法，以求提高疗效。如《千金翼方》治疗霍乱吐泻，"纳盐脐中灸二七壮"；《针灸逢源》治疗大吐大泻之"脱阳"证，"急以葱白紧缚放脐上，以艾火灸之，使热气入腹"，均为例。又如《针灸资生经》治疗结胸伤寒之"吐逆满闷"，以"巴豆七粒和皮，肥黄连七寸去须，同捣烂作一圆，安在脐心上，以手按下稍实紧，捻艾皂子在于药上灸，甚者不过三五壮立愈"。因为该案为"伤寒结胸"，上下不通，导致吐逆，本方用泻下之药**巴豆和黄连作隔物灸**，上下通畅则吐逆自止，此为通腑降逆法。现代也有用隔物灸者，如毛宪杰治疗胰腺癌术后呕吐，将附子、干姜饼置神阙上，用艾炷隔物灸。但总的来说，现代用隔物灸治疗呕吐者尚不多，尚有探索的必要。

4）**古代采用"太乙神针"灸**：古人治疗本病还用"太乙神针"法，此是灸法之一种，艾条中加有若干行气活血等作用的中药，治疗时在穴位上铺就数层布或纸，然后将点燃的艾条按在布或纸

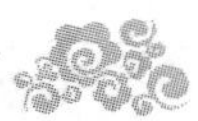

上。该法对人体肌肤的损伤小,而且安全、操作方便,又运用药物,可充分发挥药物与艾灸的双重作用,故能取得良好疗效。如《太乙神针》载中脘、期门、身柱、胃俞,《太乙离火感应神》载足三里,《育麟益寿万应神针》载中庭穴,皆可治疗呕吐,即在上述穴位上施"太乙神针"。现代李柳宁等治疗化疗所致呕吐反应,取腹部任脉、胃经、脾经穴,以及足三里、三阴交,施雷火灸。"雷火灸"的艾条中加有行气活血的中药,这继承了"太乙神针"中灸药结合的方法,但现代"雷火灸"只是在经络穴位上熏灸,并不按压穴上的纸或布,与古代"太乙神针"灸有异。

5)**古代采用灯火灸:**《小儿烧针法》治疗"呕逆惊",曰:"此症服乳即吐,人事昏迷,肚内痛,用灯火烧两曲池穴各一点,两虎口各一点,心窝中烧七点,即好。"此外,该书治疗出现呕吐症状的"鸟缩惊""蛇丝惊""慢惊风",分别"用灯火烧背脊大椎下青筋缝上七点""用灯火烧胸前六点""用灯火烧眉心、心窝一点,虎口与脚板心各灸一点"。灯火灸是对穴位作瞬时的直接点灸,其作用与其他直接灸法相似,但操作迅速,没有痛苦,不留瘢痕,故对于婴幼儿之呕吐可用之。现代党建卫等治疗小儿顽固性呕吐,取内关、隐白、中脘、足三里、天枢,用灯心草灸,这与古代是相合的。但总的来说现代用灯火灸者不多,对古代灯火灸尚可进行探讨。

6)**古代艾灸禁忌:**《西法针灸》在用"灸六壮,或施阶段灸"治疗慢性胃炎(加答儿)时还指出:针刺当"注意,化脓之时切忌灸点,不然必起化脓性筋炎,慎之"。可能该书作者有此临床教训,可供现代临床借鉴。

2. 古今均用针刺法 在古、今本病文献中,涉及针刺者分别为63条次、45篇次,分列古、今诸法之第二、第一位,分占各自总条(篇)次的11.65%和37.19%,可见**现代比古代更重视针刺法**,此与现代针具的进步及西医神经学说的影响有关。古今针刺治疗本病还有以下特点值得提出。

（1）**古今均针刺胃脘**：古今治疗本病均常刺中脘、上脘等胃脘部穴，此处浅刺可刺及浅部经络穴位，深针则直接刺及深部经络和胃体，故能增强胃部的自身调节功能，起到降逆止呕的作用。如宋代《太平圣惠方》治疗“吐利”，取上脘，“针入八分，得气，先补而后泻之”。清代《针灸集成》曰：“呕逆不得食”，“只针中脘穴，神效”。明代《医学纲目》称：“中脘：三寸，治呕逆，使气往来为效。”此处针入三寸，当已刺入胃体。前述现代针刺之例多取中脘穴，亦为现代刺胃脘部穴之例。又如现代史正修等治疗顽固性神经性呕吐，用 5 寸针从下脘向上沿皮经建里、中脘、上脘，直透巨阙，得气后轻轻向下拉针，亦为针刺胃脘部穴之例，但其为沿皮刺，与上述针入“三寸”不同。

（2）**古今均强调刺激强度**：上述明代《医学纲目》针刺中脘“三寸”，其后并曰“使气往来为效”，即患者不但有得气感，而且感到“气往来”，至于如何才能做到古人所说“使气往来”，其手法应如何，尚须探索，但其有一定刺激强度，当是可以肯定的。现代针刺治疗本病也认为当有一定的刺激强度，如毕秀霞等治疗药物流产中的恶心呕吐，针刺足三里、内关，行中强刺激，每 10 分钟行针 1 次；徐笨人治疗贲门痉挛之呕吐，针刺扶突，使触电样感觉传至手指，配合针刺合谷；李勇等治疗神经性呕吐，针刺天突穴，沿胸骨柄与气管之间，徐徐刺入 1.2 寸，行大幅度捻转，病人咽部宜出现紧迫闷胀感。可见重视刺激强度，这是古今一致的。

（3）**古今均用补泻手法**：古今针刺常根据虚实采用补泻手法。古代采用补泻者，如《脉经》谓：“关脉滑，胃中有热，滑为热，实以气满，故不欲食，食即呕逆”，“针胃管泻之”。《琼瑶神书》道：“膈气呕吐食难消，针其内关与公孙，照海穴中宜补泻，进食降气便开荣。”《杂病穴法（歌）》曰：“上吐下闭关格者，泻四关穴。”“恶心呕吐膈噎，俱泻足三里、三阴交；虚甚者，补气海。”《针方六集》云：“三焦受寒吐涎，单补（关冲）”，“应穴支沟”。《循经考穴编》言：正营“治痰饮头晕，呕吐不已”，“宜先泻后补”。

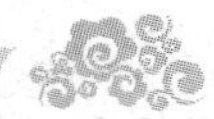

现代采用补泻者，如张建明等治疗尿毒症呕吐，取内关、三阴交、足三里、气海、中脘，用针刺补法；项洪艳等治疗痛经伴呕吐，取公孙穴，用针刺捻转泻法，持续行针5分钟；臧郁文治疗食物中毒之呕吐，针刺中脘、内关、天枢、关元、神阙、足三里，用先泻后补法；段如胜等治疗妊娠恶阻，取内关、足三里、中脘、太冲，根据虚实施予针刺补泻。总之，在针刺治疗呕吐的临床上，古今均根据虚实施予补泻手法。

（4）**古代采用盘法**：为了加强针刺感应，宋代《琼瑶神书》常用盘法："妇人呕吐不能止，中极圆盘阳在中，气海一穴升阳上，脘内关盘摄响攻，若是响声五七至，即将呕吐正心胸。""头风呕吐眼昏花"，"中脘盘盘取气海"。"反胃吐食两证看"，"金针中脘用盘盘"。盘法即入针后，手持针柄并作圆环形的轻盘摇转，在治疗本病时，可用于腹部中脘、中极、气海等穴。现代采用盘法的报道不多，当可尝试之。

（5）**古代讲究呼吸**：在针刺中，古人还讲究呼吸的配合，因为呼吸可以推动气血的运行，又具有补泻作用，故能提高疗效。如《扁鹊心书》载："一人头风，发则眩晕呕吐，数日不食，余为针风府穴，向左耳入三寸，去来留三十呼，病人头内觉麻热，方令吸气出针，服附子半汤，永不发。"《玉龙歌》认为，金门治疗"呕吐更兼眩晕苦，停针呼吸在其中"。《医学入门》曰："吐不止，（内关）补九阳数，调匀呼吸三十六度，吐止徐徐出针，急扪其穴；如吐不止，补足三里。"现代高志才等治疗神经性呕吐，取双侧内关、内庭，用针刺提插手法，并配合作深呼气和深吸气，这与古代重视呼吸是相吻合的。但总的来说现代临床上针刺时配合呼吸者不多，似可继续探索之。

（6）**古代注意刺穴先后顺序**：《针灸集书》"八法穴治病歌"载：治疗"妇人经脉不调匀，呕吐痰涎及失音"，先刺公孙，后刺内关；治疗"呕吐涎痰并月事"，先刺外关，后刺临泣。现代冯润身亦认为改变所刺激穴位的先后顺序，将会取得不同的效应，因此对于取穴的先后次序问题亦可进行探讨。

（7）**现代采用子午流注针刺法**：子午流注是根据不同时间针刺不同穴位的一种方法，在金元时代较为流行，但在本病的古代针灸文献中，采用本法者不多。而现代刘冠军治疗神经性呕吐，则根据流注纳干法，按时选取中脘、足三里、太冲、大敦、内关、曲泉，进行针刺，为针刺治疗呕吐开辟了又一条思路。

（8）**现代针刺结合气功**：现代还有在针刺治疗本病时结合气功疗法者，如刁利红等治疗妊娠恶阻，针刺足三里、中脘、内关、脾俞，用补法，针刺太冲、公孙、丰隆，用平补平泻法，并发放外气10~20分钟，其时术者手捏针柄，将自身内气从丹田在意念的导引下运至劳宫，到达指端，通过毫针在患者体内进行气行循环。这样的方法在古代少见记载，可谓是现代针灸工作者的发展。

（9）**现代对针与灸的选择**：现代还有人对针刺与艾灸治疗呕吐的疗效进行了比较研究，如沈国伟治疗化疗所致呕吐患者，取足三里，分别用温针、针刺、艾条温和灸3种方法，以临床症状与胃电图的频谱、波形、频率、波幅为观察指标，结果显示，针刺的即时效应优于温针灸和温和灸，而温针灸的持续效应优于针刺与温和灸，由此认为，对于呕吐反应特别强烈者，可用针刺，对于呕吐反应不严重者，可用温针灸，对于惧怕针刺者，可用温和灸。这样的研究在古代是没有的。

3. 古今均用刺血法　对于邪气壅盛引起的呕吐，古今均用刺血法。古代用刺血者，如对于霍乱痧证所致呕吐，《针灸集成》刺“关冲出血”；《针灸治疗实验集》“针十指尖，继针曲池、尺泽、委中、昆仑、内关、中脘”，出“少许黑色血液”；刺“诸井穴均泻出血”。对于“关格”出现的呕吐，《针灸则》曰：“出血：少商、大敦”。对于“瘴疾”所致“吐下”，《续名医类案》“用针多刺头额及上唇，令多出血；又以楮叶擦其舌，令出血”。对于“头风”所致“呕吐”，《琼瑶神书》刺“印堂出血艾重加”。治疗“鼠疫”所致“吐泻”，《针

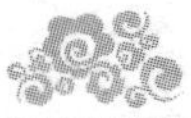

灸治疗实验集》取"十二井穴、尺泽、委中、大阳，各刺出血"。可见古人**刺血选取十指末端、头额部、口舌部，以及关节部穴**（其中前三者均可归属末部穴）。

对于"鼠疫"所致疮疡，还**取疮疡局部以刺血**，《针灸治疗实验集》言："发疮者于肿毒处三棱针出血，以鸡子清调黄柏、乳香细末，敷之。"

古人刺血还**取相关血络以及"痧筋"**，如对于"胆逆"所致"善呕，呕有苦"，《灵枢经·四时气》"刺少阳血络"；对于"行痹"兼有"恶心呕吐"者，《针灸治疗实验集》"刺内踝静脉出血"，"刺腨肚微血管出血"；对于霍乱痧证所致呕吐，《痧惊合璧》"视有痧筋则放"。

此外，对于外科疮疡致吐者，古人则在疮疡部位用刺血放脓的方法。而《针灸易学》中载有古代"72 翻"，其中或有呕吐之症，针刺"舌根下或有红黄黑紫等泡""紫泡""红疔""紫疔""紫筋"出血。至于"72 翻"为何类疾病，尚不十分明了，姑且存之，以便后考。

现代采用刺血者，如司徒铃治疗霍乱吐泻，点刺十宣放血；许式谦治疗流行性胃肠型感冒之呕吐，取金津玉液、曲泽、委中，点刺出血；沈钦彦治疗顽固性呕吐，点刺金津、玉液出血；张清涛治疗食物中毒之呕吐，取十宣、委中、曲泉，针刺出血。可见现代刺血也取十指末端、口部、关节部穴，与古代相仿。

4. 古今均用推拿　古代涉及用推拿治疗呕吐的文献共计 12 条。如《古今医统大全》曰："伤寒服药，吐出不纳者，随用竹管重捺内关。""用竹管重捺内关"亦可归属推拿范畴。又如清末民初《西法针灸》常采用推拿治疗急慢性胃炎（原译加答儿）、胃癌、胃扩张、盲肠炎、肝脏充血、肝脏变硬、花风病等产生的呕吐，**所取的穴位多在腹部、背部、腰部等**。如其治疗"胃扩张"："空腹之时，胃脘作痛，吞酸嘈杂，嗳气呕吐"，"于腹部行圈状摩擦法及按捺法，可愈"。**治疗脑病伴有的呕吐，古人还对头部穴予以推拿**。如《小儿烧针法》治疗"吐泻后得"之"慢惊风"，"捏住眉心，治法当用菜油、潮粉于太阳穴、心前、浑身推挪”。

现代治疗本病涉及推拿者共7篇，如孙龙军等治疗妊娠恶阻，取任脉、督脉、膀胱经穴，用推拿手法；苏清伦等则取头面部穴，开天门、分阴阳、拿五经；张仲前按摩三阴交；杨希森等治疗呕吐，取内关、足三里、中脘，用指压疗法。可见古今均用推拿治疗呕吐，在这一点上，古今是相合的。

5. 古今均用外敷疗法 古今临床还采用外敷疗法，通过穴位皮肤对药物的吸收，以治疗本病。古代采用外敷疗法者有以下几种情况。

（1）**饮食不洁引起的呕吐**:《奇效良方》载:“治霍乱吐泻，临时无药:右用生蒜头研细，涂心下及两脚心。”《寿世保元》云:“吐泻不止”，“外用绿豆粉，以鸡子清和作膏，以涂脚心，如泻涂囟门上，止则去之”。(本案“吐泻不止”当由饮食不洁所致)**将生蒜、绿豆敷于脚心、心下或囟门**，则可杀菌灭毒、清热解毒。

（2）**寒邪导致的呕吐**:《太乙神针》言:“急救暖脐散，霍乱一症，皆由寒邪郁结，气闭不通，因而吐泻交作”，“上猺桂心、母丁香，倭硫黄、生香附、真麝香，右药五味共研细末，每用三分纳入肚脐中，外用好药膏封贴，一时即愈”，“如症重者，用生姜在脐边擦透，将药灌在脐中，外用食盐喷酒炒熟，在膏上摩运，庶药性速而遍及”。可见治疗寒邪导致的呕吐，可**将温阳理气的药物敷于脐中**，并加用热熨与膏摩，以提高外敷的效力。

（3）**关格**:即二便不通而见呕吐者。《寿世保元》语:“阴阳关格，前后不通”，“予尝以甘遂末水调，敷脐下”。《续名医类案》称:“二便仍秘，且呕恶发呃”，“外以田螺、独蒜捣烂系脐下，二便既行，呕呃遂止”。可见治疗关格所致呕吐，**将甘遂、田螺敷于脐下**，通过攻下利水，使二便通利，而呕吐自止。

（4）**酒醉致吐**:《寿世保元》曰:“醉后呕吐，贴肺俞、心口，焙手摩百次。”可见治疗酒醉所致呕吐，可**将药物敷于胸部与背部相应穴位**，并加用热摩以促进药物的吸收。

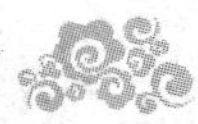

现代也有用外敷疗法者，但所治呕吐以化疗副反应为多，与古代外敷治疗的病种有异，因此所用药物也有所不同；但古今所取穴位相似，皆取神阙、涌泉等穴，这又是相合的。如赵长云等治疗化疗后呕吐，取内关、涌泉，外敷吴茱萸、半夏、生姜等；徐秀菊亦取涌泉穴，外敷吴茱萸、肉桂、干姜；江雅望等则取神阙穴，敷贴伤湿止痛膏（含芸香、丁香、肉桂、白芷、山柰、干姜、川草乌、乳香等）；节丽霞等防治急性白血病化疗后呕吐反应，将止呕散（含麦冬、太子参、五味子、陈皮、茯苓、半夏、甘草、生姜）敷于神阙，降逆散（旋覆花、代赭石、大黄、生姜）敷于涌泉。

6. 古代常用热熨等方法　古人还常用热熨法以治疗呕吐，所涉文献达12条之多，所涉证型既有寒者又有热者，既有虚者又有实者。

（1）**与寒相关**：熨法属热疗范畴，但加热面积较艾灸为大，多用于面积较大，或阴寒较重的寒证。

1）**寒实**：感受外寒或内阴深重，致使胃体的过度收缩甚至痉挛，因而出现呕吐，而胃肠得热则舒张，痉挛亦消除。如《针灸资生经》曰："灸阴毒伤寒法"，"呕逆冷汗，向暗不语，以生葱约十余茎去根粗皮颠倒，纸卷，径阔二寸，勿令紧，欲通气，以快刀切，每一饼子高半寸，安在脐心，用熨斗火熨"。《奇效良方》称："治三阴中寒，一切虚冷厥逆呕哕，阴盛阳虚之证"，"肥葱、麦麸、沧盐"，"同炒极热"，"熨脐上"。《名医类案》载薛己治疗寒淫于内的"闻食则呕"患者，"急用盐、艾、附子炒热，熨脐腹，以散寒回阳，又以口气接口气，以附子作饼，热贴其间，一时许神气少苏"。可见治疗实寒之呕吐，可**用葱、盐、麦麸、艾、附子、麝香，熨脐腹**。

2）**虚寒**：吐泻过度，致使阳气外脱，出现虚寒，对此可用熨法补阳固脱。如《奇效良方》谓："治吐泻过多，手足逆冷，六脉沉细"，"用炒盐熨脐中"。《寿世保元》言："脱阳症，多因大吐大泻之后，四肢逆冷，元气不接，不省人事"，"先以葱白炒令热，熨脐下"，"用炒盐熨脐下气海，勿令气冷"。可见治疗虚寒所致呕吐，可**用**

盐、葱，熨脐中和脐下。

（2）**与实热相关：**饮食不洁，或邪气犯胃，人体阳气奋起反抗，可表现为实热。而熨法可以激发人体的免疫能力，增强自身调整功能，从而达到扶正祛邪，消炎抗菌的作用，故可治疗实热之吐。

1）**寒热客于肠胃：**《针灸资生经》载："盐半斤，炒，故帛裹就热熨痛处，主呕吐，若心腹痛而呕，此寒热客于肠胃云云。"可见治疗寒热客于肠胃之呕吐，可**用盐熨痛处**。

2）**霍乱：**霍乱早期可归属热证，古人亦用熨法。如《世医得效方》载："盐熨方治霍乱吐泻，心腹作痛，炒盐二碗，纸包纱护，顿其胸前并腹肚上一截，以熨斗火熨，气透则苏，续又以炒盐熨其背。"《奇效良方》云："治霍乱吐泻，右用患人仰卧，揉艾铺脐上，如碟子大，一指厚，熨斗盛火熨之。"可见治疗霍乱所致呕吐，可**用盐、艾熨胸、腹、脐、背**。

3）**痢疾：**痢疾早期亦查归属热证，古人亦用熨法。如《名医类案》记："患滞下，每夜百度，食入即吐，乃以热面作果，分作二片，以一片中空之，用木鳖子三个，去壳，捣如泥，加麝香三厘，填入果心，贴脐上，外以帕系定，用热鞋熨之。"可见治疗痢疾所致呕吐，可**用木鳖子、麝香熨脐上**。

上述以熨法治疗实热呕吐所用药物艾、木鳖子、麝香等，均为温热之品，此可谓是"以热治热"。

7. 现代采用的其他疗法 临床还采用穴位注射、耳穴、拔罐、电针、磁疗等方法，这些在古代文献中是没有的，属现代之发展。以下列举之。

（1）**穴位注射：**如安平治疗呕吐，取双侧内关，注入地西泮（安定）；曹俐治疗化疗所致的呕吐，取双侧内关穴，注入维生素 B_1 和维生素 B_6；丁敬远等治疗医源性呕吐，取双侧足三里、合谷、内关，注入爱茂尔或甲氧氯普安（胃复安）；常瑛治疗化疗引起的呕吐，取双侧足三里穴，注入 654-2 和异丙嗪；李永方治疗呕吐，取

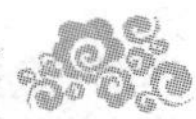

双侧足三里，注入胃复安。

（2）**耳穴**：如黄喜梅治疗癌症化疗中的呕吐反应，取耳穴胃、脾、耳中、神门、下屏尖，用王不留行贴压；宋颖治疗药物流产中的恶心呕吐，取耳穴胃、子宫、卵巢、盆腔、内分泌，用王不留行贴压；司马蕾等治疗顺铂所致恶心呕吐，针刺双侧耳穴胃；王增治疗神经性呕吐，取耳穴交感、皮质下，注入维生素 B_1、维生素 B_6。

（3）**拔罐**：如高卫治疗神经性呕吐，取神阙予以拔罐；蒋辉莹治疗妊娠呕吐，取中脘穴予以拔罐；卢珍仙等预防腹腔镜胆囊切除术后恶心呕吐，于术后 6 小时在背部膀胱经第一、第二侧线上用闪火法拔罐，24 小时后则在背部督脉穴上拔罐，皆留罐 10 分钟。

（4）**电针**：如杨焱等、黄喜梅治疗化疗引起呕吐反应，均取足三里，用电针刺激；傅洁等治疗顺铂所致恶心呕吐，取涌泉穴，用电针刺激；唐炜等治疗腹腔镜手术病人术后恶心呕吐，用不同频率电针刺激双侧内关穴，结果显示，2~100Hz 电针可降低发生率和严重程度。

（5）**磁疗**：如刘少翔等防治顺铂引起恶心呕吐，将 120MT 磁片贴于内关穴上。

此外，古人治疗本病还采用刮痧疗法，如《痧惊合璧》载："霍乱痧"，"痛而吐泻，毒食气分，宜刮痧，不愈，视有痧筋则放"。而宋代《太平圣惠方》卷五十五"三十六黄点烙方"中脾黄、肾黄、胃黄、劳黄、食黄 5 黄均含呕吐之证，该书采用点烙之法，因此古代的点烙条次较高。上述熨法、刮痧、点烙的方法，在现代呕吐临床上少见报道，这与古代是不同的。

【结语】

根据上述对古今文献的统计与分析结果，兹提出治疗呕吐的参考处方如下（无下划线者为古今均用穴，下划曲线者为古代所用穴，下划直线者为现代所用穴）：①胸腹部任脉、胃经、肝经、肾经穴中脘、巨阙、上脘、神阙、气海、关元、章门、天枢、幽门、期门、下脘、天突等；②上背部膀胱经穴脾俞、胃俞、肝俞、心俞、膈俞等；③足阴部肝、脾、肾经穴太冲、公孙、太白、太溪等；④头部督脉穴百会等；⑤臂阴面心包经、肺经穴内关、大陵、尺泽、间使等；⑥腿阳面胃经、胆经穴足三里、丰隆、阳陵泉等。此外还可选用三阴交、合谷、内庭等穴。临床可在上述处方中，根据病情选用若干相关穴位。

治疗与热相关者，可选用上部与末部相关穴；与寒相关者，可选用下部穴；与虚相关者，可选用人体本部补益穴；与伤食相关者，可选用与脾胃相关之穴；与肝逆相关者，可选用与肝胆相关之穴；与外感相关者，可选用解表穴。

临床可采用艾灸、针刺、刺血等方法。艾灸可取胸脘、小腹、上背部，以及脉之陷下者、末端部、关节等部穴位，可考虑采用大剂量灸、起泡灸、隔物灸、“太乙神针”灸、灯火灸等方法。针刺可刺胃脘等部穴，要有一定的刺激强度，当根据虚实采用补泻手法，可采用盘法、呼吸、子午流注、结合气功等针刺法。刺血可选取末部和关节部穴。此外，还可采用推拿、外敷、热熨等方法，以及穴位注射、耳穴、拔罐、电针、磁疗等现代采用的方法。

历代文献摘录

［晋代及其以前文献摘录］

《阴阳十一脉灸经》：“足泰阴之脉……善噫，食则欲呕，得后与气则快然衰。”

《素问·诊要经终论》：“太阴终者，腹胀闭不得息，善噫，善呕，呕则逆，逆则面赤。”

《素问·刺热》：“心热病者，先不乐，数日乃热，热争则卒心痛，烦闷善呕……刺手少阴、太阳。”

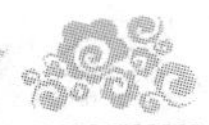

《素问·刺疟》："足太阴之疟……病至则善呕，呕已乃衰，即取之[《针灸甲乙经》补："足太阴"]。""足少阴之疟，令人呕吐甚，多寒热，热多寒少……[《针灸甲乙经》补："取太溪"]。"

《素问·厥论》："太阴之厥，则腹满䐜胀，后不利，不欲食，食则呕。""少阴厥逆，虚满呕变。""手太阴厥逆，虚满而咳，善呕沫。"

《素问·脉解》："太阴所谓病胀……食则呕……得后与气则快然如衰。""少阴所谓腰痛……呕咳上气喘。"

《灵枢经·邪气脏腑病形》："胆病者，善太息，口苦，呕宿汁……亦视其脉之陷下者，灸之，其寒热者取阳陵泉。"

《灵枢经·经脉》："脾足太阴之脉……是动则病舌本强，食则呕，胃脘痛。""肝足厥阴之脉……是主肝所生病者，胸满呕逆。"

《灵枢经·四时气》："善呕，呕有苦，长太息……取三里以下胃气逆，则刺少阳血络以闭胆逆。"

《灵枢经·杂病》："心痛引腰脊，欲呕，取足少阴。"

《伤寒论·辨少阴病脉证并治》："少阴病，吐、利，手足不逆冷，反发热者，不死。脉不至者，灸少阴七壮。"[《神灸经纶》载："常器之云，当灸少阴太溪二穴。"]"少阴病，下利，脉微涩，呕而汗出，必数更衣，反少者，当温其上，灸之。"[《脉经》云："灸厥阴可五十壮。"《神灸经纶》载："常器之云灸太冲，郭雍云灸太溪。"]

《脉经》(卷二·第一)："左手关前寸口阴绝者，无心脉也，苦心下毒痛，掌中热，时时善呕，口中伤烂，刺手太阳经，治阳。""左手关上阴绝者，无肝脉也……胁下有邪气，善吐，吐刺足少阳经治阳。""右手关上阴绝者，无脾脉也……善呕，刺足阳明经治阳。"

《脉经》(卷二·第三)："寸口脉数即为吐，以有热在胃管，熏胸中，宜服药吐之，及针胃管。""寸口脉滑，阳实，胸中壅满吐逆，宜服前胡汤，针太阳、巨阙泻之。""寸口脉细，发热呕[一本作"吸"]吐，宜服黄芩龙胆汤，吐不止，宜服橘皮桔梗汤，灸中府。”“关[一本有“上”字]脉滑，胃中有热，滑为热实，以气满故，不欲食，食即吐逆，宜服紫菀汤[《备急千金要方》为：“朴硝麻黄汤”]下之，大平胃圆，针胃管泻之。”

《脉经》(卷五·第二)：“少阳之脉，乍短乍长，乍大乍小，动摇至六分已上，病头痛，胁下满，呕可治……刺两季肋端，足少阳也，入七分。”“阳明之脉洪大以浮，其来滑而跳，大前细后，状如科斗，动摇至三分已上，病眩头痛，腹满痛，呕可治……刺脐上四寸，脐下三寸，各六分。”

《针灸甲乙经》(卷七·第一中)：“热病汗不出，而苦呕，百会主之[此症原属承光主治，据承光条目原文及《黄帝明堂经辑校》改]。”“头项[一本有“痛”字]恶风，汗不出，凄厥恶寒，呕吐……玉枕主之。”“醉酒风热发，两角眩痛，不能饮食，烦满呕吐，率谷主之。”“伤寒热盛，烦呕，大椎主之。”“饮食不下，呕吐不留住，魂门主之。”“鬲中虚，食欲呕……皆虚也。刺鱼际补之。”“食不下，呕吐多涎，鬲俞主之。”

《针灸甲乙经》(卷七·第一下)：“咳嗽唾浊，气鬲善呕……尺泽主之，左窒刺右，右窒刺左。”“呕泄上下出，胸满短气，不得汗，补手太阴以出之。”“热病烦心，善呕……间使主之。”“膈中闷，呕吐不欲食饮，隐白主之。”“大都主之，并取太[一本作“隐”]白。腹满善呕烦闷，此皆主之。”“善呕泄有脓血，苦[一本作“若”]呕无所出。先取三里，后取太白、章门主之。”

《针灸甲乙经》(卷七·第四)：“热病汗不出，善呕苦……上下取之出血，见血立已。”

《针灸甲乙经》(卷七·第五)：“疟，咳逆心闷不得卧，呕甚，热多寒少……太溪主之。”

《针灸甲乙经》(卷八·第一上)：“喘逆烦满，呕吐，流汗难言，头维主之。”

《针灸甲乙经》(卷八·第一下)：“咳上气，呕沫，喘……肺俞主之。”“烦中善噎，食不下，呕[一本作“咳”]逆……心俞

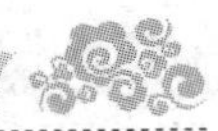

主之。”“咳而呕，鬲寒，食不下……膈[一本作“脾”字]俞主之。”“胸满悒悒然，善呕食[一本作“胆”字]……中府主之。”“呕吐，饮食不下，膨膨然，少商主之。”“寒热善呕，商丘主之。”“呕厥寒，时有微热……太冲主之。”

《针灸甲乙经》(卷八·第二)：“奔肫，寒气入小腹，时欲呕……关元主之。”“气疝烦[一本作“哕”字]呕……天枢主之。”

《针灸甲乙经》(卷八·第四)：“胞中有大疝瘕积聚，与阴相引而痛，苦涌泄上下出，补尺泽、太溪、手阳明寸口，皆补之。”

《针灸甲乙经》(卷九·第二)：“心下溷溷，呕吐多唾，饮食不下，幽门主之。”

《针灸甲乙经》(卷九·第三)：“呕吐胸满，不得饮食，俞府主之。”“呕吐，烦满，不得饮食，神藏主之。”“[一本有“呕”字]咳逆不止，三焦有水气，不能食，维道主之。”

《针灸甲乙经》(卷九·第四)：“喘逆上气，呕吐烦心，玉堂主之。”“饮食不下，呕吐，食入腹还出，中庭主之。”“闷乱呕吐[一本无此2字]烦满，不得饮食，灵墟主之。”“目青而呕，期门主之。”“胁下榰满，呕吐逆，阳陵泉主之。”

《针灸甲乙经》(卷九·第七)：“胸胁榰满，呕吐……胃俞主之。”“肠鸣，胪胀，欲呕时泄，三焦俞主之。”“鬲呕，心痛及伤饱……章门主之。”

《针灸甲乙经》(卷九·第九)：“咳逆呕吐……行间主之。”

《针灸甲乙经》(卷九·第十一)：“身时寒热，吐逆……石门主之。”

《针灸甲乙经》(卷十·第二下)：“风眩善呕，烦满，神庭主之。如颜青者，上星主之，取上星者，先取谚譆，后取天牖、风池。头痛颜青者，囟会主之。”“头身风[一本有“热”字]，善呕[一本作“吐”]……间使主之。”

《针灸甲乙经》(卷十一·第二)：“病至则善呕，呕已乃衰。即取公孙及井俞。”

《针灸甲乙经》(卷十一·第四):"呕吐烦满,魄户主之。"

《针灸甲乙经》(卷十一·第六):"黄瘅善欠,胁下满欲吐,脾俞主之。"

《针灸甲乙经》(卷十一·第九下):"瘃蛘欲呕,大陵主之。"

《针灸甲乙经》(卷十二·第二):"食饮善呕,不能言,通谷主之。"

《针灸甲乙经》(卷十二·第十一):"小儿痫瘛[一本作"痓"],呕吐泄注……瘛脉及长强主之。"

《葛洪肘后备急方》(卷一·第十一):"治心腹烦满……卒吐逆方,灸乳下一寸,七壮,即愈。又方,灸两手大拇指内边爪后第一文头各一壮。又灸两手中央长指爪下一壮,愈。"

《葛洪肘后备急方》(卷二·第十二):"霍乱……先吐者[一本有"方"字],灸心下二寸十四壮,又并治下痢不止,上气,灸五十壮,名巨阙,正心厌尖头下一寸是也。""霍乱……吐且下痢[一本作"利"]者[一本有"方"字],灸两乳,连黑外近腹白肉际,各七壮,[一本有"亦"字]可至二七壮。"

[唐代文献摘录]

《备急千金要方》(卷五上·第四):"小儿中马客忤,而吐不止者,灸手心主间使、大都、隐白、三阴交各三壮。"

《备急千金要方》(卷十二·第六):"灸胃管二百壮,亦主劳,呕逆吐血。""吐血呕逆,灸手心主五十壮(《千金翼》云:太陵是)。"

《备急千金要方》(卷十三·第四):"心下呕逆,面无滋润,灸上门,随年壮,穴在侠巨阙两边,相去各半寸。"

《备急千金要方》(卷十四·第五):"狂癫风痫吐食,灸胃管百壮,不针。"

《备急千金要方》(卷十五上·第二):"身黄腹满,食呕,舌根直,灸第十一椎上及左右各一寸五分,三处各七壮。"

《备急千金要方》(卷十六·第四):“反胃,食即吐出,上气,灸两乳下各一寸,以差为度;又灸脐上一寸二十壮;又灸内踝下三指,稍邪向前,有穴三壮。”

《备急千金要方》(卷十六·第五):“干呕不止,粥食汤药,皆吐不停,灸手间使三十壮,若四厥,脉沉绝不至者,灸之便通,此起死人法。”“吐逆呕不得食,灸心俞百壮。”“吐呕逆不得下食,今日食明日吐者,灸膈俞百壮。”“吐变不得下食,灸胸堂百壮。”“吐逆不得食,灸巨阙五十壮。”“吐逆食不住,灸胃管百壮,三报。”“吐逆饮食却出,灸脾募百壮,三报[《千金翼方》:章门]。”“吐呕宿汁吞酸,灸神光,一名胆募,百壮三报[《千金翼方》:日月]。”“吐逆霍乱吐血,灸手心主五十壮。”“哕噫呕逆,灸石关百壮。”

《备急千金要方》(卷十七·第二):“肺胀胁满,呕吐上气等病,灸大椎并两乳上第三肋间各止七。”

《备急千金要方》(卷十七·第四):“呕吐上气,灸尺泽,不三则七壮。”

《备急千金要方》(卷十七·第五):“凡上气冷发,腹中雷鸣转叫,呕逆不食,灸太冲,不限壮数,从痛至不痛,从不痛至痛。”“寒冷霍乱心痛吐下,食不消,肠鸣泄利,灸太仓百壮。”

《备急千金要方》(卷十七·第八):“水疰口中涌水,经云肺来乘肾,食后吐水,灸肺俞,又灸三阴交,又灸期门……泻肺补肾也。”

《备急千金要方》(卷二十·第五):“胸中膈气聚痛好吐,灸厥阴俞随年壮。”“饮食吐逆,寒热往来……灸三焦俞随年壮。”

《备急千金要方》(卷二十·第六):“霍乱……若先心痛及先吐者,灸巨阙七壮,在心下一寸……若吐下不禁,两手阴阳脉俱疾数者,灸心蔽骨下三寸,又灸脐下三寸各六七十壮。”“走哺转筋,灸踵踝白肉际各三七壮,又灸小腹下横骨中央,随年壮。”

《备急千金要方》(卷三十·第二):“中庭、中府,主膈寒食不下,呕吐还出。”“俞府、灵墟、神藏、巨阙,主呕吐胸满。”“天容主咳逆呕沫。”“胃俞、肾俞，主呕吐。”“中庭、中府，主呕逆吐，食下还出。”“少商、劳宫，主呕吐。”“绝骨主病热欲呕。”“商丘、幽门、通谷，主喜呕。”“大钟、大溪，主烦心，满呕。”“魂门、阳关，主呕吐不住，多涎。”“巨阙、胸堂，主吐食。”“膈俞主吐食，又灸章门、胃管。”“天容、廉泉、魄户、气舍、譩譆、扶突，主咳逆，上气喘息，呕沫。”“魄户、中府……咳逆上气，呕沫，喘，气相追逐。”“鸠尾主噫喘，胸满咳呕。”“少海主气逆呼吸，噫哕呕。”

《备急千金要方》(卷三十·第四)：“偏历、神庭、攒竹、本神、听宫、上星、百会、听会、筑宾、阳溪、后顶、强间、脑户、络却、玉枕，主癫疾呕。”

《备急千金要方》(卷三十·第五)：“巨阙主烦心喜呕。”“百会主汗出而呕痉。”“肾俞……腰中四肢淫泺，欲呕。”“阳溪主痃甚，苦寒，咳呕沫。”

《千金翼方》(卷二十七·第六)：“饮食不消，吐逆，寒热往来，小便不利，羸瘦少气，随年壮；又灸心下二寸名胃管，百壮至千壮，佳。”

《千金翼方》(卷二十七·第十)：“凡霍乱灸之……或先下后吐，当随病状灸之，内盐脐中，灸二七壮，并主胀满。”“霍乱上下吐泻，灸脐下十四壮，又灸关元三七壮。”

敦煌医书《吐番医疗术》India office 56·57：“治吐泻不止方……火灸胃脘可见效。”

敦煌医书《灸法图》S·6168：“聂俞，在第八椎两相，相去二寸三分，主胸支满，食饮逆，头吐……灸一百壮，善。”

敦煌医书《杂证方书第五种》：“巨阙一穴，在鸠尾岐骨下一寸……病生心下膈，食即呕吐。”“治一切冷气，吃食不消化，却吐出方……灸胃脘穴二七壮，差。”

敦煌医书《杂疗病药方》：“疗发热吸吸，骨中烦而吐……针中府，在直两乳上，缺盆骨下二肋间亦得。”

《外台秘要》(卷六·霍乱杂灸法)：“救急疗霍乱，心腹痛胀，

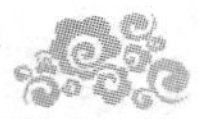

吐痢，烦闷不止，则宜灸之方，令病人覆卧，伸两臂膊，著身则以小绳正当两肘骨尖头，从背上量度，当脊骨中央绳下点之，去度。又取绳量病人口，至两吻截断，便中折之，则以度向所点背下两边，各依度长短点之，三处一时下火。”

《外台秘要》(卷三十九·第四)：“天冲……泪下呕沫。”“转谷：在旁二骨间陷者中。主胸胁支痛，不欲食谷，入谷不化，呕吐复出，举腋取之。”“旁庭：在胁堂下二骨间陷者中，举腋取之，灸三壮……时上抢心，呕吐喘逆。”

《外台秘要》(卷三十九·第七)：“通里……苦呕，喉痹。”

《外台秘要》(卷三十九·第十)：“幽门……善哕支满，不能食，数咳善忘，泄有脓血，呕沫吐涎。”“巨阙……噫，烦热善呕，膈中不通利。”“中管……噫，烦满膈呕。”

《外台秘要》(卷三十九·第十一)：“膈关……食不下，呕吐多涎。”

[宋、金、元代文献摘录]

《太平圣惠方》(卷五十五·三十六黄点烙方)：“脾黄者，遍身如金色，眼目俱黄……有时吐逆，不能下食，大便涩，若脐凸者难治，烙脾俞二穴，次烙胃管、阴都二穴、丹田穴、魂舍二穴、足阳明二穴。”“肾黄者，面色青黄……多唾呕逆，不能下食……烙肾俞二穴、膀胱俞二穴、章门二穴、魂舍二穴、百会穴、三里二穴，及两足心。”“胃黄者，吐逆下利，心腹气胀……烙胃俞二穴、上管、太冲二穴。”“劳黄者，四肢无力，骨节烦疼，或时吐逆，不能下食……烙心俞二穴、玉枕穴、章门二穴、百会、劳宫二穴、曲骨穴。”“食黄者，闻食气吐逆，心腹胀满……烙章门二穴、关元穴、脾俞二穴、上管穴、中管穴。”

《太平圣惠方》(卷九十九)：“云门……呕逆气上，胸胁彻背痛。”[本条原出《铜人针灸经》(卷二)]“彧中……喘不得息，呕吐胸满[一本无此7字]，不能食饮。”“上管……霍乱心痛，不可眠卧，吐利……针入八分，得气先补而后泻之。”“建里……肠中疼痛，呕逆上气。”[上3条原出《铜人针灸经》(卷三)]“风门热府……呕逆。”“肺俞……吐逆。”“厥阴俞……逆气呕逆。”“胆俞……心胀满，吐逆短气。”“胃俞……烦满吐食，腹胀不能食。”“肾俞……五劳七伤，冷呕。”[上6条原出《铜人针灸经》(卷四)]

《太平圣惠方》(卷一百)：“巨阙……霍乱吐利不止，困顿不知人。”“大都……腹满善呕。”“石[原作“右”，据《黄帝明堂灸经》改]关……呕沫。”“张文仲灸经[原作“法”，据《黄帝明堂灸经》改]，疗卒心痛不可忍，吐冷酸绿水，及元脏气，灸足大指次指内横文中，各一壮，炷如小麦大，下火立愈。”“筑宾……呕吐不止也。”“上管……呕吐。”“意舍……饮食不下，呕吐不留住也。”“小儿呕吐奶汁，灸中庭一穴一壮。”

《医心方》(卷九·第九)：“又云：灸胃反食吐方……灸胃管穴千壮，在鸠尾脐中央。”

《医心方》(卷十一·第五)：“霍乱……吐而下不止者，脐下一夫约中七壮。”

《医心方》(卷十一·第七)：“《小品方》治霍乱呕哕吐逆，良久不止方：灸巨阙并太仓各五十壮。”

《铜人腧穴针灸图经》(卷三·偃伏头)：“强间……脑旋目运，头痛不可忍，烦心，呕吐涎沫，发即无时。”

《铜人腧穴针灸图经》(卷三·侧头部)：“颅息……呕吐涎沫……不宜针，即可灸七壮。”

《铜人腧穴针灸图经》(卷四·背腧部)：“厥阴腧……逆气呕吐，心痛留结，胸中烦闷，针入三分，可灸七七壮，出山眺经。”“上髎……腰膝冷痛，呕逆鼻衄。”

《铜人腧穴针灸图经》(卷四·膺腧部)：“玉堂……胸膺骨疼，呕吐寒痰。”“膻中……呕吐涎沫。”

《铜人腧穴针灸图经》(卷四·腹部)：“不容……腹虚鸣，呕吐。”“滑肉门……呕逆。”

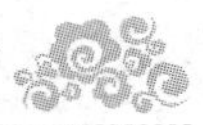

《铜人腧穴针灸图经》(卷五·手少阳):“支沟……霍乱呕吐。”

《铜人腧穴针灸图经》(卷五·足太阴):“大都……烦热闷乱,吐逆。”

《铜人腧穴针灸图经》(卷五·足少阴):“大[原作“太”,据《圣济总录》改]钟……虚则呕逆多寒。”“筑宾……狂言,呕吐沫。”

《铜人腧穴针灸图经》(卷五·足太阳):“仆参……霍乱吐逆,癫痫。”

《铜人腧穴针灸图经》(卷五·手少阴):“少海……目眩发狂,呕吐涎沫。”

《针灸资生经》(卷四·咳逆):“乳下一指许,正与乳相直骨间陷中,妇人即屈乳头度之,乳头齐处是穴,炷如小豆许,灸三壮,男左女右,只一处火到肌,即差,良方云,族中有霍乱吐痢垂困……皆一灸而愈。”[原出《苏沈良方》(卷五·灸咳逆法)]

《琼瑶神书》(卷二·八十):“妇人呕吐不能止,中极圆盘阳在中,气海一穴升阳上,脘内关盘摄响攻,若是响声五七至,即将呕吐正心胸。”

《琼瑶神书》(卷二·一百六十):“头风呕吐眼昏花,百会加搓按不差,中脘盘盘取气海,印堂出血艾重加。”

《琼瑶神书》(卷二·二百):“脾家之证有多般,反胃吐食两证看,黄疸亦须腕骨灸,金针中脘用盘盘。”

《琼瑶神书》(卷三·四十九):“隐白二穴:治腹胀不得睡卧、呕吐、反胃不止、不下食。”

《琼瑶神书》(卷三·六十三):“通里……口苦呕无纵。”“列缺……寒疟呕增加。”

《琼瑶神书》(卷三·六十四):“照海……吐食噎闭小肠疾。”

《琼瑶神书》(卷三·六十五):“膈气呕吐食难消,针其内关与公孙,照海穴中宜补泻,进食降气便开荣。”“咳嗽呕吐治无因,大便闭涩又难通,诸方求药难痊疴,公孙列缺效神功。”

《圣济总录》(卷一百九十三·治咳嗽):“咳而呕,呕甚则长虫出者，三里主之，浮肿则治在解溪[胃咳]。”“咳而呕苦汁者，阳陵泉主之，浮肿则治在阳辅[胆咳]。”

《圣济总录》(卷一百九十三·治呕吐)：“神藏二穴，治呕吐不止。”

《圣济总录》(卷一百九十三·治哕)：“呕啘，灸心主各七壮，在掌腕上约中，吐不止，更灸如前数。”“呕哕而手足逆冷者，灸三阴交各七壮……未差更灸如前数。”

《西方子明堂灸经》(卷一·腹)：“天枢……呕吐，霍乱泄利。”

《西方子明堂灸经》(卷二·手厥阴)：“曲泽……逆气呕涎。”

《西方子明堂灸经》(卷三·脊中)：“膈腧……痰饮吐逆。”

《西方子明堂灸经》(卷六·手太阳)：“少泽……呕。”

《西方子明堂灸经》(卷六·足太阳)：“昆仑……中恶吐逆，咳喘暴痛。”

《子午流注针经》(卷下·足厥阴)：“太白……吐逆霍乱胸中痛，下针一刺得安宁。”“经渠……热病喘疼心吐逆，禁灸神针有大功。”

《子午流注针经》(卷下·手太阳)：“昆仑……头痛吐逆并腹胀。”

《子午流注针经》(卷下·手少阴)：“大都……腹满烦闷并吐逆，神针一刺即时宁。”“太渊……呕吐咳嗽肺膨膨。”

《子午流注针经》(卷下·足太阴)：“隐白……腹胀喘满吐交横。”“鱼际……呕吐同针有大功。”“太溪……足厥心疼呕吐涎。”“少海……齿疼呕逆满胸心。”

《子午流注针经》(卷下·手少阳)：“支沟……霍乱吐时并口噤，下针得气使醒醒。”

《子午流注针经》(卷下·手厥阴)：“间使……心痛呕逆恶风寒。”

《伤寒百证歌》(第三十六证)：“少阴吐利时加呕，手足不冷是其候，口中虽和背恶寒，脉来微涩皆须灸。”

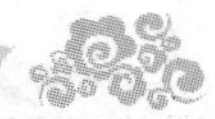

《扁鹊心书》(卷上·黄帝灸法):"呕吐不食,灸中脘五十壮。"

《扁鹊心书》(卷上·窦材灸法):"霍乱吐泻,乃冷物伤胃,灸中脘五十壮,若四肢厥冷,六脉微细者,其阳欲脱也,急灸关元三百壮。"

《扁鹊心书》(卷中·伤寒):"若吐逆而心下痞,灸中脘五十壮。"

《扁鹊心书》(卷中·头晕):"一人头风,发则旋晕呕吐,数日不食,余为针风府穴,向左耳入三寸,去来留十三呼,病人头内觉麻热,方令吸气出针,服附子半夏汤,永不发。"

《扁鹊心书》(卷下·吐泻):"小儿吐泻……灸脐下一百五十壮。""慢惊吐泻,灸中脘五十壮。"

《针灸资生经》(卷三·霍乱转筋):"有吐泻转筋者,予教灸水分即止。"

《针灸资生经》(卷三·霍乱吐泻):"霍乱吐泻……尤宜灸上管、中脘、神阙、关元等穴,若水分穴,尤不可缓,盖水谷不分而后泄泻,此穴一名分水,能分水谷故也,或兼灸中管穴,须先中管而后水分可也。""或盐半斤炒,故帛裹就,热熨痛处,主呕吐,若心腹痛而呕,此寒热客于肠胃云云,灸中脘。"

《针灸资生经》(卷七·伤寒):"指迷方,灸阴毒伤寒法……呕逆冷汗,向暗不语,以生葱约十余茎去根粗皮颠倒,纸卷,径阔二寸,勿令紧,欲通气,以快刀切,每一饼子高半寸,安在脐心,用熨斗火熨,葱软易之,不过十余次,患人即苏,后服正气药。""灸结胸伤寒法……或吐逆满闷,或大便不通,诸药不能救者,巴豆七粒,和皮,肥黄连七寸,去须,同捣烂,作一圆,安在脐心上,以手按下稍实紧,捻艾皂子在于药上灸,甚者不过三五壮立愈,续用补药一二日。"

《素问病机气宜保命集》(卷中·第二十):"有热厥心痛者,身热足寒,痛甚则烦躁而吐,额自汗出,知为热也,其脉洪大,当灸太溪及昆仑。"

《素问病机气宜保命集》(卷下·第三十二):"哕呕无度,针手厥阴大陵穴。”

《卫生宝鉴》(卷十八·䐜胀治验):“范郎中夫人……病心腹胀满,旦食则呕,暮不能食……先灸中脘穴。”

《针经指南》(流注八穴):“公孙……中满不快,反胃呕吐(胃)。”“内关……吐逆不定(脾胃)。”“列缺……吐逆不止(脾胃)。”“照海……呕吐(胃)。”

《济生拔粹》(卷三·治病直刺诀):“治五噎黄瘅,醋心多唾[原作“睡”,据《针灸聚英》改],呕吐不止,刺任脉天突一穴……次针足少阴经通关二穴,在中脘[原作“腕”,据义改]穴两傍,同身寸之相去各五分。”“治胸中痰饮蛊毒……吐逆不食,刺任脉巨阙一穴……次针足阳明经三里二穴,应时立愈。”“霍乱吐痢,伏梁气状如覆杯,刺任脉上脘一穴,次针足阳明经三里二穴。”

《世医得效方》(卷四·霍乱):“盐熨方治霍乱吐泻,心腹作痛,炒盐二碗,纸包纱护,顿其胸前并腹肚上一截,以熨斗火熨,气透则苏,续又以炒盐熨其背,则十分无事。”

《丹溪手镜》(卷中·三十六):“脾病者,腹胀,食则吐呕,善噫,胃脘痛也,心下急痛如锥刺,刺太溪。”

《扁鹊神应针灸玉龙经》(玉龙歌):“金门申脉治头胸,重痛虚寒候不同,呕吐更兼眩晕苦,停针呼吸在其中。”

《扁鹊神应针灸玉龙经》(六十六穴治证):“支沟……霍乱吐泻。”“绝骨……中焦寒热,减食吐水。”

《扁鹊神应针灸玉龙经》(磐石金直刺秘传):“寒气攻注心脾疼,发时口吐清水,饮食不进:中脘(灸)、大陵。”

《扁鹊神应针灸玉龙经》(针灸歌):“霍乱吐泻精神脱,艾灸中脘人当活。”“呕吐当先求膈俞。”

[明代文献摘录]

《神应经》(伤寒部):“呕哕:百会、曲泽、间使、劳宫、商丘。”

《神应经》(痰喘咳嗽部):“喘呕欠伸:经渠。”“呕[原作“唾”,

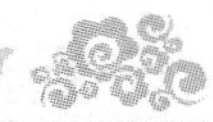

据《针灸大成》改]脓:膻中。”“呕食不化:太白。”“呕吐:曲泽、通里、劳宫、阳陵、太溪、照海、太冲、大都、隐白、通谷、胃俞、肝俞。”“呕逆:大陵。”“呕哕:太渊。”

《神应经》(心脾胃部):“卒心疼不可忍,吐冷酸水:灸足大趾次指内纹中各一壮,炷如小麦大,立愈。”“胆虚,呕逆,热,上气:气海[“气海”原为“三阴交三十壮”,据《针灸大成》改]。”

《神应经》(霍乱部):“霍乱吐泻:关冲、支沟、尺泽、三里、太白,先取太溪,后取太仓。”“霍乱呕吐:支沟。”

《针灸大全》(卷一·治病十一证歌):“咽喉以下至于脐,胃脘之中百病危,心气痛时胸结硬,伤寒呕哕闷涎随,列缺下针三分许,三分针泻到风池,二手三间并三里,中冲还刺五分依。”

《针灸大全》(卷一·席弘赋):“阳明二日寻风府,呕吐还须上脘疗。”

《针灸大全》(卷四·八法主治病症):“公孙……中满不快,翻胃吐食:中脘一穴、太白二穴、中魁二穴。”“公孙……胃脘停痰,口吐清水:巨阙一穴、厉兑二穴、中脘一穴。”“公孙……呕吐痰涎,眩晕不已:丰隆二穴、中魁二穴、膻中一穴。”“内关……脾胃虚冷,呕吐不已:内庭二穴、中脘一穴、气海一穴、公孙二穴。”“外关……雷头风晕,呕吐痰涎:百会一穴、中脘一穴、太渊二穴、风门二穴。”“后溪……醉头风,呕吐不止,恶闻人言:涌泉二穴、列缺二穴、百劳一穴、合谷二穴。”“照海……霍乱吐泻,手足转筋:京骨二穴、三里二穴、承山二穴、曲池二穴、腕骨二穴、尺泽二穴、阳陵泉二穴。”“列缺……冒暑大热,霍乱吐泻:委中二穴、百劳一[原作“二”,据义改]穴、中脘一[原作“二”,据义改]穴、曲池二穴、十宣十穴、三里二穴、合谷二穴。”“列缺……白痧,腹痛吐泻,四肢厥冷,十指甲黑,不得睡卧:大陵二穴、百劳一穴、大敦二穴、十宣十穴。”

《奇效良方》(卷四):“熨法:治三阴中寒,一切虚冷厥逆,呕哕,阴盛阳虚之证,及阴毒伤寒,四肢厥冷,脐腹痛,咽喉疼,呕吐下利……皆宜用之，肥葱、麦麸、沧盐……同炒极热……熨脐上。”

《奇效良方》（卷二十）：“治霍乱吐泻，临时无药：右用生蒜头研细，涂心下及两脚心。”“四顺附子汤：治吐泻过多，手足逆冷，六脉沉细，气少不语，急服，及治霍乱转筋，肉冷汗出，呕啘……用炒盐熨脐中。”“艾熨方：治霍乱吐泻，右用患人仰卧，揉艾铺脐上，如碟子大，一指厚，熨斗盛火熨之。”

《奇效良方》（卷五十五·奇穴）：“中魁二穴，在中指第二节骨尖，屈指得之，治五噎反胃吐食，可灸七壮，宜泻之。”“独阴二穴，在足第二趾下横纹中……可灸五壮，又治女人干哕呕吐。”

《针灸集书》（卷上·淋癃）：“大钟治……呕逆多寒，欲闭户处。”

《针灸集书》（卷上·霍乱吐泻）：“三里、尺泽、期门、人迎、上脘、中脘、隐白，以上并治霍乱吐泻。”

《针灸集书》（卷上·呕吐干呕）：“巨阙、率谷、石门、魂门、阳关、筑宾、上管、三焦俞，以上穴并治呕吐。”

《针灸集书》（卷上·头［原作“颈”，据《类经图翼》改］风头痛）：“解溪、承光，治风眩头痛，呕吐心烦。”

《针灸集书》（卷上·马丹阳天星十一穴）：“内庭穴：治呕逆，腹胀。”“列缺穴……痃癖，冷块，呕吐痰涎。”

《针灸集书》（卷上·八法穴治病歌）：“呕吐痰涎及失音［先公孙，后内关］。”“呕吐涎痰并月事［先外关，后临泣］。”

《针灸捷径》（卷之下）：“伤寒，霍乱，吐泻转筋：中管、关元、天枢、阳泉、承山。”“久积冷气，其证因寒气为痛，吐逆心满：神阙、气海、关元、下管、天枢、中管。”

《针灸聚英》（卷一上·足太阳）：“志室……吐逆，两胁急痛。”

《针灸聚英》（卷一下·足少阴）：“步廊……咳逆呕吐，不嗜食。”

《针灸聚英》（卷一下·手厥阴）：“大陵……呕啘无度。”“魏士圭妻徐病疝，自脐下上至于心皆胀满，呕吐烦闷，不进饮食。滑伯仁曰：此寒在下焦，为灸章门、气海。”

《针灸聚英》（卷一下·任脉）：“天突……醋心多唾，呕吐。”

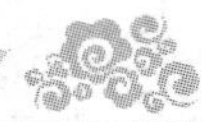

《针灸聚英》(卷二·伤寒):“烦心好呕:取巨阙、商丘。”“呕吐……口中和,脉微涩弱,灸厥阴。”“自利……少阴吐[此三字原作“小便自”,据《伤寒论》改]利,手足不冷,反发热,脉不至,灸少阴太溪穴。”

《针灸聚英》(卷四上·百证赋):“烦心呕吐,幽门开彻玉堂明。”

《针灸聚英》(卷四上·天元太乙歌):“心疼呕吐上脘宜,丰隆两穴更无疑。”

《针灸聚英》(卷四上·行针指要歌):“或针吐,中脘气海膻中补;番胃吐食一般医,针中有妙少人知。”

《针灸聚英》(卷四下·八法八穴歌):“呕泻胃翻便紧……照海。”

《针灸聚英》(卷四下·六十六穴歌):“呕吐及便脓……神针太白攻。”“肿满并烦呕,大都针便除。”“发强呕吐涎……少海刺安然。”“呕吐卒心痛……间使实能医。”

《外科理例》(卷四·一百九):“疔疮……一人足患作痒,恶寒呕吐,时发昏乱,脉浮数,明灸二十余壮。”“一妇忽恶寒作呕,肩臂麻木,手心瘙痒,遂瞀闷不自知其故,但手有一泡,此疔毒也,急灸患处五十余壮而苏,又五十余壮知痛。”

《名医类案》(卷二·内伤):“一妇年四十余,七月间患脾虚中满,痰嗽发热,又因湿面冷茶,吞酸,吐呕,绝食,误服芩连青皮等药,益加寒热,口干,流涎不收,且作渴,闻食则呕数日矣……薛曰寒淫于内,治以辛热,然药莫能进矣,急用盐、艾、附子炒热,熨脐腹,以散寒回阳,又以口气接其口气,以附子作饼,热贴脐间,一时许神气少苏。”

《名医类案》(卷四·霍乱):“江篁南治从叔,于七月间得霍乱证,吐泻转筋,足冷,多汗,囊缩……灸丹田八九壮。”

《名医类案》(卷四·泻):“一人吐泻三日,垂死,为灸天枢、气海二穴,立止。”

《名医类案》(卷四·痢):“方荫山治一小儿八岁,患滞下,每夜百度，食入即吐，乃以热面作果，分作二片，以一片中空之，用木鳖子三个，去壳，捣如泥，加麝香三厘，填入果心，贴脐上，外以帕系定，用热鞋熨之（噤口痢外治神方）。”

《名医类案》（卷六·疝癞）：“滑伯仁治一妇，病寒为疝，自脐下上至心，皆胀满攻痛，而胁疼尤甚（此等痛切记作疝治）呕吐烦懑，不进饮食，脉两手沉结不调，此由寒在下焦，宜亟攻其下，毋攻其上，为灸章门、气海、中脘，服元胡桂椒。”

《名医类案》（卷十·附骨疽）：“一上舍内肿如锥，外色如故，面黄体倦，懒食或呕，痛伤胃也，用六君汤，以壮脾胃，更以十全大补，以助其脓，针之。”

《名医类案》（卷十一·经水）：“一妇年三十余……经来时必先小腹大痛，口吐涎水，经行后，又吐水三日，其痛又倍……先为灸少冲、劳宫、昆仑、三阴交，止悸定痛。”

《古今医统大全》（卷七·诸证针灸经穴）：“诸气逆上，腹中雷鸣，呕逆烦满，忧思结气，心痛：太冲、太仓、胃脘（并宜灸）。”

《古今医统大全》（卷十三·阴毒）：“阴毒之证，初受病时所感寒邪深重，致阴气独盛，发汗吐下后变成阴毒，六脉沉微，腹中绞痛，或自下利，四肢沉重，咽喉不利，虚汗呕逆……灸气海、关元二三百壮，或用葱熨脐下。”

《古今医统大全》（卷十四·陶氏伤寒十四法）：“伤寒直中阴经，真寒证，或阴毒证，身如被杖，腹中绞痛，呕逆沉重，不知人事，四体冷如冰石……将葱束缚一握，切去根叶，留白三寸许，捣如饼，先将麝香半分填于脐中，后加葱饼于上，以火熨之，烂则易之，换二三饼，稍醒，灌入生姜汁，煎服回阳救急汤，如不醒，再灸关元穴、气海穴二三十壮。”“伤寒服药，吐出不纳者，随用竹管重捺内关，后将生姜自然汁半盏热饮，其吐即止。”

《古今医统大全》（卷二十四·灸法）：“中脘：灸三七壮，治呕吐不思饮食。”“三焦俞……治心腹胀满，背痛，饮食吐逆。”

《古今医统大全》（卷三十八·针灸法）：“凡霍乱吐泻不止，灸

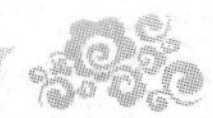

天枢、气海、中脘四穴，立愈。”

《薛氏医案》(保婴撮要·卷十一·胎毒发丹)：“一小儿患此，砭之而愈，但作呕不食，流涎面黄……用异功散加升麻治之。”“一小儿患此，砭之而愈，翌日发搐作呕，手足并冷……用异功散加藿得、木香。”“一小儿患此，砭之而愈，但面赤作呕饮冷……用仙方活命饮。”

《薛氏医案》(保婴撮要·卷十二·疔疮)：“一小儿足患之，呕吐腹胀，二日不食……急投保和丸二服，及隔蒜灸而愈。”

《薛氏医案》(外科发挥·卷五·作呕)：“一男子因疮痛伤胃气，少食作呕，恶寒……数剂而脓成，针之。”“一男子患发背肿硬，烦渴便秘，脉沉实，作呕……隔蒜灸而消。”

《薛氏医案》(外科枢要·卷二·十五[鹤膝风])：“州守张天泽，左膝肿痛，胸膈痞满，饮食少思，时欲作呕……此脾肺气虚，用葱熨法，及六君加炮姜。”

《医学入门》(卷一·杂病穴法)：“汗吐下法非有他，合谷内关阴交杵。”“如吐不止，[内关]补九阳数，调匀呼吸三十六度，吐止，徐徐出针，急扪其穴，如吐不止，补足三里。”“足太阴疟，寒热善呕，呕已乃衰，刺公孙。”“足少阴疟，呕吐甚，欲闭户牖，刺大钟。”“三里、内庭……一切泄泻、呕吐、吞酸。”“上吐下闭关格者，泻四关穴。”“呕噎阴交不可饶。”“恶心呕吐膈噎，俱泻足三里、三阴交；虚甚者，补气海。”

《医学入门》(卷一·治病要穴)：“率谷：主伤酒，呕吐，痰眩。”“巨阙：主九种心痛，痰饮吐水。”“日月：主呕宿汁，吞酸。”“脾俞：主内伤脾胃，吐泄。”“意舍：主胁满呕吐。”“丰隆：主痰晕，呕吐。”

《医学纲目》(卷十二·诸痹)：“长夏感风寒湿者，为肉痹……发咳呕汁，取太白、三里。”“秋感风寒湿者，为皮痹……病烦满喘呕，取太渊、合谷。”

《医学纲目》(卷十六·诸逆冲上)：“刺呕吐，取中脘、三里也。”

《医学纲目》(卷十七·妊孕咳唾血):“(心)妊孕寒热往来,咳嗽血痰,或呕吐不食……或痰涎,日夜数碗,误用热药之故也:风门、魂户、支沟、间使。”

《医学纲目》(卷二十二·呕):“(洁)呕盛无度并干呕:大陵、间使。”“(扁)呕逆:中脘、尺泽。”

《医学纲目》(卷二十二·吐酸吞酸):“(东)吐宿汁,吞酸:章门、神光。”

《医学纲目》(卷二十二·翻胃):“(东)吐食不化:上脘、中脘、下脘。”“(东)今日食,明日吐:心俞(沿皮,寸半)、膈俞(沿皮,寸半)、胸堂(七壮,即膻中)、巨阙、胃脘。”

《医学纲目》(卷二十六·咳嗽):“妇人咳嗽,寒热往来,风寒呕逆……风门、太渊、中脘、绝骨、曲池、间使。”“中脘:三寸,治呕逆,使气往来为效。”

《医学纲目》(卷三十一·少阴病(吐利续法)):“霍乱吐泻……(世)以小竹杖,两手反抱住于脊骨,就杖儿上下各点一穴。如先吐先灸上穴,先泻先灸下穴,各三百壮,百发百中。”“(集)霍乱吐泻:中脘、天枢、三里、委中。”“(东)吐利上下俱出,藏痹脓血,头重臂痛:太白、地机、风府、长强、尺泽。”

《医学纲目》(卷三十一·阴毒续法):“阴毒……喘促与吐逆者……更于脐下一寸灸之,须是昼夜大段不住手灸,不限多少壮数灸之,艾炷勿令小,小则不得力,若其人手足冷,少腹硬,即于脐下两边各开一寸,各安一道,三处齐下火灸之。”

《杨敬斋针灸全书》(下卷):“霍乱吐泻:巨阙、上管、中管、下管、关元。”“伤寒呕吐:膻中、尺泽、气海、[足]三里。”“呕吐:胆俞、脾俞、尺泽、胃俞、巨阙、上管、中管、气海、[足]三里。”[上2条原出《针灸捷径》(卷之下)]

《针灸大成》(卷三·玉龙歌):“头风呕吐眼昏花,穴取神庭始不差。”“若患翻胃并吐食,中魁奇穴莫教偏。”“脾家之症有多般,致成番胃吐食难,黄疸亦须寻腕骨,金针必定夺中脘。”[以上3

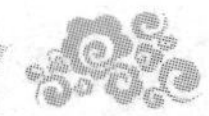

条均原出《扁鹊神应针灸玉龙经》]

《针灸大成》(卷五·十二经治症主客原络):"呕吐胃翻疼腹胀……太白、丰隆。""所生病者胸满呕……太冲、光明。"

《针灸大成》(卷六·足少阴):"神封……呕吐。"

《针灸大成》(卷九·治症总要):"第七十七. 翻胃吐食:中脘、脾俞、中魁、三里。"[本条原出《医学纲目》(卷二十二·呕吐膈气总论)]"第一百四十. 霍乱吐泻:中脘、天枢。"

《东医宝鉴》(内景篇四·大便):"关格吐逆,而小便不通,先灸气海、天枢各三七壮,吐止,然后用益元散以利小便(正传)。"

《东医宝鉴》(杂病篇五·呕吐):"善呕,呕有苦者,邪在胆,逆在胃,取三里、阳陵泉。"

《寿世保元》(卷四·痼冷):"脱阳症,多因大吐大泻之后,四肢逆冷,元气不接,不省人事……先以葱白炒令热,熨脐下……用炒盐熨脐下气海,勿令气冷。"

《寿世保元》(卷五·关格):"阴阳关格,前后不通……予尝以甘遂末水调,敷脐下,内以甘草节煎汤饮之。"

《寿世保元》(卷八·吐泻):"吐泻不止……外用绿豆粉,以鸡子清和作膏,以涂脚心,如泻涂囟门上,止则去之。"

《寿世保元》(卷九·膏药):"醉后呕吐,贴肺俞、心口,焙手摩百次。"

《寿世保元》(卷十·灸法):"[灸]小儿大人吐泻,日久垂死者,天枢、气海、中脘。"

《针方六集》(纷署集·第十):"阳白……呕吐痰沫。"

《针方六集》(纷署集·第十四):"中庭……呕吐痰涎。"

《针方六集》(纷署集·第二十三):"经渠……呕吐。"

《针方六集》(纷署集·第二十五):"少府……舌强难言,呕吐。"

《针方六集》(兼罗集·第三十八):"关冲……三焦受寒吐涎,单补……应穴支沟。"

《针方六集》(兼罗集·第六十七):"大陵……翻胃吐食心疼。"

《经络汇编》(手少阴心经):“手少阴经心,其见证也……上咳吐,下气泄。”

《经络汇编》(足厥阴肝经):“足厥阴经肝,其见证也……热,呕逆。”

《类经图翼》(卷六·足太阴):“商丘……喘呕。”

《类经图翼》(卷六·手太阳):“后溪……一传治蚤食午吐,午食晚吐,灸此左右二穴九壮,立愈。”

《类经图翼》(卷七·足少阴):“太溪……一云肾疟呕吐多寒,闭户而处,其病难已,太溪、大钟主之。”“阴都……呕沫,大便难。”

《类经图翼》(卷七·手厥阴):“间使……呕沫。”

《类经图翼》(卷八·任脉):“气海……下焦虚冷,上冲心腹,或为呕吐不止。”“上脘……神农经云,治心疼积块呕吐,可灸十四壮。”[本条原出《神农黄帝针灸图》(十七图)]

《类经图翼》(卷八·督脉):“风府……一传治感冒风寒,呕吐不止。”

《类经图翼》(卷十·奇俞类集):“大骨空……主治内瘴久痛及吐泻。”

《类经图翼》(卷十一·血证):“中脘、气海,上二穴灸脱血色白,脉濡弱,手足冷,饮食少思,强食即呕,宜灸之,其效如神。”[原出《古今医统大全》(卷四十二·下血)]

《类经图翼》(卷十一·诸咳喘呕哕气逆):“呕吐气逆:膈俞、三焦俞、巨阙、上脘、中脘、气海、章门、大陵、间使、后溪、尺泽、太冲。”“间使:干呕吐食。”“后溪:吐食。”“吞酸呕吐食不化:日月、中脘、脾俞、胃俞。”

《类经图翼》(卷十一·小儿病):“口中转屎:因母食寒凉所致,中脘九壮,大人十四壮。”

《循经考穴编》(足太阳):“胃俞……主胃弱胃寒,口吐清水。”“三焦俞……三焦受冷,口吐清涎,可灸七壮。”

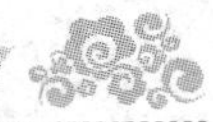

《循经考穴编》(足少阴):“石关……脾胃虚寒,饮食不消,翻胃吐食,口出清涎。”“[腹]通谷……口吐清涎。”“灵墟……痰涎壅塞,呕噎等症。”

《循经考穴编》(手少阳):“支沟……中焦霍乱呕吐。”

《循经考穴编》(足少阳):“正营……治痰饮头晕,呕吐不已……宜先泻后补。”

《循经考穴编》(任脉):“下脘……呕逆鼓肿。”

[清代文献摘录]

《太乙神针》(正面穴道证治):“中脘……反胃,吐食,心下胀满。”“期门……咳嗽吐脓,肚腹膨胀(此四字一作“腹膨”),霍乱吐泻。”

《太乙神针》(背面穴道证治):“身柱……脊膂强痛,咳吐不止[《育麟益寿万应神针》补:环跳穴、膏肓穴]。”“肠鸣翻胃,呕吐,小儿羸瘦,针胃俞穴。”

《太乙神针》(附录经验良方):“急救暖脐散,霍乱一症,皆由寒邪郁结,气闭不通,因而吐泻交作……上猺桂心、母丁香,倭硫黄、生香附、真麝香,右药五味共研细末,每用三分纳入肚脐中,外用好药膏封贴,一时即愈……如症重者,用生姜在脐边擦透,将药灌在脐中,外用食盐喷酒炒熟,在膏上摩运,庶药性速而遍及,切姜片置膏药上,用艾灸亦妙。”

《医宗金鉴》(卷七十九·十二经表里原络总歌):“脾经原络应刺病……腹满时痛吐或泻。”“心经原络应刺病……眩仆咳吐下泄气。”

《医宗金鉴》(卷八十五·头部主病):“率谷酒伤吐痰眩。”

《医宗金鉴》(卷八十五·胸腹部主病):“巨阙九种心疼病,痰饮吐水息贲宁。”“呕吐吞酸灸日月。”

《医宗金鉴》(卷八十五·背部主病):“肝俞主灸胁满呕。”“脾俞主灸伤脾胃,吐泻疟痢疸瘕癥。”“意舍……兼疗呕吐立时宁。”

《医宗金鉴》(卷八十五·手部主病):“经渠……呕吐心疼亦可痊。”“通里……喉痹苦呕暴喑哑。”“曲泽……兼治伤寒呕吐逆,针灸同施立刻宁。”

《医宗金鉴》(卷八十五·足部主病):“大都……伤寒厥逆呕闷烦。”“商邱……兼治呕吐泻痢痊。”“太冲……兼治霍乱吐泻证。”

《针灸则》(七十穴·胸胁部):“阴都……哕呕不得息。”“建里……宿食呕吐。”

《针灸则》(呕吐):“针:章门、京门、水分、三阴交;灸:三里(自百壮至二百壮,得效)。”

《针灸则》(伤食):“针:(吐泻并作,腹痛甚之时)中脘、鸠尾、章门;灸:(不得吐,不得泻,腹痛甚,而已欲绝之时)神阙;出血:百会。”

《针灸则》(关格):“针:中脘、鸠尾;出血:少商、大敦。”

《针灸则》(小儿科):“吐泻,针:关元、天枢、鸠尾。”

《续名医类案》(卷六·瘴):“瘴疾吐下,皆不可治,治之法,惟灸中脘、气海、三里三处,并灸大指,再用针多刺头额及上唇,令多出血;又以楮叶擦其舌,令出血;然后用药解楮叶之毒,内热即除,瘴毒自消矣。”

《续名医类案》(卷十九·腰痛):“陆茂才父,年七十……二便仍秘,且呕恶发呃……外以田螺、独蒜捣烂系脐下,二便既行,呕呃遂止。”

《续名医类案》(卷三十三·腿痈):“上舍李通甫腿患疮作痛,食少作呕,恶寒……数剂脓成,针而出之。”

《针灸易学》(卷下):“乌鸦狗翻,头疼头沉头痒……上吐下泄不能言,小腹疼痛。乌鸦狗翻二症治法,如牙关已闭,急用箸别开,令病者卷舌视之,舌根下或有红黄黑紫等泡,用针刺破出血,以雄黄末点之,炮药亦可。”“猴腰翻,其形蹶跌壅心,发热呕吐,胳捞肢内有紫泡。治法,用针刺破紫泡,即愈。”“顶杀胀,脑

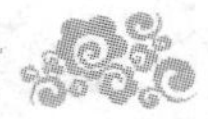

疼心痛，上吐下泻。治法，用凉水打顶门即愈。”“老鹳翻，恶心，舌根强硬，呕吐不止，舌下有红疔。治方，针破红疔，用火药点之，治同老鸦。”“蜜蜂翻，吭声不断，恶心，上吐下泻，舌下有紫疔。治法，用针刺破紫疔，以小盐点之，即愈。”“蜈蚣翻，头出冷汗，拥心吐黄水，脊骨两旁有紫筋。治法，用针刺破紫筋，以雄黄点之，即愈。”

《采艾编翼》(卷一·心包经综要)：“本经[心包经]配三焦，多治热，而兼治寒，烦呕惊痛，其主治也。”

《采艾编翼》(卷二·伤寒)：“太阴，沉细痛满，传者腹满嗌干，中者腹痛吐痢，主穴，太白、三阴交。”“呕不止，加上脘。”

《采艾编翼》(卷二·关格)：“关格……足五里、大巨、三阴交、小肠俞。”

《采艾编翼》(卷二·呕吐)：“呕吐……上脘、幽门、气海、胃俞、上廉、内庭、大陵。”

《采艾编翼》(卷二·幼科·慢惊)：“若呕吐不止：扭转手肘向外，近少海穴骨尖，灸二七壮。”

《针灸逢源》(卷五·疟疾)：“商邱治呕。”

《针灸逢源》(卷五·霍乱)：“太溪：吐泻神效。”

《针灸逢源》(卷五·恶心呕吐)：“呕吐……太渊、太陵、两乳穴(即乳根，灸三壮)、中脘、气海、足三里、通谷。”

《针灸逢源》(卷五·泻痢)：“脾泄……食即呕吐逆：脾俞。”

《针灸逢源》(卷六·厥症辨)：“大吐大泻后，卒然四肢厥冷，不省人事，名曰脱阳，俱宜急以葱白紧缚放脐上，以艾火灸之，使热气入腹，后以参附姜汤救之。”

《针灸内篇》(手太阴肺经络)：“中府……呕吐，饮食不下。”“云门……治呕逆，胸胁背彻痛。”“尺泽……治小儿慢惊风，呕吐，腹肿。”“太渊……治心痛，寒热，呕吐。”

《针灸内篇》(手太阳小肠络)：“天容……呕吐，气喘。”

《针灸内篇》(手少阳三焦经)：“颅息……五痫，呕吐，目昏，风痰。"

《针灸内篇》（手厥阴心包络）："内关……呕吐翻胃，膈满，痰饮症。"

《针灸内篇》（足太阴脾经络）："隐白……呕吐，腹痛，气逆。""太白……胸胁腹胀，呕吐，脓血痢。"

《针灸内篇》（足太阳膀胱络）："承光……治风眩，头痛，呕吐。""厥阴[俞]……呕逆。""心俞……目昏，呕吐。""胃俞……治胃寒，呕吐，腹胀。""上髎……治疟疾，呕逆。""膈关……呕吐涎沫。""魂门……饮食不下，呕吐。""昆仑……咳，吐，风痫。"

《针灸内篇》（足少阴肾经络）："筑宾……癫疾，狂言，呕吐。""幽门……治呕噫，胸痛。""灵墟……治胸满，呕吐。""神藏……治气逆咳吐。""俞府……治气逆，胸满，咳嗽，呕吐。"

《针灸内篇》（足少阳胆经络）："本神……治头疼，呕吐涎沫。""维道……治呕逆，三焦不调。"

《针灸内篇》（督脉经络）："后顶……头目昏眩，呕吐。""大椎……呕吐，咳逆。""长强……惊痫多吐。"

《针灸内篇》（任脉经络）："建里……吐泻，胸膈胀，邪气上冲，针五分。""中庭……治心胸胀满，两胁疼，呕吐。""廉泉……口噤，呕吐，饮食难。"

《名家灸选三编》（急需病·中寒）："治中寒身无热，吐泻腹痛，厥冷如过肘者（德本）：灸阴交、气海。"

《太乙离火感应神针》："足三里……霍乱吐泻，头目昏眩。"

《神灸经纶》（卷三·伤寒宜灸）："呕而汗出，里急下利，惟幽门主治。""干哕呕吐，里急下利，亦当灸幽门为是。""呕吐气逆：曲泽。"

《神灸经纶》（卷三·厥逆灸治）："面青腹痛，呕吐泻利……厥逆昏沉，不省人事，脉伏绝者：气海、丹田、关元，用大艾炷灸二七壮，得手足温暖，脉至，知人事，无汗要有汗出，即生。"

《神灸经纶》（卷三·身部证治）："呕吐不下食：膈俞、三焦俞、

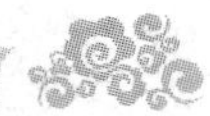

巨阙。”“呕吐不思饮食：上脘、中脘。”“冷气呕逆：章门、大陵、尺泽、太冲、后溪。”“意舍：呕吐吞酸。”“痰饮吐水：巨阙。”

《针灸便用》：“霍乱转筋吐泻症：中脘、天枢、承山、中封。又一法，承山、解溪、阳陵、太白、中封。”

《针灸集成》（卷一·别穴）：“中魁二穴……主五噎、吞酸、呕吐，灸五壮，吹火自灭。”

《针灸集成》（卷二·咳嗽）：“呕吐不下食：中脘、然谷针，心俞二十壮。”“喘呕欠伸：太渊、中脘、下三里、三阴交并针。”

《针灸集成》（卷二·霍乱）：“中脘针，亦能治霍乱吐泻。”“霍乱，心胸满痛，吐食肠鸣：中脘、内关、关冲出血，列缺、三阴交。”

《针灸集成》（卷二·食不化）：“呕逆不得食：心俞百壮，只针中脘穴，神效。”

《针灸集成》（卷二·呕吐）：“呕吐：中脘、内关并针，三阴交留针，神效。”“呕噎：阴交。”“呕吐，乍寒乍热，心烦：中脘、商丘、大椎、中冲、胆俞、绝骨。”

《痧惊合璧》：“翻肚痧：刺百会穴一针；刺地门，口出粪蛔虫刺此，鼻出粪，此[鼻下]；刺天柱骨第二节骨上一针；刺脐上四分；刺脐门一针。”“霍乱痧：刺天井骨，第三节骨下四节以上，腰眼以下对节直骨各开一针，即八字骨活动处，刺中脘一针。此症痛而不吐泻，若名干霍乱，毒入血分宜放痧……痛而吐泻，毒食气分，宜刮痧，不愈，视有痧筋则放。”“欧肠痧：刺印堂，刺唇中尖，刺膻中穴一针，刺中脘[原作“腕”，据图改]一针，刺脐上一寸一针，刺脐下一寸一针。此症面青，气逆上冲，大便不通，口生黄水。”“吐泻惊症：乳食不纳兼恶心，腹胀热还如火熏，乳上心下脐上下，灸治洗浴效如神。”“兔儿惊症：今有小儿乳食不纳，发寒发热，恶心呕吐……将男左女右乳上、心下、脐上下各一火，手足心及肘俱一火。”“霍乱惊症：今有小儿肚腹疼痛，呕吐恶心，不时泄泻……将心下一火，乳上、脐上下各一火。”

《育麟益寿万应神针》（六十二种穴法）：“凡小儿吐乳，熨中庭穴。”

《小儿烧针法》(呕逆惊):“此症服乳即吐,人事昏迷,肚内痛,用灯火烧两曲池穴各一点,两虎口各一点,心窝中烧七点,即好。”

《小儿烧针法》(乌缩惊):“此因食生冷太过,或临风哺乳……内有寒气吐泻,用灯火烧背脊大椎下青筋缝上七点,立效。”

《小儿烧针法》(蛇丝惊):“此症因饮食无度,吐舌,四肢冷,衔母乳一口一喷,青烟肚胀起青筋,气喘急,用灯火烧胸前六点,即愈。”

《小儿烧针法》(慢惊风):“此症因饮食不节、受潮、惊恐所致……多于吐泻后得之,若厥去,捏住眉心,治法当用菜油、潮粉于太阳穴、心前、浑身推挪,再用灯火烧眉心、心窝一点,虎口与脚板心各灸一点,即愈。”

[民国前期文献摘录]

《西法针灸》(第三章·第一节):“急性胃加答儿……食欲不振,哕恶呕吐,呃逆嗳气……按摩腹部、背部、腰部,并于左列之部针之:中脘、上脘、巨阙、不容、承满、期门、肝俞、胆俞、意舍、大杼。”“慢性胃加答儿……证候与急性症相同,治法一切同前,并灸六壮,或施阶段灸,此外则针腹部诸处;注意,化脓之时切忌灸点,不然必起化脓性筋炎,慎之(案:灸六壮法者,乃去大椎以下,即七、九、十一椎下左右各一寸五分处点之也;阶段灸法者,去大椎以下,即七、八、九、十、十一椎下左右各五分处点之也,前法得六壮,此则得十壮)。”“胃癌……后则胃痛,并起呕吐……食物摄生,最为紧要,并按摩胃部,针腹部诸处。”“胃扩张……空腹之时,胃脘作痛,吞酸嘈杂,嗳气呕吐……治法,一切同前,并于腹部行圈状摩擦法及按捺法,可愈。”“盲肠炎……右肠骨窝部作痛殊剧,恶寒发热,脉搏增快,呕吐便秘,腹部膨胀……以均匀之手势,徐徐按摩腹部,并于左列之部针之:巨阙、上脘、天枢、大横、腹结、气冲、章门、承山、膀胱俞。”“肝脏充血……间起吐泻,或患腹

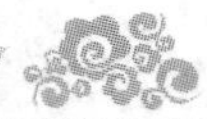

水……按摩腹背诸部，并于左列之部轻针之：中脘、上脘、建里、梁门、太乙、天枢、日月、肝俞、胆俞。”“肝脏变硬……吞酸嗳气，呕吐鼓肠……宜按摩腹背诸部，而于左列之部针之：隐白、脾俞、胃俞、肝俞，或针障害部，灸腹部亦佳。”“腹膜炎……恶寒发热，烦渴呕吐，腹部剧痛，紧张膨满……须先令病者仰卧静息，少腹施冰罨法，此病之痛者，即微触亦疼痛不堪，故难施按摩术，针术苟非纯熟者，亦不得妄刺，其可针之部位则如左：上脘、公孙、三里（足）、水分、内庭、章门、关元、期门、肝俞、幽门、天枢、阴都、承山。”

《西法针灸》（第三章·第六节）：“急性肾脏炎……舌被厚苔，恶心呕吐……宜灸左列之部：期门、风池、天枢、肾俞、石门、关元、章门、脾俞、肝俞、膀胱俞、痞根。”

《西法针灸》（第三章·第七节）：“脑膜炎……恶寒战栗，体温暴升，头痛眩晕，谵语昏睡，呕吐痉挛，牙关紧急……头部施冰罨法，后于左列之部针之：哑门、风府、风门、心俞、印堂、百会、人中（人事不省之时，乃针此穴）、中冲、大敦、隐白，灸法亦佳，但须在左列之部：心俞、章门、天枢、神阙、气海。”“花风病……悲愤忧愁等精神之感动，几于变化不测……痉挛卒倒，风气呕吐……按摩胸、腹、腰部及头颈部，更针左列之部：中极、关元、气海、中脘、巨阙、哑门、大横、日月、心俞、肝俞、脾俞、肾俞、关元俞、胃仓、幽门、肩井。”

《西法针灸》（第三章·附录）：“一病男，年四十五岁，自来强壮，去年十二月间，乃起胃扩张，及鼓肠症，胃痛呕吐，吞酸嗳气……乃先于胃肠各部分别施以按摩，再针中脘、上脘、下脘、幽门、石关、承满、期门、大横、腹结诸穴，翌日即觉大快，一星期后，诸症殆全消失。”

《针灸秘授全书》（霍乱吐泻）：“霍乱吐泻：刺关冲、尺泽、重支沟、间使、手三里、太白、重太溪。”“轻病：灸天枢、中脘、承筋。”

《针灸秘授全书》（翻胃吐食）：“翻胃吐食：灸中脘、脾俞、丰隆、刺二分中魁、刺期门、三里、太白、膈俞。”

《针灸简易》(审穴歌):“吐逆心烦刺曲泽。”“日月治呕及吞酸。”“霍乱吐泻太冲急。”“脾俞善医吐疟痢。”

《针灸简易》(穴道诊治歌·前身部):“日月期门下五分,主医呕吐并酸吞,七分针入灸五状,足少阳穴即胆经。”

《针灸简易》(穴道诊治歌·后身部):“脾俞十一两寸长,内伤脾胃吐泻兼。”

《针灸简易》(穴道诊治歌·手部):“曲泽……烦渴吐逆针三分。”

《针灸简易》(穴道诊治歌·足部):“大都……腹满呕吐大便难。”“太冲……霍乱吐泻兼转筋。”

《针灸治疗实验集》(5):“民国廿三年初春,敝处鼠疫盛行,沿门阖户,传染极速……大概此症口鼻出血者多危,腹疼吐泻者次之,发疮者最轻,以其毒从外泄也……兹者报告刺法列左,十二井穴、尺泽、委中、大阳,各刺出血,百会针二分,涌泉针五分,大椎针五分,中脘针一寸,兼吐衄者加刺合谷、上星,昏厥加刺神门、支沟,发疮者于肿毒处三棱针出血。以鸡子清调黄柏、乳香细末,敷之。”

《针灸治疗实验集》(13):“本镇何永淦之子,大成子,方十一岁,于二月八日,患脊髓脑膜炎,脊强反折,炎热如火,呕吐头痛……刺大陵、人中、关冲而退热,刺天柱而鼻涕出,刺百会而头项亦能俯仰,当场见效,越日而火复上炎,再灸百会五壮,灸夹脊各七壮,即完全治愈。”

《针灸治疗实验集》(16·1):“敝堂外孙李学高,十二岁,七月二十日往诊,黎明起病,初觉腹痛呕吐,继之大泻,至下午二时吾诊时,已人事不知,呼之不应,目陷螺瘪,脉伏,吐清水,泻出如米泔状,断为暑邪霍乱大症,乃先针十指尖(针时全不觉痛),继针曲池、尺泽、委中、昆仑、内关、中脘,初无血,后有少许黑色血液,即觉微痛,少停,以盐放脐心,放艾灸之,凡六十余壮,皮肤起泡,患者乃呼过热，随去腹痛已止，至四时呕泻全止，进以‘六和汤’，旬日而瘳。”

《针灸治疗实验集》(16·4)：“行痹：冯国香，近卅岁……左肾酸疼，继之大痛，指掌皆肿，恶心呕吐……乃针左肩井、曲池、手三里、少海、合谷，右足三里、阳陵、阳辅、内庭、委中，刺内踝静脉出血，针后至半夜痛缓，翌日痊愈……因步行过早，筋骨疲乏，病复作……右手左足病也，乃针右肩井，灸三壮，曲池、左阴陵，灸阳陵、灸膝眼、膝关，灸委中，刺腨肚微血管出血。”

《针灸治疗实验集》(18·4)：“东洋三坞里黄世荣，男子，现年十二岁……重痧症，卧床不起，饮食不进，寒热交加而四肢厥冷，呕吐并作而目无神……神智昏迷，命属危险，亟以诸井穴均泻出血，再将肺俞、心俞、脾俞、肝俞，各泻一针，又中脘、委中、承山、阳辅、内庭，亦各泻一针，不久吐止痛除，挛消神清，气血流通，全身温和。”

《针灸治疗实验集》(24)：“郑和尚妻年二十七岁，住徐家桥，症状身重恶寒，微呕吐，脉细弦，舌苔浅白，治一次针灸中脘、章门、内关、二间、三间，灸关元、期门，至翌日愈。”

《针灸治疗实验集》(25)：“一省党部陈会计之妻龙氏，患偏正头痛数年，发作时，头昏呕吐，异常痛楚，元阶为之针丝竹空、攒竹、上星、合谷、解溪等穴十二次，佐以汤药，其病至今未发。”

《针灸治疗实验集》(49)：“沈旭初，年二十六岁，住本厂，系同事，患霍乱时疫，吐泻腹痛，身热，为针少商、合谷、曲池、中脘、委中、阴陵、承山、阳辅、太白、中封、大都、昆仑等穴而愈。”

［现代文献题录］

（限本节引用者，按首位作者首字的汉语拼音排序）

安平．穴位注射安定治疗呕吐．中国针灸，2004，24(2)：113

毕秀霞，李双英，张道云，等．针刺治疗药物流产中的恶心呕吐．中国针灸，2002，22(8)：556

曹俐．应用针刺及穴位封闭治疗化疗所致的呕吐．中华护理杂志，1994，29（1）：47

常瑛．654-2 异丙嗪双足三里穴位注射对抗化疗呕吐与经络学说关系的研究．实用中西医结合杂志，1994，7（10）：576

陈佳红．顽固性呕吐从肾针灸辨治．山东中医杂志，2005，24（1）：55-56

陈宁，李冬申．陈少农针灸验案举隅．江苏中医，1999，20（8）：32

陈群雄．针灸中药治疗介入后呕吐 60 例观察．新中医，1998，30（7）：20

陈维杨．单取肩井　治疗呕吐 // 胡熙明．针灸临证指南．北京：人民卫生出版社，1991：135

崔殿库．针刺鼻隔穴治疗呕吐 122 例．中国针灸，2002，22（5）：324

党建卫，赵清珍．灯心草灸治疗小儿顽固性呕吐 32 例．山西中医，1996，12（1）：42.

刁利红，陈孟平，邹岚．针刺结合外气治疗妊娠恶阻 39 例体会．贵阳中医学院学报，1997，19（4）：36-37

丁敬远，林仲放．针药并举治疗呕吐两则例析．中医药学刊，2002，20（6）：817

杜晓山．调运脾胃　疏泄肝胆 // 胡熙明．针灸临证指南．北京：人民卫生出版社，1991：134

段如胜，刘义，邓志国．针灸治疗妊娠恶阻 40 例．中国针灸，1997，17（2）：82

冯润身．针灸论治时 - 空结构初探．内蒙古中医药，1987，6（1）：15

傅洁，孟志强，陈震，等．涌泉穴电刺激预防顺铂所致恶心呕吐临床观察．中国针灸，2006，26（4）：250-252

高卫．急症针灸临床举隅．针灸临床杂志，1999，15（11）：

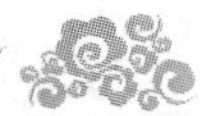

17-18

高雍康．针刺治疗介入化疗后胃肠道反应19例临床观察．江苏中医药,2005,26(2):34

高志才,杜爱氏．针灸内关,内庭穴治疗神经性呕吐31例．贵阳中医学院学报,1999,21(4):31

戈宏焱,陈博,李有田．针刺对肾移植术后患者胃肠道反应的影响．中国针灸,2008,28(3):177-178

洪海国,何思伟,睢久红,等．化脓灸治哮喘中化脓量与疗效关係．上海针灸杂志,2003,22(7):28

侯凤琴,张登部．疑难症针灸治验3则．贵阳中医学院学报,1997,19(4):35

黄殿君,孙照成．针灸中魁穴为主治疗神经性呕吐84例．针灸临床杂志,2000,16(4):49-50

黄喜梅．针刺治疗癌症化疗中胃肠反应的疗效观察．中国中西医结合杂志,1994,14(10):618

江雅望,蒋新萍,王云程．伤湿止痛膏对预防和控制癌症化疗引致恶心呕吐的临床研究．新疆医学,2001,31(1):12-15

蒋辉莹．穴位拔罐治疗孕吐症．中国医刊,2000,35(11):22

节丽霞,陶水玲,邢颖娜．中药穴位外敷并心理护理防治急性白血病化疗后胃肠道反应．现代中西医结合杂志,2002,11(17):1704-1705

解凌．穴位封闭治疗神经性呕吐28例．陕西中医,1996,17(10):467

李柳宁,孔怡琳,刘丽荣,等．雷火灸对含铂类药物化疗所致消化道反应25例．陕西中医,2009,30(7):886-887

李瑞．呕吐从肾论治的探讨．针灸临床杂志,1996,12(11):8-9

李世珍．分型取穴　针灸并用//胡熙明．针灸临证指南．北京:人民卫生出版社,1991:136

李永方．足三里穴位注射治疗呕吐．中国针灸，2004，24（2）：112

李勇，赵万成．针刺治疗神经性呕吐81例．中医药学报，1988，16（6）：27

林美珍，黄笑玉，谭丽婵，等．足三里穴位注射维生素 B_6 预防腹式全子宫切除术后恶心呕吐临床观察．新中医，2011，43（7）：104-105

刘冠军．刘冠军临证经验//陈佑邦．当代中国针灸临证精要．天津：天津科学技术出版社，1987：126

刘庆军．"老十针"应用举隅．河北中医，2005，27（11）：850

刘少翔，张雪莉，侯浚．磁疗与药物防治顺铂引起恶心呕吐的对比观察．辽宁中医杂志，1992，19（6）：31

刘秀梅，卢正旗，马成福．针刺内关穴在临床中的应用．中国民间疗法，2003，11（9）：9

龙安民．电针治疗神经性呕吐26例．中国针灸，1983，3（4）：11

卢珍仙，金红兰，张萍．拔火罐预防腹腔镜胆囊切除术后恶心呕吐的效果观察．浙江中医药大学学报，2009，33（6）：862

陆瘦燕．陆瘦燕临证经验//陈佑邦．当代中国针灸临证精要．天津：天津科学技术出版社，1987：213

毛宪杰．隔物灸治疗胰腺癌术后呕吐腹胀泄泻1例．针灸临床杂志，2010，26（4）：32

毛忠南，梁春娥．针刺治疗妊娠剧吐疗效观察．中国针灸，2009，29（12）：973-976

沈国伟．足三里不同针灸方法对化疗呕吐患者的胃动力学影响．南京中医药大学学报，2010，26（3）：232-235

沈国伟，肖扬．针灸足三里对抗化疗呕吐反应临床研究．中国针灸，2001，21（3）：158-160

沈钦彦．点刺金津、玉液治顽固性呕吐．中国针灸，2004，24（2）：113

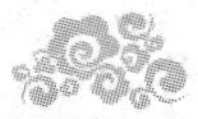

史正修,崔凤竹,董树英. 透穴针刺治疗顽固性神经性呕吐26例. 辽宁中医杂志,1981,8(4):42

司马蕾,王旭. 针刺治疗顺铂所致恶心呕吐疗效观察. 中国针灸,2009,29(1):3-6

司徒铃. 十宣刺血　救治霍乱//胡熙明. 针灸临证指南. 北京:人民卫生出版社,1991:135

宋颖. 针刺加耳穴贴压治疗药物流产中的恶心呕吐63例. 上海针灸杂志,2005,24(8):31

苏清伦,汪洪燕,赵文娟. 推拿头面部结合针刺内关治疗妊娠剧吐18例临床观察. 江苏中医药,2008,40(4):55-56

孙敬青,张海文. 针刺艾灸治疗急性呕吐. 中国针灸,2004,24(2):112

孙龙军,李爱香. 推拿配合针灸治疗妊娠恶阻36例. 山东中医杂志,2000,19(3):163-164

唐甜,王琼,牟建蛟,等. 针灸治疗顽固性呕吐伴头痛1例. 山西中医,2013,29(1):51

唐炜,马文,傅国强,等. 不同频率电针对腹腔镜手术病人术后恶心呕吐的影响. 中国针灸,2013,33(2):159-162

王月秋,崔艳. 针刺治疗妊娠剧吐30例. 中国民间疗法,2002,10(9):11

王增. 耳穴药物注射治疗神经性呕吐. 中国针灸,2004,24(2):113

奚永江,杨仁德,王卜雄,等.《针灸大成》中俞穴功效的计算机分析. 上海针灸杂志,1988,7(2):36-39

项洪艳,郑利芳,金亚蓓. 公孙穴治疗痛经伴呕吐1例. 上海针灸杂志,2011,30(8):553

徐笨人. 徐笨人临证经验//陈佑邦. 当代中国针灸临证精要. 天津:天津科学技术出版社,1987:345

徐秀菊. 中药贴敷涌泉穴防治化疗后呕吐临床观察. 实用中

医药杂志,2002,18(9):29

许式谦.许式谦临证经验//陈佑邦.当代中国针灸临证精要.天津:天津科学技术出版社,1987:140

宣丽华.针刺加穴注治疗妊娠恶阻31例临床观察.浙江中医学院学报,1995,19(6):42

杨希森,窦玉兴.指压疗法治呕吐.中国针灸,2004,24(2):112

杨焱,张越,景年才,等.电针足三里穴治疗恶性肿瘤化疗所致恶心呕吐.中国针灸,2009,29(12):955-958

杨宗善.艾叶加苍术穴位灸治疗妊娠呕吐.中国针灸,2000,20(4):225

叶心清.叶心清临证经验//陈佑邦.当代中国针灸临证精要.天津:天津科学技术出版社,1987:56

臧郁文.先泄其毒 后补其气//胡熙明.针灸临证指南.北京:人民卫生出版社,1991:133

张红,古兰.针灸治疗妊娠剧吐31例.中国针灸,2009,29(2):114

张建明,徐桂凤.针灸治疗尿毒症呕吐的体会.针灸临床杂志,2000,16(5):24

张青霞.穴位按压配合昂丹司琼治疗乳腺癌化疗后恶心呕吐78例.陕西中医,2013,34(3):350

张清涛.利气宣壅 调和阴阳//胡熙明.针灸临证指南.北京:人民卫生出版社,1991:134

张仲前.按摩配合温和灸治疗妊娠呕吐64例.中国针灸,1990,10(5):29

赵长云,赵国瑞,张玉敏.中药穴位贴敷治疗肿瘤化疗呕吐40例.中国中医药科技,2002,9(1):58-59

赵丽.穴位敷贴治疗帖防治肿瘤患者化疗后恶心呕吐102例体会.云南中医中药杂志,2008,29(11):40

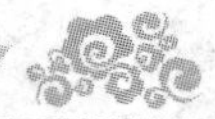

钟岳琦．钟岳琦临证经验//陈佑邦．当代中国针灸临证精要．天津:天津科学技术出版社,1987:303

周充敬．穴位封闭治疗严重妊娠呕吐．中西医结合杂志，1987,7(9):565

第十二节 噎膈

噎膈为吞咽时感觉梗噎不顺，或饮食不下，或食入即吐的病证。古代针灸临床文献中凡有噎、膈（动词，作阻隔解）、隔（胸脘部阻隔）、鬲（胸脘部阻隔）、膈中闭、膈中不利、膈不通、急食不通、胸膈闭等描述字样的内容，本节均予以收录。中医学认为，本病由思虑伤脾、烟酒过度、气滞热郁、食物粗硬、痰饮血瘀等引起；病位在食管及胃之贲门，而食管亦由胃气所主，本病又与肝、脾、肾三脏相关；临床可分为寒、热、虚、气、血、水、痰、食、忧等证型。西医学中的食管癌、食管炎症、食管痉挛（失弛缓）、食管憩室、食管神经症、贲门癌、贲门痉挛（失弛缓）等均可出现吞咽梗噎的症状，与本病相关。涉及噎膈的古代针灸文献共163条，合320穴次；涉及噎膈，及食管、贲门的肿瘤和痉挛的现代针灸文献共30篇，合242穴次。将古今文献的统计结果相对照，可列出表12-1~表12-4（表中数字为文献中出现的次数）。

表12-1 常用经脉的古今对照表

经脉	古代（常用穴次）	现代（常用穴次）
相同	任脉86、膀胱经72、胃经39、心包经22脾经20	任脉88、胃经38、膀胱经37、心包经21、脾经17
不同	肺经19、肾经17	

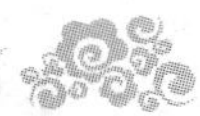

表 12-2　常用部位的古今对照表

部位	古代（常用穴次）	现代（常用穴次）
相同	胸脘 108、上背 69、腿阳 28、臂阴 27、足阴 22	胸脘 94、上背 51、腿阳 24、臂阴 21、足阴 19
不同	（无）	（无）

表 12-3　常用穴位的古今对照表

穴位		古代（常用穴次）	现代（常用穴次）
相同		膻中 26、足三里 25、中脘 18、膈俞 16、公孙 11、脾俞 11、内关 11、天突 10、胃俞 7、上脘 7、气海 6、巨阙 6	内关 20、足三里 20、膻中 16、中脘 15、膈俞 13、天突 12、上脘 7、公孙 7、胃俞 6、脾俞 5、气海 5、巨阙 5
相似	胸脘	乳根 7	下脘 5、璇玑 4
	背部	心俞 8、膏肓俞 8	夹脊穴 5、肝俞 4
相异	上肢	列缺 8、中魁 7	
	下肢		三阴交 8、太冲 7、丰隆 4

表 12-4　所用方法的古今对照表

方法	古代（条次）	现代（篇次）
相同	艾灸 38、针刺 14	针刺 24、艾灸 7
不同	刺血 1、缪刺 1	电针 3、耳穴 3、拔罐 2、穴位注射 2、激光 1、梅花针 1

根据以上各表，可对噎膈的古今针灸治疗特点作以下比较分析。

【循经取穴比较】

1. 古今均取任脉穴　因食管与贲门均在人体前正中线上，

而任脉恰循行于此，因此在古、今文献中，任脉分别为86、88穴次，同列诸经的第一位，分占各自总穴次的26.88%、36.88%，此又显示**现代比古代更重视任脉穴**。就穴位而言，表12-3显示，**古今均多取膻中、中脘、天突、上脘、气海、巨阙，这是相同的**；现代还取下脘、璇玑等穴，这是相似的。在古代文献中，膻中共26穴次，占全身诸穴之首，占古代总穴次的8.13%；而在现代文献中，膻中共16穴次，占全身诸穴之第三位，占现代总穴次的6.61%，可见古代似比现代更重视膻中穴，这是古今同中之异。

2. 古今均取膀胱经穴 中医学认为，本病与食管、胃、肝、脾、肾相关，这些脏腑之气均输注入背部膀胱经的背俞穴；西医学认为，控制食管、胃的交感神经从背部脊髓胸4~9发出。因而在古、今文献中，膀胱经分别为72、37穴次，分列诸经的第二、第三位，分占各自总穴次的22.50%、15.29%，此又显示，**古代比现代更重视膀胱经穴**。就穴位而言，**古今均多取膈俞、脾俞、胃俞，这是相同的**；古代还取心俞、膏肓俞等穴，现代则取肝俞等穴，这是相似的。

3. 古今均取胃、脾经穴 胃之贲门为本病的病位之一；中医认为，胃气主食管，而脾经“属脾络胃，上膈挟咽”，因此临床治疗本病多取胃、脾经穴。

表12-5 古、今胃经、脾经穴次及其分占各自总穴次的百分比和其位次对照表

	古代	现代
胃经	39（12.19%，第三位）	38（15.70%，第二位）
脾经	20（6.25%，第五位）	17（7.02%，第五位）

表12-5中的百分比显示，现代似比古代更重视胃经穴；而古今胃经的百分比相近，位次相同。就穴位而言，**古今均多取足三里、公孙，这是相同的**；古代还取胸脘部乳根穴，现代则取下肢部

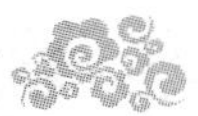

三阴交、丰隆穴，这有所不同的。

4. 古今均取心包经穴　心包经"起自胸中"，因此本病临床亦取心包经穴，其在古、今文献中分别为22、21穴次，同列诸经的第四位，分占各自总穴次的6.88%、8.68%，古今百分比相近。就穴位而言，**古今均多取内关穴，这也相同的**，这是"心胸内关谋"的体现。其中古代取内关共11穴次，占全身诸穴之第五位，占古代总穴次的3.44%；而现代取内关共20穴次，占全身诸穴之首，占现代总穴次的8.26%，可见**现代比古代更多选取内关穴**。

5. 古代选取肺、肾经穴　肺经"还循胃口，上膈属肺"；肾经"从肾上贯肝膈，入肺中，循喉咙，挟舌本"，因此古代还选取肺、肾经穴，分别为19、17穴次，分列古代诸经的第六、第七位，分占古代总穴次的5.94%、5.31%。如《百证赋》道："胸满更加噎塞，中府、意舍所行。"马王堆《阴阳十一脉灸经》所载"足少阴之脉"之"所产病"，含有"噎"证，即为取肺、肾经穴之例。就穴位而言，**古代多取肺经穴列缺等**，又取肾经穴照海、阴都等（但肾经穴的次数均不高，均未被列为常用穴位）。而现代对肺经、肾经穴的重视不如古代，统计显示，现代取肺经、肾经分别为1、5穴次，分列诸经的第十、第九位，分占现代总穴次的0.41%、2.07%，皆未被列入常用经脉。

【分部取穴比较】

1. 古今均取胸脘部穴　此为局部取穴法。在古、今文献中，胸脘部分别为108、94穴次，同列各部的第一位，分占各自总穴次的33.75%、38.84%，百分比显示**现代比古代更重视胸脘部穴**。就穴位而言，**古今均多取膻中、中脘、天突、上脘、巨阙，这是相同的**；古代还取乳根等穴，现代则取下脘、璇玑等穴，这是相似的。

古代取胸脘部穴者，如《类经图翼》载：膻中主"噎气隔食反胃"。《济生拔粹》语："治五膈气，喘息不止，刺任脉中脘一穴"，"次针足厥阴经期门二穴"。"治五噎黄瘅，醋心多唾，呕吐不止，刺任脉天突一穴。”《灵枢经·四时气》曰：“饮食不下，膈塞不通，邪在胃脘。在上脘，则刺抑而下之，在下脘，则散而去之。”《备急千金要方》言：“巨阙主膈中不利。”《太平圣惠方》称：乳根主“膈气不下食，噎病也”。此外，古人治疗本病还取胸脘部经外奇穴，如《备急千金要方》云：“噫哕膈中气闭塞，灸掖下聚毛下附肋宛宛中五十壮。”《扁鹊心书》曰：“噎病”，“急灸命关二百壮。”即为例。

现代取胸脘部穴者，如沈红等、梁安荣、冯如珍分别治疗食管癌吞咽困难，均针刺天突穴；周浣贞等治疗晚期食管癌，针刺天鼎、止呕、璇玑、膻中、上脘、中脘等穴；赵文生治疗食管癌，针刺廉泉、鸠尾、上脘、中脘、下脘、建里、胃上、璇玑、华盖、紫宫、玉堂、膻中、中庭、不容、承满、梁门、关门、太乙、滑肉门，用提插手法；彭静山治疗功能性噎膈，针天突，以 45° 角刺入皮下，从咽头刺入食管，或向颈后直刺，再针中庭、膻中、玉堂、紫宫、璇玑、华盖沿皮向下横刺 2 寸；曹建萍等治疗贲门失弛缓症，针刺中脘、梁门、膻中等穴，行平补平泻手法。

2. 古今均取上背部穴　治疗本病多取背俞等背部穴，而食管、贲门所对应的背部穴在上背部，故上背部穴次较高。在古、今文献中，上背部分别为 69、51 穴次，同列各部的第二位，分占各自总穴次的 21.56%、21.07%，百分比十分接近。就穴位而言，**古今均多取膈俞、脾俞、胃俞，这是相同的**；古代还取心俞、膏肓俞等，现代则取夹脊、肝俞等，这是相似的。

古代取上背部穴者，如《针灸则》载：膈俞主“噎食不下”；《循经考穴编》载：脾俞“主五噎五疸”；《类经图翼》载：胃俞主“气膈不食”；《针灸甲乙经》载：心俞主治“烦中善噎，食不下，呕逆”；《医学入门》载：膏肓俞主“上气呃逆，膈噎”。而《针灸捷径》则兼取胸脘与上背部穴：“五噎之证：心俞、膈俞、脾俞、膻中、乳根、期门、中脘。”

现代取上背部穴者，如冯如珍治疗食管癌梗阻症，针刺膈俞、膈关、胃俞等穴，施平补平泻捻转法；庞勇治疗食管贲门失弛缓

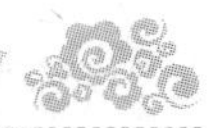

症，针刺膈俞、肝俞、胆俞、脾俞、胃俞等穴，行平补平泻法；朱汝功等治疗食管、胃癌，针刺华佗夹脊穴。

3. 古今均取腿阳面穴　治疗本病多取胃经等足阳经穴，而足阳经循行经过腿阳面，故该部穴次较高，在古、今文献中，分别为28、24穴次，同列各部的第三位，分占各自总穴次的8.75%、9.92%，古今百分比相近。就穴位而言，**古今均多取足三里，这是相同的**；现代还取丰隆等穴，而古代选用不多。

古代取腿阳面穴者，如《灵枢经·邪气脏腑病形》曰："胃病者"，"膈咽不通，食饮不下，取之三里也"。《医宗金鉴》载：足三里主"噎膈鼓胀水肿喘"。此外，从文献内容看，古人还取腿阳面的承山穴，如《针灸聚英》载：承山主"急食不通，伤寒水结"。而《长桑君天星秘诀歌》道："胸膈否满先阴交，针到承山饮食喜"，亦为佐证。现代奚永江等提出"一级全息元"的假说，其中人体背部膈俞投影于小腿部承山穴附近，为承山治噎膈提供了一种解释。

现代取腿阳面穴者，如冯如珍治疗食管癌梗阻症，针刺足三里等穴，施平补平泻手法；曹建萍等治疗贲门失弛缓症，亦针刺足三里等穴，施平补平泻手法；朱汝功等治疗食管、胃癌，针刺丰隆、足三里等穴，用提插捻转手法；许峰、樊树英分别治疗食管失弛缓症中与痰湿相关者，均针刺足三里、丰隆等穴。

4. 古今均取臂阴面穴　古今治疗本病均取心包经穴，古代还取肺经穴，该两经循行经过臂阴面，故该部穴次也较高，在古、今文献中，分别为27、21穴次，同列各部的第四位，分占各自总穴次的8.44%、8.68%，古今百分比相近。就穴位而言，**古今均多取心包经内关，这是相同的；古代还取肺经列缺等穴，而现代取之不多，这是不同的。**

例如明代《循经考穴编》载：内关主"翻胃膈气，中满痞胀，脾胃不和"；明代《八法八穴歌》载：列缺主"心胸腹疼饮噎"。现代朱汝功等治疗食管、胃癌，针刺内关等穴，用提插捻转手法；冯如珍治疗食管癌梗阻症，针刺内关等穴，施平补平泻捻转法；庞勇、侯玉亭、曹建萍分别治疗食管、贲门失弛缓症，均针刺内关等穴，行平补平泻法。

5. 古今均取足阴部穴 治疗本病均取足三阴经穴，而该三经的循行均从足阴部出发，故该部穴次也较高，在古、今文献中，分别为22、19穴次，同列各部的第五位，分占各自总穴次的6.88%、7.85%，百分比相近。就穴位而言，**古今均多取公孙，这是相同的**，此乃"公孙冲脉胃心胸"的缘故；**现代又取肝经原穴太冲，而古代取不多，这是不同的**。

例如宋代《琼瑶神书》载：公孙主"五膈结胸中满病"；照海主"吐食噎闭小肠疾"。其中照海属肾经，通阴跷，亦在足阴部。现代朱汝功等治疗食管、胃癌，针刺公孙、照海等穴，用提插捻转手法；冯如珍治疗食管癌梗阻症，针刺公孙等穴，施平补平泻捻转法；庞勇、曹建萍治疗贲门失弛缓症，皆针刺公孙等穴，行平补平泻法；程少民等、侯玉亭等分别治疗贲门失弛缓症，皆针刺太冲等穴。

6. 古代选取指趾关节部穴 在本病的古代文献中，中魁十分突出，达7次之多，令人瞩目，这与治疗呕吐、呃逆相同。如《奇效良方》载："中魁二穴，在中指第二节骨尖，屈指得之，治五噎反胃吐食，可灸七壮，宜泻之。"另外，《备急灸法》云："治噎疾灸法：脚底中指中节灸柒壮，男左女右。"由此可见，古代治疗本病选取中指（趾）的指（趾）间关节处穴位，其机制是什么？尚待探索。而在现代文献中，类似报道较为少见。

【辨证取穴比较】

在本病的古代文献中，有若干内容与辨证相关，涉及寒、热、虚、气、血、水、痰、食、忧等因素，以下试作一分析。

1. 与寒相关 《脉经》曰："寸口脉伏，胸中逆气，噎塞不通，是胃中冷气上冲心胸中"，"针巨阙、上管，灸膻中"。《医学入门》载：膏肓俞主"阳气亏弱、诸虚痼冷"之"膈噎"。《周氏经络大全》

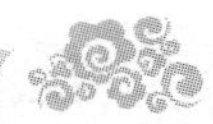

载：足三里可治“翻胃气膈”而兼有“胸胃内寒冷”之证。《琼瑶神书》载：列缺主“食痛泻痢寒气噎”；公孙主“五膈五噎冷积病”。可见治疗与寒相关之膈，**古人多取噎膈之常规穴**，即取胸脘、上背、腿阳、臂阴、足阴等部之穴。

2. 与热相关　《针灸甲乙经》载：肺俞主“气膈，胸中有热”。《外台秘要》载：巨阙主“烦热善呕，膈中不通利”。《胜玉歌》道：“噎气吞酸食不投，膻中七壮除膈热。”可见治疗与热相关之膈，**古人多取上半身穴**，除了本病的病位在胸脘部外，心肺主持呼吸和循环功能，以输出能量为主，归属阳性，也是其机制之一。

3. 与虚相关　《太乙神针》载：足三里主“五劳七伤、翻胃气膈”。《医学入门》曰：“恶心呕吐膈噎”，“虚甚者，补气海”。《循经考穴编》载：膏肓“脾胃虚弱，噎膈翻胃”。可见治疗与虚相关之膈，**古人选用补虚之穴**（含足三里、气海、膏肓等）。此外，古人还取偏历、劳宫等穴，如《灵枢经·经脉》曰：偏历主“虚则齿寒痹隔”。《类经图翼》云：“劳噎：劳宫。”偏历、劳宫补虚的机制尚待探讨。

4. 与气相关　《类经图翼》载：膻中“此气之会也，凡上气不下及气噎、气隔、气痛之类，均宜灸之”。《太平圣惠方》载：天突主“胸中气噎”。由此可见，治疗气膈**古人选用任脉穴**，这是任脉为生气之原，聚气之会的缘故。又因气的生成代谢依赖五脏六腑的参与，故治疗气膈**古人又取背俞穴和背部督脉穴**，如《太乙神针》载：脾俞主“翻胃吐食、膈气积聚”。《医心方》云：“气噎：灸第五椎。”由于肺主气，因此**古人亦取肺经穴**，如《针灸甲乙经》曰：“气鬲善呕”，“尺泽主之，左窒刺右，右窒刺左”。《针方六集》载：中府主“噎闭，气攻喉项”。因为阳明为“多气多血之经”，因此**古人也取阳明经穴**，如《太乙神针》载：足三里主“翻胃气膈”；《类经图翼》载：解溪主“气逆噎将死”；《太平圣惠方》载：乳根“主膈气不下食，噎病也”。气的生成还依赖于脾的运化功能，因此**古人还取脾经穴**，如《针经指南》载：“公孙：气膈。”另外，古人治疗气膈也取内关、照海等穴。

古代有一些治疗气膈的配穴处方，体现出上述治疗气膈的取穴原则，可供现代临床参考。如《针灸大全》治疗“气膈五噎，饮食不下”，取公孙，配膻中、足三里、太白。《类经图翼》曰：“诸气痛气膈，上气不下：天突、膻中、中府、膈俞。”“气噎：天突、膈俞、脾俞、肾俞、乳根、关冲（三五壮）、足三里、解溪、大钟。”《针灸集成》云：“气隔：膈俞、膻中、间使。”

5. 与血相关　《太乙神针》载：足三里主“翻胃、气膈”，“胸膈蓄血”。《医学纲目》曰：“绝骨、曲池：各一寸半，治寒嗽血膈劳疸。”可见治疗与血相关之膈，**古人选用足三里等穴**。至于选用绝骨、曲池的机制尚待探讨。

6. 与水相关　古代又有“水膈”一证，其中包括“伤寒结水”引起的“急食不通”。如《针经指南》载：内关主“水膈并心下痞痛”；《针灸聚英》载：二间主“急食不通，伤寒水结”；《济生拔粹》曰：“治急食不通并伤寒水结，刺手阳明经三间二穴，下针至合谷穴，三补三泻，候腹中通出针，次取足太阳经承山二穴”，“针入七分泻之”。《针经指南》载：公孙主治“水膈酒痰”。可见治疗水膈，**古人选取二间、三间、承山、合谷、内关、公孙等穴**，对其取穴机制尚可讨论。

7. 与痰相关　《针经指南》载：公孙主治“痰膈涎闷”；《循经考穴编》载：食窦主“痰饮食积，噎膈翻胃等症”，膈俞主“噎膈翻胃，停痰逆气”；《太乙离火》载：脾俞主“气噎痰凝。”可见治疗痰膈，**古人选取与脾相关之穴**，这是“脾为生痰之源”的缘故。又因“肺为贮痰之器”，**古人也取肺经之穴**，如《针经指南》载：列缺主“诸积聚脓痰膈”。**古人还取与胸部相关之其他穴**，如《针灸四书》载：内关主“胸满痰膈”；《针灸大全》载：公孙配劳宫、膻中、间使治疗“痰膈涎闷，胸中隐痛”；《针方六集》载：璇玑主“久嗽不愈，痰盛噎塞”。

8. 与食相关　《类经图翼》载：中脘“治食噎”，脾俞“治思噎食噎”；《针经指南》载：公孙主“食隔不下（胃脾）”；《西江月》道：

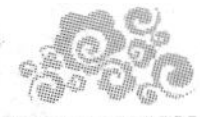

内关主“食难下隔酒来伤”。可见对于伤食伤酒引起的噎膈，**古人选用与脾胃相关之穴**。古人又取肺经列缺穴，如《琼瑶神书》曰：列缺主“小儿食痛加食噎”，这是一般人所不常想到的。

9. 与忧相关　忧郁思虑过度亦致噎膈。《太平圣惠方》曰：“忧噎，灸心俞”；《类经图翼》载：脾俞“治思噎食噎”。《医说》云：“五噎诸气，妇人多有此疾”，“此病缘忧思恚怒，动气伤神，气积于内，气动则诸证悉见”，“灼艾膏肓与四花穴”。《类经图翼》载：劳宫“治忧噎”；“思虑噎：神门、脾俞。”可见治疗与忧相关之噎膈，**古人选用与心神相关之穴**，其中包括相应之背俞穴、心经穴和心包经穴。

现代治疗本病采用辨证取穴者，如翁利婷等治疗贲门失弛缓症，针刺天突、膻中、内关、公孙、上脘、足三里，肝胃郁热加太冲、期门等，脾胃虚弱加中脘、下脘、天枢、三阴交等，主穴用补法，配穴用平补平泻法，并可根据病情用电针和艾条灸或温针灸。樊树英治疗食管失弛缓症，针刺中脘、内关、足三里，气滞痰凝加膻中、巨阙、丰隆、内庭；痰凝瘀阻加膈俞三阴交、太溪、气海、公孙、丰隆；气血两虚加膻中、气海、太溪、太白、三阴交。在上述穴位中，中脘、巨阙、内庭，用捻转泻法；内关、足三里、太溪、公孙用提插补法；膻中、膈俞、三阴交、气海、太白，用捻转补泻法。许峰治疗贲门失弛缓症之肝郁胃热，湿热内蕴型，针刺天突、膻中、中脘、太冲、足三里、丰隆、内关，用电针刺激膈俞、肝俞、脾俞、胃俞等；阴伤气结，痰湿内阻型，针刺天突、膻中、气海、中脘、足三里、内关、三阴交，用电针刺激华佗夹脊穴与膈俞、脾俞。由此可见，现代采用的辨证取穴加入了脏腑辨证，因此**分类比古代更细致，取穴比古代更明确**，古今的辨证取穴孰者能取得更好的疗效？尚待进一步考察。

【针灸方法比较】

1. 古今均用艾灸　在古、今本病文献中，涉及艾灸者分别为

38条次、6篇次，分列古、今诸法之第一、第二位，分占各自总条（篇）次的23.31%和20.00%，可见**古代似比现代更多地采用灸法**。艾灸的灼热刺激可治疗本病之功能性病变，而艾灸产生的免疫、生化、内分泌效应则可治疗本病之某些器质性病变。对艾灸治疗本病的古今异同，兹作如下比较。

（1）**古今均多灸近道穴及足**三里：统计结果显示，古代艾灸65穴次，其中胸脘和上背部共54穴次，占艾灸总穴次的72.31%；现代艾灸30穴次，其中胸脘和上背部共26穴次，占艾灸总穴次的86.67%。而前述本病总体取穴特点中，古代胸脘和上背部穴次之和占总穴次的55.31%；现代胸脘和上背部穴次之和占总穴次的59.91%，可见古今艾灸均比总体取穴更注重取胸脘和上背部穴，即更注重近道穴，这是古今相同的。因为近道施灸对病变局部有直接的温阳补气的作用，可促进食管、贲门蠕动，使食物顺利吞下；若对远道四肢穴施非直接灸，则要等阳气循经络传至胸脘部，这样的过程速度较慢，不如灸近道穴起效迅速。古代艾灸的常用穴依次为膻中、足三里、膏肓俞、中脘、膈俞等；现代艾灸的常用穴依次为足三里、脾俞、中脘，古今大体相似。此又可见，除胸脘与上背部穴外，古今亦多灸足三里，这是取胃经合穴之故。

古代灸近道穴及足三里者，如《针灸捷径》载：膻中治“气噎、膈气”，“宜灸此”。《古今医统大全》云：“膈噎：灸法，膏肓、膻中、中脘、三里、膈俞、心俞、天府、乳根。”《名家灸选三编》：“治翻胃膈噎神效法（试效）：膏肓（灸时手扎两膊上，不可放下，灸至百壮为佳）、膻中（……灸七壮）、三里（灸七壮）。”《灸法秘传》治疗噎膈：“上宜灸天突，中宜灸中脘，下灸足三里为要。”此言亦显示，古人根据病灶所在的部位，就近取穴。

现代灸近道穴及足三里者，如朱汝功等以隔饼灸治疗食管癌和胃癌，对食管上段癌取天突等，中段取紫宫等，下段取中庭等，胃癌取上、中、下脘，这与上述《灸法秘传》所载之精神相合。又如司徒铃治疗噎膈，施枣核灸于膈俞、脾俞，麦粒灸于膏肓俞等

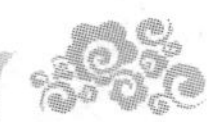

穴；彭静山治疗功能性噎膈，用艾条熏灸胸部不适处；付强治疗贲门痉挛、食管炎，取背部 $T_{4\sim5}$ 间疼痛处，施隔蒜灸；赵玉青治疗食管痉挛，灸足三里21壮。

（2）**古代选灸末部穴**：如《类经图翼》治疗气噎，灸"关冲三五壮"。又如上述"古代选取指趾关节部穴"段落中灸"中魁"、灸"脚底中指中节"，该两穴亦属人体末部。可见古人治疗本病亦选灸末部穴，笔者揣测，肢体末端神经末梢丰富，在此采用直接灸法，对神经的刺激十分强烈，可以治疗神经功能性噎膈。而在现代本病临床中，灸末部穴的报道较为少见。

（3）**古代采用多壮灸**：古人还常用多壮灸，如《医学入门》以"炼脐法"治疗痰膈，其方法是：将"彭祖固阳固蒂长生延寿丹"，"入脐眼内"，"艾火灸之，无时损易，壮其热气，或自上而下，自下而上，一身热透。患人必倦沉如醉，灸至五六十壮，遍身大汗，上至泥丸宫，下至涌泉"，"苟不汗则病未愈，再于三五日后又灸，灸至汗出为度"。可见此法刺激量较大，要至"遍身大汗"才止。又如《医学入门》治"膈噎"取膏肓，"灸至百壮千壮"。《类经图翼》治"诸隔证"灸膏肓，"百壮，以多为佳"。《针灸大成》卷九云：艾灸壮数"惟以病之轻重而增损之"。可见对于病重根深或器质性病变的本病患者，当施予多壮灸，若只灸区区几壮，犹如杯水车薪，无济于事。而《针灸大成》又云："扁鹊灸法，有至三五百壮，千壮，此亦太过。"可见对于艾灸究竟应施多少壮，古代也有不同看法，但艾灸须达到一定灸量则当是肯定的。

（4）**古代以口吹火**：古人治疗本病又采用"以口吹火"的方法，如《医学纲目》灸中魁，即"以口吹火灭"。《针灸大成》卷九曰："以火泻者，速吹其火，开其穴也"，可见"以口吹火"实为艾灸之泻法。因此，对于噎膈之实证，可用吹火法，以泻实邪。而在现代临床上，此类报道较少。

（5）**古代采用"太乙神针"灸**："太乙神针"为灸法之一种，即在穴位上铺就数层布或纸，将艾绒与药物卷成的艾条点燃后按在布或纸上，以取疗效。这一方法不伤肌肤，无灼皮刺肉之痛苦。《太乙神针》载：天突主“气噎”，中脘主“五膈”，脾俞主“膈气”，足三里主“气膈”；《太乙离火感应神针》载：脾俞主“气噎痰凝”。即在上述穴位上采用“太乙神针”灸法，皆可治疗本病。而在现代本病临床上，用“太乙神针”的报道不多。

（6）**现代用化脓灸与隔药灸：**化脓灸通过艾灸化脓以提高机体的免疫、生化和内分泌功能，由于其化脓时间长，故作用较大，现代报道该法对于肿瘤有一定疗效。如现代朱汝功等治疗食管、胃癌，即取大椎、身柱、神道、灵台、T_8夹脊、脾俞、胃俞、足三里，施化脓灸。此外，朱汝功还取天突、璇玑、华盖、紫宫、玉堂、膻中、中庭、鸠尾、巨阙、上脘、中脘、下脘，施隔药饼灸，该饼含白附子、乳香、没药、丁香、细辛、小茴香、苍术、川乌、草乌等药物，通过艾灸与药物的理气燥湿，祛风化痰，温阳散寒等作用以治疗本病。在本病的古代文献中，未见明确用化脓灸法者；而上述《医学入门》中的“炼脐法”亦可归属隔药灸类。

（7）**现代用温针灸：**由于科学技术的进步，现代的针具上较容易安装艾绒，故现代本病临床常用温针灸，这是针刺与艾灸相结合的方法。如李常法等治疗贲门失弛缓症，取气海，直刺3寸，用温针灸；程少民等治疗贲门失弛缓症，温针灸足三里、中脘。在本病的古代文献中，未见明确用温针灸者。

2. 古今均用针刺 在本病的古、今文献中，涉及针刺者分别为14条、24篇，分列古、今诸法之第二、第一位，分占各自总条（篇）次的8.59%和80.00%，可见**现代比古代更重视采用针刺**，这当是现代针具进步与西医神经学说影响的结果。古今采用针刺者，如明代《针灸聚英》曰：“膈噎”，“针天突、石关、三里、胃俞、胃脘、膈俞、水分、气海、胃仓”。近代《金针秘传》载：“姚守仁先生之夫人，肝木不和”，“发生膈症，三年来不能进粒米，仅以流汁度其生命，咽中如有物窒塞，腹虽觉饥而不能下咽”，“乃先刺期门，再针膈俞、白环俞、中脘、中极等穴，食欲大增，并能经调带止，今

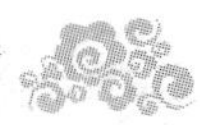

年已育麟儿”。现代庞勇治疗食管贲门失弛缓症，针刺天突、中脘等穴，行平补平泻法；程少民等则针刺膻中、上脘、下脘、关元、天枢等穴，均为例。笔者揣测，针刺通过神经反射，可使相关副交感神经胆碱能纤维兴奋，增强食管、贲门的蠕动，促使食物进入胃腔，致神经功能性噎膈得以缓解，因此古今均用之。古今针刺治疗本病还有以下异同之处。

（1）**古今多针四肢穴**：统计结果显示，古代针刺 47 穴次，其中四肢部 19 穴次，占针刺总穴次的 40.43%（艾灸为 27.69%）；现代针刺 175 穴次，其中四肢部 67 穴次，占针刺总穴次的 38.29%（艾灸为 13.33%），可见除了近道取穴外，相对灸法而言，古今针刺较多选取四肢部穴。因针刺刺及四肢部神经，通过其反射，可使食管和贲门的蠕动及时得到增加。

古代针刺四肢穴者，如《针灸便用》载：“噎格症，针膻中、足三里、太白、公孙。”《周氏经络大全》载：足三里主“翻胃气膈”，并曰：“针两穴”。上述“血膈”一段中《医学纲目》云：“绝骨、曲池：各一寸半”，均为例。

现代针刺四肢穴者，如庞勇、侯玉亭等分别治疗贲门失弛缓症，均针刺足三里等穴，行平补平泻法；程少民等则针刺内关等穴；刘放刺劳宫，略向上斜刺 1 寸左右，施以捻转泻法或平补平泻法；李凌等治疗食管癌放疗后呃逆，针刺内关、足三里等穴，施提插捻转法；赵长泉等治疗吞咽障碍，针刺涌泉、太冲、内关等穴。

（2）**古今皆施补泻**：在针刺中，古人往往根据病情的虚实施以补泻手法。采用补法者，如《针灸大成》曰：“饮水不能进，为之五噎：劳宫、中魁、中脘、三里、大陵、支沟、上脘”，“复刺后穴：脾俞、胃俞（以上补多泻少）”。上述“与虚相关”段落中《医学入门》云：“虚甚者，补气海。”采用泻法者，如《医学入门》曰：“恶心呕吐膈噎，俱泻足三里、三阴交。”《济生拔粹》言：“治急食不通，并伤寒水结”，“取足太阳经承山二穴”，“针入七分泻之”。兼施补泻者，如《琼瑶神书》道：“膈气呕吐食难消，针其内关与公孙，照海穴中宜补泻，进食降气便开荣。”前面“与水相关”段落中，《济生拔粹》刺三间：“三补三泻，候腹中通出针。”《针灸大成》载：“行人虞绍东翁，患膈气之疾，形体羸瘦，药饵难愈，召予视之。六脉沉涩，须取膻中，以调和其膈；再取气海，以保养其源，而元气充实，脉息自盛矣。后择时针，上穴行六阴之数，下穴行九阳之数，各灸七壮，遂痊愈。”在本案中，杨继洲针膻中穴，行六阴之数以泻实，针气海，行九阳之数以补虚，乃补泻结合，并加用灸法，终获佳效。

现代采用补法者，如司徒铃治疗噎膈，针大椎、内关，用补法；张冬云治疗食管癌术后剧吐，针刺百会、内关、合谷、天枢、气海、足三里、三阴交、太冲、内庭，用补法。采用泻法者，如杨战胜治疗噎膈（食管神经症），针刺内关，用捻转泻法；赵玉青治疗食管痉挛，针天突、廉泉、巨阙、大椎和相关背俞穴大杼、肺俞、肝俞、厥阴俞、膈俞、心俞、胆俞、胃俞，以及肓俞、太仓、足三里，用泻法。兼施补泻者，如樊树英治疗食管失弛缓症，针刺中脘，用捻转泻法，针刺内关、足三里，用提插补法。这些均可看作对古人补泻手法的继承。

（3）**古今均强调针感：**古今针刺均强调要有一定的感应，如元代《济生拔粹》载：“五噎黄瘅”，“针足少阴经通关二穴，在中脘穴两旁同身寸之相去各五分，用长针针入八分，左捻针能进饮食，右捻针能和脾胃。许氏云此穴一针四效：凡下针后良久先脾磨食，觉针动为一效；次针破病根，腹中作声为二效；次觉流入膀胱为三效；然后觉气流行入腰后肾堂间为四效矣。”此处“刺入八分”，有可能刺及胃壁，故有较强感应；左右捻转是否有“左捻针能进饮食，右捻针能和脾胃”的效应差异？尚可探讨；而其后所云先后产生的四种效应亦令人感到神奇。现代也重视针刺的感应，如赵长泉等治疗吞咽障碍，针刺天突、人迎，行震颤术直至感窒息时出针；徐笨人治疗食管痉挛，针刺扶突，产生触电样感觉并传到手指；彭静山治疗功能性噎膈，双手同时进针刺内关，使之得气，酸麻感直达胸部。如何才能达到上述各种感应？当采用什么

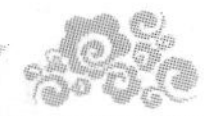

手段？均值得进一步探讨。

（4）**古代采用盘摄等针法**：《琼瑶神书》治疗本病采用盘摄、升阳、按、下等方法："男子心头痛相煎，噎食难进气束束，上脘下盘摄七七，内关升阳气上喘，三里气上按上脘，即取下法痛安痊，次日再针太冲穴，连用出血妙针立。"

3. 古代采用刺血与交叉刺　古代还有采用刺血者，即上述"盘摄针法"中《琼瑶神书》所曰："次日再针太冲穴，连用出血妙针立。"可见对于本病之实证，古人也采用刺血疗法。

采用交叉刺者，即上述"与气相关"中《针灸甲乙经》治疗"气鬲善呕"所曰："尺泽主之，左窒刺右，右窒刺左"。人体的经络左右对称，故可以选取对侧相应穴位，通过经络的交叉联系以产生疗效。

4. 现代采用的其他疗法　现代还采用电针、耳穴、拔罐、穴位注射、激光、梅花针等方法，这些在本病的古代文献中未见记载，当是现代针灸工作者的发展。以下例举之。

（1）**电针**：如林矛治疗食管贲门失弛缓症，取通气（天突与膻中连线的中点）、膻中、鸠尾、上脘，以及内关、足三里、三阴交，用电针刺激；许峰治疗贲门失弛缓症中肝郁胃热，湿热内蕴型，取膈俞、肝俞、脾俞、胃俞等，用电针刺激；阴伤气结，痰湿内阻型，取华佗夹脊穴与膈俞、脾俞，用电针刺激。

（2）**耳穴**：如周浣贞等治疗晚期食管癌，针刺耳穴咽喉、食管、贲门、胃、胸、膈，配交感、神门、三焦、内分泌、皮质下、肾上腺、肝、肾；朱伟坚等发现，在食管癌患者耳朵之口、食管、贲门等27个耳穴上有色泽、形态等特异的变化；刘士佩等发现，在食管癌患者的耳穴食管区、肿瘤特异区Ⅰ、Ⅱ处，多有阳性反应。

（3）**拔罐**：如浦鲁言治疗食管癌胸背痛，取背部痛点上拔罐；程少民等治疗贲门失弛缓症，取中脘、期门、肺俞、膈俞，施针刺加拔罐。

（4）**穴位注射**：如林矛治疗食管贲门失弛缓症，取膈俞、肝俞，注入利多卡因和维生素 B_1、维生素 B_{12}；周浣贞等治疗晚期食管癌，取膻中、膈俞、$T_{4\sim9}$ 夹脊，注入肿节风注射液。

（5）**激光**：如乔玉珍等治疗食管癌，取膻中、巨阙、膈俞、中脘、足三里，用激光血卟啉治癌机照射。

（6）**梅花针**：如赵玉青治疗食管痉挛，用梅花针叩刺背部督脉穴。

【结语】

根据上述对古今文献的统计与分析结果，兹提出治疗噎膈的参考处方如下（无下划线者为古今均用穴，下划曲线者为古代所用穴，下划直线者为现代所用穴）：①胸脘任脉穴膻中、中脘、天突、上脘、巨阙、下脘、璇玑，胃经穴乳根等；②上背部膀胱经穴膈俞、脾俞、胃俞、心俞、膏肓俞、肝俞，以及奇穴夹脊穴等；③腿阳面胃经穴足三里、丰隆等；④臂阴面心包穴内关、肺经穴列缺等；⑤足阴部脾经穴公孙、肝经穴太冲等。此外还可选用小腹部气海、腿阴面三阴交、指趾关节部穴中魁等。临床可根据病情在上述处方中选用若干相关穴位。

治疗寒膈，可取噎膈之常规穴；热膈，可多取上半身穴；虚膈，可取补虚之穴；气膈，可取任脉、背俞、肺经、胃经、脾经之穴；血膈，可取足三里等穴；水膈，可取二间、三间、承山、合谷、内关、公孙等穴；痰膈，可取与脾、胸相关之穴，以及肺经穴；食膈，可取与脾胃相关之穴；忧膈，可取与心神相关之穴。

临床可用艾灸与针刺，艾灸多取近道穴、足三里，或直接灸末部穴，可采用“太乙神针”、化脓灸、隔药灸、温针灸等方法，实施多壮灸、吹火等手段；针刺除刺近道穴外，还可针四肢穴，可用补泻、交叉刺等方法，注重针刺感应。对于实证可用刺血疗法。此外，还可采用电针、耳穴、拔罐、穴位注射、激光、梅花针等现代所用的方法。

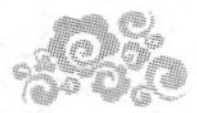

历代文献摘录

［唐代及其以前文献摘录］

《阴阳十一脉灸经》:“足少阴之脉……上气,噎,嗌中痛。”

《灵枢经·邪气脏腑病形》:“胃病者……膈咽不通,食饮不下,取之三里也。”

《灵枢经·经脉》:“偏历……虚则齿寒痹隔。”

《灵枢经·四时气》:“饮食不下,膈塞不通,邪在胃脘。在上脘,则刺抑而下之,在下脘,则散而去之。”

《脉经》(卷二·第三):“寸口脉伏,胸中逆气,噎塞不通,是胃中冷气上冲心胸中,宜服前胡汤,大三建圆,针巨阙、上管,灸膻中。”

《针灸甲乙经》(卷七·第一下):“气鬲善呕……尺泽主之,左室刺右,右室刺左。”

《针灸甲乙经》(卷八·第一下):“气膈,胸中有热……肺俞主之。”“烦中善噎,食不下……心俞主之。”“鬲中食噎,不下食……中府主之。”

《针灸甲乙经》(卷九·第四):“胸胁榰满,鬲塞,[一本有“心下响响然”5字,]饮食不下,呕吐,食入腹还出,中庭主之。”“胸胁榰满,鬲逆不通……步廊主之。”

《针灸甲乙经》(卷九·第七):“鬲呕,心痛及伤饱……章门主之。”

《针灸甲乙经》(卷十一·第七):“心下有鬲,呕血,上脘主之。”

《备急千金要方》(卷十六·第五):“噫哕,膈中气闭塞,灸腋下聚毛下,附肋宛宛中五十壮。”

《备急千金要方》(卷二十·第五):“胸中膈气聚痛好吐,灸厥阴俞随年壮。”

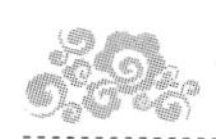

《备急千金要方》(卷三十·第二):“巨阙主膈中不利。”“步廊、安都,主膈上不通,呼吸少气喘息。”

敦煌医书《杂证方书第五种》:“巨阙一穴,在鸠尾岐骨下一寸……病生心下膈,食即呕吐。”

《外台秘要》(卷三十九·第十):“巨阙……烦热善呕,膈中不通利。”“中管……噫,烦满膈呕。”

《外台秘要》(卷三十九·第十一):“大肠俞……食饮不下,善噎。”

[宋、金、元代文献摘录]

《太平圣惠方》(卷九十九):“天突……胸中气噎,喉内状如水鸡声。”[原出《铜人针灸经》(卷二)]“通谷……治劳食饮隔结。”[原出《铜人针灸经》(卷五)]

《太平圣惠方》(卷一百):“乳根……华佗明堂云,主膈气不下食,噎病也。”“膻中……岐伯云,积气成干噎。”“气噎,灸膻中。”“忧噎,灸心俞。”“食噎,灸乳根。”“劳噎,灸膈俞。”“思噎,灸天府。”“承满……上喘气逆,及膈气。”“譩譆………胸中气噎,劳损虚乏。”“神堂……逆气上攻,时噎也。”

《医心方》(卷九·第五):“气噎……灸第五椎;又灸内踝上三寸。”

《铜人腧穴针灸图经》(卷四·背腧部):“膈关……胸中噎闷。”

《铜人腧穴针灸图经》(卷四·膺腧部):“膻中……膈[原作“隔”,据《圣济总录》改]气呕吐涎沫。”

《铜人腧穴针灸图经》(卷五·手少阳):“关冲……胸中气噎,不嗜食。”

《琼瑶神书》(卷二·一百五):“男子心头痛相煎,噎食难进气束束,上脘下盘摄七七,内关升阳气上喘,三里气上按上脘,即取下法痛安痊,次日再针太冲穴,连用出血妙中立。”

《琼瑶神书》(卷三·六十四):“公孙……五隔结胸中满病……

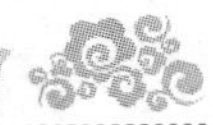

五膈五噎冷积病。”“内关……五膈气疾并后重。”“列缺……食痛泻痢寒气噎……小儿食痛加食噎。”“照海……吐食噎闭小肠疾。”

《琼瑶神书》(卷三·六十五):“膈气呕吐食难消,针其内关与公孙,照海穴中宜补泻,进食降气便开荣。”

《子午流注针经》(卷下·手阳明):“临泣……气噎如疟当时安。”

《扁鹊心书》(卷下·噎病):“噎病……急灸命关二百壮。”

《医说》(卷五·膈噎诸气):“五噎诸气,妇人多有此疾……此病缘忧思恚怒,动气伤神,气积于内,气动则诸证悉见……灼艾膏肓与四花穴。”

《备急灸方》(竹阁经验):“治噎疾灸法:脚底中指中节灸柒壮,男左女右。”

《针经指南》(流注八穴):“公孙……痰膈涎闷(心胃)。”“公孙……水膈酒痰(肝胃)。”“公孙……气膈(心肺)。”“公孙……食隔不下(胃脾)。”“内关……胸满痰膈(肺心)。”“内关……水膈并心下痞痛(脾胃)。”“内关……气膈食不下(胃心肺)。”“内关……食膈不下食(心主胃)。”“列缺……食噎不下(胃)。”“照海……气膈(心主)。”“列缺……诸积聚脓痰膈(心胃)。”

《济生拔粹》(卷三·治病直刺诀):“治五噎黄瘅,醋心多唾[原作“睡”,据《针灸聚英》改],呕吐不止,刺任脉天突一穴……次针足少阴经通关二穴,在中脘[原作“腕”,据义改]穴两傍,同身寸之相去各五分。用长针针入八分,左捻针能进饮食,右捻针能和脾胃。许氏云此穴一针四效:凡下针后良久先脾磨食,觉针动为一效;次针破病根,腹中作声为二效;次觉流入膀胱为三效;然后觉气流行入腰后肾堂间为四效矣。”“治五膈气,喘息不止,刺任脉中脘一穴……次针足厥阴经期门二穴。”“治急食不通,并伤寒水结,刺手阳明经三间二穴,下针至合谷穴,三补三泻,候腹中通,出针,次取足太阳经承山二穴……针入七分泻之。”

《扁鹊神应针灸玉龙经》(六十六穴治证):“天井……五噎十

膈，翻胃吐食。”

《扁鹊神应针灸玉龙经》（针灸歌）：“噎塞乳根一寸穴，四椎骨下正无偏。”

［明代文献摘录］

《神应经》（痰喘咳嗽部）：“咳喘隔食：膈俞。”

《神应经》（心脾胃部）：“噎食不下：劳宫、少商、太白、公孙、三里、中魁（在中指第二节尖）、膈俞、心俞、胃俞、三焦俞、中脘、大肠俞。”

《神应经》（咽喉部）：“咽食不下：灸膻中。”

《针灸大全》（卷四·八法主治病症）：“公孙……痰膈涎闷，胸中隐痛：劳宫二穴、膻中一穴、间使二穴。”“公孙……气膈五噎，饮食不下：膻中一穴、三里二穴、太白二穴。”“列缺……咳嗽寒痰，胸膈闭痛：肺俞二穴、膻中一穴、三里二穴。”“列缺……胸中噎塞痛：大陵二穴、内关二穴、膻中一穴、三里二穴。”

《奇效良方》（卷五十五·奇穴）：“中魁二穴，在中指第二节骨尖，屈指得之，治五噎反胃吐食，可灸七壮，宜泻之。”

《针灸捷径》（卷之上·膺部中行）：“膻中……或患气噎、膈气、肺气上喘、不得下食、胸中如塞等疾，宜灸此，气痛治此。”

《针灸捷径》（卷之下）：“五噎之证：心俞、膈俞、脾俞、膻中、乳根、期门、中脘。”

《针灸聚英》（卷一上·手阳明）：“二间……急食不通，伤寒水结。”“三间……急食不通，伤寒气热。”“温溜……膈中气闭。”

《针灸聚英》（卷一上·足太阳）：“承山……急食不通，伤寒水结。”

《针灸聚英》（卷一下·任脉）：“中脘……五膈，喘息不止……气发噎。”“天突……五噎，黄疸。”

《针灸聚英》（卷二·杂病）：“膈噎……针天突、石关、三里、胃俞、胃脘、膈俞、水分、气海、胃仓。”

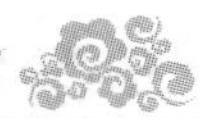

《针灸聚英》(卷四上·百证赋):“胸满更加噎塞,中府意舍所行。”

《针灸聚英》(卷四下·八法八穴歌):“食难下隔酒来伤……内关。”“心胸腹疼饮噎……列缺。”

《针灸聚英》(卷四下·六十六穴歌):“霍乱心胸噎,关冲刺即安。”

《古今医统大全》(卷二十七·膈噎门):“灸法:膏肓、膻中、中脘、三里、膈俞、心俞、天府、乳根。”

《医学入门》(卷一·杂病穴法):“呕噎阴交不可饶。”“恶心呕吐膈噎,俱泻足三里、三阴交;虚甚者,补气海。”

《医学入门》(卷一·治病要穴):“足三里……心腹鼓胀,噎膈。”

《医学入门》(卷一·治病奇穴):“膏肓……上气呃逆,膈噎……灸至百壮、千壮。”

《医学入门》(卷一·炼脐法):“彭祖固阳固蒂长生延寿丹[由麝香、丁香、青盐、夜明砂、乳香、木香、小茴、没药、虎骨、蛇骨、龙骨、朱砂、雄黄、白附子、人参、附子、胡椒、五灵脂、槐皮、艾叶等制成]……入脐眼内……艾火灸之,无时损易,壮其热气,或自上而下,自下而上,一身热透,患人必倦沉如醉,灸至五六十壮,遍身大汗,上至泥丸宫,下至涌泉穴,如此,则骨髓风寒暑湿,五劳七伤,尽皆拔除,苟不汗,则病未愈,再于三五日后又灸,灸至汗出为度……凡一年四季各熏一次,元气坚固,百病不生……痰膈等疾……凡用此灸,而百病顿除,益气延年。”

《医学纲目》(卷二十二·翻胃):“虫为下膈,按其痈刺之者,是其一法也。”“膈洞者,取之太阴。”

《医学纲目》(卷二十二·噎):“(撮)治五噎:膻中、中魁(中指大三节尖,灸之,以口吹火灭)。”“(甄权)噎塞膈气:通谷。”

《医学纲目》(卷二十六·咳嗽):“绝骨、曲池:各一寸半,治寒嗽,血膈。”

《针灸大成》(卷三·胜玉歌):“噎气吞酸食不投,膻中七壮除膈热。”

《针灸大成》(卷九·治症总要):“第七十八．饮水不能进,为之五噎:劳宫、中魁、中脘、三里、大陵、支沟、上脘……复刺后穴:脾俞、胃俞(以上补多泻少)、膻中、太白、下脘、食关。”[原出《医学纲目》(卷二十二·呕吐膈气总论)]

《针灸大成》(卷九·医案):“行人虞绍东翁,患膈气之疾,形体羸瘦,药饵难愈……六脉沉涩,须取膻中,以调和其膈,再取气海,以保养其源……后择时针上穴,行六阴之数,下穴行九阳之数,各灸七壮,遂全愈。”

《东医宝鉴》(杂病篇五·呕吐):“五噎五膈,取天突、膻中、心俞、上脘、中脘、下脘、脾俞、胃俞、通关、中魁、大陵、三里。”

《针方六集》(纷署集·第十二):“水突……噎食反胃。”

《针方六集》(纷署集·第十四):“璇玑……久嗽不愈,痰盛噎塞。”

《针方六集》(纷署集·第十七):“中府……噎闭,气攻喉项。”

《针方六集》(纷署集·第十九):“鸠尾……噎。”

《针方六集》(纷署集·第三十):“蠡沟……五噎,喉中闭塞。”

《针方六集》(纷署集·第三十一):“太溪……喜噎。”

《针方六集》(兼罗集·第四十三):“中魁……治翻胃五噎。”

《类经图翼》(卷六·足阳明):“乳根……捷径云:治忧噎。”“解溪……一传气逆发噎将死,灸之效。”

《类经图翼》(卷七·足太阳):“心俞……捷径云:治忧噎。”“胆俞……捷径云:兼膈俞,治劳噎。”“脾俞……捷径云,治思噎、食噎。”“胃俞……气膈不食。”“三焦俞……膈塞不通。”

《类经图翼》(卷七·手厥阴):“劳宫……捷径云,治忧噎。”

《类经图翼》(卷八·足厥阴):“期门……捷径云,治产后噎。”

《类经图翼》(卷八·任脉):“中脘……捷径云,治食噎。”“膻中……痰喘哮嗽,咳逆噎气,隔食反胃……此气之会也,凡上气不下及气噎、气隔、气痛之类,均宜灸之。”

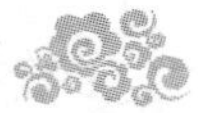

《类经图翼》(卷十一·心腹胸胁胀痛):“诸气痛,气膈,上气不下:天突、膻中、中府、膈俞。”

《类经图翼》(卷十一·噎膈):“诸隔证:心俞(七壮)、膈俞(七壮)、膏肓(百壮,以多为佳)、脾俞、膻中(七壮)、乳根(七壮)、中脘(七壮)、天府(七壮)、足三里(三七壮)。”“气噎:天突、膈俞、脾俞、肾俞、乳根、关冲(三五壮)、足三里、解溪、大钟。”“解溪:气逆噎将死。”“劳噎:劳宫。”“思虑噎:神门、脾俞。”

《循经考穴编》(足阳明):“屋翳……主气逆噎塞。”

《循经考穴编》(足太阴):“食窦……痰饮食积,噎膈翻胃等症,灸二七壮,甚效。”

《循经考穴编》(足太阳):“膈俞……噎膈翻胃,停痰逆气。”“脾俞……主五噎五疸。”“膏肓……脾胃虚弱,噎膈翻胃,痈疽发背,咸宜灸之。”“神堂……喘噎,哮嗽痰涎。”

《循经考穴编》(足少阴):“灵墟……痰涎壅塞,呕噎等症。”

《循经考穴编》(手厥阴):“内关……翻胃膈气,中满痞胀。”

《循经考穴编》(任脉):“巨阙……五噎不顺。”“鸠尾……五噎翻胃。”

[清代及民国前期文献摘录]

《身经通考》(卷一·十三):“如噎膈,灸石关、三里、胃俞、胃脘、胃仓、膈俞、水分。”

《太乙神针》(正面穴道证治):“天突……哮喘,气噎。”“五膈,针中脘穴。”

《太乙神针》(背面穴道证治):“脾俞……翻胃吐食,膈气[此4字一本无]积聚[《育麟益寿万应神针》补:三阴交二穴]。”“足三里……翻胃,气膈,肠鸣肚痛。”

《医宗金鉴》(卷八十五·足部主病):“足三里……噎膈鼓胀水肿喘。”“解溪……气逆发噎头风眩。”

《针灸则》(七十穴·肩背部):“膈俞……噎食不下,痰嗳气痛。”

《采艾编翼》（卷二·翻胃）："久病膈食：膏肓、膻中、气海、肩井、足三里。"

《针灸逢源》（卷五·翻胃噎隔）："噎病……天突、胃俞、中脘、气海、三里、膏肓俞、脾俞、膻中、膈俞。"

《针灸逢源》（卷五·八穴主客证治歌）："列缺并医噎咽。"

《针灸内篇》（足阳明胃经络）："[足]三里……翻胃，气膈，肠鸣。"

《名家灸选三编》（上部病·噫哕翻胃）："治翻胃膈噎神效法（试效）：膏肓（灸时手扎两膊上，不可放下，灸至百壮为佳）、膻中（……灸七壮）、三里（灸七壮）。"

《太乙离火感应神针》："脾俞……气噎痰凝。"

《神灸经纶》（卷三·身部证治）："膈噎……内关、食仓（即胃仓）。"

《针灸便用》："噎格症，针膻中、足三里、太白、公孙；如不见愈，再针膈关、中府、关冲、意舍。"

《针灸集成》（卷一·别穴）："中魁二穴……主五噎、吞酸、呕吐，灸五壮，吹火自灭。""通关二穴，在中脘穴旁各五分，主五噎。"

《针灸集成》（卷二·心胸）："胸噎不嗜食：间使、关冲、中脘针，期门三壮，然谷。"

《针灸集成》（卷二·呕吐）："气膈：膈俞、膻中、间使。""呕噎：阴交。"

《灸法秘传》（噎膈）："噎膈……上宜灸天突，中宜灸中脘，下灸足三里为要。"

《痧惊合璧》："食隔痧：刺唇中尖一针，刺舌下两旁紫筋，刺心窝下大指一节一针，刺中脘一针，刺脐上大指一节一针。"

《周氏经络大全注释》（经络分说·十二）："足三里……翻胃气膈、肠鸣肛痛。"

《金针秘传》（针验摘录·膈食）："姚守仁先生之夫人，肝木不

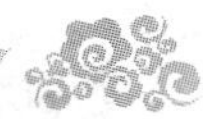

和……发生膈症，三年来不能进粒米，仅以流汁度其生命，咽中如有物窒塞，腹虽觉饥而不能下咽，夜来必有潮热，经亦不调而多带，细思非舒肝和脾，不能开其生机，徒治胃病，如以石投水，乃先刺期门，再针膈俞、白环俞、中脘、中极等穴，食欲大增，并能经调带止，今年已育麟儿。”

［现代文献题录］

（限本节引用者，按首位作者首字的汉语拼音排序）

曹建萍，李传杰．针药结合治疗贲门失弛缓症．中医杂志，2006，47（3）：237

程少民，唐强．针灸并用治疗贲门失弛缓症1例体会．针灸临床杂志，2007，23（8）：18

樊树英．针刺治疗食道失弛缓症60例临床观察．中国针灸，1995，15（2）：11

冯如珍．针刺改善食管癌梗阻症状简介．中医杂志，1982，23（8）：39

付强．灸治噎膈验案．中国针灸，2003，23（11）：697

侯玉亭，隋永杰，林斌．针灸治疗贲门失弛缓症114例．陕西中医，2003，24（1）：65-66

李常法，赵藏朵，刘彦华，等．针药并用治疗贲门失弛缓症2则．陕西中医，2003，24（11）：1044

李凌，张丽萍，付婷．针刺治疗食道癌放疗后呃逆．针灸临床杂志，2001，17（3）：17

梁安荣．针刺天突可缓解梗阻．中医杂志，1993，34（7）：440

林矛．电针配合穴位注射治疗食管贲门失弛缓症15例．上海针灸杂志，2003，22（4）：29

刘放．独穴疗法治验举隅．长春中医药大学学报，2011，27（6）：977

刘士佩，石翠英．耳穴诊断食管癌146例临床观察．安徽中

医学院学报,1990,9(3):43

庞勇．针刺治疗食管贲门失弛缓症1例．河北中医,2002,24(2):129

彭静山．任脉取穴　针灸并用//胡熙明．针灸临床指南．北京:人民卫生出版社,1991:637

浦鲁言．拔火罐治疗食管癌胸背痛．辽宁中医杂志,1988,15(7):40

乔玉珍,郭志刚,葛淑惠．穴位照射治疗食道癌近期疗效观察．天津中医,1990,7(4):30

沈红,沈长兴．针刺天突治疗晚期食管癌吞咽困难120例．浙江中医杂志,1996,31(12):561

司徒铃．健脾理膈　行气活血//胡熙明．针灸临床指南．北京:人民卫生出版社,1991:637

翁利婷,郑自芳,童昌珍．胆舒胶囊联合针灸治疗贲门失弛缓症的临床观察．湖北中医杂志,2009,31(4):49-50

奚永江,杨仁德,王卜雄,等．《针灸大成》中俞穴功效的计算机分析．上海针灸杂志,1988,7(2):36

徐笨人．徐笨人临证经验//陈佑邦．当代中国针灸临证精要．天津:天津科学技术出版社,1987:345

许峰．针刺治疗贲门失弛缓症体会．中医杂志,2000,41(3):163

杨战胜．噎膈1例针刺治验．针刺研究,1998,23(3):220

张冬云．食道癌术后剧吐案．中国针灸,2007,27(4):248

赵长泉,张月峰．开窍降逆针刺治疗吞咽障碍13例．中国针灸,2001,21(10):586

赵文生．针刺治疗食道癌303例临床报道．中国针灸,1988,8(1):23

赵玉青．赵玉青临证经验//陈佑邦．当代中国针灸临证精要．天津:天津科学技术出版社,1987:275

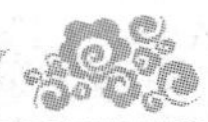

周浣贞,彭惠婷.针灸为主治疗晚期食道癌的临床观察.上海针灸杂志,1994,13(6):255

朱汝功,居贤水,王玲芳.针灸结核中药治疗食道、胃癌临床及免疫指标初步观察.中国针灸,1982,2(4):22

朱伟坚,刘晓铭,仲远明,等.食管癌耳穴特异性的临床观察.针灸临床杂志,2012,28(2):4

第十三节　呃逆

呃逆是指胃气上逆动膈，以气逆上冲，喉间呃呃连声，声短而频，难以自制为主要表现的病证，在普通临床上较为常见，亦可见于危重病证。古代针灸临床文献中凡有呃、发呃、塞呃、呃逆、吃逆、哕逆、哕、气上攻噎等描述字样的内容，本节均予收入。其中古代之“哕”，除呃逆外，还包括现代干呕、喷嚏等含义，在阅读文献时当予辨析。中医学认为，本病的病位在胃与膈，多由饮食不当、情志不遂、正气亏虚等因素所致，临床可表现为虚寒、实热等类型。西医学认为，本病为一侧或双侧膈肌的阵发性痉挛，可由膈肌、膈神经、迷走神经或中枢神经等受刺激所致，而精神因素、反射性因素、颅压升高、代谢障碍，或其他疾病的诱导等则是其发病的原因。涉及呃逆的古代文献共 63 条，合 156 穴次；现代文献共 542 篇，合 1751 穴次。将古今文献的统计结果相对照，可列出表 13-1~ 表 13-4（表中数字为文献中出现的次数）：

表 13-1　常用经脉的古今对照表

经脉	古代（穴次）	现代（穴次）
相同	任脉 37、膀胱经 19、胃经 16、心包经 13	胃经 403、任脉 388、膀胱经 266、心包经 266
不同	肺经 10	肝经 108

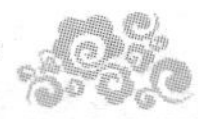

表 13-2　常用部位的古今对照表

部位	古代(穴次)	现代(穴次)
相同	胸脘46、上背19、小腹15、臂阴12、头面8	胸脘376、臂阴270、上背216、头面146、小腹90
不同	手掌12	腿阳319、足阴140

表 13-3　常用穴位的古今对照表

穴位		古代(穴次)	现代(穴次)
相同	腹部	中脘8、期门5、关元5、气海4	中脘155、气海30、关元26、期门21
	下肢	足三里6	足三里271
相似	背部	肝俞4、胆俞4	膈俞114、胃俞33、脾俞20
	胸腹	巨阙7、上脘5	膻中77、天突48、天枢21
	心包	间使4、劳宫4	内关258
不同	下肢		太冲72(肝),三阴交35(脾),太溪27(肾),内庭25、丰隆24(胃)
	上肢		合谷46
	头面		攒竹38、翳风24

表 13-4　所用方法的古今对照表

方法	古代(条次)	现代(篇次)
相同	灸法27、针刺12、推拿2、刺血2、外敷1、热敷1	针刺250、推拿59、灸法43、敷贴4、刺血4、热敷1
不同	热熨2、压脉1、催嚏1	穴位注射155、耳穴78、电针53、拔罐15(含推罐1)、埋藏9、眼针6、手针4、器械6、鼻针4、头针3、腕踝针3

根据以上各表,可对呃逆的古今针灸治疗特点作以下比较

分析。

【循经取穴比较】

1. 古今均取任脉、胃经、心包经穴 呃逆病位在胃和膈，而任脉循行于人体前正中线；胃经“下膈，属胃，络脾”；心包经“起于胸中，出属心包络，下膈，历络三焦”，该三经均与胃、膈相关联，因此临床多取该三经穴。

表 13-5 古、今任脉、胃经、心包经的穴次及其分占各自总穴次的百分比和位次对照表

	古代	现代
任脉	37（23.72%，第一位）	388（22.16%，第二位）
胃经	16（10.26%，第二位）	403（23.02%，第一位）
心包经	13（8.33%，第三位）	266（15.19%，并列第三位）

表 13-5 显示，古今任脉的百分比相近；**而现代比古代更多地选取胃经与心包经穴**。就穴位而言，表 13-3 显示，**古今均多取中脘、关元、气海，足三里穴，这是相同的**。古代还取巨阙、上脘，间使、劳宫等；现代则取膻中、天突，天枢，内关等，这些是相似的。现代文献中足三里、内关穴次颇高，分列现代诸穴的第一、第二位，古代不如之（参见后文“分部取穴比较”中相关段落）；现代又取内庭、丰隆等胃经远道穴，古代选用不多，这些是古今不同的，致使现代胃经、心包经的百分比高于古代。

2. 古今均取膀胱经穴 中医学认为，脏腑之气输注于膀胱经背俞穴；西医学认为，控制胃的交感神经多从背部脊髓胸 5~10 发出，故刺激与胃、膈相关的背俞穴，可以调整其功能，起到止逆的作用，致使在古、今文献中，膀胱经分别为 19、266 穴次，分列诸经的第二、第三（与心包经并列）位，分占各自总穴次的 12.18%、15.19%，可见现代似比古代更多选取膀胱经穴。就穴位而言，古

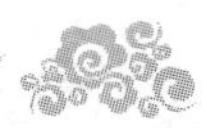

代选取肝俞、胆俞等，现代则取膈俞、胃俞、脾俞等，这是相似的；**现代还选用攒竹等**，而古代未见记载，这是今人的发展。

3. 古代选用肺经穴　肺经“起于中焦，下络大肠，还行胃口，上膈属肺”，与本病相关；古代“哕”字又包含现代之喷嚏，而喷嚏属呼吸道疾病，与肺相关。因此在古代文献中，肺经达10穴次，列诸经的第五位，占总穴次的6.41%。选用的穴位有太渊、中府、少商等，但各穴次数均不够高，均未被纳入常用穴位之列。而现代选用肺经共14穴次，列诸经的第十二位，占总穴次的0.80%未被纳入常用经脉，此可能是现代呃逆不包含喷嚏的缘故。

4. 现代选取肝经穴　肝经“挟胃，属肝，络胆，上贯膈，布胁肋”，因此现代也取肝经穴，共计108穴次，列诸经的第四位，占总穴次的6.17%。而古代取肝经共7穴次，列诸经的第七位，占总穴次的4.49%，未被纳入常用经脉，不如现代。就穴位而言，**古今均取期门穴**，这是相同的；**现代还常用太冲等穴**，而古代未见记载，致使现代肝经穴次的百分比高于古代。

【分部取穴比较】

1. 古今均取胸腹部穴　本病的病位在胃与膈，根据局部取穴的原则，古今临床均多取胸脘部穴；又肾主纳气，而小腹部含“脐下肾间动气”，通过任脉经气循行至病所，亦可产生降逆效果，因此古今又取小腹部穴。

表13-6　古、今胸脘、小腹穴次及其分占各自总穴次的百分比和其位次对照表

	古代	现代
胸脘	46（29.49%，第一位）	376（21.47%，第一位）
小腹	15（9.62%，第三位）	90（5.14%，第七位）

表13-6显示，无论是胸脘部，还是小腹部（即整个胸腹部）

的穴位，古今均选取之以降逆，这是古今相同的；**但古代胸脘与小腹部穴的百分比均高于现代**，这是古今同中之异。就穴位而言，表 13-3 显示，**古今均多取中脘、期门、关元、气海，这是相同的**；古代还取巨阙、上脘，现代则取膻中、天突、天枢穴，这是相似的。

古代取胸腹部穴者，如《医心方》语："治霍乱呕哕吐逆，良久不止方：灸巨阙并太仓各五十壮。"（"太仓"即中脘）《医学纲目》言："噫呃服药无效，灸期门必愈。""治呃逆，于脐下关元穴灸七壮，立愈，累验。"《寿世保元》语："呃逆咳逆，灸气海三五壮。"《太平圣惠方》载：上脘主"心中闷，发哕"。此外，《备急千金要方》言："哕噫呕逆，灸石关百壮。"《外台秘要》载：经外奇穴"胁堂"主"噫哕喘逆"，该穴"在腋阴下二骨陷者中"。石关与"胁堂"亦属胸脘部。

现代取胸腹部穴者，如王常元等治疗呃逆，取上脘、中脘等穴，用针刺；李小兵则取中脘穴，用指针疗法；陈豫等取中脘、膻中、期门、上脘、神阙、天枢、建里、足三里，用膈姜灸法；弥新成针刺气海或关元 1.5~3 寸，行捻转手法，配合艾条悬灸；单新文用拇指或中指按揉天突穴；米立新等针刺鸠尾透建里，均为例。

2. 古今均取上背部穴 如上所述，治疗本病多取膀胱经相应背俞穴，因此在古、今文献中上背部穴次均较高，分别为 19、216 穴次，分列古、今各部的第二、第四位，分占各自总穴次的 12.18%、12.34%，可见古今上背部穴的百分比相近。就穴位而言，**古代常取肝俞、胆俞等，现代常取膈俞、胃俞、脾俞等**，这是相似的。

古代取上背部穴者，如清末民初《西法针灸》载："慢性胃加答儿"（即慢性胃炎）具"食欲不振，哕恶呕吐，呃逆嗳气"之症，治疗方法为："灸六壮，或施阶段灸"。"灸六壮法者"，"即七、九、十一椎下左右各一寸五分处点之也"；"阶段灸法者"，"即七、八、九、十、十一椎下左右各五分处点之也，前法得六壮，此则得十壮"。该书还附有具体验案，以证其疗效。上述穴位均在上背部。

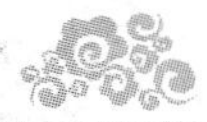

现代取上背部穴者，如常玲治疗呃逆，针刺双侧膈俞穴，使酸麻胀感向前放射；徐斯伟等则取肺俞、膈俞、肝俞、胃俞、大肠俞和心俞、膈俞、脾俞、三焦俞、肾俞两组穴位，交替使用，施针刺，以得气为度；冯春英用艾条灸膈俞、脾俞、胃俞、中脘、足三里；钟梅泉用七星针叩刺背部胸椎 5~12 两侧，均为例。

3. 古今均取臂阴面穴　古代还取手掌部穴　前面已述，治疗本病选取心包、肺等手阴经的穴位，因此臂阴面穴次亦较高，在古、今文献中分别为 12、270 穴次，分列古、今各部的第四（与手掌并列）、第三位，分占各自总穴次的 7.69%、15.42%，此又显示**现代比古代更重视臂阴面穴**。就穴位而言，**古代多取间使，现代多取内关**，这是相似的。而现代取内关达 258 穴次之多，占现代诸穴第二位，占现代总穴次的 14.73%；而古代取间使仅 4 穴次，占古代总穴次的 2.56%，这是同中之异，亦导致现代臂阴面穴次的百分比高于古代。

古代取臂阴面穴者，如《西方子明堂灸经》载：间使主“喜哕”。又如《备急千金要方》云：“噫哕，膈中气闭塞，灸腋下聚毛下，附肋宛宛中五十壮。”其中“腋下聚毛下”可归入臂阴面。

现代取臂阴面穴者，如顾品芳治疗术后顽固性呃逆，取内关等穴，用针刺，并根据虚实采用烧山火或透天凉等手法；曹毅等治疗急性脑血管病引起的顽固性呃逆，李有田等治疗术后顽固性呃逆，均取内关穴，用维生素 B_1、维生素 B_6 或 654-2 做穴位封闭。又如刘云治疗顽固性呃逆，针间使穴，行重提轻按之泻法；杨甲三治疗元气亏虚、肺胃不和之呃逆，针刺经渠透太渊，大陵透内关等穴，均行沿皮透刺，施补法。其中间使、经渠亦属臂阴面。

同时，**古代还常取心包经劳宫等穴**，致使古代手掌部达 12 穴次，与臂阴面并列为古代各部之第四位，亦占总穴次的 7.69%。如《针灸甲乙经》言：“寒热善哕，劳宫主之。”古代选用的手掌部穴还有太渊、大陵、少商等，如《针灸逢源》曰：“肺主为哕，取手太阴（太渊）。”而在现代文献中，手掌部为 17 穴次，占现代各部之第十二位，占现代总穴次的0.97%，未被纳入常用部位，不及古代。

4. **古今均取头面颈部穴**　文献记载与报道显示，古今治疗本病均取头面颈部穴，在古、今文献中，分别为8、146穴次，同列古、今各部的第五位，分占各自总穴次的5.13%、8.34%，此又显示现代似比古代更重视头面颈部穴。古代选用的头面颈部穴为承浆、囟会、百会、风池、额部奇穴、颈部奇穴等（这些穴位次数均不够高，均未被列入常用穴位之列）；**现代常用的头面颈部穴为攒竹、翳风**，此外还选用水沟、天鼎、睛明、扶突等。上述古今头面颈部穴可分为3类，第一类是颈部穴，如古代的风池、颈部奇穴，现代的翳风、天鼎、扶突等；第二类为攒竹附近穴，如古代的额部奇穴，现代的攒竹、睛明等；第三类为末部与口部穴，如古代的承浆、囟会、百会，现代的水沟等。

取颈部穴者，如明代《治病十一证歌》道："伤寒呕哕闷涎随"，"三分针泻到风池"；敦煌医书《火灸疗法》曰："颈部左右"，"等各处灸之"，可治"打呃逆不止并感疼痛"。现代顾耀平治疗呃逆，指压翳风穴；赵萌生则用拇指指腹点按天鼎；徐笨人针刺扶突穴，直接刺及膈神经；马瑞寅从颈部环状软骨上缘平开至胸锁乳突肌前缘处进针，直刺略偏向外，针至1.5~2寸，刺中膈神经，并通电；王双保在颈部两侧，胸锁乳突肌后缘与颈外静脉交叉点下方一横指处进针，刺激膈神经；张希平等治疗顽固性呃逆，针刺崇骨穴（位于第六颈椎棘突下）。

西医学认为，呃逆之反射中枢位于第3、4颈髓，受延髓中枢控制；管理膈肌运动的膈神经出自颈丛（$C_{3\sim5}$），沿前斜角肌表面下行，经锁骨下动脉、静脉之间进入胸腔，其是支配膈肌的唯一运动神经，又接受来自$C_{3\sim5}$颈髓背根神经节感觉神经纤维，并接受星状神经节发出的交感纤维。因此刺激上述古今颈部之穴，均可以直接或间接影响呃逆反射中枢或膈神经，从而调整膈肌运动，起到制止呃逆的作用。

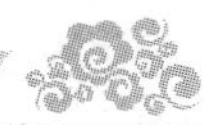

取攒竹附近穴者，如敦煌医书《火灸疗法》治疗“打呃逆不止并感疼痛”：“从眉毛往上量一寸处”，“灸之”。现代杨云珍等治疗顽固性呃逆，用指压或针刺攒竹穴；胡广银等则针刺攒竹透睛明；王文龙等深刺睛明穴；叶芳等揉按“止呃穴”（相当于攒竹穴与睛明穴连线的眶上缘上）；管遵惠治疗皮层性呃逆（即脑血管意外并发呃逆），取“攒眉穴”（眉毛之内侧端，眶上切迹处，为穴位之内起点，眉中间眶上裂为穴位之中心，眉头与眉中这个部位统称‘攒眉穴’）和“音亮穴”（在廉泉与天突之中点）。

中医学认为，胃经“起于鼻，交頞中”，与睛明、攒竹等穴相联系，刺激之则可疏通胃经，和胃降逆，因此现代又取攒竹、睛明附近穴。西医学认为，攒竹、睛明及其附近有滑车神经、三叉神经、鼻睫神经、外展神经等，十分敏感，刺激之对中枢神经有强烈的刺激作用，可使大脑皮质调节功能得以恢复，抑制膈神经等的兴奋；现代还有人认为，刺激眼部穴位，通过三叉 - 迷走神经的反射，可起到止呃作用。

取末部与口部穴者，如《备急千金要方》曰：“哕，灸承浆七壮，炷如麦大。”敦煌医书《火灸疗法》治疗“打呃逆不止并感疼痛”：“于头顶囟门”，“灸之”。《吐番医疗术》言：“呃逆不止”，“热敷囟门也有效”。《神应经》载：百会等穴治“呕哕”。现代李兆苓、王胜等、李璟等治疗顽固性呃逆，均针刺水沟穴。取第三类穴的治疗机理，将在下面“注意选用末部穴”中讨论。

5. 现代选取腿阳面穴　现代治疗本病多取胃经穴，致使腿阳面达 319 穴次，列各部的第二位，占总穴次的 18.22%。而古代取腿阳面仅 6 穴次（全属足三里），列各部的第六位，占总穴次的 3.85%，未被纳入常用部位。就穴位而言，**古今均多取足三里**，这是相同的。现代取足三里达 271 穴次，列现代诸穴之首，占总穴次的 15.48%；而古代取足三里 6 穴次，列诸穴第三位，占总穴次的 3.85%；**现代还取丰隆等穴**，古代取之不多，致使现代腿阳面穴次的百分比远高于古代。

古代取足三里者，如《针灸甲乙经》曰："善哕，三里主之。"《循经考穴编》载：足三里主"噫哕癃遗"。现代取腿阳面穴者，如顾品芳治疗术后呃逆，取足三里等穴，用针刺烧山火或透天凉等手法；钟叙春治疗顽固性呃逆，取足三里等，用针刺加刮痧的方法；赵素欣治疗中风合并呃逆，取双侧足三里，注入氯丙嗪；王革新治疗呃逆，取足三里、丰隆等穴，用电鍉针治疗；王秀汝治疗上消化道出血引起的呃逆，取丰隆等穴，用平补平泻针刺法，均为例。

6. 现代选取足阴部穴　由于**现代治疗本病选取足三阴经之太冲、太溪**，以及公孙、行间、涌泉、照海等穴，致使足阴部穴达140穴次，列各部的第六位，占总穴次的7.80%。如洪钰芳等介绍秦亮甫治疗术后呃逆的经验，针刺行间、太冲等穴，均用泻法，并通电；王宪利治疗呃逆，针刺素髎、太溪，用捻转泻法；姜揖君治疗食管裂孔疝之呃逆，针刺内关、公孙等，用捻转提插手法；夏晓川治疗呃逆，针刺双侧涌泉穴，行呼吸泻法；徐斯伟等则针刺照海、太冲等穴，使针感较强。而古代取足阴部穴共4穴次，列各部的第七位，占总穴次的2.56%，未被纳入常用部位，不如现代，显示古人在治疗本病时对足三阴经重视不够。

此外，**现代治疗呃逆还取腿阴面三阴交，足背部内庭，手背部合谷**。其中三阴交是足三阴经交会之穴，内庭为足阳明胃经之荥穴，合谷是大肠经原穴，而大肠经上行经颈部，因此现代又取该三穴。如徐斯伟等针刺三阴交、合谷等穴，针感较强；王爱民针刺足三里、三阴交、太冲等穴；马瑞林针刺内庭等穴，通过提插捻转手法调经驭气；刘珍针双侧合谷穴，并透后溪，用强刺激方法；张朝阳用拇指按压合谷。而在古代未见此类记载，这亦是古今不同的。

根据古今文献记载与报道，笔者认为，在分部取穴方面，还有以下两点值得提出，以供针灸临床工作者参考。

1. 注意选取末部穴　统计结果显示，在本病的古、今文献中，

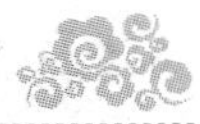

末部穴分别为30、404穴次，分占各自总穴次的19.23%、23.07%，显示古今均注意选取末部穴，而现代似比古代更多选取之。

古代取末部穴者，如《外台秘要》曰："哕逆者灸涌泉。"《奇效良方》治"女人干哕呕吐"，取"独阴二穴，在足第二趾下横纹中"，"灸五壮"。敦煌医书中的《火灸疗法》治疗"打呃逆不止并感疼痛"，"脚背中，中指对直处等各处灸之"，"各灸九次即可"。《神农皇帝针灸图》载：巨阙"治小儿诸痫病，如口哕吐沫，可灸三壮，艾炷小麦大"（该穴在其示意图中标注于骶下肛前）。

现代取末部穴者，如刘树鸾等治疗膈肌痉挛电针涌泉穴；喻雄师则针刺少商穴；常洪霞等取印堂穴，施穴位注射；祝维华等治疗中风呃逆，点刺商阳穴；王培正治疗颅脑术后呃逆，针刺素髎穴，行强刺激，使出现喷嚏反射。

上述诸穴及前面"取末部与口部穴者"所述穴位均属末部之穴。其中涌泉、独阴、"脚背中，中指对直处"在足部；少商、商阳在手部；印堂，以及前述囟门、百会在头顶部；素髎，以及前述承浆、水沟属口部，而人类是从鱼类进化而来的，鱼类的上端在口部，故口部亦当属人体末部；上述巨阙在骶下肛前，属躯干之下端，因此上述诸穴（包括口部之穴）均属末部。而人体末部的神经末梢较为丰富、敏感，用针灸刺激之则会产生强烈的感觉，从而兴奋相应部位脑细胞，进而抑制其他脑细胞，故可使兴奋的膈神经等得以抑制，使本病得到控制。

2. 注意选取关节部穴　古今文献内容又显示，临床还注意选取关节部穴。如清代《采艾编翼》曰："塞呃：扭于肘向肚，将两肘尖各小炷五壮。"敦煌医书中的《火灸疗法》治疗"打呃逆不止并感疼痛"，取"拇指以上，手腕以下，两根硬筋络间"，"灸九次即可"，该穴当为阳溪穴。

现代治疗呃逆而取关节部穴者，如费文荣针刺中魁穴，用强刺激捻转手法，配合憋气动作；华延龄等则直接灸中魁穴5~7壮；祁越针刺中指掌面近侧指间关节中央的"中缝"穴，深达骨膜，捻转 1~2 分钟；周冬松等治疗呃逆，取四缝穴，用三棱针点刺；王道全按揉双侧太冲穴，施强刺激；上述“古今均取臂阴面穴”中杨甲三针刺经渠透太渊，大陵透内关等穴，均为例。

上述古今关节部穴中，中魁、“中缝”、四缝在指间关节，太冲在跖趾关节，阳溪、经渠、太渊、大陵在腕关节，肘尖在肘关节，可见选取关节部穴，在古今临床上也是不谋而合的。关节部的经络血脉多呈曲折状态，阻碍了气血的运行，而在关节部位施予针灸刺激则可促进气血运行，故对本病有一定的治疗作用。

【辨证取穴比较】

在本病的古代针灸文献中，与辨证相关的内容包括虚寒、实热等类型。

1. 与虚寒相关　《针灸资生经》中“伤寒呕哕”一节载：“若气自腹中起，上筑咽喉，逆气连属不能出，或至数十声上下，不得喘息，此由寒伤胃脘，肾气先虚，逆气上乘于胃，与气相并不止者，难治，谓之哕，宜茱萸丸，灸中脘、关元百壮，未止，灸肾俞百壮。”《奇效良方》曰：“治三阴中寒，一切虚冷厥逆，呕哕，阴盛阳虚之证”，“熨脐上”。《医学入门》载：膏肓俞“主阳气亏弱，诸虚痼冷，梦遗，上气呃逆”，“灸至百壮、千壮”。《针灸甲乙经》言：“阳厥凄凄而寒”，“善哕，三里主之”。《圣济总录》曰：“呕哕而手足逆冷者，灸三阴交各七壮”，“未差更灸如前数”。可见古人治疗与虚寒相关之呃逆，选取**中脘、关元、神阙、肾俞、膏肓俞、足三里、三阴交**等温阳补虚祛寒之穴。

2. 与实热相关　《针灸甲乙经》曰：劳宫主“热病发热，烦满而欲呕哕”。《类经图翼》载：间使“治热病频哕”。又如《备急千金要方》道：“温留主伤寒寒热，头痛哕衄。”上述劳宫为心包经荥穴，间使为心包经经穴，而心包属火，故取**劳宫、间使**有清热泻实之功；而**温溜**为大肠经郄穴，以其治疗伤寒寒热引起的哕证，当为大肠与肺相表里的缘故。

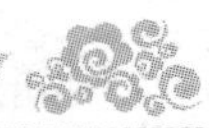

现代治疗呃逆而用辨证取穴者，如王英絮等取膻中、中脘、膈俞、胃俞为主穴，脾胃虚寒者加灸关元、足三里；胃热者加支沟、大肠俞；气郁痰阻者加中府、云门、章门、太冲、丰隆。张少云取中脘、天枢、内关、足三里为主穴，胃中寒冷者加关元、神阙；胃火上逆者加上脘、内庭；肝气郁结者加期门、太冲；胃阴不足者加胃俞、照海。柯德明取膻中、内关、足三里为主穴，寒呃加膈俞，配合隔姜灸；热呃加厉兑，少留针且放血；脾胃虚加中脘，关元；肝气犯胃加太冲，针刺手法以提插、捻转、迎随、呼吸四种补泻手法综合使用。何杨子治疗肝癌插管化疗后呃逆，取足三呈、内关为主穴，肝郁脾虚者加太冲、脾俞；气滞血瘀加膻中、膈俞；挟湿热加阴陵泉；伴阴虚加气海、太溪。

由上可知，由于加入了脏腑辨证，**现代临床的分类比古人更细致，取穴比古人更明确**，至于古、今医人的辨证取穴，孰者为上？尚待进一步考察。

【针灸方法比较】

1. 古今均用艾灸法　艾叶性温，用火烧灼则热力更强，可以温阳补虚，治疗本病之虚寒证；艾灸振奋人体阳气，增强自身调整功能，又可达到祛邪排毒的效果，故又可用于本病之实热证；灸灼穴位产生的强烈痛觉，还可抑制相关神经的病理兴奋灶，因此古今均用灸法治疗本病。在古、今本病文献中，涉及艾灸者分别为27条次、43篇次，分列古、今诸法之第一、第六位，分占各自总条（篇）次的42.86%和7.93%，可见**古代比现代更重视灸法**，这与古代多灸，现代多针的状况相合。

古人艾灸所取穴位符合上述总体取穴规律，即灸取胸腹、上背、臂阴、头面等部穴位，上述“分部取穴比较”与“辨证取穴比较”中多有此例。**古人艾灸亦重视取末部穴与关节部穴**，在上述“注意选取末部穴”和“注意选取关节部穴”中，《外台秘要》“灸涌泉”；《奇效良方》灸独阴；《火灸疗法》灸“头顶囟门和从眉毛往上量一寸处”，灸“脚背中，中指对直处”；《神农皇帝针灸图》灸巨阙；《备急千金要方》“灸承浆”；《采艾编翼》灸“两肘尖”；《火灸疗法》灸阳溪，均为灸之例。而现代治疗本病多在末部与关节部穴处施予针刺，针刺和艾灸的疗效是否有差异？似待进一步考察。

在胸腹部诸穴中，**古人重视灸期门与乳下穴**。如《医学纲目》中的“产后哕”载：“噫呃服药无效，灸期门必愈。”《续名医类案》记载了陈良甫的验案：“治许主簿，痢疾呃逆不止，诸药无效，灸期门穴，不三壮而愈。”《卫生宝鉴》曰：“治一切呃逆不止，男左女右，乳下黑尽处一韭叶许，灸三壮，病甚者灸二七壮。”《类经图翼》亦曰：“哕逆：乳根，三壮，火到肌即定。”期门为肝之募穴，而肝主疏泄，可调节人体全身气机的升降出入；灸乳下穴则是古人临床经验所得。

前人艾灸后针刺还注意防止感染：在上述“多取上背部穴”中，《西法针灸》采用了“灸六壮，或施阶段灸”的方法，其后又曰：针刺“注意，化脓之时切忌灸点，不然必起化脓性筋炎，慎之。”可能在当时临床上曾产生不良后果，故提醒后人注意，可供现代临床借鉴。

现代治疗呃逆而用灸法者，如周秀娟取膻中、中脘、关元，施艾条持续熏灸；杜玉兰用艾条熏灸两乳下穴，呃逆立止；陈豫等取中脘、膻中、期门、上脘、神阙、天枢、建里、足三里，用膈姜灸法；邵中兴取中脘，用隔姜灸；周舜权取双侧足三里，用温针灸；梅怡明等治疗腹部手术后呃逆，艾灸天突穴；王凤荣治疗顽固性呃逆，取双侧中魁穴，用针刺加艾灸的方法。可见现代对古人的艾灸疗法有所继承，而且也有灸期门与乳下穴者，但总的说来，现代运用灸法不如古代多，因此对古人的艾灸经验似可进一步挖掘。

2. 古今均用针刺法　针刺可激发人体的自身调节功能，从而达到降气平逆的目的。在本病的古、今文献中，涉及针刺者分别为 12 条次、250 篇次，分列古、今诸法之第二、第一位，分占各自总条（篇）次的 19.05%、46.13%，可见**现代比古代更多地采用**

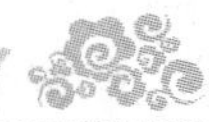

针刺法，这当是现代针具进步及神经学说影响的结果。

古代用针刺者，如《素问病机气宜保命集》言："哕呕无度，针手厥阴大陵穴。"《医学纲目》语："刺哕，取乳下黑根尽处，及脐下三寸，皆大验也。"（此处刺"乳下黑根尽处"与上述艾灸一节中灸乳下穴有相合之处。）《西法针灸》载："胃加答儿：食欲不振，哕恶呕吐，呃逆嗳气"，"于左列之部针之：中脘、上脘、巨阙、不容、承满、期门、肝俞、胆俞、意舍、大杼"。均为例。古人又根据病情的虚实，施以补泻手法，如《灵枢经·口问》曰："人之哕者"，"补手太阴，泻足少阴"。《太平圣惠方》载：上脘主"心中闷，发哕"，"针入八分，得气先补而后泻之"。

《治病十一证歌》道："伤寒呕哕闷涎随，列缺下针三分许，三分针泻到风池，二手三间并三里，中冲还刺五分依。"其中所刺穴位有上肢部的穴位列缺、三间、手三里、中冲，这些穴位可归于末部或关节部；其又对颈项部的风池穴使用"针泻"法，通过影响膈神经，发挥止呃作用。

《席弘赋》中的"气上攻噎"似当为呃逆，其治疗方法是："便于三里攻其隘，下针一泻三补之"，"噎不住时气海灸，定泻一时立便瘥"。其在针刺足三里时采用"一泻三补"的方法，同时又结合艾灸气海，从而提高治疗效果，此亦可供当代临床参考。

现代治疗呃逆而用针刺疗法者，如纪宪法取中魁穴，用针刺法；谭馥梅取中脘穴，用芒针疗法；曹琚敏等顽固性呃逆，取止呃十穴：攒竹、合谷、内关、足三里、中脘、气海，用针刺疗法；马瑞林取内庭、足三里、中脘等穴，通过提插捻转手法调经驭气，等等。现代尤其**重视对膈神经的刺激**，前面"古今均取头面颈部穴"中已述，可参阅。又如朱士涛等针刺第4颈夹脊，从而抑制膈神经的兴奋；王启才等取翳风穴，用针刺激膈神经；朱复林等针天突穴，刺及膈神经，亦为例。此外，**现代还针刺睛明、攒竹等穴**，在前面"古今均取头面颈部穴"中也已述。这些均是现代针灸工作者对古代针灸学术经验的发展。

现代针刺重视手法，对若干穴位采用较强刺激手法，以抑制膈神经的过度兴奋。如章碧武等治疗顽固性呃逆，取足三里、内关、中脘、膈俞、膈关进行针刺，每隔2分钟强刺激1次，每次刺激以病人出现明显酸胀感为度；艾红兰则取列缺和照海，施提插捻转，平补平泻，要求有较强针感，列缺穴的针感向下传至大拇指，照海穴的针感向踝关节周围放射；李爱华治疗肝癌介入化疗栓塞术后顽固性呃逆，针刺足三里，用烧山火手法，针刺内关，用平补平泻手法；王金海取"安胃穴"（在鼻尖正中直上1寸，旁开0.3~0.4寸处），针刺入穴后，捻转15秒，直至患者双眼流泪为止。上述穴位以远道者为多。

3. 古今均用推拿 推拿具有刺激穴位，疏通经络，活血理气，调整脏腑功能的作用，故治疗本病有一定的效果。在古、今本病文献中，涉及推拿者分别为2条次、59篇次，分占古、今总条（篇）次的3.17%和10.89%，可见**现代比古代更多地采用推拿的方法**，这当是推拿简便效速，故而得到推广的缘故。古代用推拿治疗本病者，如清末民初《西法针灸》载：急慢性"胃加答儿"均可有"哕恶呕吐，呃逆嗳气"之症，治疗则采用"按摩腹部、背部、腰部"的方法。

现代用推拿疗法治疗呃逆者，如赵建平用双手拇指分别按在两侧睛明穴上，力量逐渐增大，并稍加旋转以患者能耐受为度；赵宁侠等、吴玉玲等、龚瑞章均用指压攒竹穴的方法，可将两拇指按压在双侧攒竹穴上，其余四指并拢紧贴在两耳尖上率谷；刘文明等用手法按压天鼎穴；宋江友用食指按压双侧人迎；侯丽敏指压天突穴；徐岩等以拇指指腹，或掌根，或臂骶按压膻中穴；李景义用拇指用力按压鸠尾穴；周建平用拇指压在少商穴上，食指协助捏压；芦霞等除点压攒竹穴外，还用刮法，从风府刮至大椎，再刮中脘、天枢、胃俞、脾俞、内关、足三里，然后施予拔罐、走罐、留罐。

4. 古今均用刺血法 在古、今本病文献中，均有用刺血疗法的记载。如晋代《针灸甲乙经》载："疟，寒厥及热厥，烦心善哕，心满而汗出，刺少商出血立已。"此处之"哕"由"疟"所致，当为

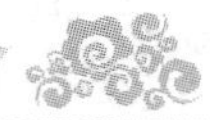

实证，故可采用刺血疗法以泻其实邪。

现代用刺血治疗呃逆者，如喻喜春用三棱针点刺商阳穴、舌尖或舌下络脉出血，重症刺中脘、胃俞，再拔火罐出血；王凤仪取大椎、膈俞、肝俞、身柱、脾俞、胃俞等穴，行刺络拔罐术；王宏伟等取攒竹穴，点刺放血，然后加指压；周冬松等取四缝穴，点刺并挤出淡黄色黏液或血液；祝维华等治疗中风呃逆，点刺商阳穴，放血30滴。总之，**对于本病之实邪盛者，均可用刺血疗法**。

5. 古今均用外敷法　古今临床还采用药物外敷的方法，使药物中的有效成分通过穴位皮肤到达内脏，从而发挥治疗作用。如清代《续名医类案》载："陆茂才父，年七十"，"至夜忽腰大痛，不可转侧"，"二便仍秘，且呕恶发呃"，"外以田螺、独蒜捣烂系脐下，二便既行，呕呃遂止"。其中田螺性寒，味甘咸，具清热利水的功效；大蒜性温，味辛，具行滞气，暖脾胃之功效。两物相配，敷于脐下，可使气得行，胃得暖，二便下行，呕呃遂止。

现代吕玉峰治疗呃逆，将"三味止逆散"（芒硝、胡椒、朱砂）敷脐；宋耀朋等、吴红举均将吴茱萸敷于涌泉穴，可见今人所用药物中也有通下暖胃之成分。

6. 古今均用热敷法　古代还采用热熨法　热敷是较大面积的热疗法，但温度可能较艾灸为低，古今亦用其治疗本病。如敦煌医书中的《吐番医疗术》载："呃逆不止"，"热敷囟门也有效"。现代王芳等治疗癌症患者顽固性呃逆者，除针刺外，热敷其涌泉、大包穴；郝晋东则热敷期门、大包穴。

热熨与热敷相似，但温度较热敷为高，古代用其治疗虚证、寒证。如上述"与虚寒相关"中《奇效良方》即采用熨法，具体方法是：将"肥葱、麦麸、沧盐"，"同炒极热"，"熨脐上"。葱有通阳散阴的作用，麦麸和盐有保温和使加热均匀的作用，可以延长加热时间，扩大加热面积。而在现代本病针灸文献中，有关熨法的报道较少。

7. 古代采用压脉、催嚏法　现代采用催吐、吞咽法　敦煌医书《吐番医疗术》载："呃逆不止，紧压右手跳脉，即可止"，"将线头探入鼻孔打喷嚏，也有效"。此案采用了压脉、催嚏法，是古人经验所得。

而现代则有采用催吐、吞咽法的报道，如黄兴义等治疗呃逆，以压舌板压稳舌体，用棉签轻轻刺激咽壁及悬雍垂，使患者产生呕吐反射，反复操作 3 次，从而取效；朱慧取双侧耳穴神门、胃、膈，贴压王不留行，然后每穴进行按压刺激，同时让病人配合饮温开水，一口水分 3 次咽下。催嚏和催吐、吞咽有相近之处，笔者揣测，呃逆、喷嚏、呕吐、吞咽的中枢可能相近，因而兴奋了喷嚏、呕吐、吞咽的中枢，可抑制呃逆的中枢。

8. 现代采用的其他疗法 而现代治疗本病还采用若干其他方法，包括穴位注射、电针、拔罐、埋藏、器械，以及微针疗法（包括耳穴、眼针、手针、鼻针、头针、腕踝针等）等，这些在古代文献中未见记载，当为现代针灸工作者的发展，以下试述之。

（1）**穴位注射**：现代多用穴位注射治疗本病，共计 155 篇次，列诸法之第二位（仅次于针刺），十分瞩目。笔者揣测，本病的治疗比较困难，有时针灸的疗效不够满意，故采用穴位注射，使针灸与药物相结合，以求提高疗效，致使报道较多。如王强等治疗呃逆证，取中脘穴，注入 654-2；李娟等则取膻中、膈俞、足三里、内关等穴，注入盐酸山莨菪碱、维生素 B_{12}；刘公修等取足三里，注入维生素 B_1、维生素 B_6；黄勇等取双侧膈俞，注入威灵仙注射液；孙均芳等取双侧耳穴膈，配神门、脑点、交感、皮质上，注入 654-2；时国臣治疗中风呃逆，取足三里或内关，注入阿托品硫酸盐。

（2）**电针**：如刘运珠治疗顽固性呃逆，取肺俞、膈俞、肝俞等穴，用电针疗法；周冬松等则取两侧内关、足三里，采用电针刺激；杨廷辉等取攒竹、膻中、中脘、足三里、内关，其中双侧攒竹穴为一组，膻中、中脘穴为一组，分别各接一组导线，通电；郑永生治疗中风伴发呃逆，取双侧迎香穴，用电针刺激。

（3）**拔罐**：如杜永年等顽固性呃逆，选择背部双侧背俞穴，用

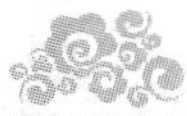

走罐治疗，最后留置在膈俞穴处。

（4）**埋藏**：如陈龙等治疗膈肌痉挛，取膈俞穴，用埋针疗法；杨春则取膻中穴，亦用埋针疗法；吴笛取膈俞、足三里，用埋线疗法。

（5）**器械**：如武明雪等治疗顽固性呃逆，取膈俞及胸部穴位，用微波治疗机照射；郭瑞琦则取耳穴膈、胃，用经络诊疗器治疗。

（6）**微针疗法**

1）**耳穴**：如用耳穴治疗本病的报道较多，达416穴次，多于各经穴次，十分瞩目。笔者揣测，本病中有不少是属于功能性的，而耳穴对于功能性疾病的疗效较好，故运用较多。如曾火英治疗顽固性呃逆，取耳穴膈穴，将双手拇指以强刺激手法掐压；赵振兰则取耳穴膈、胃、小肠等，贴压王不留行；江飞舟等取耳中（膈）、胃、神门、相应点（手术点或患病器官的反应穴位）等，将揿针埋入；张盈瑞取耳穴交感、神门、皮质下、膈、胃、脾，用针刺并加电脉冲。

2）**眼针**：如鞠庆波等、杨森治疗顽固性呃逆，均取眼穴3区（上焦）、5区（中焦）、7区（脾胃），以针刺治疗。

3）**手针**：如魏玲、徐建勇等治疗呃逆患者，均取双侧第2掌骨侧生物全息之胃穴，用针刺。

4）**鼻针**：如侯文凤治疗顽固性呃逆，取鼻针之双侧胃穴，用针刺，施快速捻转，使患者产生酸、麻、胀、痛、流泪、喷嚏等感觉，并接电，选中、高频率，加大电流量。

5）**头针**：如顾艳明用头皮针治疗呃逆，取双侧额旁二线，将针刺入头皮下。

6）**腕踝针**：如马平采用腕踝针治疗呃逆，选腕部上1、上2点，用毫针沿皮刺。

【结语】

根据上述对古今文献的统计与分析结果，兹提出治疗呃逆的参考处方如下（无下划线者为古今均用穴，下划曲线者为古代所用穴，下划直线者为现代所用穴）：①胸脘部穴中脘、期门、关元、气海、巨阙、上脘、膻中、天突、天枢等；②上背部穴肝俞、胆俞、膈俞、胃俞、脾俞等；③上肢阴面穴间使、劳宫、内关等；④颈部穴风池、翳风等；⑤头面部穴囟会、攒竹等；口部穴承浆、人中等；⑥下肢阳面穴足三里、内庭、丰隆等；⑦下肢阴面穴太冲、三阴交、太溪等。此外还可以选取手背部合谷等穴。临床可根据病情，在上述处方中选用若干相关穴位，可考虑多取末部与关节部穴。

治疗与虚寒相关者，可选取中脘、关元、神阙、肾俞、膏肓俞、足三里、三阴交等温阳补虚祛寒之穴；治疗与实热相关，可选取心包经清热泻实之劳宫、间使，以及大肠经郄穴温溜等。

临床可采用针刺，包括针刺与呃逆中枢及膈神经相关的穴位，以及攒竹附近穴，对于远道穴位可考虑采用强刺激；临床又可采用艾灸，可考虑灸期门及乳下穴。此外，可采用推拿、刺血、外敷、热敷，以及熨法、压脉、催嚏、催吐等方法，还可采用现代临床的穴位注射、电针、拔罐、埋藏、器械，以及微针疗法（含耳穴、眼针、手针、鼻针、头针、腕踝针）等方法，其中穴位注射与耳穴疗法亦值得推荐。

历代文献摘录

［元代及其以前文献摘录］

《灵枢经·口问》："人之哕者……补手太阴，泻足少阴。"

《针灸甲乙经》（卷七·第一下）："热病发热，烦满而欲呕哕……劳宫主之。""伤寒，寒热头痛，哕衄，肩不举，温溜主之。""小便不利，善哕［一本有"呕"字］，三里主之。"

《针灸甲乙经》（卷七·第五）："烦心善哕，心满而汗出，刺少商出血立已。"

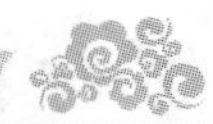

《针灸甲乙经》(卷八·第一下):“寒热善哕,劳宫主之。”

《针灸甲乙经》(卷九·第二):善唾,哕噫……太渊主之。”“心痛,衄哕呕血……郄门主之。”

《备急千金要方》(卷十六·第五):“哕,灸承浆七壮,炷如麦大;又灸脐下四指七壮。”“噫哕,膈中气闭塞,灸腋下聚毛下,附胁宛宛中五十壮。”“哕噫呕逆,灸石关百壮。”

《备急千金要方》(卷三十·第二):“鸠尾……厥心痛,善哕,心疝。”“大敦主哕噫,又灸石关。”“少海主气逆呼吸,噫哕呕。”

《备急千金要方》(卷三十·第五):“温留主伤寒寒热,头痛哕衄。”

《千金翼方》(卷二十七·第六):“治卒哕,灸膻中、中府、胃管各数十壮,灸尺泽、巨阙各七壮。”

敦煌医书《火灸疗法》P·T1044:“于头顶囟门和从眉毛往上量一寸处,颈部左右,拇指以上,手腕以下,两根硬筋络间,脚背中,中指对直处等各处灸之;另对打呃逆不止并感疼痛,消化不良,亦有疗效,各灸九次即可。”

敦煌医书《吐番医疗术》P·T1057:“呃逆不止,紧压右手跳脉,即可止,热敷囟门也有效,将线头探入鼻孔打喷嚏,也有效。”

《外台秘要》(卷十九·论阴阳表里灸法):“脚气……哕逆者灸涌泉。”

《外台秘要》(卷三十九·第四):“胁堂:在腋阴下二骨陷者中……噫哕喘逆。”

《外台秘要》(卷三十九·第七):“极泉……干呕哕。”

《外台秘要》(卷三十九·第十):“幽门……善哕支满,不能食。”

《太平圣惠方》(卷九十九):“上管……心中闷,发哕,伏梁气,状如覆杯,针入八分,得气先补而后泻之。”[原出《铜人针灸经》(卷三)]

《医心方》(卷十一·第七):“《小品方》治霍乱呕哕吐逆,良久不止方:灸巨阙并太仓各五十壮。”

《圣济总录》(卷一百九十三·治哕):“少商二穴主哕。”“呕哕而手足逆冷者,灸三阴交各七壮……未差更灸如前数。”

《西方子明堂灸经》(卷二·手厥阴):“间使……喜哕。”

《西方子明堂灸经》(卷七·侧胁):“章门……哕噫。”

《针灸资生经》(卷三·伤寒呕哕):“若气自腹中起,上筑咽喉,逆气连属不能出,或至数十声上下,不得喘息,此由寒伤胃脘,肾气先虚,逆气上乘于胃,与气相并不止者,难治,谓之哕,宜茱萸丸,灸中脘、关元百壮,未止,灸肾俞百壮(指)。”

《针灸资生经》(卷六·头痛):“头痛筋挛骨重少气,哕噫满,时惊,不嗜卧……由肾气不足而内著,其气逆而上行,谓之肾厥,宜灸关元百壮,服玉真元(指)。”

《素问病机气宜保命集》(卷下·第三十二):“哕呕无度,针手厥阴大陵穴。”

《卫生宝鉴》(卷十二·呕吐呃逆):“治一切呃逆不止,男左女右,乳下黑尽处一韭叶许,灸三壮,病甚者灸二七壮。”

[明代文献摘录]

《神应经》(伤寒部):“呕哕:百会、曲泽、间使、劳宫、商丘。”

《神应经》(痰喘咳嗽部):“呕哕:太渊。”

《针灸大全》(卷一·治病十一证歌):“咽喉以下至于脐,胃脘之中百病危,心气痛时胸结硬,伤寒呕哕闷涎随,列缺下针三分许,三分针泻到风池,二手三间并三里,中冲还刺五分依。”

《针灸大全》(卷一·席弘赋):“腰连胯痛[此二字原作“膝肿”,据《针灸大成》改]急必大,便于三里攻其隘,下针一泻三补之,气上攻噎只管在,噎不住[原作“在”,据《针灸大成》改]时气海灸,定泻一时立便瘥。”

《奇效良方》(卷四):“熨法:治三阴中寒,一切虚冷厥逆,呕哕,阴盛阳虚之证……肥葱、麦麸、沧盐……同炒极热……熨脐上。”

《奇效良方》(卷五十五·奇穴):“独阴二穴,在足第二趾下横

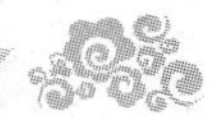

纹中……治女人干哕呕吐。”

《针灸捷径》(卷之下):“伤寒,发哕:劳宫、间使、巨阙、中管。”

《外科理例》(卷五·一百十五):“臂疽……脉症俱寒,乃附骨痈也,开发已迟,以燔针启之,脓清稀解,次日肘下再开之……次日吃逆尤甚,自利,脐腹冷痛,腹满食减,时发昏愦,灸左乳下黑尽处二七壮。”

《神农皇帝真传针灸图》(图二十一):“巨阙[图标在骶下肛门前]:治小儿诸痫病,如口哕吐沫,可灸三壮,艾炷小麦大,在鸠尾下一寸陷中。”

《医学入门》(卷一·治病奇穴):“膏肓……上气呃逆,膈噎……灸至百壮、千壮。”

《医学纲目》(卷十六·诸逆冲上):“刺哕,取乳下黑根尽处,及脐下三寸,皆大验也。”

《医学纲目》(卷二十二·哕):“(世)治呃逆,于脐下关元穴灸七壮,立愈,累验。”

《医学纲目》(卷二十二·产后哕):“(大)噫呃服药无效,灸期门必愈。”

《寿世保元》(卷十·灸法):“呃逆咳逆,灸气海三五壮。”

《针方六集》(纷署集·第二十九):“大都……烦哕。”

《类经图翼》(卷七·手厥阴):“间使……捷径云,治热病频哕。”

《类经图翼》(卷八·任脉):“巨阙……如口哕吐沫,可灸三壮。”

《类经图翼》(卷十一·诸咳喘呕哕气逆):“哕逆:乳根(三壮,火到肌即定;其不定者,不可救也)、承浆、中府、风门、肩井、膻中、中脘、期门、气海、足三里、三阴交。”

《循经考穴编》(足阳明):“[足]三里……噫哕癃遗。”

[清代及民国前期文献摘录]

《针灸则》(七十穴·胸胁部):“阴都……哕呕不得息。”

《续名医类案》(卷十四·呃逆):“[陈良甫]治许主簿,痢疾呃逆不止，诸药无效，灸期门穴，不三壮而愈。”

《续名医类案》(卷十九·腰痛)：“陆茂才父，年七十……二便仍秘，且呕恶发呃……外以田螺、独蒜捣烂系脐下，二便既行，呕呃遂止。”

《采艾编翼》(卷二·咳逆)：“塞呃……上脘、气海、大陵、足三里，并扭于肘向肚，将两肘尖各小炷五壮，气痛，平心反背二穴，并为三穴灸之。”

《针灸逢源》(卷六·呕吐哕)：“肺主为哕，取手太阴(太渊)，足少阴(俞府、石关)。”

《针灸内篇》(足少阳胆经络)：“辄筋……喘，不能卧，哕噫，少食。”

《神灸经纶》(卷三·伤寒宜灸)：“干哕呕吐，里急下利，亦当灸幽门为是。”

《西法针灸》(第三章·第一节)：“急性胃加答儿……食欲不振，哕恶呕吐，呃逆嗳气……按摩腹部、背部、腰部，并于左列之部针之：中脘、上脘、巨阙、不容、承满、期门、肝俞、胆俞、意舍、大杼。”“慢性胃加答儿……证候与急性症相同，治法一切同前，并灸六壮，或施阶段灸，此外则针腹部诸处；注意，化脓之时切忌灸点，不然必起化脓性筋炎，慎之(案：灸六壮法者，乃去大椎以下，即七、九、十一椎下左右各一寸五分处点之也；阶段灸法者，去大椎以下，即七、八、九、十、十一椎下左右各五分处点之也，前法得六壮，此则得十壮)。”

《西法针灸》(第三章·附录)：“一病妇，年四十七岁，距今三年前之六月，忽觉心窝部发痛，食欲不振，头痛哕恶，全身倦怠，曾赴千叶县立医院求治，医生诊为胃加答儿……先按摩腹部，又针中脘、上脘、下脘、承满、关门、天枢诸穴，一昼夜后，顿觉减轻，至第三日，几如无病……于背部行阶段灸法……依然健壮，前症绝未复发。”

《针灸治疗实验集》(44)：“林子成，住东阳县南门，年三十八

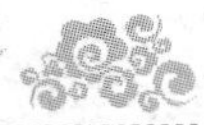

岁……腹痛如绞，睾丸缩入，四肢厥冷，胃呃呕，欲吐不能，欲泻不得，沉昏不省人事……即请士人及为绞肠痧，用三角针全身刺出血后，刻发寒热，四肢厥冷，唇口清白，神气昏乱，其友人即请后学诊治，按脉弦急，用毫针刺天枢穴泻，三阴交泻，足三里泻，中脘先泻后补，病去一大半，再刺腹结穴，腹内浊走动，遂即睡眠一时，神气清爽，疼痛除净，助治用白布一方，橘叶刀切碎，食盐炒热，敷于橘叶与布上，按置脐中。”

[现代文献题录]

（限本节引用者，按首位作者首字的汉语拼音排序）

艾红兰．八脉交会穴治疗顽固性呃逆初探．上海针灸杂志，2003，22（6）：26

曹琚敏，管汴生．针刺止呃十穴治疗顽固性呃逆60例．陕西中医，2006，27（6）：724.

曹毅．内关穴封闭治疗急性脑血管病引起的顽固性呃逆．黑龙江中医药，1994，23（6）：36

常洪霞．印堂穴位注射治疗顽固性呃逆的临床观察．中国针灸，2005，25（3）：169

常玲．针刺膈俞治疗呃逆．中国针灸，1992，12（1）：26

陈龙，李文丽．膈俞穴埋针治疗膈肌痉挛65例．河北中医药学报，1998，13（2）：42

陈豫．隔姜灸治疗呃逆28例．针灸临床杂志，2004，20（2）：43

单新文．按揉天突穴治疗膈肌痉挛．四川中医，1990，8（4）：50

杜永年，陈蓓琳，张为，等．走罐治疗顽固性呃逆31例．针灸临床杂志，2002，18（10）：18

杜玉兰．艾灸两乳穴呃逆立止．中医外治杂志，1999，8（2）：48

费文荣．针刺中魁穴治疗顽固性呃逆症50例．新中医．1988，20（1）：39

冯春英．灸治呃逆6例．上海针灸杂志，1987，6（3）：44

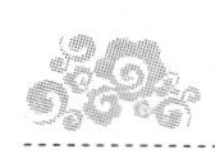

龚瑞章．指压攒竹穴治疗膈肌痉挛30例．中国针灸，1981，1(1):48

顾品芳．针刺治疗手术后并发顽固性呃逆22例．上海针灸杂志，1985，4(3):15

顾艳明．头皮针治疗呃逆30例．安徽中医学院学报，1999，18(2):33

顾耀平．按压翳风穴治疗呃逆．江西中医药，1987，8(1):45

管遵惠．针刺治疗"皮层性呃逆"的经验介绍．黑龙江中医药，1982，11(4):40

郭瑞琦．经络诊疗器治愈呃逆15例．山西中医，1991，7(2):35

郝晋东．"四关穴"透刺法治疗癌症并发呃逆体会．甘肃中医，2006，19(8):35

何杨子．针刺治疗肝癌插管化疗后呃逆16例．针灸学报，1992，8(4):8

供钰芳，李虹虹．秦亮甫针灸医案五则．中医文献杂志，2005，23(2):35

侯丽敏．针灸治疗呃逆45例．针灸临床杂志，2000，16(3):22

侯文凤．鼻针治疗顽固性呃逆．中国针灸，1999，19(3):139

侯玉玲，程晋成．指压攒竹穴治疗呃逆37例．蚌埠医学院学报，2003，28(1):69

胡广银．攒竹透刺治化疗后呃逆28例．江西中医药，1999，30(3):41

华延龄．灸中魁穴治疗呃逆5例的体会．上海针灸杂志，1984，3(1):18

黄兴义．咽部催吐配合针刺止呃．中国针灸，1996，16(6):39

黄勇，刘桂珍．水针治疗呃逆临床观察．上海针灸杂志，2003，22(6):17

纪宪法．针刺配合食醋治疗呃逆30例．上海针灸杂志，1990，9(1):48

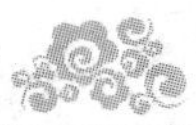

江飞舟，刘圣凤，潘俊，等．耳穴揿针埋针治疗顽固性呃逆．针灸临床杂志，2002，18（2）：36

姜揖君．姜揖君临证经验//陈佑邦．当代中国针灸临证精要．天津：天津科学技术出版社，1987：296

鞠庆波，王鹏琴．眼针疗法治疗顽固性呃逆32例．现代中西医结合杂志，2005，14（22）：2980

柯德明．针灸治疗呃逆50例．河南中医，2005，25（5）：74

李爱华．针刺治疗肝癌介入化疗栓塞术后顽固性呃逆疗效观察．湖北中医杂志，2005，27（7）：38

李景义．指压鸠尾穴治疗呃逆35例．上海针灸杂志，1990，9（1）：48

李璟，史红辉．针刺水沟结合屏气治疗顽固性呃逆．中国针灸，2002，22（3）：193

李娟，曹玉华．水针治疗顽固性呃逆．针灸临床杂志，2004，20（11）：24

李小兵．指针中脘穴治疗顽固性呃逆48例．医学理论与实践，2004，17（10）：1178

李有田．内关穴封闭治疗术后顽固性呃逆87例．中国针灸，1991，11（2）：20

李兆苓．针刺人中治呃逆．浙江中医杂志，1990，25（3）：136

刘公修．足三里穴位封闭治疗顽固性呃逆．中国针灸，1992，12（1）：26

刘树鸾．电针涌泉穴治疗膈肌痉挛362例．中国针灸，1993，13（3）：5

刘文明，张淑敏．手法按压天鼎穴治疗呃逆157例．人民军医，2001，44（8）：492

刘云．针间使穴治疗顽固性呃逆．中国针灸，1992，12（1）：27

刘运珠．电针背俞穴治疗顽固性呃逆32例．陕西中医，2006，27（12）：1563.

刘珍,魏君．针灸合谷穴治疗膈肌痉挛30例．中国民间疗法,2005,13(3):22

芦霞,李玉周,杨现新．点压攒竹穴治疗打嗝30例．中医外治杂志,2006,15(3):17

吕玉峰．外敷法治疗呃逆．山东中医杂志,1988,7(4):51

马平．腕踝针治疗呃逆32例．中国民间疗法,2001,9(6):26

马瑞林．马瑞林临证经验//陈佑邦．当代中国针灸临证精要．天津:天津科学技术出版社,1987:13

马瑞寅．针刺膈神经治疗呃逆86例．上海针灸杂志,1987,6(2):15-16

梅怡明．艾灸天突穴治疗腹部手术后呃逆疗效观察．浙江中西医结合杂志,2006,16(11):713

弥新成．针气海关元治疗呃逆．中国针灸,1992,12(1):26-27

米立新．针刺鸠尾治疗呃逆．中国针灸,1992,12(1):26

祁越．中缝穴及其治疗呃逆的探讨．中医药研究,1990,6(1):35

邵中兴．针灸治疗呃逆30例．上海针灸杂志,1989,8(4):46

时国臣．穴位注射治疗中风呃逆．中国针灸,1992,12(1):27

宋江友．指压人迎穴治疗呃逆23例．新中医,1987,19(8):35.

宋耀朋,郭会娟．吴茱萸外敷涌泉穴治疗呃逆27例．中国民间疗法,2001,9(9):13

孙均芳,刘静．654-2耳穴注射治疗顽固性呃逆．中国民间疗法,2003,,11(12):26

谭馥梅．芒针治疗顽固性呃逆135例．湖南中医杂志,2003,19(6):32

王爱民．针灸治疗呃逆18例．中国中医药科技,2006,13(2):119.

王常元,纪富荣．针刺治疗顽固性呃逆86例．中国针灸,1996,16(1):19-20

王道全．太冲穴为主临床应用举隅．中国针灸，1993，13（3）：35

王芳，郜启全．针灸治疗癌症患者顽固性呃逆56例．上海针灸杂志，2004，23（1）：22

王凤荣．针灸中魁穴治疗顽固性呃逆9例．中国民间疗法，2004，12（3）：15

王凤仪．腹背腧穴　刺络拔罐//胡熙明．针灸临证指南．北京：人民卫生出版社，1991：144

王革新．电锓针治疗呃逆50例临床观察．陕西中医学院学报，1998，21（1）：46

王宏伟．攒竹穴针刺出血指压治疗顽固性呃逆30例．针灸临床杂志，1999，15（4）：45

王金海．针刺安胃穴治疗呃逆153例．辽宁中医杂志，1993，20（1）：39

王培正．针刺素髎穴治疗颅脑术后呃逆7例临床观察．中国针灸，1994，14（增）：213

王启才．对翳风穴治疗呃逆的认识．中国针灸，1995，15（3）：39-40

王强．中脘穴治疗呃逆．中国针灸，2002，22（7）：476

王胜，张丽霞，任晓荣．针刺水沟穴治疗顽固性呃逆30例．上海针灸杂志，1999，18（6）：22

王双保．针刺呃停穴治疗呃逆35例．人民军医，1991，34（5）：32

王文龙．深刺睛明穴治疗顽固性呃逆26例．针灸临床杂志，1998，14（6）：26

王宪利．针刺素髎、太溪治疗呃逆114例．北京中医，1994，13（2）：64

王秀汝．丰隆穴为主治疗上消化道出血引起的呃逆18例．中医药学刊，2001，18（6）：632

王英絮．针灸治疗顽固性呃逆．中国针灸,1996,16(6):38

魏玲．生物全息针刺法治疗呃逆．中国针灸,1996,16(6):38

吴笛．穴位埋线治疗顽固性呃逆32例临床观察．上海针灸杂志,2006,25(12):17

吴红举．吴茱萸外敷涌泉穴治疗顽固性呃逆52例．中国民间疗法,2007,15(3):14

武明雪,庞兆荣．针灸配合微波治疗顽固性呃逆30例．吉林中医药,2003,23(6):40

夏晓川．针刺治疗顽固性呃逆12例．湖北中医杂志,1989,11(5):48

徐笨人．徐笨人临证经验//陈佑邦．当代中国针灸临证精要．天津:天津科学技术出版社,1987:344

徐建勇,高洪英．针刺生物全息胃穴治疗呃逆58例．中国针灸,2002,22(1):40

徐斯伟,胡蔚琼,陈蓓琳．针灸三步递进法治疗呃逆．针灸临床杂志,2002,18(10):44

徐岩．按压膻中穴治疗呃逆170例．浙江中医杂志,1987,22(11):493

杨春．膻中穴埋针治疗顽固性呃逆20例临床观察．针灸临床杂志,2001,17(3):43

杨甲三．杨甲三临证经验//陈佑邦．当代中国针灸临证精要．天津:天津科学技术出版社,1987:169

杨森．眼针治疗顽固性呃逆．中国民间疗法,2001,9(6):26

杨廷辉．电针治疗呃逆的临床研究．针灸临床杂志,2004,20(3):30-31

杨云珍,闫宏山．指压或针刺攒竹穴治疗顽固性呃逆48例．中国民间疗法,2006,14(12):40

叶芳．针刺治疗顽固性呃逆20例疗效观察．针灸临床杂志,1994,10(4):17

喻喜春．刺络放血治呃逆//胡熙明．针灸临证指南．北京：人民卫生出版社,1991:143

喻雄师．针刺少商穴为主治疗顽固性呃逆．湖南中医杂志,1987,3(1):33-34

曾火英．耳穴按压治疗顽固性呃逆26例．中国民间疗法,1999,1(1):8-9

张朝阳．指压合谷穴止呃逆．四川中医,1986,4(4):21

张少云．针刺加热针法治疗呃逆48例．云南中医杂志,1992,13(2):41

张希平．针刺崇骨穴治疗顽固性呃逆．中国针灸,1992,12(1):26

张盈瑞．电针治疗顽固性呃逆．中国针灸,1992,12(1):27

章碧武．针灸治疗顽固性呃逆13例．中国针灸,1995,15(增刊):86-87

赵建平．指压睛明穴治疗危重病人呃逆6例．河南中医,1991,11(2):40

赵萌生．点天鼎穴治疗顽固性呃逆20例．吉林中医药,1986,6(4):16

赵宁侠．指压攒竹治疗术后顽固性呃逆．中国针灸,1996,16(6):39

赵素欣．足三里穴位注射治疗中风合并顽固性呃逆．湖北中医杂志,2002,24(1):43

赵振兰．耳穴压豆治呃逆15例．中国民间疗法,2004,12(11):18

郑永生．电针迎香穴治疗中风伴发呃逆28例．中医研究,2001,14(3):61

钟梅泉．梅花针治呃逆//胡熙明．针灸临证指南．北京：人民卫生出版社,1991:141

钟叙春．针刺加刮痧治疗顽国性呃逆45例．陕西中医,

2006,27(1):94

周冬松．电针内关、足三里为主治疗呃逆42例．中国针灸,2002,22(7):471

周建平．指压少商治呃逆．浙江中医杂志,1990,25(3):136

周秀娟．持续熏灸治疗呃逆150例．中国针灸,1991,11(4):16

朱复林．针灸治疗顽固性呃逆30例．江苏中医杂志,1983,4(1):46

朱慧．耳穴贴压加针刺治疗呃逆49例．针灸临床杂志,2003,19(3):39

朱士涛,王贵根．针刺颈夹脊治疗顽固性呃逆20例．上海针灸杂志,1998,17(1):1

祝维华．商阳穴点刺放血临床应用．江西中医药,1997,28(6):44

第十四节　泄泻

泄泻是指大便次数增多，粪便稀薄，甚至如水样的病证。古代针灸临床文献中凡有泄、泻、利、洞下、膈洞、注下、大便数注、滑肠、肠滑、滑下不止、便澼、遗矢无度、澼泄、完谷不化等描述字样的内容，本节均予收入。古代“利”和“痢”两字时有通用，故本病与痢疾之内容有交叉，当注意辨析。中医学认为，本病的主要病位在脾胃和大小肠，主要病因是感受外邪（寒湿、湿热）、食伤肠胃、情志失调、脾胃虚弱、肾阳虚衰等，临床从寒、热、虚、实等角度进行辨证。西医学认为，胃、肠、肝、胆、胰、肛门等消化器官病变（如急、慢性肠炎、肠结核、肠易激综合征等等）均可引起泄泻。涉及本病的古代文献共378条，合773穴次；现代文献共546篇，合1882穴次。就古今文献内容来看，古代泄泻以感染性为多，现代由于抗生素的应用，针灸所治泄泻中感染性者减少，而非感染性者相应增多。将古今文献的统计结果相对照，可列出表14-1~表14-4（表中数字为文献中出现的次数）：

表14-1　常用经脉的古今对照表

经脉	古代（穴次）	现代（穴次）
相同	任脉191、胃经109、膀胱经108、脾经77、督脉42	胃经558、任脉502、膀胱经234、督脉177、脾经123
不同	肝经36、肾经36	大肠经89

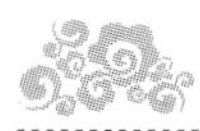
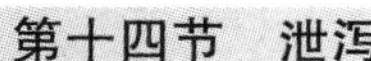

表 14-2 常用部位的古今对照表

部位	古代（穴次）	现代（穴次）
相同	小腹 189、胸脘 118、足阴 84、下背 64、腿阳 55、上背 51、腿阴 36	小腹 548、腿阳 349、下背 257、胸脘 174、上背 129、腿阴 85、足阴 76
不同	头面 39	臂阴 74

表 14-3 常用穴位的古今对照表

穴位		古代（穴次）	现代（穴次）
相同		天枢 51、中脘 44、关元 39、神阙 38、足三里 23、气海 23、阴陵泉 14、脾俞 14、大肠俞 14、百会 13、肾俞 12、三阴交 11、水分 11、公孙 10、长强 8	足三里 290、神阙 202、天枢 199、中脘 111、长强 100、关元 80、脾俞 67、气海 47、大肠俞 45、三阴交 42、肾俞 40、阴陵泉 38、水分 25、公孙 25、百会 21
相似	腿阳	（足三里）	上巨虚 38
	背部	（肾俞、脾俞）	命门 29、胃俞 22
不同	足阴	隐白 10、太冲 10、太白 9	
	上肢	尺泽 8、列缺 8	内关 65、四缝 37、合谷 49、曲池 33
	项背		大椎 20

表 14-4 所用方法的古今对照表

方法	古代（条次）	现代（篇次）
相同	灸法 124、针刺 28、敷涂 13、刺血 12、推拿 5、刮痧 1	针刺 202、灸法 144、敷贴 104、推拿 48、刺血 12、刮痧 5
不同	熨法 10、点烙 1	穴位注射 96、器械 48、拔罐 17、耳穴 11、皮肤针 6、火针 5、电针 4、头针 3、手足针 2、挑割 2、埋藏 1

根据以上各表，可对泄泻的古今针灸治疗特点作以下比较分析。

【循经取穴比较】

1. 古今均取任脉、胃经、脾经穴 本病的病位主要在脾胃肠，而任脉、胃经、脾经循行于腹部，与脾胃肠有着广泛而紧密的联系，其中任脉循行在腹正中，胃经属胃络脾，脾经属脾络胃，因此古今本病临床均多取该三经穴。

表 14-5 古、今任脉、胃经、脾经穴次及其分占各自总穴次的百分比和其位次对照表

	古代	现代
任脉	191（24.71%，第一位）	502（26.67%，第二位）
胃经	109（14.10%，第二位）	558（29.65%，第一位）
脾经	77（13.97%，第四位）	123（6.54%，第五位）

表 14-5 显示，古今任脉的百分比相近，**而现代比古代更重视胃经穴，古代比现代更重视脾经穴**。就穴位而言，表 14-3 显示，**古今均多取任脉中脘、关元、神阙、气海、水分，胃经天枢、足三里，脾经阴陵泉、三阴交、公孙等穴，这些是相同的**。现代还取胃经上巨虚穴，这是相似的。**古代多取脾经隐白、太白等远道穴，而现代取之不多**，致使古代脾经穴的百分比高于现代；**现代多取足三里**，达 290 穴次之多，占全身诸穴之首，而古代取足三里 23 穴次，占全身诸穴第四位，致使现代胃经穴的百分比高于古代，**这些是古今不同的**。

2. 古今均取膀胱经、督脉穴 中医学认为，脾胃肠之气输注于膀胱经相应背俞穴。督脉经肛门，抵长强；其百会在头顶，与下端长强相对应；其背部穴和膀胱经的背俞穴相连。西医学认为，控制胃肠的自主神经中多从背部脊髓（T_6~L_3、$S_{2\sim5}$）发出。因此古今治疗泄泻均膀胱经与督脉穴。

表 14-6 古、今膀胱经、督脉穴次及其分占各自总穴次的百分比和其位次对照表

	古代	现代
膀胱经	108（13.97%，第三位）	234（12.43%，第三位）
督脉	42（5.43%，第五位）	177（9.40%，第四位）

表 14-6 显示，古今对膀胱经的重视程度相近，而**现代比古代更多选取督脉穴**。就穴位而言，**古今均多取膀胱经脾俞、大肠俞、肾俞，督脉百会、长强，这些是相同的**。现代还取膀胱经胃俞，督脉命门，这些是相似的。**现代又取上背部大椎，古代取之不多**；在督脉诸穴中，**现代多取长强**，达 100 穴次，占现代全身诸穴之第五位，显示对肛门部穴位的重视，古代取长强仅 8 次，远不如现代，致使现代督脉穴次百分比高于古代，**这些均是古今不同的**。

3. 古代选取肝经、肾经穴 肝、肾二经起于足阴，上抵腹，亦与脾胃肠相联系；而情志失调、肾阳不足均可引起本病，因此古代也选用肝经、肾二经穴，均为 36 穴次，并列为诸经的第六位，均占古代总穴次的 4.66%，其中**肝经的常用穴为太冲**，其他还有章门等；**肾经的常用穴为涌泉、太溪等**（均为 7 穴次，恰被截于常用穴之内）。而现代取肝经、肾经穴分别为 34、21 穴次，分列现代诸经的第八、第九位，分占现代总穴次的 1.81%、1.12%，均未被列入常用经脉，不如古代。

4. 现代选取大肠经穴 本病与大肠相关，而手阳明大肠经"下膈，属大肠"；阳明多气多血，取之可清脾胃实热，故现代亦取大肠经穴，共 89 穴次，列诸经的第六位，占现代总穴次的 4.73%，**常用穴为合谷、曲池**。而古代取大肠经穴共 22 穴次，列诸经的第七位，占古代总穴次的 2.85%，未被纳入常用经脉，不如现代。

【分部取穴比较】

1. **古今均取腹部穴**　根据局部取穴原则，古今治疗本病均多取腹部穴，其中包括胸脘与小腹两个部位。

表 14-7　古、今小腹、胸脘部穴次及其分占各自总穴次的百分比和其位次对照表

	古代	现代
小腹	189（24.45%，第一位）	548（29.12%，第一位）
胸脘	118（15.27%，第二位）	174（9.25%，第四位）

表 14-7 的百分比显示，**现代比古代更重视小腹部穴，古代比现代更重视胸脘部穴**。上述统计数字又显示，古今本病的小腹部（包括脐部）穴次均多于胸脘部穴次，此当泄泻与肠的关系更密切之缘故。就穴位而言，表 14-3 显示，**古今均多取小腹部的天枢、关元、神阙、气海，胸脘部的中脘、水分，这些是相同的**。

古代取腹部穴者，如《罗遗编》曰："泄泻日久垂死穴，无论大小一切，但于天枢、气海、中脘，灸五七壮，神效无比。"《世医得效方》谓："泄利不止，灸脐中，名神阙穴，五壮或七壮，艾炷如小箸头大，及关元穴三十壮。"在腹诸穴中，古人重视水分穴的作用，如《针灸资生经》曰："水分穴尤不可缓，盖水谷不分而后泄，此穴一名分水，能分水谷故也。"张子和在《儒门事亲》中也多次强调，治本病当用水分穴，该书还载有维阳府判赵显之的医案："病虚羸，泄泻褐色，乃洞泄寒中证也"，"令灸分水（即水分）穴一百余壮。"《医学入门》亦强调水分的"分利水道，止泄"作用。古人又取腹部其他利尿穴以止泻，如《脉经》载："中焦有水气，溏泄，宜服水银丸，针关元，利小便，溏泄便止。"此外，古人还取腹部的经外奇穴，如《外台秘要》中的"应突"治疗"腹鸣泄注"，《扁鹊心书》中的"命关"治疗"泄泻"，即为例。

现代取腹部穴者，如杨介宾治疗泄泻，针刺中脘、天枢、神阙等穴各1.5寸，用提插捻转重泻法，神阙出针后用艾条熏灸20分钟，神阙、天枢加拔罐；申卓彬则取神阙，用隔盐灸，取水分、气海、天枢，用麦粒直接灸；王作民治疗五更泄，针刺天枢、中脘、章门等穴，温针20分钟，然后由中脘向其余3穴反复走罐；田建刚则取关元、天枢等穴，用火针加拔罐法；吴同法等治疗慢性泄泻，取神阙、天枢及止泻等穴（脐下奇穴），用激光照射。

2. 古今均取下肢阴部穴　足三阴经起于足趾，经下肢阴部，上行至胸腹部，致使在本病古今文献中，下肢阴部穴次较高，其中包括足阴与腿阴两个部位。

表14-8　古、今足阴、腿阴部穴次及其分占各自总穴次的百分比和其位次对照表

	古代	现代
足阴	84（10.87%，第三位）	76（4.04%，第七位）
腿阴	36（4.66%，第八位）	85（4.52%，第六位）

表14-8百分比显示，**古代比现代更重视足阴部穴**，即古代更重视远道取穴；而古今对腿阴部的重视程度相近。就穴位而言，**古今均多取腿阴部的阴陵泉、三阴交，足阴部的公孙，这些是相同的；古代还取足阴部隐白、太冲、太白等远道穴，现代取之不多，这是不同的**。

古代取下肢阴部穴者，如《脉经》曰，治本病可灸“商丘、阴陵泉皆三壮”。《外台秘要》言：三阴交可治疗“虚则腹胀腹鸣，溏泄，食不化”。《八法八穴歌》道：“泄泻公孙立应。”《神应经》载：“暴泄：隐白。”《针灸甲乙经》云：“飧泄，太冲主之。”《针灸集成》称：“胸腹痛，暴泄：大都、阴陵泉、太白、中脘针。”

现代取下肢阴部穴者，如陈作霖治疗泄泻，取阴陵泉，用针刺补法；曹一鸣则针补足三里、阴陵泉；陈大中治疗慢性腹泻，针刺

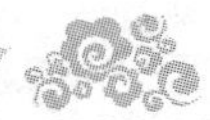

公孙、阴陵泉，用疾进徐出法；姚新则取三阴交、商丘、公孙等穴，用循经拔罐配合针刺法；刘祖玉等治疗小儿泄泻，用氦氖激光照射三阴交等穴。

3. 古今均取背部穴　前面已述，治疗本病多取膀胱经背俞穴和督脉相应穴，因此古今文献中背部穴次均较高，其中包括上背与下背两个部位。

表 14-9　古、今下背、上背部穴次及其分占各自总穴次的百分比和其位次对照表

	古代	现代
下背	64（8.28%，第四位）	257（13.66%，第三位）
上背	51（6.60%，第六位）	129（6.85%，第五位）

表 14-9 百分比显示，**现代比古代更重视下背部穴**，这是现代神经学说影响的结果；而古今上背部的百分比相近。就穴位而言，**古今均多取脾俞、大肠俞、肾俞、长强，这是相同的**；现代还取命门、胃俞，这是相似的；**现代又取上背部大椎穴，古代取之不多，这是不同的**。

古代取背部穴者，如《医心方》载“灸诸利方”：“灸脊中三百壮”，“灸脾俞百壮”，“灸大肠俞百壮”。《神应经》云：“洞泄：肾俞。”《针灸甲乙经》曰，长强主治“虚则头重，洞泄”；会阳主治“泄注肠澼便血”；中髎主治“大便难，飧泄”。可见除了长强，古人还选用骶部其他穴（会阳、中髎等），以调整直肠肛门的功能。

现代取背部穴者，如陈作霖治疗泄泻，取脾俞、胃俞、命门、脾俞、肾俞等，均用针刺补法加温针灸；程坤等治疗糖尿病顽固性腹泻，针刺脾俞、胃俞、肾俞、大肠俞，并取腰阳关，用温针灸；陈大中治疗五更泄泻，取脾俞、肾俞、关元，用麦炷直接灸；王作民则取胃俞、大肠俞、脾俞、命门，用温针疗法，然后由胃俞穴起行走罐法；黄延龄治疗泄泻，张天录治疗小儿腹泻，均以长强为主穴，施予针刺；王兴林治疗婴幼儿腹泻，用捏脊法，从长强捏至大椎；闫喜英等治疗中老年慢性腹泻，取背部大椎至关元俞，用走罐法。

现代本病临床也取背部奇穴，如杨振勇等治疗慢性腹泻，取背部奇穴胆1~5穴、次髎、命门等穴，用梅花磁针点压各穴，然后在穴位上贴敷增效垫；刘风花治疗腹泻，针刺腰1~5夹脊穴，行提插强刺激手法，不留针；黄适等治疗腹泻型肠易激综合征，取脊柱旁反射区，用埋线疗法。

4. 古今均取腿阳面穴　前面已述，本病临床多取胃经穴，而胃经循行经腿阳面，其中足三里是胃经合穴，上巨虚是大肠的下合穴，下巨虚是小肠的下合穴，因此在古、今文献中腿阳面穴次均较高，分别为55、349穴次，分列各部的第五、第二位，分占各自总穴次的7.12%、18.54%，可见**现代比古代更重视腿阳面穴**。就穴位而言，**古今均多取足三里，这是相同的。现代还取上巨虚，而古代取之不多**；前面已述**现代比古代还更多选用足**三里，致使现代足阳面穴次的百分比高于古代，**这些是古今不同的**。

古代取腿阳面穴者，如《杂病穴法（歌）》道："泄泻肚腹诸般疾，三里内庭功无比。"又如《针灸甲乙经》载："飧泄，大肠痛，巨虚上廉主之。"可见古人也取上巨虚，但统计数字不很高。

现代取腿阳面穴者，如李叶枚等治疗放射性肠炎，石志敏治疗腹泻型肠易激综合征，均针刺上巨虚、足三里等；张丽芳治疗小儿腹泻，冉东英等治疗轮状病毒性肠炎，均取足三里，注入654-2；刘秀华等治疗慢性腹泻，取足三里、上巨虚，用隔姜灸；揭子慧治疗中风后腹泻，用毫针刺上、下巨虚，进针1~1.5寸，采用捻转补法。

此外，古人还取腿阳面承山穴，共计6穴次，如《神应经》谓："血痔泄，后重：承山、复溜。"承山属膀胱经，该经的经别"别入于肛"（《灵枢经·经脉》）；现代奚永江等提出了"四肢全息元"的假说，其中承山与肛门相应，为取承山穴治疗本病提供了又一种解释。又《百证赋》云："外丘收乎大肠。"其中外丘与承山相近。现

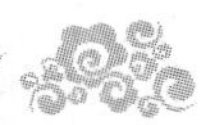

代也有取承山穴者，如丁淑强等治疗腹泻型肠易激综合征，取承山穴为主，采用温针法，此可谓是对古人取承山经验的继承。

5. 古代选取头部穴 统计结果显示，古代取头面部穴共39穴次，列各部的第七位，占古代总穴次的5.05%。**常用穴为百会**，共13穴次，占古代诸穴第七位，比较突出。如《东医宝鉴》载："泄泻三五年不愈穴：灸百会穴五七壮即愈，有灸至二三十壮而愈者。"百会位于头顶，属督脉，有升提阳气的作用，故可治疗气虚泄泻。笔者揣测，肛门在人体躯干的下端，根据"对应学说"的观点，肛门部位与头顶端相对应，此亦可作为百会治泻机理的一种解释。

根据"对应学说"的理论进一步推想，躯干上端的大椎穴、下肢末端的大敦、隐白、太冲、大都等穴，亦当对应于肛门部位，因此**人体的末端部穴当可治疗泄泻**，古代文献中有若干相关记载。如《针灸治疗实验集》载："朱姓有一子，年仅四个月，身得泻泄不止，屡治不愈，与他灸大椎一穴十壮，立愈。"《医学纲目》称："手足自温，自利"，"当治阴井，隐白是也"。《脉经》谓："诸下利，皆可灸足大都五壮。"

现代取头面部共33穴次，列各部的第十二位，占现代总穴次的1.75%，未被纳入常用部位，不如古代。但现代取百会穴者仍不少，共21穴次，可见取百会穴仍是古今相同的。如现代王敏华等治疗老年慢性腹泻，针刺百会、天枢等穴；姬长辉治疗小儿腹泻，针刺百会、长强；苏春燕等治疗五更泻，针刺百会、中脘、关元、命门等穴，用烧山火手法。

6. 现代选取臂阴面穴 统计结果显示，现代选取臂阴面穴共74穴次，列各部的第八位，占现代总穴次的3.93%。**常用穴为内关**，共65穴次，占现代诸穴第八位，比较突出。内关为心包经络穴，而心包经"下膈，历络三焦"，故可治疗泄泻。如现代王建平等治疗急性腹泻，取内关，用针直刺，留针30分钟；吴茜治疗腹泻型肠易激综合征，针刺内关、神门等穴；邹宝胜等治疗婴幼儿吐泻，取大陵、内关，用鲜姜粘锡类散贴敷；才居正等治疗流行性腹泻，取天枢、内关、三阴交，施补法，捻转进针，行三退一，慢提紧按，得气后推而纳之，针后用艾条温灸。

古代取臂阴面穴共23穴次，列各部的第十位，占古代总穴次的2.98%，未被纳入常用部位，不如现代。但表14-3显示，**古代取臂阴面肺经穴尺泽、列缺**，此当是肺与大肠相表里之故。如《针灸甲乙经》载："苦涌泄上下出，补尺泽、太溪、手阳明寸口，皆补之。"《八法八穴歌》道：列缺主"痔疟便肿泄利"。

此外，表14-3又显示，**现代上肢阳面的合谷、曲池穴次较高**，分别为49、33穴次，这是手阳明经属大肠，阳明又清热的缘故。如邱茂良治疗急性发热腹泻，针刺曲池、合谷等穴，用提插泻法；田家耐治疗湿热泄泻，取曲池、合谷等穴，运用针刺治疗；杨金洪等治疗放射性直肠炎，针刺双侧曲池、合谷等穴；孙美云治疗小儿腹泻之发热者，针大椎、曲池、合谷等穴，用泻法。但总的来说，现代文献中上肢阳面穴次不高，其中手背、臂阳分别为56、35穴次，分列现代各部的第九、第十一位，分占现代总穴次的2.98%、1.86%，未被纳入现代常用部位。

表14-3显示，**现代还取经外奇穴四缝**，共37穴次，这是现代临床经验所得，如喻喜春治疗泄泻，点刺四缝出血；任义治疗小儿腹泻，点刺四缝、大陵，不出血，不出水；赵玉海等治小儿泄泻之实热及伤食者，以三棱针点刺四缝，以出黏液为宜；李克曲治疗小儿腹泻，取双手食指到小指掌侧面的所有关节屈曲处横纹正中点，用快速点刺法，以不出血而流出透明黄色液体为度，其中食指第二指关节横纹外刺三点，呈"△"形。而古代针刺四缝多治疗疳积，用于治疗泄泻者不多。可见针刺四缝是否需要出血出水，现代临床尚有不同的看法。

【辨证取穴比较】

从寒热虚实的角度对本病的古代针灸文献进行分析，检得与

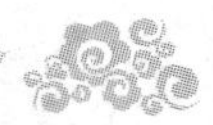

辨证相关的若干内容，其中以寒泄为最多，其次为虚泄，再次为热泄，此外，还有伤食泄与伤神泄，兹归纳如下。

1. **寒泄**　与寒泄相关的古代文献共55条，所取穴位**以补肾为主，兼顾脾胃肝，其中以小腹部的任脉穴为多，下肢部足三阴经与胃经穴为其次**，常用穴位有关元、神阙、气海、天枢、三阴交、中脘、足三里、大敦等，所用方法以艾灸、熨法为多。如《针灸资生经》云："若心腹痛而后泄，此寒气客于肠间云云，灸关元百壮。""久冷伤惫脏腑，泄利不止"，"宜灸神阙"。《东医宝鉴》曰："泄泻如水，手足冷，脉欲绝，脐腹痛，渐渐短气，灸气海百壮。"《针灸甲乙经》言："冬日重感于寒则泄，当脐而痛"，"天枢主之"。《卫生宝鉴》语："病自利，完谷不化，脐腹冷疼"，"先以大艾炷于气海，灸百壮"，"次灸三里二穴各三七壮"，"又灸三阴交二穴"，"灸添阳辅，各灸三七壮"。《备急千金要方》载："寒冷霍乱心痛吐下，食不消，肠鸣泄利，灸太仓百壮。"（太仓乃中脘）《丹溪手镜》称："诸下利，手足厥，无脉"，"灸足大敦、阴陵泉、商丘"。又如《灵枢经·邪气脏腑病形》谓："大肠病者，肠中切痛，而鸣濯濯，冬日重感于寒即泄"，"取巨虚上廉"。上巨虚亦为小腿部胃经穴。

2. **虚泄**　与虚泄相关的古代文献共29条，所取穴位**以补脾肾为主，其中以腹部任脉、胃经穴为多，背部膀胱经穴其次，下肢穴较少**，常用穴位有天枢、关元、神阙、气海、足三里、肾俞、命关等，所用方法以艾灸为多，针刺为次。如《玉龙歌》道："脾泄之症别无他，天枢二穴刺休差，此是五脏脾虚疾，艾火多添病不加。"《续名医类案》载："薛立斋治一产妇，患虚极生风，或用诸补剂，四肢逆冷，自汗泄泻"，"灸关元百余壮"。《神灸经纶》用灸法治疗"老人虚人泄泻：神阙、关元、脾俞、大肠俞"，"大泻气脱：气海、天枢、水分"。《针灸甲乙经》言："胃气不足，肠鸣腹痛泄利"，"三里主之"。《玉龙赋》道："老者便多，命门兼肾俞而着艾。"《扁鹊心书》语："脾泄注下"，"灸命关、关元各二百壮"。又如《素问·脏气法时论》载："脾病者"，"虚则腹满肠鸣，飧泄食不化，取其经，太阴、阳明、少阴血者”。《脉经》曰：“右手关上阴绝者，无脾脉也，苦少气下利”，“刺足阳明经治阳”。此为**辨经取穴**，其中太阴、阳明、少阴即脾、胃、肾经。

3. 热泄　与热泄相关的古代文献共16条，古人**常根据经络脏腑辨证，选取相应经脉穴位，且多取末部、关节部、上半身之穴**，所用方法虽亦有艾灸者，但常用的是针刺及刺血。如《素问·刺热》云：“脾热病者”，“身热，热争则腰痛，不可用俯仰，腹满泄”，“刺足太阴、阳明”。《素问病机气宜保命集》载，对于“寒热水泄”，“当灸大椎三五壮，立已，乃泻督也”。此为辨经取穴。又如《备急千金要方》曰：“阴陵泉、隐白，主胸中热，暴泄。”《针灸大全》治疗“冒暑大热，霍乱吐泻”，取列缺，配委中、百劳、曲池、十宣、合谷等。《续名医类案》言：“瘴疾吐下，皆不可治，治之法”，“用针多刺头额及上唇，令多出血；又以楮叶擦其舌，令出血”，“内热即除，瘴毒自消矣”。上述穴位中，隐白为下肢末部穴；阴陵泉、委中为下肢关节部穴；十宣为上肢末部穴；合谷、列缺、曲池、大椎、百劳为上半身关节部穴；“头额”“上唇”“舌”为头部及任督脉的末部穴。

4. 伤食泄　对于伤食泄，古人**选取健脾益胃之穴**。如《扁鹊心书》载：“一人因饮冷酒吃生菜成泄泻，服寒凉药反伤脾气，致腹胀，命灸关元三百壮。”“暑月伤食泄泻”，“急灸神阙百壮”。《针灸则》言：“伤食”，“针：(吐泻并作，腹痛甚之时）中脘、鸠尾、章门”。

5. 伤神泄　对于与神志相关之泄，古人**常取末部之穴**，如《素问·调经》曰：“志有余则腹胀飧泄”，“泻然筋血者”。《针灸甲乙经》云：“小儿痫瘛，呕吐泄注，惊恐失精”，“瘛脉及长强主之”。《备急千金要方》载：公孙主治“泄水不能卧而烦”。《医学纲目》言：“脾痫，面黄腹大善利：胃脘并脘傍一寸（各三壮）、冲阳、隐白。”上述然谷、瘛脉、长强、公孙、冲阳、隐白等均可归为人体末部（包括手足部、头部、骶部）之穴。“脑为元神之府”，而头脑属

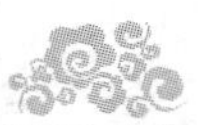

人体末部，与肢体末部相对应。

另外，《类经图翼》**根据脏腑学说进行辨证施治**："脾泄，色黑：脾俞；胃泄，色黄：胃俞、天枢；大肠泄，色白：大肠俞；小肠泄，色赤：小肠俞。""肾泄，夜半后及寅卯之间泄者：命门、天枢、气海、关元。"由此可见，对各脏腑相应之泄，多取背俞穴与腹部穴进行治疗，《针灸逢源》中也有类似记载。

现代治疗本病采用辨证取穴者，如李世珍治疗泄泻，其中寒湿型，针泻天枢、足三里，艾灸神阙、水分；湿热型，针泻天枢、上巨虚、阴陵泉，热盛可用透天凉手法；食滞型，针泻中脘、足三里，点刺四缝；肝气乘脾型，针补阴陵泉、脾俞，针泻太冲、间使。付怀丹等治疗肠道易激综合征，其中脾胃虚弱型，针脾俞、肝俞、天枢、中脘、足三里、阴陵泉，用补法；肝脾不合型，针脾俞、肝俞、天枢，足三里、太冲，用平补平泻法；脾肾阳虚型，针脾俞、肾俞、命门、中腕、天枢、足三里、太溪，用温针法；湿热滞留型，针脾俞、天枢、足三里、阴陵泉、支沟，用泻法。

除了针刺外，现代本病之辨证取穴还用于艾灸、皮肤针等疗法中，如陈祥珍用艾炷隔姜灸治疗慢性腹泻，取天枢、大肠俞、足三里、中脘，脾气虚配脾俞、章门；脾阳虚配命门、神阙、气海、大椎；脾虚夹湿配阴陵泉；肝郁脾虚配章门、肝俞。储浩然等用点灸法治疗腹泻型肠易激综合征，肝郁脾虚型取肝俞、脾俞、天枢、足三里、太冲；脾胃虚弱型取脾俞、胃俞、中脘、足三里、天枢；脾肾阳虚型取脾俞、肾俞、大肠俞、足三里、章门，用"万应点灸笔"对准穴上药纸施点灸。钟梅泉用梅花针叩打治疗泄泻，脾虚湿困型取胸、腰、下腹部、内关、足三里、天枢、关元、反应敏感区，肾虚型取胸椎 5~12 两侧，腰部、下腹部、百会、中脘、关元、小腿内侧、反应敏感区。由上可见，现代采用的辨证取穴，将八纲与脏腑辨证结合在一起，因此**分类比古代更细致，取穴比古代更明确**，这是古今不同的。

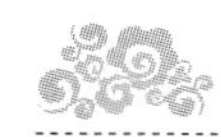

【针灸方法比较】

1. 古今均用艾灸 在本病的古、今文献中，涉及艾灸者分别为 124 条次、144 篇次，分列古、今诸法之第一、第二位，分占各自总条（篇）次的 32.80% 和 26.37%，可见**古代比现代更多采用艾灸治疗本病**，此与古代多灸，现代多针的状况相合。

（1）**艾灸的功效**：本病的古代艾灸文献内容显示，艾灸有散寒消阴、回阳救逆、益气固脱等作用。

1）**散寒消阴**：艾叶性温，灸其则有温阳散寒消阴除厥的作用，古人用以治疗阴寒厥冷之泄，除上述"辨证取穴比较"中相关内容外，又如《伤寒论》曰："少阴病，吐、利"，"脉不至者，灸少阴七壮"。《千金翼方》云："下利手足厥无脉，灸之主厥，厥阴是也。"《古今医统大全》语："下利不止，脉微，手足厥，灸气海。"《名家灸选三编》谓："治中寒身无热，吐泻腹痛，厥冷如过肘者（德本）：灸阴交、气海。"《名医类案》称："极饮冷酒、食肉，外有所感，初得疾即便身凉，自利，手足厥，额上冷汗不止，遍身痛"，"令服四逆汤，灸关元及三阴交"。

2）**回阳救逆**：艾灸有回阳救逆之力，古人用以治疗过泻引起的亡阳证。除前面已述者外，又如《针灸逢源》称："因大吐大泻后，卒然四肢厥冷、不省人事，名曰脱阳，俱宜以葱白紧缚放脐上，以艾火灸之，使热气入腹后，以参附姜汤救之。"《神灸经纶》谓："面青腹痛，呕吐泻利"，"四体如冰，厥逆昏沉，不省人事，脉伏绝者：气海、丹田、关元，用大艾炷灸二七壮，得手足温暖，脉至，知人事，无汗要有汗出，即生"。《扁鹊心书》语："霍乱吐泻，乃冷物伤胃，灸中脘五十壮，若四肢厥冷，六脉微细者，其阳欲脱也，急灸关元三百壮。"

3）**益气固脱**：艾灸通过生化免疫反应，可提高自身免疫力，增强脏腑生理功能，中医学认为艾灸有升阳固脱之效，古人用以治疗体虚气陷下脱之泄泻，如《扁鹊心书》载："老人滑肠困重，乃

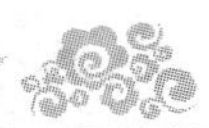

阳气虚脱，小便不禁，灸神阙三百壮。”《丹溪心法》曰：“体虚气弱，滑下不止”，“灸天枢、气海”。《续医说》云：“黄子厚治一富翁，病泄泻弥年”，“乃气不能举，为下脱也”，“艾灸百会穴，未三四十壮而泄泻止矣”。

此外，古代艾灸还用于通利小便、泻督止泻等，均已在前面介绍。

现代艾灸治疗本病也多用于寒证与虚证，如钟岳琦治疗虚寒腹泻，取天枢、气海、中脘、足三里，用艾卷灸，每穴 5 分钟；申卓彬治疗虚寒泄泻，取神阙用隔盐灸，取水分、气海、天枢，用麦粒直接灸；陈作霖治疗泄泻，其中脾胃虚寒取脾俞、胃俞、中脘、天枢、足三里，脾肾阳虚取命门、脾俞、肾俞，均用温针灸；刘国光等治疗五更泄（多由肾虚所致），用食盐末填满神阙，将艾绒搓捻成如蚕豆大“锥体”置脐孔中央，灸 7 壮。但在现代本病回阳救逆的治疗中，用艾灸的报道不多，当是现代遇到此类情况多送急诊，由西医治疗的缘故。

（2）**艾灸的取穴**：古代艾灸治疗本病共涉及穴位 60 个，合 179 穴次，将本病的艾灸取穴与前面总体取穴相比较，可列出表 14-10。

表 14-10　古代总体取穴与艾灸取穴的次数及其分占各自总穴次的百分比对照表

	胸腹部穴次	背部穴次	下肢穴次	头面部穴次
总体取穴 773 穴次	307（39.72%）	115（14.88%）	198（25.61%）	39（5.05%）
艾灸取穴 179 穴次	119（66.48%）	28（15.64%）	23（12.85%）	10（5.59%）

由表 14-10 可知，与总体取穴相比，古代**艾灸更多选取胸腹部穴，较少选取下肢部穴**，而背部与头面部穴次的百分比，艾灸与

总体相近。

1）**灸取腹部穴**：古代艾灸的常用穴依次为**天枢、关元、气海、中脘、神阙，以及水分等**。除了前面“古今均取腹部穴”中所述外，又如《灸法秘传》载：“泄泻”，“在灸家先取天枢，其次会阳之穴”。《石室秘录》曰：“伤寒下利，手足厥逆，以致无脉，急灸其关元之脉者，以寒极而脉伏，非灸则脉不能出也。”《备急千金要方》云：“妇人水泄痢，灸气海百壮。”敦煌医书《吐番医疗术》载：“治吐泻不止方”，“火灸胃脘可见效”。（胃脘穴或为中脘）《针灸资生经》语：“泄泻宜先灸脐中，次灸关元等穴。”《儒门事亲》言：“诸泄不已，宜灸水分穴。”古人也灸腹部经外奇穴，如《扁鹊心书》谓：“一人患暴注”，“灸命关二百壮”。**现代灸腹部穴者**，如马建华等治疗小儿腹泻，取中脘、下脘、神阙、天枢、足三里，用雀啄灸法；田从豁治疗慢性腹泻，取天枢、神阙、关元等穴，用隔姜灸；张正治疗真菌性肠炎，取中脘、神阙、关元、天枢、足三里，用无瘢痕直接灸；丁敬远等治疗围产期产妇腹泻，取神阙，用艾条熏灸，这些是对古人经验的继承。

2）**灸取背部穴**：古代艾灸常用的背部穴依次为**脾俞、大肠俞、大椎、肾俞等**，除了前面“古今均取背部穴”中所述外，又如《古今医统大全》载：“泄泻”，灸“百会、脾俞、中脘、关元、肾俞、大肠俞、天枢、气海”。《卫生宝鉴》曰：“水渍入胃，名为溢饮，滑泄，渴能饮水，水下复泄，泄而大渴，此无药证，当灸大椎。”《类经图翼》云：“肾俞：洞泄不止，五壮。”古人**亦灸背部经外奇穴**，如《医学纲目》言：“霍乱吐泻”，“以小竹杖，两手反抱住于脊骨，就杖儿上下各点一穴。如先吐先灸上穴，先泻先灸下穴，各三百壮，百发百中。”《名家灸选三编》语：“治小儿疳症下利及虫积法（古传）：将绳度手食指本节至爪甲中间讫，坐竹杠上，以度从竹杠上脊中度尽头处，假以墨点记，却以前度横放假点上，两旁尽头处是穴，凡二穴。”“治疳瘦下利者法（古传）：第二肋头假以墨点记，当记墨上以绳周匝腹背，点记于脊中，非是穴，却以中指同身寸中折

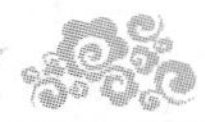

之，折处直假点，两头尽处点记是穴，灸五十壮。”**现代灸背部穴者**，如田从豁治疗慢性腹泻，取脾俞、肾俞、大肠俞、命门，用隔姜灸；袁硕治疗小儿腹泻，取脾俞、肾俞等穴，每穴灸3分钟，这些与古代灸背部穴是一致的。

3）**灸取百会穴**：古人治疗本病灸百会穴达7次之多，占古代艾灸诸穴第五位，较为突出。除了前面“古今均取头部穴”中所述外，又如《续名医类案》载：“滑伯仁治胡元望之女，生始六月，病泄泻不已，与灸百会穴愈。”现代亦有灸百会者，如于荣等治疗溃疡性结肠炎，用长银铜针刺百会穴，向前横刺1.5寸，捻转得气后用温针灸，此可看作古代灸百会的经验在现代临床上的再现。

（3）**艾灸的方法**：除了常规灸法（如直接灸、艾条灸等）以外，古今还采用下列灸法。

1）**古今均用隔物灸**：隔物灸可以避免皮肤的烫伤，因此在古今临床上得到广泛应用。其中**以盐作为艾灸介质**者较为常见，盐有较大热容量，可将热量均匀传递到皮肤各处。如唐代《千金翼方》曰：“凡霍乱”，“先下后吐，当随病状灸之，内盐脐中，灸二七壮”。民国《针灸治疗实验集》云：“腹痛呕吐，继之大泻”，“吐清水，泻出如米泔状，断为暑邪霍乱大症”，“以盐放脐心，放艾灸之，凡六十余壮，皮肤起泡，患者乃呼过热，随去腹痛已止，至四时呕泻全止”。现代李杜非等治疗小儿腹泻，取神阙穴，用隔盐灸；彭光连治疗急慢性腹泻，取神阙、关元，用隔盐或附子粉灸。

此外，**古代还采用巴豆、葱白、大蒜、豆豉等作为艾灸介质**，除了防止烫伤外，还可以起到艾灸、药物的双重作用。对于积滞所致泄泻，古人用攻下之品巴豆，以求“通因通用”之效，如《寿世保元》言：“腹中有积”，“肠鸣泄泻，以巴豆肉捣为饼，填脐中，灸三壮，可至百壮，以效为度”。对于吐泻后的“脱阳证”，古人则用通阳之品葱白，以求通阳固脱之效，如上述“回阳救逆”段落中《针灸逢源》“急以葱白紧缚放脐上，以艾火灸之”。对于外科疮疡痈疽所致泄泻，《外科理例》《续名医类案》则采用隔蒜灸或隔豆豉灸，其中大蒜可以杀菌，豆豉可以宣解。

现代还采用隔姜灸，如张云波治疗腹泻型肠易激综合征，取神阙穴，用隔姜灸；刘晓峰治疗小儿腹泻、肠绞痛，取神阙穴，用隔姜片点灸或悬灸。其中生姜有宣发与温中作用。

现代又对所用药物进行处方，使多味药物相配以提高疗效。对于虚寒泻，选用温阳补气之药相配，如谢坚等治疗肠易激综合征，取附子理中丸合四神丸混合研末（含附子、干姜、党参、白术、甘草、补骨脂、吴茱萸、肉豆蔻、五味子等），调成糊状，敷于以神阙为中心，用艾条熏灸。对于湿热泻，选用清热化湿之品相配，如崔明辰等治疗小儿秋季轮状病毒性肠炎，取神阙穴，用隔药灸，所用药物有葛根、黄芩、黄连、车前子、茯苓、山药、白术、陈皮、木香等。这样的外敷处方配伍在本病的古代文献中未见记载。

现代对隔药灸还进行了实验室研究，如吴焕淦等治疗溃疡性结肠炎和肠道易激综合征，取中脘、气海、足三里、大肠俞、天枢、上巨虚等穴，用隔药饼灸，药饼含附子、肉桂、丹参、红花、木香、黄连等，结果显示患者微循环得以改善，免疫状态得以调整，患者血清 IgM 含量在灸后显著下降，外周血总 T 淋巴细胞与 T_8 细胞数目明显上升，T_4^+/T_8 细胞的异常比值也得到有效的纠正，从而使病变肠黏膜得以恢复，这样的研究在古代是没有的。

2）**古代采用灯火灸、“太乙神针”灸：**灯火灸是对穴位作瞬时的直接点灸，其作用与其他直接灸法相似，但操作迅速，痛苦较小，不留瘢痕，故适用于婴幼儿，《小儿烧针法》治疗“乌缩惊”“慢惊风”“水泻惊”之泄泻，均采用该法。

古人亦用“太乙神针”治疗本病，即在艾条中加有若干行气活血等作用的中药，并在穴位上铺就数层布或纸，将艾绒与药物卷成的艾条点燃后按在布或纸上，以取疗效。《太乙神针》载天枢、期门、会阳，《太乙离火感应神针》载足三里，均可治疗泄泻，即均采用“太乙神针”法。而现代用灯火灸、“太乙神针”治疗本病的报道不多，当可试之。

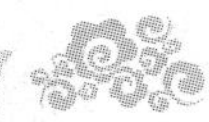

3）**现代采用温针灸、化脓灸、热敏灸、药线灸：**如曾红英治疗慢性腹泻，取中脘、天枢、关元、足三里，配脾俞、肾俞、肝俞，用温针法；严定梁治疗慢性腹泻（溃疡性结肠炎），取关元、天枢、大椎、膏肓，用化脓灸；陈鹏飞等治疗小儿秋季腹泻，取神阙穴，用热敏化艾灸法；周其荣治疗寒湿泄泻，取天枢、气海、上巨虚、水分、下关元等穴，用壮医药线点灸；严付红治疗脾虚泄泻，取脾俞、章门、脐周四穴、长强、足三里、阴陵泉，亦用壮医药线点灸。这些方法在本病的古代文献中则为少见。

4）**现代采用灸疗器具：**在现代艾灸临床上，为了便于操作，并提高疗效，人们还发明了一些灸疗器具，这些器具在本病的治疗中得到了应用。如周子洋治疗小儿腹泻，选耳尖、水分、三阴交、天枢、肾俞、足三里、长强等穴，用“周氏万应点灸笔”隔药纸施雀啄点灸；王绍英等治疗小儿虚寒泄泻，将两层纱布块放于神阙穴上，上置干姜片，用“康为电子灸”照射，均为例。

5）**艾灸壮数：**古人艾灸根据穴位所在部位的不同，所施灸的壮数也不同。**对于躯干部的穴位，一般壮数较多**，可达上百壮，如《备急千金要方》曰：“大便注泄灸天枢百壮。”《灸膏肓俞穴法》云：“胕肿腹胀，气促不能食，而大便利”，“为灸膏肓俞，自丁亥至癸巳，积三百壮。灸之次日，即胸中气平，肿胀俱损，利止而食进。”敦煌医书《灸法图》载：大小肠俞主“泄利”，“灸一百壮，亦不五百壮”。可见**古人主张不宜灸得太多**，不宜达到或超过五百壮。笔者推测，灸得太多，阳气过旺，阴液耗伤，对本病的治疗反而不利。

对于末部穴位，灸壮较少，仅数壮，如《针灸集书》语：“若泻不止，大都七壮。”《类经图翼》称：“百会：久泻滑脱下陷者，灸三壮。”敦煌医书《火灸疗法》述：“佝偻聚积下肢，双脚疼痛，腹泻，于脊椎末节粗骨突起交界凹陷处，火灸十壮。”上述穴位中大都属下肢末部，百会属头顶部，“脊椎末节粗骨突起”为躯干下端，这些均为末部穴。

对于腿部和臂部之穴，古人艾灸约数十壮，所灸壮数在躯干部穴和末端部穴之间，如前面“寒泄”中，《卫生宝鉴》“先以大艾炷于气海，灸百壮”，“次灸三里二穴各三七壮”，“灸添阳辅，各灸三七壮”，即为例。

对于小儿泄泻，灸壮较少，仅1至数壮，如《痧惊合璧》曰：“肿泻惊症：今有小儿泄泻，多日不止”，“男左女右，食指二节、中指尖上各一火，心下、脐下俱离一指，各一火治之”。而古代的**“随年壮”**则是根据不同年龄，灸不同的壮数，这是比较科学的，如《备急千金要方》云：“澼饮注下，灸下极输，随年壮。”

对于邪毒根深者，病情严重者，古人所灸壮数也较多，如《古今医统大全》言：“阴毒之证”，“自下利”，“灸气海、关元二三百壮”。对于病邪深重者，即使是小儿，也要施多壮灸，如《扁鹊心书》语：“小儿吐泻”，“灸脐下一百五十壮。”

而现代艾灸的壮数一般较少，故对于古代的多壮灸尚可研究借鉴。

6）**艾灸禁忌：**明代《古今医统大全》认为，**艾灸适用于阴证，而不适于阳证：**“惟直中阴经，真寒证，四肢厥冷腹痛，唇青，指甲青，下利清，俱宜灸气海、关元二穴，其余三阳证候，俱不宜灸。”现代杨金洪等治疗放射性直肠炎，认为该病以阴虚为多，故忌用灸法或拔火罐，此与上述《古今医统大全》的看法是相合的。但古今亦有人认为热证可灸，对此尚可讨论。

2. 古今均用针刺　在本病的古、今文献中，涉及针刺者分别为28条次、202篇次，分列古、今诸法之第二、第一位，分占各自总条（篇）次的7.41%和37.00%，可见**现代比古代更多采用针刺**，此当是现代神经学说的影响及针具进步的缘故。古今针刺的特点比较如下。

（1）**古今均刺中脘等腹部穴：**古人治疗本病针刺腹部穴，共计29穴次，占针刺总穴次的37.18%；而前述本病总体取穴中，胸腹部穴占39.72%，可见在局部取穴这一方面，针刺取穴与总体

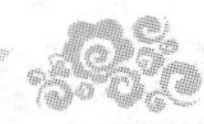

的百分比相近。如《古今医统大全》言："脏结之候"，"时时自下利"，"针关元穴"。《针灸则》治疗泄泻："针：关元、石门、三里。"《西法针灸》治疗急慢性肠"加答儿"(肠炎)之泄泻，均针刺腹部痛处；治疗"肝脏充血"之"间起吐泻"，"于左列之部轻针之：中脘、上脘、建里、梁门、太乙、天枢、日月、肝俞、胆俞"。在全身诸穴中，针刺中脘共计10穴次，占针刺诸穴之首，十分突出。如《针灸集成》曰："水痢不止：中脘针，神效。"(此处"水痢"似当为"水利"之意)"中脘针，亦能治霍乱吐泻。"中脘为胃之募穴，而针刺该穴到一定深度，可直接刺到胃体及其相关神经，从而起到调整胃功能的作用。

现代本病临床亦针刺腹部穴，如邱茂良治疗暴泄，针刺天枢、气海等，用提插结合捻转的深刺法，治疗久泄，取天枢、关元等，用针刺捻转补法；陈大中治疗慢性腹泻，针刺章门、关元，用徐进疾出与温针法；揭子慧治疗中风后腹泻，用毫针刺中脘、天枢、关元，进针2~2.5寸，采用呼吸补法；刘光英等治疗腹泻型肠易激综合征，针刺引气归元穴(中脘、下脘、气海、关元)和天枢穴，操作时特别强调引气归元穴刺至地部，天枢穴刺至人部，但不要求患者有酸、麻、胀感。可见针刺腹部穴，在本病的古今临床上是一致的。

(2) **古代多用补法　现代补泻兼施：**古今治疗本病均根据虚实施予补泻手法，如明代《天元太乙歌》曰："小腹便澼最难医，气海中极间使宜，三里更须明补泻，下针断不失毫厘。"现代于泓等治疗小儿腹泻，取足三里、止泻、天枢、隐白、厉兑，随病情施补泻手法；申卓彬治疗泄泻，取足三里、天枢、大肠俞，实热型用针泻法，使针感向腹部传导，虚寒型用针补法；屈春水则针刺大肠俞、天枢、足三里，热证用透天凉手法，寒证用烧山火手法。

统计显示，古代治疗本病而用补法者为7穴次，补泻结合者为2穴次，而用纯泻法者为0穴次，此当是本病以虚寒为多的缘故。如《针灸甲乙经》载："两胁下痛，呕泄上下出"，"补手太阴以出之”。“苦涌泄上下出，补尺泽、太溪、手阳明寸口，皆补之。”《医学入门》谓：“如泻不止针合谷，升九阳数。”这是用九阳数来施予补法，以发挥升提阳气的作用，治疗气陷泄泻。《灵枢经·四时气》曰：“飧泄，补三阴之上，补阴陵泉，皆久留之，热行乃止。”此处要求用补法，并久留针，直到病人有热感为止。古代用补泻结合者，如《医宗金鉴》道：大肠俞“兼治泄泻痢疾病，先补后泻要分明”。《太平圣惠方》云，取上脘治本病，“针入八分，得气先补而后泻之”。

而现代治疗本病则是补泻均施，与古代的多用补法不完全吻合。现代施补法者，如楼百层治疗慢性腹泻，针刺脾俞、天枢、足三里，用提插补法；冯文玲治小儿慢性泻泄，取中脘、止泻（脐下奇穴）、足三里等穴，用快速进针，行补法。施泻法者，如邱茂良治疗急性发热腹泻，针刺曲池、合谷、天枢、上巨虚、阴陵泉、内庭，用提插泻法；朱圣魁治急性腹泻，针刺足三里、上巨虚、下巨虚，用泻法，强刺激。施补泻结合者，如陈大中治疗慢性腹泻，针刺章门、关元，用徐进疾出与温针法，公孙、阴陵泉，用疾进徐出法。

（3）**古代刺穴有序：**古人在针刺中还强调穴位的先后次序，如《针灸集书》中“八法穴治病歌”道：“心疼腹胀大便频”，“内关先刺后公孙”；“伤寒泄利不全安”，“先刺临泣后外关”；“泄泻小便血淋频”，先刺列缺，后刺照海，均为例。现代冯润身也提出了“针灸时 - 空结构”，认为改变所刺激穴位的先后顺序，将会取得不同的效应，因此对于取穴的先后次序问题尚需探讨。

（4）**现代采用点刺法与循经透刺：**现代治疗小儿泄泻多用点刺法，盖小儿体质幼嫩，不堪忍受深刺久刺之故。如陈文治疗小儿脾虚泻，取上脘、中脘、天枢、大横、足三里等穴，用毫针快速点刺；林迎春则取水分、天枢、气海、足三里、太白、公孙，用毫针补法，即浅刺而疾发针，出针闭孔。现代还有循经透刺的报道，以加强经气的传导，如叶心清治疗腹泻，针刺足三里透上巨虚。而在

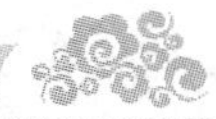

古代本病文献中，未见用点刺和循经透刺的文字记载。

此外，宋代《琼瑶神书》治疗本病还采用搓法："脾泻五脏虚寒气，天枢升阳搓无差，此是上搓下升移，气上气下搓更加。"搓法即入针后，拇食两指持住针柄，如搓线状，朝一个方向捻转，可促进针感的产生和加强针感的作用。现代临床亦常采用搓法，但如该书所云起到升阳补气作用的报道不多。

3. 古今均用敷贴　敷贴疗法是将药物敷贴（涂）在穴位上，由皮肤吸收其有效成分，传递至相应脏器和组织，以发挥治疗作用。在本病的古、今文献中，涉及敷贴者分别为13条次、104篇次，同列古、今诸法之第三位，分占各自总条（篇）次的3.44%和19.05%，可见**现代比古代更多采用敷贴疗法**，此当是现代认为本法操作简单，而又有疗效，故得以推广的缘故。

在本病的治疗中，**古今敷贴多取脐腹部穴**，尤其是脐中穴。因脐部的皮肤菲薄，并具有敏感度高、渗透力强、微血管丰富、吸收快等特点，肚脐又位于小肠之外，两者之间只隔着一层腹膜，因此通过肚脐，药物可迅速到达肠腑，起到止泻效果。此外，古人还将中药**敷于手足心、头顶等部位之穴**，通过经络的传导作用以起效。

古今敷贴所用药物包括温阳、理气、收敛、清热、化湿、解毒、利尿、产热，以及有刺激性的药物，兹罗列于下。

（1）**温阳理气药**：明代《奇效良方》载，"老人元气衰弱虚冷，脏腑虚滑"，将"代灸膏""贴脐并脐下，觉腹中热为度"，该膏由附子、吴茱萸、马蔺花、蛇床子、肉桂、木香等组成。清代《串雅外篇》语："水泻不止：木鳖仁、丁香、麝香，上研末，米汤调作膏，纳脐中贴之，外以膏药护住。"《续名医类案》云："小便愈滞，大便愈泻，肚腹胀大，肚脐突出"，"此命门火衰，脾胃虚寒之危症也"，"附子之类，贴腰脐及涌泉穴"。现代胡义保等治疗腹泻患儿，用泻克星丸敷脐，该丸由苍术、吴茱萸、丁香、肉桂等加藿香正气水（有辟秽芳香化湿之力）所组成；严凤山治疗小儿泄泻，单用吴萸粉加适量醋调成糊状，外敷脐及周围，复盖到下脘、天枢、气海，以胶布固定；马雅彬治疗小儿泄泻，单用白胡椒 1~2 粒研细末填脐中，胶布固定。又如杨建华等治疗急性腹泻，取丁香、肉桂、细辛、胡椒、五倍子、吴茱萸、黄连、车前子、樟脑、冰片共研细末，用凡士林调膏，贴敷神阙穴；李淑霞治疗婴幼儿秋季腹泻，取肉桂、泽泻、黄连等份研末，兑以可松解平滑肌的 654-2 注射液，加生理盐水适量调敷脐部。后二者在温阳理气药中还加入了清热解毒的黄连、冰片等。上述温阳理气之药多用于虚寒之泻。

（2）**收敛药**：现代昌年发等治疗成人久泻，用龙牡罂粟散外敷神阙穴，该散由煅龙骨、赤石脂、煅牡蛎、罂粟壳、白术、补骨脂、干姜、制附片等组成，共研末，加羧甲基纤维素和月桂氮䓬酮及少许甘油调成膏状；田琨治疗小儿腹泻，将五倍子、五味子、煨肉果研细末各等量混合，倒入具有广谱抗菌作用的十滴水，贴敷神阙穴。上述收敛之药多用于久泻虚脱者。

（3）**清热化湿药**：明代《寿世保元》载："吐泻不止"，"外用绿豆粉，以鸡子清和作膏，以涂脚心，如泻涂囟门上，止则去之。"现代阎虹等治疗小儿与成人的泄泻，将中药大蒜、苦参、黄连、大黄、木香、吴茱萸、肉桂贴敷神阙穴（其中还加入了吴茱萸、肉桂等温阳药）。上述清热化湿之药多用于湿热之泻。

（4）**解毒药**：清代《串雅内篇》言："宁和堂暖脐膏（含香油、生姜、黄丹）：治水泻白痢神效。"周玉佩治疗小儿泄泻，沈云生治疗婴幼儿秋冬季腹泻，均将云南白药加酒精调糊状敷脐。上述黄丹、云南白药，以及前面杨建华所用樟脑均有解毒之功。

（5）**利尿药**：明代《名医类案》言："虞恒德治一人泄泻日夜无度，诸药不效，偶得一方，用针沙、地龙、猪苓三味共为细末，生葱捣汁调方，七贴脐上，小便长而泻止。"其中针砂、地龙、猪苓均为利水之品，此为利小便而实大便的方法。

（6）**产热药**：明代《奇效良方》还在脐腹部敷贴可产热的药物："玉抱肚"治"一切虚寒，下痢赤白，或时腹痛，肠滑不禁，心腹

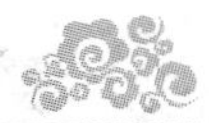

冷极者可用，针砂、白矾、官桂”，“冷水调摊皮纸上，贴脐上下，以帛系之，如觉大热，即以衣衬之”。此与热敷疗法相似，与现代市面上的“代温灸膏”也相似，用以治疗虚寒泄泻。

（7）**刺激性药**：明代《奇效良方》曰：“治霍乱吐泻，临时无药：右用生蒜头研细，涂心下及两脚心。”《寿世保元》载：“小儿泄泻，用巴豆汁末为膏，贴在囟门上，烧线香一炷，火尽即去巴豆，立效。”“小儿久泻久痢不止”，“用巴豆、瓜子仁共捣一处如泥，津调，贴在两眉间，手巾包，待成泡，揭去即愈”。小儿“伤食作泻，脱肛不入”，“以蓖麻仁研涂顶门”。上述大蒜、巴豆、蓖麻仁有刺激作用，可**使皮肤起泡**，从而促进机体的免疫功能，调整机体功能状态，从而起到止泻作用，而这些刺激性药物所敷贴的部位，多在头额部及心下、脚心。

4. 古今均用刺血　本病之邪多在肠胃，不一定入血分，故不一定用刺血；倘若邪入血分，方可刺血。在本病的古、今文献中，涉及刺血者分别为 12 条次、12 篇次，分列古、今诸法之第四、第八位，分占各自总条（篇）次的 3.17% 和 2.20%，百分比相近。

古代刺血者，如前述《素问·调经》“泻然筋血者”，是在肾经荥穴然谷处针刺出血，以治疗肾实证，即为例。对于邪入血分的急性吐泻，包括霍乱（含痧证、瘴疾）、鼠疫，以及《针灸易学》中的“七十二翻”等，古人亦用刺血。如《针灸治疗实验集》治疗“吐清水，泻出如米泔状，断为暑邪霍乱大症，乃先针十指尖（针时全不觉痛），继针曲池、尺泽、委中、昆仑、内关、中脘”出血。该书治疗鼠疫之“腹疼吐泻”，针“十二井穴、尺泽、委中、大阳，各刺出血”，“发疮者于肿毒处三棱针出血，以鸡子清调黄柏、乳香细末，敷之”。《针灸易学》治疗“蜜蜂翻，上吐下泻，舌下有紫疔。治法，用针刺破紫疔，以小盐点之，即愈。”又如上述“热泄”中《续名医类案》治疗“瘴疾吐下”，“用针多刺头额及上唇，令多出血；又以楮叶擦其舌，令出血”，亦为例。此外，对于本病虚证，古人亦有用刺血者，如《素问·脏气发时》曰：“脾病者”，“虚则腹满肠鸣，飧泄食不化，取其经，太阴、阳明、少阴血者”。此处之虚当夹有实邪，否则恐犯“虚虚”之戒。

现代采用刺血者，如喻喜春治疗泄泻，取天枢、大肠俞、足三里、三阴交、肾俞，用刺络拔罐，腘窝络脉刺血15cc，四缝点刺出血；赵玉海等治小儿泄泻，取长强，以三棱针点刺出血，四缝以出黏水为宜；柳岸等治疗急性胃肠炎暴发型，取金津、玉液、委中、大椎放血；张丽民等治疗小儿腹泻，取脾俞、胃俞，用毫针行划痕法，以点滴出血为准。总之，古今均用刺血治疗本病，这是相同的。

5. 古今均用推拿 推拿是医者将肢体之力作用于患者穴位上，通过经络或神经的传导，调整患者脏腑肢体的病理状态的方法。若推拿腹部穴位，则可将医者之力直接作用于患者之胃肠，使其功能得以调整，因此古今本病临床均用推拿疗法。

古代用推拿者，如《针灸易学》治疗“七十二翻中”的“顶杀胀，脑疼心痛，上吐下泻”，“用凉水打顶门即愈”。(拍打亦属推拿手法之一)《小儿烧针法》治疗“吐泻后”的“慢惊风”，“捏住眉心”，“于太阳穴、心前、浑身推挪”。近代《西法针灸》治疗急、慢性肠加答儿(即肠炎)之泄泻，均“按摩腹部”，“泄泻多次，指揉腹部，呼痛甚者，则轻轻按摩，后再施温罨法”；治疗“肝脏充血”所致“间起吐泻”，“按摩腹背诸部”。

现代采用推拿者，如周世杰治疗成人肠道易激综合征，沿长强穴起捏脊至大椎穴止，然后用右手掌从大椎穴旁向下旋转揉按至长强穴旁，用右手拇指点取关元、命门穴，再用小鱼际揉搓、手掌横擦上述穴位，握拳轻叩命门穴。除此之外，现代推拿常用于治疗小儿泄泻，因小儿体质娇嫩，肠胃之气清灵，推拿常能取得较好的效果，故得到推广。如陈秀芬等治疗婴幼儿腹泻，取七节、龟尾、神阙、气海、脾土、大肠、小肠，用推拿手法，发热加清天河水、退六腑，虚弱者加用捏脊法；秦中根等则用运土入水、推上七节骨、揉龟尾、摩神阙、捏脊、分推腹阴阳等手法；沈志强揉脐中，揉

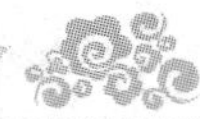

丹田,揉龟尾,推上七节骨,捏脊。

6. 古今均用刮痧 刮痧是用器具在经络穴位的皮肤上进行刮动,可以起到疏通经气,活血祛瘀的效果;现代认为刮痧使皮下微血管破裂,可以改善微循环障碍,因此古今的临床也用刮痧疗法治疗本病,如清代《痧惊合璧》载:“霍乱痧”,“痛而吐泻,毒食气分,宜刮痧,不愈,视有痧筋则放”。现代姚会敏等治疗婴幼儿秋季腹泻,取大肠俞、足三里,用刮痧法;周先明治疗婴幼儿腹泻,取胸10~12华佗夹脊穴,用瓷汤匙行刮法。

7. 古代采用熨法 为了扩大热疗的刺激的面积,古代采用熨法,以治疗虚寒泄泻。在本病的古代文献中,涉及熨法者共计10条次,列古代诸法之第五位。古代熨法包括葱熨法、盐熨法、艾熨法和药熨法。

(1)**葱熨法**:葱为通阳之品,热熨之可治疗阴寒泄泻。例如《卫生宝鉴》载:佥院董彦“自利肠鸣腹痛,四肢逆冷,冷汗自出,口鼻气亦冷,六脉如蛛丝,时发昏愦,众太医议之,以葱熨脐下”。《奇效良方》称,治疗“三阴中寒,一切虚冷厥逆呕哕,阴盛阳衰之证”,“呕吐下利”,当将“肥葱、麦麸、沧盐”等“同炒极热”,“熨脐上”。《古今医统大全》曰:“阴毒之证”,“自下利”,“用葱熨脐下”。

(2)**盐熨法**:与上述隔盐灸同理,古人也常用盐熨法。如《世医得效方》载:“盐熨方治霍乱吐泻,心腹作痛,炒盐二碗,纸包纱护,顿其胸前并腹肚上一截,以熨斗火熨,气透则苏,续又以炒盐熨其背,则十分无事。”《奇效良方云》:“治吐泻过多,手足逆冷”,“用炒盐熨脐中”。《寿世保元》谓:“大吐大泻之后,四肢逆冷”,“用炒盐熨脐下气海,勿令气冷”。

(3)**艾熨法**:艾绒也可作为熨法的传热介质,使热量分布均匀;同时艾叶辛温,又有温阳散寒的功效。如《奇效良方》语:“艾熨方:治霍乱吐泻,右用患人仰卧,揉艾铺脐上,如碟子大,一指厚,熨斗盛火熨之。”

（4）**药熨方**：古代还有若干药熨方，将多种药物配伍后置于脐腹，在药上施熨法，不但对腹部穴位进行热刺激，而且促使药物有效成分透过皮肤，进入体内，以提高治疗效果。如《奇效良方》将“外灸膏”（含木香、附子、蛇床子、吴茱萸、胡椒、川乌）“贴腹中，上下以衣物盖定，熨斗盛火熨之”，以治疗“肠滑不禁”之泄泻；《东医宝鉴》将“封脐艾”（含陈艾、蛇床子、木鳖子）“为末，和匀，用绵包裹安在脐上，以纸圈围定，以熨斗火熨之为妙”，“治脐腹冷痛或泄泻”；《太乙神针》将“急救暖脐散”（含桂心、丁香，硫黄、香附、麝香）“共研细末，每用三分纳入肚脐中，外用好药膏封贴”，“外用食盐喷酒炒熟，在膏上摩运”，以治疗“霍乱一症，皆由寒邪郁结，气闭不通，因而吐泻交作”。上述诸方中的药物均是**补火壮阳理气之品**，故可治疗虚寒泄泻。

现代崔法新治疗婴幼儿腹泻，用生姜（捣糊，醋烧热）外敷神阙穴；侯士林治疗小儿泄泻，用干姜、艾叶、小茴香、川椒共研细末，阻鲜姜捣烂取汁拌以上药末，装纱布袋内敷脐，并用热水袋保温，这些报道似也可归入熨法之列。但总的来说，现代用熨法的报道较为少见，因此对古代熨法文献可作参考。

8. 现代采用的其他疗法　现代临床还采用穴位注射、器械、拔罐、皮肤针、火针、电针、挑割、埋藏，以及微针疗法（含耳穴、头针、手足针）等方法，这些在古代文献中是没有的，是现代针灸工作者的贡献。

（1）**穴位注射**：如张桂芹治疗慢性腹泻，取双侧足三里，注入维生素 B_1、654-2；卜召飞则取天枢、章门等穴，注入黄芪注射液；郑淑芬治疗小儿腹泻，取双足三里，注入阿托品；喻坚则取足三里，注入聚肌胞注射液；唐云取然谷穴，注射亚硝酸氢钠甲萘和盐酸山莨菪碱；张淑荣取长强，注入山莨菪碱（654-2）、利巴韦林（病毒唑）、地塞美松（氟美松）；胡仲国取天枢，注射氨苄西林（或头孢霉素）和普鲁卡因；曹济安取足三里，注入鱼腥草注射液，若有发热加用柴胡注射液；张焱取足三里，注入丹参注射液

和维生素 B_1。

（2）**器械**：现代所用针灸器械包括激光、微波、磁疗、导平等。如梁云霞治疗小儿泄泻，取神阙、天枢等穴，以激光针灸仪照射；何进观等治疗放射性直肠炎，取尾骶骨上 5~10cm 处，用微波照射；张恒峰治疗小儿腹泻，取神阙、脾俞、止泻穴，用穴位旋磁疗法；何金智则取天枢、足三里、神阙、八髎，采用电磁、旋磁、氦一氖激光、导平等疗法。

（3）**拔罐**：如徐运瑜治疗腹泻型肠易激综合征，取背部两侧膀胱经穴，用走罐法，最后将罐留在大肠俞上；吴茜则在针刺天枢、中脘、腹结后，施予拔罐疗法；苏春燕等治疗五更泻，取背部膀胱经与督脉穴，行走罐法；薛维华治疗轮状病毒性肠炎，取尾骶部穴，用梅花针叩刺加拔罐疗法。

（4）**皮肤针**：如崔大威治疗腹泻型肠易激综合征，用磁圆针沿膀胱经背俞穴自上而下叩刺；王英杰治疗小儿腹泻，取中脘、天枢、足三里、上巨虚、阴陵泉、关元等，用梅花针叩刺；李敏杰则取足三里、脾俞、肾俞，用梅花针叩打。

（5）**火针**：火针是古老的治疗方法，但在本病的古代文献中，未见用火针的记载，而现代临床上则时有报道，如田建刚治疗五更泻，取命门、关元、天枢、足三里，用火针加拔罐法；邢守平治疗慢性腹泻，取天枢、水分、气海、长强，用火针点刺；王周武等则取脐周四穴（脐四周各 1 寸）、天枢、中脘、水分、气海、足三里等，用火针速刺法。

（6）**电针**：如聂红梅等治疗老年人慢性腹泻，取天枢穴，用电针疏密波，并逐渐加大电流强度；李红等治疗腹泻型肠易激综合征，取期门、天枢、足三里、曲池，用电针疗法；石学慧等则取天枢、足三里、脾俞等，采用电针治疗；王正用耳穴治疗小儿腹泻，伤食型选胃、胰、胆、脾、小肠，风寒型选肺、膀胱、胃、皮质下，湿热型取脾、三焦、内分泌、尿道，用特制夹头对耳穴行电脉冲（连续波）刺激。

（7）**挑割**：如曾令奉治疗慢性腹泻，取背部反应点或关元俞等相应背俞穴，用挑治法，挑断皮下白色纤维物；邓秋生治疗腹泻型肠易激综合征，使用小针刀，取患者脊柱区带内阳性反应点处，进针到病变处（一般到横突），进行切割、剥离。

（8）**埋藏**：如廖小平等治疗溃疡性结肠炎，取大肠俞、天枢、足三里、腹部阿是穴，埋入羊肠线；王文文治疗腹泻型肠易激综合征，取大肠俞、脾俞、肾俞，于皮下埋入羊肠线；王希琳等则取天枢、上巨虚、中脘、足三里，采用穿刺针埋线法；陈志斌等取大肠俞、天枢、小肠俞、关元、胃俞、中脘，采用俞募配穴埋线法。

（9）**微针疗法**

1）**耳穴**：如迟建平等治疗急性胃肠炎，取耳穴耳尖、脾、大肠，用王不留行贴压；冯军等治疗慢性腹泻，取耳穴小肠、大肠、脾、交感、肾、神门、耳迷路、三焦等，用王不留行贴压；康红千等治疗腹泻型肠易激综合征，取耳穴心、肝、脾、胃、肾、大肠、小肠，用王不留行贴压；前述王正用电针治疗小儿泄泻，亦采用耳穴疗法。

2）**头针**：如方云鹏治疗腹泻，针刺头穴伏脏区；郎伯旭治疗小儿腹泻，取头针两侧额旁二线，在头临泣向下 1 寸长的刺激区，行快速点刺法。

3）**手足针**：如谢文雄治疗婴幼儿腹泻，取双侧手针脾点、小肠点、大肠点、三焦点、心点、肝点、肺点、命门点、肾夜尿点九穴，用针刺雀啄捻转手法，出针后挤出黄色浆液；谢明伸治疗腹泻型肠易激综合征，取腕踝针穴双下 2、左下 1、右上 1，用针刺。

此外，宋代《太平圣惠方》“三十六黄点烙方”中的“胃黄”有“吐逆下利”一证，因此在本病的古代治疗方法中，点烙 1 条次。

【结语】

根据上述对古今文献的统计与分析结果，兹提出治疗泄泻的参考处方如下（无下划线者为古今均用穴，下划曲线者为古代所

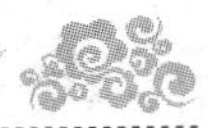

用穴，下划直线者为现代所用穴）：①腹部穴天枢、中脘、关元、神阙、气海、水分等；②背部穴脾俞、大肠俞、肾俞、长强、命门、胃俞、大椎等；③下肢阴部穴阴陵泉、三阴交、公孙、隐白、太冲、太白等；④腿阳面穴足三里、上巨虚等；⑤臂阴面穴尺泽、列缺、内关等；⑥头面部穴百会等。此外，还可以取四缝、合谷、曲池等。临床可根据病情，在上述处方中选用若干相关穴位。

对于寒泄，可多取小腹部的任脉穴，以及下肢足三阴经与胃经穴；虚泄，可多取腹部任脉、胃经穴，以及背部膀胱经穴；热泄，可根据经络脏腑辨证，选取相应经脉穴位，且多取末部、关节部、上半身之穴；伤食泄，可多取健脾益胃之穴；伤神泄，可多取末部之穴。

临床可用艾灸（含隔物灸、灯火灸、“太乙神针”灸、温针灸、化脓灸、热敏灸、药线灸等）、针刺（含补泻、点刺法、循经透刺等）、敷贴（选取脐中等穴位，选用温阳、理气、收敛、清热、化湿、解毒、利尿、产热，以及有刺激性的药物）；对于邪入血分者，可用刺血；此外，还可采用推拿、刮痧、热熨、火针，以及现代临床的穴位注射、器械、拔罐、皮肤针、电针、挑割、埋藏，以及微针（含耳穴、头针、手足针）等方法。

历代文献摘录

［晋代及其以前文献摘录］

《素问·阴阳别论》：“一阳发病，少气，喜咳，善泄。”

《素问·脏气法时论》：“脾病者……虚则腹满肠鸣，飧泄食不化，取其经，太阴、阳明、少阴血者。”

《素问·刺热》：“脾热病者……腹满泄，两颔痛……刺足太阴、阳明。”

《素问·厥论》：“少阴厥逆，虚满呕变，下泄清，治主病者。”

《素问·调经论》:“志有余则腹胀飧泄……则写然筋血者。”

《灵枢经·邪气脏腑病形》:“大肠病者,肠中切痛,而鸣濯濯,冬日重感于寒即泄,当脐而痛,不能久立,与胃同候,取巨虚上廉。”

《灵枢经·经脉》:“脾足太阴之脉……心下急痛,溏,瘕泄。”“肝足厥阴之脉……是主肝所生病者,胸满呕逆,飧泄狐疝。”

《灵枢经·四时气》:“飧泄,补三阴之上,补阴陵泉,皆久留之,热行乃止。”

《难经·六十八难》:“合主逆气而泄。”

《伤寒论》(辨少阴病脉证并治):“少阴病,吐、利,手足不逆冷,反发热者,不死。脉不至者,灸少阴七壮[《神灸经纶》载:“常器之云,当灸少阴太溪二穴”]。”

《伤寒论》(辨少阴病脉证并治):“少阴病,下利,脉微涩,呕而汗出,必数更衣,反少者,当温其上,灸之[《脉经》云:“灸厥阴可五十壮”。”《神灸经纶》载:“常器之云灸太冲,郭雍云灸太溪”]。”

《脉经》(卷二·第一):“右手关上阴绝者,无脾脉也,苦少气下利……刺足阳明经治阳。”

《脉经》(卷二·第三):“关[一本有“上”字]脉伏,中焦有水气,溏泄,宜服水银圆,针关元利小便,溏泄便止。”

《脉经》(卷七·第十一):“诸下利,皆可灸足大都五壮,商丘,阴陵泉皆三壮。”

《针灸甲乙经》(卷七·第一下):“呕泄上下出,胸满短气,不得汗,补手太阴以出之。”“气满胸中热,暴泄……隐白主之。”“暴泄,心痛腹胀,心尤痛甚,此胃心痛也,大都主之,并取太[一本作“隐”]白。腹满善呕烦闷,此皆主之。”“暴泄,善饥而不欲食……善呕泄有脓血,苦[一本作“若”]呕无所出。先取三里,后取太白、章门主之。”“泄,肠澼,束骨主之。”“泄注,上抢心……京骨主之。”

《针灸甲乙经》(卷八·第一下):“泄脓血,腰引少腹痛……巨虚下廉主之。”

《针灸甲乙经》(卷八·第二):“腹中窘急欲凑,后泄不止,关

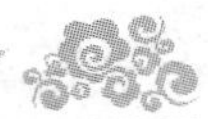

元主之。”

《针灸甲乙经》(卷八·第四):“苦涌泄上下出,补尺泽、太溪、手阳明寸口,皆补之。”

《针灸甲乙经》(卷九·第七):“肠鸣,胪胀,欲呕时泄,三焦俞主之。”“腹满胪胀,大便泄,意舍主之。”“冬日重感于寒则泄,当脐而痛,肠胃间游气切痛……天枢主之。”“胃气不足,肠鸣腹痛泄[一本有“利”字],食不化,心下胀,三里主之。”

《针灸甲乙经》(卷九·第八):“大便难,飧泄,腰尻中寒,中髎主之。”

《针灸甲乙经》(卷九·第十一):“阴痿,后时[一本有“少”字]泄,四肢不收……曲泉主之[此条目主症原属涌泉,据《黄帝明堂经辑校》改属曲泉]。”

《针灸甲乙经》(卷九·第十二):“脱肛,下利,气街主之。”

《针灸甲乙经》(卷十·第六):“小腹痛,里急肿,洞泄,髀痛引背,京门主之。”

《针灸甲乙经》(卷十一·第二):“虚则头重,洞泄……长强主之。”“洞泄,然谷主之。”

《针灸甲乙经》(卷十一·第四):“霍乱泄注,期门主之。”

《针灸甲乙经》(卷十一·第五):“泄注肠澼便血,会阳主之。”“肠鸣澼泄,下髎主之。”“肠澼泄切痛,四满主之。”“绕脐痛,抢心,膝寒,泄利,腹结[一本作“哀”]主之。”“飧泄,太冲主之。”“溏[一本有“泄谷”2字]不化[一本有“食”字],寒热不节,阴陵泉主之。”“飧泄,大肠痛,巨虚上廉主之。”

《针灸甲乙经》(卷十二·第十):“飧泄,灸刺曲泉。”“少腹肿,溏泄……太冲主之。”

《针灸甲乙经》(卷十二·第十一):“小儿痫瘛[一本作“痓”],呕吐泄注……瘛脉及长强主之。”“小儿咳而泄,不欲食者,商丘主之。”

《葛洪肘后备急方》(卷二·第十二):“霍乱……吐止而利不

止者[一本有“方”字]，灸脐[一本有“下”字]一夫约[一本作“纳”]中，七壮，又云脐下一寸，二七壮。”“霍乱……先洞下者[一本有“方，洞者宜泻也”6字，]灸脐边一寸，男左女右十四壮，甚者至三十四十壮，名大肠募[一本有“也”字]。”

[唐代文献摘录]

《备急千金要方》(卷二·第四)：“妇人水泄痢，灸气海百壮，三报。”

《备急千金要方》(卷四·第三)：“女人漏下赤白泄注，灸阴阳随年壮三报，穴在足拇趾下屈里表头白肉际是。”

《备急千金要方》(卷八·第二)：“大肠俞在十六椎两边相去一寸半，治风，腹中雷鸣，肠澼泄利，食不消化……灸百壮。”

《备急千金要方》(卷十一·第五)：“肠鸣泄利，绕脐绞痛，灸天枢百壮，三报之，万勿针。”

《备急千金要方》(卷十五上·第一)：“公孙……病则泄水，不能卧而烦。”

《备急千金要方》(卷十五上·第六)：“小便不利，大便数注，灸屈骨端五十壮。”“小便不利大便注泄灸天枢百壮，穴在侠脐相去三寸，魂魄之舍不可针，大法在脐旁一寸，合脐相去可三寸也。”

《备急千金要方》(卷十五下·第七)：“泄注五痢便脓血，重下腹痛，灸小肠俞百壮。”“瘕聚泄利，灸天枢百壮，穴在脐旁，相对横去脐两旁各二寸。”

《备急千金要方》(卷十七·第五)：“寒冷霍乱心痛吐下，食不消，肠鸣泄利，灸太仓百壮。”

《备急千金要方》(卷十八·第五)：“泄注腹满……皆灸绝骨五十壮。穴在外踝上[《千金翼方》：“内踝上”]三寸宛宛中。”

《备急千金要方》(卷二十·第五)：“腹疾腰痛膀胱寒，澼饮注下，灸下极输，随年壮[《千金翼方》：“第十五椎”]。”

《备急千金要方》(卷二十·第六)：“霍乱……若先下利者，灸谷门二七壮，在脐旁二寸，男左女右，一名大肠募。”“霍乱……若吐下不禁，两手阴阳脉俱疾数者，灸心蔽骨下三寸，又灸脐下三寸各六七十壮。”“霍乱……若泄利所伤，烦欲死者，灸慈宫二十七壮，在横骨两边各二寸半。”

《备急千金要方》(卷三十·第二)：“膺窗主肠鸣泄泻。”“屈骨端主小便不利，大便泄数，并灸天枢。”“京门、然谷、阴陵泉，主洞泄不化。”“京门、昆仑，主洞泄体痛。”“阴陵泉、隐白，主胸中热，暴泄。”“肾俞、章门，主寒中洞泄不化。”“三焦俞、小肠俞、下髎、意舍、章门，主肠鸣胪胀，欲泄注。”“中髎主腹胀飧泄。”“大肠俞主肠鸣，腹䐜肿，暴泄。”

《备急千金要方》(卷三十·第六)：“商丘、复溜，主痔血，泄后重。”

《千金翼方》(卷十·第十一)：“下利手足厥无脉，灸之主厥，厥阴是也。”

《千金翼方》(卷二十七·第十)：“凡霍乱灸之，或虽未即差，终无死忧，不可逆灸，或但先腹痛，或先下后吐，当随病状灸之，内盐脐中，灸二七壮，并主胀满。”“霍乱上下吐泻，灸脐下十四壮，又灸关元三七壮。”

敦煌医书《火灸疗法》P·T127：“佝偻聚积下肢，双脚疼痛，腹泻，于脊椎末节粗骨突起交界凹陷处，火灸十壮，即可治愈。”

敦煌医书《火灸疗法》P·T1044：“从后颈骨向下数至第十三节脊椎骨，并于其左右各量一寸三分处灸之，对消化不良、脏腑疾病、冷热不均引起腹泻和小便不畅诸病，皆有疗效，灸十七次即可。”

敦煌医书《吐番医疗术》India office 56·57：“治吐泻不止方……火灸胃脘可见效。”

敦煌医书《灸法图》S·6168：“灸屈骨傍，两边相去五寸，名水道，三寸为定热，为灸一百壮，横膜骨傍两厢，相去七寸，名曰慈宫，主灸霍乱，泄利，心烦热，灸五十壮。”“大肠俞，在十六椎两相，相去二寸三分，主腹中雷鸣，大肠□沸汝利，食不消化……灸百壮，善。”“傍光俞，在十九椎两相，相去二寸三分，主下焦□□，膀胱津液续断，妇女如任身壮，如泄利，小肠绞痛……在下胋灸之一百壮，佳。”“大小肠俞，在十七椎两相，相去二寸三分，主傍光急，大小肠寒，泄利……灸一百壮，亦不五百壮。”

《外台秘要》（卷三十九·第四）：“应突：在饮郄下一寸。主饮食不入，腹中满，大便不得节，腹鸣泄注，仰腹取之。”

《外台秘要》（卷三十九·第五）：“三阴交……虚则腹胀，腹鸣溏泄，食饮不化。”

《外台秘要》（卷三十九·第十）：“中管……霍乱出泄不自知。”

《外台秘要》（卷三十九·第十一）：“悬枢……水谷不化，下利。”

[宋、金、元代文献摘录]

《太平圣惠方》（卷五十五·三十六黄点烙方）：“胃黄者，吐逆下利，心腹气胀……烙胃俞二穴、上管、太冲二穴。”

《太平圣惠方》（卷九十九）：“上管……霍乱心痛，不可眠卧，吐利……针入八分，得气先补而后泻之。”[原出《铜人针灸经》（卷三）]

《太平圣惠方》（卷一百）：“巨阙……霍乱吐利不止。”

《医心方》（卷十一·第五）：“霍乱……先洞下者，灸脐边一寸，男左女右，十四壮，又云吐而下不止者，脐下一夫约中七壮。”

《医心方》（卷十一·第十九）：“灸诸利方……《新录方》云：灸脊中三百壮，脊中，从大椎度至穷骨，中折则是也；又方：灸脾俞百壮……又方：灸大肠俞百壮。”

《铜人腧穴针灸图经》（卷四·背腧部）：“中髎……腹胀下利，小便淋涩。”

《铜人腧穴针灸图经》（卷四·腹部）：“神阙……小儿奶利不绝，腹大绕脐痛……可灸百壮，禁不可针。”“气穴……泄利不止。”“梁门……食饮不思，大肠滑泄，谷不化。”“关门……肠鸣卒

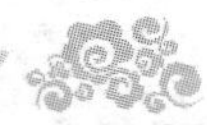

痛，泄利不欲食。”

《铜人腧穴针灸图经》(卷五·手阳明)：“三间……洞泄。”

《铜人腧穴针灸图经》(卷五·足厥阴)：“曲泉……少气泄利……泄水下利脓血。”

《铜人腧穴针灸图经》(卷五·足太阴)：“地[原作“池”，据《圣济总录》改]机……丈夫溏泄，腹胁气胀。”

《琼瑶神书》(卷二·二百十五)：“脾泻五脏虚寒气，天枢升阳搓无差，此是上搓下升移，气上气下搓更加。”

《琼瑶神书》(卷三·六十四)：“公孙……滑肠泻痢腹脐痛。”

《西方子明堂灸经》(卷一·腹)：“天枢……呕吐，霍乱泄利。”

《西方子明堂灸经》(卷三·足阳明)：“巨虚上廉……食泄，腹胁支满。”

《灸膏肓俞》(跋)：“余……气促不能食，而大便利，身重足痿，杖而后起，得陈了翁家传，为灸膏肓俞，自丁亥至癸巳，积三百壮。灸之次日，即胸中气平，肿胀俱损，利止而食进。”

《子午流注针经》(卷下·手太阳)：“三间……胸满肠鸣洞泄频。”

《子午流注针经》(卷下·手少阴)：“曲泉……足疼泄利又便脓。”

《子午流注针经》(卷下·足阳明)：“厉兑……尸厥口噤腹肠滑。”

《子午流注针经》(卷下·足太阴)：“隐白……鼻衄滑肠食不化。”

《伤寒百证歌》(第三十六证)：“少阴吐利时加呕，手足不冷是其候，口中虽和背恶寒，脉来微涩皆须灸。”

《扁鹊心书》(卷上·窦材灸法)：“脾泄注下……灸命关、关元各二百壮。”“霍乱吐泻，乃冷物伤胃，灸中脘五十壮，若四肢厥冷，六脉微细者，其阳欲脱也，急灸关元三百壮。”“老人滑肠困重，乃阳气虚脱，小便不禁，灸神阙三百壮。”

《扁鹊心书》(卷中·鼓胀):“一人因饮冷酒,吃生菜,成泄泻,服寒凉药反伤脾气,致腹胀,命灸关元三百壮。”

《扁鹊心书》(卷中·暴注):“一人患暴注……灸命关二百壮,小便始长,服草神丹而愈。”

《扁鹊心书》(卷中·休息痢):“一人病休息痢,余令灸命关二百壮,病愈,二日变注下,一时五七次,令服霹雳汤,二服立止,后四肢浮肿,乃脾虚欲成水胀也,又灸关元二百壮,服金液丹十两,一月而愈。”

《扁鹊心书》(卷中·内伤):“由饮食失节,损其脾气……变生他病,成虚劳臌胀,泄泻等证,急灸中脘五十壮,关元百壮,可保全生。”

《扁鹊心书》(卷下·吐泻):“慢惊吐泻,灸中脘五十壮。”“小儿吐泻……灸脐下一百五十壮。”

《扁鹊心书》(卷中·暑月伤食泄泻):“暑月伤食泄泻……急灸神阙百壮。”

《针灸资生经》(卷三·虚损):“久冷伤惫脏腑,泄利不止,中风不省人事等疾,宜灸神阙。”

《针灸资生经》(卷三·泄泻):“若心腹痛而后泄,此寒气客于肠间云云,灸关元百壮,服当归缩砂汤(指)。”“泄泻宜先灸脐中,次灸关元等穴。”

《针灸资生经》(卷三·霍乱转筋):“有吐泻转筋者,予教灸水分即止。”

《针灸资生经》(卷三·霍乱吐泻):“霍乱吐泻……尤宜灸上管、中脘、神阙、关元等穴,若水分穴,尤不可缓,盖水谷不分而后泄泻,此穴一名分水,能分水谷故也,或兼灸中管穴,须先中管而后水分可也。”

《素问病机气宜保命集》(卷中·第十九):“寒热水泄……当灸大椎三五壮,立已,乃泻督也。”

《儒门事亲》(卷二·十七):“昔维扬府判赵显之,病虚羸,泄泻褐色，乃洞泄寒中证也……两手脉沉而暖，令灸分水穴一百余壮。”

《儒门事亲》（卷十·金匮十全之法）：“洞泄……又宜灸分水穴。”

《儒门事亲》（卷十·金匮十全五泄法后论）：“诸泄不已，宜灸水分穴。”

《卫生宝鉴》（卷六·阴证治验）：“佥院董彦诚……遂自利肠鸣腹痛，四肢逆冷，冷汗自出……以葱熨脐下，又以四逆汤。”

《卫生宝鉴》（卷十六·泄痢论）：“水渍入胃，名为溢饮，滑泄，渴能饮水，水下复泄，泄而大渴，此无药证，当灸大椎。”

《卫生宝鉴》（卷二十二·胻寒治验）：“征南副元帅大忒木儿……病自利，完谷不化，脐腹冷疼，足胻寒，以手搔之，不知痛痒……先以大艾炷于气海，灸百壮……次灸三里二穴各三七壮……又灸三阴交二穴……明年秋……前证复作，再依前灸添阳辅，各灸三七壮。”

《针经指南》（流注八穴）：“公孙……泄泻不止（大肠胃）。”“公孙……小儿脾泻（脾肾）。”“公孙……泻腹痛（大肠胃）。”“内关……泄泻滑肠（大肠）。”“列缺……寒痛泄泻（脾）。”“照海……泄泻（脾）。”

《世医得效方》（卷四·霍乱）：“盐熨方治霍乱吐泻，心腹作痛，炒盐二碗，纸包纱护，顿其胸前并腹肚上一截，以熨斗火熨，气透则苏，续又以炒盐熨其背，则十分无事。”

《世医得效方》（卷五·泄泻）：“灸法……泄利不止，灸脐中，名神阙穴，五壮或七壮，艾炷如小箸头大，及关元穴三十壮。”

《丹溪手镜》（卷上·四）：“诸下利，手足厥，无脉，可灸；灸之不温，反微喘者死，可灸足大敦、阴陵泉、商丘。”

《丹溪心法》（卷二·九）：“其或久痢后，体虚气弱，滑下不止……又甚者，灸天枢、气海。”

《丹溪心法》（卷二·十）：“泻水多者……仍用艾炷如麦粒，于百会穴灸三壮。”

《扁鹊神应针灸玉龙经》(六十六穴治证):“支沟……霍乱吐泻。”

《扁鹊神应针灸玉龙经》(针灸歌):“霍乱吐泻精神脱,艾灸中脘人当活。”“泄泻注下取脐内。”

[明代文献摘录]

《神应经》(霍乱部):“霍乱吐泻:关冲、支沟、尺泽、三里、太白,先取太溪,后取太仓。”

《神应经》(肠痔大便部):“肠鸣而泄:神阙、水分、三间。”“食泄:上廉、下廉。”“暴泄:隐白。”“洞泄:肾俞。”“泄不止:神阙。”“泻泄:曲泉、阴陵、然谷、束骨、隐白、三焦俞、中脘、天枢、脾俞、肾俞、大肠俞。”“血痔泄,后重[原作“复肿”,据《针灸甲乙经》改]:承山、复溜。”

《针灸大全》(卷一·马丹阳天星十二穴歌):“三里……肠鸣并积聚[此2字《针灸大成》为“泄泻”]。”[原出《琼瑶神书》(卷三·治病手法歌])

《针灸大全》(卷四·八法主治病症):“公孙……泄泻不止,里急后重:下脘一穴、天枢二穴、照海二穴。”“照海……霍乱吐泻,手足转筋:京骨二穴、三里二穴、承山二穴、曲池二穴、腕骨二穴、尺泽二穴、阳陵泉二穴。”“列缺……腹中肠痛,下利不已:内庭二穴、天枢二穴、三阴交二穴。”“列缺……腹中寒痛,泄泻不止:天枢二穴、中脘一穴、关元一穴、三阴交二穴。”“列缺……冒暑大热,霍乱吐泻:委中二穴、百劳一[原作“二”,据义改]穴、中脘一[原作“二”,据义改]穴、曲池二穴、十宣十穴、三里二穴、合谷二穴。”“列缺……白痧,腹痛吐泻,四肢厥冷,十指甲黑,不得睡卧:大陵二穴、百劳一穴、大敦二穴、十宣十穴。”“列缺……黑白痧,头痛发汗,口渴,大肠泄泻,恶寒,四肢厥冷,不得睡卧,名曰绞肠痧,或肠鸣腹响:委中二穴、膻中一穴、百会一穴、丹田一穴、大敦

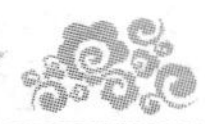

二穴、窍阴二穴、十宣十穴。”

《奇效良方》(卷四):“呕吐下利……诸虚冷证,皆宜用之,肥葱、麦麸、沧盐……同炒极热……熨脐上。”

《奇效良方》(卷十三):“外灸膏:治一切虚寒,下痢赤白,或时腹痛,肠滑不禁,心腹冷极,皆可用,木香、附子、蛇床子、吴茱萸、胡椒、川乌……调作糊,贴脐中,上下以衣物盖定,熨斗盛火熨之,痢止为度。”“玉抱肚:治一切虚寒,下痢赤白,或时腹痛,肠滑不禁,心腹冷极者可用,针砂、白矾、官桂……冷水调摊皮纸上,贴脐上下,以帛系之,如觉大热,即以衣衬之。”

《奇效良方》(卷二十):“治霍乱吐泻,临时无药:上用生蒜头研细,涂心下及两脚心。”“艾熨方:治霍乱吐泻,右用患人仰卧,揉艾铺脐上,如碟子大,一指厚,熨斗盛火熨之。”“治吐泻过多,手足逆冷,六脉沉细,气少不语……用炒盐熨脐中。”

《奇效良方》(卷二十一):“代灸膏:治男子下焦虚冷,真气衰弱,泄痢腹痛……此灸方其功不能尽述,附子、吴茱萸、马蔺花、蛇床子、肉桂、木香……摊在纸上,贴脐并脐下,觉腹中热为度。”

《针灸集书》(卷上·虚损):“三里治胃寒,心腹胀满,胃气不足……久泻等疾,皆主之。”“中髎、肩井、大椎、肺俞、肾俞、膏肓、三里、譩譆、气海、下焦俞等穴,治丈夫五劳七伤六极,腰痛,大便难,小便淋沥,或腹胀下利。”

《针灸集书》(卷上·泄泻):“曲泉、腹结、神阙、气穴、阳纲、意舍、梁门、关元、会阳、脾俞、章门,以上并治泄泻,腹胀,食不化,谷不消。”“肾俞、会阳、三间、然谷、昆仑等穴,并治洞泄不禁,肠鸣。”

《针灸集书》(卷上·飧泄):“中髎、上廉、阴陵泉并治飧泄。”

《针灸集书》(卷上·肾泄):“中极治肾泄。”

《针灸集书》(卷上·霍乱吐泻):“三里、尺泽、期门、人迎、上脘、中脘、隐白,以上并治霍乱吐泻。”“若泻不止,大都七壮。”

《针灸集书》(卷上·积气):“梁门、悬枢、关门、膻中、章门、三里、不容、阴交，以上各穴治积气肠鸣卒痛，泄利不欲食。”

《针灸集书》(卷上·八法穴治病歌)：“心疼腹胀大便频……内关先刺后公孙。”“伤寒泄利不全安……先刺临泣后外关。”“泄泻小便血淋频[先列缺，后照海]。”

《针灸捷径》(卷之下)：“伤寒，霍乱，吐泻转筋：中管、关元、天枢、阳泉、承山。”“大便滑泄，直出不禁：中管、神阙、石门、关元、天枢、大肠俞。”

《续医说》(卷四·泻)：“黄子厚治一富翁，病泄泻弥年……乃气不能举，为下脱也……艾灸百会穴，未三四十壮而泄泻止矣。”

《针灸聚英》(卷一上·手太阴)：“太渊……卒遗矢无度。”

《针灸聚英》(卷一上·足阳明)：“天枢……赤白痢，水利不止，食不下。”

《针灸聚英》(卷一上·足太阴)：“商丘……溏，瘕，泄水[一本有“下”字]。”

《针灸聚英》(卷一上·足太阳)：“三焦俞……下利。”

《针灸聚英》(卷一下·足少阴)：“涌泉……小腹急痛，泄而下重。”

《针灸聚英》(卷一下·足厥阴)：“行间……洞泄，遗溺。”

《针灸聚英》(卷一下·任脉)：“中脘……温疟先腹痛，先泻。”

《针灸聚英》(卷二·伤寒)：“自利……少阴吐[此三字原作“小便自”，据《伤寒论》改]利，手足不冷，反发热，脉不至，灸少阴太溪穴。”

《针灸聚英》(卷四上·玉龙赋)：“老者便多，命门兼肾俞而着艾。”“天枢理感患脾泄之危。”“外丘收乎大肠。”

《针灸聚英》(卷四上·天元太乙歌)：“小腹便澼最难医，气海中极间使宜，三里更须明补泻，下针断不失毫厘。”

《针灸聚英》(卷四下·八法八穴歌)：“泄泻公孙立应。”“肠鸣泄泻脱肛……内关。”“痔疟便肿泄利……列缺。”“呕泻胃翻便紧……照海。”

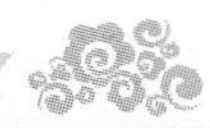

《针灸聚英》(卷四下·六十六穴歌):"肠鸣并洞泄……三间针入后,沉疴立便消。""足寒并暴泄……隐白脾家井,详经可刺之。""洞泄并消渴,连针然谷荣。"

《外科理例》(卷三·一百一):"瘰疬……一人久而不敛,脓出更清,面黄羸瘦,每侵晨作泻……灸以豆豉饼。"

《外科理例》(卷五·一百十五):"臂疽……脉症俱寒,乃附骨痈也,开发已迟,以燔针启之,脓清稀解,次日肘下再开之……次日吃逆尤甚,自利,脐腹冷痛,腹满食减,时发昏愦,灸左乳下黑尽处二七壮。"

《外科理例》(卷五·一百十六):"一人年逾五十,发背,生肌太早,背竟腐溃,更泄泻,脉微缓……喜其初起时多用蒜灸,故毒不内攻,两月而愈。"

《名医类案》(卷一·伤寒):"郭雍治一人,盛年恃健不善养,因极饮冷酒、食肉,外有所感,初得疾即便身凉,自利,手足厥,额上冷汗不止……令服四逆汤,灸关元及三阴交。"

《名医类案》(卷四·霍乱):"江篁南治从叔,于七月间得霍乱证,吐泻转筋,足冷,多汗……灸丹田八九壮。"

《名医类案》(卷四·泻):"虞恒德治一人泄泻,日夜无度,诸药不效,偶得一方,用针沙、地龙、猪苓三味,共为细末,生葱捣汁,调方七贴脐上,小便长而泻止。""一人吐泻三日,垂死,为灸天枢、气海二穴,立止。"

《名医类案》(卷七·咽喉):"罗谦甫治征南元帅不邻吉歹……因过饮腹痛,肠鸣自利,日夜约五十余行,咽嗌肿痛,耳前后赤肿……于是遂砭刺肿上,紫黑血出,顷时肿势大消。"

《古今医统大全》(卷十三·阴毒):"阴毒之证,初受病时所感寒邪深重,致阴气独盛,发汗吐下后变成阴毒,六脉沉微,腹中绞痛,或自下利……灸气海、关元二三百壮,或用葱熨脐下。"

《古今医统大全》(卷十三·自利):"下利不止,脉微,手足厥,灸气海。"

《古今医统大全》(卷十四·脏结):“脏结之候,其状如结胸,饮食如故,时时自下利……针关元穴。”

《古今医统大全》(卷十四·伤寒刺灸):“惟直中阴经,真寒证,四肢厥冷腹痛,唇青,指甲青,下利清,俱宜灸气海、关元二穴,其余三阳证候,俱不宜灸。”

《古今医统大全》(卷三十五·灸法):“泄泻……[灸]百会、脾俞、中脘、关元、肾俞、大肠俞、天枢、气海。”

《古今医统大全》(卷三十八·针灸法):“凡霍乱吐泻不止,灸天枢、气海、中脘四穴,立愈。”

《医学入门》(卷一·杂病穴法):“泄泻肚腹诸般疾,[《针灸大成》补:“足”]三里内庭功无比。”“如泻不止,针合谷,升九阳数。”“三里、内庭……一切泄泻、呕吐、吞酸、痃癖、胀满诸疾。”

《医学入门》(卷一·治病要穴):“百会……脱肛,久病,大肠气泄。”“水分:主鼓胀绕脐,坚满不食,分利水道,止泄。”“神阙:主百病,及老人、虚人泄泻如神。”“关元:主诸虚肾积,及虚、老人泄泻。”“天枢:主内伤脾胃,赤白休息痢疾,脾泄。”“脾俞:主内伤脾胃,吐泄。”

《医学纲目》(卷二十一·痞):“假令手足自温,自利,不渴,足太阴脾受病,当治阴井隐白是也。”

《医学纲目》(卷十一·癫痫):“脾痫,面黄腹大善利:胃脘并脘傍一寸(各三壮)、冲阳、隐白。”

《医学纲目》(卷二十二·翻胃):“膈洞者,取之太阴。”

《医学纲目》(卷二十三·泄泻):“泄泻……(世)又法,合谷、三里、阴陵泉,不应,取下穴:中脘、关元、天枢、神阙。”

《医学纲目》(卷二十三·滞下):“冷痢腹痛,泄注赤白:关元、穷谷(各灸五十壮)。”

《医学纲目)》(卷三十一·少阴病(吐利续法)):“霍乱吐泻……(世)以小竹杖,两手反抱住于脊骨,就杖儿上下各点一穴。如先吐先灸上穴,先泻先灸下穴,各三百壮,百发百中。”“(集)霍乱吐

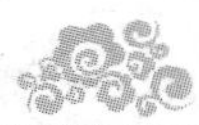

泻：中脘、天枢、三里、委中。”“（东）吐利上下俱出，藏痹脓血，头重臂痛：太白、地机、风府、长强、尺泽。”

《杨敬斋针灸全书》（下卷）：“一切泻肚：中管、神阙、气海、关元、期门、脾俞、肾俞、天枢、三阴交。”［本条原出《针灸捷径》（卷之下）］“霍乱吐泻：巨阙、上管、中管、下管、关元。”

《针灸大成》（卷三·玉龙歌）：“脾泄之症别无他，天枢二穴刺休差，此是五脏脾虚疾，艾火多添病不加。”［原出《扁鹊神应针灸玉龙经》］

《针灸大成》（卷三·胜玉歌）：“肠鸣大便时泄泻，脐旁两寸灸天枢。”

《针灸大成》（卷五·十二经治症主客原络）：“腹中泄泻痛无停……太冲、光明。”

《针灸大成》（卷六·足太阳）：“次髎……足清气痛，肠鸣注泻。”

《针灸大成》（卷九·治症总要）：“第六十八．大便泄泻不止：中脘、天枢、中极。”［本条原出《医学纲目》（卷二十三·泄泻）］“第一百四十．霍乱吐泻：中脘、天枢。”

《东医宝鉴》（内景篇四·大便）：“飧泄，取阴陵泉、然谷、巨虚上廉、大冲。”“泄泻如水，手足冷，脉欲绝……灸气海百壮。”

《东医宝鉴》（外形篇三·脐）：“封脐艾：治脐腹冷痛，或泄泻，陈艾叶、蛇床子各一两，木鳖子二个，带壳生用，右为末，和匀，用绵包裹安在脐上，以纸圈围定，以熨斗火熨之为妙。”

《寿世保元》（卷四·痼冷）：“脱阳症，多因大吐大泻之后，四肢逆冷，元气不接，不省人事……先以葱白炒令热，熨脐下……用炒盐熨脐下气海，勿令气冷。”

《寿世保元》（卷八·吐泻）：“吐泻不止……外用绿豆粉，以鸡子清和作膏，以涂脚心，如泻涂囟门上，止则去之。”“小儿久泻久痢不止，及满口生疮，白烂如泥，痛哭不已，诸医罔效，用巴豆、瓜子仁共捣一处如泥，津调，贴在两眉间，手巾包，待成泡，揭去即愈。”“小儿泄泻，用巴豆汁末为膏，贴在囟门上，烧线香一炷，火尽即去巴豆，立效。”

《寿世保元》（卷八·痢疾）：“［小儿］伤食作泻，脱肛不入，仍以益气汤服之，更以蓖麻仁研涂顶门。”

《寿世保元》（卷十·灸法）：“腹中有积……或肠鸣泄泻，以巴豆肉捣为饼，填脐中，灸三壮，可至百壮，以效为度。”“［灸］小儿大人吐泻，日久垂死者，天枢、气海、中脘。”

《针方六集》（纷署集·第八）：“三焦俞……飧泄。”“中髎……淋漓滑泻。”

《针方六集》（纷署集·第十九）：“上脘……飧泻。”

《经络汇编》（足太阴脾经）：“足太阴经脾，其见证也，五泄，二便闭。”

《经络汇编》（手少阴心经）：“手少阴经心，其见证也……上咳吐，下气泄。”

《经络汇编》（足少阴肾经）：“足少阴经肾，其见证也……小腹急痛，泄。”

《类经图翼》（卷六·足阳明）：“天枢……久泻不止，虚损劳弱，可灸二十一壮。”［原出《神农黄帝针灸图》（十九图）］

《类经图翼》（卷七·足太阳）：“脾俞……气满泄泻，年久不止。”［原出《古今医统大全》（卷三十五·泄泻）］“胃俞……泄泻年久不止，多年积块。”

《类经图翼》（卷八·足厥阴）：“章门……一传治久泻不止，癖块胀疼。”

《类经图翼》（卷十·奇俞类集）：“大骨空……主治内瘴久痛及吐泻。”

《类经图翼》（卷十一·泻痢）：“百会：久泻滑脱下陷者，灸三壮。”“肾俞：洞泄不止，五壮。”［上2条原出《古今医统大全》（卷三十五·灸法）］“三阴交：腹满泄泻。”“脾泄，色黑：脾俞。”“胃泄，色黄：胃俞、天枢。”“大肠泄，色白：大肠俞。”“小肠泄，色赤：小肠俞。”“肾泄，夜半后及寅卯之间泄者：命门、天枢、气海、

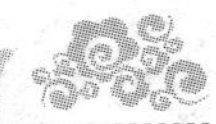

关元。”

《类经图翼》(卷十一·二阴病):“又有洞泄寒中脱肛者,须灸水分穴百壮,内服温补药自愈。”

《类经图翼》(卷十一·小儿病):“泄泻:胃俞、水分、天枢、神阙。”“神阙:腹痛乳痢甚妙。”

《循经考穴编》(足阳明):“天枢……脾泄不止,久食不化。”

《循经考穴编》(足太阴):“阴陵泉……冷泄。”“大横……小腹寒疼,气块洞泄等症。”

《循经考穴编》(足太阳):“脾俞……脾泄脾黄。”“肾俞……肾虚泄。”

《循经考穴编》(足少阴):“中注……主脾泄不止。”“商曲……大便或泄或闭。”

[清代文献摘录]

《石室秘录》(卷六·伤寒门):“伤寒下利,手足厥逆,以致无脉,急灸其关元之脉者,以寒极而脉伏,非灸则脉不能出也。”

《太乙神针》(正面穴道证治):“期门……霍乱吐泻。”“天枢……赤白痢疾,泄泻,饮食不化。”

《太乙神针》(背面穴道证治):“会阳……泄[一本作“久”]泻,久痢。”

《太乙神针》(附录经验良方):“急救暖脐散,霍乱一症,皆由寒邪郁结,气闭不通,因而吐泻交作……上猺桂心、母丁香,倭硫黄、生香附、真麝香,右药五味共研细末,每用三分纳入肚脐中,外用好药膏封贴,一时即愈……如症重者,用生姜在脐边擦透,将药灌在脐中,外用食盐喷酒炒熟,在膏上摩运,庶药性速而遍及,切姜片置膏药上,用艾灸亦妙。”

《医宗金鉴》(卷七十九·十二经表里原络总歌):“脾经原络应刺病……腹满时痛吐或泻。”

《医宗金鉴》(卷八十五·胸腹部主病):“神阙百病老虚泻。”

“关元诸虚泻浊遗。”“天枢主灸脾胃伤，脾泻痢疾甚相当。”

《医宗金鉴》（卷八十五·背部主病）：“脾俞主灸伤脾胃，吐泻疟痢疸瘕癥。”“大肠俞……兼治泄泻痢疾病，先补后泻要分明。”

《医宗金鉴》（卷八十五·足部主病）：“太冲……兼治霍乱吐泻证。”

《针灸则》（七十穴·胸胁部）：“下脘……主治泄利。”

《针灸则》（泄泻）：“针：关元、石门、三里；灸：天枢。”

《针灸则》（伤食）：“针：（吐泻并作，腹痛甚之时）中脘、鸠尾、章门；灸：（不得吐，不得泻，腹痛甚，而已欲绝之时）神阙；出血：百会。”

《针灸则》（小儿科）：“吐泻，针：关元、天枢、鸠尾。”

《罗遗编》（卷上·奇俞类集）：“泄泻三五年不愈穴：灸百会穴五七壮即愈，有灸至二三十壮而愈者。”［原出《东医宝鉴》（内景篇·卷四·针灸法）］

《罗遗编》（卷上·奇俞类集）：“泄泻日久垂死穴：无论大小一切，但于天枢、气海、中脘［原作“腕”，据义改］灸五七壮，神效无比。”

《续名医类案》（卷六·瘴）：“瘴疾吐下，皆不可治，治之法，惟灸中脘、气海、三里三处，并灸大指，再用针多刺头额及上唇，令多出血；又以楮叶擦其舌，令出血；然后用药解楮叶之毒，内热即除，瘴毒自消矣。”

《续名医类案》（卷十一·虚损）：“立斋治州同刘禹功，素不慎起居七情……小便愈滞，大便愈泻，肚腹胀大，肚脐突出……此命门火衰，脾胃虚寒之危症也……附子之类，贴腰脐及涌泉穴，六脉渐和而安。”

《续名医类案》（卷十三·肿胀）：“庄季裕云：予自许昌遭金狄之难……尚苦胕肿，腹胀气促，不能食而大便利，身重足痿，杖而后起，得陈了翁家传，为灸膏肓俞，自丁亥至癸巳，积三百壮，灸之次日，即胸中气平，肿胀俱消，利止而食进……后灸者数人，宿疾

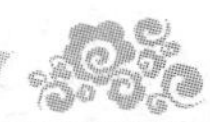

皆除。”

《续名医类案》(卷二十五·类风):“薛立斋治一产妇,患虚极生风,或用诸补剂,四肢逆冷,自汗泄泻,肠鸣腹痛……后灸关元百余壮,及服十全大补汤方效。”

《续名医类案》(卷二十九·泄泻):“滑伯仁治胡元望之女,生始六月,病泄泻不已,与灸百会穴愈。”

《续名医类案》(卷三十二·发背):“徐符卿年逾四十,患发背,五日不起,肉色不变,脉弱少食,大便不实,但以疽未溃……背如负石,复请治,遂以隔蒜灸三十余壮,云背不觉重。”

《串雅全书》(内篇·卷一):“宁和堂暖脐膏:治水泻白痢神效,孕妇忌贴,香油、生姜、黄丹,或用红药丸[硫黄、母丁香、麝香]。”

《串雅全书》(外篇·卷二·贴法门):“水泻不止:木鳖仁、丁香、麝香,上研末,米汤调作膏,纳脐中贴之,外以膏药护住。”

《针灸易学》(卷下):“乌鸦狗翻……上吐下泄不能言,小腹疼痛。乌鸦狗翻二症治法,如牙关已闭,急用箸别开,令病者卷舌视之,舌根下或有红黄黑紫等泡,用针刺破出血,以雄黄末点之,炮药亦可。”“顶杀胀,脑疼心痛,上吐下泻。治法,用凉水打顶门即愈。”“蜜蜂翻,吭声不断,恶心,上吐下泻,舌下有紫疔。治法,用针刺破紫疔,以小盐点之,即愈。”

《采艾编翼》(卷一·督脉综要):“长强……脱肛,洞泄。”

《采艾编翼》(卷二·伤寒):“下利水谷不化,加长强。”

《采艾编翼》(卷二·泄泻):“泄泻……命门、水分、天枢、气海、三间、大肠俞、长强、足三里、百会。”“长强:朿泄。”

《针灸逢源》(卷五·霍乱):“太溪:吐泻神效。”

《针灸逢源》(卷五·泻痢):“胃泄,色黄,饮食不化:胃俞。”“脾泄,腹胀满,泄注,食即呕吐逆:脾俞。”“大肠泄,色白,食已窘迫,肠鸣切痛:大肠俞。”“小肠泄,溲涩,便脓血,少腹痛:小肠俞。”“肾泄,五更溏泄,久而不愈:气海,关元。”“洞泄不止:肾俞、中脘。”

《针灸逢源》(卷五·痈疽门):“合主气逆而泄,疮黑色。”

《针灸逢源》(卷六·厥症辨):“有因大吐大泻后,卒然四肢厥冷,不省人事,名曰脱阳,俱宜急以葱白紧缚放脐上,以艾火灸之,使热气入腹,后以参附姜汤救之。”

《针灸内篇》(手阳明大肠络):“三间……肠鸣,洞泄。”

《针灸内篇》(足太阴脾经络):“大都……治目眩,暴泄,心痛。”

《针灸内篇》(足太阳膀胱络):“魂门……治腹鸣,大便泄。”“意舍……治满腹虚胀,大便滑泄。”“束骨……治肠澼,泄泻。”

《针灸内篇》(足少阴肾经络):“交信……主气淋,泄泻[原作“泄”,据义改]赤白。”

《针灸内篇》(足少阳胆经络):“京门……肠鸣,洞泄。”

《针灸内篇》(足阳明胃经络):“梁门:治不思饮食,大便滑。”

《针灸内篇》(任脉经络):“建里……吐泻,胸膈胀,邪气上冲,针五分。”

《名家灸选三编》(急需病·中寒):“治中寒身无热,吐泻腹痛,厥冷如过肘者(德本):灸阴交、气海。”

《名家灸选三编》(小儿病·疳病):“治小儿疳症下利及虫积法(古传):将绳度手食指本节至爪甲中间讫,坐竹杠上,以度从竹杠上脊中度尽头处,假以墨点记,却以前度横放假点上,两旁尽头处是穴,凡二穴。”“治疳瘦下利者法(古传):第二肋头假以墨点记,当记墨上以绳周匝腹背,点记于脊中,非是穴,却以中指同身寸中折之,折处直假点,两头尽处点记是穴,灸五十壮。”

《太乙离火感应神针》:“足三里……霍乱吐泻。”

《神灸经纶》(卷三·厥逆灸治):“面青腹痛,呕吐泻利……厥逆昏沉,不省人事,脉伏绝者:气海、丹田、关元,用大艾炷灸二七壮,得手足温暖,脉至,知人事,无汗要有汗出,即生。”

《神灸经纶》(卷三·身部证治):“久泻滑脱下陷:百会、脾俞、肾俞。”“虚寒久泻:关元、中极、天枢、三阴交、中脘、梁门、气海。”“大泻气脱:气海、天枢、水分。”“老人虚人泄泻:神阙、关元、

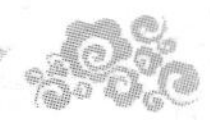

脾俞、大肠俞。”

《针灸便用》:“霍乱转筋吐泻症:中脘、天枢、承山、中封。又一法,承山、解溪、阳陵、太白、中封。”“水泻不止,肚疼:内庭、天枢、三阴交。”

《太乙集解》(足太阳膀胱经穴):“会阳……泄泻久痢。”

《针灸集成》(卷二·心胸):“胸腹痛,暴泄:大都、阴陵泉、太白、中脘针。”

《针灸集成》(卷二·痢疾):“水痢不止:中脘针,神效。”

《针灸集成》(卷二·霍乱):“中脘针,亦能治霍乱吐泻。”“暴泄:大都、昆仑、期门、阴陵泉、中脘针。”

《灸法秘传》(泄泻):“泄泻……在医家当分而治,在灸家先取天枢,其次会阳之穴。”

《痧惊合璧》:“霍乱痧:刺天井骨,第三节骨下四节以上,腰眼以下对节直骨各开一针,即八字骨活动处,刺中脘一针……痛而吐泻,毒食气分,宜刮痧,不愈,视有痧筋则放。”“吐泻惊症……乳上心下脐上下,灸治洗浴效如神。”“肿泻惊症:今有小儿泄泻,多日不止,脚肿肚胀,饮食不思,身体其弱……男左女右,食指二节、中指尖上各一火,心下、脐下俱离一指,各一火治之。”“霍乱惊症:今有小儿肚腹疼痛,呕吐恶心,不时泄泻……将心下一火,乳上、脐上下各一火。”

《小儿烧针法》(鸟缩惊):“此因食生冷太过,或临风哺乳……内有寒气吐泻,用灯火烧背脊大椎下青筋缝上七点,立效。”

《小儿烧针法》(慢惊风):“多于吐泻后得之,若厥去,捏住眉心,治法当用菜油、潮粉于太阳穴、心前、浑身推挪,再用灯火烧眉心、心窝一点,虎口与脚板心各灸一点,即愈。”

《小儿烧针法》(水泻惊):“此症因寒热不调而致,肚中响而作痛,哭而大叫,水泻不已……用灯火灸眉心一点,心窝一点,两解溪穴各一点,两颊车穴各灸一点,即好。”

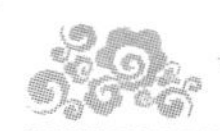

［民国前期文献摘录］

《西法针灸》(第三章·第一节):“急性肠加答儿……腹痛雷鸣,泄泻鼓胀,小便减少……按摩腹部,并针腹部痛处,颈项后部亦针之,泄泻多次,指按腹部,呼痛甚者,则轻轻按摩,后再施温罨法。”“慢性肠加答儿……泄泻与秘结,往往更迭交代,下腹部压重,鼓胀,衰弱……注重原因治法,此外一切同前,孕妇禁针灸,小儿宜灸点天枢。”“肝脏充血……肝脏加大,表面平滑,质颇坚硬,间起吐泻……按摩腹背诸部,并于左列之部轻针之:中脘、上脘、建里、梁门、太乙、天枢、日月、肝俞、胆俞。”

《针灸秘授全书》(霍乱吐泻):“霍乱吐泻:刺关冲、尺泽、重支沟、间使、手三里、太白、重太溪。”“轻病:灸天枢、中脘、承筋。”

《针灸秘授全书》(大便秘结):“大便泄泻:中脘、中极、重天枢、重公孙、大肠俞、下脘、照海、三里。”

《针灸秘授全书》(腹鸣泄泻):“腹鸣泄泻:灸三里、灸天枢、神阙、重公孙、至阳。”

《针灸简易》(放痧分经诀):“腹胀板痛兼泄泻,痧发脾经足太阴(放足大指)。”

《针灸简易》(头面针灸要穴图):“迎香……兼治泄泻。”

《针灸简易》(前身针灸要穴图):“足三里……腹胀胃寒,泄泻。”

《针灸简易》(审穴歌):“霍乱吐泻太冲急。”

《针灸简易》(穴道诊治歌·前身部):“神阙……泄泻亦医针勿兼。”

《针灸简易》(穴道诊治歌·后身部):“脾俞……内伤脾胃吐泻兼。”“大肠俞……针三泄泻并痢疾。”

《针灸简易》(穴道诊治歌·足部):“太冲……霍乱吐泻兼转筋。”“足三里……目疾泄泻虚弱症。”

《针灸治疗实验集》(5):“民国廿三年初春,敝处鼠疫盛行,

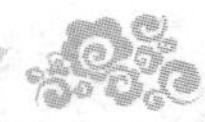

沿门阖户，传染极速……大概此症口鼻出血者多危，腹疼吐泻者次之，发疮者最轻，以其毒从外泄也……兹者报告刺法列左，十二井穴、尺泽、委中、大阳，各刺出血，百会针二分，涌泉针五分，大椎针五分，中脘针一寸，兼吐衄者加刺合谷、上星，昏厥加刺神门、支沟，发疮者于肿毒处三棱针出血，以鸡子清调黄柏、乳香细末，敷之。"

《针灸治疗实验集》(16·1)："敝堂外孙李学高，十二岁，七月二十日往诊，黎明起病，初觉腹痛呕吐，继之大泻，至下午二时吾诊时，已人事不知，呼之不应，目陷螺瘪，脉伏，吐清水，泻出如米泔状，断为暑邪霍乱大症，乃先针十指尖(针时全不觉痛)，继针曲池、尺泽、委中、昆仑、内关、中脘，初无血，后有少许黑色血液，即觉微痛，少停，以盐放脐心，放艾灸之，凡六十余壮，皮肤起泡，患者乃呼过热，随去腹痛已止，至四时呕泻全止，进以'六和汤'，旬日而瘳。"

《针灸治疗实验集》(22)："蚌埠大同昌盐粮行吴余三君夫人，三十二岁，患干霍乱，针刺人中、少商、关冲、十宣、委中，各穴出血，针刺合谷、曲池、素髎、太冲、内庭、中脘、间使、绝骨，针后不到二时，腹中疼欲吐泻即愈，并未服药。"

《针灸治疗实验集》(40)："曲兴集北三里之三里庙，朱姓有一子，年仅四个月，身得泻泄不止，屡治不愈，与他灸大椎一穴十壮，立愈。"

《针灸治疗实验集》(49)："沈旭初，年二十六岁，住本厂，系同事，患霍乱时疫，吐泻腹痛，身热，为针少商、合谷、曲池、中脘、委中、阴陵、承山、阳辅、太白、中封、大都、昆仑等穴而愈。"

[现代文献题录]

(限本节引用者，按首位作者首字的汉语拼音排序)

卜召飞．水针治疗慢性腹泻56例临床报告．江西中医学院学报，2002，14(2)：38

才居正．针灸治疗流行性腹泻60例．中国针灸,1985,5(4):12

曹济安．足三里药物注射治疗小儿腹泻317例．湖北中医杂志,1987,9(2):55

曹一鸣．四穴为主　针灸并施//胡熙明．针灸临证指南．北京:人民卫生出版社,1991:168

昌年发,龚蔚君．龙牡罂粟散贴脐合辨证治疗久泻64例．安徽中医学院学报,1996,15(5):17

陈大中．陈大中临证经验//陈佑邦．当代中国针灸临证精要．天津:天津科学技术出版社,1987:219

陈鹏飞,郑崇勇．热敏化艾灸神阙穴治疗小儿秋季腹泻178例．四川中医,2008,26(9):104-105

陈文．针刺治疗小儿脾虚泄泻215例．中国针灸,1986,6(3):48

陈祥珍．艾灸加中药灌肠治疗慢性腹泻63例．安徽中医学院学报,1997,16(3):29-30

陈秀芬,卢君健,袁家齐．穴位推拿治疗婴幼儿腹泻100例．中医杂志,1985,26(7):46

陈志斌,谭武．俞募配穴埋线法治疗肠易激综合征90例．中医研究,2009,22(4):52-53

陈作霖．调理脾胃　温补为主//胡熙明．针灸临证指南．北京:人民卫生出版社,1991:173

程坤,生忠乐．针灸并用治疗糖尿病顽固性腹泻36例．天津中医,2001,18(2):56

迟建平．耳穴贴压治疗急性胃肠炎256例．中国针灸,1992,12(4):27

储浩然,王志红,杨骏,等．点灸特定穴治疗肠易激综合征(腹泻型)疗效观察．中国针灸,2009,29(2):111-113

崔大威．磁圆针配合针灸治疗肠易激综合征200例．上海针灸杂志,2005,21(5):26

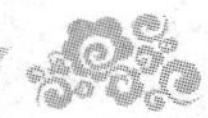

崔法新．热敷神阙穴治疗婴幼儿腹泻．上海针灸杂志，1994，13（3）：142

崔明辰，李成宏．神阙穴隔药灸治疗小儿秋季腹泻临床观察．中国针灸，2008，28（3）：194-196

邓秋生．小针刀疗法治疗肠易激综合征 32 例．中国针灸，2001，21（6）：326

丁敬远，林仲放．艾灸神阙治疗围产期产妇腹泻 1 例．上海针灸杂志，2002，21（6）：43

丁淑强，李大军．承山穴为主治疗肠易激综合征 54 例疗效观察．针灸临床杂志，2004，20（5）：53

方云鹏．方云鹏临证经验 // 陈佑邦．当代中国针灸临证精要．天津：天津科学技术出版社，1987：39

冯军，王坚．耳压治疗慢性腹泻的临床观察．针灸临床杂志，1995，11（6）：17

冯润身．针灸论治时-空结构初探．内蒙古中医药，1987，6（1）：15

冯文玲．针灸治疗小儿慢性腹泻 30 例疗效观察．中医杂志，1988，29（7）：52

付怀丹．辨证分型针灸治疗肠道易激综合征 40 例．中国针灸，1993，13（3）：1

何金智．新针疗法治疗小儿腹泻 1222 例临床观察．中国针灸，1986，6（3）：4

何进观，秦方明．中药灌肠结合微波治疗放射性直肠炎 12 例．实用中医药杂志，2004，20（6）：295

侯士林．熨脐法治疗小儿腹泻介绍．中医杂志，1987，28（2）：50

胡义保，孙轶秋，王明明，等．泻克星敷脐治疗小儿腹泻的临床观察．中国医药学报，1997，12（2）：34-36

胡仲国．穴位注射治疗慢性婴幼儿腹泻 143 例．陕西中医，

1994,15(5):227

黄适,陈思羽,林寿宁．脊柱旁反射区埋线治疗腹泻型肠易激综合征临床观察．辽宁中医药大学学报,2008,10(7):86-87

黄延龄．长强为主　天枢三里为辅//胡熙明．针灸临证指南．北京:人民卫生出版社,1991:169

姬长辉．针刺百会、长强穴治疗小儿腹泻．中国针灸,1992,12(5):28

揭子慧．针药合用治疗中风后腹泻68例临床疗效分析．天津中医,2002,19(2):26

康红千,李萌．耳穴贴压治疗肠易激综合征54例．中国中医急症,2006,15(6):591

郎伯旭．头针配合常规治疗90例婴幼儿腹泻及菌痢的疗效观察．针灸学报,1991,7(3):37-38

李杜非,费咯麦诺·若阿基姆·萨达尼阿．神阙穴隔盐灸治疗婴幼儿腹泻70例临床观察．中医儿科杂志,2008,4(5):50-52

李红,张正,陈尚杰．针刺合耳穴贴压治疗肠易激综合征30例．广西中医药杂志,2005,28(3):35

李克曲．点刺配合足三里治疗婴幼儿腹泻415例．中国针灸,1995,15(6):40

李敏杰．梅花针治疗小儿泄泻36例．针灸学报,1990,6(1):14

李世珍．证分四型　据证选穴//胡熙明．针灸临证指南．北京:人民卫生出版社,1991:177

李淑霞．神阙穴置药法治疗婴幼儿秋季腹泻．中医外治杂志,2003,12(2):52

李叶枚,马春成．针灸配合易蒙停治疗放射性肠炎30例疗效观察．河北中医,2007,29(2):149

梁云霞．激光针治疗小儿腹泻．中国针灸,1986,6(4):56

廖小平．透穴埋线法治疗慢性结肠炎50例小结．湖南中医杂志,1993,9(1):25

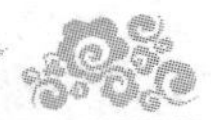

林迎春．半刺法治疗婴幼儿腹泻170例疗效观察．中医杂志，1987，28（4）：48

刘风花．针刺腰部夹脊穴治疗腹泻300例．上海针灸杂志，1994，13（5）：207

刘光英，朱文罡．腹泻型肠易激综合征的腹针治疗研究．光明中医，2005，20（3）：31-32

刘国光，王长春，刘进书．灸神阙穴为主治疗五更泄65例．上海针灸杂志，1993，12（2）：93

刘晓峰．隔姜灸加推拿治疗小儿腹泻、肠绞痛52例．上海针灸杂志，2000，19（1）：26

刘秀华，王保卫，张霞，等．隔姜灸治疗慢性腹泻临床观察．中华中医药学刊，2007，25（1）：58

刘祖玉．氦氖激光治疗小儿肠炎的临床应用．中国针灸，1988，8（4）：17

柳岸．针灸治疗暴发型胃肠炎301例疗效分析．北京中医，1985，4（3）：51

楼百层．楼百层临证经验//陈佑邦．当代中国针灸临证精要．天津：天津科学技术出版社，1987：428

马建华．艾灸治疗小儿秋季腹泻128例．中国针灸，1996，16（28）：496

马雅彬，武珍月．白胡椒敷脐治疗小儿腹泻209例小结．河北中医，1985，7（4）：23

聂红梅，王富春．电针天枢穴治疗老年人慢性腹泻（脾胃虚弱型）临床研究．中国老年学杂志，2004，24（11）：1075-1076

彭光连．艾灸神阙关元治疗急慢性腹泻64例．陕西中医，1991，12（1）：36

邱茂良．暴泄去邪　久泻调补//胡熙明．针灸临证指南．北京：人民卫生出版社，1991：167

秦中根，曹宁芳．推拿治疗小儿泄泻108例疗效分析．陕西

中医,1989,10(1):15

屈春水．大肠俞募与足三里　手法补泻//胡熙明．针灸临证指南．北京:人民卫生出版社,1991:178

冉东英．654-2足三里注射并脾可欣治疗轮状病毒性肠炎270例．同济大学学报医学版,2006,27(1):68-70

任义．小儿腹泻　针刺四缝//胡熙明．针灸临证指南．北京:人民卫生出版社,1991:174

申卓彬．清肠导滞　温里助阳//胡熙明．针灸临证指南．北京:人民卫生出版社,1991:172

沈云生．云南白药敷脐治疗秋冬季腹泻40例．中西医结合杂志,1988,8(11):670

沈志强．腹背部推拿治疗婴幼儿腹泻．浙江中医学院学报,1988,12(3):25

石学慧,罗杰坤,谭涛．电针治疗腹泻型肠易激综合征的临床观察．新中医,2010,42(5):72-73

石志敏．针灸治疗腹泻型肠易激综合征48例．浙江中医杂志,2005,40(7):320

苏春燕,解建国．针刺配合走罐治疗五更泻的疗效观察．上海针灸杂志,2004,23(6):8

孙美云．针灸治疗小儿腹泻86例．江苏中医,1994,15(8):32

唐云．穴位注射治疗小儿腹泻100例．中国针灸,1998,18(12):30

田丛豁．田丛豁临证经验//陈佑邦．当代中国针灸临证精要．天津:天津科学技术出版社,1987:64

田家耐．针刺治疗湿热泄泻100例疗效观察．中国针灸,1997,17(2):93-94

田建刚．火针加罐法治疗五更泻．山西中医,1992,8(4):13

田琨．神阙穴贴敷治疗小儿腹泻200例疗效观察．中国针灸,1997,17(5):270

王建平,南成勋．针刺内关治疗48例急性腹泻分析．内蒙古中医药,1996,15(2):24

王敏华,江勇,王敏,等．针刺治疗中老年慢性功能性腹泻60例．中国针灸,2004,24(3):207

王绍英,许少明,杨广义．隔姜灸神阙穴治小儿虚寒泄泻36例．针灸临床杂志,2002,18(2):39-40

王文文．穴位埋线法治疗肠易激综合征33例体会．现代中西医结合杂志,2002,11(4):328-329

王希琳,黄海燕,蒋林．埋线疗法治疗肠易激综合征的临床观察．上海针灸杂志,2007,26(8):17-18

王兴林．针刺配合捏脊治疗婴幼儿腹泻66例．中国民间疗法,2002,10(5):31

王英杰．梅花针穴位轻叩刺治疗小儿腹泻86例．中国民间疗法,2000,8(12):24

王正．耳穴夹治法对小儿急性腹泻的疗效探讨．中国针灸,1993,13(5):11-12

王周武,叶圣敏,张栋．正脊疗法配合火针治疗慢性腹泻30例．中医外治杂志,2006,15(5):23

王作民．温针走罐俞募配穴法治疗五更泄泻65例．甘肃中医,1995,8(2):38

吴焕淦．隔药灸治疗肠易激综合征的疗效与免疫学机理初探．中国针灸,1996,16(2):43

吴焕淦．隔药饼灸治疗慢性非特异性结肠炎临床和实验研究．中国针灸,1992,12(1):28

吴茜,赵立刚,徐凤琴．针刺结合火罐治疗肠易激综合征30例．中医药学报,2002,30(4):18

吴同法．氦氖激光穴位照射治疗慢性腹泻50例．上海针灸杂志,1990,9(2):17

奚永江,杨仁德,王卜雄,等．《针灸大成》中俞穴功效的计算

机分析．上海针灸杂志，1988，7(2)：36

谢坚，李慈春．隔药灸神阙治疗肠激惹综合征．针灸临床杂志，2000，16(7)：51-53

谢明伸．腕踝针治疗肠易激综合征41例．针灸临床杂志，2000，16(1)：28

谢文雄．手针九穴治疗婴幼儿腹泻69例．中国针灸，2009，29(5)：370

邢守平．中药配合火针治疗慢性腹泻30例．中国民间疗法，2002，10(7)：12

徐运瑜．背部走罐治疗肠易激综合征48例．浙江中医杂志，2007，42(3)：163

薛维华，王俊玲，王桂荣．梅花针叩刺加拔罐治疗轮状病毒性肠炎疗效观察．辽宁中医杂志，2005，32(8)：826

闫喜英，赵东亚，闫遂喜．背部走罐治疗中老年慢性腹泻60例．中国针灸，1998，18(2)：109

严定梁．严定梁临证经验//陈佑邦．当代中国针灸临证精要．天津：天津科学技术出版社，1987：142

严凤山．吴茱萸敷脐治疗婴幼儿泄泻96例．陕西中医，1987，8(10)：461

严付红．壮医药线点灸治疗脾虚泄泻42例．针灸临床杂志，2006，22(1)：43

阎虹，邹开建．中药贴敷神阙穴治疗泄泻66例．中国针灸，1996，16(3)：18

杨建华，金亚城．腹泻灵敷贴治疗急性腹泻328例临床观察．上海针灸杂志，1993，12(3)：104-105

杨介宾．清化湿气　通调腑气//胡熙明．针灸临证指南．北京：人民卫生出版社，1991：171

杨金洪，陈桂平，郁美娟，等．针刺治疗放射性直肠炎及放射性膀胱炎的临床研究．中国针灸，1994，14(4)：9

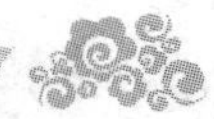

杨振勇,张为辉．奇经疗法治疗慢性腹泻96例疗效观察．黑龙江中医药,2005,34(1):42-43

姚会敏,郭振华．刮痧治疗婴幼儿秋季腹泻疗效观察．河北中医,2009,31(1):106

姚新．循经拔罐配合针刺法治疗慢性腹泻的效果观察．吉林医学,2006,27(11):1403-1404

叶心清．叶心清临证经验//陈佑邦．当代中国针灸临证精要．天津:天津科学技术出版社,1987:56

于泓．针刺治小儿泄泻155例疗效观察．中国针灸,1994,14(4):6

于荣．温针百会治疗溃疡性结肠炎．浙江中医杂志,1992,27(11):522

喻坚．穴位注射治疗婴幼儿秋冬季腹泻30例．上海针灸杂志,1994,13(5):210

喻喜春．棱针点刺　拔罐出血//胡熙明．针灸临证指南．北京:人民卫生出版社,1991:170

袁硕．袁硕临证经验//陈佑邦．当代中国针灸临证精要．天津:天津科学技术出版社,1987:331

曾红英．温针治疗慢住腹泻58例疗效观察．山西中医,2003,19(4):40-41

曾令奉．针刺与挑治结合治疗慢性腹泻124例．针灸临床杂志,2003,19(10):19

张桂芹．穴位注射治疗慢性腹泻46例．辽宁中医药大学学报,2007,9(6):88

张恒峰．穴位旋磁法治疗婴幼儿腹泻150例．南京中医药大学学报,1997,13(1):40

张丽芳．足三里穴位注射治疗婴幼儿腹泻50例．上海针灸杂志,1993,12(3):106

张丽民,张洪华．穴位划痕治疗小儿腹泻73例．山东中医杂

志,1990,9(1):15

张生理．注射用水注入穴位治疗急性胃肠炎203例．中国针灸,1987,7(3):32

张淑荣,张亚军,张孟孝．穴位注射治疗小儿急性病毒性肠炎的验证．中国针灸,1997,17(2):88

张天录．针刺长强穴治疗婴幼儿腹泻．内蒙古中医药,1994,13(3):32

张焱．丹参穴位注射治疗婴幼儿腹泻．黑龙江医药,1995,24(5):286

张云波,颜春艳,谢胜．神阙穴隔姜灸治疗腹泻型肠易激综合征30例．江西中医药,2007,38(8):69-70

张正．艾灸治霉菌性肠炎//胡熙明．针灸临证指南．北京:人民卫生出版社,1991:175

赵玉海,郭连澍．针刺治疗小儿腹泻200例．中医杂志,1985,26(4):51

郑淑芬．阿托品穴位封闭治疗婴幼儿腹泻伴脱水230例临床观察．中国民间疗法,1996,4(5):12

钟梅泉．梅花针叩打法//胡熙明．针灸临证指南．北京:人民卫生出版社,1991:170

钟岳琦．钟岳琦临证经验//陈佑邦．当代中国针灸临证精要．天津:天津科学技术出版社,1987:303

周其荣．壮医药线点灸疗法治疗寒湿泄泻32例．云南中医杂志,1992,13(4):30

周世杰．捏脊和点穴治疗肠易激综合征43例．安徽中医学院学报,1993,12(2):38

周先明．华佗夹脊穴刮法治疗婴幼儿腹泻284例．湖北中医杂志,1991,13(3):39

周玉佩．外敷云南白药治疗小儿泄泻．天津中医学院学报,1994,13(2):22

周子洋．点灸法治疗婴幼儿腹泻149例临床观察．安徽中医学院学报,1994,13(4):40-41

朱圣魁．三合穴治疗急性腹泻30例．新中医,1995,27(4):28

邹宝胜,李祥庭．鲜姜粘锡类散外贴原络穴治疗婴幼儿吐泻72例．浙江中医杂志,1996,31(1):18

第十五节　痢疾

痢疾是以腹痛、里急后重、下痢赤白脓血为特征的病证。古代文献中凡有痢、瘕泄、大瘕泄、肠澼、泄脓血、下赤白（大便）、滞下、里急下利等描述字样的内容，本节均予以收录。古代“利”和“痢”字时有通用，故本病文献与泄泻有交叉，当注意辨析之。中医学认为，本病病因是外受湿热疫毒，内伤饮食生冷；病位在肠腑，但与脾胃的关系也很密切；临床上根据寒、热、虚、实进行分型治疗。西医学中的细菌性痢疾、阿米巴痢疾等与本病相关。涉及本病的古代文献共157条，合297穴次；现代文献共46篇，合232穴次。可见与古代相比，现代治疗本病而采用针灸者有所减少，此当是现代应用抗生素的缘故。将古今文献的统计结果相对照，可列出表15-1~表15-4（表中数字为文献中出现的次数）：

表15-1　常用经脉的古今对照表

经脉	古代（穴次）	现代（穴次）
相同	任脉65、膀胱经60、胃经45、脾经21、督脉17	胃经67、任脉57、膀胱经38、脾经16、督经11
不同	肾经22	大肠经23

表15-2　常用部位的古今对照表

部位	古代（穴次）	现代（穴次）
相同	小腹76、下背48、胸脘41、上背19、腿阳18、腿阴17	小腹71、腿阳45、下背26、胸脘20、腿阴11、上背10
不同	足阴20	臂阳15、手背11

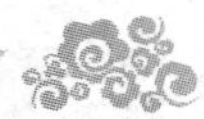

表 15-3　常用穴位的古今对照表

穴位		古代（穴次）	现代（穴次）
相同		天枢 23、神阙 15、中脘 12、足三里 11、脾俞 10、关元 10、气海 10、大肠俞 8、合谷 5、三阴交 5	天枢 26、足三里 24、气海 14、关元 14、神阙 10、合谷 9、大肠俞 9、中脘 8、三阴交 6、脾俞 4
相似	腹部	幽门 4、石门 4	下脘 6
	下背	小肠俞 11、三焦俞 4	肾俞 5
不同	下肢	太白 4、照海 4、曲泉 4	上巨虚 9
	上肢		曲池 12
	头部	百会 5	
	背部	中膂俞 6、会阳 5、长强 4	大椎 4

表 15-4　所用方法的古今对照表

方法	古代（条次）	现代（篇次）
相同	艾灸 54、针刺 12、刺血 3	针刺 27、艾灸 12、刺血 2
不同	敷贴 11、熨法 3、火针 2、推拿 1	穴位注射 13、电针 2、拔罐 2、刮法 1、头针 1、耳穴 1

根据以上各表，可对痢疾的古今针灸治疗特点作以下比较分析。

【循经取穴比较】

1. 古今均取任脉、胃经、脾经穴　本病与肠、脾、胃相关，而任脉、胃经、脾经均循行于腹部，与肠腑及脾胃相连，其中任脉循行于腹部正中，胃经属胃络脾，脾经属脾络胃，因此古今治疗本病均选取该三经穴。

表 15-5　古、今任脉、胃经、脾经穴次及其分占各自总穴次的百分比和其位次对照表

	古代	现代
任脉	65（21.89%，第一位）	57（24.57%，第二位）
胃经	45（15.15%，第三位）	67（28.88%，第一位）
脾经	21（7.07%，第五位）	16（6.90%，第五位）

表 15-5 显示，**现代比古代更重视任脉、胃经穴**，而古今的脾经的百分比相近。就穴位而言，表 15-3 显示，**古今均多取任脉神阙、中脘、关元、气海，胃经天枢、足三里，脾经三阴交，这些是相同的**；古代还取石门等，现代则取下脘等，这是相似的；**古代又取脾经远道穴太白，现代则取大肠下合穴上巨虚，这些是不同的**。《灵枢经·经脉》之足太阴脾经的“所生病”中，有“瘕泄”之证，即为古代取脾经之例。

2. 古今均取膀胱经、督脉穴　中医学认为，脾胃肠之气输注于膀胱经相应背俞穴。督脉经肛门，抵长强；其百会在头顶，与下端长强相对应；其背部穴和膀胱经的背俞穴相连。西医学认为，控制胃肠的自主神经中多从背部脊髓（T_6~L_3、$S_{2\sim5}$）发出，刺激之则可调整肠胃功能，起到逐邪止痢的作用。因此古今治疗痢疾均膀胱经与督脉穴。

表 15-6　古、今膀胱经、督脉穴次及其分占各自总穴次的百分比和其位次对照表

	古代	现代
膀胱经	60（20.20%，第二位）	38（16.38%，第三位）
督脉	17（5.72%，第六位）	11（4.74%，第六位）

表 15-6 显示，**古代比现代更多取膀胱经穴**，而古今督脉穴的百分比相近。就穴位而言，**古今均多取脾俞、大肠俞，这是相同**

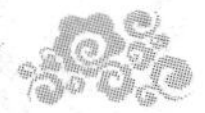

的；古代还取小肠俞、三焦俞，现代则取肾俞，这是相似的；**古代又取中膂俞、会阳、长强、百会，而现代则取大椎，这是不同的**。

3. 古代选取肾经穴　肾经起于足阴，上抵胸腹，亦与脾胃肠相联系；而肾阳不足亦可引起本病，因此古代也选用肾经穴，共计22穴，列诸经的第四位，占古代总穴次的7.41%。《灵枢经·经脉》之足少阴肾的"所生病"中，即有"肠澼"之证。**常用穴为幽门、照海等**。而现代取肾经3穴次，列诸经的第八位，占现代总穴次的1.29%，未被列入常用经脉，不如古代。

4. 现代选取大肠经穴　本病与大肠相关，而手阳明大肠经"下膈，属大肠"；阳明多气多血，取之又可清脾胃实热，故现代亦取大肠经穴，共计23穴次，列诸经的第四位，占现代总穴次的9.91%，**常用穴为曲池、合谷等**。古代亦取合谷，达5穴次，尚属常用穴；但古代大肠经共8穴次，列古代诸经的第八位，占古代总穴次的2.69%，未被列入常用经脉，不如现代。

【分部取穴比较】

1. 古今均取腹部穴　本病的病位在肠腑和脾胃，而古今治疗本病均多取腹部穴，即包括胸脘（以脘为主）部和小腹部，此属局部取穴范畴。

表15-7　古、今小腹、胸脘穴次及其分占各自总穴次的百分比和其位次对照表

	古代	现代
小腹	76（25.59%，第一位）	71（30.60%，第一位）
胸脘	41（13.80%，第三位）	20（8.62%，第四位）

表15-7显示，**现代比古代更重视小腹部穴，古代比现代更重视胸脘部穴**，可见现代认为本病的病位在肠，而古代还考虑到胃。就穴位而言，表15-3显示，**古今均多取小腹部天枢、神阙、关元、**

气海，脘腹部中脘，这是相同的；古代还取幽门、石门，现代则取下脘，这是相似的。上述数字又显示，古今小腹部（包括脐部）的穴次均多于胸脘部穴次，此当是本病的病位主要在肠腑的缘故。

古代取腹部穴者，如《类经图翼》曰："大瘕泄，里急后重：天枢、水分（上各三七壮）。"《备急千金要方》治痢，"灸脐中稍稍二三百壮"，"又灸关元三百壮"。《针灸资生经》云："痢暴下如水云云，气海百壮。"《百证赋》道："中脘主乎积痢。"《伤寒论》言："少阴病，下利便脓血者，可刺。"《神灸经纶》注："常器之云，可刺足少阴幽门交信二处。"《千金翼方》载："下痢，贲气上逆，针丹田入一寸四分，在脐下二寸。"（丹田乃石门）。古人还取用腹部的经外奇穴，如《扁鹊心书》用灸"命关、关元各三百壮"的方法，治疗"休息痢下五色脓者"，其中"命关"即奇穴，位于"对中脘向乳，三角取之"。

现代取腹部穴者，如张涛清等治疗急慢性细菌痢疾，针刺下脘、天枢、关元等，针感要向四周放散，取神阙穴，用隔盐灸；程子成等治疗菌痢，针刺中脘、下脘、天枢、脐中、气海、关元等穴；刘兰亭治疗本病中的证在"阴经"者，针刺不容、梁门、上脘、中脘、下脘、气海、关元、天枢、日月等，据虚实施补泻。

2. 古今均取背部穴 治疗本病多取背部膀胱经、督脉之穴，因此古今背部穴次均较高，其中包括上背和下背部。

表 15-8 古、今下背、上背部穴次及其分占各自总穴次的百分比和其位次对照表

	古代	现代
下背	48（16.16%，第二位）	26（11.21%，第三位）
上背	19（6.40%，第五位）	10（4.31%，第七位）

表 15-8 显示，**古代比现代更重视下背部穴**，而古今上背穴次的百分比相近。就穴位而言，**古今均多取脾俞、大肠俞，这是相**

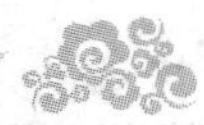

同的；古代还取小肠俞、三焦俞穴，现代则取肾俞，这是相似的；**古代又取骶部穴中膂俞、会阳、长强，现代则取上背部大椎，这是不同的**。

古代取背部穴者，如《灸法秘传》言："痢疾"，"如日久不愈，脾肾两伤者，当灸脾俞，兼之会阳也"。《针灸聚英》曰："白痢，灸大肠俞。"《医学入门》谓："赤痢，小肠俞。"《医学入门》载，三焦俞"主胀满积块，痢疾"。《针灸歌》道："赤白痢下中膂俞。"《针灸甲乙经》言："腹中有寒，泄注肠澼便血，会阳主之。"《备急千金要方》称："赤白下，灸穷骨，惟多为佳。"本病也取与肠胃有关的背部其他穴，包括经外奇穴，例如《备急千金要方》载："屈竹量正当两胯脊上，点讫，下量一寸，点两旁各一寸，复下量一寸，当脊上合三处，一处灸三十壮，灸百壮以上，一切痢皆断。"

现代取背部穴者，如刘兰亭治疗本病中的证在"阳经"者，针脾俞、肾俞、大肠俞、膀胱俞、会阳等穴，据虚实施补泻；戴文宏治疗慢性菌痢，取脾俞、胃俞、肾俞、次髎、大肠俞等穴，用温针灸；苏尔亮治疗急性菌痢，取脾俞、胃俞等穴，采用针灸结合的方法；周德宜则针刺肾俞、脾俞等穴；王凤仪取大椎、脾俞、大肠俞，用刺络拔罐；张涛清治疗急慢性菌痢中高热者，针刺大椎、曲池。

3. 古今均取腿部穴　胃经与足三阴经均经上行至腹部，故与本病相关，而该四经均循行于腿部，因此古今腿部穴次亦较高，其中包括腿阳面与腿阴面。

表 15-9　古、今腿阳面、腿阴面穴次分占各自总穴次的百分比及其位次对照表

	古代	现代
腿阳面	18（6.06%，第六位）	45（19.40%，第二位）
腿阴面	17（5.72%，第七位）	11（4.74%，第六位）

表 15-9 显示，**现代比古代更多选用腿阳面穴**，而古今腿阴

面穴次的百分比相近。就穴位而言，**古今均多取腿阳面足三里，腿阴面三阴交，这是相同的；古代又取腿阴面曲泉，现代则取腿阳面上巨虚，这是不同的**。现代多取足三里、上巨虚，共计22穴次，占总穴次的14.22%；而古代取该二穴共12穴次，占总穴次的4.04%，不如现代，这也是古今不同的，故而导致现代腿阳面穴次的百分比远高于古代。

古代取腿部穴者，如《医学入门》云："赤白(痢)，足三里、中膂。"《杂病穴法(歌)》曰："痢疾合谷三里宜。"《针灸集成》谓："赤白痢疾：脐中七壮至百壮，三阴交七壮。"《针方六集》载：曲泉主"下痢赤白"。又如《备急千金要方》称："复溜主肠澼便脓血。"复溜亦属腿阴面。

现代取腿部穴者，如杨挺宇治痢疾，针刺下合穴足三里、上巨虚、下巨虚，用提插捻转手法，据虚实而施补泻；程子成等治疗菌痢，针刺足三里、上巨虚等穴；赵德昌则针刺足三里透上巨虚、曲池，以泻法为主；周德宜治疗急性菌痢，针刺足三里、三阴交、承山等穴；张涛清治疗急慢性菌痢中小便短赤者，针刺三阴交。现代还在腿阴面上寻找压痛点，如杨逢伦治疗急性菌痢，在三阴交、地机、阴陵泉附近找到压痛点，用针刺。

4. 古代选取足阴部穴　古代选用脾、肾二经，该两经起于足阴，因此古代足阴部穴次较高，共20穴次，列各部的第四位，占古代总穴次的6.73%。**常用为太白、照海**。如《针灸内篇》载：太白主"呕吐，脓血痢"。《针经指南》曰：照海主"肠鸣下痢腹痛"。现代也有取足阴部穴者，如姜揖君治疗痢疾，取公孙、内关，各刺1寸，深刺后提浅留针。但总的来说，现代取足阴部者不多，共计6穴次，列各部第八位，占现代总穴次的2.59%，未被纳入常用部位，不如古代，此亦显示古代对远道穴的重视。

5. 现代选取上肢阳面穴　由于现代选用大肠经穴，因此现代上肢阳面穴次也较高，其中臂阳、手背分别为15、11穴次，分列现代各部的第五、第六位，分占现代总穴次的6.47%、4.74%。**常**

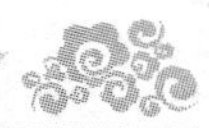

用穴为曲池、合谷。如梁永源治疗急性菌痢，针刺合谷、曲池等穴，施强刺激；周德宜治疗急性菌痢，针刺合谷等穴；邱茂良治疗急性菌痢之热重者，加刺曲池、合谷。而古代取臂阳、手背分别为2、8穴次，分列古代各部第十二、第八位，分占现代总穴次的0.67%、2.69%，未被纳入常用部位，不如现代。但古代仍选用合谷穴，共5穴次。如《医学入门》载："白痢针合谷。"即为例。

此外，**古代还选用头顶百会穴**。如《灵光赋》道："百会鸠尾治痢疾。"百会位于头顶，属督脉，有升提阳气的作用，故可治疗虚痢久痢。根据对应学说，头顶部百会与躯干下端的肛门相对应，此亦可作为百会治痢机理的一种解释。而现代取百会穴的报道不多。

【辨证取穴比较】

从寒热虚实的角度对本病的古代针灸文献进行分析，结果显示，与辨证相关的内容包括寒痢、虚痢、实热痢，兹讨论如下。

1. 寒痢　古代文献中涉及寒痢（包括白痢）者共计15条，**所取穴位多在小腹部**，常用穴依次为脐中、天枢、关元、气海等。如《针灸集成》言："冷痢食不化：脾俞年壮，天枢五十壮，胃俞三壮，脐中百壮。"《备急千金要方》云："灸关元三百壮，十日灸，并治冷痢腹痛。""胀满瘕聚，滞下疼冷，灸气海百壮，穴在脐下一寸，忌不可针。"《太平圣惠方》曰："小儿秋深冷痢不止者，灸脐下二寸三寸间，动脉中三壮，炷如小麦大。"《外台秘要》"冷痢方"中载"疗纯下白如鼻涕者方"："灸脐下一寸五十壮良"。此外，**古人还取下肢部穴**，如《针灸大全》述：列缺配水道、气海、外陵、天枢、三里、三阴交，治疗"赤白痢疾，腹中冷痛"。《医心方》称："治小儿白利，灸足内踝下骨际三壮，随儿大小增减。"其中足三里、三阴交、内踝下均在下肢。

2. 虚痢　古代文献中涉及虚痢（包括休息痢、久痢）者共计23条，**所取穴位多在腹部、背部**，常用穴为气海、关元、命关、天枢、中脘、神阙，会阳、三焦俞等。如《针灸聚英》云：“浦江郑义宗患滞下昏仆，目上视，溲注汗泄，脉大，此阴虚阳暴绝，得之病后酒色，丹溪为灸气海渐苏。”《扁鹊心书》载：“一人病休息痢已半年，元气将脱，六脉将绝，十分危笃，余为灸命关三百壮，关元三百壮，六脉已平，痢已止。”《丹溪心法》曰：“其或久痢后，体虚气弱，滑下不止”，“又甚者，灸天枢、气海”。《太乙神针》载：会阳主“泄泻，久痢”。《医宗金鉴》道：三焦俞“更治赤白休息痢，刺灸此穴自然轻”。此外，**古人还取下肢足三里和头顶百会等穴，**《神灸经纶》言：“久痢：中脘、脾俞、天枢、三焦俞、大肠俞、足三里、三阴交。”《采艾编翼》语：“百会：一名三阳五会，久痢脱肛。”

3. 实热痢 古代文献中涉及实热痢（包括赤痢及用刺血以逐邪者）者共10条，治疗**除了取腹部、背部穴外，还取上肢部穴，以及关节部和末部穴**，常用穴为气海、天枢，小肠俞、大肠俞，尺泽、三间，委中，隐白等。如《针灸大成》载：“员外熊可山公，患痢兼吐血不止，身热咳嗽”，“急针气海，更灸至五十壮而苏”。《医学入门》言：“赤痢针小肠俞。”《采艾编翼》云：“下痢，发热不退，乃肠胃有邪风，加三间、尺泽、解溪、上廉。”“下痢，发热便闭，乃表里有实热，加三间、尺泽、大肠俞、大溪、曲泉。”《名医类案》谓：“一少年患血痢，用涩药取效，致痛风叫号，此恶血入经络也”，“刺委中，出黑血三合而安”。《针灸大成》曰：“赤白痢疾，如赤：内庭、天枢、隐白、气海、照海、内关。”又如《针灸甲乙经》语：阳溪主“热病肠澼”。阳溪亦在上肢部，属腕关节。

现代采用辨证取穴者，如李世珍治疗痢疾，其中湿热痢针泻天枢、阴陵泉等；疫毒痢针泻天枢、三阴交等，用透天凉手法；寒湿痢针泻加灸足三里、阳陵泉、天枢等；虚寒痢艾灸神阙、关元等，针泻加灸天枢。邱茂良治疗急性菌痢，取天枢、足三里、上巨虚，用深刺重泻法，热重加曲池、合谷；湿重加阴陵泉、三阴交；寒湿加天枢用艾条灸；腹痛加气海；后重加中膂俞；呕吐加中脘。张玉璞治疗痢疾，针刺天枢、中脘、大肠俞，实证用清利法，虚证

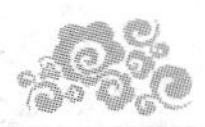

用补益法，发热配曲池；胸闷配中脘；久病正虚配足三里用补法，膏肓俞用灸法。可见在辨证取穴方面，古今临床有若干取穴是相同或相似的。

【针灸方法比较】

1. **古今均用艾灸**　艾灸可提高人体免疫功能，抵抗痢疾杆菌的侵犯，故常被用于治疗本病。在本病的古、今文献中，涉及艾灸者分别为 54 条次、12 篇次，分列古、今诸法之第一、第三位，分占各自总条（篇）次的 34.39% 和 26.09%，可见**古代比现代更多采用灸法**，此与古代多灸，现代多针的状况相合。艾灸属热疗范畴，故对于寒痢与虚痢更为合适，具体可参阅前面“辨证取穴比较”中相关段落。

（1）**古代艾灸的取穴**：古代艾灸治疗本病共计 80 穴次，其中胸腹部 44 穴次，占 55.00%；背部 25 穴次，占 31.25%。而上述本病总体取穴特点中，古代取胸腹部 117 穴次，占总穴次的 39.39%；背部 67 穴次，占总穴次的 22.56%，可见**艾灸比总体更多地选取胸腹与背部穴**。艾灸常用穴为天枢、关元、气海、中脘、脾俞、神阙、小肠俞、命关等。除上述“分部取穴比较”中已述外，又如《备急千金要方》载：“小肠泄痢脓血，灸魂舍一百壮”，“又灸小肠俞七壮”。魂舍乃天枢。《灸法秘传》曰：“凡初患赤白痢积者，法当灸其天枢，兼之中脘。”《医学纲目》云：“冷痢腹痛，泄注赤白：关元、穷谷（各灸五十壮）。”《针灸简易》言：脾俞“疟痢禁针灸五状”。《针灸集成》语：“赤白痢：脐中百壮，神效。”**古人也灸腹背部奇穴**，如《肘后备急方》称：“吐且下痢者，灸两乳，连黑外近腹白肉际，各七壮，可至二七壮。”《备急千金要方》谓：“五痔便血失屎，灸回气百壮，穴在脊穷骨上。”《太平圣惠方》记：“小儿痢下赤白，秋末脱肛，每厕腹痛不可忍者，灸第十二椎下节间，名接脊穴，灸一壮，炷如小麦大。”《针灸则》治疗痢疾，灸“京门、腰眼”。此外，**古代也灸足三里等下肢穴及头部相应穴**，如《卫生宝鉴》

曰："疟痢并作，月余不愈"，"中脘也，先灸五七壮"，"次灸气海百壮"，"复灸足三里"，"后灸阳辅二七壮"。敦煌医书《头目产病方书》载："治产后在褥赤白痢方"，"灸额上三七壮，即差"。

（2）**古代艾灸的方法**

1）**灸疮要发脓**：除一般灸法外，古人治疗本病还采用化脓灸，如《千金翼方》曰："常痢不止，无有时节"，"若灸疮发脓者易差"。化脓灸提高机体的免疫力的作用较一般灸法为强，因此临床采用之。若灸而不能化脓，则说明体内免疫反应性已差，杀菌祛邪能力则不足，疗效也较差。

2）**"太乙神针"灸**：与泄泻一样，古人治疗痢疾也用"太乙神针"灸。如《太乙神针》载：中脘治"赤白痢"，天枢治"赤白痢疾"，会阳治"久痢"；《太乙离火感应神针》载：中脘、足三里均治"疟痢"，在上述穴位上均用"太乙神针"。

3）**"三处一齐下火"**：《外台秘要》载："吐痢，烦闷不止，则宜灸之方，令病人覆卧，伸两臂膊，著身则以小绳正当两肘骨尖头，从背上量度，当脊骨中央绳下点之，去度。又取绳量病人口，至两吻截断，便中折之，则以度向所点背下两边，各依度长短点之，三处一时下火。""三处一时下火"显示在治疗时刻的刺激量较大。

4）**艾灸的壮数**：与泄泻一样，古人在治疗痢疾时，**于腹背部处施灸的壮数较多**，可达上百壮，如《备急千金要方》载：大肠俞治"肠澼泄利"，"灸百壮"。"泄注五痢便脓血，重下腹痛，灸小肠俞百壮。"《扁鹊心书》记："一人病休息痢，余令灸命关二百壮"，"又灸关元二百壮"。**在四肢部施灸的壮数较少**，如上述《卫生宝鉴》中"灸阳辅二七壮"。**在肢体末端部灸得更少**，如《肘后备急方》曰："下痢不止者，灸足大指本节内侧寸白肉际，左右各七壮，名大都。"**对于小儿施灸壮数也宜少**，如《太平圣惠方》载："黄帝疗小儿疳痢"，"灸尾翠骨上三寸骨陷间，三壮，炷如小麦大"。《痧惊合璧》："小儿泻痢白兼红"，"乳上及脐下各用艾火一炷"。**而根据患者年龄施予不同的壮数（随年壮）则更加合理**。如《备急千

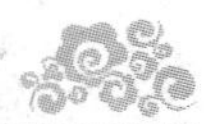

金要方》:“多汗洞痢,灸大横随年壮。”

（3）**现代艾灸的取穴与方法:**现代用艾灸治疗本病者,如张涛清治疗无症状的痢疾带菌者,取下脘、神阙、关元三穴,施隔盐灸;毛长宏治疗急性菌痢,取关元、气海为主穴,配阿是穴(即气海旁开各4寸处),施以隔蒜灸;据彭荣琛介绍,浙江省嘉兴市第一医院治疗急性菌痢,将诸葛行军散填入脐孔,上置薄姜一片,姜片上置枣核大艾炷,灸5-7壮;周楣声治疗泻痢,取阴交、命门,用灸架熏灸,灸感要向内穿透,使全腹温暖;石珍治疗菌痢,用艾条熏灸神阙及腹部其他任脉穴;黄建章认为,灸治本病时,患者耐热忍痛的时间越长,功效越显。由上可见,现代艾灸也**多取腹部穴**;除常规灸法外,现代还采用**隔物(盐、蒜、药)灸和熏灸法,艾灸要有一定刺激量**。

2. 古今均用针刺　在本病的古、今文献中,涉及针刺者分别为12条次、27篇次,分列古、今诸法之第二、第一位,分占各自总条(篇)次的7.64%和58.70%,可见**现代比古代更多地采用针刺疗法**,此当是现代神经学说的影响及针具进步的缘故。

（1）**针刺的取穴:**统计结果显示,古代针刺共计48穴次,其中胸腹部、背部分别为20、13穴次,分占古代针刺穴次的41.67%、27.08%;而前面已述,在本病总体取穴特点中,古代胸腹部、背部穴次分占总穴次的39.39%、22.56%,可见针刺与总体的百分比相近,即古人**针刺亦多取腹部、背部穴**,此外古人针刺还取下肢,以及上肢阳面和头部穴。古人针刺常用穴依次为天枢、章门、关元、中脘、大肠俞、肾俞、小肠俞、合谷、足三里等。例如《针灸则》治痢疾,“针:章门、天枢、关元、肾俞”。《针灸便用》曰:“痢疾后重,针下脘、天枢、照海。”《西法针灸》云:“赤痢”,“于左列之部针之:章门、天枢、关元、肾俞、气冲、五枢、志室、气海俞、大肠俞、肝俞、隐白、三里、申脉、中脘”。现代针刺治疗本病亦取腹部、背部、下肢阴面穴,具体可参阅上述“分部取穴比较”中相关段落。

（2）针刺的方法

1）**古今均用补泻**：在针刺操作时，古今均采用补泻手法。**古代用补法提气者**，如《医学入门》曰，对久痢，“宜针此提之，所谓顶门一针是也，是针百会，针上星亦同”。**用泻法祛邪者**，如上述“针向病所”《循经考穴编》针泻天枢穴。**用补泻结合者**，如《医宗金鉴》取大肠俞：“兼治泄泻痢疾病，先补后泻要分明”。《针灸治疗实验集》治疗痢疾：“中脘补一针，大肠俞、小肠俞均是先泻而后补，合谷刺一针，长强补一针，曲泉各补一针”。

现代用补泻手法者，如赵德昌治疗菌痢，针刺足三里透上巨虚，曲池，以泻法为主；楼百层治疗痢疾，针刺足三里、天枢、大肠俞等，其中除天枢穴用平补平泻法外，其余各穴概用捻转泻法；陈仓子治疗急性菌痢，针刺天枢、关元、足三里、上巨虚等，初痢者以泻为主，久痢者以补为主或补泻合用；徐筱芳治疗菌痢，针刺曲池、足三里、上巨虚、天枢，采用提插手法（紧提慢按）与捻转手法（大幅度快速多次捻转）相结合，其中足三里、上巨虚两穴要针尖斜向上的“迎而夺之”的泻法。可见古今用均补泻手法，这是相合的。

2）**古代注意针刺方向**：明代《循经考穴编》载，针天枢治本病，“若痢后手挛，针头向上泻之；足挛，针头向下泻之，更于委中出血。”此文讲究针刺方向，要求针向病所，可供参考。

3）**现代重视针刺强度和感应**：现代治疗本病注意针刺强度，如高国巡治疗急性菌痢，针刺中脘、天枢、足三里，予强刺激手法；彭荣琛提出，针刺治疗急性菌痢时刺激要强，针刺深度要深，捻转角度要大，留针时间要长（40 分钟到 2 小时），若通电，则要求其强度达到病人的最大忍耐度。现代还重视针刺感应的扩散和传导，如石珍治疗菌痢，针刺下脘、关元、天枢，要求针感向四周扩散，针刺足三里，要求针感向上下传导。阎润茗治疗痢疾，针刺中脘、天枢，用泻法，针感要向脐下传导；气海用平针，针感向会阴传导；足三里用泻法，针感向足部传导。而在本病的古代针灸文献

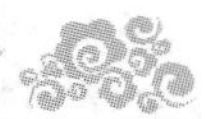

中，关于针刺强度和感应的记载较少。

4）**现代对针刺进行实验研究**：吕人奎等证实，针刺下脘、天枢、关元、足三里等穴后，本病患者的T淋巴细胞酯酶染色计数阳性率得到显著升高，显示针刺对于增强机体细胞免疫机制有极显著的效果，而这种作用与感染菌型无关；李克荣治疗成人急性菌痢，针刺天枢、气海、足三里，快进针，予以提插、捻转等刺激，不留针，结果显示，针刺后白细胞吞噬功能增强，4小时达到高潮。这样的研究在古代是没有的，是现代针灸工作者的贡献。

3. 古今均用刺血　对于本病之邪气入血者，则须刺血。如上述"实热痢"中明代《名医类案》"刺委中，出黑血"，即为例。又如清代《续名医类案》载：薛立斋治一痢疾患者，因"用涩药，环跳穴作痛"，"更刺委中出黑血而愈，如手蘸热水拍腿上，有泡起，挑去亦可，不若刺穴尤速效也"。由此可见，对于本病当慎用固涩之法，以免留邪作乱。前述针天枢用泻法之例中，其后又曰："更于委中出血。"亦为例。

现代用刺血疗法者，如米在荣治疗菌痢，取脐周1cm处，先用三棱针点刺放血，再用闪火法拔罐；彭荣琛介绍，包头市第一医院治疗中毒性痢疾发热，取大椎穴，以三棱针刺出血以后，于针眼处扣上半个花椒皮，以胶布固定；而上述"古今均取背部穴"中王凤仪取大椎、脾俞、大肠俞，用刺络拔罐，亦为例。

4. 古代采用敷贴　与治疗泄泻一样，古代治疗痢疾也用敷贴疗法，上述"泄泻"一节中敷贴所用产热药"玉抱肚"、刺激性药物巴豆、解毒药"宁和堂暖脐膏"等均兼治痢疾，可参阅"泄泻"一节中相关段落。

此外，古代用敷脐治疗本病者还有不少，如《丹溪心法》载："痢"，"封脐引热下行，用田螺肉捣碎，入麝香少许，盦脐内"。《古今医统大全》治疗"禁口痢"："用芥菜子擂成膏，贴脐上"；"用木鳖子研雄黄少许，贴脐中亦妙"。《串雅内篇》曰："母丁香、土木鳖、麝香，研末唾津，为丸如芡实大，纳脐中，外用膏药贴之，治小儿痢尤验。”《串雅外篇》云：“痢疾塞肚：绿豆、胡椒、麝香、胶枣，共捣烂，放瓶内，包好，患者取一丸，贴脐上，宜用端午日合。”上述药物中，田螺、绿豆可清热解毒，麝香、芥菜子（即白芥子）、木鳖子、母丁香、胡椒可温热行气，雄黄则可以毒攻毒。

另外，古人还在脚心用敷贴疗法，通过肾经经气的运行以产生治疗作用，如《千金宝要》言：“小儿暴痢，赤小豆末，酒和，涂足下，日三。”其中赤小豆有利水作用，当属“利小便而实大便”之法。

现代田从豁治疗慢性痢疾亦用敷贴疗法，取神阙、中脘、关元、命门等，敷以冰片、麝香、丁香等辛窜开窍通经活络之品，生南星、生半夏、乌头等味厚力猛的生毒之品，以及羊肝、猪肾等血肉之品，并认为热药作用大，凉药次之，攻药易生效，补药次之。可见现代也有用敷贴疗法者，但不如古代多，因此古代敷贴疗法可供当今临床参考。

5. 古代采用熨法　与治疗泄泻一样，古人治疗本病也用较大面积的热疗法——熨法。如《医心方》载：“治赤白滞下久不断，谷道疼痛不可忍方：宜服温药，熬盐熨之；又方：炙枳实熨之。”《名医类案》记：“方荫山治一小儿八岁，患滞下，每夜百度，食入即吐，乃以热面作果，分作二片，以一片中空之，用木鳖子三个，去壳，捣如泥，加麝香三厘，填入果心，贴脐上，外以帕系定，用热鞋熨之（噤口痢外治神方）。”《奇效良方》言：“外灸膏：治一切虚寒，下痢赤白，或时腹痛，肠滑不禁”，“木香、附子、蛇床子、吴茱萸、胡椒、川乌”，“调作糊，贴脐中，上下以衣物盖定，熨斗盛火熨之，痢止为度”。上述诸方所熨穴位均在脐腹，可谓是局部取穴。所用介质中食盐有较大热容量；枳实有“通因通用”的作用；而木鳖子、麝香、木香、附子、蛇床子、吴茱萸、胡椒、川乌均为温药，有温阳理气的作用。而现代用熨法治疗本病的报道不多。

6. 古代采用火针　古今均用温针　火针是针刺与灸灼相结合的治疗方法，常能取得较好疗效，古代亦以此治疗痢疾。如《金针百日通》载：“痢泻之为咎，为积滞也无疑矣，在表者以温火

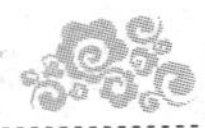

二针，刺其在督脉在脊各穴，及手足在指各穴，以表其外来之邪，此针之表法也。在里之胃肠中者，以温火二针，针其任脉之气海、上中下脘，及脐左右盲俞、中极等穴以攻之。”本案取背部、四肢末部穴以治表证，取腹部穴以治里证，所用的是温针加火针的方法，可供临床参考。

现代本病临床少见用火针者，但用温针者则时有报道，如戴文宏用温针灸治疗慢性菌痢，取天枢、上巨虚、关元，脾俞、胃俞、肾俞，虚寒痢加下巨虚、中脘，休息痢加足三里、三阴交，阴虚痢加次髎、大肠俞。

7. 古代采用推拿　与治疗泄泻一样，古人治疗痢疾也用推拿，通过经络或神经的传导，或使胃肠直接受力，以达到止痢效果。如《西法针灸》载：“赤痢”，“按摩腹部、背部、腰部”。而现代少见用推拿治疗痢疾的报道。

8. 现代采用的其他疗法　现代还采用穴位注射、电针、拔罐、刮法、微针系统（头针、耳穴）等方法，这些在古代文献中未见记载，当是现代针灸工作者的发展。

（1）**穴位注射**：如王兴渊治疗菌痢，取足三里、大肠俞、脾俞，注入氯霉素；朱明发则取足三里，注入庆大霉；张生理取天枢穴、关元，注入注射用水，注射后立即用拇指尖压人中；杜锋文取下脘、天枢、气海、足三里，注入普鲁卡因；肖进顺治疗急性菌痢，取天枢、足三里，注入小剂量黄连素；自贡市工人医院则取天枢、气海、足三里等穴，注入 95% 乙醇溶液及 1% 普鲁卡因（奴佛卡因）溶液；张寄銮治疗慢性痢疾，取天枢，足三里、上巨虚、止泻穴、大肠俞、气海等，注入维生素 B_1、维生素 B_{12}。

（2）**电针**：如邓春雷治疗痢疾，取上巨虚、足三里、天枢等，用针刺泻法，并用电针刺激；陈大谟治疗急性菌痢，在第一腰椎上缘至第三腰椎之间，用长针快速刺入 5~8cm（腰神经丛），在第一腰椎上缘至骶骨上缘之间用 5cm 短针刺 1.5~3cm（腰神经后股），电针卧留 30 分钟；华兴邦治疗急性菌痢，用电针刺激天枢、上巨虚，结果表明，针刺有明显抑制肠鸣音及增大肠电阻图波幅作用，可见现代还对电针进行了实验室研究，这在古代是没有的。

（3）**拔罐**：如李克荣治疗成人急性菌痢，取神阙穴，予以拔罐；杨德全治疗重症湿热痢，取天枢穴，吸拔竹筒药罐（用砂仁、草豆蔻煎煮）。

（4）**刮法**：如金恩忠治疗急性菌痢之发热患者，采用刮治法，先刮治颈项一道（风府至大椎），背俞三道（大椎至长强，双侧大杼至白环俞）；彭荣琛认为，还可在手足四关进行刮治，以刮至青紫为度。

（5）**微针系统**：如吴新伟等以头皮针治疗菌痢，取额旁二线，用针刺法，15 岁以下用点刺法；彭荣琛介绍，国家建委治疗急性菌痢，取双侧耳穴神门、交感、大肠，里急后重加直肠下段穴，注入阿托品，每穴注 0.5ml。

【结语】

根据上述对古今文献的统计与分析结果，兹提出治疗痢疾的参考处方如下（无下划线者为古今均用穴，下划曲线者为古代所用穴，下划直线者为现代所用穴）：①腹部穴天枢、神阙、中脘、关元、气海、幽门、石门、下脘；②背部穴脾俞、大肠俞、小肠俞、三焦俞、中膂俞、会阳、长强、肾俞、大椎；③腿部穴足三里、三阴交、曲泉、上巨虚；④足阴部穴太白、照海；⑤上肢阳面穴合谷、曲池。此外还可选用头顶部百会穴。临床可根据病情，在上述处方中选用若干相关穴位。

对于寒痢，可多取小腹部和下肢部穴；虚痢，可多取腹部、背部穴，以及下肢足三里和头顶百会等穴；实热痢，除了取腹部、背部穴外，还取上肢部穴，以及关节部和末部穴。

临床可用艾灸（包括化脓灸、“太乙神针”灸、隔物灸、熏灸等）、针刺（含辨证补泻，注意针刺方向，重视针刺的强度和感应等），对于本病中邪气入血者，可用刺血疗法。此外，还可采用敷

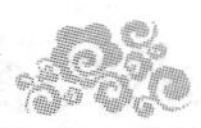

贴、熨法、火针温针、推拿、拔罐、刮法，以及现代临床的穴位注射、电针、头针、耳穴等方法。

历代文献摘录

［唐代及其以前文献摘录］

《灵枢经·经脉》："脾足太阴之脉……溏，瘕泄。""肾足少阴之脉……黄疸肠澼。"

《伤寒论·辨少阴病脉证并治》："少阴病，下利便脓血者，可刺［《神灸经纶》载："常器之云，可刺足少阴幽门交信二处。"］。"

《针灸甲乙经》(卷七·第一下)："热病肠澼……阳溪主之。""泄，肠澼，束骨主之。"

《针灸甲乙经》(卷八·第一下)："血痢肠澼便脓血……溺青赤白黄黑，青取井，赤取荥，黄取输，白取经，黑取合。""泄脓血……巨虚下廉主之。"

《针灸甲乙经》(卷十一·第五)："泄注肠澼便血，会阳主之。""肠澼泄切痛，四满主之。""溏瘕，腹中痛，脏痹，地机主之。""肠澼［一本有"不止，泄精"4字］中郄主之。"

《葛洪肘后备急方》(卷二·第十二)："灸心下二寸十四壮，又并治下痢不止，上气，灸五十壮，名巨阙，正心厌尖头下一寸是也。""霍乱……下痢［一本作"利"］不止者［一本有"方"字］，灸足大指本节内侧［一本有"一"字］寸白肉际，左右各七壮，名大都。""霍乱……吐且下痢［一本作"利"］者［一本有"方"字］，灸两乳，连黑外近腹白肉际，各七壮，［一本有"亦"字］可至二七壮。"

《备急千金要方》(卷五上·第三)："脾痢之为病，面黄腹大，喜痢，灸胃管三壮，侠胃管旁灸二壮，足阳明、太阴各二壮。"

《备急千金要方》(卷八·第二)："大肠俞在十六椎两边相去一寸半，治风，腹中雷鸣，肠澼泄利。"

《备急千金要方》(卷十四·第二):“小肠泄痢脓血,灸魂舍一百壮,小儿减之,穴在侠脐两边,相去各一寸,又灸小肠俞七壮。”

《备急千金要方》(卷十五下·第七):“泄注五痢便脓血,重下腹痛,灸小肠俞百壮。”“又屈竹量正当两胯脊上点讫,下量一寸,点两旁各一寸,复下量一寸,当脊上合三处,一灸三十壮,灸百壮以上,一切痢皆断,亦治湿䘌冷,脊上当胯点处不灸。”“痢……又灸脐中稍稍二三百壮。又灸关元三百壮,十日灸,并治冷痢腹痛。”“赤白下,灸穷骨,惟多为佳。”

《备急千金要方》(卷十六·第七):“胀满瘕聚,滞下疼冷,灸气海百壮,穴在脐下一寸,忌不可针。”

《备急千金要方》(卷十八·第二):“肠中雷鸣相逐痢下,灸承满五十壮。穴在侠巨阙相去五寸。”

《备急千金要方》(卷十九·第一):“大钟……黄疸肠澼……灸则强食而生灾。”

《备急千金要方》(卷二十·第五):“多汗洞痢,灸大横随年壮。”“膀胱三焦津液下,大小肠中寒热,赤白泄痢……灸小肠俞五十壮。”

《备急千金要方》(卷二十三·第三):“灸回气百壮,穴在脊穷骨上,[《千金翼方》补“赤白下,灸穷骨,惟多为佳”]。”

《备急千金要方》(卷三十·第二):“交信主泄痢赤白,漏血。”“复溜主肠僻,便脓血。”“小肠俞主泄痢脓血五色,重下肿痛。”

《备急千金要方》(卷三十·第六):“合阳、中郄……腹上下痛,肠澼。”

《千金翼方》(卷二十四·第六):“夫甘湿之为病也,或热或寒,如病虎状,或时下痢,或痢则断,或常痢不止,无有时节……试法先拍琢其背脊上两边,若逐指即起如粟者,即是甘病,若不起者,非是甘也;若起者可渐向上琢之,若起至颈骨两边者,即是虫已入脑矣,病难愈矣,疗十得二,终须多灸,若未入脑,医之可差,先以绳拘项向心厌头,令当齐骨下尖处,即插著转绳向背,背上当

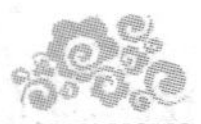

脊骨插头，横量病人口两吻头，作定于捉绳头，脊骨上点两处，灸，必须细意点处，齐平即灸……若灸疮发脓者易差。”

《千金翼方》(卷二十六·第二)：“崩中下痢，贲气上逆，针丹田入一寸四分，在脐下二寸。”

敦煌医书《头、目、产病方书》P·3930：“治产后在褥赤白痢方……灸额上三七壮，即差。”

《外台秘要》(卷六·霍乱杂灸法)：“救急疗霍乱，心腹痛胀，吐痢，烦闷不止，则宜灸之方，令病人覆卧，伸两臂膊，著身则以小绳正当两肘骨尖头，从背上量度，当脊骨中央绳下点之，去度。又取绳量病人口，至两吻截断，便中折之，则以度向所点背下两边，各依度长短点之，三处一时下火。”

《外台秘要》(卷二十五·冷痢方)：“又疗纯下白如鼻涕者方……灸脐下一寸五十壮良。”

《外台秘要》(卷三十九·第十)：“幽门……泄有脓血。”

［宋、金、元代文献摘录］

《太平圣惠方》(卷九十九)：“脊俞……一名脊中，在第十一椎中央……下痢。”“中膂俞……赤白痢。”［上2条原出《铜人针灸经》(卷四)］

《太平圣惠方》(卷一百)：“小儿痢下赤白，秋末脱肛，每厕腹痛不可忍者，灸第十二椎下节间，名接脊穴，灸一壮，炷如小麦大。”“黄帝疗小儿疳痢……诸般医治不差者，灸尾翠骨上三寸骨陷间，三壮，炷如小麦大，岐伯云，兼三伏内，用桃柳水浴孩子，午正时当日灸之，后用青帛子拭，兼有似见疳虫子，随汗出也，此法神效，不可量也。”“小儿秋深冷痢不止者，灸脐下二寸三寸间，动脉中三壮，炷如小麦大。”

《医心方》(卷十一·第廿六、四十二)：“《僧深方》治赤白滞下久不断，谷道疼痛不可忍方：宜服温药，熬盐熨之［本书本卷第四十二中《集验方》内容同此］；又方：灸枳实熨之［本书本卷第四十二中《范汪方》内容同此]。”

《医心方》(卷廿五·第百五):“《产经》云:治小儿白利,灸足内踝下骨际三壮,随儿大小增减。”

《针灸资生经》(卷四·咳逆):“乳下一指许,正与乳相直骨间陷中,妇人即屈乳头度之,乳头齐处是穴,炷如小豆许,灸三壮,男左女右,只一处火到肌,即差,良方云,族中有霍乱吐痢垂困……皆一灸而愈。”[原出《苏沈良方》(卷五·灸咳逆法)]

《琼瑶神书》(卷三·六十四):“公孙……小儿脱肛痢难医。”

《扁鹊心书》(卷上·窦材灸法):“休息痢,下五色脓者……灸命关、关元各三百壮。”

《扁鹊心书》(卷中·休息痢):“一人病休息痢已半年,元气将脱,六脉将绝,十分危笃,余为灸命关三百壮,关元三百壮,六脉已平,痢已止。”“一人病休息痢,余令灸命关二百壮,病愈,二日变注下,一时五七次,令服霹雳汤,二服立止,后四肢浮肿,乃脾虚欲成水胀也,又灸关元二百壮,服金液丹十两,一月而愈。”

《针灸资生经》(卷三·痢):“痢暴下如水云云,气海百壮(指)。”

《千金宝要》(卷一·第二):“小儿暴痢,赤小豆末,酒和,涂足下,日三,油和亦得。”

《卫生宝鉴》(卷十六·阴阳皆虚灸之所宜):“廉台王千户……疟痢并作,月余不愈,饮食全减,形容羸瘦……中脘也,先灸五七壮……次灸气海百壮……复灸足三里……后灸阳辅二七壮。”

《针经指南》(流注八穴):“列缺……肠鸣下痢(大肠)。”“照海……肠鸣下痢腹痛(大肠)。”

《济生拔粹》(卷三·治病直刺诀):“治水痢不止,食不化,刺足阳明经天枢二穴。”“霍乱吐痢,伏梁气状如覆杯,刺任脉上脘一穴,次针足阳明经三里二穴。”

《丹溪心法》(卷二·九):“痢……封脐引热下行,用田螺肉捣碎,入麝香少许,盦脐内。”“其或久痢后,体虚气弱,滑下不止……

又甚者，灸天枢、气海。"

《名医类案》(卷八·痛风)："一少年患血痢，用涩药取效，致痛风叫号，此恶血入经络也……刺委中，出黑血三合而安。"[原出《格致余论》]

《扁鹊神应针灸玉龙经》(针灸歌)："赤白痢下中膂取，背脊三焦最宜主。"

[明代文献摘录]

《神应经》(肠痔大便部)："痢疾：曲泉、太溪、太冲、丹田、脾俞、小肠俞。"

《针灸大全》(卷一·灵光赋)："百会鸠尾治痢疾。"

《针灸大全》(卷四·八法主治病症)："列缺……赤白痢疾，腹中冷痛：水道二穴、气海一穴、外陵二穴、天枢二穴、三里二穴、三阴交二穴。"

《奇效良方》(卷十三)："外灸膏：治一切虚寒，下痢赤白……木香、附子、蛇床子、吴茱萸、胡椒、川乌……调作糊，贴脐中，上下以衣物盖定，熨斗盛火熨之，痢止为度。""玉抱肚：治一切虚寒，下痢赤白，或时腹痛，肠滑不禁，心腹冷极者可用，针砂、白矾、官桂……冷水调摊皮纸上，贴脐上下，以帛系之，如觉大热，即以衣衬之。"

《针灸聚英》(卷一上·足阳明)："天枢……赤白痢，水利不止，食不下。""内庭……赤白痢。"

《针灸聚英》(卷一上·足太阴)："商丘……溏，瘕，泄水[一本有"下"字]。"

《针灸聚英》(卷一下·任脉)："浦江郑义宗患滞下昏仆，目上视，溲注汗泄，脉大，此阴虚阳暴绝，得之病后酒色，丹溪为灸气海渐苏，服人参膏数斤愈。""中脘……赤白痢。"

《针灸聚英》(卷二·杂病)："白痢：[《针灸大成》补："灸"]大肠俞。"

《针灸聚英》(卷四上·百证赋):“中脘主乎积痢。”

《名医类案》(卷四·痢):“方荫山治一小儿八岁,患滞下,每夜百度,食入即吐,乃以热面作果,分作二片,以一片中空之,用木鳖子三个,去壳,捣如泥,加麝香三厘,填入果心,贴脐上,外以帕系定,用热鞋熨之(噤口痢外治神方)。”

《古今医统大全》(卷三十六·治禁口痢剂):“禁口痢……用木鳖子研雄黄少许,贴脐中亦妙……用芥菜子擂成膏,贴脐上。”

《医学入门》(卷一·杂病穴法):“痢疾合谷三里宜,甚者必须兼中膂。”“白痢针合谷。”“赤痢针小肠俞。”“赤白[痢]针足三里中膂俞。”“凡脱肛、久痢、衄血不止者,俱宜针此提之,所谓顶门一针是也,是针百会,针上星亦同。”

《医学入门》(卷一·治病要穴):“天枢:主内伤脾胃,赤白休息痢疾。”“脾俞:主内伤脾胃,吐泄,疟,痢。”“小肠俞:主便血,下痢。”“三焦俞:主胀满积块,痢疾。”

《医学纲目》(卷二十三·滞下):“(东)泄痢不禁,小腹痛,后重,便脓血:丹田、复溜、小肠俞,不已,取:天枢、腹哀。”“冷痢腹痛,泄注赤白:关元、穷谷(各灸五十壮)。”

《针灸大成》(卷五·十二经治症主客原络):“痢疟狂癫心胆热……京骨、大钟。”

《针灸大成》(卷九·治症总要):“第六十九.赤白痢疾,如赤:内庭、天枢、隐白、气海、照海、内关;如白:里急后重;大痛者:外关、中脘、隐白、天枢、申脉。”

《针灸大成》(卷九·医案):“员外熊可山公,患痢兼吐血不止,身热咳嗽,绕脐一块痛至死,脉气将危绝……脐中一块,高起如拳大……急针气海,更灸至五十壮而苏,其块即散,痛即止。”

《寿世保元》(卷八·吐泻):“小儿久泻久痢不止,及满口生疮,白烂如泥,痛哭不已,诸医罔效,用巴豆、瓜子仁共捣一处如泥,津调,贴在两眉间,手巾包,待成泡,揭去即愈。”

《寿世保元》(卷八·痢疾):“治红痢及口噤,用田螺捣烂填脐

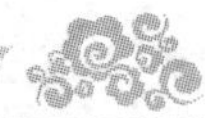

中，顷刻奏效。”

《针方六集》(纷署集·第二十)：“中注……肠澼小腹胀。”

《针方六集》(纷署集·第三十)：“曲泉……下痢赤白。”

《经络汇编》(足少阴肾经)：“足少阴经肾，其见证也……坐而欲起，冻疮下痢。”

《类经图翼》(卷六·足太阴)：“三阴交……痢血。”

《类经图翼》(卷十一·泻痢)：“大瘕泄，里急后重：天枢、水分(上各三七壮)。”

《循经考穴编》(足阳明)：“天枢……若痢后手挛，针头向上泻之；足挛，针头向下泻之，更于委中出血。”

[清代文献摘录]

《太乙神针》(正面穴道证治)：“天枢……赤白痢疾，泄泻，饮食不化。”“饮食不进，赤白痢，面色痿黄，五膈，针中脘穴。”

《太乙神针》(背面穴道证治)：“会阳……五痔，肠癖[一本作“澼”]……久痢。”

《医宗金鉴》(卷八十五·胸腹部主病)：“天枢主灸脾胃伤，脾泻痢疾甚相当。”

《医宗金鉴》(卷八十五·背部主病)：“脾俞主灸伤脾胃，吐泻疟痢疸瘕癥。”“三焦俞……更治赤白休息痢，刺灸此穴自然轻。”“大肠俞……兼治泄泻痢疾病，先补后泻要分明。”

《针灸则》(痢疾)：“针：章门、天枢、关元、肾俞；灸：京门、腰眼。”

《续名医类案》(卷八·痢)：“立斋治……一患者[痢]，亦用涩药，环跳穴作痛……更刺委中出黑血而愈，如手蘸热水拍腿上，有泡起，挑去亦可，不若刺穴尤速效也。”

《续名医类案》(卷十四·呃逆)：“[陈良甫]治许主簿，痢疾呃逆不止，诸药无效，灸期门穴，不三壮而愈。”

《串雅全书》(内篇·卷一)：“宁和堂暖脐膏：治水泻白痢神效，孕妇忌贴，香油、生姜、黄丹，或用红药丸[硫黄、母丁香、麝香]。”“红药丸……又方：母丁香、土木鳖、麝香，研末唾津，为丸如芡实大，纳脐中，外用膏药贴之，治小儿痢尤验。”“截痢[《串雅外篇》卷二为：“痢疾噤口”]：木鳖仁六个，研泥分作二分，面烧饼一个，切作两半，只用半饼作一窍，纳药在内，乘热覆在病人脐上，一时再换半个，热饼，其痢即止，遂思饮食。”

《串雅全书》（外篇·卷二·贴法门）：“痢疾塞肚：绿豆、胡椒、麝香、胶枣，共捣烂，放瓶内，包好，患者取一丸，贴脐上，宜用端午日合。”

《采艾编翼》（卷一·督脉综要）：“百会：一名三阳五会，久痢脱肛。”

《采艾编翼》（卷一·经脉主治要穴诀）：“百会中风又痢。”

《采艾编翼》（卷二·伤寒）：“腹痛吐痢，主穴，太白、三阴交。”

《采艾编翼》（卷二·痢疾）：“痢疾……天枢、关元、脾俞、太白。”“下痢，发热不退，乃肠胃有邪风，加三间、尺泽、解溪、上廉。”“下痢，发热便闭，乃表里有实热，加三间、尺泽、大肠俞、大溪、曲泉。”“口噤，加气海、足三里。”

《针灸逢源》（卷五·泻痢）：“大瘕泄，腹痛，里急后重，数至圊而不能便，茎中痛（瘕结也）：天枢，水分。”

《针灸内篇》（足太阴脾经络）：“太白……呕吐，脓血痢。”

《针灸内篇》（足太阳膀胱络）：“小肠俞：治大便泻痢脓血。”“中膂内俞……治赤白痢。”“会阳……治久痢，五痔，肠风，肠澼。”“阳纲……治腹中雷鸣，大便痢，黄水。”

《针灸内篇》（足阳明胃经络）：“关门……治腹痛，痢疼。”“天枢……治冷气绕脐疼，吐血，痢疾。”

《针灸内篇》（督脉经络）：“悬枢……腹积，下痢。”

《太乙离火感应神针》：“中脘……气痞疟痢痰晕。”“足三里……并治一切时行疟痢。”

《神灸经纶》（卷三·伤寒宜灸）：“呕而汗出，里急下利，惟幽门主治。”“干哕呕吐，里急下利，亦当灸幽门为是。”

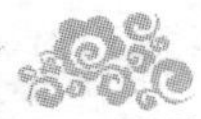

《神灸经纶》(卷三·身部证治):"久痢:中脘、脾俞、天枢、三焦俞、大肠俞、足三里、三阴交。""赤白痢:长强、命门。"

《针灸便用》:"痢疾后重,针下脘、天枢、照海。"

《太乙集解》(足太阳膀胱经穴):"会阳……泄泻久痢,阴汗湿痒。"

《针灸集成》(卷一·别穴):"下腰一穴,在八髎正中央脊骨上,名曰三宗,治泄痢下脓血,灸五十壮。"

《针灸集成》(卷二·痢疾):"赤白痢:脐中百壮,神效。""冷痢食不化:脾俞年壮,天枢五十壮,胃俞三壮,脐中百壮。"

《针灸集成》(卷二·小儿):"赤白痢疾:脐中七壮至百壮,三阴交七壮。"

《灸法秘传》(痢疾):"凡初患赤白痢积者,法当灸其天枢,兼之中脘。""痢疾……如日久不愈,脾肾两伤者,当灸脾俞,兼之会阳也。"

《痧惊合璧》:"直肠痧(即痧痢):刺唇中一针,刺膻中穴,刺左右腋下各一针,刺脐上大指一节是穴,刺脐下大指一节。""泻痢惊症:小儿泻痢白兼红,饮食不思哭肚疼,即将本人分指寸,鼻顶两门脐下攻(又乳上及脐下各用艾火一炷)。"

[民国前期文献摘录]

《西法针灸》(第三章·第二节):"赤痢……按摩腹部、背部、腰部,并于左列之部针之:章门、天枢、关元、肾俞、气冲、五枢、志室、气海俞、大肠俞、肝俞、隐白、三里、申脉、中脘,或灸天枢、腰眼亦佳。"

《针灸秘授全书》(大便秘结):"痢疾:百会、合谷、三里、鸠尾。"

《针灸简易》(审穴歌):"脾俞善医吐疟痢。""膀胱俞治久疟痢。"

《针灸简易》(穴道诊治歌·后身部):"脾俞……疟痢禁针灸五状。""十三椎开俞三焦……赤白痢症二分刺。""大肠俞……针三泄泻并痢疾。”

《针灸治疗实验集》(18·2):“东阳城内吴望槐,男人,年四十三岁……痢疾……中脘补一针,大肠俞、小肠俞均是先泻而后补,合谷刺一针,长强补一针,曲泉各补一针,至晚病势稍轻,登厕之次数亦减,翌日尤为轻舒,至第三日而痊愈。”

《针灸治疗实验集》(22):“蚌埠中斜街高家烟业行男夥陈性二十三岁,白痢夹红冻,已半月,不食不眠症,垂危,他医皆不治,针刺小肠俞、中膂俞、足三里、合谷、外关、腹哀、复溜,各穴连针三日,间服煎药香连丸等,七日而愈。”

《金针百日通》(百病论治·红白二痢):“痢泻之为咎,为积滞也无疑矣,在表者以温火二针,刺其在督脉在脊各穴,及手足在指各穴,以表其外来之邪,此针之表法也。在里之胃肠中者,以温火二针,针其任脉之气海、上中下脘,及脐左右肓俞、中极等穴以攻之。”

[现代文献题录]

(限本节引用者,按首位作者首字的汉语拼音排序)

陈仓子. 针刺治疗急性菌痢30例的体会. 福建中医,1984,15(4):23

陈大谟,曹宏,罗雄,等. 电针疗法治疗急性细菌性痢疾38例的初步报告. 中医杂志,1959,5(5):28

程子成. 针灸治疗急性菌痢的临床观察. 全国针灸针麻学术讨论公论义摘要(一). 北京,1979:27

戴文宏. 中药配合温针灸治疗慢性细菌性痢疾25例. 中医外治杂志,2009,18(5):14-15

邓春雷. 辨证选穴　综合治疗//胡熙明. 针灸临证指南. 北京:人民卫生出版社,1991:185

杜锋文,岳进文. 穴位封闭治疗细菌性痢疾257例. 辽宁中医杂志,1987,14(8):45

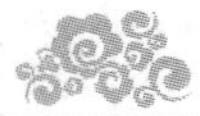

高国巡．针刺治疗急性细菌性痢疾192例临床疗效观察．中国针灸,1982,2(4):6

华兴邦．针刺对急性细菌性痢疾患者肠功能的影响．中国针灸,1982,2(3):11

黄建章．针灸治疗细菌性痢疾的初步经验介绍．中医杂志,1958,4(7):490

姜揖君．姜揖君临证经验//陈佑邦．当代中国针灸临证精要．天津:天津科学技术出版社,1987:290

金恩忠．针灸治疗痢疾的一点经验．中医杂志,1959,5(5):30

李克荣．针灸治疗成人急性菌痢1383例疗效分析及作用原理的初步探讨．中国针灸,1990,10(3):1

李世珍．证分四型　寒灸热清//胡熙明．针灸临证指南．北京:人民卫生出版社,1991:183

梁永源．针刺治疗急性细菌性痢疾20例．云南中医杂志,1986,7(4):25

刘兰亭．针刺治疗菌痢103例．中国针灸,1986,6(4):6

楼百层．“五总穴”的应用体会．浙江中医杂志,1983,18(1):1

吕人奎,延自强,解秀莲,等．针灸对志贺氏,福氏菌型痢疾的疗效及T淋巴细胞酯酶染色计数的比较．中国针灸,1983,3(4):5

毛长宏．隔蒜灸为主治疗急性痢疾36例．陕西中医,1985,6(2):78

米在荣．针刺拔罐治疗菌痢90例．山东医药,1983,23(1):19

彭荣琛．近年来针灸治疗痢疾的规律与动态．福建中医药,1985,16(4):38

邱茂良．急性菌痢　深刺重泻//胡熙明．针灸临证指南．北京:人民卫生出版社,1991:180

石珍．针灸治疗细菌性痢疾62例．陕西中医，1996，17(1)：33

苏尔亮．俞募穴临床应用的初步体会．中医杂志，1982，23(2)：44

田从豁．田从豁临证经验//陈佑邦．当代中国针灸临证精要．天津：天津科学技术出版社，1987：60

王凤仪．王凤仪临证经验//陈佑邦．当代中国针灸临证精要．天津：天津科学技术出版社，1987：17

王兴渊．氯霉素穴位注射治菌痢．中原医刊，1983，10(4)：5

吴新伟，顾月琴．头皮针治疗菌痢114例临床分析．中国针灸，1991，11(2)：11

肖进顺．黄连素穴注治疗急性菌痢．江苏中医，1985，16(7)：35

徐筱芳．针刺治疗菌痢20例临床疗效观察．中国针灸，1984，4(4)：29

阎润茗．清热利湿　和胃止泻//胡熙明．针灸临证指南．北京：人民卫生出版社，1991：182

杨德全．中药保留灌肠结合药罐疗法治疗重症湿热痢25例疗效观察．新中医，2006，38(2)：52

杨逢伦．针刺过敏点治疗急性细菌性痢疾60例的报告．上海中医药杂志，1965，11(8)：33

杨挺宇．针刺三合穴治痢疾//胡熙明．针灸临证指南．北京：人民卫生出版社，1991：186

张寄銮．葛芩参芍汤加穴位注射治疗慢性细菌性痢疾疗效观察．湖北中医杂志，1981，3(5)：20

张生理．注射用水注入穴位治疗菌痢101例．中国针灸，1986，6(3)：22

张涛清．针灸治疗细菌性痢疾的临床研究．中国针灸，1987，7(4)：3-7

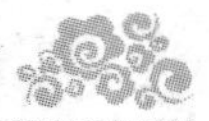

张玉璞．实证清利　虚证补益//胡熙明．针灸临证指南．北京:人民卫生出版社,1991:184

赵德昌．针刺治疗菌痢．中原医刊,1982,9(4):155

周德宜．针灸治疗急性菌痢55例疗效分析．云南中医杂志,1985,6(3):30

周楣声．阴交命门　重灸治痢//胡熙明．针灸临证指南．北京:人民卫生出版社,1991:181

朱明发．穴位注射庆大霉素治疗菌痢50例．中国针灸,1988,8(4):27

自贡市工人医院．针灸及穴位封闭治疗细菌性痢疾86例的对比观察．中医杂志,1960,6(6):15

附:泄痢

古代文献中常有“泄痢”一词,此是“泄泻”? 还是“痢疾”? 或是“泄泻”并“痢疾”? 似难确定,故另立作讨论,并附于此。而现代临床则无此病的报道。古代文献中凡有泻痢、痢泄,以及泄利后重等描述字样的内容,本节亦予以收录。泄痢的病因、病机、辨证分型、针灸治疗特点,以及与西医学相关的病症,皆与泄泻、痢疾相似。运用计算机对130种古医籍中用针灸治疗泄痢的内容进行统计,结果显示,共涉及文献49条,穴位47个,总计117穴次。常用经络及其穴次为:任脉32、膀胱经24、胃经13、脾经11、肝经8、肾经8、督脉6;常用部位及其穴次为:小腹40、下背21、胸脘13、腿阴12、上背8、足阴7;常用穴位及其次数为:神阙9、脾俞8、关元7、石门7、天枢6、三阴交5、大肠俞5、气海5、肾俞4、章门4、中脘4、太溪3、复溜3、内关3、曲泉3、命门3;各种针灸方法的条次为:艾灸15、针刺4、敷贴2、针灸结合1。对文献及其统计结果进行分析,可知泄痢的古代针灸治疗特点如下。

【循经、分部取穴特点】

1. 多取腹部任脉、胃经穴　本病的病位在肠腑及脾胃，根据局部取穴原则，古人选取胸腹部穴，共计 53 穴次，占总穴次的 45.30%，其中小腹、胸脘分别部为 40、13 穴次，分列各部穴次的第一、第三位。**常用穴为神阙、关元、石门、天枢、气海、章门、中脘等**。如《神应经》曰："泻痢：神阙。"《备急千金要方》云："关元、大溪，主泄痢不止。""丹田主泄痢不禁，小腹绞痛。"《针灸捷径》治疗"一切泻痢"，取"章门、天枢、中管、神阙、气海、关元、石门、三阴交"。就循经取穴而言，任脉循行于腹部正中，胃经属胃络脾，均与肠腑及脾胃相连，因此本病文献中任脉、胃经穴分别达 32、13 穴次，分占各经穴次的第一、第三位。上述腹部常用穴中，除章门属肝经外，其他诸穴即是任脉与胃经的常用穴。

2. 多取背部膀胱经、督脉穴　脾胃肠之气输注于膀胱经相应背俞穴，督脉的背部穴和膀胱经的背俞穴相连，因而古人亦取背部穴，共计 29 穴次，占总穴次的 24.79%，其中下背、上背分别为 21、8 穴次，分列各部穴次的第二、第五位。**常用穴为脾俞、大肠俞、肾俞、命门等**。如《医学入门》语：大肠俞"主腰脊痛，大小便难，或泄痢"。《类经图翼》称："泻痢：百会、脾俞、肾俞、命门、长强……"《针灸内篇》载：脾俞主"翻胃，泻痢"；大肠俞主"大便泄痢，水谷不化"；关元俞主"泻痢，虚胀"。就循经取穴而言，在本病的古代文献中，膀胱经、督脉分别为 24、6 穴次，分列各经穴次的第二、第六位；上述背部常用穴亦即膀胱经与督脉的常用穴。

3. 常取下肢阴面足三阴经穴　足三阴经上行至腹部，与本病相关，因而腿阴面与足阴部分别为 12、7 穴次，分列各部穴次的第四、第六位。**常用穴为三阴交、太溪、复溜、曲泉等**。如《备急千金要方》谓："泄痢赤白漏，灸足太阴五十壮，三报。""太冲、曲泉，主溏泄，痢泄，下血。""关元、大溪，主泄痢不止。"《针灸甲乙经》述：复溜主"血痔泄利后重"。就循经取穴而言，本病古代文

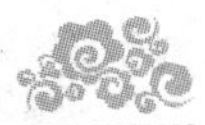

献中脾、肝、肾三经分别为11、8、8穴次，分列各经穴次的第四、第五（并列）、第五（并列）位；上述下肢阴面常用穴亦皆是足三阴经之常用穴，此外，肝经常用穴还有腹部的章门。

【辨证取穴特点】

在辨证施治方面，本病的古代文献**涉及虚寒较多**，共计9条。如《备急千金要方》曰："泄痢久下，失气劳冷，灸下腰百壮，三报，穴在八魁正中央脊骨上，灸多益佳，三宗骨是，忌针。""泄痢食不消，不作肌肤，灸脾俞随年壮。"《太平圣惠方》载：关元俞主"泄痢虚胀"。《针灸聚英》云："泻痢"，"陷下则灸之：脾俞、关元、肾俞、复溜、腹哀、长强、太溪、大肠俞、三里、气舍、中脘"。《奇效良方》载："代灸膏：治男子下焦虚冷，真气衰弱，泄痢腹痛，气短不食，老人元气衰弱虚冷，脏腑虚滑"，"贴脐并脐下，觉腹中热为度"。《针灸逢源》言："中气虚寒，腹痛泻痢：天枢、神阙。"可见与虚寒相关者，**所取穴位亦多在腹部与背部**。此外，古人治疗与寒相关者，还取上肢部八脉交会穴内关与列缺，如《琼瑶神书》载：内关主"肠冷腰疼并泻痢"；列缺主"食痛泻痢寒气噎"。而在本病的古代文献中，**涉及热者较少**。

【针灸方法特点】

1. 艾灸 在古代文献中，用艾灸治疗泄痢者共计15条，共涉及穴位24个，合计37穴次，列诸法之首。因艾灸属热性刺激，具温阳补气之功，除一般泄痢外，又适用于虚寒泄痢，上述"辨证取穴特点"已作讨论。

（1）**艾灸的取穴**：治疗泄痢而灸腹背部者共28穴次（其中背部、腹部各14穴次），占艾灸总穴次的75.68%，高于上述总体取穴中腹部、背部穴次的百分比之和（70.09%）。可见**艾灸更多选取背部与腹部穴**，常用穴为关元、石门、气海、神阙，脾俞、大肠俞、肾俞、命门等。如《备急千金要方》曰："泄痢不禁，小腹绞痛，灸丹田百壮，三报，穴在脐下二寸。”《世医得效方》云：“泄痢不禁，小腹绞痛”，“灸脐中一二十壮，灸关元穴百壮”。《类经图翼》称：“治水泄痢及小腹癥积腹胀，妇人癥聚瘠瘦，灸气海百壮，三报之。”《针灸逢源》谓：“胁下满，泻痢”，“十一椎下各开一寸五分，灸七壮”。《针灸集成》言：“泄痢小腹痛：大肠俞、膀胱俞各三壮，关元百壮，丹田穴（一名石门）二七壮至百壮止。”此外，**古代也有灸下肢穴者**，如《备急千金要方》语：“久泄痢，百治不差，灸足阳明下一寸，高骨之上陷中，去大指歧三寸，随年壮。”前面“常取下肢阴面足三阴经穴”中“灸足太阴五十壮”，亦为例。

（2）**艾灸的方法**：除了常规灸法外，古代灸治本病还有以下三点可做讨论。

1）**“横三间寸”灸**：所谓“横三间寸”灸法，乃于一穴上并排灸三个艾炷，可见刺激量较大。古人亦用此法治疗本病，如《千金翼方》曰：“脱肛不食，长泄痢”，“皆灸之命门，此侠两旁各一寸，横三间寸灸之”。

2）**“太乙神针”灸**：“太乙神针”是灸法之一种，艾条中加有若干行气活血等作用的中药，治疗时在穴位上铺就数层布或纸，然后将点燃的艾条按在布或纸上。古人亦用此治疗泄痢。如《太乙神针》载：脾俞主“泄痢，翻胃”。《育麟益寿万应神针》在此补：“三阴交二穴”，又曰：“凡小儿泄痢，熨当脐中神阙穴、气海穴。”而“万应神针”与“太乙神针”相类同。可见在脾俞、三阴交、神阙、气海等穴处均可用“太乙神针”灸法，治疗泄痢。

3）**先灸阳，后灸阴**：《针灸集成》云：“肠鸣泄痢，绕脐绞痛：天枢百壮，章门、大肠俞、曲泉、曲池、对脐脊骨上三七壮，灸宜先阳后阴。”现代冯润身提出了“针灸时-空结构”，认为改变所刺激穴位的先后顺序，将会取得不同的效应，因此对于艾灸取穴的先后次序尚可探讨。

2. 针刺　古代治疗本病亦用针刺法，如《针灸便用》曰：“泻痢脓血，针水道、气海、外陵、天枢、足三里、三阴交。”在针刺中，

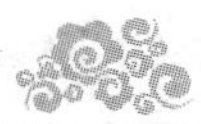

古人还将八脉交会穴相配，并**注意针刺穴位的先后顺序**，如《针灸集书》“八法穴治病歌”道：先刺公孙，后刺内关，治“泄痢肠鸣痛不禁”；先刺外关，后刺临泣，治“气块血风并泻痢”；先刺后溪，后刺申脉，治“泻痢肠鸣及脱肛”。此与前述“先灸阳，后灸阴”相似，可作讨论。此外，古人治疗本病还采用针灸结合的方法，如《针灸大成》载：“张相公长孙，患泻痢半载”，“针灸中脘、章门，果能饮食”。

3. 敷贴　古代治疗本病也用药物敷贴，由脐腹部皮肤吸收其有效成分，以发挥治疗作用。如上述“辨证取穴特点”中《奇效良方》将“代灸膏”“贴脐并脐下”，即为例，该膏中附子、吴茱萸、蛇床子、肉桂均可温热助阳，木香可理气活血，马蔺花可清热解毒。该书又载：“金丝万应膏”治“泻痢，贴肚上”，是膏中沥青、木鳖子、萆麻子能排毒消肿，威灵仙、没药、乳香能活血通络。上述敷贴方药可供现代临床参考。

【结语】

综上所述，古代治疗泄痢多取腹部任脉、胃经穴神阙、关元、石门、天枢、气海、章门、中脘等；背部膀胱经、督脉穴脾俞、大肠俞、肾俞、命门等；下肢阴面足三阴经穴三阴交、太溪、复溜、曲泉等。就辨证施治而言，本病中涉及虚寒者较多，涉及热者较少。治疗本病可用艾灸（含“横三间寸”灸、“太乙神针”灸、先灸阳后灸阴等）、针刺与敷贴之法。

历代文献摘录

［元代及其以前文献摘录］

《针灸甲乙经》（卷八·第一下）：“血痔泄利后重，腹痛如癃状……复溜主之。”

《备急千金要方》(卷十五下·第七):“泄痢食不消,不作肌肤,灸脾俞随年壮。”“泄痢久下,失气劳冷,灸下腰百壮,三报,穴在八魁正中央脊骨上,灸多益佳,三宗骨是,忌针。”“泄痢不禁,小腹绞痛,灸丹田百壮,三报,穴在脐下二寸,针入五分。”“泄痢不嗜食,食不消,灸长谷五十壮,三报,穴在侠脐相去五寸,一名循际。”“泄痢赤白漏,灸足太阴五十壮,三报。”“久泄痢,百治不差,灸足阳明下一寸,高骨之上陷中,去大指歧三寸,随年壮。”

《备急千金要方》(卷三十·第二):“丹田主泄痢不禁,小腹绞痛。”“关元、大溪,主泄痢不止。”“太冲、曲泉,主溏泄,痢泄,下血。”

《千金翼方》(卷二十七·第九):“长泄痢……皆灸之[一本有“命门”2字],此侠两旁各一寸,横三间寸灸之。”

《太平圣惠方》(卷九十九):“关元俞……泄痢虚胀。”“膀胱俞……泄痢肠痛,大小便难。”[上2条原出《铜人针灸经》(卷四)]

《琼瑶神书》(卷三·六十四):“公孙……滑肠泻痢腹脐痛。”“内关……肠冷腰疼并泻痢。”“列缺……食痛泻痢寒气噎。”

《针经指南》(流注八穴):“列缺……腹痛泻痢(脾)。”

《世医得效方》(卷六·下痢):“泄痢不禁,小腹绞痛……又灸脐中一二十壮,灸关元穴百壮。”

《扁鹊神应针灸玉龙经》(六十六穴治证):“内关……癖块,泻痢[原作“利”,据《四库全书》本改],食积。”

[明代文献摘录]

《神应经》(小儿部):“泻痢:神阙。”

《奇效良方》(卷二十一):“代灸膏:治男子下焦虚冷,真气衰弱,泄痢腹痛,气短不食……此灸方其功不能尽述,附子、吴茱萸、马蔺花、蛇床子、肉桂、木香……摊在纸上,贴脐并脐下,觉腹中热为度。”

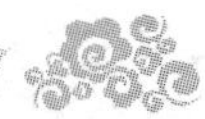

《奇效良方》(卷五十四):“金丝万应膏……泻痢,贴肚上。”

《针灸集书》(卷上·痢疾):“交信、曲泉、丹田、关元、太溪、脾俞、五枢、中膂俞,以上并泄痢赤白,后重腹痛里急,或下脓血。”

《针灸集书》(卷上·八法穴治病歌):“泄痢肠鸣痛不禁[先公孙,后内关]。”“气块血风并泻痢[先外关,后临泣]。”“泻痢肠鸣及脱肛[先后溪,后申脉]。”

《针灸捷径》(卷之下):“一切泻痢:脾俞、肾俞、章门、天枢、中管、神阙、气海、关元、石门、三阴交。”

《针灸聚英》(卷二·杂病):“泻痢……陷下则灸之:脾俞、关元、肾俞、复溜、腹哀、长强、太溪、大肠俞、三里、气舍、中脘。”

《医学入门》(卷一·治病要穴):“大肠俞……大小便难,或泄痢。”

《医学纲目》(卷二十三·滞下):“(东)泄痢不禁,小腹痛,后重,便脓血:丹田、复溜、小肠俞,不已,取:天枢、腹哀。”

《针灸大成》(卷九·医案):“张相公长孙,患泻痢半载……针灸中脘、章门,果能饮食。”

《类经图翼》(卷八·任脉):“治水泄痢……灸气海百壮,三报之。”

《类经图翼》(卷十一·泻痢):“泻痢:百会、脾俞、肾俞、命门、长强、承满、梁门、中脘、神阙、天枢、气海、石门、关元、三阴交。”“神阙:中气虚寒,腹痛泻痢,甚妙。”

[清代文献摘录]

《太乙神针》(背面穴道证治):“脾俞……久患[此2字一本无]泄痢[《育麟益寿万应神针》补:三阴交二穴]。”

《医宗金鉴》(卷八十五·足部主病):“商邱……兼治呕吐泻痢痎。”

《针灸则》(七十穴·胸胁部):“章门……泄痢,疝痛。”

《针灸逢源》(卷五·泻痢):“中气虚寒,腹痛泻痢:天枢、神阙。”

《针灸逢源》(卷五·幼科杂病):“[小儿]胁下满，泻痢，体重……食饮多，渐渐黄瘦者，十一椎下各开一寸五分，灸七壮。”[原出《针灸聚英》(卷二·玉机微义)]

《针灸内篇》(足太阴脾经络):“腹结……腹疼，泄痢并效。”

《针灸内篇》(足太阳膀胱络):“脾俞……治翻胃，泻痢。”“大肠[俞]……绕脐作痛，大便泄痢，水谷不化。”“关元俞……泻痢，虚胀。”

《针灸内篇》(足少阴肾经络):“幽门……健忘，泄痢。”

《针灸内篇》(任脉经络):“神阙：治腹大，泻痢，水肿。”

《针灸便用》:“泻痢脓血，针水道、气海、外陵、天枢、足三里、三阴交。”

《针灸集成》(卷二·痢疾):“泄痢小腹痛：大肠俞、膀胱俞各三壮，关元百壮，丹田穴(一名石门)二七壮至百壮止。”

《针灸集成》(卷二·妇人):“癥瘕，肠鸣泄痢，绕脐绞痛：天枢百壮，章门、大肠俞、曲泉、曲池、对脐脊骨上三七壮，灸宜先阳后阴。”

《育麟益寿万应神针》(六十二种穴法):“凡小儿泄痢，熨当脐中神阙穴、气海穴。”

第十六节　大便失禁

大便失禁是指粪便不能随意控制，不自主地流出肛门外的现象。古代针灸临床文献中凡有大便不禁、大便不节、大小便不止、二便不禁、泄出不自知、出泄不觉、遗矢、失屎、失便等描述字样的内容，本节均予收入。中医学认为，本病多由脾、胃、肠功能功能失调所致，临床可见热盛、阳虚、气虚等证型。西医学认为，神经障碍和损伤（含大脑疾病、脊髓损伤、突然受惊等），肛门括约肌功能障碍和损伤（含先天性肛门疾病），以及会阴损伤、大便嵌塞、老年人身体衰弱等均可引起大便失禁。涉及本病的古代文献共 24 条，合 40 穴次；现代文献共 11 篇，合 61 穴次。可见关于本病的古今针灸文献均不多，因此本节所作分析未必有统计学意义，仅供参考。将古今文献的统计结果相对照，可列出表 16-1~ 表 16-4（表中数字为文献中出现的次数）：

表 16-1　常用经脉的古今对照表

经脉	古代（穴次）	现代（穴次）
相同	任脉 15、膀胱经 8、胃经 3	任脉 15、膀胱经 15、胃经 9
不同	肺经 3、大肠经 2	督脉 12、脾经 3

表 16-2　常用部位的古今对照表

部位	古代（穴次）	现代（穴次）
相同	小腹 12、胸脘 7、上背 4、下背 4、腿阳 3	小腹 17、下背 16、腿阳 7、上背 6、胸脘 3
不同	臂阴 2、足阴 2	头面 8

表 16-3　常用穴位的古今对照表

穴位		古代(穴次)	现代(穴次)
相同		足三里 2、大肠俞 2、关元 2	足三里 4、大肠俞 2、关元 3
相似	小腹	石门 3、神阙 2、脐下穴 2	气海 5、天枢 4、中极 2
	上背	魂门 2	脾俞 3
相异	胸脘	中脘 3	
	头部		百会 5
	下背		八髎 4、肾俞 3、膀胱俞 2、长强 2

表 16-4　所用方法的古今对照表

方法	古代(条次)	现代(篇次)
相同	艾灸 9、针刺 2	针刺 10、艾灸 5
不同	熨法 1	电针 2、贴敷 1

根据以上各表,可对大便失禁的古今针灸治疗特点作以下比较分析。

【循经取穴比较】

1. 古今均取任脉、胃经穴　就经脉而言,本病与脾、胃、肠等脏腑相关,而任脉循行于腹正中线上,与上述脏腑相关;胃经“属胃络脾”。就气血而言,本病常由阳气虚弱所致,而任脉在小腹部含“脐下肾间动气”,为“人之生命也,十二经之根本”(《难经·六十六难》),是命门阳气之体现;其中气海穴,《铜人腧穴针灸图经》谓为“男子生气之海”;而胃为后天之本,是气血生化之源,故本病临床多取该两经穴。

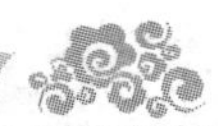

表 16-5　古、今任脉、胃经穴次及其分占各自总穴次的百分比和其位次对照表

	古代	现代
任脉	15（37.50%，第一位）	15（24.59%，并列第一位）
胃经	3（7.50%，并列第三位）	9（14.75%，第三位）

表 16-5 中的百分比显示，古代似比现代更重视任脉穴，现代似比古代更重视胃经穴。就穴位而言，表 16-3 显示，**古今均取关元、足三里穴，这是相同的**；古代还取中脘、石门、神阙、脐下等穴，现代则取气海、天枢、中极等穴，这是相似的。

2. 古今均取膀胱经穴　本病与脾、胃、肠等脏腑相关，而这些脏腑之气输注于背部膀胱经背俞穴；西医学认为，控制胃肠道及肛门的自主神经多数从背部脊髓胸 6~ 腰 3、骶 2~4 发出，刺激相应背俞穴，可通过自主神经调整胃肠道及肛门的功能。因此在古、今文献中，膀胱经穴次较为集中，分别为 8、15 穴次，分列诸经的第二、第一（与任脉并列）位，分占各自总穴次的 20.00%、24.59%，此又显示，现代似比古代更重视膀胱经穴。就穴位而言，**古今均取大肠俞穴，这是相同的**；古代还取魂门等，现代则取脾俞、肾俞、膀胱俞等，这是相似的。

3. 古代选取肺经、大肠经穴　本病的病位在大肠，而肺与大肠相表里，肺经"下络大肠"，"上膈属肺"；大肠经"络肺下膈属大肠"，因此古人多取肺经、大肠经穴，分别为 3、2 穴次，分列古代诸经的第三（与胃经并列）、第四位，分占古代总穴次的 7.50%、5.00%。而在现代文献中，肺经、大肠经均为 0 穴次，不如古代。就穴位而言，古代选取肺经太渊、尺泽、列缺等，大肠经曲池、阳溪等，但它们的穴次均不高，均未被纳入常用穴位之列。《针灸聚英》载：太渊主"卒遗矢无度"。《圣济总录》曰："咳而遗矢者，曲池主之。"乃古代选用肺经、大肠经之例。

4. 现代选取督脉、脾经穴　本病多由肛门括约肌松弛所致，故现代常取长强等穴；现代又认识到，本病可由大脑病变所致，故又取头部百会等穴，致使督脉达 12 穴次，列诸经的第二位，占现代总穴次的 19.67%。**常用穴即百会、长强等**。而在古代文献中，督脉为 0 穴次，不如现代。

本病与脾相关，因此现代选用脾经 3 穴次，列现代诸经的第四位，占现代总穴次的 4.92%。就穴位而言，现代选用三阴交、大横，但它们的次数均不高，未被列入常用穴位之列。古代取脾经共 1 穴次，占古代总穴次的 2.50%，不如现代。

【分部取穴比较】

1. 古今均取胸腹部穴　中医学认为，本病与脾、胃、肠等脏腑相关，其中脾、胃在胃脘部，肠在小腹部，因此在本病文献中，胸腹部（含小腹与胸脘）穴次较高，此属局部取穴。

表 16-6　古、今小腹、胸脘部穴次及其分占各自总穴次的百分比和其位次对照表

	古代	现代
小腹	12（30.00%，第一位）	17（27.87%，第一位）
胸脘	7（17.50%，第二位）	3（4.92%，第六位）

表 16-6 显示，古今小腹部的百分比相近，而古代似比现代更重视胸脘部穴。又因为本病的直接原因多是肠腑功能失司，因此古今小腹部穴次均高于胸脘部。就穴位而言，表 16-3 显示，**古今均取关元，这是相同的**；古代还取中脘、石门、神阙、脐下等穴，现代则取气海、天枢、中极等穴，这是相似的。

古代取胸腹部穴者，如《针灸资生经》曰："大便不禁，病亦惙矣，神阙、石门、丹田、屈骨端等皆是穴处，宜速灸之。"（其中丹田当为关元）《神应经》云："出泄不觉：中脘。"《扁鹊心书》言："老人二便不禁，灸脐下三百壮。"此外，《外台秘要》语："应突：在饮

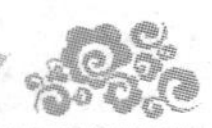

郄下一寸。主饮食不入，腹中满，大便不得节。”其中饮郄位于胸部第六肋间隙，前正中线外六寸，应突在其下一寸，故当归属胸脘部。

现代取胸腹部穴者，如尹继霞治疗功能性大便失禁，针刺气海、关元等穴，用补法；贾志宏治疗中风后难治性大便失禁，针刺下脘、天枢（双），大横（左），施捻转手法；李成娟治疗尿潴留大便失禁，用艾条灸中极。

2. 古今均取背部穴　前面已述，治疗本病选取膀胱经背俞穴及督脉穴，因此在本病文献中，背部（含上背与下背）穴次较高。

表 16-7　古、今上、下背部穴次及其分占各自总穴次的百分比和其位次对照表

	古代	现代
下背	4（10.00%，并列第三位）	16（26.23%，第二位）
上背	4（10.00%，并列第三位）	6（9.84%，第五位）

表 16-7 显示，古今上背部穴百分比相近，而现代似比古代更重视下背部穴。就穴位而言，**古今均多取大肠俞，这是相同的**；古代还取魂门，现代则取脾俞，这是相似的；**现代又取肾俞、膀胱俞、长强等，而古代取之不多，这是不同的**。

古代取背部穴者，如《神应经》称：“大便不禁：丹田、大肠俞。”《周氏经络》载：魂门主“大便不节”。此外，《针灸甲乙经》谓：“大便不节，小便赤黄，阳纲主之。”《针灸聚英》述：膈关主“大便不节”。《备急千金要方》谓：“五痔便血失屎，灸回气百壮，穴在脊穷骨上。”上述阳纲、膈关属足太阳膀胱经，归入上背部；而回气属奇穴，归入下背部。

现代取背部穴者，如沈克艰氏治疗外伤性截瘫所致二便失调，取相关脊椎的夹脊穴、大肠俞、次髎、膀胱俞等穴，用针刺；李成娟治疗尿潴留大便失禁，取膀胱俞、八髎等穴，用针刺；韩同欣治疗大便失禁，针刺长强等穴，用补法轻刺激，缓行针；刘妮妮等治疗糖尿病性大便失禁，针刺肾俞、脾俞，至阳、灵台、神道等穴，施以提插捻转，并深刺中髎、下髎；尹继霞治疗功能性大便失禁，针刺脾俞、肾俞、命门等穴，用补法，直刺肛周四点，不留针。

3. 古今均取腿阳面穴　古今均取胃经等足阳经穴，而足阳经循行经过腿阳面，因此在古、今文献中，腿阳面穴次较高，分别为3、7穴次，同列各部的第四位，分占各自总穴次的7.50%、11.48%，此又显示，现代似比古代更重视腿阳面穴。就穴位而言，**古今均多取足三里，这是相同的**，该穴为胃经合穴。

古代取腿阳面穴者，如《针灸甲乙经》曰："霍乱，遗矢气，三里主之。"此外，《太平圣惠方》载：承筋主"大小便不止"。承筋属足太阳膀胱经，亦归入腿阳面。

现代取腿阳面穴者，如尹继霞治疗功能性大便失禁，针刺足三里等穴，用补法，针刺承山等穴，用平补平泻法；韩同欣治疗大便失禁，针刺足三里等穴，用补法轻刺激，缓行针。

4. 古代选用臂阴面穴　古人治疗本病选取手太阴肺经穴，故臂阴面共2穴次，列古代各部第五位（与足阴部并列），占古代总穴次的5.00%。所选用的穴位有尺泽、列缺。如《针灸聚英》载：尺泽主"卒遗失无度"。《备急千金要方》述：列缺主"卒遗矢无度"。但该两穴次数均较低，未被纳入常用穴位之列。而在现代文献中，臂阴面为1穴次，占总穴次的1.64%，不如古代。

5. 古代选用足阴部穴　足三阴经循行经过小腹部，故足阴部穴亦被古人所选用，在本病的古代文献中共计2穴次，亦列古代各部第五位（与臂阴面并列），亦占古代总穴次的5.00%。所选用的穴位有太溪、行间等。如《针灸甲乙经》云："霍乱，泄出不自知，先取太溪，后取太仓之原。"（此处"太仓之原"当为冲阳）《备急千金要方》言："治老人小儿大便失禁，灸两脚大指去甲一寸三壮；又灸大指奇间各三壮。"（其中"大指奇间"当为行间）而在现代文献中，足阴部为0穴次，不如古代。

6. 现代选取头部穴　现代认识到本病可由大脑功能失调所致，因此现代还选用头部穴，共计 8 穴次，列各部的第三位，占现代总穴次的 13.11%，**常用穴为百会等**。如杨清彬等治疗大便失禁，针刺百会、四神聪、气海，行捻转补法；尹继霞治疗功能性大便失禁，取百会等穴，用温和灸；韩同欣治疗大便失禁，针刺百会等穴，用补法轻刺激，缓行针；白学武等治疗脑膜瘤术后大小便失禁，针刺百会，采用平刺法。而在古代文献中未见有取头面部穴者，不如现代，这是古今不同的。

【辨证取穴比较】

对本病的古代针灸文献进行分析，可见其中有气虚和阳虚者，以下作一介绍。

1. 气虚失禁　《扁鹊心书》载："老人二便不禁，灸脐下三百壮。""老人大便不禁"，"灸左命关、关元各二百壮。"该两例为老年大便失禁，当有气虚之象，古人选用脐下、命关、关元等穴，当有补气之功。

2. 阳虚失禁　《卫生宝鉴》载："身静而重，语言无声，气少难以布息，目睛不了了，鼻中呼吸不能出入往来，口中鼻中气俱冷，水浆不入，大小便不禁，面上恶寒，有如刀刮，用四逆汤，及葱熨法治之。"该案采用熨烫脐和脐下的方法（详见下文熨法段落）。《医学纲目》曰："脉绝者"，"大小便皆为之不禁，内温之，外灸之，并行而不可缓，温之，四逆辈，灸之，脐下腧穴一寸五分，气海是也"。该两则均用四逆汤，可见均属阳虚之证，取脐中、脐下及气海，采用熨法和灸法，则有温阳益气之功。总之，**无论是气虚还是阳虚，古人均取小腹部穴，治疗气虚还取脘腹部穴命关等**。

现代采用辨证取穴者，如尹继霞治疗功能性大便失禁，对于脾虚加刺脾俞，肾虚加刺肾俞、命门。又如尤亚芳治疗老年性大便失禁，针刺中脘、天枢、足三里、上巨虚，用捻转补法，又取脾俞、肾俞、大肠俞，施艾条间接灸。该案当亦有气虚之象，所取穴位皆有益气之功；加之以艾灸和针刺补法，可起到补虚止便之效。可见**除了胸腹部穴以外，现代补虚还取背俞穴**。

因本病的古今针灸文献均不多，故用辨证取穴者更少，而热盛失禁的内容则未见。

【针灸方法比较】

1. 古今均用艾灸　在本病的古、今文献中，涉及艾灸者分别为 9 条次、5 篇次，分列古、今诸法之第一、第二位，分占各自总条（篇）次的 37.50% 和 45.45%，此又显示，现代艾灸百分比高于古代，此当是现代总篇次不多的缘故。

古代用艾灸治疗虚弱所致本病，如上述“气虚失禁”中《扁鹊心书》“灸左命关、关元各二百壮”；上述“阳虚失禁”中《医学纲目》“灸之，脐下腧穴一寸五分，气海是也”，均为例。**古代又用艾灸治疗昏厥所致本病**，如《金匮要略》曰：“救卒死而四肢不收失便者方”，“灸心下一寸，脐上三寸，脐下四寸各一百壮，差”。该三穴为巨阙、建里、中极。此外，《备急千金要方》称：“泄痢不禁，小腹绞痛，灸丹田百壮，三报，穴在脐下二寸，针入五分。”该案之大便失禁是休息痢，还是绞肠痧所致？似难确定，而所灸穴位当为石门。

就艾灸壮数而言，上一段落灸治或多达百壮，检阅其穴，则多在胸腹躯干部，可见**在躯干部穴上所灸壮数当多**；而上述“古代选用足阴部穴”中《备急千金要方》灸“脚大指去甲”与“大指奇间”仅三壮，显示**在四肢末部艾灸刺激量较轻**，仅数壮。

现代用艾灸者，如尹继霞治疗功能性大便失禁，取百会、气海、关元，用温和灸；李成娟治疗尿潴留大便失禁，取中极，用艾条灸；白学武等治疗脑膜瘤术后大小便失禁，取下腹正中部穴，予灸盒灸。又如上述“辨证取穴比较”中，尤亚芳治疗老年性大便失禁，取脾俞、肾俞、大肠俞，用艾条施间接灸。这些可看作对古代灸法的继承。

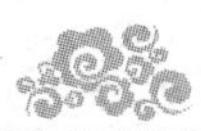

2. 古今均用针刺　在本病的古、今文献中，涉及针刺者分别为2条次、10篇次，分列古、今诸法之第二、第一位，分占各自总条(篇)次的8.33%和90.91%，可见**现代比古代更多采用针刺**。此当是现代针具的进步及神经学说影响的结果。

古代用针刺者，如《针灸集成》述："大便不节，小便黄赤：中脘针、大肠俞、膀胱俞、魂门(可灸三壮)。"《针灸集成》记："霍乱遗矢：下三里、中脘针、阴陵泉。"《备急千金要方》称："泄痢不禁，小腹绞痛，灸丹田百壮，三报，穴在脐下二寸，针入五分。"上述文中中脘、丹田等均用针刺。

现代用针刺者，如白学武等治疗脑膜瘤术后大小便失禁，针刺足三里、关元、气海，施提插捻转补法，针刺水分、天枢、三阴交，施提插捻转泻法；李成娟治疗尿潴留大便失禁，针刺会阴(捻转强刺激)、膀胱俞、八髎；刘妮妮等治疗糖尿病性大便失禁，深刺中髎、下髎，斜刺65mm刺入骶后孔，针尖朝内侧、大腿根部方向，使针感放射至肛门部，并配合电针；沈克艰治疗外伤性截瘫所致二便失调，针刺相关脊椎的夹脊穴、大肠俞、次髎、气海、长强用补法，膀胱俞、阳陵泉、三阴交、天枢用泻法，以上各穴均加灸，斜刺中极，使针感向会阴放射，并用雀啄灸。由上可知，现代针刺治疗本病**据虚实以施补泻；在下焦部采用强刺激，要求针感向肛门会阴放射；还可采用针刺与艾灸相结合的方法**，以求提高疗效。

3. 古代还用熨法　上述"阳虚失禁"段落中，《卫生宝鉴》治疗"大小便不禁"，其葱熨法的具体操作为："葱一束，以绳缠如饼大，切去根叶，惟存葱白长二寸许，以火烘一面令热，勿至灼人，乃以热处著病人脐，连脐下，其上以熨斗盛火熨之，令葱饼热气，透入腹中，更作三四饼，如坏不可熨，即易一饼，俟病人渐醒，手足温有汗，乃瘥。"熨法是大面积的热疗法，比一般艾灸的作用面大，对于昏厥等危重病证，包括亡阳虚脱者的大便失禁，可用它来增加刺激量。葱白具通阳之功，熨之可通阳固脱。对于古人这一记载，现代临床似可参考。

4. 现代还用电针　电针是现代电子技术与古代针刺相结合的产物，可使经络穴位受到电的持续刺激，避免了人工手法的反复操作，减轻了针灸医生的劳动强度，故得以广泛推广。如王玉琳等治疗儿童功能性大便失禁，针刺双侧头穴足运感区、神庭，用快速捻转法，针刺八髎，使针感直达肛门，以上诸穴均予通电刺激；上述"古今均用针刺"段落中，刘妮妮等治疗糖尿病性大便失禁，深刺中髎、下髎，亦配合电针。

5. 现代又用敷贴　现代杨泉鱼等治疗中风后二便失禁，取神阙穴，贴敷"醒脑调便散"。该方由益智仁、桑螵蛸、石菖蒲、菟丝子等组成，这些药物均有补肾收涩的功能。而肚脐的皮下无脂肪组织，屏障功能最弱，所敷药物可以穿透之；其皮下有大量淋巴管和神经，可吸收和贮存药物的有效成分，故该方可以治疗大便失禁。而在古代文献中，未见用敷贴疗法者。

【结语】

根据上述对古今文献的统计与分析结果，兹提出治疗大便失禁的参考处方如下（无下划线者为古今均用穴，下划曲线者为古代所用穴，下划直线者为现代所用穴）：①脘腹部任脉穴关元、石门、中脘、神阙、脐下、气海、中极，胃经穴天枢等；②背部膀胱经穴大肠俞、魂门、八髎、脾俞、肾俞、膀胱俞，督脉穴长强等；③腿阳面胃经穴足三里等；④头部督脉穴百会等。此外，还可考虑臂部肺经、大肠经穴，以及足阴部穴。无论是气虚还是阳虚，均取小腹部与背俞穴，治疗气虚还取脘腹部穴命关等。临床可根据病情选用上述处方中若干相关穴位，采用艾灸、针刺、熨法、电针、敷贴等疗法。

历代文献摘录

《金匮·杂疗方第二十三》："救卒死而四肢不收失便者方……

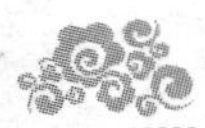

灸心下一寸，脐上三寸，脐下四寸各一百壮，差。”

《针灸甲乙经》（卷九·第七）：“腹中雷鸣，大便不节，小便赤黄，阳纲主之。”

《针灸甲乙经》（卷十一·第四）：“霍乱，泄出不自知，先取太溪，后取太仓之原。”“霍乱，遗矢[一本作“失”]气，三里主之。”

《备急千金要方》（卷十五上·第六）：“治老人小儿大便失禁，灸两脚大指去甲一寸三壮；又灸大指奇间各三壮。”

《备急千金要方》（卷十五下·第七）：“泄痢不禁，小腹绞痛，灸丹田百壮，三报，穴在脐下二寸，针入五分。”

《备急千金要方》（卷十七·第一）：“列缺……卒遗矢无度。”

《备急千金要方》（卷二十三·第三）：“五痔便血失屎，灸回气百壮，穴在脊穷骨上。”

《外台秘要》（卷三十九·第四）：“应突：在饮郄下一寸。主饮食不入，腹中满，大便不得节，腹鸣泄注，仰腹取之。”

《太平圣惠方》（卷九十九）：“承筋……大小便不止。”[原出《铜人针灸经》（卷六）]

《圣济总录》（卷一百九十三·治咳嗽）：“咳而遗矢者，曲池主之，浮肿则治在阳溪[大肠咳]。”

《扁鹊心书》（卷上·黄帝灸法）：“老人二便不禁，灸脐下三百壮。”

《扁鹊心书》（卷上·窦材灸法）：“老人大便不禁……灸左命关、关元各二百壮。”

《针灸资生经》（卷三·大便不禁）：“大便不禁，病亦惙矣，神阙、石门、丹田、屈骨端等皆是穴处，宜速灸之。”

《卫生宝鉴》（补遗·阴证）：“水浆不入，大小便不禁，面上恶寒，有如刀刮，用四逆汤，及葱熨法治之……葱一束，以绳缠如饼大，切去根叶，惟存葱白长二寸许，以火烘一面令热，勿至灼人[原作“火”，据义改]，乃以热处著病人脐，连脐下，其上以熨斗盛火熨之，令葱饼热气，透入腹中，更作三四饼，如坏不可熨，即易一饼，俟病人渐醒，手足温有汗，乃瘥。”

《神应经》（肠痔大便部）：“出泄不觉：中脘。”“大便不禁：丹田、大肠俞。”

《针灸聚英》（卷一上·手太阴）：“尺泽……卒遗失无度，面白。”“太渊……卒遗矢无度。”

《针灸聚英》（卷一上·足太阳）：“鬲关……大便不节，小便黄。”

《医学纲目》（卷四·治虚实法）：“（海）脉绝者……大小便皆为之不禁，内温之，外灸之，并行而不可缓，温之，四逆辈，灸之，脐下腧穴一寸五分，气海是也。”

《针灸集成》（卷二·腹胁）：“饮食不下，腹中雷鸣，大便不节，小便黄赤：中脘针，大肠俞、膀胱俞、魂门（可灸三壮）。”

《针灸集成》（卷二·霍乱）：“霍乱遗矢：下三里、中脘针，阴陵泉。”

《周氏经络大全注释》（经络分说·二十八）：“魂门……饮食不下、大便不节。”

［现代文献题录］

（限本节引用者，按首位作者首字的汉语拼音排序）

白学武，朱小梅，赵守军．针灸治疗脑膜瘤术后大小便失禁1例．山西中医，2012，28（2）：43

韩同欣，郎涛，陈允国，等．针刺治验二则．山东中医杂志，2000，19（9）：543

贾志宏．腹针治疗中风后难治性大便失禁80例．浙江中医杂志，2006，41（7）：409

李成娟．针灸治疗尿潴留大便失禁一例．针灸学报，1988，4（2）：51

刘妮妮，沈梅红，丁曙晴．深刺八髎穴为主治疗糖尿病性大便失禁1例．针灸临床杂志，2012，28（3）：42-43

沈克艰．排针灸治疗外伤性截瘫所致二便失调．上海针灸杂

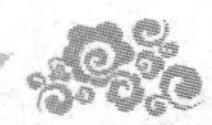

志,1996,15(6):42

王玉琳,孙申田.电针治疗儿童功能性大便失禁1例.上海针灸杂志,2010,29(12):804

杨清彬,郑庆镇.大便失禁、经行头痛、咽喉肿痛验案.针灸临床杂志,1993,9(1):37

杨泉鱼,孙建峰.醒脑调便散神阙穴贴敷治疗中风后二便失禁98例.河北中医,2006,28(10):752

尹继霞.针灸治疗功能性大便失禁疗效观察.辽宁中医杂志,2006,33(9):1175-1176

尤亚芳.针灸治疗老年性大便失禁74例.中国针灸,1996,16(10):26

第十七节　霍乱

霍乱是以上吐下泻、腹痛或不痛、起病急骤、猝然发作为特征的疾病。古代文献中凡有霍乱、干霍乱、搅肠痧、绞肠痧、黑白痧等描述字样的内容，本节均予以收录。中医学认为本病的病因是感受时邪与饮食不洁，致使脾胃大小肠受损和三焦升降失司；吐泻过度则津液大伤，可出现亡阴亡阳之证；若秽浊壅遏，气机窒塞，升降格拒，上下不通，吐泻不得，则成为干霍乱，病情十分危重。临床可分为实热、虚寒、干霍乱等证型。西医学中的霍乱、副霍乱、急性胃肠炎、食物中毒等病症与本病相关。涉及本病的古代文献共203条，合544穴次；现代文献共45篇，合109穴次。可见现代用针灸治疗本病者不多，当是现代应用抗生素及补液措施的缘故，而其中霍乱、副霍乱更少，食物中毒亦较少，因此本节对古代霍乱与现代急性胃肠炎的针灸治疗状况进行统计，其结果可列为表17-1~表17-4（表中数字为文献中出现的次数）：

表17-1　常用经脉的古今对照表

经脉	古代（穴次）	现代（穴次）
相同	任脉114、膀胱经74、胃经53、脾经47	胃经39、任脉30、膀胱经14、脾经5
不同	三焦经29、肝经27、肺经24	大肠经6、心包经6

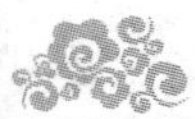

表 17-2　常用部位的古今对照表

部位	古代（穴次）	现代（穴次）
相同	胸脘 93、腿阳 77、小腹 71、臂阴 28	小腹 26、腿阳 25、胸脘 20、臂阴 7
不同	足阴 60、足背 37、手背 35	上背 7、下背 5

表 17-3　常用穴位的古今对照表

穴位		古代（穴次）	现代（穴次）
相同		中脘 33、神阙 22、足三里 20、委中 17、天枢 16、关元 12	足三里 18、中脘 14、天枢 14、神阙 5、关元 3、委中 2
相似	胸腹	巨阙 13、上脘 9	气海 2、水分 2
	肘部	尺泽 13	曲池 3
	脾经	太白 12、三阴交 8	阴陵泉 2
	胃经	解溪 8	上巨虚 2、内庭 2
不同	背部		大肠俞 3、胃俞 2、大椎 2
	上肢	关冲 14、支沟 14、十宣 9	内关 5、合谷 3
	下肢	承山 18、承筋 9、太冲 9	

表 17-4　所用方法的古今对照表

方法	古代（条次）	现代（篇次）
相同	艾灸 74、针刺 24、刺血 19、刮痧 4、推拿 3	针刺 11、艾灸 8、推拿 3、刺血 2、刮痧 1
不同	熨法 7、敷涂 3	穴位注射 9、拔罐 2、电针 1、器械 1、足针 1

根据以上各表，可对古今针灸治疗霍乱的特点作以下比较分析。

【循经取穴比较】

1. 古今均取任脉与胃、脾经穴 本病的病位在脾胃肠，而任脉循行在胸腹正中，与脾、胃、肠有着广泛的联系，胃经属胃络脾，脾经属脾络胃，因此古今均取该三经穴。

表 17-5 古、今任脉、胃经、脾经穴次及其分占各自总穴次的百分比和其位次对照表

	古代	现代
任脉	114（20.96%，第一位）	30（27.52%，第二位）
胃经	53（9.74%，第三位）	39（35.78%，第一位）
脾经	47（8.64%，第四位）	5（4.59%，第五位）

表 17-5 显示，**现代比古代更多选取任脉与胃经穴，尤其是胃经穴；而古代比现代更重视脾经穴**。就穴位而言，表 17-3 显示，**古今均多取中脘、神阙、关元，足三里、天枢，这是相同的**。在任脉上，古代还取巨阙、上脘，现代则取气海、水分；在胃经上，古代还取解溪，现代则取上巨虚、内庭；在脾经上，古代选取太白、三阴交等，现代则取阴陵泉等，这些是相似的。就穴次而言，现代多取足三里、天枢等穴，致使胃经穴次高；古代多取太白、三阴交等穴，致使脾经穴次高，这是不同的。

2. 古今均取膀胱经穴 脾胃肠之气输注于膀胱经相应背俞穴；上吐下泻又可导致气血津液丧失，产生“转筋”之证，西医学认为此是脱水和丢失钙离子所致，而取承山、承筋、委中等穴，可以缓解腓肠肌的痉挛；取委中又可驱逐秽浊，因而古、今文献中膀胱经穴均较高，分别为 74、14 穴次，分列诸经的第二、第三位，分占各自总穴次的 13.60%、12.84%，古今百分比相近。就穴位而言，**古今均多取委中穴，这是相同的；古代还取小腿部承山、承筋等，现代则取背部大肠俞、胃俞等，这是不同的**，亦即古代多取小

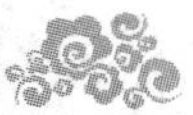

腿部穴治转筋，而现代多取背俞穴治内脏。

3. 古代选取三焦经穴　现代选取大肠经穴　古代选取三焦经穴共 29 穴次，列古代诸经的第五位，占总穴次的 5.33%，这是三焦经“下膈，遍属三焦”之故，**常用穴为关冲、支沟**。而现代取三焦经为 0 穴次，不如古代。

现代选取大肠经穴共 6 穴次，列现代诸经第四位（并列），占总穴次的 5.50%，这是大肠经“下膈，属大肠”之故，**常用穴为曲池、合谷**。而古代取大肠经共 15 穴次，列古代诸经第九位，占总穴次的 2.76%、未被纳入常用经脉，不如现代。总之，在手三阳经中，古代重视三焦经，以泻三焦之滞；现代注重大肠经，以清阳明之邪，这是不同的。

4. 古代选取肺经穴　现代选取心包经穴　古代选取肺经穴共 24 穴次，列古代诸经的第七位，占总穴次的 4.41%，此当是肺经“起于中焦，下络大肠，还循胃口”之故，**常用穴为尺泽**。而现代取肺经为 2 穴次，列诸经的第八位，占总穴次的 1.83%，未被纳入常用经脉，不如古代。

现代选取心包经穴共 6 穴次，列现代诸经第四位（并列），占总穴次的 5.50%，这是心包经“下膈，历络三焦”之故，**常用穴为内关**。而古代取心包经共 11 穴次，列古代诸经第十一位，占总穴次的 2.02%、未被纳入常用经脉，不如现代。总之，在手三阴经中，古代选用肺经尺泽以疏经祛邪，现代选用心包经内关以宽胸止吐，这是不同的。

5. 古代选取肝经穴　肝经的循行“抵小腹，挟胃，属肝，络胆”，因此古代选取肝经穴共 27 穴次，列古代诸经的第六位，占总穴次的 4.96%，**常用穴为太冲**，用以治疗转筋等症；此外，又取期门以疏肝和胃。而现代取肝经为 0 穴次，不如古代。

【分部取穴比较】

1. 古今均取腹部穴　本病的病位在脾胃肠，根据局部取穴原则，古今治疗本病均多取腹部穴，其中包括胸脘与小腹两个部位。

表 17-6　古、今胸脘、小腹穴次及其分占各自总穴次的百分比和其位次对照表

	古代	现代
胸脘	93（17.10%，第一位）	20（18.35%，第三位）
小腹	71（13.05%，第三位）	26（23.85%，第一位）

表 17-6 显示，古今胸脘部的百分比相近，而**现代比古代更多选取小腹部穴**。就穴位而言，**古今均多取中脘、神阙、天枢、关元等，这是相同的**；古代选用上腹部巨阙、上脘，现代则选用下腹部气海、水分，此为同中之异。

古代取腹部穴者，如《针灸资生经》曰："霍乱吐泻"，"尤宜灸上管、中脘、神阙、关元等穴"。《西方子明堂灸经》认为，天枢可治"呕吐、霍乱、泄利"。《医心方》载："霍乱呕哕吐逆，良久不止方：灸巨阙并太仓各五十壮。"（太仓即中脘）《圣济总录》云："上脘一穴主霍乱"，"灸五壮"。

现代取腹部穴者，如康小明治疗急性肠胃炎，取中脘、天枢等穴，用针刺平补平泻法；孟宪凯等则取神阙穴，用温针灸；罗善祐取中脘、止泻、关元，用温针灸，取神阙、上脘、下脘，用艾条灸；蔡育林取神阙、气海、天枢、水分、天突，用灸法；朱新太取脘腹部穴，用艾条熏灸。

2. 古今均取腿阳面穴　在古、今文献中，腿阳面穴次均较集中，分别为 77、25 穴次，同列各部的第二位，分占各自总穴次的 14.15%、22.94%，此又显示**现代比古代更多选取腿阳面穴**。就穴位而言，**古今均多取足三里、委中，这是相同的；古代还取承山、承筋等，现代则取上巨虚等；现代比古代更重视选取足三里**（这是导致现代腿阳面穴次高的原因之一），**这些是同中之异**。其中足

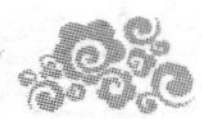

三里、上巨虚可健脾和胃；承山、承筋可舒解腓肠肌的痉挛；委中则可逐邪通滞。

古代取腿阳面穴者，如《脾胃论》曰：“气逆上而霍乱者，取三里，气下乃止，不下复始。”《百证赋》：“中邪霍乱，寻阴谷三里之程。”《针灸聚英》治疗“干霍乱”，“针委中及夺命穴”。《千金翼方》治疗霍乱转筋，“灸承筋五十壮，又灸承山一百壮”。

现代取腿阳面穴者，如粟漩等治疗急性胃肠炎腹痛，取足三里，用提插捻转针刺手法；王永辉等治疗急性胃肠炎，取足三里上下敏感点，注入庆大霉素；王凤仪则取委中放血；萨仁等取大肠之募穴天枢，配下合穴上巨虚，用针刺；蒋超治疗急性吐泻，取足三里、上巨虚等穴，用针刺及其补泻手法。

3. 古今均取臂阴面穴 如上所述，古代选取肺经穴，现代选取心包经穴，因此古、今文献中臂阴面穴次较高，分别为 28、7 穴次，分列各部的第七、第四位，分占各自总穴次的 5.15%、6.42%，百分比相近。就穴位而言，前面已述，**古代选取尺泽，现代则取内关，这是不同的**。如清代《医宗金鉴》载：尺泽主“绞肠痧痛锁喉风”。现代贾荣满治疗急性肠胃炎，针刺内关等穴，根据寒热虚实施予补泻及灸法；蒋超治疗急性吐泻，针刺内关等穴，用补泻手法。

4. 古代选取手足部穴 前面已述，古代治疗本病选取脾、胃、肝、三焦等经穴，致使手足部穴次较高，其中足阴、足阳、手背分别为 60、37、35 穴次，分列古代各部的第四、第五、第六位，分占古代总穴次的 11.03%、6.80%、6.43%，**常用穴为太白、太冲，解溪，关冲、十宣等**。如《针灸甲乙经》言：“霍乱逆气，鱼际及太白主之。”《医学入门》载：太冲主“霍乱，手足转筋”。《针灸聚英》“六十六穴歌”道：“霍乱共头风；一刺解溪穴。”“霍乱心胸噎，关冲刺即安。”《古今医统大全》语：“霍乱”，“刺委中穴出血，或刺十指头出血”。又如《灵枢经·经脉》曰：公孙主治“厥气上逆则霍乱”，公孙亦属足阴部。

现代也有选用手足部内庭、合谷等穴者，如张玉璞治疗急性胃肠炎，针刺内庭、公孙等穴，用迎随补泻法；王宝生等则取里内庭穴（足掌面第2、3趾趾缝间纹头，与内庭对应），用艾条灸，雀啄灸；郑晓梅取合谷等穴，用针灸疗法；蒋超治疗急性吐泻，针刺合谷等穴，用补泻手法。但总的来说，现代手足穴次不高，其中足阴、足阳、手背分别为1、3、4穴次，分列现代各部的第八、第七、第六位，分占现代总穴次的0.92%、2.75%、3.67%，未被纳入常用部位，不如古代。可见**古代比现代更重视远道取穴**。

5. 现代选取背部穴　现代选用膀胱经背俞等背部穴，致使现代背部穴次较高，其中上背、下背分别为7、5穴次，分列各部的第四、第五位，分占现代总穴次的6.42%、4.59%，**常用穴为大肠俞、胃俞、大椎等**。如徐光等治疗轮状病毒胃肠炎，取大肠俞、胃俞等穴，针后施温和灸；蔡育林治疗急性胃肠炎，取胃俞、肝俞、胆俞等穴，用针刺；魏玉侠则针刺大椎等穴。古代也有取背部穴者，如《素问·通评虚实论》："霍乱，刺俞傍五，足阳明及上傍三。"《医学纲目》："霍乱诸法不效者，灸大椎。"但统计结果显示，取上背、下背各11穴次，并列为各部之第十一位，均占古代总穴次的2.02%，未被纳入常用部位，不如现代，此是现代受神经学说影响的缘故。

6. 古今均取关节与末端部穴　文献记载显示，古今均多取关节与末端部穴。古代取关节部、末端部穴分别为148、69穴次，分占总穴次的27.21%、12.68%，较为突出，常用穴为委中、关冲、尺泽、太白、太冲、十宣。现代取关节部与末端部穴分别为17、8穴次，分占总穴次的15.60%、7.34%，常用穴为曲池、合谷、委中、阴陵泉、内庭等。可见**古代比现代更重视取关节与末端部穴**。笔者揣测，本病病机是秽浊积滞，而邪气常阻塞于脉管狭窄和转折处；为保护脏腑等核心部位，人体正气又力图将邪气驱向肢体远端，致使邪气往往滞留于气血运行的末端，故临床常取关节与末端部穴，以求达到疏经逐邪的目的。

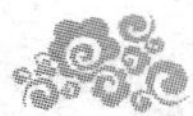

除上文所举委中、尺泽、关冲之例以外，又如近代《针灸治疗实验集》记："干霍乱，针刺人中、少商、关冲、十宣、委中，各穴出血，针刺合谷、曲池、素髎、太冲、内庭、中脘、间使、绝骨，针后不到二时，腹中疼欲吐泻即愈，并未服药。"元代《世医得效方》载："霍乱"，"男左女右，第二脚指上，如绿豆大艾炷灸三壮，即愈"。明代《类经图翼》称："霍乱：水分、外踝上尖（三壮）。"上述穴位之多数在末端或关节处。古人选用的还有"拇指聚筋上""眉心""肘尖"等奇穴，可参见下文相关段落。

现代也有选用肢体关节与末端部穴者，如张涛清治疗食物中毒，针刺十宣、委中、曲泉出血，发热加刺大椎、曲池；康小明治疗急性肠胃炎，取阴陵泉等穴，用针刺平补平泻法；魏玉侠治疗急性胃肠炎，针刺大椎、曲池、合谷等穴；司徒铃治疗干霍乱，取十宣刺血。

此外，由表 17-3 可知，**古代还选用腿阴面脾经穴三阴交，臂阳面三焦经穴支沟**，以健脾祛邪，疏通三焦。如《循经考穴编》载：三阴交主"霍乱，肠鸣腹胀"。《神应经》曰："霍乱呕吐：支沟。"

【辨证取穴比较】

1. 与实热相关　《针灸大全》治"冒暑大热，霍乱吐泻"，取列缺，配委中、百劳、中脘、曲池、十宣、三里、合谷。《针灸治疗实验集》载："霍乱时疫，吐泻腹痛，身热，为针少商、合谷、曲池、中脘、委中、阴陵、承山、阳辅、太白、中封、大都、昆仑等穴而愈。"上述诸穴中，除中脘、三里、承山、阳辅为本病常用穴外，少商、大都、十宣在肢体末端部，百劳在颈椎关节部，合谷、太白在掌指、跖趾关节部，曲池、委中、阴陵在肘膝关节部，列缺、昆仑、中封在腕踝关节部，可见**治疗与实热相关者，多取末端部和关节部穴**。

2. 与虚寒相关　《名医类案》载："霍乱，吐泻转筋，足冷多汗囊缩"，"灸丹田八九壮"。《扁鹊心书》言："霍乱吐泻，乃冷物伤胃，灸中脘五十壮。”《肘后备急方》云：“霍乱”，“先手足逆冷者，灸两足内踝上一尖骨是也。两足各七壮，不愈加数，名三阴交”。由此可见，**治疗与虚寒相关者，多取腹部（含小腹和脘部）与下肢部穴，多用灸法**。又如《东医宝鉴》曰：“霍乱转筋入腹，手足厥冷，气欲绝，以盐填脐中，大艾炷灸之不计壮数，立效。”《类经图翼》云：“凡霍乱将死者，用盐填脐中，灸七壮立愈。”《扁鹊心书》载：“霍乱吐泻”，“若四肢厥冷、六脉微细者，急灸关元三百壮”。由上可见，**对于吐泻虚脱，病情危急者，尤当多取脐中、脐下诸穴，用灸法**，以激发人体生命之本——肾间动气，起到回阳固脱之效。

现代采用辨证施治者，如张涛清治疗食物中毒之发热者，针大椎、曲池。臧郁文治疗食物中毒之四肢厥冷者，取神阙用隔盐灸。章逢润治疗急性胃肠炎，对于脾胃湿热，取中脘、内关、足三里、曲泽，用针刺重刺激手法，或用三棱针出血；脾胃虚寒，取关元、中脘、阴陵泉、足三里，针灸并用，并取神阙，用隔盐灸。总之，现代治疗本病之热者，亦取关节与末端部穴，治疗寒者亦取小腹部穴，这与古代是相合的。

此外，现代辨证施治重视针灸的方法，即实热者多用针刺泻法与刺血疗法，虚寒者多用针刺补法与灸法。如柳案治疗暴发型胃肠炎之寒者，针刺足三里用烧山火手法，隔姜（或葱或蒜）灸神阙；热者，针刺足三里用透天凉，刺大椎，灸神阙三壮。郑晓梅治疗急性胃肠炎，取天枢、尺泽、内关、中脘、足三里、人中、神阙、合谷，用针刺泻法，寒证加灸，热证取十宣放血。贾荣满治疗急性肠胃炎，取足三里、内关、中脘，发热加曲池，风寒型、虚寒型、伤食型用针刺补法，并用温针灸，湿热型用针刺泻法。

【依症取穴比较】

古今治疗本病还根据不同的症状选取相应的穴位。

1. 呕吐甚者　晋代《肘后备急方》曰：“霍乱”，“先吐者，灸心下二寸十四壮”，“名巨阙”。《医心方》云：“治霍乱呕哕吐逆，

良久不止方:灸巨阙并太仓各五十壮。”可见治疗呕吐甚者,**古人选取脘部穴**。又《铜人腧穴针灸图经》载:支沟主“霍乱呕吐”。《肘后备急方》言:“霍乱”,“干呕者,灸间使穴”。《备急千金要方》语:“吐逆霍乱吐血,灸手心主五十壮。”(据《脉经》注,手心主乃大陵)可见**古人又取手臂三焦经、心包经穴**。

现代治疗呕吐甚者,如臧郁文治疗食物中毒之呕吐,针内关;谢松林治疗急性胃肠炎呕吐,取内关、足三里,用刺络拔罐疗法;郑晓梅则取尺泽,点刺放血;焦国瑞取金津玉液,点刺出血;蔡育林取天突,灸20壮;徐光等治疗轮状病毒胃肠炎中呕吐频繁者,取胃俞和中脘,用三棱针点刺并加拔罐。

可见治疗本病之呕吐甚者,古今均取胸脘部穴与上肢心包经穴内关等,这是相同的;而古代还取三焦经支沟等穴,**现代则取肺经尺泽、口内金津玉液、背部胃俞等穴**,这是不同的。

2. 下利甚者　晋代《肘后备急方》语:“霍乱”,“先洞下者,灸脐边一寸”,“名大肠募”。“吐止而利不止者,灸脐下一夫约中,七壮,又云脐下一寸,二七壮。”《备急千金要方》称:“霍乱”,“若泄利所伤,烦欲死者,灸慈宫二十七壮,在横骨两边各二寸半”。可见治疗下利甚者,**古人选取小腹部穴**。又《肘后备急方》谓:“霍乱”,“下痢不止者,灸足大指本节内侧一寸白肉际,左右各七壮,名大都”。可见**古人又取下肢脾经穴**。

现代治疗下利甚者,如蔡育林治疗急性胃肠炎中只泻不吐者,灸神阙、气海、天枢、水分;臧郁文治疗食物中毒之腹泻,针天枢、关元;陕西省中医研究所等治疗急性胃肠炎中腹泻严重者,针刺小肠俞;郑晓梅则取委中放血。

可见治疗本病之下利甚者,古今均取小腹部穴,这是相同的;古代还取下肢脾经穴,**现代则刺背俞穴,又取委中放血**,这是不同的。

3. 吐下皆甚者　《肘后备急方》述:“霍乱”,“吐且下痢者,灸两乳,连黑外近腹白肉际”。《备急千金要方》记:“霍乱”,“若吐下不禁，两手阴阳脉俱疾数者，灸心蔽骨下三寸，又灸脐下三寸，各六七十壮”。《千金翼方》曰：“霍乱上下吐泻，灸脐下十四壮，又灸关元三七壮。”《古今医统大全》云：“凡霍乱吐泻不止，灸天枢、气海、中脘四穴，立愈。”可见治疗呕吐下利皆甚者，**古人选取腹部穴**（包括脘部穴与小腹部穴），其中中脘、天枢、关元、神阙等穴次较高。又《太乙离火感应神针》载：足三里主“霍乱吐泻”。《针灸简易》道：“霍乱吐泻太冲急。”可见**古人又选取下肢胃经、肝经穴**。

现代治疗本病之吐下皆甚者，如蒋超治疗急性吐泻，取内关、合谷、足三里、上巨虚、天枢、中脘，用针刺及其补泻手法；臧郁文治疗食物中毒之吐泻，取中脘、内关、天枢、关元、足三里，用先补后泻手法；杜晓山治疗霍乱吐泻，针刺足三里、阳陵泉，用平补平泻，并用艾条悬灸腹部穴；张涛清治疗食物中毒之吐利甚者，取神阙，施隔盐灸；焦国瑞治疗急性胃肠炎之吐泻不止，用三棱针点刺曲泽、委中出血。

可见治疗吐下皆甚者，古今均取腹部穴与下肢部胃经穴，这是相同的；古代还取肝经穴太冲等，而**现代则针刺内关、合谷、阳陵泉等穴，又针刺曲泽、委中出血**，这些是不同的。

4. 腹痛　《肘后备急方》言：“卒得霍乱先腹痛者，灸脐上一夫十四壮，名太仓，在心厌下四寸，更度之。”“霍乱”，“绕脐痛急者，灸脐下三寸，三七壮，名关元”。《痧惊合璧》语：“霍乱惊症：今有小儿肚腹疼痛，呕吐恶心，不时泄泻”，“将心下一火，乳上、脐上下各一火”。《医心方》称：“治霍乱先腹痛方”，“用火灸腹及背，得汗即愈”。可见治疗腹痛者，**古人选取腹、背部穴**。又《针灸聚英》云：“霍乱脐中痛，神针太白攻”。可见**古人又取下肢脾经穴**。

现代治疗腹痛甚者，如谢松林治疗急性胃肠炎之腹痛，取“脐四边”穴，用刺络拔罐疗法；许凯声等治疗急性胃肠之炎腹痛，取神阙、天枢、中脘、关元等穴，用竹圈盐灸法；臧郁文治疗食物中毒，腹痛针中脘、足三里；钱义祥等治疗急性胃肠炎之腹痛，

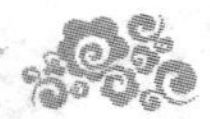

取中脘、足三里，注射654-2；粟漩等治疗急性胃肠炎之腹痛，取足三里，用提插捻转针刺手法；徐国峰等治疗急性胃肠炎之腹痛，采用平衡针疗法，针刺胃痛穴（口角下1寸），刺激三叉神经第3支，针刺腹痛穴（腓骨小头前下方凹陷中），刺激腓总神经。

可见治疗本病之腹痛，古今均取腹部穴，这是相同的；古代还取背部穴与下肢脾经穴，**现代则取与胃相关的足三里及奇穴**，这是不同的。

本段所述"腹痛"与下文将述之"转筋入腹"和"干霍乱"中的"绞肠痧"三者均有腹痛之症状，这是相似的，但本段所述者为本病一般的腹痛，而"转筋入腹"之腹痛是转筋发展至腹部所致，"绞肠痧"腹痛则由不得吐泻所致，故三者又有差别，在阅读相关段落时可相互参见。

5. 转筋　《肘后备急方》语："霍乱"，"转筋，灸脚心下名涌泉，又灸当足大拇指聚筋上"，"又灸足大指下约中"，"灸大指上爪甲际"。《马丹阳天星十二穴歌》道：承山主治"霍乱转筋急，穴中刺便安"。《神应经》云："霍乱转筋：支沟、关冲、阴陵、承山、阳辅、中封、解溪、丘墟、公孙、太白、大都。"《医宗金鉴》曰，阳陵泉可"兼治霍乱转筋疼"。《医宗金鉴》载：太冲"兼治霍乱吐泻证，手足转筋灸可痊"。《针灸简易》载："筋会：在足后跟陷中"，"霍乱转筋，针五分，灸五壮，重者刺穿"。可见治疗转筋者，**古人选取取下肢部穴**，其中以承山、阳陵泉、太冲穴次为高。又《备急千金要方》记："霍乱转筋，令病人合面正卧，伸两手着身，以绳横量两肘尖头，依绳下侠脊骨两边，相去各一寸半，灸一百壮。"可见古**人又选取背部奇穴**，此穴乃肘尖水平线上的背俞穴，本文名之为"肘背"穴。

现代治疗转筋者，如臧郁文治疗食物中毒之转筋针委中、承山；贾荣满治疗急性肠胃炎之转筋，针刺承山，据虚实而施补泻法；杨现新等治疗急慢性胃肠炎之转筋，取承山、委中，用刮痧疗法，配合闪罐、走罐、留罐。

可见治疗本病之转筋者，古今均取承山等下肢部穴，这是相同的；古代还取背部奇穴，现代取之不多，这是不同的。

6. **转筋入腹**　《肘后备急方》谓："霍乱"，"转筋入腹痛者，令四人捉手足，灸脐左二寸，十四壮。又灸股中大筋上去阴一寸"。《外台秘要》记："疗霍乱转筋不止，渐欲入腹，凡转筋能杀人，起死之法，无过于灸，灸法唯三处要穴，第一承筋穴"，"又不止则灸涌泉"，"又灸足跟后黑白肉交际当中央"。"必效主霍乱脚转筋及入腹方：以手拗所患脚大母指，灸当脚心急筋上七壮。"可见治疗转筋入腹者，**古人选取腹部穴、下肢穴**。而在现代文献中，则少见用针灸治疗"转筋入腹"的报道。

7. **干霍乱**　干霍乱表现为吐泻不得，邪毒内陷，腹中绞痛，病情危重；而绞肠痧乃痧证中腹绞痛者，也有人认为即干霍乱，故本节将两者合在一起讨论。如《针灸大全》言："黑白痧，头痛发汗，口渴，大肠泄泻，恶寒，四肢厥冷，不得睡卧，名曰绞肠痧"，取列缺，配委中、膻中、百会、丹田、大敦、窍阴、十宣。《医学纲目》云："治绞肠沙症，手足厥冷，腹痛不可忍者，以手蘸温水，于病者膝湾内拍打，有紫黑处，以针刺去恶血即愈。"《针灸大成》治"绞肠痧"，"急以三棱针刺手十指十二井穴，当去恶血"。《东医宝鉴》治"干霍乱，刺委中出血，或十指头出血"。前面已述《医宗金鉴》载：尺泽主"绞肠痧痛锁喉风"。由上可见，治疗干霍乱与绞肠痧，古人**多取关节部和末端部穴，且常采用刺血疗法**。下文之刺血疗法中，刺血于"手足眉心""膝湾内"，亦为是例。

治疗干霍乱与绞肠痧，**古人亦取腹、背等部穴，采用刮痧之法**。如《东医宝鉴》语："绞肠痧证，手足厥冷，腹痛不可忍者：用麻弦小行弓蘸香油或热水，刮手足、胸背、额项，即愈，验。"对于干霍乱与绞肠痧中昏厥者，请参阅下述"昏厥"之治疗。而现代临床用针灸治疗干霍乱与绞肠痧的报道较少，当是多送西医急诊抢救之故。

8. **昏厥**　《肘后备急方》述："治霍乱神秘起死灸法，以物横

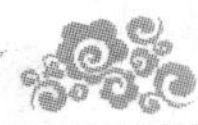

度病人口人中，屈之。从心鸠尾飞度以下，灸度下头五壮；横度左右复灸五壮。"《太平圣惠方》载：巨阙主"霍乱不识人"。《针灸则》载：鸠尾主"卒霍乱，神志昏昧者"。《扁鹊神应针灸玉龙经》"针灸歌"道："霍乱吐泻精神脱，艾灸中脘人当活。"《世医得效方》曰："治霍乱转筋欲死，气绝，惟腹中有暖气者可用，其法，纳盐于脐中令实，就盐上灸二七壮"，"气海穴二七壮妙"。《串雅外篇》谓："干霍乱死灸法：心头微热者，以盐填脐内，纳艾灸，不计数，以醒为度。"《针灸治疗实验集》称："腹痛如绞，睾丸缩入，四肢厥冷，胃呃呕，欲吐不能，欲泻不得，沉昏不省人事"，在针刺后"助治用白布一方，橘叶刀切碎，食盐炒热，敷于橘叶与布上，按置脐中"。又如前面"与虚寒相关"中《扁鹊心书》治疗"其阳欲脱也，急灸关元三百壮"。可见治疗虚脱昏厥者，包括干霍乱与绞肠痧之昏厥者，**古人选取腹部穴**以补虚固脱。

又《肘后备急方》云："霍乱神秘起死灸法"，"灸脊上，以物围，令正当心厌，又夹脊左右一寸，各七壮"。"华佗治霍乱已死，上屋唤魂者，又以诸治皆至而犹不差者，捧病人覆卧之，伸臂对以绳，度两肘尖头，依绳下夹背脊大骨空中，去脊各一寸，灸之百壮，不治者，可灸肘椎，已试数百人，皆灸毕即起坐。"可见**古人又取背部穴**（含前文"转筋"中所述"肘背"穴，以及本案增加的"肘椎"穴）以温阳益气。又前面"干霍乱"中《针灸大成》"急以三棱针刺手十指十二井穴，当去恶血"，治"不省人事，及绞肠痧，乃起死回生妙诀"。可见**古人又取指尖穴**以醒脑开窍。又《备急灸方》载："葛仙翁治霍乱已死，诸般符药不效者"，"急灸两肘尖各十四炷，炷如绿豆大"。可见**古人又取肘尖穴**以出奇制胜。

现代治疗虚脱昏厥者，如宾学森治疗急性胃肠炎吐泻后虚脱，取中脘、神阙、天枢、气海、关元、足三里，用香烟施直接灸。总的来说，现代治疗本病之虚脱昏厥者较少，当是采用西医补液等措施之缘故，而宾氏所取穴亦在腹部，与古人取腹部穴相合；古代所取背部穴、指尖穴、肘尖穴，在现代文献中少见报道，这是古今不同的。

【针灸方法比较】

1. 古今均用艾灸 在本病的古、今文献中，涉及艾灸者分别为 74 条次、8 篇次，分列古、今诸法之第一、第三位，分占各自总条（篇）次的 36.45% 和 17.78%，可见**古代比现代更多地采用艾灸疗法**，此与古代多灸，现代多针的状况相合。

（1）**艾灸取穴特点**：古代艾灸治疗本病共 132 穴次，其中腹部穴占 53.79%；而前面总体取穴特点中，胸腹部穴占总穴次的 30.15%，可见艾灸比总体亦更多地选取胸腹部穴。古代艾灸四肢部穴占 34.09%；而前面总体取穴特点中，四肢穴占总穴次的 53.21%，可见艾灸选取四肢穴频度不如总体高。总之，**艾灸以胸腹部穴为多，四肢穴则为其次**。艾灸常用穴为神阙、中脘、关元、天枢、承筋、巨阙、气海等。如《针灸则》治疗“霍乱”，“灸：神阙”。《针灸秘授全书》治疗“霍乱吐泻”，“轻病：灸天枢、中脘、承筋”。前面“与虚寒相关”中《扁鹊心书》“急灸关元三百壮”。又如《胜玉歌》道：“霍乱心疼吐痰涎，巨阙着艾便安然。”《身经通考》言：“如霍乱，脐中纳盐灸之，并灸气海。”而对于不同证候与不同症状的艾灸取穴，可参见前面“辨证取穴比较”和“依症取穴比较”中的相关内容。

（2）**艾灸方法特点**：除了常规灸法外，古代艾灸治疗本病还有以下特点。

1）**隔盐灸**：盐可将热量均匀传递到皮肤各处，又可防止皮肤烫伤，古人常用之。如《医学纲目》言：“霍乱诸法不效者”，“以盐纳脐中，灸二十壮，立苏”。《罗遗编》称：“霍乱已死气舍穴：看腹中尚有暖气，即以炒干盐纳满脐中，以艾灸，不计其数。”“不计其数”显示其灸量之大，否则不能救急扶危。

2）**隔蒜灸**：大蒜含挥发性物质，有散发透泄之功，又有很强的杀菌消炎作用，古人用以治疗本病。如《针灸秘授全书》谓：

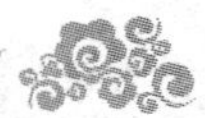

"绞肠痧","若不效,灸脐中,用艾或蒜布之"。

3)**隔药灸**:《医学入门》记:"五灵脂、白芷、青盐、麝香为末,另用荞麦粉、水,和成条,圈于脐上,以前药实于脐中,寻常只用炒盐。又治霍乱欲死及小便不通。如虚冷甚者,加硫黄,入麝香为引,用艾灸之。"《串雅内篇》载:"治夏秋霍乱转筋,及一切受寒腹痛极效,予尝以红药丸方加肉桂一钱为散,每用二三分置脐眼上,用寻常膏药盖之,其症之重者,更以艾火安于膏药面上炷之。""红药丸"由硫黄、丁香、麝香等组成。上述二方所用诸药均为温热之品,可以助阳固脱。

4)**灯火灸**:灯火灸是对穴位作瞬时的直接点灸,其作用与其他直接灸法相似。如《古今医统大全》治疗"搅肠痧证":"发即腹痛难忍,但阴痧腹痛而手足冷,看其身上红点,以灯草蘸油点火烧之"。《采艾编翼》述:"青筋,即搅肠,与干霍乱相似,但身有寒冷,且腹鸣肠响,乃恶血心也,急取凉水,将本人两臂内廉自尺泽至侠白痛拍之,辄有红点,俟其透彻,以干布拭去水湿,即用灯火逐点弹之,次将足两腘委中上下,如前治之。"

5)**"太乙神针"灸**:"太乙神针"即在艾条中加有若干行气活血等作用的中药,并在穴位上铺就数层布或纸,将艾条点燃后按在布或纸上。如《太乙神针》载:期门主"霍乱吐泻";《太乙离火感应神针》曰:足三里"治一切时行疟痢,霍乱吐泻"。即在期门、足三里穴处应用该疗法治疗本病。

6)**发泡灸**:发泡可提高机体免疫力,因此前人也采用之。如《针灸治疗实验集》述:"黎明起病,初觉腹痛呕吐,继之大泻,至下午二时吾诊时,已人事不知,呼之不应,目陷螺瘪,脉伏,吐清水,泻出如米泔状,断为暑邪霍乱大症",在针刺出血后,"以盐放脐心,放艾灸之,凡六十余壮,皮肤起泡,患者乃呼过热,随去腹痛已止,至四时呕泻全止"。其中"六十余壮","患者乃呼过热",亦显示灸量较大。

7)**吐灸结合**:本病机制乃邪毒内闭,故当急将邪毒逐出体外，因此古人先用催吐的方法，然后配合灸疗以扶正。如《类经图翼》曰："干霍乱：即俗名搅肠沙也，急用盐汤探吐，并以细白干盐填满脐中，以艾灸二七壮，则可立苏。"

8）**灸穴次序**：《医学纲目》语："霍乱吐泻"，"以小竹杖，两手反抱住于脊骨，就杖儿上下各点一穴。如先吐先灸上穴，先泻先灸下穴，各三百壮，百发百中。"现代李永宸等介绍清代徐子默治疗流行性霍乱，亦有类似记载，所不同的是用隔姜灸，若有转筋则兼灸足外踝。上述两案所载即根据症状出现的先后，依次灸取相应的穴位。又如《千金翼方》云："凡霍乱灸之，或虽未即差，终无死忧，不可逆灸。"《医心方》言："凡所以得霍乱者"，"急灸之，灸之但明按次第，莫为乱灸，须有其病，乃随病灸之"。其中"不可逆灸"和"但明按次第"，当为按一定顺序取穴施灸。又《针灸甲乙经》载："霍乱，泄出不自知，先取太溪，后取太仓之原。"此处虽未明确采用灸法，但也当包括灸法。现代冯润身亦认为改变所刺激穴位的先后顺序，将会取得不同的效应，因此对于灸穴的先后次序尚可加以探讨。

9）**灸至汗出**：前面灸治"腹痛"中，《医心方》"用火灸腹及背，得汗即愈"。可见灸疗要至发汗，使内闭之邪毒从汗而出，从而治愈本病。而灸至汗出，亦需要一定的灸量。

现代用艾灸者，如杜晓山治疗霍乱吐泻，用艾条悬灸腹部穴；张涛清治疗食物中毒，吐利甚加神阙，施隔盐灸；许凯声等治疗急性胃肠炎腹痛，取神阙、天枢、中脘、关元等穴，用竹圈盐灸法；蔡育林治疗急性胃肠炎，只泻不吐灸神阙，不计其数，以止泻回阳为度，气海 30 壮，天枢 20 壮，水分 20 壮，呕吐甚加天突 20 壮；劳太兰用壮医药线点灸治疗急性胃肠炎，取耳穴神门、交感、脾、胃、小肠、大肠，体穴天枢、中脘、止泻、足三里，呕吐甚加灸内关、止吐穴（鸠尾、膻中连线中点），发热加耳穴肾上腺与体穴三阴交，先点耳穴，再点体穴（从上至下）；宾学森治疗急性胃肠炎吐泻后虚脱，取中脘、神阙、天枢、气海、关元、足三里，用（香烟）直接灸。前面

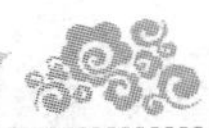

“辨证取穴比较”中柳案用隔姜(或葱、或蒜)灸亦为例。

由上可知,现代艾灸治疗本病也多取腹部穴,其次为四肢部穴,也用隔盐、隔蒜灸,这与古代是相同的;古代的灯火灸在**现代发展为药线灸**;古代的隔药灸、“太乙神针”灸、发泡灸、灸穴次序、灸至出汗等经验可供现代临床参考;**现代的点灸耳穴,以及用香烟作为代用灸材**,在古代文献中是没有的。

2. 古今均用针刺　在本病的古、今文献中,涉及针刺者分别为24条次、11篇次,分列古、今诸法之第二、第一位,分占各自总条(篇)次的11.82%和24.44%,可见**现代比古代更重视针刺疗法**。此当是现代神经学说的影响及针具进步的缘故。

古代针刺治疗本病共涉及穴位50个,合计84穴次。其中四肢部共46穴次,占54.76%(与前面总体取穴中四肢部占总穴次的53.21%相近);胸腹部共37穴次,占44.05%;常用穴及其穴次为:中脘10、合谷5、足三里5、尺泽4、太冲4、委中3。可见**古代针刺治疗本病多取四肢部穴**,而艾灸治疗本病所取穴位以腹部穴为多,这是不同的。笔者揣测,在腹部针刺可刺及内脏,有一定的风险,因此古人针刺四肢部穴多于腹部穴。

前人针刺四肢部穴者,如《针灸便用》载:“霍乱症,针关冲、支沟、尺泽、足三里、三阴交、太溪、中脘。”《针灸秘授全书》称:“霍乱吐泻:刺关冲、尺泽、重支沟、间使、手三里、太白、重太溪。”《针灸治疗实验集》谓:“霍乱转筋,针委中、尺泽、合谷、太冲二次,助以药,数日愈。”上述诸穴以四肢部者为多。

古代针刺或兼刺腹部穴者,如《针灸集成》言:“中脘针,亦能治霍乱吐泻。”《针灸则》治霍乱,“针:鸠尾、中脘、关元、三里。”《济生拔粹》语:“霍乱惊悸,腹胀暴痛,恍惚不止,吐逆不食,刺任脉巨阙一穴”,“次针足阳明经三里二穴”。“霍乱吐痢,伏梁气状如覆杯,刺任脉上脘一穴,次针足阳明经三里二穴。”《西法针灸》治疗“虎列拉”(霍乱),针刺“章门、天枢、关元、肾俞、气冲、五枢、志室、气海俞、大肠俞、肝俞、隐白、三里、申脉、中脘”。

古代治疗本病也采用针刺补泻手法。**用补者**，如《针方六集》载：承山治“霍乱转筋，单补”。**用泻者**，如《杂病穴法歌》道：“霍乱中脘可入深，三里内庭泻几许。”**用补泻结合者**，如《太平圣惠方》载：上脘治“霍乱心痛，不可眠卧，吐利”，“得气先补而后泻之”。《针灸治疗实验集》称：“腹痛如绞，睾丸缩入，四肢厥冷，胃呃呕，欲吐不能，欲泻不得，沉昏不省人事”，“按脉弦急，用毫针刺天枢穴泻，三阴交泻，足三里泻，中脘先泻后补，病去一大半，再刺腹结穴，腹内浊走动，遂即睡眠一时，神气清爽，疼痛除净”。此案则是先用泻法，再用补泻结合的方法。

古人认为呼吸可推动气血运行，故**针刺还配合呼吸**。如《千金翼方》载：“又中管建里二穴，皆主霍乱肠鸣，腹痛胀满，弦急上气，针入八分，留七呼，写五吸，疾出针。”

现代用针刺者，如张涛清治疗食物中毒，针刺足三里、中脘、公孙，施提插捻转手法；杜晓山治疗霍乱吐泻，针刺足三里、阳陵泉，用平补平泻；张玉璞治疗急性胃肠炎，针刺内庭、公孙、水分、中庭、曲池，直刺进针后用迎随补泻法；王凤仪治疗急性胃炎，取中脘，用深刺泻法；臧郁文治疗食物中毒之吐泻，取中脘、内关、天枢、关元、足三里，用先补后泻手法；徐国峰等治疗急性胃肠炎之腹痛，采用平衡针疗法，针刺胃痛穴（口角下 1 寸），刺激三叉神经第 3 支，针刺腹痛穴（腓骨小头前下方凹陷中），刺激腓总神经。

由上可见，古今均针刺四肢部穴，均用补泻方法，这是相同的；古代所用针刺配合呼吸，在现代报道不多；而**现代所用深刺中脘，以及平衡针法**，在古代的本病文献中未见记载。

3. 古今均用刺血疗法　本病患者气机窒塞，邪毒猖獗，挥霍缭乱，急须“去宛陈莝”，逐邪外出，故可采用刺血疗法。《痧惊合璧》曰：“霍乱痧”，“毒入血分宜放痧”。即为例。在本病的古、今文献中，涉及刺血者分别为 19 条次、2 篇次，分列古、今诸法之第三、第五（并列）位，分占各自总条（篇）次的 9.36%、4.44%，可见

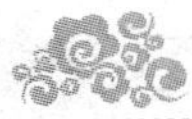

古代重视刺血疗法，而现代采用刺血者不多，此当是现代针灸所治胃肠炎中邪毒猖獗者不多的缘故，而现代对古代刺血疗法继承不够可能亦是原因之一。

至于刺血的适应证，古人认为阳痧宜放血，阴痧则不宜放血。如《古今医统大全》曰："阳痧则腹痛而手足暖，以针刺其指，皆近爪甲处一分半皮肉动处，血出即安。"而前述"灯火灸"中治疗阴痧，则采用灸法，并不刺血。又前面"干霍乱"中《针灸治疗实验集》治疗"腹痛如绞，睾丸缩入，四肢厥冷，胃呃呕，欲吐不能，欲泻不得，沉昏不省人事"，此当为阴痧，而该案却曾请人"用三角针全身刺出血后，刻发寒热，四肢厥冷，唇口清白，神气昏乱"，可见对于阴痧采用大剂量的刺血反使病情恶化，十分危急，该案后改用针刺泻法，熨脐等法而得愈。上述记载及其观点值得临床注意。

古代治疗本病用刺血共54穴次，其中末端部穴占50.00%；关节部穴占25.93%；病变局部穴占14.81%。可见**刺血多用末端部、关节部，及病变局部的穴位**，此当是邪浊多积滞于这些部位之缘故。常用穴及其次数为：委中7、十宣6、关冲5、局部血络3、尺泽2、少商2、印堂2、气端2。除前面"古今均取关节与末端部穴""干霍乱"中已举之例以外，又如《针灸则》治疗霍乱："出血：委中"。《针灸集成》述："霍乱，心胸满痛，吐食肠鸣：中脘、内关、关冲出血。""霍乱闷乱"，"关冲刺出血，立差"。《针灸治疗实验集》载："霍乱转筋音哑，针委中、尺泽出血。"上述穴位中，中脘在病变局部，关冲在末端部，委中、尺泽则在关节部。在本病的刺血操作中，以下特点值得提出。

（1）**拍打**：前面"干霍乱"中《医学纲目》"以手蘸温水，于病者膝湾内拍打，有紫黑处，以针刺去恶血即愈"，即要求在放血之前先拍打局部，使痧毒瘀血（微血栓）排放到皮下组织间液中，然后在紫黑处放血，将其逐出体外。

（2）**捋推**：《古今医统大全》治疗"阳痧"，"先自两臂捋下其恶血，令聚指头出血为妙”。《针灸简易》治疗“霍乱凶症”，“将病人两手推下数十次，使毒血赶聚手指，急用阴针刺十手指甲内二分许”，“再推两足数十下，用针刺足十指甲内二分许，男左女右，刺之毒血散尽，痧状若失”。可见古人在刺血前，先将血捋推至将要刺血的部位，以便邪毒被刺出。

（3）**挑刺**：《针灸简易》治疗“霍乱凶症”，“先观病人心背四肢，如有红点毒筋，急宜用针挑破”，“刺之毒血散尽，痧状若失”。此处“红点”当是痧毒聚集点，故宜挑破逐之。

（4）**见血即止**：《针法穴道记》治疗“瘟疫痧症，霍乱转筋”，针刺印堂、太阳、天突、天柱、丹田，皆曰“见血即止”；前心，“点血为要”；即使是肘膝大血管处的曲泽、委中二穴，亦仅“出血少许”，且嘱“要避血管”，又曰：曲泽“在血管里口，要避血管，千万莫针内口，恐针麻骨，即刻肿起，切记切记”。显示作者嘱咐之切，值得注意。总之，该书认为**治疗本病之出血量不宜太大**。笔者推测，本病乃邪毒猖獗，危急重症，若出血过多，伤及正气，则邪毒内陷，加重病情，甚至不起，故当控制出血量。前述阴痧刺血“用三角针全身刺出血”，其刺血量较大，导致病危，亦为教训。

（5）**刺血后加灸**：前面“发泡灸”中《针灸治疗实验集》治疗“暑邪霍乱大症”，其针刺出血的记载是：“先针十指尖（针时全不觉痛），继针曲池、尺泽、委中、昆仑、内关、中脘，初无血，后有少许黑色血液，即觉微痛。”该案在刺血后又用艾灸扶正，“凡六十余壮，皮肤起泡”，通过攻补兼施以取效。本案中的刺血亦为“少许”，与上述“见血即止”相合。

（6）**刺血与催吐通下相结合**：《名医类案》曰：“霍乱欲吐不吐，欲泻不泻，心腹绞痛，脉之沉伏如无，此干霍乱也，急令盐汤探吐，宿食痰涎碗许，遂泻”，同时“针刺手足眉心，出血为度”。可见对本病当先用催吐（通下）法，使病邪从体内吐出（泻出），这是当务之急。在催吐（通下）的同时，采用放血疗法，以改善微循环。

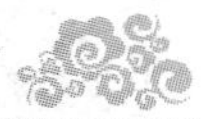

现代用刺血者，如张涛清治疗食物中毒，针刺十宣、委中、曲泉出血；焦国瑞治疗急性胃肠炎之呕吐，点刺金津玉液出血，吐泻不止用三棱针点刺曲泽、委中出血；蔡育林治疗急性胃肠炎，针刺尺泽、委中、十宣，放血；谢松林治疗急性胃肠炎腹痛，取“脐四边”穴，呕吐配内关、足三里，用刺络拔罐疗法。此外，曲祖贻治疗急性胃肠炎、干霍乱（猴痧），用右手中指尖点敲患者前后胸肋间，凡点敲处即起小包，用针挑小包，挑近百针，则包消而症愈。

由上可见，现代刺血也取末端部、关节部与病变局部穴，这与古代是一致的；古代的挑刺与现代的“挑痧”有相似之处；古代的拍打、捋推、“见血即止”等经验可供现代参考；而现代的刺络拔罐在本病的古代文献中未见记载。

4. 古今均用推拿疗法　古今治疗本病还采用推拿疗法，通过物理力的作用刺激胃肠，或通过经络或神经的传导，调整患者脏腑肢体的病理状态。如前面“灯火灸”中清代《采艾编翼》“取凉水，将本人两臂内廉自尺泽至侠白痛拍之”，“次将足两腘委中上下，如前治之”。又如民国《针灸简易》治疗本病，在捋推的同时，“令一人以大指重掐人中穴”，“再令两人咬住筋会穴，二三分钟久，不可放松；再推两足数十下”。上述“拍”“掐”“咬”可属推拿范畴。再如民国初期《西法针灸》治疗“虎列拉”（霍乱）：“轻症按摩腹部、背部、腰部、大腿部。”现代程艳婷等治疗急性胃肠炎，取上脘、中脘、下脘、建里、神阙、气海、天枢、外陵、水道、足三里、阴陵泉、脾俞、胃俞、大肠俞，用手指作顺时针按摩法；董良治疗急性胃肠炎，取中脘、天枢、足三里，用指针按压旋转。总之，古今治疗本病均用推拿疗法，这是相合的。

5. 古今均用刮痧　本病秽浊积滞，导致了微循环障碍，若在适当的部位采用刮疗，则可使微血管破裂，痧毒瘀血（微血栓）被排出，从而恢复正常的微循环。该法既方便又有效，成为治疗本病的一大特点，在民间广泛流传，被称为“刮痧”。如上述“干霍乱”中明代《东医宝鉴》“用麻弦小行弓蘸香油或热水，刮手足、胸背、额项”，即为例。又如清代《针灸简易》云：“如痧在皮肤里，未及发出，故用刮法，亦治干霍乱转筋等症，用碗口，铜钱亦可，蘸香油，或调姜汁少许，或兑滚水，刮背脊、颈骨上下，及胸前、胁肋、两背、肩臂，顺刮不反，由轻而重，如头额腿上，可用麻线蘸香油刮之，以刮至血现皮肤为度，如刮痧不出，再审经络，始可针灸。”亦为例。再如清代《痧惊合璧》称：“霍乱痧”，“毒食气分，宜刮痧，不愈，视有痧筋则放”。可见古人认为治疗本病宜先用刮痧，不愈再用刺血。明代《东医宝鉴》又谓：“绞肠痧者，盖言痛之甚也，北方刺青筋以出气血，南方刮胸背手足以行气血，俱能散病，然出气血不如行气血之为愈也。”显示该文认为刮痧疗效优于刺血，此言确否？当可见仁见智。

现代也有用刮痧者，如杨现新等用刮痧疗法治疗急慢性胃肠炎，取中脘、胃俞、脾俞、内关、足三里、风府、大椎，发热加曲池，头痛头晕加合谷，转筋加承山、委中，配合闪罐、走罐、留罐。但总的来说，现代用刮痧治疗本病的报道不多。

6. 古代采用热熨　古人也采用较大面积的热疗法——熨法，通过温阳补气，活血化瘀，以激发体内潜在生理功能，改善微循环。如《医心方》曰：“凡所以得霍乱者”，“可以熨斗盛火着腹上”。《奇效良方》云：“治霍乱吐泻，右用患人仰卧，揉艾铺脐上，如碟子大，一指厚，熨斗盛火熨之。”

热熨有**补虚固脱**的作用，故可治疗吐泻过度，导致虚脱昏迷者。如《世医得效方》云：“霍乱吐泻心腹作痛，炒盐两碗，纸包纱护，顿其胸前并腹肚上一截，以熨斗火熨，气透则苏，续又以炒盐熨其背，则十分无事。”《奇效良方》曰：“治吐泻过多，手足逆冷，六脉沉细，气少不语”，“用炒盐熨脐中”。皆为例。

熨法的温热刺激还有**解痉止痛**的作用，可使肠道平滑肌和下肢运动肌得以松弛，故可治疗肠绞痛和脚转筋。如上述“昏厥”段落中《针灸治疗实验集》治疗“腹痛如绞”，将“食盐炒热，

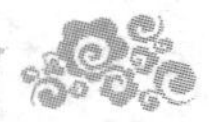

敷于橘叶与布上，按置脐中”，即为例。又如《医心方》载：“治霍乱转筋方：取热塘灰，以验醋和令微温，炒令极热，以青布裹，及热熨筋上，冷易之，随手消散也。”“治转筋霍乱后因而转筋方：取絮巾若绵，炙暖以缚筋上。”亦为例。而现代用热熨治疗本病的报道不多。

7. 古代采用敷涂　古人治疗本病还采用敷涂疗法，通过穴位皮肤对药物有效成分的吸收，以发挥治疗作用。如《太乙神针》载：“急救暖脐散，霍乱一症，皆由寒邪郁结，气闭不通，因而吐泻交作”，“上猺桂心、母丁香，倭硫黄、生香附、真麝香，右药五味共研细末，每用三分纳入肚脐中，外用好药膏封贴，一时即愈。”上方中桂心、丁香，硫黄、香附、麝香均为温药，敷于脐上可以治疗霍乱寒证。其后又曰：“如症重者，用生姜在脐边擦透，将药灌在脐中，外用食盐喷酒炒熟，在膏上摩运，庶药性速而遍及，切姜片置膏药上，用艾灸亦妙。”即对于重证，要在药上铺以热盐，并采用按摩疗法，以促进药物作用的发挥；在药上还可用灸法。此外，《千金宝要》云：“霍乱转筋”，“车毂中脂，涂足下差”。《奇效良方》曰：“治霍乱吐泻，临时无药：右用生蒜头研细，涂心下及两脚心。”此二方亦可供临床参考。而现代用敷涂治疗本病证报道较少。

8. 现代采用的其他疗法　现代还采用穴位注射、拔罐、电针、器械、足针等方法，这些在古代文献中未见记载，当是现代针灸工作者的发展。

（1）**穴位注射**：如程晓萍治疗急性胃肠炎，取上巨虚，注入庆大霉素与山莨菪碱；刘克强则取足三里，注入胃复安、硫酸小诺霉素、654-2；刘爱国取足三里，注入维生素 K_3；张生理取天枢，注入注射用水，发热加曲池；吴亚梅等治疗感染性肠炎，取长强穴，注入小剂量庆大霉素。

（2）**拔罐**：如杨秋汇等治疗嗜酸性胃肠炎，取大椎及膀胱经两侧背俞穴，用走罐，其中脾俞、胃俞、肝俞、胆俞用揉罐加强刺激；徐光等治疗轮状病毒胃肠炎，呕吐频繁者用三棱针点刺胃俞和中脘，并加拔罐；张傲清等治疗急性胃肠炎，取任脉中脘、胃经穴天枢、足三里、下巨虚，膀胱经大肠俞、小肠俞，用走罐法。

（3）**电针**：如陕西省中医研究所等治疗急性胃肠炎，取天枢、足三里，用强刺激，并通电，发热加合谷，恶心加内关，腹泻严重加小肠俞，转筋加承山；杨秋汇等治疗嗜酸性胃肠炎，取足三里、下巨虚、中脘、天枢，用电针。

（4）**器械**：如徐美芳治疗急性胃肠炎，用 WS 频谱照射胃脘部。

（5）**足穴**：如史春娟等治疗急性胃肠炎，取足穴肾、输尿管、膀胱、肾上腺、腹腔神经丛、上下身淋巴、脾等穴，用按摩棒或屈曲的指关节按压推拿。

【结语】

根据上述对古今文献的统计与分析结果，兹提出治疗霍乱的参考处方如下（无下划线者为古今均用穴，下划曲线者为古代所用穴，下划直线者为现代所用穴）：①胸腹部穴中脘、神阙、天枢、关元、巨阙、上脘、气海、水分等；②腿阳面穴足三里、承山、承筋、上巨虚等；③前臂部穴支沟、内关等；④手足及其末端穴关冲、太白、太冲、十宣、解溪、内庭、合谷等；⑤肘膝关节部穴委中、尺泽、曲池、阴陵泉等；⑥背部穴大肠俞、胃俞、大椎等。此外还可取小腿阴面穴三阴交等。临床可根据病情，在上述处方中选用若干相关穴位。

对于实热证，多取末端部和关节部穴；对于虚寒证，多取小腹、脘部与下肢部穴，多用灸法；对于吐泻虚脱者，尤当多灸脐中、脐下诸穴。

对于呕吐甚者，取胸脘部穴，以及内关、支沟、间使、尺泽、金津玉液、胃俞等；下利甚者，取小腹部穴，以及大都、小肠俞、委中

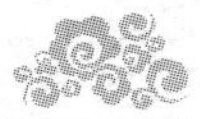

等；腹痛者，选取腹、背部穴，以及太白、足三里等与胃相关之穴；转筋者，选取下肢局部穴，以及背部奇穴等；转筋入腹者，取腹部和下肢部穴等；干霍乱与绞肠痧者，取关节部和末端部穴等；昏厥者，取腹部、背部穴，以及指尖、肘尖等穴。

临床可采用艾灸（含隔盐、隔蒜、隔药、灯火、“太乙神针”、发泡等灸法）、针刺（含补泻手法、配合呼吸、深刺中脘、平衡针等方法），以及推拿、刮痧、热熨、敷涂等疗法，还可采用现代穴位注射、拔罐、电针、器械、足针等方法。对于实证可用针刺泻法、刺血（含挑刺、刺络拔罐），以及刮痧疗法；对于虚证可用针刺补法、灸法、熨法。

历代文献摘录

［晋代及其以前文献摘录］

《素问·通评虚实论》：“霍乱，刺俞傍五，足阳明及上傍三。”

《灵枢经·经脉》：“公孙……厥气上逆则霍乱。”

《针灸甲乙经》（卷十一·第二）：“霍乱，公孙主之。”

《针灸甲乙经》（卷十一·第四）：“阳逆霍乱，头痛，刺人迎，刺入四分，不幸杀人。”“霍乱，泄出不自知，先取太溪，后取太仓之原。”“霍乱，巨阙、关冲、支沟、公孙、解溪主之。”“霍乱泄注，期门主之。”“厥逆霍乱，府舍主之。”“胃逆霍乱，鱼际主之。”“霍乱逆气，鱼际及太白主之。”“霍乱，遗矢［一本作“失”］气，三里主之。”“暴霍乱，仆参主之。”“霍乱转筋，金门、仆参、承山、承筋主之。”“霍乱，胫痹不仁，承筋主之。”

《葛洪肘后备急方》（卷二·第十二）：“卒得霍乱先腹痛者［一本有“方”字］，灸脐上［一本有“一夫”2字］十四壮，名太仓，在心厌下四寸，更度之。”“霍乱……先洞下者［一本有“方，洞者宜泻也”6字，］灸脐边一寸，男左女右十四壮，甚者至三十四十壮，名大肠募[一本有“也”字]。”“霍乱……先吐者[一本有“方”字]，灸心下二寸十四壮……名巨阙，正心厌尖头下一寸是也。”“霍乱……先手足逆冷者[一本有“方”字]，灸两足内踝上一尖骨是也。两足各七壮，不愈加数。名三阴交，在内踝尖上三寸是也。”“霍乱……转筋者[一本有“诸方”2字]，灸脚心[一本有“下名涌泉。”又灸”6字]当[一本有“足大”2字]拇指聚筋上，六、七壮，神验。又灸足大指下约中，一壮[一本有“神验”2字]又方：灸大指上爪甲际，七壮。”“霍乱……转筋入腹痛者[一本有“方”字]，令四人捉手足，灸脐左二寸，十四[一本有“壮。”又”2字]灸股中大筋上去阴一寸。”“霍乱……苦[一本作“若”]啘者[一本有“方”字]，灸手腕第一约理中七壮，名心主，当中指。”“霍乱……下痢[一本作“利”]不止者[一本有“方”字]，灸足大指本节内侧[一本有“一”字]寸白肉际，左右各七壮，名大都。”“霍乱……干呕者[一本有“方”字]，灸[一本有“间使穴，在”4字]手掌[一本作“腕”]后三寸两筋间，[一本有“是”字]左右各[一本有“灸”字]七壮。”“霍乱……吐且下痢[一本作“利”]者[一本有“方”字]，灸两乳，连黑外近腹白肉际，各七壮，[一本有“亦”字]可至二七壮。”“霍乱……吐止而利不止者[一本有“方”字]，灸脐[一本有“下”字]一夫约[一本作“纳”]中，七壮，又云脐下一寸，二七壮。”“霍乱……苦[一本作“若”]烦闷凑满者[一本有“方”字]，灸心厌下三寸，七壮，名胃管。又方：以盐内脐中，灸上二七壮。”“霍乱……绕[一本作“达”]脐痛急者，灸脐下三寸，三七壮，名关元，良。”“治霍乱神秘起死灸法，以物横度病人口[一本作“人”]中，屈之。从心鸠尾飞度以下，灸[一本有“度下头五壮；横度左右复灸五壮。此三处并当”18字]先灸中央毕，更横度左右也。又灸脊上，以物围，令正当心厌，又夹脊左右一寸，各七壮。是腹背各灸三处。”“华佗治霍乱已死，上屋唤魂[一本有“者”字]，又以诸治皆至而犹不差者[一本有“方”字]，捧病人覆[一本作“腹”]卧之，伸臂对以绳，度两[一本有“头”字]肘尖头，

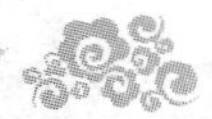

依绳下夹背脊大骨空[一本作“穴”]中，去脊各一寸，灸之百壮，[一本有“无不活者，所谓灸肘椎空囊归”12字，]不治者，可灸肘椎，已试数百人，皆灸毕即起坐。”

[唐代文献摘录]

《备急千金要方》(卷十六·第五)：“吐逆霍乱吐血，灸手心主五十壮。”“寒冷霍乱心痛吐下，食不消，肠鸣泄利，灸太仓百壮。”

《备急千金要方》(卷二十·第六)：“霍乱……若先心痛及先吐者，灸巨阙七壮，在心下一寸。”“霍乱……若先下利者，灸谷门二七壮，在脐旁二寸，男左女右，一名大肠募。”“霍乱……若吐下不禁，两手阴阳脉俱疾数者，灸心蔽骨下三寸，又灸脐下三寸各六七十壮。”“霍乱……若下不止，灸大都七壮。”“霍乱……若泄利所伤，烦欲死者，灸慈宫二十七壮，在横骨两边各二寸半。”“霍乱转筋，令病人合面正卧，伸两手着身，以绳横量两肘尖头，依绳下侠脊骨两边，相去各一寸半，灸一百壮[《千金翼方》补：“此为华佗法”]。”“霍乱已死有暖气者，灸承筋……又以盐内脐中灸二七壮。”

《备急千金要方》(卷三十·第五)：“太阴、大都、京门、仆参，主厥逆霍乱。”

《千金翼方》(卷二十七·第十)：“凡霍乱灸之，或虽未即差，终无死忧，不可逆灸，或但先腹痛，或先下后吐，当随病状灸之，内盐脐中，灸二七壮，并主胀满。”“霍乱上下吐泻，灸脐下十四壮，又灸关元三七壮。”“霍乱……转筋……又灸承筋五十壮，又灸承山一百壮。”“又中管建里二穴，皆主霍乱肠鸣，腹痛胀满，弦急上气，针入八分，留七呼，写五吸，疾出针，可灸百壮，日二七壮。”

敦煌医书《灸法图》S·6168：“灸屈骨傍，两边相去五寸，名水道，三寸为定热，为灸一百壮，横膜骨傍两厢，相去七寸，名曰慈宫，主灸霍乱，泄利，心烦热，灸五十壮。”

《外台秘要》(卷六·霍乱转筋方)：“必效主霍乱脚转筋及入

腹方：以手拗所患脚大母指，灸当脚心急筋上七壮。”［原出《龙门石刻药方》］

《外台秘要》（卷六·霍乱杂灸法）：“救急疗霍乱，心腹痛胀，吐痢，烦闷不止，则宜灸之方，令病人覆卧，伸两臂髆，著身则以小绳正当两肘骨尖头，从背上量度，当脊骨中央绳下点之，去度。又取绳量病人口，至两吻截断，便中折之，则以度向所点背下两边，各依度长短点之，三处一时下火。”“又疗霍乱转筋不止，渐欲入腹，凡转筋能杀人，起死之法，无过于灸，灸法唯三处要穴，第一承筋穴……又不止则灸涌泉……又灸足跟后黑白肉交际当中央。”

《外台秘要》（卷三十九·第五）：“阴陵泉……霍乱。”

《外台秘要》（卷三十九·第十）：“中管……霍乱出泄不自知。”“建里……逆气上并霍乱。”

［宋、金、元代文献摘录］

《太平圣惠方》（卷九十九）：“巨阙……霍乱不识人。”“上管……霍乱心痛，不可眠卧，吐利……针入八分，得气先补而后泻之。”［上2条原出《铜人针灸经》（卷三）］

《太平圣惠方》（卷一百）：“巨阙……霍乱吐利不止，困顿不知人。”

《医心方》（卷六·第廿三）：“治转筋霍乱后因而筋转方：取絮巾若绵，炙暖以缚筋上。”

《医心方》（卷十一·第一）：“凡所以得霍乱者……可以熨斗盛火着腹上，而不静者，便急灸之，灸之但明按次第，莫为乱灸，须有其病，乃随病灸之，灸霍乱，艾丸若不大，壮数若不多，本方言七壮为可，四五壮无不活，便火下得眠。”

《医心方》（卷十一·第二）：“《通玄方》治霍乱先腹痛方……用火灸腹及背，得汗即愈。”

《医心方》（卷十一·第五）：“霍乱……先洞下者，灸脐边一

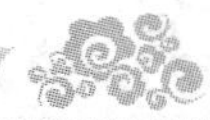

寸，男左女右，十四壮，又云吐而下不止者，脐下一夫约中七壮。”

《医心方》(卷十一·第七)：“《小品方》治霍乱呕哕吐逆，良久不止方：灸巨阙并太仓各五十壮。”

《医心方》(卷十一·第十)：“《医门方》治霍乱转筋方：取热塘灰，以验醋和令微温，炒令极热，以青布裹，及热熨筋上，冷易之，随手消散也。”

《铜人腧穴针灸图经》(卷五·手少阴)：“阴郄……霍乱，胸中满。”

《铜人腧穴针灸图经》(卷五·手少阳)：“支沟……霍乱呕吐。”

《铜人腧穴针灸图经》(卷五·足太阳)：“仆参……霍乱吐逆，癫痫。”

《针灸资生经》(卷四·咳逆)：“乳下一指许，正与乳相直骨间陷中，妇人即屈乳头度之，乳头齐处是穴，炷如小豆许，灸三壮，男左女右，只一处火到肌，即差，良方云，族中有霍乱吐痢垂困，忽发咳逆，遂至危殆……皆一灸而愈。”[原出《苏沈良方》(卷五·灸咳逆法)]

《圣济总录》(卷一百九十二·治霍乱)：“上脘一穴主霍乱……灸五壮。”

《西方子明堂灸经》(卷一·腹)：“天枢……呕吐，霍乱泄利。”

《西方子明堂灸经》(卷六·足太阳)：“昆仑……霍乱。”

《子午流注针经》(卷下·足厥阴)：“太白……吐逆霍乱胸中痛，下针一刺得安宁。”

《子午流注针经》(卷下·手太阴)：“阴陵泉……霍乱疝瘕及腰疼。”

《子午流注针经》(卷下·足太阳)：“解溪……头痛霍乱面浮肿。”

《子午流注针经》(卷下·手少阳)：“支沟……霍乱吐时并口噤，下针得气使醒醒。”

《扁鹊心书》(卷上·窦材灸法)：“霍乱吐泻，乃冷物伤胃，灸中脘五十壮，若四肢厥冷，六脉微细者，其阳欲脱也，急灸关元三百壮。”

《针灸资生经》(卷三·霍乱吐泻)：“霍乱吐泻……尤宜灸上管、中脘、神阙、关元等穴，若水分穴，尤不可缓，盖水谷不分而后泄泻，此穴一名分水，能分水谷故也，或兼灸中管穴，须先中管而后水分可也。”

《千金宝要》(卷三·第九)：“霍乱转筋……车毂中脂，涂足下差。”

《备急灸方》(八)：“葛仙翁治霍乱已死，诸般符药不效者……急灸两肘尖各十四炷，炷如绿豆大。”

《脾胃论(卷中·胃气下溜》)：“如气逆上而霍乱者，取三里，气下乃止，不下复始。”

《济生拔粹》(卷三·治病直刺诀)：“霍乱惊悸，腹胀暴痛，恍惚不止，吐逆不食，刺任脉巨阙一穴……次针足阳明经三里二穴，应时立愈。”“霍乱吐痢，伏梁气状如覆杯，刺任脉上脘一穴，次针足阳明经三里二穴。”

《世医得效方》(卷四·霍乱)：“盐熨方治霍乱吐泻，心腹作痛，炒盐二碗，纸包纱护，顿其胸前并腹肚上一截，以熨斗火熨，气透则苏，续又以炒盐熨其背，则十分无事。”“治霍乱转筋欲死，气绝，惟腹中有暖气者可用，其法，纳盐于脐中令实，就盐上灸二七壮……气海穴二七壮妙。”

《世医得效方》(卷十二·霍乱)：“霍乱……男左女右，第二脚指上，如绿豆大艾炷灸三壮，即愈。”

《扁鹊神应针灸玉龙经》(六十六穴治证)：“支沟……霍乱吐泻。”“丘墟……霍乱转筋，卒疝。”

《扁鹊神应针灸玉龙经》(针灸歌)：“霍乱吐泻精神脱，艾灸中脘人当活。”

《神应经》(霍乱部)：“霍乱：阴陵、承山、解溪、太白。”“霍乱吐泻：关冲、支沟、尺泽、三里、太白，先取太溪，后取太仓。”“霍乱

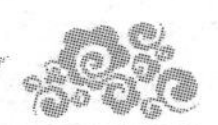

呕吐：支沟。”“霍乱转筋：支沟、关冲、阴陵、承山、阳辅、中封、解溪、丘墟、公孙、太白、大都。”

［明代文献摘录］

《神应经》(胸背胁部)：“胸满血膨有积块，霍乱肠鸣，善噫：三里、期门(向外刺二寸、不补不泻)。”

《针灸大全》(卷一·马丹阳天星十二穴歌)：“承山……霍乱转筋急，穴中刺便安。”［原出《琼瑶神书》(卷三·治病手法歌)］

《针灸大全》(卷四·八法主治病症)：“照海……霍乱吐泻，手足转筋：京骨二穴、三里二穴、承山二穴、曲池二穴、腕骨二穴、尺泽二穴、阳陵泉二穴。”“列缺……冒暑大热，霍乱吐泻：委中二穴、百劳一［原作“二”，据义改］穴、中脘一［原作“二”，据义改］穴、曲池二穴、十宣十穴、三里二穴、合谷二穴。”“列缺……黑白痧，头痛发汗，口渴，大肠泄泻，恶寒，四肢厥冷，不得睡卧，名曰绞肠痧，或肠鸣腹响：委中二穴、膻中一穴、百会一穴、丹田一穴、大敦二穴、窍阴二穴、十宣十穴。”

《奇效良方》(卷二十)：“治霍乱吐泻，临时无药：右用生蒜头研细，涂心下及两脚心。”“艾熨方：治霍乱吐泻，右用患人仰卧，揉艾铺脐上，如碟子大，一指厚，熨斗盛火熨之。”“治霍乱转筋，肉冷汗出，呕啘……用炒盐熨脐中。”

《针灸集书》(卷上·霍乱转筋)：“巨阙、关冲、支沟、公孙、阴陵泉、大都、金门、仆参、太白、承筋、解溪、丘墟，以上并灸转筋，霍乱入腹，或胫不仁。”“三里、尺泽、期门、人迎、上脘、中脘、隐白，以上并治霍乱吐泻。”

《针灸集书》(卷上·马丹阳天星十一穴)：“承山穴……战栗，脚转筋，霍乱。”

《针灸捷径》(卷之下)：“伤寒，霍乱，吐泻转筋：中管、关元、天枢、阳泉、承山。”

《针灸聚英》(卷一上·足阳明)：“乳根……霍乱转筋，四厥。”

《针灸聚英》(卷一上·足太阳):"胃俞……霍乱。""志室……两胁急痛,霍乱。""浮郄……霍乱转筋。""附阳……霍乱转筋。"

《针灸聚英》(卷二·伤寒):"霍乱……刺委中及夺命穴。"

《针灸聚英》(卷四上·百证赋):"中邪霍乱,寻阴谷三里之程。"

《针灸聚英》(卷四下·六十六穴歌):"霍乱脐中痛,神针太白攻。""霍乱共头风;一刺解溪穴。""霍乱心胸噎,关冲刺即安。"

《神农皇帝真传针灸图》(计开病源灸法):"转筋霍乱者,灸之:风池二穴、百劳一穴、曲池二穴、合骨二穴、风市二穴、承山二穴、行间二穴、下三里二穴。"

《名医类案》(卷四·霍乱):"江篁南治从叔,于七月间得霍乱证,吐泻转筋,足冷,多汗,囊缩……灸丹田八九壮。""霍乱欲吐不吐,欲泻不泻,心腹绞痛,脉之沉伏如无,此干霍乱也,急令盐汤探吐宿食痰涎碗许,遂泻……针刺手足眉心,出血为度。"

《古今医统大全》(卷三十八·针灸法):"霍乱将死者,用盐填脐中,灸七壮,立愈。""凡霍乱吐泻不止,灸天枢、气海、中脘四穴,立愈。""霍乱……刺委中穴出血,或刺十指头出血,皆是良法。"

《古今医统大全》(卷九十三·搅肠痧证):"发即腹痛难忍,但阴痧腹痛而手足冷,看其身上红点,以灯草蘸油点火烧之。阳痧则腹痛而手足暖,以针刺其指,皆近爪甲处一分半皮肉动处,血出即安,仍先自两臂捋下其恶血,令聚指头出血为妙。"

《医学入门》(卷一·杂病穴法):"霍乱中脘可入深,三里内庭泻几许。"

《医学入门》(卷一·治病要穴):"阳陵泉:主冷痹,偏风,霍乱,转筋。""太冲:主肿满,行步艰难,霍乱,手足转筋。"

《医学入门》(卷一·炼脐法):"温脐种子方:五灵脂、白芷、青盐、麝香为末,另用荞麦粉、水,和成条,圈于脐上,以前药实于脐中,寻常只用炒盐。又治霍乱欲死及小便不通。如虚冷甚者,加硫黄,入麝香为引。用艾灸之,妇人尤宜,但觉脐中温暖即止,过

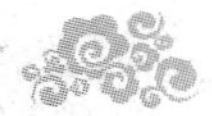

数日再灸，太过则生热也。”

《医学纲目》（卷二十二·腹痛）：“（世）治绞肠沙症，手足厥冷，腹痛不可忍者，以手蘸温水，于病者膝湾内拍打，有紫黑处，以针刺去恶血即愈。”

《医学纲目》（卷三十一·少阴病（吐利续法））：“霍乱吐泻……（世）以小竹杖，两手反抱住于脊骨，就杖儿上下各点一穴。如先吐先灸上穴，先泻先灸下穴，各三百壮，百发百中。”“霍乱诸法不效者，灸大椎；又，以盐纳脐中，灸二十壮，立苏。”“（集）霍乱吐泻：中脘、天枢、三里、委中。”

《杨敬斋针灸全书》（下卷）：“霍乱吐泻：巨阙、上管、中管、下管、关元。”

《针灸大成》（卷三·胜玉歌）：“霍乱心疼吐痰涎，巨阙着艾便安然。”

《针灸大成》（卷八·初中风急救针法）：“急以三棱针刺手十指十二井穴，当去恶血，又治一切暴死恶候，不省人事，及绞肠痧，乃起死回生妙诀。少商二穴、商阳二穴、中冲二穴、关冲二穴、少冲二穴、少泽二穴。”

《针灸大成》（卷九·治症总要）：“第一百三十九．霍乱转筋：承山、中封。”“第一百四十．霍乱吐泻：中脘、天枢。”

《东医宝鉴》（杂病篇五·霍乱）：“干霍乱，刺委中（穴名）出血，或十指头（诸经非穴）出血，皆是良法（正传）。”“绞肠痧证，手足厥冷，腹痛不可忍者：用麻弦小行弓蘸香油或热水，刮手足、胸背、额项，即愈，验。”“干霍乱者：俗名绞肠痧者，盖言痛之甚也，北方刺青筋以出气血，南方刮胸背、手足以行气血，俱能散病，然出气血不如行气血之为愈也。”“霍乱转筋入腹，手足厥冷，气欲绝，以盐填脐中，大艾炷灸之，不计壮数，立效。”

《针方六集》（兼罗集·第五十四）：“承山……霍乱转筋，单补。”

《类经图翼》（卷十一·诸咳喘呕哕气逆）：“霍乱：巨阙、中脘、建里、水分、承筋、承山、三阴交、照海、大都、涌泉。”“干霍乱：即俗名搅肠沙也，急用盐汤探吐，并以细白干盐填满脐中，以艾灸二七壮，则可立苏。”

《类经图翼》(卷十一·小儿病)：“霍乱：水分、外踝上尖(三壮)。”

《循经考穴编》(足太阴)：“三阴交……痫痴霍乱，肠鸣腹胀。”

《循经考穴编》(手少阳)：“支沟……中焦霍乱呕吐。”

《循经考穴编》(足少阳)：“阳交……霍乱转筋。”

[清代文献摘录]

《身经通考》(卷一·十三)：“如霍乱，脐中纳盐灸之，并灸气海。”

《太乙神针》(正面穴道证治)：“期门……霍乱吐泻。”

《太乙神针》(附录经验良方)：“急救暖脐散，霍乱一症，皆由寒邪郁结，气闭不通，因而吐泻交作……上猺桂心、母丁香，倭硫黄、生香附、真麝香，右药五味共研细末，每用三分纳入肚脐中，外用好药膏封贴，一时即愈……如症重者，用生姜在脐边擦透，将药灌在脐中，外用食盐喷酒炒熟，在膏上摩运，庶药性速而遍及，切姜片置膏药上，用艾灸亦妙。”

《医宗金鉴》(卷八十五·手部主病)：“尺泽……绞肠痧痛锁喉风。”

《医宗金鉴》(卷八十五·足部主病)：“太冲……兼治霍乱吐泻证，手足转筋灸可痊。”“阳陵泉……兼治霍乱转筋疼。”

《针灸则》(七十穴·胸胁部)：“鸠尾……卒霍乱，神志昏昧者。”

《针灸则》(霍乱)：“针：鸠尾、中脘、关元、三里；灸：神阙；出血：委中。”

《罗遗编》(卷上·奇俞类集)：“霍乱已死气舍穴：看腹中尚有暖气，即以炒干盐纳满脐中，以艾灸，不计其数。”[原出《寿世保元》(卷十·灸法)]

《串雅全书》(内篇·卷一)：“红药丸：此方治夏秋霍乱转筋，

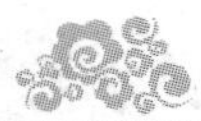

及一切受寒腹痛极效，予尝以红药丸方加肉桂一钱为散，每用二三分置脐眼上，用寻常膏药盖之，其症之重者，更以艾火安于膏药面上炷之，或以热茶壶熨之，神效非常。"

《串雅全书》(外篇·卷二·灸法门)："干霍乱死灸法：心头微热者，以盐填脐内，纳艾灸，不计数，以醒为度。"

《采艾编翼》(卷二·霍乱)："霍乱……阴郄、支沟、上脘、期门、天枢、大白、解溪、承山。"

《采艾编翼》(卷二·青筋)："青筋，即搅肠，与干霍乱相似，但身有寒冷，且腹鸣肠响，乃恶血心也，急取凉水，将本人两臂内廉自尺泽至侠白痛拍之，辄有红点，俟其透彻，以干布拭去水湿，即用灯火逐点弹之，次将足两腘委中上下，如前治之。"

《针灸逢源》(卷五·霍乱)："霍乱……关冲、支沟、委中、承山、三阴交、公孙、太白、太溪、夹脊穴。"

《针灸逢源》(卷五·幼科杂病)："霍乱：昆仑、水分、天枢。"

《针灸内篇》(手少阴心经络)："阴郄……衄血，霍乱。"

《针灸内篇》(手少阳三焦经)："支沟……大便闭，霍乱，口噤。会宗治同支沟。"

《针灸内篇》(足太阴脾经络)："府舍……厥逆，霍乱。""大都……腹胀，霍乱。"

《针灸内篇》(足太阳膀胱络)："承筋……转筋，霍乱[此字原无，据《针灸甲乙经》补]。""金门……尸厥，霍乱，脚酸不能立。"

《针灸内篇》(足厥阴肝经络)："期门……霍乱，奔豚上下。"

《针灸内篇》(任脉经络)："上脘……治霍乱，风痫。""巨阙……霍乱，厥逆。"

《太乙离火感应神针》："足三里……霍乱吐泻，头目昏眩。"

《神灸经纶》(卷三·身部证治)："凡霍乱将死者……灸肘尖骨罅中七壮。"

《针灸便用》："霍乱症，针关冲、支沟、尺泽、足三里、三阴交、太溪、中脘。""霍乱转筋吐泻症：中脘、天枢、承山、中封。又一法，承山、解溪、阳陵、太白、中封。”

《针灸集成》(卷二·霍乱)：“霍乱闷乱……脐中七壮，下火即差，又脐上三寸三壮，三焦俞、合谷、太冲并针，关冲刺出血，立差。”“中脘针，亦能治霍乱吐泻。”“转筋霍乱：手中、关冲皆刺出血，至阴、绝骨、太冲。”“霍乱，心胸满痛，吐食肠鸣：中脘、内关、关冲出血，列缺、三阴交。”“霍乱遗矢：下三里、中脘针，阴陵泉。”“霍乱，头痛胸痛，呼吸喘鸣：人迎、内关、关冲、三阴交、下三里。”“霍乱已死而有嗳气者：承山……起死穴灸七壮……仍灸气海穴百壮，大敦穴。”

《灸法秘传》(霍乱)：“霍乱……急灸期门可愈。”

《痧惊合璧》：“绞肠痧：放唇中，刺膻中穴一针，刺两腋下左右胁梢各一针，刺中脘穴一针，刺脐上一寸一针。”“霍乱痧：刺天井骨，第三节骨下四节以上，腰眼以下对节直骨各开一针，即八字骨活动处，刺中脘一针。此症痛而不吐泻，若名干霍乱，毒入血分宜放痧……痛而吐泻，毒食气分，宜刮痧，不愈，视有痧筋则放。”“霍乱惊症：今有小儿肚腹疼痛，呕吐恶心，不时泄泻……将心下一火，乳上、脐上下各一火。”

《针法穴道记》(时症)：“瘟疫痧症，霍乱转筋……印堂穴[见血即止]，两太阳穴[见血即止]，天突穴[见血即止]，天柱穴(穴在争食窝下脊骨上，用毫针针分余，见血止)，两臂屈泽穴(……须出血少许，男先左臂，女先右臂，此穴在血管里口，要避血管，千万莫针内口，恐针麻骨，即刻肿起，切记切记，初学下针，可自臂上往下捋至屈泽穴前约五六寸，用带扎紧，则血管清楚，以便下针好躲避)，两腿委中(……出血少许，须避血管，切记，男先左，女先右)，前心(此穴在柱心骨前下面，用病人中指中节量一寸，针三分，拿点血为要，或针二分亦可……)，后心(约与前心相对，捻起针二分)，金针穴玉液穴(……出血为要)，丹田(……丹田四面各一寸，针二分，见血即止)。”

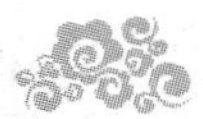

［民国前期文献摘录］

《西法针灸》(第三章·第二节):“肠窒扶斯……轻症按摩腹部、背部、腰部、大腿部,针灸之部位同前[章门、天枢、关元、肾俞、气冲、五枢、志室、气海俞、大肠俞、肝俞、隐白、三里、申脉、中脘,或灸天枢、腰眼亦佳]……虎列拉……治法同前。”

《针灸秘授全书》(霍乱吐泻):“霍乱吐泻:刺关冲、尺泽、重支沟、间使、手三里、太白、重太溪。”“轻病:灸天枢、中脘、承筋。”

《针灸秘授全书》(绞肠痧):“绞肠痧:天枢、委中、膻中、气海、大敦、十宣;若不效,灸脐中,用艾或蒜布之,魂门、手腕骨中一穴。”“魂门:治胸背连心痛最佳。”“手腕骨中一穴,治心腹痛最佳。”

《针灸简易》(刮痧法):“如痧在皮肤里,未及发出,故用刮法,亦治干霍乱转筋等症,用碗口,铜钱亦可,蘸香油,或调姜汁少许,或兑滚水,刮背脊、颈骨上下,及胸前、胁肋、两背、肩臂,顺刮不反,由轻而重,如头额腿上,可用麻线蘸香油刮之,以刮至血现皮肤为度,如刮痧不出,再审经络,始可针灸。”

《针灸简易》(前身针灸要穴图):“筋会:在足后跟陷中,治七十二痧……霍乱转筋,针五分,灸五壮,重者刺穿。”

《针灸简易》(任督灯灸图):“任督灸痧法……一切时疫,霍乱凶症,虽不省人事,依法灸之,立见奇功,诚救急之神治也!先观病人心背四肢,如有红点毒筋,急宜用针挑破;令一人以大指重掐人中穴;再将病人两手推下数十次,使毒血赶聚手指,急用阴针刺十手指甲内二分许,男先刺左,女先刺右,均由大指起刺;次刺筋会穴,即两足后跟,痧重者,此处尤宜刺穿,轻者,见血自苏,再令两人咬住筋会穴,二三分钟久,不可放松;再推两足数十下,用针刺足十指甲内二分许,男左女右,刺之毒血散尽,痧状若失。”

《针灸简易》(审穴歌):“绞肠咳脓尺泽间。”“霍乱吐泻太冲急。”

《针灸简易》(穴道诊治歌·手部):“尺泽……咳唾脓血及绞肠。”

《针灸简易》(穴道诊治歌·足部):“筋会少阳足后跟,七十二痧腰背疼,寒热时疫并霍乱,跟痛膝肿五灸针。”“太冲……霍乱吐泻兼转筋。”

《针灸治疗实验集》(16·1):“敝堂外孙李学高,十二岁,七月二十日往诊,黎明起病,初觉腹痛呕吐,继之大泻,至下午二时吾诊时,已人事不知,呼之不应,目陷[原作“陆”,据义改]螺瘪,脉伏,吐清水,泻出如米泔状,断为暑邪霍乱大症,乃先针十指尖(针时全不觉痛),继针曲池、尺泽、委中、昆仑、内关、中脘,初无血,后有少许黑色血液,即觉微痛,少停,以盐放脐心,放艾灸之,凡六十余壮,皮肤起泡,患者乃呼过热,随去腹痛已止,至四时呕泻全止,进以‘六和汤’,旬日而瘳。”

《针灸治疗实验集》(22):“蚌埠大同昌盐粮行吴余三君夫人,三十二岁,患干霍乱,针刺人中、少商、关冲、十宣、委中,各穴出血,针刺合谷、曲池、素髎、太冲、内庭、中脘、间使、绝骨,针后不到二时,腹中疼欲吐泻即愈,并未服药。”

《针灸治疗实验集》(29·4):“东门外黄亭底有一林祖钿,妻得霍乱转筋,针委中、尺泽、合谷、太冲二次,助以药,数日愈。”

《针灸治疗实验集》(29·7):“县后埔街成衣店张细俤母,霍乱后小水不通,求针,针肾俞、膀胱俞,即愈。”

《针灸治疗实验集》(29·8):“县后埔街酒米店夏柳弟,得霍乱转筋音哑,针委中、尺泽出血,合谷、太冲、少商,助以桂苓甘露饮、连朴饮,数日全愈。”

《针灸治疗实验集》(44):“林子成,住东阳县南门,年三十八岁……腹痛如绞,睾丸缩入,四肢厥冷,胃呃呕,欲吐不能,欲泻不得,沉昏不省人事……即请士人及为绞肠痧,用三角针全身刺出血后,刻发寒热,四肢厥冷,唇口清白,神气昏乱,其友人即请后学诊治,按脉弦急,用毫针刺天枢穴泻,三阴交泻,足三里泻,中脘先

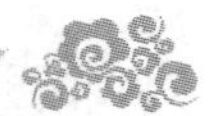

泻后补，病去一大半，再刺腹结穴，腹内浊走动，遂即睡眠一时，神气清爽，疼痛除净，助治用白布一方，橘叶刀切碎，食盐炒热，敷于橘叶与布上，按置脐中。"

《针灸治疗实验集》(49)："沈旭初，年二十六岁，住本厂，系同事，患霍乱时疫，吐泻腹痛，身热，为针少商、合谷、曲池、中脘、委中、阴陵、承山、阳辅、太白、中封、大都、昆仑等穴而愈。"

［**现代文献题录**］

（限本节引用者，按首位作者首字的汉语拼音排序）

宾学森．针灸治疗急症验案四则．江西中医药，1989，20（5）：21

蔡育林．针灸治疗急性胃肠炎．湖北中医杂志，1996，18（6）：46

程晓萍．穴位注射治疗急性胃肠炎．山东中医杂志，1999，18（10）：476

程艳婷，冉淑芳．指针按摩法治疗急性胃肠炎 20 例．中国民间疗法，2003，11（10）：19

董良．指针治疗急性胃肠炎 5 例．中国针灸，1982，2（4）：39

杜晓山．调运脾胃　疏泄肝胆 // 胡熙明．针灸临证指南．北京：人民卫生出版社，1991：134

冯润身．针灸论治时 - 空结构初探．内蒙古中医药，1987，6（1）：15

贯荣满．针灸治疗急性肠胃炎 100 例．中国针灸，1995，15（2）：6

蒋超．针刺治疗急性吐泻 96 例疗效观察．针灸临床杂志，1998，14（5）：7

焦国瑞．针灸临床经验辑要．北京：人民卫生出版社，1981：93

康小明．针药配合治疗急性肠胃炎 85 例．陕西中医，1996，17（1）：32

劳太兰．壮医药线点灸为主治疗急性胃肠炎 480 例．广西中

医药,2000,23(1):44

刘爱国. 足三里穴注射K_3治疗急性胃肠炎14例. 中国针灸,1986,6(1):23

刘克强. 足三里穴位注射治疗急性胃肠炎69例. 中医外治杂志,2008,17(6):43

柳案. 针灸治疗暴发型胃肠炎301例疗效分析. 北京中医,1985,4(3):51

罗善祐. 针灸治疗急性胃肠炎41例报告. 云南中医杂志,1992,13(6):22

孟宪凯,林永香. 神阙穴温针灸治疗急性胃肠炎118例. 上海针灸杂志,1996,15(增):64-65

钱义祥,纪素均,胡增辉. 654-2止泻穴注射治疗急性胃肠炎284例观察. 中国针灸,1991,11(2):24

曲祖贻. 曲祖贻临证经验//陈佑邦. 当代中国针灸临证精要. 天津:天津科学技术出版社,1987:115

萨仁,王晓民,李铁,等."合募配穴针法"治疗急性胃肠炎60例临床观察. 中国热带医学,2010,10(9):1137-1138

陕西省中医研究院. 急性胃肠炎//焦国瑞. 针灸临床经验辑要. 北京:人民卫生出版社,1981:93

史春娟,林春华. 足穴按摩治疗急性胃肠炎120例. 上海针灸杂志,2004,23(7):27

司徒铃. 十宣刺血 救治霍乱//胡熙明. 针灸临证指南. 北京:人民卫生出版社,1991:135

栗漩,梁可云,张汉民. 针刺治疗急性胃肠炎腹痛疗效观察. 中国针灸,1997,17(11):653

王宝生,牛庆强. 艾灸里内庭穴治疗急性胃肠炎30例. 中医药研究,1994,10(2):55

王凤仪. 王凤仪临证经验//陈佑邦. 当代中国针灸临证精要. 天津:天津科学技术出版社,1987:16

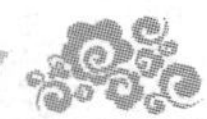

王永辉,解建华,张新．穴位注射治疗急性胃肠炎80例．上海针灸杂志,1997,16(5):11

魏玉侠．针灸治疗急重症举隅．长春中医药大学学报,2009,25(5):742

吴亚梅,石溅涛,刘志清．小剂量庆大霉素长强穴注射治疗感染性肠炎100例疗效观察．中国针灸,1989,9(6):21

谢松林．"脐四边"刺络拔罐治疗急性腹痛90例．中医外治杂志,2006,15(1):21

徐光,裴廷辅．针灸急救治疗轮状病毒胃肠炎临床报告．针灸学报,1989,5(4):21

徐国峰,李敏,覃小兰．平衡针疗法治疗急性腹痛63例．中国针灸,2007,27(2):155

徐美芳．针刺配合WS频谱治疗急性胃肠炎临床观察．针灸临床杂志,2004,20(6):8

许凯声,黄漫为,王琼梅．竹圈盐灸治疗腹痛126例．中国针灸,2005,25(10):749

杨秋汇,吕福全．针药结合拔罐治疗嗜酸性胃肠炎3例报告．黑龙江中医药,2012,41(4):41

杨现新,张恺．刮痧配合拔罐治疗急慢性胃肠炎56例．中国民间疗法,2006,14(8):56

臧郁文．先泄其毒　后补其气//胡熙明．针灸临证指南．北京:人民卫生出版社,1991:133

张傲清,黄丽珍．走罐法治疗急性胃肠炎52例疗效观察．江苏中医,1991,12(5):26

张生理．注射用水穴位注射治疗感染性疾病640例．上海针灸杂志,1991,10(2):12

张涛清．利气宣壅　调和阴阳//胡熙明．针灸临证指南．北京:人民卫生出版社,1991:134

张玉璞．针刺治疗急性胃肠炎210例．中国针灸,1987,7

(4):41

章逢润．急性胃肠炎的针灸治疗．陕西中医,1985,6(9):414

郑晓梅．针灸治疗急性胃肠炎．新疆中医药,2009,27(3):25

朱新太．针灸治疗急重症举隅．中医杂志,1994,35(8):475

第十八节 便秘

便秘是指大便秘结不通，或排便频次减少，或虽有便意，但排便困难的病证。古代针灸临床文献中凡有便秘、大便难、大便不通、大便不利、大便闭塞、大便艰难、不得大便、不便、闭结、后不利、后闭、不得后、走哺、关格、大肠结、不得泻、不下等描述字样的内容，本节均予收入。中医学认为，本病由肠胃积热、气机郁滞、气血亏虚、阴寒凝滞等原因引起；病理机制为脾失健运，胃失通降，肾不气化，肝失疏泄，导致肠腑传导功能失司，糟粕不能排出体外；临床可分为寒秘、热秘、气秘、虚秘等证型。西医学中的肠梗阻、腹腔内炎症和疼痛、肛门直肠的疾病、胃肠功能的衰退、药物的副反应等皆可导致便秘。涉及便秘的古代文献共 269 条，合 631 穴次；现代文献共 151 篇，合 513 穴次。将古今文献的统计结果相对照，可列出表 18-1~ 表 18-4（表中数字为文献中出现的次数）：

表 18-1　常用经脉的古今对照表

经脉	古代	现代
相同	膀胱经 121、任脉 89、脾经 66、胃经 52、三焦经 30	胃经 145、膀胱经 118、任脉 73、脾经 37、三焦经 26
不同	肾经 87、肝经 46	大肠经 29

表 18-2　常用部位的古今对照表

部位	古代（穴次）	现代（穴次）
相同	足阴 124、小腹 98、下背 75、胸脘 65、腿阳 59、臂阳 35	小腹 137、腿阳 95、下背 78、臂阳 39、足阴 31、胸脘 23
不同		上背 44

表 18-3 常用穴位的古今对照表

穴位		古代	现代
相同		照海 38、支沟 27、神阙 21、大肠俞 20、足三里 19、承山 16、气海 14、中脘 14、三阴交 10	足三里 45、大肠俞 35、支沟 24、神阙 18、中脘 16、气海 14、三阴交 12、承山 10、照海 9
相似	背	膀胱俞 12	脾俞 20、胃俞 12、肾俞 12、长强 9
	腹	章门 22、石门 9	天枢 55、关元 14、大横 12
	腿	（足三里）	上巨虚 24
不同		太白 17、太溪 11、大钟 10、涌泉 9、内庭 8、大都 8	合谷 14、曲池 12

表 18-4 所用方法的古今对照表

方法	古代（条次）	现代（篇次）
相同	艾灸 53、针刺 49、刺血 18、敷贴 14、推拿 6	针刺 45、灸法 17、推拿 17、敷贴 14、刺血 1
相似	吸咂 1	拔罐 3
不同	熨法 4、点烙 1	耳穴 46、埋藏 16、电针 15、穴位注射 12、皮肤针 2、头针 1、手针 1

根据以上各表，可对便秘的古今针灸治疗特点作以下比较分析。

【循经取穴比较】

1. 古今均取膀胱经穴 中医学认为，本病由脾、胃、肾、肝、肠等脏腑功能失调所致，而这些脏腑之气输注于背部膀胱经背俞穴；膀胱经又通过会阳穴与督脉长强相连，可调整肛门的功能。西医学认为，控制胃肠道的自主神经多数从背部脊髓胸 6~ 腰 2、骶 2~4 发出，刺激相应背俞穴，可通过相应自主神经调整胃肠道

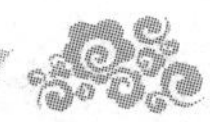

功能，从而起到治疗便秘的效果。因此在本病古、今文献中膀胱经穴次较为集中，分别为121、118穴次，分列诸经的第一、第二位，分占各自总穴次的19.18%、23.00%，百分比显示，**现代比古代更重视膀胱经穴**，此当受现代西医神经学说影响的结果。就穴位而言，表18-3显示，**古今均多取大肠俞、承山，这是相同的**；古代还取膀胱俞等，现代则取脾俞、胃俞、肾俞等，这是相似的。

2. 古今均取任脉与脾、胃经穴　本病的病位在脾、胃、肾、肝、肠等，这些脏腑均位于腹部，而任脉循行于腹部正中线上，并与腹部其他经络相交会，与上述脏腑联系密切；脾、胃经循行于腹部，分别"属脾络胃"，"属胃络脾"，故本病临床多取任脉与脾、胃经穴。

表18-5　古、今任脉、脾经、胃经穴次及其分占各自总穴次的百分比和其位次对照表

	古代	现代
任脉	89（14.10%，第二位）	73（14.23%，第三位）
脾经	66（10.46%，第四位）	37（7.21%，第四位）
胃经	52（8.24%，第五位）	145（28.27%，第一位）

由表18-5可见，古今对任脉的重视程度相近，古代似比现代更重视脾经穴，而**现代则远比古代更重视胃经穴**。就穴位而言，**古今均多取神阙、气海、中脘，三阴交，足三里，这是相同的**；古代还取石门等，现代则取关元，大横，天枢等，这是相似的；**古代又取足部太白、大都，内庭等，现代则取腿部上巨虚等；现代重视天枢，足三里**，分别为55、45穴次，分占现代诸穴第一、第二位，致使胃经穴次占诸经之首，而**古代不如之，这些是古今不同的**。

元代《济生拔粹》言："治大便不通，刺任脉气海一穴"，"令病人觉急便，三五次为度，次针足阳明经三里二穴"。晋代《脉经》曰："脾实也，苦肠中伏伏如坚状，大便难，刺足太阴经治阴。""脾病，其色黄，饮食不消，腹苦胀满，体重节痛，大便不利”，“春当刺隐白，冬刺阴陵泉，皆泻之；夏刺大都，季夏刺公孙，秋刺商丘，皆补之；又当灸章门（脾募）五十壮，背第十一椎（脾俞）百壮”。明代《针灸大成》“十二经治症主客原络”云：脾经原穴太白配胃经丰隆可治“秘结疸黄手执杖”。乃古代取该三经穴之例。

3. 古今均取三焦经穴　三焦是全身气机升降出入的通道，有“腐熟”“决渎”之功效，若相火亢盛，三焦不通，则可导致本病的出现。在古、今文献中，三焦经分别为30、26穴次，分列诸经的第七、第六位，分占各自总穴次的4.75%、5.07%，古今百分比相近。就穴位而言，**古今均取支沟穴，这是相同的**。在古、今文献中，支沟分别为27、24穴次，分列古、今诸穴第二、第四（与上巨虚并列）位，可见古今均重视支沟穴。

4. 古代选取肾、肝经穴　肾开窍于二阴，主二便，肾气不足可致便秘；肾主液，津液亏少亦可导致大肠燥结。肝主疏泄，调畅气机，而情志不和，气机郁滞，可致使胃肠通降功能失常。因此古代临床亦选取肾、肝经穴，分别为66、46穴次，分列古代诸经的第三、第六位，分占总穴次的13.79%、7.29%。如《素问》云：“腰痛”，“大便难，刺足少阴”。《医宗金鉴》道：“肾经原络应刺病，大小腹痛大便难。”《医宗金鉴》道：“肝经原络应刺病”，“便难溲淋怒色青”。即为例。就穴位而言，**古代多取照海、太溪、大钟、涌泉，章门等**。而现代取肾、肝经穴，分别为20、15穴次，分列现代诸经的第七、第九位，分占总穴次的3.90%、2.92%，未被纳入常用经脉，不如古代。但现代亦取肾经之穴照海，共计9穴次，被纳入常用穴位之列。

5. 现代选取大肠经穴　本病为肠腑传导失司所致，故现代选取大肠经穴共29穴次，列现代诸经的第五位，占现代总穴次的5.65%。**常用穴为合谷、曲池**。而在古代文献中，大肠经共12穴次，列古代诸经的第九位，占古代总穴次的1.90%，未被纳入常用经脉，不如现代。

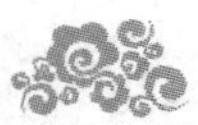

此外，大肠下合于上巨虚，古代文献的检索显示，该穴为0穴次；而现代取上巨虚治疗便秘达24穴次之多，占全身诸穴之第四位（与支沟并列）。总之，古代对大肠及其经脉重视不够，而现代却常用与大肠相关之穴，对于古今这一差异的原因似可探讨。

【分部取穴比较】

1. 古今均取足阴部穴 治疗本病多取肾、脾、肝经穴，因此在古、今针灸文献中足阴部穴次较高，分别为124、31穴次，分列各部的第一、第六位，分占各自总穴次的19.65%、6.04%，此又显示，**古代比现代更重视足阴部穴**，即古代更重视远道穴。就穴位而言，表18-3显示，**古今均取照海，这是相同的。古代还取太白、太溪、大钟、涌泉、大都等**，现代虽然也取足阴部穴行间、太溪、太冲，分别为7、5、5穴次，但均未达常用穴的阈值，故表18-3中未有显示。关于足阴部穴治疗本病，还有以下三点值得提出。

首先，在古代文献中，**照海穴十分突出**，共38穴次，列全身诸穴之首，占总穴次的5.39%。笔者揣测，本病常由阴液不足所致，而照海通阴跷，阴跷主一身之阴，故取照海可以养阴通便。在现代临床报道中，照海虽被列入常用穴位，但仅9穴次，占全身诸穴的第十九位，占总穴次的1.75%，不如古代之突出。是今人对祖先的经验有失继承？还是古人记载有误？当通过临床研究加以回答。

其次，除了照海以外，古代统计显示，**内踝附近其他穴位也十分突出**，太溪、大钟、商丘亦分别达11、10、7穴次。内踝附近是足三阴经原气经过、停留和输注、流行的部位，故穴次较为集中。现代奚永江等提出“二级全息元”的假说，其中内踝部与脐部相对应，为内踝部穴治疗便秘提供了又一种解释。

第三，古代文献统计结果显示，**下肢末端部穴次较为集中**，共计26穴次，其中涌泉、大都、大敦、隐白分别为9、8、7、2穴次，盖下肢末端部是足经之气生成涌出，或渐大之处。又肛门在人体躯干之下端，根据对应学说，肢体末端可与肛门对应，此为下肢末端部穴治本病提供了另一种解释。而在现代文献中涌泉、大都、大敦、隐白分别为 1、0、0、0 穴次，可见现代取下肢末端穴者不多。对于古人多取下肢末端穴的经验，现代临床可否借鉴？

古代取足阴部穴者，如《玉龙歌》道："大便闭结不能通，照海分明在足中。"《医学纲目》言："大便不通"，"照海（泻之立通）、太白（泻之，灸亦可）"。《针灸甲乙经》载：太溪主治"溺黄大便难"。《外台秘要》载：大钟主治"大肠结"。《子午流注针经》道："涌泉为井肾中寻，大便秘结与心疼。"《备急千金要方》曰："后闭不通，灸足大都随年壮。"《席弘赋》道："大便闭涩大敦烧。"此外，《针方六集》载："公孙"，"诸病宜下，不下者取此穴"。其中公孙为脾经络穴，冲脉交会穴，亦属足阴部。

现代取足阴部穴者，如吴春存治疗便秘，采取灵龟八法，针刺照海等穴；张亚菊治疗老年性便秘，针刺太冲、三阴交、太溪、照海等穴，用平补平泻法；王灵枢等治疗便秘，针刺足少阴肾经交信、太溪、大钟、涌泉等穴，据虚实施补泻；梁谊深等治疗功能性便秘之热秘，针太冲等穴，气秘，针行间等穴；冯骅治疗慢传输型便秘之肠道气滞，针刺行间等穴。

2. 古今均取胸腹部穴 本病的病位在腹，根据局部取穴原则，当取腹部穴，因此胸腹（含胸脘和小腹）部穴次较高。在本病的直接成因中，肠腑传导失司占据多数，而肠腑位于小腹部，故小腹部穴次明显高于胸脘部。

表 18-6 古、今小腹、胸脘部穴次及其分占各自总穴次的百分比和其位次对照表

	古代	现代
小腹	98（15.53%，第二位）	137（26.71%，第一位）
胸脘	65（10.30%，第四位）	23（4.48%，第七位）

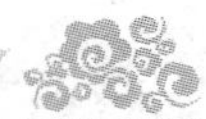

表 18-6 显示，**现代比古代更多选取小腹部穴，古代比现代更多选取胸脘部穴**。就穴位而言，**古今均取神阙、气海、中脘，这是相同的**；其中神阙与肠相连，在古今文献中，其穴次均列腹部诸穴第二位，十分瞩目，这也是古今相同的。古代还取章门、石门等，现代则取天枢、关元、大横等，这是相似的；其中**章门穴次列古代胸腹之首位，天枢列现代诸穴之首位**，此为同中之异，当是古代多取胸脘部穴，现代多取小腹部穴的原因之一。而章门为脾之募穴，天枢为大肠募穴。

古代取胸腹部穴者，如《扁鹊心书》云："虚劳人及老人与病后，大便不通，难服利药，灸神阙一百壮自通。"《针灸聚英》载：气海主"大便不通"。《神应经》曰："大小便不通：胃脘（灸三百壮）。"（此处"胃脘"乃中脘穴）"秘塞：照海、章门。"《循经考穴编》载：章门主治"二便秘涩。"《备急千金要方》言："大便闭塞，气结心坚满，灸石门百壮。"

现代取胸腹部穴者，如赵美荣等治疗中风便秘，将生大黄粉贴敷于神阙穴；李远实治疗便秘，常针刺"三海关"穴组（即足三里、三阴交、气海、关元之简称）；张凤英等则针刺大横、天枢、中脘、气海等穴；周克秀介绍孙吉山经验，取天枢、腹结等；刘友权治疗习惯性便秘，刺天枢、中脘、足三里等；张友贵治疗胸腰椎骨折后腹胀便秘，针刺中极、气海、天枢等穴，均为例。今人又根据临床经验和解剖知识，在腹部寻取有效点，如天津中医学院第一附属医院针灸科刺水道及其外 2 寸、归来及其外 2 寸；段中伯针刺神阙下 3 分。

3. 古今均取下背部穴　肠腑位于小腹部，与其相关联的背俞穴多在下背部，因而在古、今本病文献中，下背部穴次较高，分别为 75、78 穴次，同列各部的第三位，分占各自总穴次的 11.89%、15.20%，百分比显示现代似比古代更重视下背部穴，此当是现代神经学说影响的结果。就穴位而言，**古今均多取大肠俞，这是相同的**；古代还取膀胱俞等，现代则取肾俞、长强等，这是相似的。

古代取下背部穴者，如《行针指要歌》道："或针结，针着大肠泄水穴[《针灸大成》校释本注：大肠俞配二间]。"《备急千金要方》云："大肠俞、八髎主大小便不利。"《太平圣惠方》载：膀胱俞主"腹中痛，大便难也"。此外，《备急千金要方》曰："长强、小肠俞主大小便难淋癃。"《医心方》云："《秦承祖方》不得大便数日方：灸下部后五分卅壮瘥，大良。"可见古人亦取长强穴，统计共6穴次，但未被纳入古代常用穴位。

现代取下背部穴者，如刘孔江治疗中风后便秘，取大肠俞、气海俞等，用芒针深刺；王林玉治疗老年习惯性便秘，揉按大肠俞、次髎等穴；韩华明等治疗便秘，取肾俞、次髎等，用针刺疗法；任晓明则先刺长强、大肠俞、会阴等穴，然后注入消痔灵注射液；刘佃温等取长强穴，采用挂线切开疗法。现代还发现了治疗本病的奇穴，如韩华明等治疗便秘，取二阴穴，该穴位于大转子与骶骨上端连线的下2/5处，针刺时针尖向肛门，以肛周酸胀为度。

4. 古今均取腿阳面穴 古今治疗本病多取胃经、膀胱经穴，该两经循行经过腿阳面，因此在本病的古、今文献中，腿阳面穴次亦较高，分别为59、95穴次，分列各部的第五、第一位，分占各自总穴次的8.24%、28.27%，此又显示，**现代比古代更重视腿阳面穴**。就穴位而言，**古今均多取足三里、承山，这是相同的**。足三里在古、今文献中分别为19、45穴次，分列全身诸穴的第六、第二位，分占各自总穴次的3.01%、8.77%，可见**现代比古代更重视足三里；现代还取上巨虚，古代则未见记载，这些是古今不同的**，也是导致现代腿阳面穴次高于古代的原因之一。

在上述穴位中，足三里为胃经合穴，上巨虚为大肠经的下合穴，而"合治内腑"(《灵枢经·邪气脏腑病形》)，故该两穴可治胃肠不通。承山属膀胱经，而膀胱经通过会阳穴与督脉长强相连；现代奚永江等提出"二级全息元"的假说，其中承山位于肛门的投影点附近，与长强相对应，为承山治疗便秘提供了又一种解释。

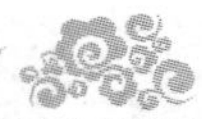

古代取腿阳面穴者，如《脉经》云："病苦闭，大便不利，腹满四肢重，身热苦胃胀，刺三里。"《杂病穴法（歌）》曰："便秘"，"不针长强针承山"。《马丹阳天星十二穴歌》载：承山主"痔疾大便难"。又如《备急千金要方》曰："丰隆主大小便涩难。"丰隆亦在腿阳面。

现代取腿阳面穴者，如田家耐治疗胃肠燥热型便秘，针刺足三里、上巨虚等穴位，用捻转手法；刘润平等治疗顽固性便秘，针刺天枢、上巨虚，用捻转提插强刺激；周昌华治疗胆囊炎胆石症术后便秘，针刺足三里、上巨虚，行补法；方亮等治疗腰椎源性便秘，针刺承山穴，用苍龟探穴手法；董汉武治疗习惯性便秘，针刺承山穴，行中等度刺激；张良俊则按压双侧天枢、承山，以指代针。

5. 古今均取臂阳面穴 古今治疗本病均取三焦经穴，现代还取大肠经穴，因此在古、今文献中，臂阳面穴次亦较高，分别为35、39穴次，分列各部的第六、第五位，分占各自总穴次的5.55%、7.60%，百分比较为接近。就穴位而言，**古今均多取支沟穴，这是相同的；现代还取曲池，古代取之不多，这是不同的**。

支沟为三焦经五输穴中的"经穴"，而"所过为经"，故刺灸支沟可疏通三焦经气，起到通便的作用；以五行而论，支沟属于火经火穴，泻之则可治疗三焦热盛所致的便秘。现代奚永江等提出上肢"二级全息元"，其中支沟位于肛门投影点附近，与下肢承山穴相当，支沟与承山，一上一下，皆与长强穴相对应，此为支沟通便提供了又一种解释。而曲池为手阳明经的合穴，可治阳明邪热所致便秘。

古今取臂阳面穴者，如明代《循经考穴编》载：支沟主"下焦二便秘涩"。元代《玉龙歌》道："若是胁疼并闭结，支沟奇妙效非常。"现代赵燕治疗便秘，用拇指分别按摩指压双侧支沟穴，发现按摩20分钟后患者即感肠蠕动加强而产生便意；宋禄法治疗习惯性便秘，针刺支沟穴，并认为适当运用补泻手法，可收卓效，有效率高达96.88%；赵研敏等治疗小儿实证便秘，针刺支沟、合谷、曲池等穴，用提插捻转法；吴耀持等治疗骨伤后便秘中的热秘，针刺曲池、合谷，用提插补泻法。

6. 现代还取上背部穴　本病与脾、胃、肝等脏腑功能失调相关，因此现代临床又取相应背俞穴，致使上背部达 44 穴次，列现代各部第四位，占现代总穴次的 8.58%。就穴位而言，**现代选取脾俞、胃俞等**。如杨梅坤取脾俞、胃俞、大肠俞、小肠俞、肾俞等，注入维生素 B_{12}、当归寄生注射液、丹参注射液，并用电针刺激；张春玲等治疗结肠慢运输型便秘，针刺脾俞、胃俞、大肠俞等穴；王林玉治疗老年习惯性便秘，揉按脾俞、胃俞等穴。而古代取上背部共 24 穴次，列各部的第八位，占古代总穴次的 3.08%，脾俞、胃俞的穴次亦不高，均不如现代。前面已述，古代多取胸脘部穴，而现代多取上背，实为异曲而同工。

此外，从表 18-3 可见，古代治疗本病还取三**阴交**、**内庭**，现代则取三**阴交**、**合谷**。如唐代《千金翼方》语："针足太阴穴，在内踝上一夫，一名三阴交，亦主大便不利。"明代《类经图翼》载：内庭主治"大便不通，宜写此。"现代杨骏治疗习惯性便秘，针刺三阴交，行平补平泻，手法略强，出针后埋入揿针；姚会艳等治疗便秘，针刺合谷、复溜。但这些穴位所属部位腿阴面、足阳部、手背部的穴次并不高，均未被列入常用部位。

【辨证取穴比较】

在本病的古代针灸文献中，有若干内容与辨证相关，涉及寒、热、气、虚等因素，兹整理如下。

1. 与寒相关　寒属阴，而便秘与足经关系密切，故治疗与寒相关者，**古人常根据辨证取相关足阴经穴**。对于其中少阴之寒，古人取肾经穴，如《灵枢经》曰："厥气走喉而不能言，手足清，大便不利，取足少阴。"《类经图翼》载：太溪配合委中、大钟治疗"大便难，手足寒"。《针灸聚英》载：肓俞主"腹满响响然不便，心下有寒"。对于太阴之寒，取脾经穴，如《灵枢经》云："厥而腹向向然，

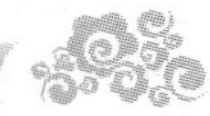

多寒气，腹中彀彀，便溲难，取足太阴。”《针灸甲乙经》曰：“腹满响响然，不便，心下有寒痛，商丘主之。”对于厥阴之寒，取肝经穴，如《素问》曰：“病在少腹，腹痛不得大小便，病名曰疝，得之寒，刺少腹两股间，刺腰髁骨间。”（张志聪注，此为厥阴之病，刺肝经穴）《针灸甲乙经》曰：“色苍苍然，太息，如将死状，振寒，溲白，便难，中封主之。”对于寒秘**古人还取脐部或脐下之穴**，以补“脐下肾间动气”，如《古今医统大全》熨脐下，治疗“脐下冷结不通”。

2. 与热相关　对于与热相关者，**古人取本病之常规穴，即腹部或下背部穴**，如《针灸内篇》载：水道“治三焦热，大小便难”。《循经考穴编》载：大肠俞“主脏腑邪热，大便闭塞”。《备急千金要方》曰：“腹热闭，时大小便难，腰痛连胸，灸团冈百壮，穴在小肠俞下二寸。”古人**亦取上半身相关穴**，如《类经图翼》曰：支沟主“三焦相火炽盛，及大便不通，胁肋疼痛者，俱宜泻之”。《外科理例》：“（咽喉）肿痛发热便秘者，表里俱实也，宜解表攻里，如症紧急，便刺患处，或刺少商穴。”古人**又取末端穴或关节部穴**，如《循经考穴编》载：厉兑主“胃中积热，胃脘疼痛，便结便血”。《杂病穴法（歌）》道：“热秘气秘先长强，大敦、阳陵堪调护。”《铜人腧穴针灸图经》载：浮郄主“小肠热，大肠结”。此外，《采艾编翼》云：“发热便闭，乃表里有实热，加三间、尺泽、大肠俞、大溪、曲泉。”其中三间、尺泽在上半身，太溪、曲泉在关节部，大肠俞在下背部，这一处方体现出治疗与热相关者的上述三个取穴特点。

3. 与气相关　治疗与气相关者，**古人根据辨证在三焦、肾、肝经与任脉中选穴**。对于三焦失司，气机阻滞引起的气秘，取三焦经穴，如《琼瑶神书》载：支沟二穴“治伤寒胁肋疼、大小便闭塞、气不能通，泻之”。对于肾不气化，厥气上逆引起的气秘，取肾经穴，如《灵枢经·杂病》曰：“腹满，大便不利，腹大，亦上走胸嗌”，“取足少阴”。对于肝失疏泄，气不调畅引起的气秘，选取肝、胆经穴，如上述“与热相关”中《杂病穴法（歌）》曰：“热秘气秘先长强，大敦、阳陵堪调护。”对于小腹气滞引起的气秘，则选用小腹部任脉穴，如《备急千金要方》曰："大便闭塞，气结心坚满，灸石门百壮。"

4. 与虚相关 治疗与虚相关者，**古人根据辨证在脾、肾、胃、三焦经与小腹部中选穴**。对于脾气虚弱者，则取脾经穴，如《神应经》曰："脾虚不便：商丘，三阴交（三十壮）。"对于肾虚胃弱者，取肾经、胃经穴，如《琼瑶神书》道："大便虚秘不能通，内庭照海一里攻，即使下法时刻下，多取调匀在手中。"对于三焦之气不足者，则取三焦经支沟穴，如《杂病穴法（歌）》曰："大便虚秘补支沟，泻足三里效可拟。"对于肾间动气不足者，古人取脐部与小腹部穴，如上述"多取腹部穴"段落中《扁鹊心书》以"灸神阙一百壮"治疗"虚劳人及老人与病后，大便不通"。

现代也有以辨证取穴治疗便秘者，如杨甲三治疗本病中的热秘，泻足三里、天枢，补照海；气秘，泻大敦、足三里，补支沟、太白；虚秘，补气海、足三里、脾俞、胃俞，以梅花针叩刺腰骶骨两侧；冷秘，补大肠俞、肾俞、支沟、照海、灸关元。马书玖治疗习惯性便秘之阳明腑实型，针合谷、曲池、内庭，施泻法；肝郁脾虚型，针中脘、气海、阳陵泉、行间，施平补平泻法；气血虚弱型，针关元、脾俞、三阴交，施补法；肾阳虚弱型，针百会、肾俞、石关、照海，施补法。胡杨等治疗飞行时差性便秘，针刺天枢、足三里、上巨虚、殷门、大肠俞、支沟，肠道实热，加内庭、合谷；肠道气滞，加中脘；脾虚气弱，加脾俞、三阴交；脾肾阳虚，加脾俞、肾俞；阴虚肠燥，加三阴交、照海。由此可见，古今临床在本病的辨证取穴方面，尚有若干相合之处。

【针灸方法比较】

1. 古今均用艾灸 在本病的古、今针灸文献中，涉及艾灸者分别为53条次、17篇次，分列古、今诸法之第一、第三位，分占各自总条（篇）次的19.70%和11.26%，此又显示，**古代比现代更多地采用艾灸法**，此与古代多灸，现代多针的状况相合。

（1）**古今艾灸取穴比较**：统计结果显示，就穴次而言，古代

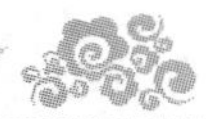

艾灸治疗本病共82穴次，其中小腹部27穴次，占艾灸总穴次的32.93%；下背部16穴次，占艾灸总穴次的19.51%。而前述本病总体取穴特点中，小腹部98穴次，占总体总穴次的15.53%；下背部75穴次，占总体总穴次的11.89%，可见古代**艾灸比总体更多地选取局部穴（即小腹部穴），其次为近道穴（即下背部穴）**。笔者推测，在腹部施灸，可就近对胃肠进行温热刺激，起到温阳补气的作用，促进胃肠蠕动，使大便顺利排出；若灸远道四肢穴，要候阳气循经络传至腹部，再发挥理气通便的作用，或通过生化、免疫系统发生效应，起效过程较慢，不如灸腹部穴起效迅速，故艾灸多取腹部穴，以及下背部穴。在现代临床上，艾灸亦多取小腹部穴，其次为下背部穴，而灸取足阴部穴者则为少见，这与古代艾灸取穴是基本相似的。具体讨论如下。

1）**古今均灸腹部穴：**古今艾灸多取小腹部穴。如唐代《备急千金要方》灸“侠玉泉相去各二寸，名曰肠遗，随年壮”；“石门百壮”；“脐下一寸三壮，又灸横文百壮”；“小腹下横骨中央，随年壮”。明代《医学纲目》灸“水道二十壮”。《东医宝鉴》灸“气海、天枢各三七壮”。《类经图翼》取“身交在少腹下横文中”，“灸七壮”。清代《针灸集成》灸“经中穴在脐下寸半两旁各三寸，灸百壮”。现代钟传珍取支沟、天枢、大横、气海等穴，用艾灸法。

在腹部诸穴中，**古代艾灸穴次最高者为神阙**，如清时期日本《针灸则·伤食》载：“灸：（不得吐，不得泻，腹痛甚，而已欲绝之时）神阙。”上述宋代《扁鹊心书》治虚秘，“灸神阙一百壮自通”。现代灸神阙者，如蒋振亚等取神阙部位“八阵穴”，用盒灸法；陈克勤取神阙穴，用艾条灸法，此与古人灸神阙相合。

古人还灸胃脘部穴，如晋代《脉经》灸“章门五十壮”。宋代《医心方》灸“石关百壮”。明代《神应经》取“胃脘灸三百壮”。但现代灸胃脘部穴的报道不多。

2）**古今均灸背部穴：**古代临床又灸背部近道穴，通过“气街”的作用，使胃肠蠕动增强，促使肠内糟粕之排出。其中**以下**

背部穴为多，常用穴为大肠俞、膀胱俞等。如《备急千金要方》灸“大肠俞”，“灸百壮”；“灸八髎百壮”。敦煌医书《灸法图》灸“傍光俞”，“一百壮”；“大小肠俞，在十七椎两相，相去二寸三分”，“灸一百壮”。《医学纲目》灸“荣卫在背脊四面各一寸八分，腰眼下三寸，挟脊相去四寸，两边各四穴，灸十壮至百壮”。古人**也灸上背部穴**，或兼灸上、下背部穴，如《脉经》灸“背第十一椎百壮”。《备急千金要方》灸“第七椎两旁各一寸七壮”。《针灸集成》灸“肾俞以年壮，肺俞、大肠俞、肝俞、太冲各七壮”。古代艾灸还常将腹部穴和背部穴相配，如《针灸则》载：“灸：中脘、腰眼”治疗“大便闭”。《名家灸选三编》曰：“治大便闭，灸不通者法（德本）：灸关元、痞根。”

现代本病临床也有灸背部穴者，如陈玲琳等治疗老年人习惯性便秘，取大肠俞、脾俞等穴，施艾条灸，灸至皮肤微微发红为宜。但总的来说，现代灸背部穴的报道不多。

3）**古代灸取足阴部穴**：尽管古代多灸腹部、背部穴，但仍有灸足阴部穴者，通过经气的传导，以治本病，如《古今医统大全》载：“照海灸三壮，泻之”，“太白灸三壮，泻之”。《针灸集成》灸“营冲（在足内踝前后陷中）三壮”。古人也灸足阴部的末端穴，通过对肢体末端神经的刺激，促进胃肠蠕动，以求速效，如《备急千金要方》“灸大敦四壮”；“灸足大都随年壮”。《针灸资生经》灸“左右脚下下第二指第一节曲纹中心各十壮，每壮如赤豆大”。此外，古人还**灸下肢部其他穴**，如《备急千金要方》灸“承筋二穴各三壮”；“踵踝白肉际各三七壮”。《神应经》灸“三阴交三十壮”。而现代灸取足阴部穴和下肢其他穴的报道很少。

4）**古代灸口旁穴**：古人治疗本病又灸面部口旁穴，如《备急千金要方》曰：“小儿大小便不通，灸口两吻各一壮。”在人的躯干部，口腔与肛门上下相对应，根据对应学说，下病上取，故可取口边穴位。由此推理，治疗口腔病当也可取肛门周围的穴位，而《针灸大成》治疗“口内生疮”，“复刺后穴：金津、玉液、长强”。其

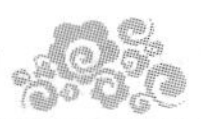

中长强即在肛门旁，可作为这一推论的佐证。而在现代临床上，灸取口旁穴的报道较为少见。

（2）**艾灸方法比较：**除了一般灸法外，古今艾灸方法中还有以下内容值得讨论。

1）**古今均用隔物灸：**古今治疗本病均在脐部采用隔药灸。如宋代《针灸资生经》曰："腹中有积，大便秘，巴豆肉为饼，置脐中，灸三壮即通，神效。""结胸伤寒"，"大便不通，诸药不能救者，巴豆七粒，和皮，肥黄连七寸，去须，同捣烂，作一圆，安在脐心上，以手按下稍实紧，捻艾皂子在于药上灸，甚者不过三五壮立愈"。现代吴迎春等治疗顽固性便秘，将大戟和大枣肉敷于脐部，用艾条灸；殷之放治疗便秘，用隔药灸神阙穴，所用药物有甘遂、冰片、附子、生大黄等。上述古代选用的巴豆、黄连，现代选用的大戟、甘遂、大黄等，皆为**泻下逐水，清热通下的药物**。将上述药物**敷于脐部**，并在其上施灸，促使药物的有效成分透入肠中，从而获得开秘效果，这是古今相同的。

古代还用隔蒜和隔盐灸。对于外科疮疡所致便秘，古人在疮疡局部用隔蒜灸，此乃大蒜杀菌的缘故，如《薛氏医案·外科发挥》载："一男子患发背肿硬，烦渴便秘"，"隔蒜灸而消"。隔蒜和盐灸又可使机体获得温热刺激，起到温阳益气的效果，同时还可避免肌肤灼伤，如《古今医统大全》载："治大小便不通方"，"用火烧盐，填于脐内，切蒜一片盖盐上，艾灸二三炷即通"。《寿世保元》亦"以盐烧过入脐内，蒜片上灸之"。现代用隔蒜隔盐灸治疗本病的报道不多。

2）**古代采用灯火灸：**对于绞肠痧之类的"不得泻"，古人用火焠法，即现代所谓"灯火灸"，灸灼皮肤红点。《针灸逢源》载："暑郁中焦，腹痛上下攻绞，不得吐泻"，"如胸背四肢发红点者，以菜油灯火遍焠之"。现代临床用灯火灸治疗本病的报道不多。

3）**古代采用熨法：**熨法与艾灸相似，均属热疗范畴，均有温阳通便的效果，但熨法的加热面积比一般灸法为大，而烧灼温度比直接灸法为低，可避免肌肤烫伤，古人亦用其治疗本病。如《古今医统大全》治疗“大便不利”：“以盐炒热布裹熨脐下，须臾即通。若脐下冷结不通，不可便熨，冷散攻心必死，须先服理中汤，乃可熨。”可见对于冷秘不可即熨，要先服理中汤，以防冷散攻心，此可供临床参考。又如《针灸治疗实验集》载：“腹痛如绞，睾丸缩入，四肢厥冷，胃呃呕，欲吐不能，欲泻不得”，“用白布一方，橘叶刀切碎，食盐炒热，敷于橘叶与布上，按置脐中”。亦为熨法之例。而现代用熨法治疗本病的报道不多。

4）**古代的横三间寸灸：**艾灸需要一定刺激量，前面“与热相关”中《备急千金要方》载：“腹热闭，时大小便难，腰痛连胸，灸团冈百壮，穴在小肠俞下二寸。”其后又曰：“横三间寸灸之。”所谓“横三间寸”灸法，乃于一穴上并排灸三个艾炷，刺激量较大。现代用这一方法者也不多。

5）**古代灸“不五百壮”：**上文显示，古代艾灸有一壮、二三壮者，也有灸至十壮、百壮，甚至三百壮者，临床当根据患者年龄、体质、病情，以及穴位所在部位等情况以施灸。敦煌医书《灸法图》载：“大小肠俞”主“大小便不利”，“灸一百壮，亦不五百壮。”可见古人主张不宜灸得太多，不宜达到或超过五百壮。笔者推测，灸得太多，阳气过旺，阴液耗伤，对本病的治疗反而不利。而现代艾灸的壮数一般较少，不会达到或超过500壮。

6）**现代采用温针灸：**温针灸是针刺与艾灸相结合的产物，由于针具的进步而得以实现，现代临床常采用之。如姜旭强等治疗老年习惯性便秘，取关元和天枢，用温针灸；陈克勤取天枢、足三里等，用温针灸。而在本病的古代文献中，未见用温针灸者。

2. 古今均用针刺　本病患者往往表现十分窘迫，当务之急是要增强胃肠蠕动，促使大便顺利排出，而针刺治疗起效较速，故而临床常用之。西医学认为，针刺通过神经反射，可使相关副交感神经胆碱能纤维兴奋，从而起到加强肠蠕动的作用，这一反应速度较快，为针刺治疗本病提供了解释。在本病的古、今文献

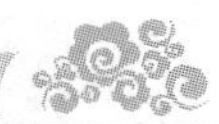

中，涉及针刺者分别为49条次、45篇次，同列古、今诸法之第二位，分占各自总条（篇）次的18.22%和29.80%，可见**现代比古代更多采用针刺法**。这当是现代神经学说的影响和针具进步的缘故。

（1）**针刺取穴比较：**统计结果表明，在本病的古代文献中，针刺以足阴部穴次为最高，共29穴次；其次为胸脘部和小腹部，分别为27、18穴次。而现代针刺则以胸腹部、背部穴为多，刺足阴部穴者不多。也就是说，**古代针刺以足阴部穴次为最高**（与前述本病古代的总体取穴特点亦相合）；**而现代针刺则以胸腹部穴次为最高**，这是古今相异的。将针刺与艾灸相比，前文已述，**古今艾灸均以小腹部穴次为最高；而古代针刺则以足阴部穴次为最高**，这是针刺与艾灸的相异的。上述两个相异的原因是什么，尚待探讨。对于古今针刺的取穴，具体讨论如下。

1）**古代多刺足阴部穴：**如《琼瑶神书》道："涌泉脚板心，屈足宛中寻，大小便闭结，速取五分针。""咳嗽上喘便秘结，公孙照海用金针。"《针灸简易》载：大都治疗"腹满呕吐大便难"，"针三勿灸太阴间"。又如上述"古今均取任脉与脾、胃经穴"中《脉经》中刺隐白、大都、公孙、商丘，亦为例。中医学认为，四肢末端是经气聚集、旺盛之处；西医学证实，肢体末端的神经末梢丰富，针刺之则反应强烈，通过神经反射可促使肠蠕动增加，因此刺足阴部穴治疗本病可以取效。现代针刺足阴部穴者，如前面"古今均取足阴部穴"中所举案例，但总的来说，现代针刺足阴部穴的报道不多，对古人的经验尚可借鉴。

2）**古今均针刺胸腹穴：**古今治疗本病均针刺胸腹部穴。如清时期日本《针灸则·关格》言："针：中脘、鸠尾。"近代《西法针灸》治疗"胃癌""胃扩张""慢性肠加答儿""盲肠炎"等病所引起的便秘，均针腹部穴，如巨阙、上脘、天枢、大横、腹结、气冲、章门等。均为例。明代《循经考穴编》云："大小便不通，服药不效，将死者，气结也，针入（会阴）即苏，但不可久留针。"会阴也可归入小腹部。

现代针刺胸腹部穴者，如前面“古今均取胸腹部穴”中，李远实、张凤英、刘友权、张友贵等治疗便秘，均用针刺的方法，所刺穴位是气海、中脘、天枢、关元、大横等，均在胸腹部穴。可见针刺胸腹部穴，这是古今相合的。

（2）针刺方法特点

1）**古代多用泻法**：本病的古代文献统计结果显示，补泻手法的穴次为：泻 35、补泻结合 14、补 12，可见**古人治疗本病以泻法为多**，因为本病常有糟粕积滞，多为实证，或为本虚标实之证，急则治其标，故多用泻法，或用补泻结合的方法，纯用补法者不如之。如《医学纲目》曰：“大便不通：照海（泻之立通）、太白（泻之，灸亦可）。”《琼瑶神书》道：“三里照海施下法，大小便通即便通。”皆为泻之例。又如上述“古今均取任脉与脾、胃经穴”“与热相关”“与气相关”段落中，《类经图翼》取内庭、支沟，《琼瑶神书》取支沟，均注明用泻法。

古人对于本虚标实所施补泻结合可分两种：同穴补泻和异穴补泻。**同穴补泻**，即在同一穴上兼施补泻手法，如《针灸大成》曰：“大便秘结不通：章门，太白，照海”，“宜先补后泻”。《医宗金鉴》道：“大肠俞治腰脊疼，大小便难此可通”，“先补后泻要分明”。**异穴补泻**，即在不同穴上分别施予补法或泻法，如上述“古今均取任脉与脾、胃经穴”段落中《脉经》治疗“脾病”之“大便不利”，泻隐白、阴陵泉，补大都、公孙、商丘；上述“与虚相关”段落中《杂病穴法（歌）》治疗“大便虚秘”，补支沟，泻足三里。

现代施予补泻手法者，如颜幼斋针大肠俞，配支沟，用捻转提插泻法；楼百层针大肠俞、大横、支沟，用提插泻法；潘桂英等治疗直肠内脱垂性便秘，取百会、大肠俞等，用针刺补法；丁青习治疗惯性便秘，以毫针直刺神阙八阵穴，用烧山火补法；张颖治疗便秘（虚秘），取脾俞、胃俞、大肠俞、关元、上巨虚、腹结，用针刺补法。可见**现代报道并未显示出治疗本病多用泻法的特点**，这与古代是

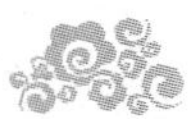

不同的。

又明代《针灸捷径》言："大便秘结不通，大便难：承满、支沟、照海、大肠俞、章门、承山，以上穴法，虚秘者补则通；实结者泻则通；寒多先补后泻，热结先泻后补。"现代张长凯等治疗慢传输型便秘，取大肠俞、天枢、支沟、上巨虚为主穴，实秘用泻法，虚秘、寒秘用补法；祝兆刚等治疗习惯性便秘，取天枢、足三里、上巨虚、支沟、大肠俞、承山，实证用强刺激泻法，虚证用平补平泻手法。在这些文献与报道中，**辨证施治主要取决于手法，而取穴并无差异**。

2）**古代运用呼吸法：**古人认为呼吸可推动气血运行，故在治疗本病时，或用针刺配合呼吸的方法。如《医学入门》载："下：针三阴交，入针三分，男左女右，以针盘旋右转，行六阴之数毕，用口鼻闭气，吞鼓腹中，将泻插一下，其人即泻，鼻吸手泻三十六遍，方开口鼻之气，插针即泻。"《东医宝鉴》云："大便秘涩，取照海针入五分、补三呼，泻六吸，立通，支沟针半寸、泻三吸，太白泻之。"现代用呼吸法治疗本病的报道不多。

3）**古代采用阴阳数法：**古人认为奇数为阳数，属补；偶数为阴数，属泻。故在临床上根据虚实，施予一定次数的针刺手法或呼吸运动，以起补泻作用。如《针灸捷径》言："下法：针公孙二穴，先行纯阳之数，后行六阴之数，待他人腹内鸣时，即通。"上述"运用呼吸法"中《医学入门》"行六阴之数"，"鼻吸手泻三十六遍"；《东医宝鉴》"补三呼，泻六吸"，"泻三吸"，均为例。现代运用此法者不多，故且录以备考。

4）**古今均使用调气法：**宋元时期的《琼瑶神书》使用调气针法治疗本病，其中包括气上、气下、升阴、升阳、圆盘、摄、搓、伸、提等方法："大便虚闭不通"，"气虚不通下气攻，三里照海气下通，若是气响升阴下，速用气上取调中，过后三日针中脘，圆盘七摄气海空，三里再针取气下，内庭取血便除踪"。"大便闭塞不能通，气上支沟阳有功，三里气行通照海，升阳搓后用搓松，里松皮叶针头住，胀自消兮腹自空，若要安即伸提起，纵他实硬自然通。""便闭支沟气上攻，升阳三里要搓松，搜松皮吸针头住，再使伸提即便通。”上述文中“里松皮叶”“搜松皮吸”是何意？不甚明了，尚待探讨。

现代亦用提插捻转手法以调气，如马天安等治疗习惯性便秘，刺天枢穴，用提插捻转法，虚证用补，实证用泻，针刺上巨虚，行平补平泻手法，6 分钟行针 1 次以调气；何天有治疗麻醉后便秘，针刺大肠俞、天枢等穴，用提插捻转手法；陈玲琳等治疗老年性习惯性便秘，针刺天枢、关元、大场俞、脾俞，采用子午捣臼法（捻转提插相结合的方法）；闫利等治疗习惯性便秘，针刺双侧天枢、大肠俞、上巨虚穴，采用捣针法加强刺激。

5）**现代采用深刺法：**现代治疗本病或用深刺法，如上述“古今均取下背部穴”中刘孔江治疗中风后便秘，用芒针深刺大肠俞、气海俞，以产生经络传感作用，即为例。现代尤其重视深刺腹部穴天枢，因为该穴位于小肠和横结肠附近，深刺之可直接接触肠壁，促进肠管蠕动，起到通便作用。如邓红月治疗老年性习惯性便秘，张维等治疗结肠慢转运性便秘，均深刺天枢穴；刘志顺等治疗老年性便秘，深刺天枢（2.5~3 寸），并用随机单盲安慰对照前瞻性研究法，与常规针刺组（深 1~1.5 寸）相比，结果差异非常显著，而且证实，深刺天枢穴是安全的，值得推广。可见深刺的疗效得到代临床证实，而在古代文献中，未见明确用深刺者。

6）**现代采用子午流注针法：**现代还有人采用按时针刺法。如吴春存治疗便秘，采取灵龟八法，按时间针刺照海、列缺，配大肠俞、天枢、支沟、足三里，采用平补平泻法，其中支沟、足三里先轻补后重泻。而在古代本病文献中，未检出用此法者。

3. 古今均用刺血　本病之邪毒若伤及血脉，则当用刺血疗法，在本病的古、今文献中，涉及刺血者分别为 18 条次、1 篇次，分列古、今诸法之第三、第九位，分占各自总条（篇）次的 6.69% 和 0.66%，可见**古代比现代更多采用刺血法**。如《素问·缪刺论》曰：“人有所堕坠，恶血留内，腹中满胀，不得前后”，“刺足内踝之

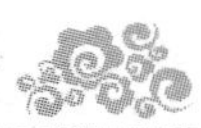

下，然骨之前血脉出血，刺足跗上动脉；不已，刺三毛上各一痏，见血立已”。《灵枢经·五邪》云：“邪在肾”，“腹胀腰痛，大便难”，“取之涌泉、昆仑，视有血者尽取之”。《针灸则·关格》言：“出血：少商、大敦。”均为例。此外，《琼瑶神书》道：“男女大便虚闭不通”，“内庭取血便除踪”。此处虽言“虚闭”，但必有实邪内闭，故取内庭以刺血。

对于干霍乱不泻者，古人亦用刺血以救急，此当邪毒已入血分之故。如《痧惊合璧》载：“刺天井骨，第三节骨下四节以上，腰眼以下对节直骨各开一针，即八字骨活动处，刺中脘一针，此症痛而不吐泻，若名干霍乱，毒入血分宜放痧。”《名医类案》则言：“针刺手足眉心，出血为度。”

对于外科肿毒发热引起的便秘，古人在疮毒局部施予刺血疗法，泻去脓血，则身热自退，大便可通。如《外科理例》载：“囊痈”，“一弱人脓熟胀痛，大小便秘，急针之，脓出三碗许，即鼾睡”。“一人患丹毒，焮痛便秘，脉数而实”，“令砭患处去恶血”。此类记载共计 9 条，乃古代刺血条次多的原因之一。

现代用刺血治疗本病者，如许凯声治疗便秘，取商阳穴，用点刺放血的方法。可见现代用刺血治疗本病者不多，对于古人的刺血记载似可加以研究。

4. 古今均用敷贴疗法　在本病的古、今文献中，涉及敷贴者分别为 14 条次、14 篇次，分列古、今诸法之第四、第六位，分占各自总条(篇)次的 5.20% 和 9.27%。

古人用敷贴疗法者，如敦煌医书《杂证方书第八种》载：石盐、麝香安脐中，以水三滴之。元代《世医得效方》载：连根葱、生姜、淡豉、盐，掩脐；生大螺与盐和壳生捣碎，置脐下一寸三分；乌桕木研烂，敷脐下。明代《续医说》载：田螺、大蒜、车前草和研为膏，覆于脐上。《名医类案》载：以新汲水调朴硝，透入脐与丹田中。《古今医统大全》载：置矾末于脐中，以新汲水滴之。《寿世保元》载：小芥菜子末、黄丹、腊醋烧滚调糊，摊脐上；甘遂末水调，敷脐下；蜗牛膏（或用田螺）纳脐中，以手揉按之。《续名医类案》载：以附子作饼，热贴脐上；用商陆捣烂，敷脐上。

现代用敷贴疗法者，如陈睿治疗大肠积热、气滞引起的便秘，将大黄、决明子、山楂、神曲、厚朴等研末，用蜂蜜调成糊，敷贴于神阙穴；耿少怡等治疗小儿实证便秘，将通大黄、芒硝、莱菔子、芦荟等敷于脐中；鞠端惠等治疗习惯性便秘，将大黄、生地、当归、枳实、厚朴、杏仁等外敷于神阙穴。

上述古、今所用药物，有同有异，但均可供临床参考。在这些药物中，乌桕木、朴硝、明矾、甘遂、商陆、大黄、枳实、芦荟可**攻逐泻下**；生地、当归、杏仁、决明子可**润肠通便**；麝香能**走窜开闭**；葱、姜、淡豉、大蒜**辛散开通**；山楂、神曲、莱菔子、厚朴可**理气消食**；附子可**温阳益气**；田螺、芥菜子、蜗牛等为民间经验药物；而车前草为利尿之品，用于兼有小便不通者。古今敷贴所取的穴位**多为脐中或脐下之穴**，通过药物渗透入腹以发挥作用，这也是相同的。

5. 古今均用推拿　在古、今本病的针灸文献中，涉及推拿者分别为6条次、17篇次，分列古、今诸法之第五、第三（与艾灸并列）位，分占各自总条（篇）次的2.23%和11.26%，可见现代比古代更多地采用推拿疗法。推拿腹部穴可直接刺激胃肠道，促进其蠕动；推拿背部穴可通过背俞穴，刺激相关脏腑；推拿四肢穴则通过经络或神经的传导，以发挥通便的作用。

古代治疗本病用推拿者，如《济生拔粹》载："治大便不通，刺任脉气海一穴"，"令病人觉急便三五次为度，次针足阳明经三里二穴"，"凡大便不通，勿便攻之，先刺气海穴讫，令人下侠脐揉胃之经，即刺三里穴，觉腹中鸣三五次即透矣。"此为针刺与推拿同施，颇具有临床意义，不妨一试。近代《西法针灸》治疗"胃癌"，"按摩胃部"；治疗"胃扩张"，"于腹部行圈状摩擦法及按捺法"；治疗"慢性肠加答儿"，"按摩腹部"；治疗"盲肠炎"，"徐徐按摩腹部"；治疗"肝脏变硬""按摩腹背诸部"，亦为例。

现代治疗本病用推拿者，如张敏尚治疗老年性便秘，先用擦

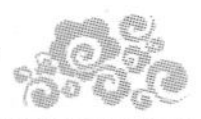

法施术于背部膀胱经循行部位，再用“三捏三提法”捏脊，同时按揉脾俞、胃俞、大肠俞及八髎等穴，再点按长强，按揉中脘、天枢、关元，并点按支沟、足三里、内庭，最后用放松震腹法；王秀珍治疗习惯性便秘，用掌根顺时针方向缓慢揉小腹，拇指用力按压关元、天枢，然后双手叠加置于小腹行掌震法，最后双手掌沿脐部向下抚摸；杨璀健治疗术后便秘，按摩腹部，指压天枢、石门、下脘穴。总之，古今均用推拿治疗本病，这是相同的。

6. 古代用吸咂，现代用拔罐　吸咂与拔罐均是在穴位局部形成一负压，以刺激穴位，疏通经络，并改善微循环，两法有相似之处，均可起到通便的效果。明代《寿世保元》即用“吸咂”治疗大小便不通：“锁肚者，由肚中受热毒壅盛，大小便闭而不通，结于肛门，腹胀欲绝，急令妇人以温水先漱了口，吸咂于儿前后心，并脐下、手足心，共七处，凡三五次，漱口吸咂，取红赤为度，须臾自通。”小儿皮肉娇嫩，用拔罐法易损伤皮肤，故用口吸咂，以刺激相关经脉、穴位和脏腑。

现代多采用拔罐疗法，该法与吸咂相似，均可产生负压，但其产生的负压较吸咂为大，刺激较强，又可避免吸咂引起的医者感染，而且操作方便简单，故得以广泛应用。如武晓利等治疗老年人习惯性便秘，取神阙穴，用拔罐疗法；蒋振亚等治疗老年习惯性便秘，取背部大椎至长强，用走罐法；丁青治疗惯性便秘，用液状石蜡涂擦腰背部双侧膀胱经等范围，用推罐疗法；白亚平等治疗便秘，按顺时针方向取腹部的水道、腹结、大横、天枢、神阙等，用闪罐法，取背部大肠俞，用拔罐法。

7. 现代采用的其他疗法　现代还采用埋藏、电针、穴位注射、皮肤针、小针刀、微针疗法等方法，这些在本病的古代文献中未见记载，当是现代针灸工作者的发展。以下例举之。

（1）**埋藏**：现代有人用**埋针疗法**治疗本病，如白雪媛治疗便秘，取左侧腹结穴，施予皮内针埋针法；王建成则取左腹结、大肠俞、肺俞、中脘、天枢、肾俞、丰隆、支沟，施予皮内埋针法。现代还有采用**埋线疗法者**，如李桂琴治疗习惯性便秘，取大肠俞、天枢、上巨虚，施予埋线疗法；罗素珍等治疗老年习惯性便秘，取双侧足三里，施予埋线法；王增、吴春存分别治疗便秘，均取天枢透大横、上巨虚，予以埋线法；丰培学则取长强穴，施予埋线治疗。

（2）**电针**：如尤亚芳治疗便秘，取殷门穴，采用电针刺激；杨璀健治疗术后便秘，取双侧天枢、足三里、三阴交等穴，采用电针刺激；王少光等治疗盆底失弛缓综合征引起顽固性便秘，取天枢、上巨虚，用电针刺激。

（3）**穴位注射**：如席作武治疗便秘，取会阴穴，注入消痔灵注射液；杨国晶等治疗老年习惯性便秘，取上巨虚、足三里、大肠俞、脾俞、天枢、三阴交，注入黄芪注射液和复方丹参注射液；罗素珍等则取肓门穴，注入维生素 B_1；汤朝阳取大肠俞、天枢、足三里、支沟、阳陵泉，注入维生素 B_1。

（4）**皮肤针**：如薛维华等治疗特发性便秘，取尾骶部穴，用七星针叩刺。

（5）**微针疗法**

1）**耳穴**：现代用耳穴治疗便秘的报道甚多，其篇次占现代诸法之首位，十分瞩目，此当是耳穴疗法操作简单，使用方便，不影响日常生活之故。如王德伟治疗便秘，取经验耳穴“便秘点”（三角窝内，坐骨与交感连线作底边，作一等边三角形，顶点处即是），或在该穴局部寻找反应点，埋入揿钉式皮内针；张凤英等则取耳穴大肠、直肠下段、下脚端、肺、脾、肾等区，用王不留行贴压；耿标等、吕海平分别治疗习惯性便秘，均取耳穴大肠、直肠下段、便秘点等穴，用王不留行贴压。

2）**头针**：如周炜等治疗脑血管病后便秘，取头穴双侧足运感区，用针刺并连接 LH402 韩氏穴位刺激仪。

3）**手针**：如林凌治疗习惯性便秘，取第二掌骨下腹穴附近压痛点，用针刺。

此外，宋代《太平圣惠方》“三十六黄点烙方”中的“食黄”有

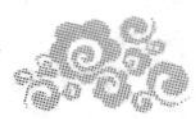

“肠中结燥”一症，因此古代检索得点烙1条次。

【结语】

根据上述对古今文献的统计与分析结果，兹提出治疗便秘的参考处方如下（无下划线者为古今均用穴，下划曲线者为古代所用穴，下划直线者为现代所用穴）：①足阴部穴照海、太白、太溪、大钟、涌泉、大都等；②胸腹部穴神阙、气海、中脘、章门、石门、天枢、关元、大横等；③背部穴大肠俞、膀胱俞、脾俞、胃俞、肾俞、长强等；④腿阳面穴足三里、承山、上巨虚等；⑤臂阳面穴支沟、曲池等。此外，还可取腿阴面三阴交，足阳部内庭，手背部合谷等。临床可根据病情，在上述处方中选用若干相关穴位。

临床可根据八纲、经络、脏腑之辨证，选取相关经络穴位。对于寒秘，可选取相关足阴经穴，以及脐部或脐下之穴；热秘，除取腹部或下背部穴外，又可取末端或关节部穴；气秘，可在三焦、肾、肝经与任脉中选穴；虚秘，可在脾、肾、胃、三焦经与小腹部中选穴。

就针灸方法而言，可采用艾灸（含隔物灸、灯火灸、温针灸、热熨等）、针刺（含呼吸、阴阳数、调气、深刺、子午流注等）、敷贴、推拿、拔罐（含吸咂）等方法。对于实证多用泻法；对于病及血络者，可用刺血法。此外，还可采用现代埋藏、电针、穴位注射、皮肤针、小针刀、微针系统（含耳穴、头针、手针）等方法。

历代文献摘录

［晋代及其以前文献摘录］

《素问·刺疟》：“肾疟者……大便难，目眴眴然，手足寒，刺足太阳、少阴。”

《素问·刺腰痛》：“腰痛……大便难，刺足少阴。”

《素问·厥论》:“太阴之厥,则腹满䐜胀,后不利,不欲食。”“厥阴之厥,则少腹肿痛,腹胀,泾溲不利。”

《素问·长刺节论》:“病在少腹,腹痛不得大小便,病名曰疝,得之寒,刺少腹两股间,刺腰髁骨间。”

《素问·骨空论》:“督脉为病……不得前后,为冲疝……督脉生病治督脉,治在骨上,甚者在齐下营。”

《素问·缪刺论》:“人有所堕坠,恶血留内,腹中满胀,不得前后,先饮利药,此上伤厥阴之脉,下伤少阴之络,刺足内踝之下,然骨之前血脉出血,刺足跗上动脉;不已,刺三毛上各一痏,见血立已,左刺右,右刺左。”

《灵枢经·五邪》:“邪在肾……腹胀腰痛,大便难……取之涌泉、昆仑,视有血者尽取之。”

《灵枢经·杂病》:“厥气走喉而不能言,手足清,大便不利,取足少阴。”“厥而腹向向然,多寒气,腹中榖榖,便溲难,取足太阴。”“腹满,大便不利……取足少阴。”“腹满,食不化,腹响响然,不能大便,取足太阴。”“腹胀,啬啬然大便不利,取足太阴。”“便溲难,刺足厥阴。”

《脉经》(卷二·第一):“右手关上阴实者,脾实也,苦肠中伏伏如坚状,大便难,刺足太阴经治阴。”

《脉经》(卷二·第二):“左手寸口人迎以前脉阴实者,手厥阴经也,病苦闭,大便不利……刺三里。”

《脉经》(卷六·第五):“脾病……大便不利……春当刺隐白,冬刺阴陵泉,皆泻之;夏刺大都,季夏刺公孙,秋刺商丘,皆补之;又当灸章门五十壮,背第十一椎百壮。”

《针灸甲乙经》(卷七、第一下):“大便难,䐜胀,承山主之。”

《针灸甲乙经》(卷七·第四):“大便难,石关主之。”

《针灸甲乙经》(卷八·第一下):“大便难,承筋主之。”

《针灸甲乙经》(卷九·第四):“大便难……太冲主之。”

《针灸甲乙经》(卷九·第五):“溲白,便难,中封主之。”

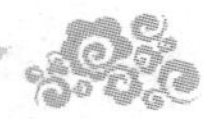

《针灸甲乙经》(卷九·第七):“腹满响响然,不便,心下有寒痛,商丘主之。”“腹满,大便难,时上走胸中鸣,胀满……大钟主之。”

《针灸甲乙经》(卷九·第八):“大便难,飧泄,腰尻中寒,中髎主之。”“腰痛大便难,涌泉主之。”

《针灸甲乙经》(卷九·第十):“三焦约,大小便不通,水道主之。”“[一本有“少腹有热”4字]大便难,中注及太白主之。”“大便难,大钟主之。”

《针灸甲乙经》(卷九·第十一):“不得大小便……委阳主之。”

《针灸甲乙经》(卷九·第十二):“痔,会阴主之……不得大小便,皆主之。”

《针灸甲乙经》(卷十一·第二):“大小便难……长强主之。”

《针灸甲乙经》(卷十一·第六):“溺黄,大便难……太溪主之。”

[唐代文献摘录]

《备急千金要方》(卷八·第二):“大肠俞在十六椎两边相去一寸半……大小便难,不能饮食,灸百壮。”

《备急千金要方》(卷十五上·第六):“大便难,灸第七椎两旁各一寸七壮;又灸承筋二穴各三壮,在腨中央陷内。”“大便不通,灸侠玉泉,相去各二寸,名曰肠遗,随年壮;又灸大敦四壮。”“大便闭塞,气结心坚满,灸石门百壮。”“后闭不通,灸足大都随年壮。”“大小便不利,欲作腹痛,灸荣卫四穴百壮,穴在背脊四面各一寸。”“腹热闭,时大小便难,腰痛连胸,灸团冈百壮,穴在小肠俞下二寸。横三间寸灸之。”“大小便不通,灸脐下一寸三壮;又灸横文百壮。”“大小便不利,灸八髎百壮。”“小儿大小便不通,灸口两吻各一壮。”

《备急千金要方》(卷二十·第六):“走哺转筋,灸踵踝白肉际各三七壮,又灸小腹下横骨中央,随年壮。”

《备急千金要方》(卷三十·第二):“丰隆主大小便涩难。”“长强、小肠俞,主大小便难。”“营冲四穴主大小便不利。”“秩边、包肓，主癃闭下重，大小便难。”“大肠俞、八髎，主大小便[一本有“不”字]利。”“中髎、石门、承山、大冲、中管、大钟、大溪、承筋，主大便难。”“石关主大便闭，寒气结心坚满。”

《备急千金要方》(卷三十·第四)：“丰隆……腹若刀切之状，大便难。”

《千金翼方》(卷二十八·第六)：“针足太阴穴，在内踝上一夫，一名三[原作“二”，据定位改]阴交，亦主大便不利。”

敦煌医书《灸法图》S·6168：“大肠俞……大便难，不能饮食，灸百壮，善。”“傍光俞，在十九椎两相，相去二寸三分……小肠绞痛，大小便难……在下胋灸之一百壮，佳。”“大小肠俞，在十七椎两相，相去二寸三分……大小便不利，及妇人带下，灸一百壮，亦不五百壮。”

《敦煌医书》(杂证方书第五种)：“关元一穴，在脐下三寸，治大小便利……。”

《敦煌医书》(杂证方书第八种)：“疗大小便不通方……葱叶小头内孔中，口吹令通；又方，石盐、麝香各一分，研之，安脐中，以水三滴之，立差。”

《外台秘要》(卷三十九·第十)：“大钟……大肠结。”

[宋、金、元代文献摘录]

《太平圣惠方》(卷五十五·三十六黄点烙方)：“食黄者……肠中结燥，亦似心黄，梦见神鬼，烙章门二穴、关元穴、脾俞二穴、上管穴、中管穴。”

《太平圣惠方》(卷九十九)：“膀胱俞……泄痢肠痛，大小便难。”“白环俞……大小便不利，百病。”[上2条原出《铜人针灸经》(卷四)]

《太平圣惠方》(卷一百)：“膀胱俞……腹中痛，大便难也。”“志室……大便难，食饮不下。”“扶承……大便难。”“交信……大小便难。”

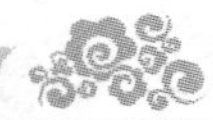

《医心方》(卷十二·第十三):"《秦承祖方》不得大便数日方……灸下部后五分卅壮,瘥,大良。""《小品方》大便闭塞气结心满方:灸石关百壮。"

《铜人腧穴针灸图经》(卷五·足太阳):"浮郄……小肠热,大肠结。"

《琼瑶神书》(卷二·八十):"三里照海施下法,大小便通即便通。"

《琼瑶神书》(卷二·一百七):"大便虚秘不能通,内庭照海一里攻,即使下法时刻下,多取调匀在手中。"

《琼瑶神书》(卷二·一百十四):"男女大便虚闭不通一百十四法:气虚不通下气攻,三里照海气下通,若是气响升阴下,速用气上取调中,过后三日针中脘,圆盘七摄气海空,三里再针取气下,内庭取血便除踪。"

《琼瑶神书》(卷二·一百三十六):"大便闭塞不能通,气上支沟阳有功,三里气行通照海,升阳搓后用搓松,里松皮叶针头住,胀自消兮腹自空,若要安即伸提起,纵他实硬自然通。"

《琼瑶神书》(卷二·二百五十七):"便闭支沟气上攻,升阳三里要搓松,搜松皮吸针头住,再使伸提即便通。"

《琼瑶神书》(卷二·二百八十七):"下法二百八十七法:先取三里二穴、内庭二穴、照海二穴。"

《琼瑶神书》(卷三·四十四):"支沟二穴:治伤寒胁肋疼、大小便闭塞、气不能通,泻之。"

《琼瑶神书》(卷三·四十九):"阴陵泉二穴:治腹中寒、不嗜食、小便不利、闭结等证。"

《琼瑶神书》(卷三·五十一):"涌泉二穴:治大小便闭结。""照海二穴:治喉咙痛、大便闭结。"

《琼瑶神书》(卷三·六十四):"照海……大便不通并淋沥。"

《琼瑶神书》(卷三·六十五):"大便闭涩又难通……公孙列缺效神功。""咳嗽上喘便秘结,公孙照海用金针。""大便秘结列缺功。”

《琼瑶神书》(卷四·流注六十穴道):“涌泉脚板心,屈足宛中寻,大小便闭结,速取五分针。”

《西方子明堂灸经》(卷一·腹):“中注……大便坚燥不利。”

《西方子明堂灸经》(卷三·脊中):“次髎……大小便利。”“中髎……大小便利。”“下髎……大小便利。”[上3条疑为“大小便不利”之误,故录之]

《西方子明堂灸经》(卷六·足太阳):“昆仑……不得大便。”

《子午流注针经》(卷下·足少阴):“涌泉……大便秘结与心疼。”

《扁鹊心书》(卷上·窦材灸法):“虚劳人及老人与病后,大便不通,难服利药,灸神阙一百壮自通。”

《针灸资生经》(卷三·肾虚):“大小便不通,可思饮食,于左右脚下下第二指第一节曲纹中心,各灸十壮,每壮如赤豆大,甚验。”

《针灸资生经》(卷三·癞疝):“太仓公诊司空命妇曰,疝气客于膀胱,难于前后溲而溺赤,灸其足厥阴脉左右各一所,即不遗溺而溲清。”

《针灸资生经》(卷三·大便不通):“腹中有积,大便秘,巴豆肉为饼,置脐中,灸三壮即通,神效,耆域蜜兑治大便秘(详见既效)。”

《针灸资生经》(卷七·伤寒):“灸结胸伤寒法……大便不通,诸药不能救者,巴豆七粒,和皮,肥黄连七寸,去须,同捣烂,作一圆,安在脐心上,以手按下稍实紧,捻艾皂子在于药上灸,甚者不过三五壮立愈,续用补药一二日。”

《针经指南》(流注八穴):“列缺……大便闭塞(大肠)。”“照海……大便不通(大肠)。”

《济生拔粹》(卷三·治病直刺诀):“治大便不通,刺任脉气海一穴……令病人觉急便,三五次为度,次针足阳明经三里二

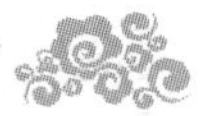

穴……凡大便不通，勿便攻之，先刺气海穴讫，令人下侠脐揉胃之经，即刺三里穴，觉腹中鸣三五次即透矣。”

《世医得效方》(卷六·秘涩)：“又掩脐法，治大小便不通，用连根葱一茎，带土不洗，以生姜一块，淡豉二十一粒，盐二匙，同研烂，捏饼烘热，掩脐中，以帛扎定，良久气透自通，不然，再换一剂。”“大便不通……敷药治闭结至亟，昏不知人，生大螺一二枚，以盐一匕，和壳生捣碎，置病者脐下一寸三分，用宽帛紧系之，即大通，未效，乌桕木根三寸，研井水服，亦效，就多研烂敷脐下亦可。”

《扁鹊神应针灸玉龙经》(六十六穴治证)：“大钟……大便秘。”

［明代文献摘录］

《神应经》(伤寒部)：“秘塞：照海、章门。”

《神应经》(心脾胃部)：“脾虚不便：商丘、三阴交(三十壮)［原无后六字，据《针灸大成》改］。”

《神应经》(肠痔大便部)：“大便不通：承山、太溪、照海、太冲、小肠俞、太白、章门、膀胱俞。”“闭塞：照海、太白、章门。”“大小便不通：胃脘(灸三百壮)。”

《针灸大全》(卷一·马丹阳天星十二穴歌)：“承山……痔疾大便难。”［原出《琼瑶神书》(卷三·治病手法歌)］

《针灸大全》(卷一·席弘赋)：“大便闭涩大敦烧。”

《针灸大全》(卷四·八法主治病症)：“内关……大便艰难，用力脱肛：照海二穴、百会一穴、支沟二穴。”“照海……女人大便不通：申脉二穴、阴陵泉二穴、三阴交二穴、太溪二穴。”

《针灸集书》(卷上·虚损)：“中髎、肩井、大椎、肺俞、肾俞、膏肓、三里、譩譆、气海、下焦俞等穴，治丈夫五劳七伤六极，腰痛，大便难。”

《针灸集书》(卷上·大便不通)：“大钟、中髎、石门、太冲、中管、太溪、承筋、昆仑、承山，以上并治大便难，坚燥秘涩。”

《针灸集书》(卷上·大小便不通):"丰隆、长强、小肠俞、胞肓、浮郄、扶承、大肠俞、会阴,以上并治大小便不通。"

《针灸集书》(卷上·痔漏):"会阴、会阳、小肠俞、秩边、承山、飞扬、商丘、支沟、扶承、复溜……或大便难,小便不利。"

《针灸捷径》(卷之上·针法秘旨):"下法:针公孙二穴,先行纯阳之数,后行六阴之数,待他人腹内鸣时,即通。"

《针灸捷径》(卷之下):"大便秘结不通,大便难:承满、支沟、照海、大肠俞、章门、承山……虚秘者补则通,实结者泻则通,寒多先补后泻,热结先泻后补。"

《续医说》(卷八·水肿治验):"象山县村民有患水肿者……用田螺、大蒜、车前草,和研为膏,作大饼覆于脐上,水从便旋而出,数日顿愈[《名医类案》魏之琇按:此方又治大小便不通]。"

《针灸聚英》(卷一上·足阳明):"三里……大便不通,心闷不已。"

《针灸聚英》(卷一上·足太阳):"中髎……大小便不利。""下髎……大小便不利。""次髎……大小便不利。""胞肓……不得大小便。"

《针灸聚英》(卷一下·足少阴):"肓俞……腹满响响然不便。"

《针灸聚英》(卷一下·任脉):"气海……大便不通。"

《针灸聚英》(卷四上·玉龙赋):"照海支沟,通大便之秘。""肚痛秘结,大陵合外关于支沟。"

《针灸聚英》(卷四上·行针指要歌):"或针结,针着[一本作"著"]大肠泄[一本作"泻"]水穴。"

《外科理例》(卷三·一百):"一老冬月头面耳项俱肿,痛甚,便秘,脉实……遂砭患处,出黑血,仍投前药,即应……恶血既去,其药自效。"

《外科理例》(卷三·一百四):"囊痈……一弱人脓熟胀痛,大小便秘,急针之,脓出三碗许,即鼾睡。"

《外科理例》(卷五·一百十五):"臂疽……尝治臂毒,便闭烦

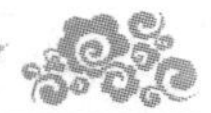

躁……若脓成，急刺，用纸捻醮麻油纴疮内，以膏药贴之。”

《外科理例》(卷六·一百二十三)："咽喉……肿痛发热便秘者，表里俱实也，宜解表攻里，如症紧急，便刺患处，或刺少商穴。”

《外科理例》(卷七·一百三十二)："一人患丹毒，焮痛便秘，脉数而实……令砭患处去恶血。”

《神农皇帝真传针灸图》(图十四)："膀胱俞……腹中疼，大便艰难，可灸七壮。”

《名医类案》(卷四·霍乱)："霍乱欲吐不吐，欲泻不泻，心腹绞痛，脉之沉伏如无，此干霍乱也，急令盐汤探吐宿食痰涎碗许，遂泻……针刺手足眉心，出血为度。”

《名医类案》(卷六·疝癞)："齐北宫司空命妇出于病……臣意诊其脉曰，病气疝客于膀胱，难于前后溲而溺赤，病见寒气则遗溺……即灸其足厥阴之脉(宜灸急脉)，左右各一所，即不遗溺而溲清，小腹痛止。”

《名医类案》(卷九·淋闭)："王仲阳治一士人，弱冠未婚……便溲俱不通，秘闷欲死，王即令用细灰于患人连脐带丹田作一泥塘，径如碗大，下令用一指厚灰四围高起，以新汲水调朴硝一两余，令化，渐倾入灰塘中，勿令漫溢，须臾，大小便迸然而出，溺中血条皆如指大。”

《名医类案》(卷十·脑项疽)："一武职河南人，年逾五十，患脑疽内溃，热渴，头面肿胀如斗……便秘……针周顶出脓，及用清凉饮。”

《古今医统大全》(卷十三·大便不利)："大便不利……以盐炒热布裹熨脐下，须臾即通；若脐下冷结不通，不可便熨，冷散攻心必死，须先服理中汤，乃可熨。”

《古今医统大全》(卷六十九·易简诸方)："经验方：治大小便俱不通，用生明矾研末，令患人仰卧，置矾末于脐中满，以新汲水滴之，候患人冷透腹内，即自然通行。如曾灸脐孔者，即于灸瘢上用面作圈，一指高，置矾于中，依法滴水。”

《古今医统大全》(卷六十九·针灸法):"秘结……照海(灸三壮,泻之),章门(灸二七壮),太白(灸三壮,泻之),气海(刺),三里(刺)。"

《古今医统大全》(卷九十三·治大小便不通方):"用火烧盐,填于脐内,切蒜一片盖盐上,艾灸二三炷即通。"

《薛氏医案》(保婴撮要·卷十一·胎毒发丹):"一小儿患此,二便不利,阴囊肚腹俱胀,急用砭法。"

《薛氏医案》(外科发挥·卷五·作呕):"一男子患发背肿硬,烦渴便秘,脉沉实,作呕……隔蒜灸而消。"

《薛氏医案》(外科枢要·卷三·二):"囊痈……脓焮而便秘者,热毒壅闭也,先用托里消毒散,后用针以泄之,脓去即解。"

《薛氏医案》(外科枢要·卷三·十三[脱疽]):"一男子肿痛色赤,发热作渴,大小便秘结,其脉浮数,按之沉实……先用隔蒜灸,及人参败毒散。"

《薛氏医案》(疠疡机要·上卷·本症治验):"一男子遍身疙瘩,搔则痒,掐则痛,便闭作渴……砭出黑血,渐知痛痒。"

《医学入门》(卷一·杂病穴法):"热秘气秘先长强,大敦阳陵堪调护。""大便虚秘补支沟,泻足三里效可拟。""下,针三阴交,入针三分,男左女右,以针盘旋右转,行六阴之数毕,用口鼻闭气,吞鼓腹中,将泻插一下,其人即泻,鼻吸手泻三十六遍,方开口鼻之气,插针即泻。""便秘……不针长强针承山。""上吐下闭关格者,泻四关穴。"

《医学入门》(卷一·治病要穴):"大肠俞:主腰脊痛,大小便难。""膀胱俞:主腰脊强,便难腹痛。""照海:主夜发痓,大便闭。"

《医学纲目》(卷二十一·痞):"假令满闭,淋溲,便难,转筋,足厥阴肝经受病,当治木井大敦是也。"

《医学纲目》(卷二十三·大便不通):"大便不通……(撮)又法,照海(泻之立通)、太白(泻之,灸亦可)。""大便不通……(世)又法,合谷。""大便不通……肠遗(挟玉泉相去二寸,随年壮针

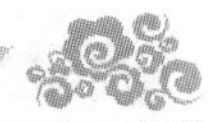

灸，书无此穴，或云非正穴也）。”“大便不通……石门、大都。”

《医学纲目》（卷二十三·大小便不通）：“（桑）大小便不通：大都。”“（东）大小便难：团冈（在小肠俞下二寸，横纹间灸取之）、水道（二十壮）、荣卫（在背脊四面各一寸八分，腰眼下三寸，挟脊相去四寸，两边各四穴，灸十壮至百壮。或云此穴未详）。”

《医学纲目》（卷二十三·产后大小便不通）：“（心）治妇人产后，忽小腹胀如蛊，大小便不通：气海、三里、关元、三阴交、阴谷主之。”

《医学纲目》（卷三十一·胃实泻法）：“（集）伤寒大便不通：期门（一云章门）、照海。”

《杨敬斋针灸全书》（下卷）：“伤寒大便闭：支沟、章门、照海、内庭。”“伤寒小腹胀，大便闭结也：支沟、[足]三里、内庭、中极、阴泉、照海。”“小腹胀满，大小便结滞而胀，非气满也，宜下之：期门、支沟、气海、三阴交、[足]三里、照海、内庭。”[上3条原出《针灸捷径》（卷之下）]

《针灸大成》（卷三·玉龙歌）：“若是胁疼并闭结，支沟奇妙效非常。”[原出《扁鹊神应针灸玉龙经》]“大便闭结不能通，照海分明在足中，更把支沟来泻动，方知妙穴有神功。”[原出《琼瑶神书》]

《针灸大成》（卷三·胜玉歌）：“筋疼闭结支沟穴。”

《针灸大成》（卷五·十二经治症主客原络）：“秘结疸黄手执杖……太白、丰隆。”“大便坚闭及遗癃……阳池、内关。”

《针灸大成》（卷九·治症总要）：“第六十七．大便秘结，不通：章门、太白、照海……宜先补后泻。”“第一百十九．大便不通：章门、照海、支沟、太白。”[本条原出《医学纲目》（卷二十三·大便不通）]

《东医宝鉴》（内景篇四·大便）：“大便秘涩，取照海，针入五分，补三呼，泻六吸，立通，支沟针半寸，泻三吸，太白泻之。”“大便不通，取二[原作“三”，据《针灸集成》改]间、承山、太白、大钟、三里、涌泉、昆仑、照海、章门、气海。”“关格吐逆，而小便不通，先灸气海、天枢各三七壮，吐止，然后用益元散以利小便（正传）。”

《寿世保元》（卷四·痼冷）：“紧阴及大小便不通，小芥菜子半碗，为细末，黄丹一撮，腊醋烧滚调糊，摊脐上，以纸盖住，热如火不妨，以一炷香为度，将药去了。”

《寿世保元》（卷五·关格）：“阴阳关格，前后不通……予尝以甘遂末水调，敷脐下，内以甘草节煎汤饮之。”

《寿世保元》（卷五·二便闭）：“治大小便不通，明矾末一匙，安脐中，冷水滴之，冷透腹中，自然通，如是曾灸无脐孔，即于灸盘上，用纸作圈子，笼灸盘，着矾末在内，仍以水滴之，若仓卒无矾，以盐烧过入脐内，蒜片上灸之。”“大小便不通，此方治之殊效，蜗牛膏……纳脐中，以手揉按之，立通，或用田螺亦可。”

《寿世保元》（卷八·初生杂症论）：“锁肚者，由肚中受热毒壅盛，大小便闭而不通，结于肛门，腹胀欲绝，急令妇人以温水先漱了口，吸咂于儿前后心，并脐下、手足心，共七处，凡三五次，漱口吸咂，取红赤为度，须臾自通。”

《寿世保元》（卷十·灸法）：“腹中有积，及大便闭结，心腹诸痛，或肠鸣泄泻，以巴豆肉捣为饼，填脐中，灸三壮，可至百壮，以效为度。”

《针方六集》（纷署集·第二十九）：“公孙……诸病宜下，不下者取此穴。”“阴陵泉……大小便不通。”

《针方六集》（纷署集·第三十一）：“照海……二便不通，腹内一切隐疾。”

《针方六集》（纷署集·第三十四）：“浮郄……二便不利。”

《经络汇编》（足太阴脾经）：“足太阴经脾，其见证也，五泄，二便闭。”

《经络汇编》（足少阴肾经）：“足少阴经肾，其见证也……大小腹痛，大便难。”

《类经图翼》（卷六·足阳明）：“内庭……大便不通，宜写此。”

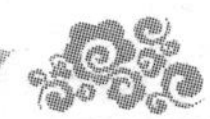

《类经图翼》(卷七·足太阳):"膈关……大小便不利。"

《类经图翼》(卷七·足少阴):"太溪……腰脊痛,大便难,手足寒,并刺委中、大钟。""石关……小便不利,大便燥闭。""阴都……呕沫,大便难。"

《类经图翼》(卷七·手少阳):"支沟……凡三焦相火炽盛,及大便不通,胁肋疼痛者,俱宜泻之。"

《类经图翼》(卷十·奇俞类集):"身交:在少腹下横文中……治大小便不通……可灸七壮。"

《类经图翼》(卷十一·二阴病):"大便秘结:章门(二七壮)、阴交、气海(刺)、石门、足三里、三阴交、照海(刺)、太白(刺)、大敦、大都。"

《循经考穴编》(足阳明):"厉兑……胃中积热,胃脘疼痛,便结便血。"

《循经考穴编》(足太阴):"腹哀……便结。"

《循经考穴编》(足太阳):"大肠俞……主脏腑邪热,大便闭塞。""肓门……气攻腰胁,便艰。"

《循经考穴编》(足少阴):"商曲……大便或泄或闭。"

《循经考穴编》(手少阳):"支沟……下焦二便秘涩。"

《循经考穴编》(足厥阴):"章门……二便秘涩。"

《循经考穴编》(任脉):"会阴……常器之云,病有大小便不通,服药不效,将死者,气结也,针入即苏,但不可久留针。"

[清代文献摘录]

《医宗金鉴》(卷七十九·十二经表里原络总歌):"肾经原络应刺病,大小腹痛大便难。""肝经原络应刺病……便难溲淋怒色青。"

《医宗金鉴》(卷八十五·背部主病):"大肠俞……大小便难此可通……先补后泻要分明。"

《医宗金鉴》(卷八十五·手部主病):"支沟中恶卒心痛,大便不通胁肋疼。”

《医宗金鉴》(卷八十五·足部主病):“照海……兼疗消渴便不通。”“大都……千金主灸大便难。”“太白……一切腹痛大便难。”

《针灸则》(七十穴·手足部):“承山……大便秘不通。”

《针灸则》(伤食):“灸:(不得吐,不得泻,腹痛甚,而已欲绝之时)神阙;出血:百会。”

《针灸则》(大便闭):“针:承山、章门、膀胱俞;灸:中脘、腰眼。”

《针灸则》(关格):“针:中脘、鸠尾;出血:少商、大敦。”

《续名医类案》(卷二·中风):“邹春元心泉,年未五旬,患中风,耳聋鼻塞,二便不通……即为灸百会穴,使阳气上升,又灸关元穴,不使阳气下陷,一二壮,目即能开,眉频蹙,问痛否?能点头,四肢亦少动,谓之曰:忍至七壮可生矣,亦点头,灸将毕,腹欲便,既而前后俱通,去垢秽极多。”

《续名医类案》(卷三·温病):“沈某病感症,身热自汗……口渴谵语,烦躁便秘,又杂进寒凉解毒等剂,势垂危,脉之洪大而数,按之不鼓,面色浅红,游移不定,舌黑而润,手足厥冷……但以附子作饼,热贴脐上时许,便觉稍安矣。”

《续名医类案》(卷六·呕吐):“二便胀不可支,令以大田螺一枚,独蒜一枚,捣烂罨于丹田,以物系之,不逾时,二便俱行,所下皆青色,遂霍然而愈。”

《续名医类案》(卷十九·腰痛):“陆茂才父,年七十……至夜忽腰大痛……二便仍秘,且呕恶发呃……外以田螺、独蒜捣烂系脐下,二便既行,呕呃遂止。”

《续名医类案》(卷二十·二便不通):“一人大小便秘,数日不通,用商陆捣烂,敷脐上立通。”

《续名医类案》(卷三十二·发背):“一男子背患毒,焮痛,饮冷发热,多汗便秘,谵语,以破棺丹二丸而宁,以金银花散四剂,脓成开之,更用托里药而愈。”

《续名医类案》(卷三十四·疣):“辛酉夏,广陵各盐场大行时

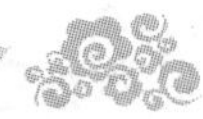

疫，人多湿热病，若伤寒……大便结，小便红……前后胸背渐长数十瘤，如核桃大，其皮甚薄，以针挑破，每瘤出虱数千，遍抓四处，人人寒禁，莫敢近视，瘤破虱出调服，后人仿此俱愈。"

《采艾编翼》（卷一·经脉主治要穴诀）："照海多宜下。"

《采艾编翼》（卷二·伤寒）："少阴，微缓秘涩，传者口燥舌干，中者脉沉足冷，大钟、复溜。"

《采艾编翼》（卷二·痢疾）："下痢，发热便闭，乃表里有实热，加三间、尺泽、大肠俞、大溪、曲泉。"

《采艾编翼》（卷二·泄泻）："大肠俞：开涩。"

《采艾编翼》（卷二·闭结）："闭结……大白、大溪、气海。"

《采艾编翼》（卷二·关格）："关格……足五里、大巨、三阴交、小肠俞。"

《针灸逢源》（卷三·症治要穴歌）："支沟章门去闭结，内关气海商丘当。"

《针灸逢源》（卷五·暑病）："暑郁中焦，腹痛上下攻绞，不得吐泻，用生熟水调白矾三钱，少顷，探吐去其暑毒，如胸背四肢发红点者，以菜油灯火遍焠之。"

《针灸内篇》（手少阳三焦经）："支沟……大便闭，霍乱，口噤。会宗治同支沟。"

《针灸内篇》（足太阴脾经络）："腹哀……治大便闭结，腹中寒痛。"

《针灸内篇》（足太阳膀胱络）："膀胱[俞]：治风劳，腰痛，大小便难。""承山……大便结。"

《针灸内篇》（足少阴肾经络）："大钟……大便闭，咽喉咳血。""照海……治伤寒闭结。"

《针灸内篇》（足阳明胃经络）："水道……治三焦热，大小便难，小腹胀。""丰隆……治头痛，寒热，大小便难……宜出血。"

《针灸内篇》（任脉经络）："会阴……大小便不利。"

《名家灸选三编》（下部病·大便闭）："治大便闭，灸不通者法

(德本):灸关元、痞根。”

《神灸经纶》(卷四·二阴证治):“大小便不通:大肠俞、膀胱俞。”“大便秘结,腹中积痛:章门、巨阙、太白、支沟、照海、大都、神阙(即脐中,用包[疑为“巴”之误]豆为饼,填入脐中,灸三五壮)。”

《针灸集成》(卷二·积聚):“小腹积聚,腰脊周痹,咳嗽大便难:肾俞以年壮,肺俞、大肠俞、肝俞、太冲各七壮,中泉、独阴、曲池。”

《针灸集成》(卷二·大小便):“大小便不通:膀胱俞三壮,丹田二七壮,胞门五十壮,营冲(在足内踝前后陷中)三壮,经中穴(在脐下寸半,两旁各三寸)灸百壮,大肠俞三壮。”“大小便不利:大肠俞、营冲三壮,小肠俞三壮,经中(在脐下寸半,两旁各三寸)灸百壮,中髎。”

《痧惊合璧》:“卷肠痧:刺喉结下窝近骨涯,刺两肩窝一针,刺两腋下一针,刺小腹中脐上一寸,刺脐上皮角。此症肚痛……大小便不利。”“哑痴痧:刺百会穴,刺顶心,刺眉心,刺印堂,刺两眉梢,刺鼻尖准头穴(须稍偏),刺两耳坠,刺唇上离口角二分,刺下口角离三分,刺地门中,刺两肩比骨眼中,刺膻中穴,刺膻中穴下三分,刺第二椎骨眼中,又刺后天井骨中,再刺舌两旁并舌尖舌下紫筋……大便不通。”“霍乱痧:刺天井骨,第三节骨下四节以上,腰眼以下对节直骨各开一针,即八字骨活动处,刺中脘一针。此症痛而不吐泻,若名干霍乱,毒入血分宜放痧。”“欧肠痧:刺印堂,刺唇中尖,刺膻中穴一针,刺中脘[原作“腕”,据图改]一针,刺脐上一寸一针,刺脐下一寸一针。此症面青,气逆上冲,大便不通,口生黄水,下用密尖导法,泻出紫黑血便。”

[民国前期文献摘录]

《西法针灸》(第三章·第一节):“胃癌……大便秘结,后则胃痛,并起呕吐……食物摄生,最为紧要,并按摩胃部,针腹部诸处,此症本为组织起有变化之病,然因施此术而治愈者颇多也,勿轻

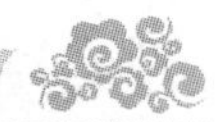

视之。”“胃扩张……大便秘结……治法，一切同前，并于腹部行圈状摩擦法及按捺法，可愈。”“慢性肠加答儿……泄泻与秘结，往往更迭交代，下腹部压重，鼓胀，衰弱……注重原因治法，此外一切同前[按摩腹部，并针腹部痛处，颈项后部亦针之]，孕妇禁针灸，小儿宜灸点天枢。”“盲肠炎……右肠骨窝部作痛殊剧，恶寒发热，脉搏增快，呕吐便秘，腹部膨胀……以均匀之手势，徐徐按摩腹部，并于左列之部针之：巨阙、上脘、天枢、大横、腹结、气冲、章门、承山、膀胱俞。”“肝脏变硬……吞酸嗳气，呕吐鼓肠，大便不顺……宜按摩腹背诸部，而于左列之部针之：隐白、脾俞、胃俞、肝俞，或针障害部，灸腹部亦佳。”

《针灸秘授全书》(百痧症)：“若四肢肿胀，腹痛，大小便难……丰隆，此穴治痰病亦最效。”

《针灸秘授全书》(大便秘结)：“大便秘结：承筋(禁针)、章门、太白、照海、重泻支沟、承山。”

《针灸简易》(审穴歌)：“便秘腰疼大肠俞。”

《针灸简易》(穴道诊治歌·前身部)：“神阙……产后腹痛便不利。”

《针灸简易》(穴道诊治歌·后身部)：“大肠俞……腰脊疼痛便不利。”

《针灸简易》(穴道诊治歌·足部)：“大都……腹满呕吐大便难。”“太白……痔漏腹疼便不利，三针三灸太阴室。”

《针灸治疗实验集》(35)：“周妇年约三十八岁，住周家油车，猝受寒邪，伤风之状，小腹两肋心脘背部疼痛异常，痛时似有块游行，寒热频作，大便不通……孕后感受内外二邪所致，针灸中上脘、建里、内关、大陵、支沟、曲池、合谷、劳宫、足三里、阴陵泉、内庭、陷谷、心俞、肺俞等穴。”“费幼男九岁，住中行乡，肝阳上扰头颈，头汗手足摇动，伸屈似反张之状，食不纳，便不通，溲短舌焦黄，似外邪入中阳明经所致……先于曲池、合谷、中脘、人中、委中、涌泉等穴，针且灸之，复于百会、肺俞、肝俞灸之……以至宝丹加平肝药，至翌晨而死。”

《针灸治疗实验集》(44)：“东阳庐宅庐纯斋君之侄庐龙法，当受流行性感冒，腹痛如绞，津液缺乏……头痛如破，大便闭结，尿溺不觉……第一次神门补，合谷泻，三阴交泻，中极补，百会泻，足三里泻，中脘先泻后补，此症七日无泪与津液，针后当场声音发出，泪津具全，神气清爽，唇口放红；及至第二日，脐中略有疼痛，小便时稍有涩痛，舌苔微黑而津液丰足，按脉尚平，眼光有神，惟鼻水缺少，复针神门、曲池、风府，针入后即出鼻涕很多；第三日继针风门、阴交、三焦俞、膀胱俞、气海、肓俞、百会、大肠俞、中冲，遂得痊愈，助治八珍汤，加防已、秦艽、桂枝。”“林子成，住东阳县南门，年三十八岁……腹痛如绞，睾丸缩入，四肢厥冷，胃呃呕，欲吐不能，欲泻不得，沉昏不省人事……即请士人及为绞肠痧，用三角针全身刺出血后，刻发寒热，四肢厥冷，唇口清白，神气昏乱，其友人即请后学诊治，按脉弦急，用毫针刺天枢穴泻，三阴交泻，足三里泻，中脘先泻后补，病去一大半，再刺腹结穴，腹内浊走动，遂即睡眠一时，神气清爽，疼痛除净，助治用白布一方，橘叶刀切碎，食盐炒热，敷于橘叶与布上，按置脐中。”

《金针秘传》(针验摘录·干血)：“曹女年十七，忽停经九月，人渐瘦，脉沉实，舌白口渴心烧，中脘痛，少腹左胁下痛而拒按，夜来潮热盗汗，便结溲少而热，微咳无痰，皮肤枯燥，肌如甲错，无一不是干血痨之症状……乃一方用去瘀之法，刺其肝脾各经之穴，其腹痛拒按之状渐解，一方又以培养新血之法，从期门等穴启其生机，心烧潮热等症亦退，前后月余，其经复至，诸病霍然。”

[现代文献题录]

(限本节引用者，按首位作者首字的汉语拼音排序)

白雪媛．皮内针治疗便秘．中国针灸，2002，22(8)：540

白亚平，吕金仓，吴中秋．闪罐法治疗便秘．中国针灸，2002，22(8)：541

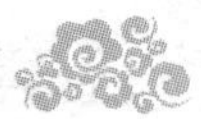

陈克勤. 虚实有别 灸针各异 // 胡熙明. 针灸临证指南. 北京:人民卫生出版社,1991:191

陈玲琳,马素萍. 子午捣臼针刺手法配合艾条灸治疗老年人习惯性便秘. 中国针灸,2002,22(8):540

陈睿. 神阙穴敷贴治疗便秘. 中国针灸,2002,22(8):540

邓红月. 针灸治疗老年性便秘78例临床观察. 中国社区医师,2005,21(19):42

丁青. 针灸配合走罐治疗习惯性便秘68例分析. 中国误诊学杂志,2007,7(21):5112

董汉武. 针刺承山穴治疗习惯性便秘. 中医杂志,1980,21(10):16

段中伯. 针刺神阙下三分治疗便秘. 江西中医药,1990,21(2):46

方亮,许敬人. 苍龟探穴法针刺承山穴治疗腰椎源性便秘. 上海中医药杂志,2000,34(7):39-40

丰培学. 长强穴埋线治疗便秘60例临床观察. 上海针灸杂志,2003,22(8):14

冯骅. 按序针刺配合闪罐治疗慢传输型便秘32例. 中国针灸,2009,29(2):137-138

耿标,耿龙山. 耳压治疗习惯性便秘102例临床观察. 针灸临床杂志,1995,11(1):34

耿少怡. 通便散敷脐治疗小儿实证便秘128例. 中国针灸,2005,25(11):756

韩华明. 针刺治疗便秘91例. 上海针灸杂志,1996,15(1):46

何天有. 针刺治疗麻醉后便秘46例. 中国针灸,2001,21(5):289

胡杨,庄礼兴. 针刺治疗飞行时差性便秘的疗效观察. 四川中医,2006,24(2):98

姜旭强,李晓清. 温针灸治疗老年习惯性便秘体会. 新疆中

医药,2001,19(4):38

蒋振亚．走罐配合艾灸治疗老年习惯性便秘临床观察．中国针灸,2005,25(12):853

鞠端惠．大黄散外敷神阙穴治疗习惯性便秘30例．中国民间疗法,2000,8(11):26

李桂琴．穴位埋线配合针刺治疗习惯性便秘30例．中医研究,2003,16(3):49

李远实．针灸三海关治疗便秘心得．新中医,2004,36(10):52

梁谊深,谢胜,冯金娟．针刺结合穴位注射治疗功能性便秘．针灸临床杂志,2010,26(5):29

林凌．第二掌骨侧全息疗法针治习惯性便秘42例．安徽中医学院学报,1993,12(2):36

刘佃温,姜囡囡．长强穴挂线切开治疗排便障碍疗效观察．中国针灸,2003,23(2):74

刘孔江．芒针治疗中风后便秘38例．中国针灸,2003,23(12):742

刘润平．针刺治疗顽固性便秘．河北中医,1991,13(5):40

刘友权．针刺治疗习惯性便50例．新疆中医药,1990,8(3):45

刘志顺,郑成哲,张维,等．深刺天枢治疗老年性便秘近期观察．中国针灸,2004,24(3):155

楼百层．楼百层临证经验//陈佑邦．当代中国针灸临证精要．天津:天津科学技术出版社,1987:429

吕海平．王不留行耳压法治疗习惯性便秘54例观察．时珍国医国药,2000,11(10):927

罗素珍,陈玉玲．穴位注射配合埋线治疗老年人习惯性便秘．针灸临床杂志,1997,13(4、5):53

马书玖．针刺治疗习惯性便秘38例．江苏中医,2000,21(11):43

马天安,徐增神．调气针刺法治疗习惯性便秘48例疗效观

察.中原医刊,2005,32(6):29

潘桂英.针药并用治疗直肠内脱垂性便秘68例.针灸临床杂志,2002,18(7):5

任晓明.针灸、穴位注射并用治疗便秘40例临床观察.江西中医药,2004,35(10):55

闫利,魏丽洁.西沙比利结合针灸治疗习惯性便秘体会.现代中西医结合杂志,2006,15(6):779

宋禄法.针支沟穴治疗习惯性便秘64例观察.新中医,1991,23(12):32

汤朝阳.益气润肠汤结合水针治疗老年习惯性便秘196例临床观察.吉林中医药,2003,23(9):23

天津中医学院第一附属医院针灸科.针刺治疗顽固性便50例.中医杂志,1981,22(6):17

田家耐.针刺治疗胃肠燥热型便秘60例.中国针灸,1994,14(6):10

王德伟."便秘点"埋针为主治疗便秘35例.中国针灸,2001,21(7):408

王建成.皮内埋针治疗习惯性便秘39例.山西中医,1988,4(1):38

王林玉.针灸加按摩治疗中老年人习惯性便秘40例.湖南中医杂志,2005,21(4):42

王灵枢,陈艳明,崔海.针刺足少阴肾经治疗便秘疗效观察.辽宁中医杂志,2006,33(7):881

王少光,李光.针药结合治疗盆底失弛缓综合征引起便秘76例疗效观察.新中医,2004,36(9):45

王秀珍.指压点穴加按摩治习惯性便秘.中国针灸,2002,22(8):541

王增.穴位埋线治疗便秘.中国针灸,2002,22(8):540

吴春存.八法配穴治疗便秘.中国针灸,2002,22(8):540

吴耀持,叶静芳．骨伤后便秘的针灸辨证治疗．上海针灸杂志,1998,17(6):15

吴迎春．大戟膏敷脐加艾灸治疗顽固性便秘68例．中国民间疗法,2002,10(8):22

武晓利．神阙穴治疗老年人习惯性便秘40例．中国针灸,1996,16(10):27

奚永江,杨仁德,王卜雄,等．《针灸大成》中俞穴功效的计算机分析．上海针灸杂志,1988,7(2):36

席作武．针药并用治疗便秘160例临床研究．中国针灸,2003,23(11):649

许凯声．商阳点刺放血治疗便秘56例．中国针灸,1998,18(4):218

薛维华,张燕,丁敏．七星针加体针治疗特发性便秘78例．中国针灸,2005,25(7):468

颜幼斋．针大肠俞　配以支沟//胡熙明．针灸临证指南．北京:人民卫生出版社,1991:190

杨璀健．电针配合按摩治疗术后便秘43例．针灸临床杂志,2004,20(9):25

杨国晶,富琦,霍毓平．穴位注射并耳穴贴压治疗老年习惯性便秘30例．中国针灸,2001,21(6):343

杨甲山．四种便秘　治法各异//胡熙明．针灸临证指南．北京:人民卫生出版社,1991:188

杨骏．针刺三阴交治疗习惯性便秘．中国针灸,1996,16(8):59

杨梅坤．穴位注射加电针治疗习惯性便秘60例．四川中医,1998,16(5):52

姚会艳,康哲峰,吕霞．针刺治疗便秘20例．中国针灸,2001,21(7):396

殷之放．穴位贴灸治便秘．江苏中医,1989,10(6):26

尤亚芳．电针殷门穴治疗便秘50例．中国针灸,2003,23(5):

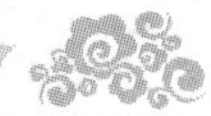

282

张长凯，杨秀丽，董奎，等．针灸治疗慢传输型便秘36例疗效观察．中国肛肠病杂志，2003，23(1)：32

张春玲，刘子云，崔雅飞．针刺配合中药治疗结肠慢运输型便秘18例．针灸临床杂志，2002，18(4)：18

张凤英，代树文．针刺配合耳穴疗法治疗便秘54例．针灸临床杂志，2001，17(6)：14

张良俊．指针治疗习惯性便秘．山西中医，2004，20(6)：20

张尚敏．针灸推拿治疗老年人便秘32例．中国针灸，2004，24(11)：795

张维，刘志顺，李瑁．深刺天枢穴治疗结肠慢转运性便秘30例．上海针灸杂志，2005，24(10)：26

张亚菊．针罐疗法治疗老年性便秘23例．吉林中医药，2007，27(11)：42

张颖．补脾润肠饮配合针灸治疗便秘(虚秘)60例．新中医，2005，37(11)：69

张友贵．针刺治疗胸腰椎骨折后腹胀便秘35例．中国针灸，2001，21(3)：145

赵美荣．生大黄粉神阙穴贴敷治疗中风便秘40例．中国民间疗法，2002，10(7)：26

赵研敏，张颖．针刺治疗小儿实证便秘56例．中国针灸，2007，27(7)：532

赵燕，林佩神．按摩指压支沟穴治疗便秘46例．中国民间疗法，2008，11(2)：24

钟传珍．艾灸治疗便秘20例报道．云南中医杂志，1989，10(6)：25

周昌华．针灸治疗胆囊炎胆石症术后便秘．四川中医，1997，15(9)：57

周克秀．针刺治疗顽固性便秘．上海针灸杂志，1987，6(1)：23

周炜,王丽平．头皮针治疗脑血管病后便秘的疗效观察．中国针灸,2001,21(6):341

祝兆刚,李洪波,陈丽,等．针灸治疗习惯性便秘．针灸临床杂志,2002,18(2):23

第十九节 伤食

伤食是指饮食不当所致疾病，包括饮食过多引起的食积，也包括饮食生冷、生硬、荤毒，以及饮食受惊等所致疾病。古代针灸临床文献中凡有饮食不节、饮食不调、饮食伤脾、食冷伤肺、饮（乳）食受寒风、饮（乳）食受惊吓、饮食无度、伤饱、过饱、过食生冷、过食荤毒（腥）、过食生硬、胃中有积、胃脘停食，以及食积、食肿、食痛、食黄、食结、食癖、食劳、食蛊、食痫、食气、食癥、食噎、食（谷）疸、食渴、食与气搏、食毕晕眩等描述字样的内容，本节均予收入。关于伤于饮酒的内容，将在“伤酒”一节讨论，本节不予收录。中医学认为，本病主要由饮食不当所引起，常表现为实证；而脾胃虚弱亦是病机之一，故又可表现为虚实夹杂证。西医学中的消化功能紊乱、功能性消化不良等与本病相关。涉及伤食的古代针灸文献共 92 条，合 209 穴次；涉及消化不良的现代针灸文献共 56 篇，合 310 穴次。将古今文献的统计结果相对照，可列出表 19-1~ 表 19-4（表中数字为文献中出现的次数）：

表 19-1 常用经脉的古今对照表

经脉	古代（穴次）	现代（穴次）
相同	任脉 43、胃经 23、膀胱经 19、肝经 14、脾经 12	胃经 76、任脉 66、膀胱经 62、肝经 30、脾经 19
不同	督脉 12、肺经 11	心包经 22

表 19-2　常用部位的古今对照表

部位	古代（穴次）	现代（穴次）
相同	胸脘 58、上背 17、小腹 16、腿阳 14、足阴 17	上背 59、腿阳 58、胸脘 54、小腹 37、足阴 24
不同	头面 24	臂阴 24、腿阴 15

表 19-3　常用穴位的古今对照表

穴位		古代（穴次）	现代（穴次）
相同		中脘 14、足三里 10、章门 9、神阙 8、脾俞 7、胃俞 6	足三里 39、中脘 35、脾俞 19、胃俞 19、神阙 9、章门 6
相似	腹部	上脘 4、璇玑 4	天枢 14、关元 9
	背部	（脾俞、胃俞）	肝俞 11
	脾胃	公孙 8、内庭 5	三阴交 12、梁丘 5
不同	上肢	列缺 4	内关 22、合谷 6
	下肢	照海 4	太冲 18、阳陵泉 5
	头部	囟会 5、印堂 5	

表 19-4　所用方法的古今对照表

方法	古代（条次）	现代（篇次）
相同	灸法 34、针刺 10、推拿 2、敷贴 1、刺血 1	针刺 24、贴敷 8、灸法 7、推拿 5、刺血 1
不同	点烙 1、熨法 1	耳穴 10、埋藏 7、电针 5、拔罐 3、器械 1、穴位注射 1

根据以上各表，可对伤食的古今针灸治疗特点作以下比较分析。

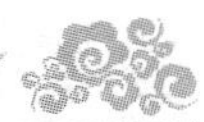

【循经取穴比较】

1. 古今均取任脉、胃经、肝经、脾经穴 任脉与胃、肝、脾经均循行于胸腹部，其中任脉循行于胸腹正中，胃主通降，肝主疏泄，脾主运化，故临床治疗本病多取该四经穴。

表 19-5 古、今任脉、胃经、肝经、脾经穴次及其分占各自总穴次的百分比和其位次对照表

	古代	现代
任脉	43（20.57%，第一位）	66（21.29%，第二位）
胃经	23（11.00%，第二位）	76（24.52%，第一位）
肝经	14（6.70%，第四位）	30（9.68%，第四位）
脾经	12（5.74%，第五位）	19（6.13%，第六位）

表 19-5 显示，古今取任脉、脾经穴的百分比相近，而**现代比古代更多地选取胃经，以及肝经穴**，这是同中之异。就穴位而言，表 19-3 显示，**古今均多取中脘、足三里、章门、神阙**，这是相同的。古代还取任脉上脘、璇玑，胃经内庭，脾经公孙；而现代则取任脉关元，胃经天枢、梁丘，脾经三阴交，这些是相似的。**现代又取肝经太冲穴，更多地选用胃经足三里等穴**（导致现代胃经穴次高），**古代不如之**，这些是不同的。

2. 古今均取膀胱经穴 中医学认为，脏腑之气输注于膀胱经背俞穴，刺激与脾、胃、肠相关的背俞穴，可以增强其运化功能；西医学认为，控制胃肠的交感神经多从背部脊髓胸 5- 腰 2 发出，因此在本病的古、今文献中，膀胱经分别为 19、62 穴次，同列诸经的第三位，分占各自总穴次的 9.09%、20.00%。百分比又显示**现代比古代更重视膀胱经穴**，这当是现代神经学说影响的结果。就穴位而言，**古今均取脾俞、胃俞穴**，这是相同的；现代还取肝俞穴，这是相似的。

3. 古代选取肺经穴 现代选取心包经穴 该两经均属手阴经。《灵枢经·经脉》云:肺经“起于中焦,下络大肠,还循胃口”,因此古代选取肺经穴共11穴次,占古代总穴次的5.26%,列古代诸经第六位,**常用穴为列缺等**,此当与“列缺任脉连肺系”相关。而现代取肺经为1穴次,占现代总穴次的0.32%,未被纳入常用经脉,不如古代。

《灵枢经·经脉》曰:心包经“起于胸中,出属心包,下膈,历络三焦”,因此现代选取心包经穴共22穴次,占现代总穴次的7.10%,列现代诸经之第五位;**常用穴为内关**,该经22穴次全属内关,占现代总穴次的10.53%。古代取心包经共8穴次,占古代总穴次的3.83%,列古代诸经的第八位,未被纳入常用经脉;其中内关仅3穴次,占古代总穴次的1.44%,皆不如现代。

4. 古代选取督脉穴 古代选用督脉穴,共计12穴次,列古代诸经的第五位,占古代总穴次的5.74%,**常用穴为囟会,以及督脉上的奇穴印堂**。因为古代本病中有相当一部分内容是小儿伤食所致惊风,故选取督脉在头面部的相关穴。而现代取督脉10穴次,列现代诸经第七位,占现代总穴次的3.23%,未被纳入常用经脉。

5. 古今均取八脉交会穴 奇经八脉中的冲脉、任脉、阴跷、阴维、带脉,均循行于(胸)腹部,因此古人还选用它们各自的交会穴,其穴次分别为:公孙8、列缺4、照海4、内关3、足临泣1,其中以公孙最为常用,列全身诸穴的第四位,此当与“公孙冲脉胃心胸”相关。现代常用的八脉交会穴及其穴次为:内关22、公孙3、外关2、列缺1,可见现代的次数比较集中在内关,其列全身诸穴第三位,此当与现代认为“心胸内关谋”相关。总之,古今均注意选用八脉交会穴;但**古代以公孙为常用,现代以内关为突出**,而现代取阴跷交会穴照海亦较少,这些是有差异的。

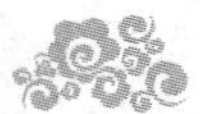

【分部取穴比较】

1. 古今均取胸腹部穴　本病的病位在脾、胃、肠，因此临床多取胸脘腹部穴，此属局部取穴。

表 19-6　古、今胸脘、小腹部穴次及其分占各自总穴次的百分比和其位次对照表

	古代	现代
胸脘部	58（27.75%，第一位）	54（17.42%，第三位）
小腹部	16（7.66%，第四位）	37（11.94%，第四位）

表 19-6 显示，**古代比现代更多选用胸脘部穴**，而现代小腹部的百分比略高于古代。就穴位而言，**古今均取中脘、章门、神阙穴**，这是相同的；古代还取胸脘部上脘、璇玑穴，现代则取小腹部天枢、关元穴，此亦显示**古代偏重于胸脘部穴，现代偏重于小腹部穴**。笔者揣测，古代治疗的是伤食，偏重于胃；而现代治疗的是消化不良，还涉及大小肠，故有此差异。

古代取胸腹部穴者，如《医心方》曰："治食伤饱为病，胃胀心满者方"，"灸胃管七壮"。《神应经》云："伤饱身黄：章门。"《小儿烧针法》治疗"因食乳所伤"的"看地惊"，用灯火"烧脐四点"。《备急千金要方》言："上管、中管，主寒中伤饱，食饮不化。"《席弘赋》道："胃中有积刺璇玑。"又如敦煌医书《杂证方书第五种》载：巨阙"治胃中伤饱，食不消化"。《扁鹊心书》言："一小儿食生杏致伤脾，胀闷欲死，灸左命关二十壮即愈。"其中巨阙、命关亦在脘腹部。

现代取胸腹部穴者，如秦晓勇等治疗功能性消化不良，取中脘、天枢等穴，用针刺疗法；孙敬青等则取上脘、中脘、下脘、气海、天枢等穴，用针刺补泻法；章振宇取中脘、神阙，用隔姜灸法；ChenRui 取章门、中脘、天枢等穴，用埋线疗法；张云波等取中脘、章门等穴，用指针疗法；刘文全等取中脘、气海、关元、天枢等穴，用针刺法，并通过胃电图、胃动素、口一盲通过时间证实，患者胃肠动力得以促进和协调。

2. 古今均取上背部穴　脾胃之气输注于上背部膀胱经的背俞穴，因此上背部穴次较高。在古、今文献中，上背部分别为17、59穴次，分列各部的第三（并列）、第一位，分占各自总穴次的8.13%、19.03%，此又显示**现代比古代更重视上背部穴**，此当与现代神经学说的影响有关。就穴位而言，**古今均取脾俞、胃俞**，这是相同的；现代还取肝俞等穴，这是相似的。

如明代《类经图翼》载：脾俞主"食噎"；"食积肚大：脾俞、胃俞、肾俞。"现代张晓军等治疗功能性消化不良，取胃俞、脾俞、大肠俞等，用针刺疗法；石奕丽则取肝俞、胆俞、脾俞、胃俞、华佗夹脊穴等穴，用针刺配合拔罐疗法；赵亚伟等取膈俞、肝俞、脾俞、胃俞，用电针刺激；缪奇祥选取肝俞、胃俞等穴，用穴位注射；ChenRui选用背俞穴，用埋线疗法。

3. 古今均取腿阳面、足阴部穴　因足三阴经与足阳明、足少阳经均循行于胸腹部，致使古今腿阳面、足阴部穴次较多。

表19-7　古、今腿阳面、足阴部穴次及其分占各自总穴次的百分比和其位次对照表

	古代	现代
腿阳面	14（6.70%，第五位）	58（18.71%，第二位）
足阴部	17（8.13%，并列第三位）	24（7.74%，第五位）

表19-7显示，**现代比古代更多选取腿阳面穴**，而古今足阴部的百分比相近。就穴位而言，**古今均多取腿阳面足三里穴**，这是相同的；现代还取梁丘穴，这是相似的；**古代又取足阴部脾经公孙、肾经照海，现代则取肝经太冲；现代选取腿阳面胆经阳陵泉，而古代选用不多**，这些是不同的。由于现代比古代更多地选用足

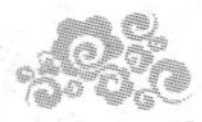

三里、梁丘、阳陵泉等穴，导致现代腿阳面穴次较高。

古代取腿阳面与足阴部穴者，如《长桑君天星秘诀歌》道："若是胃中停宿食，后寻三里起璇玑。"《杂病穴法歌》曰："内伤食积针三里（手足）。"《针灸大全》载：公孙主"胃脘停食，疼刺不已"。《八法八穴歌》云：照海主"食黄酒积腹脐并"。

现代取腿阳面与足阴部穴者，如常小荣等治疗功能性消化不良，取丰隆、足三里、梁丘等穴，用针刺疗法；骆乐等则取足三里、梁丘、太冲等穴，亦用针刺法；曾红文、金国栋均取足三里、阳陵泉、太冲等穴，用温针疗法；Chen R 取足三里、丰隆等穴，用埋线疗法。现代还对足三里等穴进行了实验室研究，如严洁等发现，针刺足三里对胃动素有较好的调整作用；王景杰等报道，针刺足三里后胃电的波幅和频率、胃排空的时间及胃窦收缩频率均产生了显著性变化，胃电的节律趋向于规律；Qian L 等用电针刺激猎犬的足三里穴，结果显示，其胃电慢波周期性复合波各时相期持续时间得以改变，从而增强了胃的运动。这些是现代针灸工作者的发展。

4. 古代选用头面部穴 古代小儿伤食或导致惊风，而治疗惊风则当取用头面部穴，因此古代本病文献中头面部达 24 穴次，列各部穴次的第二位，占古代总穴次的 11.48%，十分瞩目；**常用穴为囟会、印堂等**。如《小儿烧针法》治疗"因食或痛"所致"内吊惊"："用灯火烧囟门四点，心窝一点，两手鱼际穴各一点"。治疗"因饮食不节、受潮、惊恐"所致"慢惊风"："用灯火烧眉心、心窝一点，虎口与脚板心各灸一点，即愈"。治疗"由饮食过度，有伤脾胃，食不消化"引起的"膨胀惊"："用灯火灸心前内三点，囟门四点，膝眼、解溪各灸一点，即好"。治疗"因荤腥之物食之太多，聚于胃而伤脾"引起的"马蹄惊"："心前、眉心以口吮之，用灯火烧两手掌心、两肩井穴各一点，喉下三点，脐下各一点，即愈"。其中囟门即囟会，眉心即印堂，均在头部。

而现代取头面部仅 3 穴次，列现代各部第十三位，占现代总穴次的0.97%，这当是现代用针灸治疗伤食惊风者不多的缘故。

5. 现代选取臂、腿阴面穴 手三阴经起于胸脘部，足三阴经上抵胸腹部，因此现代文献中臂、腿阴面穴次较高，分别为24、15穴次，分占现代总穴次的7.74%、4.84%，分列现代各部的第五（与足阴并列）、第六位，**常用穴为内关、三阴交**。其中内关为心包经络穴，联络三焦，现代有"心胸内关谋"之说；三阴交为足三阴之交会，其在下肢部的位置与上肢部内关的位置相当，故三阴交的功效与内关有相似之处。

如现代周圆等治疗功能性消化不良，取内关、三阴交、合谷等穴，用针刺疗法；储浩然等则取内关、三阴交、足三里等穴，亦用针刺疗法；田宇等取内关、三阴交、神门等穴，用指针疗法；ChenRui取三阴交等穴，用埋线疗法。现代还对内关等穴进行了实验室研究，如彭随风等用电针刺激内关等穴，结果显示，胃肌电活动和迷走神经活动得以增加；陈建永等针刺内关等穴，结果显示，胃电频率、血胃动素、B超胃排空有明显改善；姚筱梅等针刺内关等穴，结果显示，迷走神经兴奋性得以提高，交感神经兴奋性得以降低，从而调节自主神经功能状态。

而古代取臂、腿阴面分别为10、3穴次，分占古代总穴次的4.78%、1.44%，分列古代各部的第九、第十二位，未被纳入常用部位，不如现代。但古代仍有取臂阴面穴者，常用穴为列缺，当与八脉交会穴相关。如《琼瑶神书》载：列缺主"小儿食痛加食噎"。

【辨证取穴比较】

在本病的古代文献中，**与风相关者较多，主要为小儿内风证**，即小儿惊风证，又名小儿痉证。古代医者认为，伤食可引起惊风，如饮食受寒可伤害脏腑，饮食受惊伤脾可引起心经热结，饮食不节可导致胃肠积滞，等等，这些因素均可引动肝风，故而本病涉及惊风的古代文献共计19条，涉及穴位共34个，合计71穴次，十分瞩目。这些文献大多出自清代的《痧惊合璧》和《小儿烧针

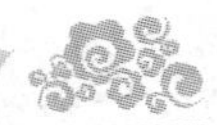

法》,其中**常用穴多分布于胸腹部、背部、头部、手足关节部**。因伤于食,故选用胸腹部穴(如神阙、中庭以及胸隔、心下、脐周、脐下奇穴等)、背部穴(如脾俞等);而惊风乃大脑皮质功能紊乱,表现为四肢关节的抽动,故又选用头部穴(如印堂、囟会等)和手足关节部穴(如合谷、劳宫、鱼际、解溪等)。对于饮食受寒、饮食受惊、饮食不节等不同病因引起的惊风,古人的取穴尚有微小的差异,此为大同中的小异,兹探讨于下。

1. 饮食受寒致痉 《痧惊合璧》治疗"饮食受寒风呛乳"所致"喘膈惊症":"脐下三火气和平";治疗"因饮食感受风寒,延久成痨"所致"吐血惊症":"印堂一火,乳旁上居中一火,心上下左右一火(攒脐治)"。《小儿烧针法》治疗"因乳食所伤,兼吃生冷过多,脏腑受其大寒"所致"肚痛惊":"用灯火烧脐四点即愈"。上述穴位中除印堂以外,"脐下""乳旁上居中""心上下左右""脐"均在胸腹部。可见治疗饮食受寒(含外邪风)所致痉证,**古人多取胸腹部穴**,以温阳解痉。

2. 饮食受惊致痉 《痧惊合璧》治疗"饮食之时惊吓"所致"哑风惊症":"将男左女右顶后一火离三指,人中一火,手足背上大指交骨处俱一火,治迟者不可救"。治疗"乳食受风惊"所致"蛇窝惊症":"两手大指高节处,一灸能令儿病轻"。上述穴位中"顶后""人中"均在头面部,"手足背上大指交骨处""两手大指高节处"均在手足关节部。可见治疗饮食受惊所致痉证,除了腹部穴以外,**古人又取头面部与手足关节部穴**,以镇惊解痉。

3. 饮食不节致痉 《小儿烧针法》治疗"由饮食过度,有伤脾胃,食不消化"所致"膨胀惊":"用灯火灸心前内三点,囟门四点,膝眼、解溪各灸一点,即好"。治疗"因荤腥之物食之太多,聚于胃而伤脾"所致"马蹄惊":"心前、眉心以口吮之,用灯火烧两手掌心、两肩井穴各一点,喉下三点,脐下各一点,即愈"。《针灸简易》治疗"食积惊风",取脾俞。上述穴位中"心前""喉下""脐下"在胸腹部;"囟门""眉心"在头面部;"膝眼"、解溪、"手掌心"、

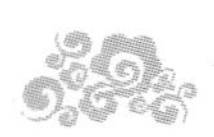

肩井在四肢关节部;脾俞则在背部。可见治疗饮食不节所致痉证,**古人兼取胸腹部、头面部、四肢关节部、背部的穴位**,以调腹解痉。

4. 伤食惊风中的热象 实邪内积,可以化热;伤脾耗阴,可呈虚热,因此伤食惊风也可产生热象。如《小儿烧针法》治疗"哺乳被唬,或吃食物致伤脾胃"之"乌鸦惊":"此乃心经有热,烧囟门四点,两口角二点,两肘及手掌心各一点,解溪穴各烧一点,鼻梁上印堂烧一点"。治疗"因失饥伤饱,饮食不纳,脾胃虚弱,身体发热"之"潮热惊":"手足向后乱舞,用灯火烧两手鱼际穴各一点,两虎口各一点,烧脐四点"。古代治疗本病内热者,还选用顶后、人中、"脐下"、"乳旁上居中"、"心上下左右"、"攒脐"、章门、"手足背上大指交骨处""两手大指高节处"等穴。

在上述穴位中,"脐"、"脐下"、"乳旁上居中"、"心上下左右"、"攒脐"、章门在腹部;"囟门"、"口角"、印堂、顶后、人中在头面部;"两肘及手掌心""两手鱼际""两虎口""两手大指高节处"在上肢关节部,其中多数属末部(即腕关节以远);解溪、"足背上大指交骨处"在下肢关节部,亦属末部(即踝关节以远)。由上可知,在这些四肢穴位中,上肢部穴多于下肢部穴,末部穴多于本部穴,此与"上为阳,下为阴";"末为阳,本为阴"的观点相吻合。总之,治疗伤食惊风中的热象,**古人取胸腹、头面、四肢关节部穴,其中对上肢关节与末部穴较为重视**。

除上述小儿内风证以外,本病古代文献中还有一些内容与寒、暑、湿、燥、气、血、虚等因素相关,兹罗列于下,以备考察。

1. 与寒相关 《备急千金要方》曰:"上管、中管,主寒中伤饱,食饮不化。"《采艾编翼》言:"房劳冷饮腹痛,先蒸脐。"《类经图翼》云:"久疟不愈,黄瘦无力者,灸脾俞七壮即止,盖疟由寒湿饮食伤脾而然,故此穴甚效。"《针方六集》载:内庭主"胃中偏食冷积"。《采艾编翼》语:"食冷伤肺","本俞取之"。此处"本俞"当为肺经输穴太渊。可见治疗与寒相关者,**选用腹部穴、背俞穴、**

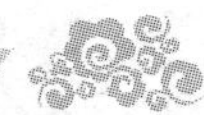

四肢部五输穴。

2. **与暑相关**　《扁鹊心书》语:"暑月伤食泄泻","急灸神阙百壮。"可见治疗与暑相关者,**选用神阙穴**。

3. **与虚相关**　《针灸秘授全书》言:"胃虚食消加三里。"可见治疗与虚相关者,**选用足三里穴**。

4. **与湿相关**　《循经考穴编》载:食窦主"痰饮食积"(此处食窦为脾经之穴,而非脘腹部奇穴)。上述"与寒相关"中《类经图翼》治疗"疟由寒湿饮食伤脾"者,"灸脾俞七壮"。可见治疗与湿相关者,**选用腹部穴和背俞穴**。

5. **与燥相关**　《针灸集成》曰:"食积善渴:劳宫、中渚、支沟、中脘。"可见治疗与燥相关者,**选用劳宫、中渚、支沟、中脘等**。

6. **与气相关**　《针灸则》载:章门治疗"痞气食积"。《席弘赋》云:"手足上下针三里,食癖气块凭此取。"《玉龙赋》道:"欲调饱满之气逆,三里可胜"。《针灸聚英》中的"八法八穴歌"言:公孙主"水食气疾膈病"。《名医类案》载:"一男子年近五十,久病痰嗽,忽一日感风寒,食酒肉,遂厥气走喉,病暴瘖,与灸足阳明胃别丰隆二穴,各三壮,足少阴肾照海,各一壮,其声立出。"此例因夹痰湿,故选用下肢的丰隆;因"厥气走喉",故取阴跷之交会穴照海。由上可知,治疗与气相关者,**选用腹部穴、手足三里和公孙等**。

7. **与瘀相关**　《针灸大全》载:内关配"胃俞二穴、行间二穴、气海一穴",治疗"食积血瘕,腹中隐痛"。可见治疗与瘀相关者,**选用内关,再配其他相关穴**。

现代也有以辨证取穴治疗本病的报道,如孙敬青等以"老十针"治疗功能性消化不良,即针刺上脘、中脘、下脘、气海、天枢、内关、足三里为主,肝气郁结加太冲、阳陵泉;肝气犯胃加太冲、公孙;脾胃气虚加章门、关元;湿热滞胃加阴陵泉、内关,实证用泻,虚证用补。李拴位等针刺面针脾穴,肝气犯胃加体针中脘、内关、足三里、阳陵泉、太冲,用泻法;脾胃虚寒加体针脾俞、胃俞、中脘、内关、足三里，用补法。张立丽采用耳穴疗法，取神门、肝、脾、胃，肝胃不和加食管、小肠、三焦；肝郁化热加肺、大肠、直肠下段；脾胃虚寒加肾、脑点、骶腰椎，用压丸法。刘绮等运用穴位埋线疗法，取中脘、天枢、足三里，肝胃不和加肝俞，脾胃虚弱加脾俞，脾胃湿热加三焦俞，胃阴不足加三阴交，胃络瘀血加膈俞。由上可知，**与古代辨证相比，现代加入了脏腑辨证，因此分型更加细致；此外，除了针刺以外，现代还在耳穴疗法、埋线疗法中运用了辨证取穴法**，这也是古代所没有的。

【针灸方法比较】

1. 古今均用灸法 艾叶性温，用火烧灼则热力更强，可激发脾胃肠潜在的生理功能，因此古今均用灸法治疗本病。在本病的古、今文献中，涉及艾灸者分别为 34 条次、7 篇次，分列古今诸疗法之第一、第四位，分占各自总条（篇）次的 36.96%、12.50%，可见**古代比现代多用灸法**，因此对古代艾灸文献可挖掘整理。

就艾灸的取穴而言，古代治疗本病**多灸腹部神阙、中脘、中庭等，以及腹部奇穴等**，共 34 穴次，列各部之首。如《扁鹊心书》载："一人慵懒，饮食即卧，致宿食结于中焦，不能饮食，四肢倦怠，令灸中脘五十壮。"又载："胁痛不止，乃饮食伤脾，灸左命关一百壮。"其次，**古人艾灸也取背部脾俞、胃俞**，以及背部奇穴等，如《医宗金鉴》曰：胃俞主治"食毕头目即晕眩"，"艾火多加自可痊"。上述"与寒相关"中《类经图翼》言"灸脾俞七壮"亦为例。

就艾灸方法而言，除了常规灸法，**古人治疗本病引起的小儿惊风，多用灯火灸法**，又称烧针法。因小儿形体稚弱，忍耐力较差，治疗时又易扰动，所以用直接灸或间接灸均有困难，而用灯火灸的痛苦比较轻微，操作又比较迅速简单，故对小儿较为合适。操作时将灯草芯蘸麻油点燃，对准所选穴位或部位，用力触按皮肤，即可听到"啪"的一声，灯火熄灭，此为一壮。在同一穴位上

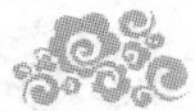

可灸数壮，灸后在皮肤局部可留下一浅浅的灼痕。后世亦有以火柴和药线作灸疗工具者，亦称火柴灸或药线灸，方法和机理与灯火灸相似。

灯火灸治疗小儿惊风的取穴，如上面“辨证取穴比较”所述，除胸腹部和背部穴外，**还选用头部穴与四肢关节部穴**，常用者为囟会、印堂、劳宫、鱼际、解溪等。如《小儿烧针法》治疗“因食或痛”所致“内吊惊”：“用灯火烧囟门四点，心窝一点，两手鱼际穴各一点”。治疗“因饮食不节、受潮、惊恐”所致“慢惊风”：“用灯火烧眉心、心窝一点，虎口与脚板心各灸一点，即愈”。其中囟门即囟会，眉心即印堂，均在头部；鱼际、虎口、脚板心在四肢关节附近；而心窝则属胸腹部。

对于小儿惊风，**古人还常用灯火灸点灼皮肤表面的青筋**。因为本病以实证为多，而实邪常使经络壅塞，致使皮肤表面出现青筋。对青筋作灯火灸，可使该部位的皮肤受到一过性的灼伤刺激，从而产生充血等生理反应，进而调整局部的血液循环，取得祛瘀镇痉的效果。如《小儿烧针法》治疗“因饮食不调，冷热不均，过食生硬以伤胃，致冷痰涌于肺经”所致“挽弓惊”：“用灯火烧背脊青筋缝上七点”。治疗“因食生冷太过，或临风哺乳，全身发痧”之“鸟缩惊”：“用灯火烧背脊大椎下青筋缝上七点，立效”。

现代用灸法治疗本病者，如金国栋治疗功能性消化不良，取中脘、足三里、内关、脾俞、胃俞、阳陵泉、太冲，用温针灸；章振宇则取中脘、神阙，用隔姜灸法；Sun SB 等取中脘、气海、内关、公孙，用雀啄灸；刘国欣治疗食谷不化之腹胀痛，取神阙、肾俞、足三里，用“太乙神针”灸；史艳等治疗脾胃气虚型功能性消化不良，取中脘穴，用赵氏雷火灸。此外，杨金梅等治疗功能性消化不良，在腹部上脘和下脘之间，背部肝俞和胃俞之间的区域探查热敏穴，采用热敏灸，而**“热敏灸”是现代针灸工作者的新发展**。但总的来说，现代用灸法者不多，古代灸法文献可资现代临床参考。

2. 古今均用针刺法　针刺可以刺激胃肠及其相关神经，或经络，以促进胃肠的消化功能，从而取得疗效，因此古今也用针刺治疗本病。如清代《痧惊合璧》治疗“食与气相搏，故血不行”所致“结胸痧”：“天庭齐发居中刺一针，刺唇中尖，刺膻中穴一针，刺左右腋下各一针，刺脐上大指一节一针，背后饭锹骨一缝上下居中，左右两针，骨下脊横各开两针”。乃为古代针刺之例。在古、今文献中，涉及针刺者分别为 10 条、24 篇，分列古、今诸法的第二、第一位，分占古、今总条（篇）次 10.87%、42.86%，此又可见**现代比古代更多地采用针刺疗法**，此当是现代针具进步及神经学说影响的结果。

古人针刺治疗本病**多取脘部中脘、章门等穴**。如《针灸则》言：“腹痛，多是饮食所伤也，针：中脘、章门、关元。”《针灸集成》语：“伤饱瘦黄：章门、中脘针，神效。”本病以实证为多，**古人多用泻法**，如《琼瑶神书》载：内庭二穴治“大小腹胀、酒食所伤，泻之”。《针灸集成》曰：“食渴：中脘针，三焦俞、胃俞、太渊、列缺针，皆泻。”

现代用针刺治疗本病者，如张安莉治疗胃动力障碍症，取中脘、胃俞、足三里、内关，用针刺平补平泻法；赵亚萍等治疗功能性消化不良，选用八脉交会穴及下合穴内关、公孙、列缺、照海、上巨虚、下巨虚，用直刺平补平泻法；冯永喜等治疗小儿食积腹痛，取足三里、天枢、大都，用针刺留针法，小儿不合作者，用捻转泻法 3~5 分钟，即出针。王子臣等治疗功能性消化不良还采用芒针法，取中脘穴，用夹持法缓慢进针，针刺 3~5 寸，到达胃壁，以患者自觉针感向下腹或者两胁方向走窜时即为得气，得气后不留针，缓慢出针，肝气犯胃型配合刺太冲施捻转泻法，脾胃虚寒型配合刺足三里施捻转补法。

现代还对针刺进行了实验室研究，如陈建永等治功能性消化不良，针刺足三里、中脘、内关，结果表明，患者的症状及胃电图、B 超胃排空、血胃动素水平得到改善；唐胜修等针刺足三里、内

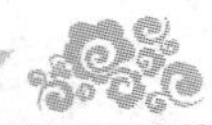

庭、太冲、内关、脾俞、胃俞、肝俞、心俞及中脘，结果显示，血浆胃动素水平，以及正常胃电百分比均得以提高；刘文全等针刺中脘、内关、合谷、足三里等穴位，结果显示，胃排空时间得以改善，小肠运动得以促进；姚筱梅等取天枢穴，施持续留针无电刺激，取足三里和内关施以电针刺激，结果显示，迷走神经兴奋性得以提高，交感神经兴奋性得以降低，从而调节了自主神经的功能状态。现代还有人进行了动物实验，如周吕等针刺狗的心俞、脾俞、内关、足三里等穴，结果其血清和胃窦黏膜中的胃泌素含量均有增加。总之，在现代临床上，人们对古代的针刺疗法不但有所继承，而且在**芒针的应用及针刺实验研究方面有所发展**，这是对针灸学术的贡献。

3. 古今均用推拿疗法　在穴位上进行推拿，也可以刺激胃肠及其相关神经，或经络，从而促进胃肠的消化功能，因此古今也用推拿法。古代用推拿者，如《小儿烧针法》治疗“慢惊风”：“若厥去，捏住眉心，治法当用菜油、潮粉于太阳穴、心前、浑身推挪。”上述“辨证取穴比较”中治疗饮食不节所致“马蹄惊”，取“心前、眉心以口吮之”。口吮亦为力学刺激，可归属于推拿。

现代临床用推拿疗法者，如田宇等治疗功能性消化不良，取中脘、胃俞、内关、气海、足三里，以及三阴交、神门两组穴位，采用指针疗法；张云波等治疗脾胃虚弱型功能性消化不良，取中脘、足三里、脾俞、胃俞、章门、三阴交，亦用指针疗法；孙家荣等治疗婴幼儿伤食泄泻，按揉天枢、中脘、龟尾，摩腹，推上七节，推补拇指脾经，清大肠，内运八卦，揉板门；苏一凡治疗小儿消化不良腹泻，按揉天枢、中脘、足三里、长强，捏脊。可见用推拿疗法治疗本病，在古今临床上是相同的。

4. 古今均敷涂疗法　古今治疗本病又将药物涂敷或敷贴于相关穴位上，通过皮肤的渗透，血管的吸收，使药物到达胃肠，起到治疗作用。古代用敷涂疗法唯 1 例，即《寿世保元》载：“（小儿）伤食作泻，脱肛不入，仍以益气汤服之，更以蓖麻仁研涂顶门。”

其中蓖麻仁辛甘平，有刺激性，能通便泻下，将其涂于顶门，乃寓通因通用之意。

现代采用敷贴疗法者较多，如金国栋治疗功能性消化不良，取中脘、神阙穴，外敷自制膏药，该膏药由艾叶、吴茱萸、川椒、干姜、香附、细辛、肉桂、丁香、荜澄茄与蒜泥混合而成；林信钊等则取神阙穴，外敷“驱风脐帖”，该帖由冰片、乳香、细辛、朱砂、麝香、苏合香、丁香、木香、香附、白术等组成；许正治疗小儿消化不良，取足三里、天枢、中脘、关元等穴，敷以“代针丸”（含吴茱萸、五倍子、公丁香、灵磁石、白芥子、冰片或麝香等）；潘纪华则取脐中，敷以“消化散”，该散含白术、砂仁、木香、丁香、苍术、白芷、红花、干姜、肉桂、黄芪、鹿茸、川芎、白芍等。由上可知，古代运用敷涂疗法，仅1例，现代采用敷贴疗法，报道较多；就药物就而言，**古代敷涂的是蓖麻仁，而现代敷贴的是温阳理气为主的中药**，这些是古今不同的。

5. 古今均用刺血疗法　清时期日本《针灸则》治疗“伤食”：“针：（吐泻并作，腹痛甚之时）中脘、鸠尾、章门；灸：（不得吐，不得泻，腹痛甚，而已欲绝之时）神阙；出血：百会。”由上可知，对于“吐泻并作”，可用针刺予以调节止痛；对于“不得吐，不得泻”，则用灸法予以温阳祛邪；对于邪毒内闭者，采用刺血疗法以泻毒开闭。

现代用刺血疗法者，如张笑玲治疗小儿伤食发热，针刺四缝、足三里、上巨虚、下巨虚、里内庭，用浅刺疾出法，其中足三里出黑血数滴，四缝挤出带血黄水。但总的来说，古今用刺血治疗本病者皆不多，可能是邪在胃肠，尚未入血的缘故。

6. 古代采用熨法、点烙疗法　熨法属热疗范畴，与灸法作用相似，但加热面积较灸法为大，古人亦用以治疗本病。如《名医类案》载：“一人作劳，饮酒醉卧，膈痛，饥而过饱，遂成左胁痛，一块如掌，按之甚痛”，“又以韭饼置痛处熨之，半日前后，大便通而安”。

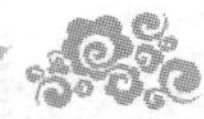

点烙是将金属针在火上烧红后迅速点烙相应穴位，其作用与灯火灸相似，但使用的工具则是金属针。如《太平圣惠方》的“三十六黄”中，治疗“食黄者”，“烙章门二穴、关元穴、脾俞二穴、上管穴、中管穴”。“食黄”可由饮食不节所导致，故此记载与本病相关。上述熨法、点烙法在现代文献中报道较少，可作现代临床参考。

7. 现代采用的其他疗法　现代临床治疗功能性消化不良还采用了耳穴、埋藏、电针、拔罐、器械、穴位注射等方法，这些在古代文献中未见记载，当是现代针灸工作者的发展。

（1）**耳穴**：如张堪宝等取耳穴肝、脾、胃、十二指肠、神门、交感处，用贴压法；刘悦等取耳穴肝、脾、胃、交感、神门、皮质下，贴压王不留行；赵锦梅治疗伤食引起的脾胃损伤，取耳穴胃、脾、小肠、内分泌，用针刺。

（2）**埋藏**：如王文文等取中脘及双侧胃俞穴，予以埋线；邓元江等取足三里、中脘、胃俞、肝俞，埋入羊肠线；张堪宝等取双侧足三里、太冲、中脘，亦用埋线疗法。

（3）**电针**：如谢辉等取足三里、三阴交、天枢、中脘、梁门等穴，用电针治疗；彭随风等取内关和足三里，用电针刺激。

（4）**拔罐**：如石奕丽取肝俞、胆俞、脾俞、胃俞、华佗夹脊穴（$T_{9\sim12}$），用针刺加拔罐的方法；张云波等取中脘、足三里、脾俞、胃俞、章门、三阴交，用竹药罐疗法（所用药物包括党参、黄芪、白术、柴胡、干姜、当归、厚朴、木香等）；孙敬青等取大椎至腰阳关，沿督脉用走罐法，并在脏俞、腑俞及膈俞处，用垂直方向推拉，然后留罐。

（5）**器械**：如 Liu S 等取足三里和内关，用无创性经皮电刺激；王彦刚等取中脘、胃俞、内关、足三里，采用低频脉冲刺激；谢辉等取胃脘部穴，用 TDP 照射。

（6）**穴位注射**：如缪奇祥取肝俞、胃俞、足三里等穴，注入维生素 B_1、维生素 B_{12} 混合液。

【结语】

根据上述对古今文献的统计与分析结果，兹提出治疗伤食的参考处方如下（无下划线者为古今均用穴，下划曲线者为古代所用穴，下划直线者为现代所用穴）：①胸腹部中脘、章门、神阙、上脘、璇玑、天枢、关元等；②上背部脾俞、胃俞、肝俞等；③腿阳面足三里、梁丘、阳陵泉等；④足阴部公孙、照海、太冲等；腿阴面三阴交等；⑤臂阴面列缺、内关等。此外，还可选取手足阳部内庭、合谷等；对于本病引起的小儿惊风则可取头面部囟会、印堂等。临床可根据病情，在上述处方中选取若干相关穴位。

对于伤食引起的小儿惊风，除胸腹部穴和背部穴外，还选用头部穴、手足关节部穴和皮肤上的“青筋”，对于其中的热象，则重视上肢关节穴与末部穴。此外，治疗伤食而与寒相关者，选用腹部穴、背俞穴、四肢部五输穴；与暑相关者，选用神阙穴等；与虚相关者，选用足三里等；与湿相关者，选用腹部穴、背俞穴；与燥相关者，选用劳宫、中渚、支沟、中脘等；与气相关者，选用腹部穴、足三里和公孙等；与瘀相关者，选用内关等。

临床可用灸法，包括点烙和熨法，对于小儿兼见惊风者，则用灯火灸法；又可采用针刺（包括芒针）疗法，对实者多用泻法，对于邪毒内闭者，则用刺血疗法；另外还可运用推拿疗法、涂敷疗法以及现代耳穴、埋藏、电针、拔罐、器械、穴位注射等疗法。

历代文献摘录

［元代及其以前文献摘录］

《针灸甲乙经》（卷九·第四）：“伤食胁下满……期门主之。”

《针灸甲乙经》（卷九·第七）：“寒中伤饱，食饮不化……上脘主之。”“腹胀不通，寒中伤饱，食饮不化，中脘主之。”“腹中肠鸣，

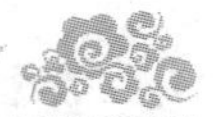

盈盈然，食不化……及伤饱，身黄［一本有“疾骨”2字］羸瘦，章门主之。”

《备急千金要方》（卷三十·第二）：“章门主食饮不化，入腹还出，热中不嗜食，苦吞而闻食臭，伤饱，身黄，酸疼，羸瘦。”“上管、中管，主寒中伤饱，食饮不化。”

《备急千金要方》（卷三十·第八）：“伤食腹满，刺期门。”

敦煌医书《杂证方书第五种》：“巨阙一穴，在鸠尾岐骨下一寸……治胃中伤饱，食不消化。”

《太平圣惠方》（卷五十五·三十六黄点烙方）：“食黄者，闻食气吐逆……烙章门二穴、关元穴、脾俞二穴、上管穴、中管穴。”

《医心方》（卷廿九·第十七）：“《新录方》治食伤饱为病，胃胀心满者方……灸胃管七壮。”

《琼瑶神书》（卷三·五十）：“内庭……大小腹胀、酒食所伤，泻之。”“陷谷……食肿、水肿气，灸七壮。”

《琼瑶神书》（卷三·六十四）：“列缺……食痛泻痢寒气噎……小儿食痛加食噎。”

《扁鹊心书》（卷上·窦材灸法）：“胁痛不止，乃饮食伤脾，灸左命关一百壮。”

《扁鹊心书》（卷中·暑月伤食泄泻）：“暑月伤食泄泻……急灸神阙百壮。”

《扁鹊心书》（卷中·痞闷）：“一小儿食生杏致伤脾，胀闷欲死，灸左命关二十壮即愈，又服全真丹五十丸。”“一人慵懒，饮食即卧，致宿食结于中焦，不能饮食，四肢倦怠，令灸中脘五十壮，服分气丸、丁香丸即愈。”

《针经指南》（流注八穴）：“公孙……食积疼痛（胃脾）。”“公孙……癖气并小儿食癖（小肠心主）。”“照海……食劳黄（脾胃）。”

《扁鹊神应针灸玉龙经》（六十六穴治证）：“腕骨……失饥伤饱，浑身黄肿，饮食无味。”“内关……食积。”“［足］临泣……失饥伤饱，四肢浮肿，面黄肌瘦，气血不和。”“公孙……酒疸食黄。”

《扁鹊神应针灸玉龙经》(针灸歌):“食积脐旁取章门。”“醉饱俱伤面目黄,但灸飞扬及库房。”

[明代文献摘录]

《神应经》(肿胀部):“伤饱身黄:章门。”

《针灸大全》(卷一·长桑君天星秘诀歌):“若是胃中停宿食,后寻三里起璇玑。”

《针灸大全》(卷一·席弘赋):“手足上下针三里,食癖气块凭此取。”“胃中有积刺璇玑,三里功多人不知。”

《针灸大全》(卷四·八法主治病症):“公孙……胃[原作“中”,据《针灸大成》改]脘停食,疼刺不已:解溪二穴、太仓一穴、三里二穴。”“公孙……谷疸,食毕则头眩,心中拂郁,遍体发黄:胃俞二穴、内庭二穴、至阳一穴、三里二穴、腕骨二穴、阴谷二穴。”“内关……食癥不散,人渐羸瘦:腕骨二穴、脾俞二穴、公孙二穴。”“内关……食积血瘕,腹中隐痛:胃俞二穴、行间二穴、气海一穴。”

《针灸聚英》(卷四上·玉龙赋):“欲调饱满之气逆,三里可胜。”

《针灸聚英》(卷四下·八法八穴歌):“酒食积聚胃肠鸣……公孙。”“水食气疾膈病……公孙。”“食黄酒积腹脐并……照海。”

《名医类案》(卷五·积块):“一人作劳,饮酒醉卧,膈痛,饥而过饱,遂成左胁痛,一块如掌,按之甚痛……又以韭饼置痛处熨之,半日前后,大便通而安。”

《名医类案》(卷七·瘖):“一男子年近五十,久病痰嗽,忽一日感风寒,食酒肉,遂厥气走喉,病暴瘖,与灸足阳明胃别丰隆二穴,各三壮,足少阴肾照海,各一壮,其声立出。”

《医学入门》(卷一·杂病穴法):“内伤食积针三里[《针灸大成》补:“手足”],璇玑相应块亦消。”“不针璇玑者,针手足三里,俱能消食积痞块。”

《医学入门》(卷一·治病要穴):“脾俞:主内伤脾胃,吐泄……

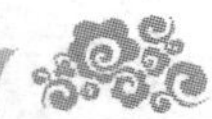

食癥。”“胃俞：主黄疸，食毕头眩。”“内庭……妇人食蛊。”

《针灸大成》（卷九·治症总要）：“第一百三十四．食痫：鸠尾、中脘、少商。”

《寿世保元》（卷八·痢疾）：“[小儿]伤食作泻，脱肛不入，仍以益气汤服之，更以蓖麻仁研涂顶门。”

《针方六集》（纷署集·第三十二）：“内庭……胃中偏食冷积。”

《类经图翼》（卷七·足太阳）：“脾俞……捷径云，治思噎、食噎。”

《类经图翼》（卷八·任脉）：“中脘……捷径云，治食噎。”

《类经图翼》（卷十一·疟疾）：“久疟不愈，黄瘦无力者，灸脾俞七壮即止，盖疟由寒湿饮食伤脾而然，故此穴甚效。”

《类经图翼》（卷十一·小儿病）：“食积肚大：脾俞、胃俞、肾俞。”

《循经考穴编》（足太阴）：“食窦……痰饮食积，噎膈翻胃等症，灸二七壮，甚效。”

[清代及民国前期文献摘录]

《医宗金鉴》（卷八十五·背部主病）：“胃俞……食毕头目即晕眩……艾火多加自可痊。”

《医宗金鉴》（卷八十五·足部主病）：“内庭……兼刺妇人食蛊胀。”

《针灸则》（七十穴·胸胁部）：“章门……痞气食积，疟疾，泄痢，疝痛。”

《针灸则》（伤食）：“针：（吐泻并作，腹痛甚之时）中脘、鸠尾、章门；灸：（不得吐，不得泻，腹痛甚，而已欲绝之时）神阙；出血：百会。”

《针灸则》（小儿科）：“腹痛，多是饮食所伤也，针：中脘、章门、关元。”

《采艾编翼》（卷二·癫狂）：“癫狂……或其食劳伤脾，食冷伤肺……本俞取之。”

《采艾编翼》(卷二·风痫):“食痫:中庭。”

《采艾编翼》(卷二·伤寒):“房劳冷饮腹痛,先蒸脐。”

《针灸集成》(卷二·食不化):“食积善渴:劳宫、中渚、支沟、中脘。”“伤饱瘦黄:章门、中脘针,神效。”

《针灸集成》(卷二·黄疸):“食疸:下三里、神门、间使、列缺、中脘针。”

《针灸集成》(卷二·消渴):“食渴:中脘针,三焦俞、胃俞、太渊、列缺针,皆泻。”

《针灸集成》(卷二·五痫):“食痫……间使、神庭三壮,三阴交。”

《痧惊合璧》:“结胸痧:天庭齐发居中刺一针,刺唇中尖,刺膻中穴一针,刺左右腋下各一针,刺脐上大指一节一针,背后饭锹骨一缝上下居中,左右两针,骨下脊横各开两针。此症食与气相搏,故血不行所致。”“喘膈惊症……饮食受寒风呛乳,脐下三火气和平。”“哑风惊症:今有小儿忽然昏去,不哭不语,遍身发热,手足不动,十分沉重,原因饮食之时惊吓得病……将男左女右顶后一火离三指,人中一火,手足背上大指交骨处俱一火,治迟者不可救。”“乳风惊症:今有小儿咳嗽恶心,肚腹膨胀,乳食不纳,啼哭啾唧不安……将颈堂、顶堂、地角及心脐下离一指处各灸一火。”“吐血惊症:今有小儿口中吐血,发热身瘦[乳食少思痛腹中],此因饮食感受风寒,延久成痨,印堂一火,乳旁上居中一火,心上下左右一火[攒脐治]。”“蛇窝惊症:小儿发热眼眶青,原因乳食受风惊,两手大指高节处,一灸能令儿病轻。”“塞心惊症:今有小儿忽然一时昏去,犹如酒醉,又似痴呆,此因乳食之时被打惊吓,痰气塞于心中,不能送吐,攒心五火,脐上下离一指二火,治迟必死。”

《小儿烧针法》(肚痛惊):“此症因乳食所伤,兼吃生冷过多,脏腑受其大寒,以致肚痛、身体发颤、肉跳身软、口角白、四肢冰

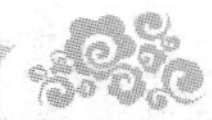

冷，用灯火烧脐四点即愈。”

《小儿烧针法》(胎惊风)：“此症因母食荤毒之物，受劳郁之气，小儿生落地来，或硬或软，用灯火烧背上青筋缝上七点，平烧头顶百会穴三点，烧脐四点，两涌泉穴各烧一点，即愈。”

《小儿烧针法》(内吊惊)：“此症多因食或痛……用灯火烧囟门四点，心窝一点，两手鱼际穴各一点。”

《小儿烧针法》(乌鸦惊)：“此症因哺乳被唬，或吃食物致伤脾胃……此乃心经有热，烧囟门四点，两口角二点，两肘及手掌心各一点，解溪穴各烧一点，鼻梁上印堂烧一点。”

《小儿烧针法》(乌缩惊)：“此因食生冷太过，或临风哺乳，全身发痧……用灯火烧背脊大椎下青筋缝上七点，立效。”

《小儿烧针法》(潮热惊)：“此因失饥伤饱，饮食不纳，脾胃虚弱，身体发热，手足向后乱舞，用灯火烧两手鱼际穴各一点，两虎口各一点，烧脐四点，即好。”

《小儿烧针法》(蛇丝惊)：“此症因饮食无度，吐舌，四肢冷，衔母乳一口一喷，青烟肚胀起青筋，气喘急，用灯火烧胸前六点，即愈。”

《小儿烧针法》(慢惊风)：“此症因饮食不节、受潮、惊恐所致……若厥去，捏住眉心，治法当用菜油、潮粉于太阳穴、心前、浑身推挪，再用灯火烧眉心、心窝一点，虎口与脚板心各灸一点，即愈。”

《小儿烧针法》(膨胀惊)：“此症多由饮食过度，有伤脾胃，食不消化，致气吼，肚胀，腹现青筋，两眼翻白，用灯火灸心前内三点，囟门四点，膝眼、解溪各灸一点，即好。”

《小儿烧针法》(看地惊)：“此症因食乳所伤，兼饮食寒热不调……用灯火烧喉下二点，囟门四点，烧脐四点，即愈。”

《小儿烧针法》(挽弓惊)：“此症因饮食不调，冷热不均，过食生硬以伤胃，致冷痰涌于肺经……用灯火烧背脊青筋缝上七点，喉下三点，烧脐周四点，两脚承山穴各一点，即好。”

《小儿烧针法》(马蹄惊):“此症因荤腥之物食之太多,聚于胃而伤脾……心前、眉心以口吮之,用灯火烧两手掌心、两肩井穴各一点,喉下三点,脐下各一点,即愈。”

《针灸秘授全书》(五痫症):“五痫症(心、风、马、食、猪):鸠尾、上脘、神门、鬼眼(二手足大指,用绳缚之,甲角二分,此穴痫发时灸之最灵)、申脉、照海。”

《针灸秘授全书》(心胸疼痛):“若有停积:手背腕骨横纹中间。”

《针灸秘授全书》(三消症):“胃虚食消加三里。”

《针灸简易》(穴道诊治歌·后身部):“脾俞十一两寸长,内伤脾胃吐泻兼,疟痢禁针灸五壮,并治食积惊风良。”“十三椎开俞三焦,心腹积满胀难消,赤白痢症二分刺,积块灸五功最高。”

[现代文献题录]

(限本节引用者,按首位作者首字的汉语拼音排序)

Chen R. Treatment of 72 Cases of Functional Indigestion by Acupoint Cagut-embedding Melhod. Joumal of Acupuncture and Tuina Science,2004,2(1):46

Liu S,Peng S,Hou X,et al. Transcutaneous electroacupuncture improves dyspeptic symptoms and increases high frequency heart rate variahility in patients with functional dyspepsia. Neurogastroen-terol Motil,2008,20(1):1204-1211

Qian L,Peters LJ,Chen JD. Effect of electroacupuncture on gastric migrating myoelectrical complex in dogs. Dig Dis Sci,1989,44(1):56-62

Sun SB,Yang J. Observation on the therapeutic effect of bird-pecking moxibustion of specific acupoints in the treatment of functional dyspepsia. World J of Acupunct Moxbustion,2004,14(2):15-20

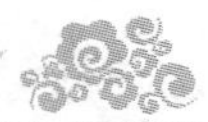

常小荣，兰蕾，严洁，等．针刺足阳明经特定穴治疗功能性消化不良30例．世界华人消化杂志，2010，18（8）：839-844

陈建永，潘锋，徐建军，等．针刺对功能性消化不良胃动力的影响．中国中西医结合杂志，2005，25（10）：880-882

储浩然．针药并用治疗功能性消化不良的疗效观察．安徽中医学院学报，2004，23（3）：25

邓元江，刘卫英，陈乐华．穴位埋线治疗功能性消化不良的疗效观察．中国中医药信息杂志，2003，10（6）：83-84

冯永喜．针刺治疗小儿食积腹痛149例临床观察．针灸学报，1992，8（1）：22

金国栋．温针灸配合穴位贴敷治疗功能性消化不良62例．中国中西医结合消化杂志，2009，17（3）：196-197

李拴位，马锋，赵俭昌．面针配胃动力药治疗功能性消化不良．针灸临床杂志，1997，13（9）：28-29

林信钊，柯继雄，陈楚华．顺胃丸合驱风脐帖治疗功能性消化不良50例临床观察．新中医，2008，40（3）：38-39

刘国欣．太乙神针灸法治疗消化疾病的体会．中国针灸，1996，16（10）：56

刘绮，林青，韦刚，等．穴位埋线治疗功能性消化不良的临床研究．甘肃中医，2010，23（1）：39-41

刘文全，王健，郝志友．针刺对功能性消化不良胃肠动力影响的研究．中国针灸，2001，21（5）：267-269

刘悦，章小平，龙目恒，等．针刺耳穴贴压治疗功能性消化不良疗效观察．中国针灸，2002，22（6）：366-368.

骆乐，寿依群，陈文君．针刺治疗功能性消化不良临床研究．中国针灸，2002，22（2）：89-90.

潘纪华．消化散贴脐治疗小儿消化不良112例临床观察．针灸临床杂志，2002，18（3）：40

彭随风，杨家耀，时昭红．电针改善功能性消化不良胃动力、自主神经功能及心理状态．世界华人消化杂志，2008，16（36）：4105-4109.

秦晓勇，孙国芳，华小宁，等．针刺治疗功能性消化不良症的疗效观察．现代中西医结合杂志，2001，19（10）：1883-1884.

石奕丽．针刺配合拔罐治疗功能性消化不良 35 例疗效观察．新中医，2003，35（10）：45-46.

史艳，吴节，邱峙．赵氏雷火灸配合针刺治疗脾胃气虚型功能性消化不良的临床研究．中国民族民间医药，2010，16（11）：181-183

苏一凡．指针治疗小儿消化不良腹泻 300 例．中国针灸，1990，10（3）：48

孙家荣．推拿治疗婴幼儿伤食泄泻 51 例临床观察．针灸临床杂志，1994，10（3）：12

孙敬青，张琳．“老十针”为主治疗功能性消化不良临床观察．针灸临床杂志，2010，26（7）：9-11

唐胜修，徐祖豪，唐萍，等．针刺治疗功能性消化不良症的对照研究．四川中医，2006，24（4）：101-102

田宇，魏国军，赵航．指针疗法治疗功能性消化不良的临床研究．中华临床医学荟萃杂志，2005，2（1）：46-47

王景杰，夏德雨，卢王，等．针刺功能性消化不良患者足三里对其胃运动功能的影响．胃肠病学和肝病学杂志，2008，17（7）：561-563

王文文，沈玉明，汪红根，等．穴位埋线治疗运动障碍型功能性消化不良 80 例．针灸临床杂志，2001，17（8）：47

王彦刚，姚树坤．低频脉冲加耳穴贴磁治疗功能性消化不良及其对胃电的影响．中国针灸，2007，27（4）：245-248

王子臣，王文莉．芒针为主治疗非溃疡性消化不良疗效观察．中国针灸，2002，22（3）：149-150

谢辉，徐朝辉．电针加 TDP 治疗功能性消化不良 60 例疗效

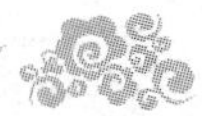

观察．上海针灸杂志，2006，25(2)：13-14

许正．“代针丸”治疗小儿消化不良250例疗效观察．中医杂志，1982，23(9)：45

严洁，常小荣，林亚平，等．针刺足三里对功能性消化不良患者血浆胃肠激素的影响．基础医学与临床，2001，21(6)：68

杨金梅，张唐法，黄国付．热敏灸治疗功能性消化不良23例．江西中医药，2011，42(1)：43-45

姚筱梅，姚树坤，张瑞星，等．针刺对功能性消化不良患者内脏敏感性的影响．针刺研究，2006，31(4)：228-231

曾红文．针药并用治疗功能性消化不良脾虚肝郁型90例分析．中医药学刊，2004，22(6)：1141

张安莉．针灸治疗胃动力障碍症临床疗效研究．中国针灸，1994，14(5)：1

张堪宝．穴位埋线耳穴贴压治疗功能性消化不良的临床观察．中原医刊，2003，30(15)：4-5

张立丽．耳压治疗功能性消化不良20例．江苏中医，2001，22(12)：44

张晓军，郑美华，吴燕璟．针刺治疗功能性消化不良46例．针灸临床杂志，2004，20(3)：25-26

张笑玲．小儿急症针刺治验．河南中医，1988，8(4)：36

张云波，颜春艳．指针结合竹药罐治疗脾胃虚弱型功能性消化不良的疗效观察．辽宁中医杂志，2010，37(7)：1351-1352

章振宇．灸法治疗功能性消化不良60例报告．中医药临床杂志，2006，18(2)：61

赵锦梅．针灸增加体重50例疗效观察．陕西中医学院学报，1995，18(2)：21

赵亚萍，刘晓辉，丁敏．针刺八脉交会穴和下合穴治疗功能性消化不良45例临床观察．江苏中医药，2005，26(9)：30-31

赵亚伟，葛兆希．电针背俞穴治疗功能性消化不良35例疗

效观察．新中医,2009,41(8):98-99

周吕．针刺对狗中枢神经系统和血清、胃窦粘膜胃泌素含量的影响．针刺研究,1983,8(1):46

周圆,郑嘉岗．针刺治疗功能性消化不良64例临床观察．上海针灸杂志,2004,23(7):16-18

第二十节　伤酒

伤酒是指饮酒过度所引起的病证。古代针灸临床文献中凡有饮酒、过饮、酒食所伤、醉酒、醉饱、醉后、酒疾、酒疸、酒癥、酒积、酒食、酒哮、酒风、醉伤风等描述字样的内容,本节均予收入。中医学认为,本病伤及的脏腑首先是脾胃,然后是脑腑与肝脏,以后再伤及其他脏腑及形体。本病可表现为实证和虚证,而实证可与风、寒、热、痰、气等因素相关。西医学中的酒精中毒与本病相关。涉及伤酒的古代文献共52条,合95穴次;涉及酒精中毒的现代文献共19篇,合101穴次。将古今文献的统计结果相对照,可列出表20-1~表20-4(表中数字为文献中出现的次数):

表20-1　常用经脉的古今对照表

经络	古代(穴次)	现代(穴次)
相同	膀胱经13、胆经9、脾经8、胃经7	胆经15、胃经13、膀胱经13、脾经9
不同	任脉12、肾经9	大肠经15、督脉7

表20-2　常用部位的古今对照表

部位	古代(穴次)	现代(穴次)
相同	头面18、上背11、腿阳7	头面20、腿阳20、上背8
不同	足阴18、胸脘15、臂阴6	臂阳14、腿阴8、足阳8、手背7

表 20-3　常用穴位的古今对照表

<table>
<tr><th colspan="2">穴位</th><th>古代(穴次)</th><th>现代(穴次)</th></tr>
<tr><td colspan="2">相同</td><td>足三里 4、内关 4</td><td>足三里 6、内关 3</td></tr>
<tr><td colspan="2">相似(头)</td><td>率谷 6、攒竹 3、印堂 3</td><td>百会 3、水沟 3</td></tr>
<tr><td rowspan="3">不同</td><td>脾肝肾</td><td>公孙 6、照海 6、胆俞 4、中脘 4、膻中 3、关元 2</td><td></td></tr>
<tr><td>祛风</td><td>列缺 2、风门 2</td><td></td></tr>
<tr><td>四肢</td><td></td><td>合谷 6、曲池 4、三阴交 4、阳陵泉 4、悬钟 4、神门 3、外关 3、环跳 3、太冲 3</td></tr>
</table>

表 20-4　所用方法的古今对照表

方法	古代(条次)	现代(篇次)
相同	针刺 3、刺血 3	针刺 4、刺血 1
不同	灸法 9、熨法 2、点烙 1、敷贴 1	电针 5、耳穴 3、穴位注射 2、埋藏 1、推拿 1

根据以上各表,可对伤酒的古今针灸治疗特点作以下比较分析。

【循经取穴比较】

1. 古今均取足三阳穴　本病伤及脾、胃,进而伤及脑腑与肝脏,而足三阳经均上行至头,其中胃经与胆经又分别循行于胸腹和胁肋,与脾、胃、肝等内脏相连,膀胱经则通过背俞穴与上述脏腑相连,因此古今治疗本病均取足三阳经。

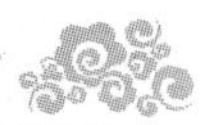

表 20-5　古、今足三阳经穴次及其分占各自总穴次的百分比和其位次对照表

	古代	现代
膀胱经	13（13.68%，第一位）	13（12.87%，并列第二位）
胆经	9（9.47%，并列第三位）	15（14.85%，并列第一位）
胃经	7（7.37%，第六位）	13（12.87%，并列第二位）

表 20-5 显示，古今膀胱经的百分比相近，而**现代比古代更多选取胆经、胃经穴**。就穴位而言，表 20-3 显示，**古今均取胃经足三里，这是相同的；古代还取胆经率谷，膀胱经攒竹、胆俞穴，现代则取胆经阳陵泉、悬钟、环跳穴，这是古今不同的**，此外，现代又选用膀胱经脾俞、昆仑等穴各 2 次，但未被纳入常用穴位。总之，古代多取足三阳经中头部与背俞穴，而现代还多取其中四肢部的穴位，致使现代胆经、胃经穴次较高。

2. 古今均取脾经穴　本病首伤脾胃，因此古今均多取脾经穴，这是古今相同的。在古、今文献中，脾经分别为 8、9 穴次，分列诸经的第四、第三位，分占各自总穴次的 8.42%、8.91%，可见古今百分比相近。**就穴位而言，古代多取公孙，现代则取三阴交，这是相似的**。

3. 古代选取任脉、肾经穴　脾、胃、肝均在胸腹内，而任脉、肾经循行于胸腹部，因此古代也选用该两经穴，分别为 12、9 穴次，分列古代诸经的第二、第三（与胆经并列）位，分占古代总穴次的 12.63%、9.47%。**常用穴为中脘、膻中、关元，照海等穴**。而现代选取任脉、肾经分别为 2、1 穴次，分列现代诸经的第十三、十四位，分占现代总穴次的 1.98%、0.99%，未被纳入常用经脉，可见现代对脾、胃、肝的重视程度不如古代。

4. 现代选取大肠经、督脉穴　现代治疗的是酒精中毒，其常表现为头脑与四肢部症状，因此现代选用大肠经在上肢部的**合**

谷、曲池等穴位，以及督脉在头部**百会、水沟**等的穴位，致使大肠经、督脉穴次较高，分别为15、7穴次，分列现代诸经的第一（与胆经并列）、第四位，分占现代总穴次的14.85%、6.93%。而古代选取大肠经、督脉分别为1、4穴次，分列现代诸经的第十二、第八位，分占现代总穴次的1.05%、4.21%，未被纳入常用经脉，不如现代。

5. 古今对奇经八脉交会穴的选用　奇经八脉中的冲脉、阴维、任脉、阴跷，均循行于腹部，与脾、胃、肝等相关，因此古人选用上述奇经的**八脉交会穴公孙、内关、列缺、照海**。尤其是照海、公孙穴次较高，均为6穴次，并列为诸穴之首。此外，古人还取八脉穴中属阳经的穴位足临泣、外关、后溪等。而在现代酒精中毒的针灸文献中，八脉穴中的内关与外关较为常用，各3穴次，如唐卫华治疗酒醉，按揉内关、外关，而其他八脉穴的现代报道不多。总之，**现代对八脉交会穴的重视程度不如古代**。

【分部取穴比较】

1. 古今均取头面部穴　本病可伤及脑腑，因此古、今均取头面部穴，分别为18、20穴次，同列各部的第一位（其中古代与足阴部并列，现代与腿阳面并列），分占古、今总穴次的18.95%、19.80%，可见古今取头面部穴的百分比相近。就穴位而言，**古代选取率谷、攒竹、印堂等，现代则取百会、水沟等**，这是相似的。

例如明代《医学入门》载：率谷“主伤酒，呕吐”。明代《神应经》云：“醉后头风：印堂、攒竹、三里。”现代徐坤三急救酒醉，针刺人中，予以强刺激；姚欣等治疗慢性酒精中毒性脑病，针刺人中、百会、四神聪、本神等穴，用泻法；刘疆等治疗慢性酒精中毒，取百会、头针情感区等，用电针刺激；李晓丽进行戒酒治疗，针刺百会、率谷、听会等穴；栾岚等治疗酒精中毒所致偏头痛，针刺百会、头维、太阳、风池、率谷等。

2. 古今均取上背部穴　因为控制胃、肝、胆的交感神经多从

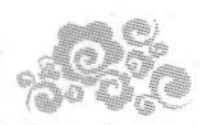

背部脊髓胸5-胸11发出；而本病又与风相关，上背部穴亦可祛风，因此古、今文献中上背部穴次皆较高，分别为11、8穴次，同列古、今各部的第三位（其中现代与腿阴、足阳并列），分占古、今总穴次的11.58%、7.92%，可见**古代比现代更多选取上背部穴**。就穴位而言，**古代常用胆俞、风门等**；现代选取脾俞、大杼、胃俞、肝俞、肩井等，但现代这些穴位的次数均为分散，均未被纳入常用穴位之列。

古代取上背部穴者，如《医学入门》载：胆俞主"酒疸目黄，面发赤斑"，因为饮酒伤肝，而肝胆互为表里，故取胆俞穴。《针灸逢源》治疗"醉头风"，取风门等穴；《类经图翼》治疗"酒哮"，取肩井、肩中俞等穴，该2例与风相关，故取肩井、肩中俞、风门等，显示**古代在治疗本病时注意选用祛风之穴**。

现代取上背部穴者，如王红治疗慢性酒精中毒性周围神经病，取脾俞、胃俞等健脾和胃的穴位，以电针刺激；张彩侠等则取脾俞、肾俞等，用电针刺激；赵亮取华佗夹脊穴等，用针刺泻法。又如张力进行戒酒治疗，取脾俞、肝俞、肾俞等，用电针刺激（可见古人还选用下背部肾俞穴）；栾岚等治疗酒精中毒所致偏头痛，针刺风池、肩井等，用针刺泻法。总之，古今临床均选用背部穴，但古代还注意选用上背部祛风之穴，致使古代上背部穴次较高；**而现代则还选用下背部补肾之穴**，这是同中之异。

3. 古今均取腿阳面穴 前面已述，治疗本病多取胃、胆经穴，致使在古、今文献中，腿阳面穴次均较高，分别为7、20穴次，分列古、今各部的第四、第一（与头面并列）位，分占各自总穴次的7.37%、19.80%，可见**现代比古代更多选取腿阳面穴**。就穴位而言，**古今均多取足三里，这是相同的；现代还取阳陵泉、悬钟、环跳等穴**，古代取之不多，**这是不同的**。

例如明代《针灸大成》之"治症总要"治疗"醉头风"，强调针刺足三里。现代郑明鲜等常治疗慢性酒精中毒性周围神经病，选用环跳、阳陵泉、悬钟、八风、承山、足三里等，用电针刺激；刘晓辉等则取环跳、风市、血海、足三里、阳陵泉、悬钟等，用电针刺激；张彩侠等取环跳、足三里、阳陵泉等，用电针刺激；赵亮取足阳明胃经下肢穴，用排刺法。现代还对足三里进行动物实验的研究，如王威等用电针刺激酒精性脂肪肝大鼠模型的“足三里”穴，结果显示，肝脂肪变性得以减轻，脂质代谢得到调整。这样的实验在古代是没有的，是现代针灸工作者的发展。

4. 古代选取足阴、胸脘、臂阴面穴 因为本病伤及脾、胃、肝等脏腑，这些脏腑位于脘腹部，而手足阴经循行至脘腹，致使古代文献中，足阴、胸脘、臂阴分别达18、15、6穴次，分列古代各部的第一（与头面并列）、第二、第五位，分占古代总穴次的18.95%、15.79%、6.32%。就穴位而言，**古代多取健脾和胃疏肝之公孙、照海，中脘、膻中，内关、列缺等穴**。

古代选用足阴、胸脘、臂阴者，如《扁鹊神应针灸玉龙经》载：公孙主“酒疸食黄”。《八法八穴歌》道：照海主“食黄酒积腹脐并”；内关主“食难下隔酒来伤”。《针经指南》载：列缺主“男子酒癖（胃肝）”。《针灸大成》之“治症总要”治疗“醉头风”，针刺中脘、膻中等穴。此外，古人又取足阴部的末端穴大敦、隐白、涌泉等，以醒脑开窍。如《针灸聚英》载：“丹溪治一妇人久积怒与酒，病痫”，“乘痛时灸大敦、行间、中脘”，“又灸太冲、然谷、巨阙，及大指甲肉”，“又灸鬼哭穴”。

在现代针灸治疗酒精中毒的文献中，也有取太冲、内关等足阴、臂阴部穴的报道，如姚欣等治疗慢性酒精中毒性脑病，针刺太冲、内关等穴；牛治华治疗酒后狂躁症，针刺内关、太冲等穴。但统计表明，现代足阴、胸脘、臂阴分别为5、1、4穴次，分列现代各部的第五、第十一、第六位，分占各自总穴次的4.95%、0.99%、3.96%，均未被纳入常用部位，**显示现代对脾、胃、肝等的重视程度不如古代**。

5. 现代选取上肢阳面、腿阴面与足阳部穴 酒精中毒常表现为四肢的运动症状，因此现代临床多取四肢部穴，致使现代文

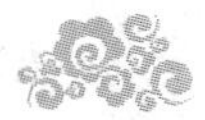

献中臂阳、腿阴、足阳、手背分别为14、8、8、7穴次，分列现代各部的第二、第三（与上背、足阳并列）、第三（与上背、腿阴并列）、第四位，分占各自总穴次的13.86%、7.92%、7.92%、6.93%。就穴位而言，**现代选取疏理四肢的曲池、外关、三阴交、合谷等穴**（足阳部的穴次较分散）。上述穴位中以阳面穴为多，当与“阳主动”相关。

例如，张广蕊等治疗酒精中毒致桡神经损伤，取手阳明，配手少阳：肩髃、曲池、外关、合谷、手三里、养老、阳溪等，用针刺补法；张彩侠等治疗慢性酒精中毒周围神经病，取三阴交、肩髃、曲池、外关、合谷等穴，用电针刺激；乔虹等则取曲池、外关、合谷、腕骨、八邪，解溪、昆仑、八风等，用平补平泻针刺法；郑明鲜等对于下肢病变，选用阴陵泉、三阴交、公孙、昆仑、京骨等穴，对于上肢病变，选用曲池、合谷、八邪等穴，用电针刺激。

在古代文献中，臂阳、腿阴、足阳、手背分别为2、1、2、4穴次，分列古代各部的第十（与足阳并列）、第十三、第十（与臂阳并列）、第六位，分占古代总穴次的2.11%、1.05%、2.11%、4.21%，均未被纳入古代常用部位，由于**古代治疗酒伤引起的四肢运动症状不多，故取四肢穴不多**。

【辨别症状的取穴比较】

对于本病，古人常根据不同的症状选用不同穴位，而不同症状又出现于不同的病变时期，故本节将相关症状归入急性、亚急性和慢性三期中，下面试作分析。

1. 急性期　指酒后立即出现的症状。对此，**古人选用头部穴位以及与脾胃相关的穴位**，以醒酒开窍，健脾和胃。如《采艾编翼》载：曲鬓主“急病酒风”。《八法八穴歌》道：公孙主“酒食积聚胃肠鸣”。《琼瑶神书》曰：内庭治“酒食所伤，泻之”。急性期常出现的症状有面赤鼻塞、呕吐、头痛、胁腹痛、厥气上逆、厥脱、出血不止等，以下分述之。

（1）**面赤鼻塞：古人选用头部穴**以清热醒酒，如《太平圣惠方》曰：百会主“饮酒面赤鼻塞，针入二分，得气即泻”。

（2）**呕吐：**包括酒后眩晕引起的呕吐，**古人选用胸脘部、上背部、头部和四肢末部穴**，以宽胸调腹，止眩降逆。如《寿世保元》语：“神效万灵膏：醉后呕吐，贴肺俞、心口。”《医宗金鉴》言：“率谷酒伤吐痰眩。”《针灸大全》治疗“醉头风，呕吐不止，恶闻人言”，取后溪，配涌泉、列缺、百劳、合谷。

（3）**头痛：古人选用头部穴位**以开窍止痛。如《针灸资生经》载：“饮酒过量，脑亦疼甚，后因灸此穴（囟会）而愈。”《采艾编翼》曰：“（头痛）酒风：率谷。”

（4）**胁腹痛：**如果是由机体功能不足所致酒后胁腹痛，**古人选取胁腹部穴，用熨法**。如《名医类案》载：“一人作劳，饮酒醉卧，膈痛，饥而过饱，遂成左胁痛，一块如掌，按之甚痛”，“又以韭饼置痛处熨之，半日前后，大便通而安”。如果是由瘀血阻滞所致酒后胁腹痛，**古人选取“肝脉”等经脉穴位，用刺血疗法**。如敦煌医书《吐番医疗术》曰：“男女饮酒过量，酒醉次日口渴，不想喝其他饮料，如果此时继续饮酒，则酒入肝胆，必致发病，其症状首先是胃痛，打饱嗝，继而腹胀，右肾疼痛，肝区疼痛，吐酸水，此为肝重之症，应细察肝脉，哪侧肝脉有病，将在哪侧割刺放血，然后割刺另一侧，两侧均匀放血，肝叶尖及肝左右上沿，哪里疼就在哪里放血。”

（5）**厥气上逆：古人根据气逆所涉及的经络，选用相应穴位**，以理气降逆。如《名医类案》载：“一男子年近五十，久病痰嗽，忽一日感风寒，食酒肉，遂厥气走喉，病暴瘖，与灸足阳明胃别丰隆二穴，各三壮，足少阴肾照海，各一壮，其声立出。”该例有“厥气走喉”之症，而足少阴与阴跷均循行到达喉咙，故取照海穴。

（6）**厥脱：古人选取小腹部任脉穴，用熨法**，以引火归原。如《寿世保元》载：“一人饮酒大醉后，气往外，仰头出不尽，有出气，无收气，此乃气不归元，死在须臾，诸药不救，余以韭菜根捶烂，入

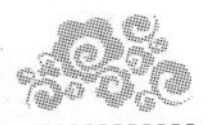

陈酽醋炒热，绢包熨脐下，此一包冷了，又换另一包，熨至脐下温暖，气渐降而归元矣，妙不可言。”古代厥脱可能包括现代临床的休克。

（7）**出血不止：古人点烙出血点**以止血，如《医心方》曰：“治有饮酒醉，牙后涌血，射出不能禁者方：取小钉烧令赤，正注血孔一注，即断，钉当令赤，不赤能不断也。”

现代也有用针灸治疗急性酒精中毒者，如徐坤三急救酒醉，针刺人中，予以强刺激；田金悦醒酒，取素髎穴，用轻微的针刺泻法；姜利人治疗急性乙醇中毒，轻微针刺素髎穴，用泻法，结果显示疗效优于纳洛酮；牛治华治疗酒后狂躁症，取百会、人中、神门、内关、合谷、太冲、少商、三阴交，用针刺法；牟淑兰治疗酒后急性周围神经麻痹，根据不同神经，选用相应穴位，用电针刺激，并取其中相应2个穴位，注入维生素B_1、维生素B_{12}、地塞米松。由上可知，**现代治疗伤酒的急性期也取头部穴及相关穴，而对于酒伤周围神经麻痹者，则根据涉及神经之不同而选用不同的穴位。**

2. 亚急性期　指饮酒后较急性期稍晚所出现的症状，可表现为伤脾、伤肺，以及皮肤过敏等。

（1）**伤脾：**对于饮酒伤及脾脏所致泄泻腹胀，**古人选用关元穴**，以温阳健脾。如《扁鹊心书》载：“一人因饮冷酒，吃生菜，成泄泻，服寒凉药反伤脾气，致腹胀，命灸关元三百壮。”

（2）**伤肺：**对于饮酒伤及肺脏所致胸胀，**古人选用中府穴**，以宣肺理气。如《扁鹊心书》载：“一人每饭后饮酒，伤其肺气，致胸膈作胀，气促欲死，服钟乳粉、五膈散而愈，若重者，灸中府穴亦好。”

（3）**皮肤过敏：**对于酒后出现的皮肤过敏症状，**古人则在病变局部用刺血疗法**，以排出过敏因子。如《薛氏医案》载：“一男子患白癜风，过饮或劳役，患处色赤作痒”，“砭出血，服祛风药，患处出血”。

在现代治疗酒精中毒的针灸临床上，与上述伤脾、伤肺、皮肤

过敏相关的报道较为少见。

3. 慢性期　是指长期饮酒引起的机体慢性损伤，可表现为酒疸、酒癥、酒癖、疮疡、痫证、虚劳等。

（1）**酒疸**：乃长期饮酒引起的黄疸，现代认为是肝脏酒精中毒的表现之一。对此，**古人多取胆俞、至阳、腕骨等穴**以疏肝利胆，同时**选用公孙、阴陵泉、中脘、小肠俞等穴**以健脾和胃。如《针灸大全》取公孙穴，配胆俞、至阳、委中、腕骨，治疗“酒疸，身目俱黄，心中俱痛，面发赤斑，小便赤黄”。《针灸大成》言：“阴陵泉治酒黄。”《针灸集成》曰：“酒疸：中脘、神门、小肠俞。”此外，《扁鹊神应针灸玉龙经》中的“针灸歌”道：“醉饱俱伤面目黄，但灸飞扬及库房。”上述选用委中、神门、飞扬、库房治疗酒疸的机制尚待探讨。

（2）**酒癥、酒癖**：即过度饮酒而产生的癥瘕、癖块。对此，**古人常用八脉交会穴内关、公孙、外关、临泣、列缺等**，以消癥除癖。治疗酒癥者，如《针灸集书》云：先刺内关后刺公孙治疗“面肿酒癥并气块”；先刺外关后刺足临泣治疗“酒癥气积及血风”。治疗酒癖者，如《针经指南》载：公孙主“酒癖（胃三焦）”；内关主“男子酒癖（脾肺）”；列缺主“男子酒癖（胃肝）”。

（3）**疮疡**：过度饮酒可引发疮疡痈疽，这是酒毒蕴积，郁热壅盛所致。对此，**古人在疮疡局部采用灸法**，以逐邪外出。如《针灸聚英》载：“素饮酒，于九月中，患脑之下项之上，出小疮，后数日，脑项麻木，肿势外掀”，“当先用火攻之，然后用药，以大艾炷如两核许者，攻之至百壮，乃觉痛”。

（4）**痫证**：饮酒还可导致痫证，这是酒精伤及大脑中枢所致，对此，**古人除取胸脘部穴以健脾解毒外，还取四肢末端部穴**以醒脑开窍定痫。如上述“古代选取足阴、胸脘、臂阴部穴”中，《针灸聚英》治疗“久积怒与酒，病痫”者，该著又描述病人发作时症状：“目上视，扬手踯足，筋牵喉响流涎，定则昏昧，腹胀痛冲心，头至胸大汗，痫与痛间作”，治疗须“乘痛时灸大敦、行间、中脘”，“又

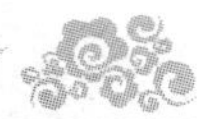

灸太冲、然谷、巨阙，及大指甲肉”，“又灸鬼哭穴。”

（5）**虚劳：**长期饮酒又可导致虚劳，**古人选用小腹部和腰背部穴**以补肾益元。如《扁鹊心书》载：“一人身长五尺，因伤酒色，渐觉肌肉消瘦，予令灸关元三百壮。”《针灸内篇》曰：命门主“酒色劳伤”。

现代也有用针灸治疗酒精中毒慢性期者，如尤煌发等报道，纽约布朗司林肯医院治疗酒癖，取耳穴交感、神门、肺，配合体穴合谷、阴陵泉、三阴交、太溪等，用针刺法，**与上述古代治疗“酒癖”者相比，现代还应用了耳针疗法**，这在古代是没有的。上述“分部取穴比较”中，刘疆等治疗慢性酒精中毒，姚欣等治疗慢性酒精中毒性脑病，均取头面部穴；王红、张彩侠等、赵亮、郑明鲜等、刘晓辉等、乔虹等治疗慢性酒精中毒之周围神经病，均选用背俞穴与四肢部穴，用针刺或电针疗法。可见**现代治疗慢性酒精中毒中的周围神经病，多取四肢部相关穴**。

【辨别证候的取穴比较】

就证候而言，本病的古代针灸文献中有一部分内容涉及寒、热、风、痰、气、虚等因素，其中涉及风者较多。

1. 与风相关　因为本病发病较急；又表现为兴奋，多言多动；酒后腠理开泄，易受外风，因而本病与风关系密切，涉及的古代相关文献共 11 条，列各类条目数之首。各部的穴次为：头部穴 10（率谷 3、印堂 3、攒竹 3、曲鬓 1），四肢末部穴 5（小骨空 1、后溪 1、涌泉 1、列缺 1、合谷 1），胸脘穴 4（膻中 2、中脘 2），上背穴 3（风门 2、百劳 1），下肢足三里 3。因为本病最先表现出的是头面部症状，而《素问·太阴阳明论》又曰：“伤于风者，上先受之。”因此古人治疗与风相关者常**取头部穴**以醒脑开窍祛风；头与四肢腕踝以下均属人体末部，相互对应，故也**取四肢末部穴**；饮酒伤及脾胃，故**取胸脘部穴和足三里穴**以健脾和胃；酒后易遭风邪入侵，故又**取上背部穴**以疏风。如《类经图翼》曰：率谷主“酒后皮风肤肿”。《针灸大成》载：“醉头风：攒竹、印堂、三里”，针之无效，再针“中脘、膻中、三里、风门”。《针灸大成》又云：“小骨空治男妇醉后当风。”上述“急性期”之“呕吐”中，《针灸大全》治疗“醉头风”，取后溪，配涌泉、列缺、百劳、合谷。

2. 与寒相关 上述“伤脾”中《扁鹊心书》治疗“饮冷酒”伤脾气，“灸关元三百壮”。因小腹部拥有“脐下肾间动气”，此乃人体“生气之源”（《难经·八难》语），因此古人**取小腹部穴**以益气温阳祛寒。

3. 与热相关 《针灸甲乙经》载：率谷主治“醉酒风热发”；上述治疗“面赤鼻塞”中，《太平圣惠方》取百会，均与热相关。《难经·四十七难》曰：“人头者，诸阳之会也。”而阳胜则热，故本病可表现出头面发热等症状，古人治疗则**取头部穴**以清热泻阳。

4. 与痰相关 《针经指南》载：公孙主“水膈酒痰（肝胃）”；内关主“酒痰膈痛（心主）”。上述“急性期”之“厥气上逆”中，《名医类案》治疗“久病痰嗽”，灸丰隆。因为“脾为生痰之源，肺为贮痰之器。”而冲脉、阴维循于胃心胸，公孙、内关分别是该两脉的交会穴；丰隆则是化痰经验穴，因此古人**选用公孙、内关与丰隆穴**。

5. 与气相关 古人常**选用相关脏腑的经络穴位**。对于肺气受损，古人选取与肺相关的穴位，如上述“伤肺”中，《扁鹊心书》“灸中府穴”；对少阳气滞，选用阳维和带脉的交会穴，如上述“酒癥”中，《针灸集书》治疗“酒癥气积及血风”，先刺外关，后刺临泣；对于肾气上逆，选用足少阴穴，如上述“厥气上逆”中，《名医类案》灸照海。

6. 与虚相关 古人多**选用小腹部与腰背部的补虚穴位**，如上述“虚劳”中，《扁鹊心书》“灸关元三百壮”；《针灸内篇》取“命门”。上述“厥脱”中，《寿世保元》用韭菜根“熨脐下”，均为例。

而在现代酒精中毒的针灸治疗报道中，与寒、热、风、痰、气、虚等相关者较为少见。

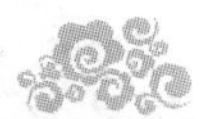

【针灸方法比较】

1. 古今均用针刺法 针刺通过对神经、血管、内分泌，及经络的刺激，可以调整机体及其内脏的生理、病理状态，因此古今治疗本病均采用针刺法。在古、今文献中，针刺分别为3条次、4篇次，同列古今诸法的第二位，分占古、今总条（篇）次的5.77%、21.05%，可见**现代比古代更重视针刺疗法**，此当是现代针具的进步及神经学说影响的结果。

古代用针刺者，如上述治疗"酒癥"中，《针灸集书》曰："内关先刺后公孙"，即为例。本病以实证为多，古人则采用泻法，如上述"急性期"中，《琼瑶神书》取内庭，"泻之"；上述"急性期"之"面赤鼻塞"中，《太平圣惠方》取百会，"针入二分得气，即泻"。

现代用针刺者，如周国平等进行戒酒治疗，取中脘、足三里、三阴交等，用针刺；张广蕊等治疗酒精中毒致桡神经损伤，取肩髃、曲池、外关、合谷、手三里、极泉、养老、阳溪、鱼际，用针刺补法；姚欣等治疗慢性酒精中毒性脑病，取人中、百会、四神聪、本神、合谷、太冲、内关，用针刺泻法；叶秀英治疗酒精中毒后继发周围性神经炎，取百会、四神聪，用针刺捻转补法，取肩髃、肩髎、下极泉、曲池、尺泽、手三里、外关、合谷、八邪，用提插重刺激泻法，然后接电针刺激；陈双文等治疗乙醇中毒致呛咳，舌萎缩，针刺中脘、合谷、太冲、百会、印堂、神庭、廉泉、通里等，以及头部运动区、感觉区，运用提插捻转补泻法。总之，古今均采用针刺疗法，但古**代以泻法为多，现代则补泻兼施**。

2. 古今均用刺血法 本病多由酒毒蕴积所致，因此古今均采用刺血疗法，以驱逐酒毒。如上述治疗"胁腹痛"中唐代《吐番医疗术》取肝脉放血；上述治疗"皮肤过敏"中，明代《薛氏医案》取病变局部，用刺血法。现代郝艳新醒酒，取耳尖，用三棱针刺血，此处刺血的部位是耳穴，是现代耳穴疗法的运用，与古代刺血选用体针穴有所不同。但总的来说，古今用刺血疗法治疗本病者皆不多。

3. 古代采用艾灸等热疗法　古代本病文献中涉及艾灸者共9条，列古代诸法之首，占古代总条次的17.31%。艾灸可以温阳补气，故被用来**治疗本病与虚相关者**，宋代《扁鹊心书》有此类记载，如对于伤脾，上述“亚急性期”中“灸关元三百壮”；对于伤肺，上述“亚急性期”中“灸中府穴”；对于饮酒引起消瘦，上述“慢性期”之“虚劳”中“灸关元三百壮”，均为例。

艾灸的热性刺激又可加强血液循环，激发体内潜在生理功能，增强自身调节机制，产生祛除酒毒实邪的效果，故艾灸又能**治疗本病中邪实者**。例如在上述“急性期”中，治疗“头痛”，《针灸资生经》灸囟会；治疗“厥气上逆”，《名医类案》灸照海。在上述“慢性期”中，治疗“疮疡”，《针灸聚英》灸疮疡局部；治疗“痫证”，《针灸聚英》“灸大敦、行间、中脘”等穴。此外，治疗酒疸，《医宗金鉴》曰：胆俞“兼灸酒疸目黄色”，亦为灸治邪实之例。

此外，**古人还采用熨法和烙法**，该两法与艾灸相似，均属热疗范畴。其中熨法是用热的物体在体表进行熨烫，其加热面积较艾灸为大，可增加热的刺激量，如在上述“急性期”中，治疗“胁腹痛”，《名医类案》“以韭饼置痛处熨之”；治疗“厥脱”，《寿世保元》用韭菜根“熨脐下”，均为例。

本病古代文献中的烙法主要是用于酒后出血不止，因烙法可使蛋白质凝固，故可封闭出血点。上述“急性期”之“出血不止”中，《医心方》的记载即为其例。

在现代治疗酒精中毒的临床报道中，少见有用艾灸等热疗法者，因此对于古代文献中的艾灸记载当可做进一步的挖掘与研究。而现代牛雪茹等对于温针则进行了动物实验，温针乃含有艾灸的成分，牛氏治疗酒精性周围神经病大鼠，取脾俞、肾俞、后三里、环跳、三阴交，用刺温针激，结果显示大鼠坐骨神经中的神经生长因子含量及神经传导速度均得以提高。此案也可看作对古代灸法的继承和发展。

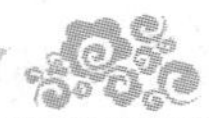

4. 古代采用敷贴　古人又用穴位敷贴法治疗本病，如上述“急性期”之“呕吐”中，《寿世保元》“贴肺俞、心口”，所贴“神效万灵膏”由补血活血，祛风清热，宣肺通络，透脓排毒等药物组成，贴后还要求“焐手摩百次”，则是加热配合按摩疗法，以提高敷贴之疗效。现代临床用敷贴治疗本病的报道较少，对古代的敷贴法不妨一试。

5. 现代采用的其他疗法　现代治疗酒精中毒还采用电针、耳穴、穴位注射、埋藏、推拿等方法，这些在古代文献中未见或少见记载，当是现代针灸工作者的发展。

（1）**电针**：如张力进行戒酒治疗，取脾俞、肝俞、肾俞、内关、列缺、神门、足三里，用电针刺激；蔡静芬等治疗酒精中毒性桡神经损伤，取曲池、手三里、支沟、养老、阳溪、阳池、阳谷、腕骨、合谷、八邪等，用平补平泻之泻法，并用电针刺激；梅洁报道，英国有人用针刺治疗酒精戒断综合征的震颤，取合谷、曲池、内关、外关、腕骨、率谷、阳白、神门、太阳、印堂，施电针疗法。现代还有人对电针进行了动物实验研究，如张淼等治疗酒精中毒性周围神经病大鼠，取脾俞、肾俞、后三里、环跳、三阴交、太溪，用电针刺激，结果NGF酶联免疫测定显示，mRNA含量得以提高，提示促进周围神经损伤的再生。

（2）**耳穴**：如周国平等进行戒酒治疗，取耳穴胃、心、神门、内分泌，用针刺；张力则取口、胃、皮质下、内分泌、神门、咽喉、肝，用王不留行贴压；刘疆等治疗慢性酒精中毒，取耳穴神门、皮质下、内分泌、喉、胃、心，用王不留行贴压；李维茗等报道，美国有人治疗酒精中毒，选用耳穴肺病、交感、神门，用针刺或电针疗法。

（3）**穴位注射**：如张广蕊等治疗酒精中毒致桡神经损伤，取肩髃、曲池、外关、合谷、手三里、鱼际，注入维生素B_1、维生素B_{12}和胎盘注射液；王红治疗慢性酒精中毒性周围神经病，取血海、足三里、阴陵泉、解溪等，注入维生素B_1。

（4）**埋藏**：如孙申田用耳针戒酒，取神门、皮质下、心、胃、内分泌、咽喉等,施埋针疗法。

（5）**推拿**:如唐卫华治疗酒醉,以拇指和食指扣住一侧的内关和外关,用力点按或揉按。

【结语】

根据上述对古今文献的统计与分析结果,兹提出治疗伤酒的参考处方如下(无下划线者为古今均用穴,下划曲线者为古代所用穴,下划直线者为现代所用穴):①头面穴率谷、攒竹、印堂、百会、水沟等;②上背部胆俞、风门等;③胸脘部中脘、膻中,以及小腹部关元等;④下肢部阳经穴足三里、阳陵泉、悬钟、环跳等;阴经穴公孙、照海、太冲、三阴交等;⑤上肢部阳经穴合谷、曲池、外关等,阴经穴内关、列缺、神门等。临床可根据病情,在上述处方中选用若干相关穴位。

对于急性期中的面赤鼻塞或头痛,取头部穴;呕吐,取胸脘部、上背部、头部和四肢末部穴;胁腹痛而兼有机体功能不足者,取胁腹部穴,用熨法,兼有瘀血阻滞者,取"肝脉"等经脉穴,用刺血疗法;厥气上逆,根据气逆所涉经络,取相应穴位;厥脱,取小腹部任脉穴,用熨法;出血不止,取出血点,用烙法。对于亚急性期中脾脏受损者,取关元穴;肺脏受损者,取中府穴;皮肤过敏者,取病变局部,用刺血法。对于慢性期中的酒疸,取胆俞、公孙等;酒癥、酒癖,取八脉交会穴内关、公孙、外关、临泣、列缺等;疮疡痈疽,取疮疡局部,用灸法;痫证,取四肢末端部穴;虚劳,取小腹和腰背部穴。对于急、慢性的周围神经病变,可根据涉及神经之不同而选用不同的穴位,包括四肢部相关穴。

治疗与寒相关者,取小腹部穴;与热相关者,取头部穴;与风相关者,取头部、四肢末部和上背部穴;与痰相关者,取公孙、内关与丰隆等穴;与气相关者,取相关脏腑的经络穴位;与虚相关者,取小腹部与腰背部穴。

临床可用针刺法,也可采用艾灸、熨烫、点烙等热疗法,还可

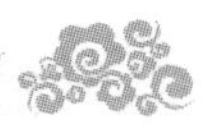

采用刺血、敷贴，以及现代临床的电针、耳穴、穴位注射、埋藏、推拿等方法。

历代文献摘录

[元代及其以前文献摘录]

《针灸甲乙经》(卷七·第一中)："醉酒风热发，两角眩痛，不能饮食，烦满呕吐，率谷主之。"

敦煌医书《吐番医疗术》P·T1057："男女饮酒过量，酒醉次日口渴，不想喝其他饮料，如果此时继续饮酒，则酒入肝胆，必致发病……应细察肝脉，哪侧肝脉有病，将在哪侧割刺放血，然后割刺另一侧，两侧均匀放血，肝叶尖及肝左右上沿[此9字一本译作"肝脉在左右肩部位"]，哪里疼就在哪里放血。"

《太平圣惠方》(卷九十九)："百会……饮酒面赤鼻塞，针入二分，得气即泻，如[一本作"加"]灸数至一百五，即停，三五日讫，绕四畔，以三棱针，刺令出血，以井华水淋，淋令气宣通，不得一向火灸，若频灸，恐拔气上，令人眼暗。"[原出《铜人针灸经》(卷一)]

《医心方》(卷五·第六十七)："《小品方》治有饮酒醉，牙后涌血，射出不能禁者方：取小钉烧令赤，正注血孔一注，即断，钉当令赤，不赤能不断也。"

《琼瑶神书》(卷三·五十)："内庭……酒食所伤，泻之。"

《扁鹊心书》(卷中·鼓胀)："一人因饮冷酒，吃生菜，成泄泻，服寒凉药反伤脾气，致腹胀，命灸关元三百壮。"

《扁鹊心书》(卷中·痞闷)："一人每饭后饮酒，伤其肺气，致胸膈作胀，气促欲死，服钟乳粉、五膈散而愈，若重者，灸中府穴亦好。"

《扁鹊心书》(卷下·骨缩病)："一人身长五尺，因伤酒色，渐觉肌肉消瘦，予令灸关元三百壮，服保元丹一斤，自后大便滑，小便长，饮食渐加，肌肉渐生，半年如故。”

《针灸资生经》（卷三·虚损）：“予年逾壮，莅（原作“沍”，据上海科技版改）寒夜观书，每觉脑冷，饮酒过量，脑亦疼甚，后因灸此穴［囟会］而愈。”

《针经指南》（流注八穴）：“公孙……水膈酒痰（肝胃）。”“公孙……酒癖（胃三焦）。”“内关……酒痰膈痛（心主）。”“内关……男子酒癖（脾肺）。”“列缺……男子酒癖（胃肝）。”“照海……男子癖并酒积（肺肝）。”“照海……酒疾（脾）。”“照海……酒痹（胃肝）。”

《扁鹊神应针灸玉龙经》（六十六穴治证）：“公孙……酒疸食黄，翻胃痰涎。”

《扁鹊神应针灸玉龙经》（针灸歌）：“醉饱俱伤面目黄，但灸飞扬及库房。”

［明代文献摘录］

《神应经》（头面部）：“醉后头风：印堂、攒竹、三里。”

《针灸大全》（卷四·八法主治病症）：“公孙……酒疸，身目俱黄，心中俱痛，面发赤斑，小便赤黄：胆俞二穴、至阳一穴、委中二穴、腕骨二穴。”“后溪……醉头风，呕吐不止，恶闻人言：涌泉二穴、列缺二穴、百劳一穴、合谷二穴。”

《针灸集书》（卷上·八法穴治病歌）：“面肿酒癥并气块……内关先刺后公孙。”“酒癥气积及血风［先外关，后临泣］。”

《针灸聚英》（卷一上·手太阴）：“鱼际……酒病。”

《针灸聚英》（卷二·玉机微义）：“元好问记云，素饮酒，于九月中，患脑之下项之上，出小疮，后数日，脑项麻木，肿势外掀……请东垣诊视，且谓膏粱之变……当先用火攻之，然后用药，以大艾炷如两核许者，攻之至百壮，乃觉痛。”“丹溪治一妇人久积怒与酒，病痫，目上视，扬手踯足，筋牵喉响流涎，定则昏昧，腹胀痛冲心，头至胸大汗，痫与痛间作……乘痛时灸大敦、行间、中脘……又灸太冲、然谷、巨阙，及大指甲肉……又灸鬼哭穴。”

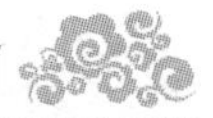

《针灸聚英》(卷四下·八法八穴歌):"酒食积聚胃肠鸣……公孙。""食难下隔酒来伤……内关。""食黄酒积腹脐并……照海。"

《名医类案》(卷五·积块):"一人作劳,饮酒醉卧,膈痛,饥而过饱,遂成左胁痛,一块如掌,按之甚痛……又以韭饼置痛处熨之,半日前后,大便通而安。"

《名医类案》(卷七·瘖):"一男子年近五十,久病痰嗽,忽一日感风寒,食酒肉,遂厥气走喉,病暴瘖,与灸足阳明胃别丰隆二穴,各三壮,足少阴肾照海,各一壮,其声立出。"

《薛氏医案》(疠疡机要·中卷·续治诸症):"一男子患白癜风,过饮或劳役,患处色赤作痒……砭出血,服祛风药,患处出血。"

《医学入门》(卷一·治病要穴):"率谷:主伤酒,呕吐,痰眩。""胆俞……酒疸目黄,面发赤斑。"

《针灸大成》(卷九·治症总要):"第十三.醉头风:攒竹、印堂、三里……中脘、膻中、三里、风门。"[上原出《医学纲目》(卷十五·头风痛)]"第十五……小骨空治男妇醉后当风。""第一百二十九……阴陵泉治酒黄。"

《寿世保元》(卷三·诸气):"一人饮酒大醉后,气往外,仰头出不尽,有出气,无收气,此乃气不归元,死在须臾,诸药不救,余以韭菜根捶烂,入陈酽醋炒热,绢包熨脐下,此一包冷了,又换另一包,熨至脐下温暖,气渐降而归元矣,妙不可言。"

《寿世保元》(卷九·膏药):"醉后呕吐,贴肺俞、心口,焙手摩百次。"

《类经图翼》(卷八·足少阳):"率谷……酒后皮风肤肿。"

《类经图翼》(卷十一·诸咳喘呕哕气逆):"哮喘:五哮中,惟水哮、乳哮、酒哮为难治,璇玑、华盖、俞府、膻中、肩井、肩中俞、太渊、足三里。"

[清代文献摘录]

《医宗金鉴》(卷八十五·头部主病):"率谷酒伤吐痰眩。"

《医宗金鉴》(卷八十五·背部主病):“胆俞……兼灸酒疸目黄色,面发赤斑灸自痊。”

《采艾编翼》(卷一·胆经综要):“曲鬓:急病酒风。”

《采艾编翼》(卷二·头部):“[头痛]酒风:率[原作“卒”,据义改]谷。”

《针灸逢源》(卷五·头面病):“醉头风……印堂、攒竹、风门、膻中、中脘。”

《针灸逢源》(卷五·八穴主客证治歌):“喉塞便淋酒积……照海。”

《针灸内篇》(足少阳胆经络):“率谷……治脑疼,目肿,醉伤风。”

《针灸内篇》(督脉经络):“命门……酒色劳伤。”

《神灸经纶》(卷三·身部证治):“酒疸,目黄,面发赤班:胆俞。”

《针灸集成》(卷二·黄疸):“酒疸……中脘、神门、小肠俞。”

[现代文献题录]

(限本节引用者,按首位作者首字的汉语拼音排序)

蔡静芬,田青,赵长海.电针治疗酒精中毒性桡神经损伤.针灸临床杂志,2006,22(5):46

陈双文.乙醇中毒致呛咳、舌萎缩案.中国针灸,2003,23(9):562

郝艳新.耳尖刺血醒酒法报告.中国中医急症,1993,2(6):263

姜利人.针刺素髎穴和纳洛酮治疗急性乙醇中毒.中西医结合实用临床急救,1997,4(8):373

李维茗.针刺治疗药瘾和酒精中毒.湖北中医杂志,1985,7(2):56,封3

李晓丽.针药并用戒酒治疗的初探.内蒙古中医药,2003,22(6):21

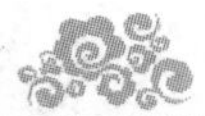

刘疆，孙申田．耳穴按压配合体针治疗慢性酒精中毒1例．针灸临床杂志，2010，26（7）：22

刘晓辉．针刺治疗慢性酒精中毒性周围神经病．中医药学刊，2003，21（9）：1564

栾岚，藤静．中药配合针灸治疗酒精中毒所致偏头痛1例．中医药学报，1994，22（2）：46-47

梅洁．针刺治疗酒精戒断综合征的震颤．国外医学·中医中药分册，1994，16（6）：46

牟淑兰．电针加穴位注射治疗酒后急性周围神经麻痹23例．中国中医急症，2005，14（12）：1208

牛雪茹，孙远征，罗梅．温针结合药物治疗酒精性周围神经病大鼠的实验研究．针灸临床杂志，2010，26（10）：58

牛治华．针刺治疗酒后狂躁症．上海针灸杂志，1992，11（3）：2

乔虹，李红艳，王彪．针药并用治疗重度慢性酒精中毒性多发性神经病疗效观察．针灸临床杂志，2008，24（4）：17

孙申田．耳针戒酒临床疗效与机制探讨．中国针灸，1986，6（5）：4

唐卫华．点按内关、外关治疗酒醉．针灸临床杂志，1997，13（10）：35

田金悦．针刺醒酒30例临床报道．中国民间疗法，1999，7（8）：9

王红．电针配合穴位注射治疗慢性酒精中毒性周围神经病22例．中国针灸，2004，24（4）：294

王威．电针“足三里”穴对酒精性脂肪肝大鼠模型的影响．中国针灸，2004，24（12）：857

徐坤三．针刺急救酒醉医案．新中医，1990，22（11）：33

姚欣．针刺配合降纤酶治疗慢性酒精中毒性脑病临床观察．中医药学报，2004，32（3）：30

叶秀英．电针治疗酒精中毒后继发周围性神经炎．湖北中医

杂志,2009,31(10):80

尤煌发.针刺治疗药瘾和酒癖.江西中医药,1983,14(6):封底

张彩侠,孙远征.电针治疗慢性酒精中毒周围神经病的临床观察.针灸临床杂志,2010,26(6):38

张广蕊.酒精中毒致桡神经损伤治验二则.中国针灸,1998,18(3):148

张力.电针加耳压戒酒18例.上海针灸杂志,2001,20(1):30

张淼,孙远征.电针对酒精中毒性周围神经病大鼠NGF mRNA表达的影响.针灸临床杂志,2011,27(2):56

赵亮.针刺治疗慢性酒精中毒性周围神经病21例.中国针灸,2011,31(9):802

郑明鲜.电针治疗慢性酒精中毒伴发多发性神经炎30例.中国针灸,1992,12(3):21-22

周国平.针刺与含化六神丸戒酒188例临床观察.针灸临床杂志,1997,13(12):16

第二十一节　疳积

疳积为小儿脾胃受损引起全身虚弱的慢性疾病，临床可见形体消瘦、面黄发枯、精神萎靡或烦躁、饮食异常、大便不调，以及视物模糊、疮疡等多种症状，还可能伴有寄生虫所出现的症状等。古代针灸临床文献中凡有疳疾、疳症、五疳、疳气、疳瘦、疳劳、脾疳、疳眼、疳虫、猢狲劳等描述字样的内容，本节均予收入。中医学认为，本病常由喂养不当或多种疾病所致，根据临床表现，通常可分为虚证和虚实夹杂证两类。西医学中的蛋白质 - 热能营养不良、多种维生素及微量元素缺乏症，以及由此而引起的合并症等与本病相关。古代文献中与疳积相关者共 24 条，合 40 穴次；现代文献中与疳积相关者共 58 篇，合 116 穴次。将古今文献的统计结果相对照，可列出表 21-1~ 表 21-4（表中数字为文献中出现的次数）：

表 21-1　常用经脉的古今对照表

经脉	古代（穴次）	现代（穴次）
相同	奇穴 12、膀胱经 8、任脉 6、督脉 5、心包经 2	奇穴 42、任脉 9、膀胱经 7、心包经 7、督脉 6
不同	大肠经 5、肝经 2	胃经 24、脾经 6

表 21-2　常用部位的古今对照表

部位	古代（穴次）	现代（穴次）
相同	胸脘 7、上背 7、手掌 6	手掌 48、上背 11、胸脘 6
不同	下背 6、手背 6、头面 5	腿阳 18、足阴 11、小腹 8、臂阴 6

表 21-3 常用穴位的古今对照表

<table>
<tr><th colspan="2">穴位</th><th>古代(穴次)</th><th>现代(穴次)</th></tr>
<tr><td colspan="2">相同</td><td>四缝 4、胃俞 3、长强 2</td><td>四缝 40、胃俞 3、长强 2</td></tr>
<tr><td colspan="2">相似</td><td>鸠尾 3、章门 2</td><td>中脘 5、天枢 4、神阙 2</td></tr>
<tr><td rowspan="4">不同</td><td>背部</td><td>尻部奇穴 3</td><td>大椎 4、脾俞 3</td></tr>
<tr><td>头部</td><td>囟会 2</td><td></td></tr>
<tr><td>上肢</td><td>合谷 4、劳宫 2</td><td>内关 6、神门 3、鱼腹 3、曲池 2</td></tr>
<tr><td>下肢</td><td></td><td>足三里 16、内庭 3、大都 2、太溪 2、太白 2、行间 2</td></tr>
</table>

表 21-4 所用方法的古今对照表

方法	古代(条次)	现代(篇次)
相同	艾灸 10、刺血 7、针刺 2、敷贴 1	针刺 28、刺血 24、敷贴 5、艾灸 1
不同		挑割 10、推拿 6、穴位注射 2、激光 1、拔罐 1

根据以上各表,可对疳积的古今针灸治疗特点作以下比较分析。

【循经取穴比较】

1. 古今均取膀胱经、督脉穴 中医学认为,脏腑之气输注于膀胱经背俞穴,而督脉循行于背部中央,通过膀胱经背俞穴与脏腑相连;西医学认为,控制胃肠的交感神经多从背部脊髓胸 5- 腰 2 发出,故刺激与脾胃相关的背俞穴和督脉穴,可以增强脾胃运化功能,从而治疗本病。

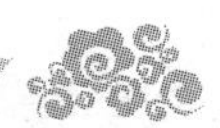

表 21-5　古、今膀胱经、督脉穴次及其分占各自总穴次的百分比和其位次对照表

	古代	现代
膀胱经	8（20%，第一位）	7（6.03%，并列第三位）
督脉	5（12.5%，并列第三位）	6（5.17%，并列第四位）

表 21-5 显示，**古代取膀胱经与督脉穴的百分比明显高于现代**，这是古代多用脾胃附近穴及头部穴的缘故。就穴位而言，表 21-3 显示，**古今均取胃俞、长强，这是相同的**；古代还取头部囟会，现代则取背部大椎、脾俞穴，这有所不同。

2. 古今均取任脉、心包经穴　本病的病位在脾胃，而任脉循行于人体前正中线，与脾胃相连；心包经“下膈，历络三焦”，亦与脾胃相关，因此临床亦取任脉、心包经穴。

表 21-6　古、今任脉、心包经穴次及其分占各自总穴次的百分比和其位次对照表

	古代	现代
任脉	6（15%，第二位）	9（7.76%，第二位）
心包经	2（5%，并列第四位）	7（6.03%，并列第三位）

表 21-6 显示，**古代取任脉穴的百分比高于现代**，这是古代多选用脾胃局部穴的缘故；**而古今对心包经的重视程度相近**。就穴位而言，表 21-3 显示**古代选取鸠尾、劳宫，现代则取中脘、神阙、内关，这是相似的**。

3. 古代选取大肠经、肝经穴　疳积可影响眼睛，出现视力模糊等症状，对此，古人多取合谷以治之，致使古代大肠经达 5 穴次，占总穴次的 12.5%，与督脉并列为古代诸经的第三位。肝经循行经腹部，“挟胃，属肝，络胆”，而该经之章门为脾之募穴，古人取之以健脾消疳，致使古代肝经为 2 穴次，占总穴次的 5%，与心

包经并列为古代诸经之第四位。表 21-3 显示该两经的**常用穴位即合谷与章门**。

而在现代文献中，大肠经、肝经分别为 2、3 穴次，分列现代诸经之第七、第六位，分占现代总穴次的 1.72%、2.59%，，未被纳入常用经脉，合谷和章门穴次亦不高，均不如古代。

4. 现代选取胃经、脾经穴　本病由脾胃受损所引起，故现代临床多取胃、脾两经穴，分别达 24、6 穴次，分列现代诸经之第一、第四（与督脉并列）位，分占现代总穴次的 20.69%、5.17%。两经的**常用穴为足三里、天枢、内庭，大都、太白等**。而在古代文献中，胃经、脾经皆为 0 穴次，远不如现代，其原因尚待探讨。

5. 古今均取经外奇穴　古今医者治疗本病取得了若干临床经验，而被选用的某些穴位未能归入已知经络，成为经外奇穴。统计结果显示，古、今选取经外奇穴分别为 12、42 穴次，均高于诸经脉之穴次，分占各自总穴次的 30%、36.21%，十分瞩目。就穴位而言，**古今均多取四缝穴，这是相同的**，古、今分别为 4、40 穴次，分占古、今总穴次的 10%、34.48%，此又显示**现代比古代更重视四缝穴**，这是现代认识到四缝的消疳作用，故推广应用之的结果。古代还取尻部奇穴、病变局部天应穴、金津玉液等，现代则取鱼腹（位于鱼际穴旁）、夹脊、印堂等，这有所不同。

【分部取穴比较】

1. 古今均取胸脘、上背部穴　本病多由脾胃受损所致，而脾、胃位于脘腹部，与脾、胃相关的背俞穴均在上背部，因此在古今均取胸脘、上背部穴。

表 21-7 显示，**古代比现代更重视胸脘与上背部穴**，这是古代多取脾胃局部及附近穴，现代多用远道穴的缘故。就穴位而言，表 21-3 显示，**古今均取胃俞穴，这是相同的**；古代还取鸠尾、章门穴，现代则取中脘，以及大椎、脾俞，这是相似的。

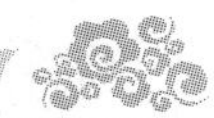

表 21-7　古、今胸脘、上背部穴次及其分占各自总穴次的百分比和其位次对照表

	古代	现代
胸脘	7(17.5%,并列第一位)	6(5.17%,并列第五位)
上背	7(17.5%,并列第一位)	11(9.48%,并列第三位)

古代取胸脘、上背部穴者,如《针灸则》曰:“疳疾,针:中脘、鸠尾;灸:肝俞、脾俞、章门;出血:膈俞、胃俞、肾俞。”《采艾编翼》云:“疳症:囟会、鸠尾、胃俞、合谷、劳宫、十九节陷。”《针方六集》载:脊中治“小儿疳疾”。上述穴位之多数在胸脘和上背部。

现代治疗疳积取胸脘与上背部穴者,如赵尔康治疗疳疾,针刺章门、中脘、脾俞、胃俞等;崔荣明则针刺中脘、下脘、商曲、肓俞等;黄荣活针刺足三里、脾俞、胃俞等,并用梅花针轻叩刺背部膀胱经穴;徐桂凤等采用捏脊法,自尾椎推动至大椎两旁;李洁茹治疗疳疾之潮热者,加刺大椎。

2. 古今均取手掌部穴　前面已述,古今均取经外奇穴四缝以及心包经穴,因此手掌部穴次较高,在古、今文献中,手掌部分别为 6、48 穴次,分列古、今各部的第二(与下背、手背并列)、第一位,分占各自总穴次的 15%;41.38%,此又显示**现代比古代更重视手掌部穴**。就穴位而言,**古今均多取四缝穴,这是相同的**;而前面已述,现代取四缝的百分比远高于古代,导致了现代手掌部穴次的百分比远高于古代,这是古今同中之异;古代还取劳宫,现代则取神门穴,这是相似的。

古代取手掌部穴者,如《奇效良方》载:“四缝四穴,在手四指内中节,是穴用三棱针出血,治小儿猢狲劳等证。”《针灸简易》道:“疳积刺手过奇功,二三四指二纹中,纹中细筋刺分许,推出黄水病自降。”《采艾编翼》载:劳宫主“疳症”。

现代手掌部穴者,如范济平、金红、彭元亮等治疗小儿疳积,均重刺四缝穴，挤出黏液；胡文寿治疗本病，针刺神门等穴，行迎随捻转补法；李洁茹治疗疳疾之烦躁不安，除点刺四缝出液外，还加刺神门。

鉴于四缝位于掌面指间关节处，上述文献信息似又提示，**临床治疗本病可多取手部关节处穴**。除了四缝、劳宫以外，古人也取手部其他关节处的穴位，如《采艾编翼》曰："挑疳法：将小儿掌内振转，看其食指本节横纹后，即风关之里玉枕处，有一白泡，即用针挑破"，"次将手背十指本节折拳，骨突处即十宣穴，用小艾，每穴一炷灸之。"其中"食指本节横纹后"（本文暂归入二间穴）、"手背十指本节折拳，骨突处"（本文暂名为"十指拳尖"）均在掌指关节处。

现代治疗小儿疳积也选取手部关节处穴，除了上述四缝、神门以外，又如安鹏治疗小儿疳积，点刺"疳积点"（在各指关节寻找凸起的骨垢，一般在食指近端指关节处为多，按上去小如米粒，大如黄豆），挤出骨垢沫，即为例。同时**现代又取足部关节处穴**，如内庭、大都、太白、太溪、行间（然谷、公孙、商丘）等（具体请见下文现代取足阴部穴的段落）。而在古代文献中，这些足阴部关节处穴的记载较少，不及现代。

至于手足关节处穴消疳的机制，笔者揣测，疳积为脾胃受损之疾，可导致各种脏腑、器官、组织的功能失调，常出现本虚标实的证候。而位于关节部的经络血脉多呈曲折状态，致使标实之邪常积滞于此。在关节部采用刺血疗法则可将邪逐出体外，使机体恢复正常。

3. 古代选取下背部穴，现代选取小腹部穴 本病由脾胃受损所致，而病情变化则可涉及大小肠及肾脏，故临床还选用疏理下焦之穴，古代选取下背部穴，现代选取小腹部穴，此为殊途而同归。

古代选用下背部共 6 穴次，列古代各部之第二位（与手掌、手背并列），占古代总穴次的 15%，表 21-3 显示**古代常用穴为长**

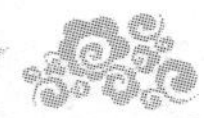

强、肾俞及尻部奇穴。如《针方六集》载：长强“治猢狲劳并囊痒”。上述“古今均取胸脘、上背部穴”中《针灸则》治疗“疳疾”，取肾俞“出血”；《采艾编翼》治疗“疳症”，取“十九节陷”。现代也取长强穴，如蒋贵东等治疗小儿疳积之迁延性腹泻者，点刺天枢、长强出血，并拔罐。但现代取下背部仅2穴次（均属长强），列现代各部之第七位，占现代总穴次的1.72%，未被纳入常用部位，不如古代。

现代取小腹部穴共8穴次，列现代各部第四位，占现代总穴次的6.90%，**现代常用穴为天枢、神阙**，其他被选用穴还有气海、关元等。如现代王光晃治疗疳积，取天枢等穴，采用挑刺法；谭俊臣、许旭东、张有花等则将中药贴敷在神阙穴上（参见下文敷贴疗法段落）；曾桂香针刺气海、关元等。而在古代本病文献中取小腹部穴者较少，不如现代。

4. 古代选取手背部穴　本病在临床上可引起目疾，**古人常取合谷穴以明目**，达4穴次之多，如《太平圣惠方》曰：“小儿疳眼，灸合谷二穴各一壮，炷如小麦大。”由此古代手背面部达6穴次（另2次即上述“古今均取手掌部穴”中“二间”与“十指拳尖”），列古代各部的第二（与手掌、下背并列）位，占古代总穴次的15%。而在现代文献中，手背部为0穴次，不如古代，显示现代取合谷治疳眼者不多。

5. 古代选取头面部穴　古代文献中头面部达5穴次，列古代各部的第三位，占古代总穴次的12.5%。**常用穴为囟会**，此外古人还取睛明、承浆、金津玉液等。如《医学纲目》言：“多疳者：囟会（一壮）。”《铜人腧穴针灸图经》载：睛明主“小儿雀目疳眼”。《针方六集》语：玉液一穴“宜用三棱针出血，治五疳、重舌”。《针灸简易》取承浆，曰：“口渴疳虫两灸刺”。其中囟会可治小儿囟门不合，其他穴亦为随症局部取穴。而在现代文献中，头面部仅1穴次，占现代总穴次的0.86%，不如古代。

6. 现代选取腿阳、足阴、臂阴面穴　本病由脾胃受损所致，因此现代常选足阳明经**足三里**，足三阴经**大都、太白，太溪，行间，**心包经**内关**穴等穴，致使腿阳、足阴、臂阴面分别为18、11、6穴次，分列现代各部的第二、第三（与上背并列）、第五（与胸脘并列）位，分占现代总穴次的15.52%、9.48%、5.17%。如刘士佩治疗疳疾，针刺足三里；邓宝华则点按足三里；赵尔康用艾条熏灸足三里；胡文寿针刺五腧穴太白、足三里、大都、然谷、太溪、神门、委中，行迎随捻转补法；管遵惠针刺内关、内庭、行间；陈群针刺双侧内关。而在古代文献中腿阳、足阴、臂阴面皆为0穴次，不如现代，这是古代未选用胃经、脾经穴，以及内关穴的缘故。

【辨证取穴比较】

本病可分为虚证与虚实夹杂证。**古代治疗与虚相关者**，如《灸法秘传》："疳劳"，"宜灸下脘、胃俞，自然告痊"。其"劳"即虚，故**取脘腹与上背部的穴位，用灸法**。**古代治疗与虚实夹杂相关者**，如《名家灸选三编》治疳病："小儿疳瘦脱肛，体瘦渴饮，形容瘦悴，诸方不瘥者"，可见是一派虚弱之象，治疗为："取尾翠骨上三寸骨陷中，灸三壮。"其中"尾翠骨上三寸"属躯干之末部，笔者以为末部当是邪气聚积之处，可见此案又当兼有实邪，故取该**末部穴以逐邪外出**。再如《针灸治疗实验集》载："韩师霞，年一周又五月，本年夏历五月间，面黄肌瘦，不思饮食，腹胀溲赤，便溏消化不良，搔鼻搔手，啼哭无常，潮热无定。"此为阴虚内热之证，亦属本虚标实类，治疗方法则是**取关节处四缝穴处用刺血疗法**（详见下文），以驱邪消疳。

现代治疗疳积而采用辨证取穴者，如曾桂香点刺四缝穴，挤出液体，食积配脾俞、胃俞、足三里；脾虚配用俞、胃俞、章门、上巨虚、足三里；气血虚配中脘、脾俞、胃俞、足三里、气海、关元。唐垂霞以推拿疗法治疗小儿疳积，积滞伤脾型补脾经，揉板门，推四横纹，揉中脘，清大肠，揉天枢，按揉足三里，揉脾俞，摩腹；气血两亏型，补脾经、胃经、大肠经，推四横纹，揉中脘，揉天枢，按揉足三

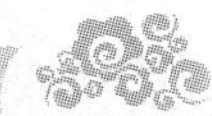

里，揉脾俞、肾俞、大肠俞，推三关，捏脊，摩腹。可见现代由于采用脏腑、气血津液等辨证方法，因此**现代分型比古代更为细致，取穴也更为明确**，其疗效是否优于古代，尚待临床或实验研究报告加以证实。

由于本病在临床上可出现很多种症状，因此**古今又根据症状选用相应穴位**。如对于疳积引起的目疾，前面已述，宋代《铜人腧穴针灸图经》取睛明；《太平圣惠方》“灸合谷二穴各一壮”。对于疳积引起的积聚，明代《针灸大成》云：“给事杨后山公祖乃郎，患疳疾”，“而腹内有积块”，“针块中，灸章门”。对于小儿脾疳，明代《奇效良方》用“金丝万应膏”“贴患处”。现代用随症取穴方法者，如李洁茹治疗疳疾，对于潮热刺大椎，腹大食积刺足三里，便溏刺天枢，烦躁不安刺神门；翟毅等对于纳呆便溏针足三里、天枢，烦躁夜啼针内关，潮热针大椎。这些与古代有相似之处。

【针灸方法比较】

1. 古今均用艾灸　疳积以虚为本，而艾叶性温，用火烧灼则热力更强，具温阳补气之功，可激发体内潜在生理功能，因此治疗本病常用艾灸之法。在古、今本病文献中，艾灸分别为 10 条次、1 篇次，分列古、今诸法的第一、第六（与激光、拔罐并列）位，分占古、今总条（篇）次的 41.67%、1.72%，显示**古代比现代更重视艾灸**，此与古代重灸，现代重针的状况相合。

古人所灸穴位多与上述总体取穴特点相符，即灸灼胸脘和上背部穴、手部关节处穴、头部等末部穴、随症相应穴等。上述“分部取穴比较”中即有灸灼肝俞、脾俞、章门、下脘、胃俞、“十指拳尖”、囟会、合谷等例。又如《济生拔粹》语：“小儿疳瘦，于胸下鸠尾骨尖上灸三壮，次于脊下端尾翠骨尖上灸三壮。”此即灸鸠尾与长强。

古人又灸经外奇穴，如《名家灸选三编》曰：“治疳瘦下利者法：第二肋头假以墨点记，当记墨上以绳周匝腹背，点记于脊中，非是穴，却以中指同身寸中折之，折处直假点，两头尽处点记是穴，灸五十壮。”此乃灸上背部奇穴。《名家灸选三编》又曰：“治小儿疳症下利及虫积法：将绳度手食指本节至爪甲中间讫，坐竹杠上，以度从竹杠上脊中度尽头处，假以墨点记，却以前度横放假点上，两旁尽头处是穴，凡二穴。”此穴属尻部，尻部在躯干中当归于末部。

现代临床也用灸法治疗疳疾，如高玉椿用艾条轻灸中脘、关元、足三里、三阴交；周腊香将党参、白术、砂仁、肉桂等粉末敷于足三里，用艾条熏灸；赵尔康用艾条熏灸足三里。可见在本病临床上，现代继承了古代的灸法，但远不如古代使用频繁，故似可尝试增加对艾灸的运用，以期提高治疗效果。

2. 古今均用刺血法　疳积以虚为本，以实为标，对于标实之邪，古今均采用刺血（含刺出水液，下同）疗法。在古、今本病文献中，涉及刺血者分别为 7 条次、24 篇次，同列古、今诸法之第二位，分占古、今总条（篇）次的 29.17% 和 41.38%，可见**现代比古代更多采用刺血法**，这是现代推广应用刺四缝的缘故。

古代采用刺血者，如前面“分部取穴比较”中所述，《针灸则》载：“出血：膈俞、胃俞、肾俞。”《针灸简易》道：四缝穴“推出黄水病自隆”。《针方六集》取玉液一穴：“宜用三棱针出血”。均为例。

古代刺血所取穴位以四缝穴最为常用，共 4 穴次，关于其操作方法，《串雅外编》《针灸治疗实验集》还有如下具体描述。《串雅外编》曰：“猢狲痨：小儿有此症，求食不止，终夜不睡，用针刺两手面中三指中节能曲处，周岁者用中号针，六七岁用大号针，刺进半分许，遇骨微位即拔出，不可误针筋上，若疳甚，无水，刺数日方有白水，不甚者，即有白浆，刺数日，随有血，一指有血，一指不刺，二指有血，停此二指不刺，若六指俱有血，病痊，不复刺矣，凡刺，须隔一日，俟天晴，雨则无益，刺后即得睡。”本项记载中有以

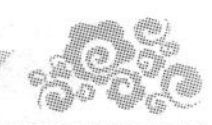

下 5 点值得注意：首先，“**不可误针筋上**”，估计在古代临床上可能出现过不良反应，故提醒后人要注意，“遇骨微位即拔出”；其次，病浅者，刺后“即有白浆，刺数日，随有血”，“一指有血，一指不刺”，即**有血则停止刺该指**，其他指继续刺，直到“六指俱有血，病痊，不复刺矣”；第三，病重则刺而“无水，刺数日方有白水”，意即病重而无水时，当坚持治疗，不能放弃，**直至出水出血为止**；第四，“凡刺，须隔一日”，意即治疗**应隔日刺**，不宜每日刺，也不宜相隔太久；最后，“俟天晴，雨则无益”，即**天晴可刺血，天雨不宜刺**。

上述“辨证取穴比较”中《针灸治疗实验集》记载了韩师霞阴虚内热案，关于其具体的操作方法补述如下：“在两手四指中节纹内，呈有红色络纹瘀点一二粒”，“用缝针刺其瘀点约一分深，流出黄色稠黏之浓液，性甚坚韧，以指引之，可成丝状，伸长寸余，以棉试净，至出清血为度”。此是在**四缝穴处寻找瘀点**，然后刺之；而“流出黄色稠黏之浓液，性甚坚韧”，直至**“出清血为度”**。

此外，在上述“多取手部关节处穴”中，《采艾编翼》于二间穴附近白泡处用挑刺法，其后又曰：“病深者必有热血注结，病浅者则止见白膏，挑后刮去膏血，将盐薄填其口，用灯火弹三壮，左右手皆然。”可见治疗时先要**在食指根部寻找白泡**，然后予以挑破，与上述《针灸治疗实验集》在四缝穴处寻找瘀点不全相同；其次，**病浅见白膏，病深见血**，这与上述《串雅外编》所述先出白水，后出血水有相仿之处；其三，刺后刮去膏血，**刺口涂盐，然后作灯火灸**，即采用刺血与隔盐灸相结合的方法。以上文献所述刺出的“白水”“白膏”“黄色稠黏之浓液”究竟是何物？含什么成分？为什么刺出后疳积之证可愈？尚不清楚，有待深入研究。

现代治疗本病用刺血者，如崔卫东、岳艳、殷琦侃等治疗小儿疳积，均重刺四缝穴，要求挤出血或水液。此外，现代临床还在其他穴处采用刺血法，如李西坤点刺“疳积穴”，挤出液体，该穴位于二、三、四、五指掌面中节中央，与四缝略有差异；又如上述“古今均取手掌部穴”中安鹏点刺“疳积点”，挤出骨垢沫。

现代还对针刺四缝出血进行了实验室研究，如梁繁荣等针刺患儿双手四缝穴，结果患儿的食欲、体重、腹部皮下脂肪厚度、血清前白蛋白、血红蛋白和红细胞计数等方面得以改善；李淑香等发现针刺四缝穴可使血钙、血磷水平上升，碱性磷酸酶下降，钙、磷沉积升高，肠中胰蛋白酶、胰淀粉酶和胰脂肪酶的含量增加；范华等发现针刺四缝穴可促使 D- 木糖排泄率显著升高；董杨颖等发现四缝穴对肠道运动有良好的扩张血管、调节和改善肠循环的作用。还有人对针刺四缝进行了动物实验，如胡亚美等介绍，动物实验证明，针刺“四缝”穴可增加血白细胞，并提高其对金黄色葡萄球菌的吞噬能力；黄丽等发现，针刺“四缝”穴能提高脾虚大鼠血液中锌的含量。这些研究在古代是没有的，是现代针灸工作者的贡献。

3. 古今均用针刺 古今医者治疗本病也用针刺法，通过针刺的调整作用以求取效。在古、今本病文献中，涉及针刺者分别为 2 条次、28 篇次，分列古、今诸法之第四、第一位，分占各自总条（篇）次的 8.33% 和 48.28%，可见**现代比古代更多采用针刺法**，此与古代重灸，现代重针的状况相合。

古代治疗本病采用针刺者，如上述“古今均取胸脘、上背部穴”中《针灸则》载：“针：中脘、鸠尾。”上述“辨证取穴比较”中《针灸大成》治疳疾兼有积块者：“针块中”，即为例。

现代治疗疳疾用针刺者，如黄荣活针刺足三里、脾俞、胃俞；贾永宪针刺足三里、商丘、四缝；崔荣明针刺中脘、下脘、商曲、肓俞等；郑怀岳针刺中脘、气海，用平补平泻法，针刺足三里，用补法；胡文寿针刺五输穴太白、足三里、大都、然谷、太溪、神门、委中，行迎随捻转补法；赵尔康针刺章门、中脘、脾俞、胃俞，用补法。可见现代针刺似以补法为多，古代则未见强调之。

4. 古今均用敷贴 古今治疗疳积均用敷贴疗法，将药物敷于穴位皮肤上，由穴位皮肤对药物进行吸收，发挥经络穴位与药物治疗的双重作用，以求疗效。上述“辨证取穴比较”中，明代

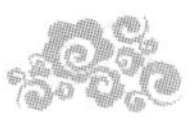

《奇效良方》言："金丝万应膏：小儿脾疳，贴患处。"金丝万应膏由沥青、威灵仙、萆麻子、黄蜡、木鳖子、没药、乳香、麻油等组成。这些药物大多有排脓拔毒的作用，可见本方适用的主要是疳积引起疮疡者，"贴患处"即是贴疮疡局部。方中木鳖子、威灵仙还可通经络，散癖积；乳香、没药又可调气活血；麻油、萆麻子又能通便泻下，故能治疗本病。

现代临床治疗疳积采用敷贴疗法者，**所取穴位多为神阙**，如谭俊臣将"治疳理脾丸"的粉末敷于神阙穴；许旭东将"中药外敷饼"亦敷于神阙穴；张有花等将"消疳脐敷膏"亦填满神阙。现代**亦有将药物敷于其他穴位者**，如张瑞文将"九香金花膏"敷贴于胃俞、脾俞、长强、足三里、三阴交、四缝。上述诸方所用药物如下："治疳理脾丸"含神曲、麦芽、木香、蚕矢、芦荟、胡黄连、芜荑、雷丸、吴茱萸、藿香、陈皮、苍术、五谷虫等；"中药外敷饼"含桃仁、生山栀、杏仁、山楂、皮硝、生大黄等；"消疳脐敷膏"含胡黄连、玄明粉、白胡椒、大黄、生栀子、桃仁、杏仁、使君子仁等；"九香金花膏"含九香虫、洋金花、陈皮、甘草、桂枝、麻黄、皂刺、蟾酥、雄黄、麝香、鲜胡桃外壳等。综观上述众多药物，**包含了和胃理气通便、消食除积杀虫、清热化湿，以及温阳解表等几类之品**，临床可根据病情，选用其中合适的药物。

5. 现代采用的其他疗法 现代还采用了挑治割治、推拿、穴位注射、激光、拔罐等方法，这些在古代文献中较为少见。

（1）**挑治割治：**现代治疗本病采用挑治、割治的方法，达10篇之多。挑治是将穴位皮下的组织挑断；割治则是将穴位皮肤割开，取出脂肪等组织，这些是对古代刺血疗法的发展，而其中割治则是对挑治的发展。如王光晃治疗小儿疳证，取四缝、中脘、天枢，用挑刺疗法；黄柳和则取疳积点（在第2、3、4指第一指节腹面正中），用挑脂疗法；张少堂等治疗小儿疳症，取鱼腹穴（手掌大鱼际内侧边缘线上，相当于食指与中指间引一垂直线向下，另在拇指掌关节处向掌心引一横线，与垂直线交叉点），施割治疗法；

文绍敦用锋钩针在鱼际穴处行点刺加钩割；龚瑞章等取鱼际穴，施割治疗法。

（2）**推拿**：现代用推拿治疗本病者也不少，如井光宗等治疗小儿疳积，推脾土，推大肠，揉板门，摩腹，捏脊自尾椎至大椎；张学芹则推脾经，补大肠，揉按中脘、神阙、足三里，捏脊自长强至大椎；贾永宪补脾土，揉板门，推三关，摩腹，捏脊，清肝木，补肾水。

（3）**穴位注射**：如王香菊治疗小儿疳积，取足三里，注入盐酸山莨菪碱，或维生素 B_{12}，或维生素 C。

（4）**激光**：如钱永鑫治疗小儿疳积，用激光照射中脘穴。

（5）**拔罐**：如蒋贵东等治疗小儿疳积之迁延腹泻者，点刺天枢、长强，并拔罐，出血少许。

【结语】

根据上述对古今文献的统计与分析结果，兹提出治疗疳积的参考处方如下（无下划线者为古今均用穴，下划曲线者为古代所用穴，下划直线者为现代所用穴）：①胸腹部鸠尾、章门、中脘、天枢、神阙等；②背部胃俞、长强、尻部奇穴、大椎、脾俞等；③上肢手掌部的四缝、劳宫、神门、鱼腹，以及手背部合谷，前臂部内关、曲池等；④下肢部胃、脾、肾、肝经之穴足三里、内庭、大都、太溪、太白、行间等；⑤头面部囟会等。临床可根据病情，在上述处方中选用若干相关穴位。

对于虚证，可取脘腹与上背部的穴位；对于虚实夹杂证，还可加取末部穴及关节处（如四缝等）穴；还可根据症状选用相应穴位。

临床可用刺血、艾灸、针刺、敷贴等疗法，其中实证多用刺血，虚者多用艾灸，还可采用挑割、推拿、穴位注射、激光、拔罐等方法。

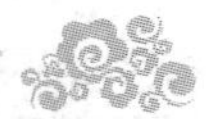

历代文献摘录

《太平圣惠方》(卷一百):“小儿疳眼,灸合谷二穴各一壮,炷如小麦大。”

《铜人腧穴针灸图经》(卷三·正面部):“睛明……小儿雀目疳眼,大人气眼冷泪。”

《济生拔粹》(卷十五·灸疳瘦法):“小儿疳瘦,于胸下鸠尾骨尖上灸三壮,次于脊下端尾翠骨尖上灸三壮。”

《扁鹊神应针灸玉龙经》(六十六穴治证):“合谷……小儿疳气,眼疾。”

《奇效良方》(卷五十四):“金丝万应膏……小儿脾疳,贴患处。”

《奇效良方》(卷五十五·奇穴):“四缝四穴,在手四指内中节,是穴用三棱针出血,治小儿猢狲劳等证。”

《医学纲目》(卷三十八·疳):“(明)多疳者:囟会(一壮)。”

《针灸大成》(卷九·医案):“给事杨后山公祖乃郎,患疳疾,药日服,而人日瘦……虽是疳症,而腹内有积块,附于脾胃之旁……针块中,灸章门,再以蟾蜍丸药兼用之。”

《针方六集》(神照集·第二十八):“玉液一穴……宜用三棱针出血,治五疳、重舌、乳蛾等症。”

《针方六集》(纷署集·第七):“脊中……小儿疳疾。”

《针方六集》(兼罗集·第五十四):“长强……治猢狲劳并囊痒。”

《针灸则》(小儿科):“疳疾,针:中脘、鸠尾;灸:肝俞、脾俞、章门;出血:膈俞、胃俞、肾俞。”

《串雅全书》(外篇·卷二·针法门):“猢狲痨:小儿有此症,求食不止,终夜不睡,用针刺两手面中三指中节能曲处,周岁者用中号针,六七岁用大号针,刺进半分许,遇骨微位即拔出,不可误针筋上，若疳甚，无水，刺数日方有白水，不甚者，即有白浆，刺数日，随有血，一指有血，一指不刺，二指有血，停此二指不刺，若六指俱有血，病痊，不复刺矣，凡刺，须隔一日，俟天晴，雨则无益，刺后即得睡。"

《采艾编翼》(卷二·幼科·疳症)："疳症：囟会、鸠尾、胃俞、合谷、劳宫、十九节陷。""合谷，并治疳眼。""挑疳法：将小儿掌内振转，看其食指本节横纹后，即风关之里玉枕处，有一白泡，即用针挑破，病深者必有热血注结，病浅者则止见白膏，挑后刮去膏血，将盐薄填其口，用灯火弹三壮，左右手皆然，次将手背十指本节折拳，骨突处即十宣穴，用小艾，每穴一炷灸之。"

《名家灸选三编》(小儿病·疳病)："治小儿疳症下利及虫积法(古传)：将绳度手食指本节至爪甲中间讫，坐竹杠上，以度从竹杠上脊中度尽头处，假以墨点记，却以前度横放假点上，两旁尽头处是穴，凡二穴。""治小儿疳瘦脱肛，体瘦渴饮，形容瘦悴，诸方不瘥者法(准绳)：取尾翠骨上三寸骨陷中，灸三壮。""治疳瘦下利者法(古传)：第二肋头假以墨点记，当记墨上以绳周匝腹背，点记于脊中，非是穴，却以中指同身寸中折之，折处直假点，两头尽处点记是穴，灸五十壮。"

《灸法秘传》(疳劳)："疳劳……宜灸下脘、胃俞，自然告痊。"

《针灸简易》(穴道诊治歌·头部)："承浆……口渴疳虫两灸刺。"

《针灸简易》(穴道诊治歌·杂症部)："疳积刺手过奇功，二三四指二纹中，纹中细筋刺分许，推出黄水病自隆。"

《针灸治疗实验集》(7)："韩师霞，年一周又五月，本年夏历五月间，面黄肌瘦，不思饮食，腹胀溲赤，便溏消化不良，搔鼻搔手，啼哭无常，潮热无定……据婶氏言猴子疳积之情状，与上述无差异，特征乃在两手四指中节纹内，呈有红色络纹瘀点一二粒，审之舍侄指上果然。用缝针刺其瘀点约一分深，流出黄色稠黏之浓液，性甚坚韧，以指引之，可成丝状，伸长寸余，以棉试净，至出清

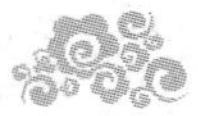

血为度。后又治数儿，其过程大率如是，经过无不良好，其理真不可解。”

[现代文献题录]

(限本节引用者，按首位作者首字的汉语拼音排序)

安鹏.针刺小儿疳积点治疗小儿疳积42例.中国民间疗法，2007，15(9):10-11

陈群.针刺四缝内关治小儿疳积60例.浙江中医杂志，2007，42(12):718

崔荣明.针刺治疗小儿疳积40例.上海针灸杂志，2010，29(2):792

崔卫东，朱宏燕.针刺四缝穴治疗小儿疳积36例.河南中医，2002，22(4):49

邓宝华.割掌脂疗法配合刺四缝和点足三里治疗小儿疳积.中医外治杂志，2000，9(5):24-25

董杨颖，陈飞雁.针刺治疗小儿腹泻91例.四川中医，2005，23(7):109-110

范华，徐继勋，周士伟.乳糖耐受试验对针刺四缝穴治疗小儿畏食症的意义.实用儿科临床杂志，2007，22(19):1470

范济平.重刺四缝穴治疗小儿疳积126例.中国针灸，1992，12(1):16

高玉椿.高玉椿临证经验//陈佑邦.当代中国针灸临证精要.天津:天津科学技术出版社，1987:350

龚瑞章，刘玉荣.鱼际穴割治兼服中西药治疗小儿疳积350例.上海中医药杂志，1983，17(6):20

管遵惠.中药、针刺治疗小儿疳症120例疗效观察.云南中医杂志，1983，4(3):30

胡文寿.针刺五腧穴治疗小儿疳积80例.上海针灸杂志，1991，10(3):19

胡亚美，江载芳．诸福棠实用儿科学．北京：人民卫生出版社，2002：1275-1277

黄丽，万敏．针刺四缝穴与体内锌含量相关性的实验研究．湖北中医杂志，2009，31(7)：5-7

黄柳和．挑脂疗法治疗小儿疳积症．中国针灸，1996，16(1)：24

黄荣活．针灸为主治疗疳积 1455 例．广西中医药，1986，9(5)：34

贾永宪．针推并用治疗小儿疳证 100 例．江苏中医，1997，18(12)：30

蒋贵东，王海莉．挑刺四缝穴为主治疗小儿疳积疗效观察．针灸临床杂志，2005，21(1)：54-55

金红．针刺四缝穴治疗小儿疳证 342 例临床观察．湖南中医杂志，1991，7(2)：37

井光宗，赵金花，张玉红．推拿疗法治疗小儿疳积 58 例．中国民间疗法，2001，9(6)：14-15

李洁茹．小儿疳积　针刺有方 // 胡熙明．针灸临证指南．北京：人民卫生出版社，1991：468

李淑香，许玉清．刺四缝穴配合参等白术散治疗小儿厌食症．湖北中医杂志，1999，21(S1)：36-38

李西坤．用“疳积穴”治疗小儿疳积．天津中医，1989，6(4)：25

梁繁荣，夏晓红，彭晓虹等．针刺四缝穴治疗小儿疳证多中心随机对照．中国针灸，2006，26(1)：3-7

刘士佩．耳针体针　同可收效 // 胡熙明．针灸临证指南．北京：人民卫生出版社，1991：466

彭元亮．针药合用治疗小儿疳积——刺“四缝穴”在儿科疳积治疗中的应用．黑龙江中医药，1990，19(6)：41-42

钱永鑫．激光穴位照射治疗小儿疳积．上海针灸杂志，1994，13(3)：143

谭俊臣．刺贴法治疗小儿“疳积”52 例．辽宁中医杂志，1987，

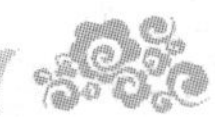

14(10):48

唐垂霞．推拿疗法治疗小儿疳积 20 例．国医论坛,2001,16(3):29

王光晃．穴位挑刺疗法治疗小儿疳证．江苏中医杂志,1986,7(6):30

王香菊．捏脊疗法配合穴位注射治疗小儿疳积 60 例．陕西中医,2005,26(5):449

文绍敦．钩刺鱼际穴治疗小儿疳疾．四川中医,1994,12(3):58

徐桂凤,安丽凤．针刺四缝穴配合捏脊疗法治疗小儿疳积 80 例疗效观察．黑龙江中医药,2005,34(3):42-43

许旭东．中药外敷饼合刺四缝穴治疗小儿疳积 86 例．中医外治杂志,2002,11(2):51

殷琦侃,倪菊秀,刘俊朝,等．董氏苏脾饮结合针刺四缝穴治疗小儿疳证(疳气型)67 例．上海中医药杂志,2003,37(9):12

岳艳．点刺四缝穴治疗儿科疾病．浙江中医杂志,2006,41(10):593

曾桂香．四缝穴为主治疗疳积 76 例疗效观察．中国针灸,1997,17(6):362-363

翟毅,陈金凤．针刺治疗小儿疳证80例疗效分析．江苏中医,1995,16(7):30

张瑞文．穴位贴药　调理脾胃 // 胡熙明．针灸临证指南．北京:人民卫生出版社,1991:467

张少堂,程绍典,李守仁．割治疗法治疗小儿疳症 14 例疗效观察．中医杂志,1964,10(7):15

张学芹．推拿治疗小儿疳积 160 例．中国民间疗法,2002,10(3):23-24

张有花,石峰,成大权．消疳脐敷膏治疗小儿疳积 58 例．中国民间疗法,2002,10(7):26-27

赵尔康．针刺捏脊　相得益彰//胡熙明．针灸临证指南．北京:人民卫生出版社,1991:464

郑怀岳．粗针速刺　四缝放液//胡熙明．针灸临证指南．北京:人民卫生出版社,1991:466

周腊香．综合疗法治疗小儿疳积．上海针灸杂志,1994,13(3):143

第二十二节　腹痛

腹痛是指胃脘以下、耻骨以上部位发生的疼痛，古代文献中凡有腹痛、腹疼、肚痛、肚疼、大腹痛、腹如刀切、腹绞急、食积痛、鼓胀痛、石水痛、奔豚气痛、里急后重痛、子上抢心痛、产后血块痛等描述字样的内容，本节均予以收录（胃脘痛、小腹痛将另作讨论，未被纳入本节中）。中医学认为腹内有脾、胃、肝、胆、肾、膀胱、大小肠、女子胞等脏腑，并为任、冲、带、阴维、足三阴、足阳明、足少阳等经脉所循行经过，这些脏腑、经脉及其相应皮部受外邪侵袭，或食积虫滞所伤，或气血运行受阻，均可导致腹部疼痛，临床可分为寒、热、虚、气滞血瘀、伤食、虫滞等类型。西医学认为胃肠道、肝、胆、胰、泌尿生殖器官，以及腹膜、腹膜后、肠系膜、腹壁等发生病变，如胃溃疡、胃肠炎、阑尾炎、胰腺炎、胆囊炎、胆结石、胆道蛔虫、肾结石、疝气，以及妇科疾病等，均可导致腹痛。涉及本病的古代文献共 506 条，合 1122 穴次；现代文献共 428 篇，合 1438 穴次。将古今文献的统计结果相对照，可列出表 22-1~ 表 22-4（表中数字为文献中出现的次数）：

表 22-1　常用经脉的古今对照表

经脉	古代（穴次）	现代（穴次）
相同	任脉 285、胃经 134、脾经 102、膀胱经 98、肝经 59、心包经 45	膀胱经 313、胃经 300、任脉 254、脾经 128、心包经 94、肝经 86
不同	肾经 69	胆经 105

表 22-2　常用部位的古今对照表

部位	古代（穴次）	现代（穴次）
相同	小腹 262、胸脘 196、足阴 118、腿阳 85、腿阴 60、上背 56、臂阴 47	腿阳 297、胸脘 246、上背 237、小腹 132、足阴 110、腿阴 94、臂阴 91
不同		下背 104

表 22-3　常用穴位的古今对照表

<table>
<tr><th colspan="2">穴位</th><th>古代（穴次）</th><th>现代（穴次）</th></tr>
<tr><td colspan="2">相同</td><td>中脘 59、关元 42、气海 42、足三里 38、天枢 36、神阙 33、内关 27、三阴交 25、公孙 20、太冲 14、脾俞 13</td><td>足三里 174、中脘 101、内关 90、三阴交 60、脾俞 52、太冲 46、天枢 38、神阙 30、公孙 26、关元 22、气海 22</td></tr>
<tr><td colspan="2">相似（腹部）</td><td>水分 16、石门 14、阴交 14、巨阙 14</td><td>下脘 21</td></tr>
<tr><td rowspan="4">不同</td><td>背俞</td><td></td><td>胃俞 52、肾俞 49、肝俞 34、胆俞 29</td></tr>
<tr><td>下肢阴</td><td>太白 17、大敦 14</td><td>阴陵泉 22</td></tr>
<tr><td>下肢阳</td><td>委中 12</td><td>阳陵泉 57、胆囊穴 25、梁丘 23</td></tr>
<tr><td>上肢</td><td>列缺 13</td><td>合谷 22</td></tr>
</table>

表 22-4　所用方法的古今对照表

方法	古代（条次）	现代（篇次）
相同	灸法 135、针刺 63、刺血 27、敷贴 8、刮痧 4、拔罐 2、推拿 2	针刺 206、灸法 36、推拿 29、敷贴 20、拔罐 18、刺血 8、刮痧 4
不同	熨法 17、点烙 2、火针 2、冷敷 1	穴位注射 69、耳穴 43、电针 35、器械 17、埋藏 9、手足针 6、挑治 4、眼针 4、皮肤针 1、鼻针 1

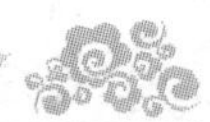

根据以上各表,可对腹痛的古今针灸治疗特点作以下比较分析。

【循经取穴比较】

1. 古今均取任脉、胃经、脾经、肝经穴 该四经均循行经过腹部,因此古今本病临床均取之。

表 22-5 古、今任脉、胃经、脾经、肝经穴次及其分占各自总穴次的百分比和其位次对照表

	古代	现代
任脉	285(25.40%,第一位)	254(17.66%,第三位)
胃经	134(11.94%,第二位)	300(20.86%,第二位)
脾经	102(9.09%,第三位)	128(8.90%,第四位)
肝经	59(5.26%,第六位)	86(5.98%,第七位)

表 22-5 所示百分比显示,**古代比现代更重视任脉穴,现代比古代更重视胃经穴**,而脾经、肝经穴次的百分比,古今分别相近。就穴位而言,由表 22-3 可知,**古今均取任脉中脘、关元、气海、神阙,胃经足三里、天枢,脾经三阴交、公孙,肝经太冲,这些是相同的**。古代还取任脉水分、石门、阴交、巨阙,现代则取下脘,这是相似的。**古代又取脾经、肝经之远道穴太白,大敦等,现代则取胃、脾经在膝部的梁丘、阴陵泉,这有所不同**,此又显示古代重视末部穴,现代取穴有向近心部发展的倾向;此外,古代关元、气海穴次较高,并列为诸穴之第二位,这是古代任脉穴次高于现代的原因之一;而现代足三里穴次较高,列诸穴之首,这是现代胃经穴次高于古代的原因之一,这些也是古今不同的。

清代《周氏经络大全》言:任脉主"实则腹皮皆为痛";《医宗金鉴》载:"脾经原络应刺病","腹满时痛吐或泻",取脾经原穴太白,配胃经络穴丰隆;明代《针灸大成·十二经治症主客原络》治疗"腹中泄泻痛无停",取肝经原穴太冲,配胆经络穴光明,这些乃古代取任脉、胃经、脾经、肝经穴之例。

2. 古今均取膀胱经穴 本病与腹内诸脏腑相关,中医学认为诸脏腑在背部均有相应的背俞穴;西医学认为,控制腹部器官的自主神经多数从背部脊髓(T_6~L_3、$S_{2\sim5}$)发出,刺激与腹内脏器相关的背俞穴,可以调整它们的功能,起到止痛作用,因而在本病文献中背俞穴的次数较高,致使膀胱经的穴次也高,在古、今文献中,分别达98、313穴次,分列诸经的第四、第一位,分占各自总穴次的8.73%、21.77%,此又显示**现代比古代更重视膀胱经穴**,当是现代受神经学说影响的缘故。就穴位而言,**古今均取脾俞,这是相同的;古代又是取委中,现代则取胃俞、肾俞、肝俞、胆俞等背俞穴,这是不同的**。清代《医宗金鉴》曰:"膀胱原络应刺病","脐突大小腹胀痛",即取膀胱经原穴京骨,配肾经络穴大钟,乃古代取膀胱经穴之例。

3. 古今均取心包经穴 心包经"出属心包,下膈,历络三焦",与腹部中焦、下焦相关,因此临床又取心包经穴,在古、今文献中,分别达45、94穴次,分列诸经的第七、第六位,分占各自总穴次的4.01%、6.54%,可见古今百分比相近。就穴位而言,**古今均多取内关,这是相同的**。元代《玉龙歌》道:"腹中疼痛亦难当,大陵外关可消详。"此乃取心包经原穴配三焦经络穴。

4. 古代选取肾经穴 肾经循行亦经过腹部,因此古代也选用肾经穴,共计69穴次,列诸经的第五位,占古代总穴次的6.15%,所用穴位有照海、肓俞、太溪等(但这些穴位的次数均不够高,未被纳入常用穴位之列)。而现代取肾经穴共29穴次,列现代诸经的第十位,占现代总穴次的2.02%,未被列入常用经脉,不如古代。其原因可能是肾经穴主治泌尿生殖系统疾病,而这些疾病所致腹痛在现代多被归入各具体疾病,因而在腹痛文献中未能体现出来,致使现代肾经穴次不高。先秦时期《足臂十一脉灸经》载:"腹街、脊内廉痛","皆灸足少阴脉"。清代《医宗金鉴》

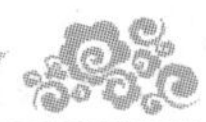

道："肾经原络应刺病，大小腹痛大便难。"（取肾经原穴太溪，配膀胱经络穴飞扬）乃古代取肾经穴之例。

5. 现代选取胆经穴　胆经"贯膈，络肝，属胆，循胁里，出气街"，因此现代也选用胆经穴，共计105穴次，列诸经的第五位，占现代总穴次的7.30%，**常用穴为阳陵泉**。而古代取胆经穴为16穴次，列古代诸经的第十一位，占古代总穴次的1.43%，未被列入常用经脉，不如现代，可见古人对胆经穴在治疗本病的作用重视不够。

【分部取穴比较】

1. 古今均取腹部穴　治疗本病多取腹部（含胸脘、小腹）穴，此为局部取穴。

表22-6　古、今小腹、胸脘部穴次及其分占各自总穴次的百分比和其位次对照表

	古代	现代
小腹	262（23.35%，第一位）	132（9.18%，第四位）
胸脘	196（17.47%，第二位）	246（17.11%，第二位）

表22-6显示，胸脘部的百分比，古今相近；而**古代小腹部百分比明显高于比现代**，显示古代对"脐下肾间动气"的重视；由于现代临床的小腹痛常被归入各具体器官疾病，而不用"腹痛"作病名，这是现代小腹部穴次不高的又一原因。就穴位而言，**古今均取中脘、关元、气海、天枢、神阙，这是相同的**；古代还取水分、石门、阴交、巨阙，现代则取下脘，这是相似的。

古代取腹部穴者，如《针灸聚英》曰："腹痛"，"邪客经络，药不能及，宜灸气海、关元、中脘"。《周氏经络大全》载：天枢"灸治肚痛最验"。《铜人腧穴针灸图经》云：神阙主"腹大绕脐痛"，"可灸百壮"。《备急千金要方》言："腹胀满，绕脐结痛，坚不能食，灸

中守百壮，穴在脐上一寸，一名水分。"《针灸甲乙经》语："心腹中卒痛而汗出，石门主之。""上腹䐜坚，痛引阴中，不得小便，两丸骞，阴交主之。"《医心方》谓："灸腹痛方：灸巨阙穴。"又如《外台秘要》云："饮郄，在食门下一寸骨间陷者中，主腹满胪胀，痛引脐旁。"此为腹部奇穴。

现代取腹部穴者，如蔡书宾等治疗急性腹痛，取中脘、下脘、气海、关元、天枢，胃炎加水分，肠炎加大巨，胆石症加上风湿点（滑肉门外上方 5 分），肾绞痛加滑肉门、大陵、水道，直刺进针，刺入皮下浅筋膜（约 15~30mm），用轻捻转慢提插手法；王军武等治疗早期炎性肠梗阻腹痛，取中脘、天枢、关元、气海等，施捻转提插针刺泻法，或用电针；高悦等治疗腹部术后腹胀腹痛，取神阙，用温和灸；包连胜治疗消化性溃疡之腹痛，取中脘透上脘，下脘透建里等，采用穴位埋线法；莫延文等治疗胆道蛔虫之腹痛，取巨阙、鸠尾、不容、上脘、中脘、阿是穴，用针刺捻转泻法，兼用震颤法。

2. 古今均取下肢阴部穴　前面已述，古今均取脾、肝经穴，古代还取肾经穴，因此在古、今文献中，下肢阴部（含足阴、腿阴）穴次较高。

表 22-7　古、今足阴、腿阴部穴次及其分占各自总穴次的百分比和其位次对照表

	古代	现代
足阴	118（10.52%，第三位）	110（7.65%，第五位）
腿阴	60（5.35%，第五位）	94（6.54%，第七位）

表 22-7 显示，古代似比现代更重视足阴部穴，而古今腿阴部穴次的百分比相近。就穴位而言，**古今均取三阴交、公孙、太冲，这是相同的；古代还取足部太白、大敦穴，现代则取腿部阴陵泉穴，这有所不同**，显示现代取穴有向近心部发展的趋势。

古代取下肢阴部穴者，如《针灸大成》载：三阴交二穴治"若

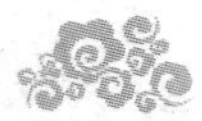

小肠卒疝，脐腹疼痛”。《席弘赋》云：“肚疼须是公孙妙。”《扁鹊神应针灸玉龙经》中“针灸歌·又歌”道：“太冲腹痛须勤诵。”《医宗金鉴》载：太白主“一切腹痛大便难”。《针灸聚英》“六十六穴歌”道：“血崩脐腹痛，须向大敦针。”

现代取下肢阴部穴者，如贺普仁治疗腹部牵痛，针大敦、中封、蠡沟、曲泉、三阴交、阴陵泉等穴；孙学忠治疗功能性腹痛，针刺公孙，用提插捻转泻法，持续行针 15 分钟；周楣声治疗腹股沟斜疝，针刺对侧合谷、太冲，嵌顿立刻复位；臧郁文治疗急性阑尾炎，针刺血海、阴陵泉、三阴交；张漠瑞治疗肾绞痛，针刺患侧至阴、阴陵泉等。

3. 古今均取腿阳面穴　前面已述，古今均取胃经、膀胱经穴，现代还取胆经穴，因此在古、今文献中，腿阳面穴次均较高，分别为 85、297 穴次，分列古、今各部的第四、第一位，分占各自总穴次的 7.58%、20.65%，可见**现代比古代更重视腿阳面穴**。就穴位而言，**古今均多取足三里，这是相同的**；在古、今文献中，足三里分别为 38、174 穴次，分列古今各部的第四、第一位，分占各自总穴次的 3.39%、12.10%，可见现代比古代更多取足三里，这是现代腿阳面穴次高于古代的原因之一。**古代还取膀胱经委中穴，现代则取胆经阳陵泉、奇穴胆囊穴，胃经梁丘等**，这是这不同的，也使现代腿阳面穴次增多。

古代取腿阳面穴者，如《灵枢经·五邪》曰：“寒中肠鸣腹痛”，“皆调于三里”。《医学入门》言：“腹痛轻者，只针三里。”《针灸聚英》语：“腹中急痛：刺刮委中。”又如《备急千金要方》载，丰隆主治“腹若刀切痛”。丰隆亦在腿阳面。

现代取腿阳面穴者，如粟漩治疗急性胃肠炎腹痛，取足三里，用针刺提插捻转手法；余幼鸣治疗上腹疼痛，针刺足三里，用提插捻转强刺激；陈全新治疗胆道蛔虫所致腹痛，取阳陵泉、日月等，用针刺泻法；范根宝治疗胆源性急腹痛，针刺胆囊穴，向前捻动针柄，得气后加大旋转幅度及频率，持续运针 2 分钟；包连胜治疗消化性溃疡，取梁丘、足三里等，用穴位埋线法；李克林治疗胆道蛔虫症，针刺丘墟、阳陵泉、梁丘等穴，用捻转和提插之泻法，使患者有较强的针感，或加电针。又如臧郁文治疗急性阑尾炎，针刺右侧上巨虚等；高悦等治疗腹部术后腹胀腹痛，取足三里、上巨虚、内关等，用针刺；沈其霖治疗蛔虫所致阑尾炎引起的急腹痛，在小腿外侧中上段各取一压痛点，垂直进针 2 寸，施提插捻转强刺激手法。后 3 例所取上巨虚及小腿外侧压痛点，亦属腿阳面。

4. 古今均取上背部穴　治疗本病多取膀胱经背俞穴等上背部穴，因此在古、今文献中上背部分别达 56、237 穴次，分列古今各部的第六、第三位，分占各自总穴次的 4.99%、16.48%，**可见现代比古代更重视上背部穴**，此当是现代受神经学说影响的结果。就穴位而言，**古今均多取脾俞穴，这是相同的**；现代还取胃俞、肝俞、胆俞等，这也显示现代更多取上背部穴。

古代取上背部穴者，如《太平圣惠方》载：脾俞主"邪气积聚腹痛"。又如《针灸甲乙经》曰，膈俞主治"腹中痛，积聚"。《铜人腧穴针灸图经》载：胃俞治"腹痛"。其中膈俞、胃俞亦属上背部。

现代取上背部穴者，如许幸治疗脘腹痛，取脾俞、胃俞、肝俞、胆俞、三焦俞等背俞穴，采用穴位埋线法；郑兴等治疗消化性溃疡之腹痛，取胃俞、脾俞等穴，注入维生素 B_1、维生素 B_6、维生素 B_{12}；杨同锡治疗胆绞痛，取胆俞、肝俞等穴，均取右侧，用针刺强刺激，再用广口罐头瓶行拔罐法。又如赵刚明治疗胸、腰源性腹痛，取背腰部夹脊穴，配合督脉、膀胱经、胆经、三焦经相应穴位，用针刺，其中不少穴属上背部。

5. 古今均取臂阴面穴　古今治疗本病常取心包经穴，古代还取肺经穴，因而在古今文献中，臂阴面穴次也较高，分别为 47、91 穴次，分列各部的第七、第八位，分占各自总穴次的 4.19%、6.33%，显示现代比古代有更重视臂阴面穴的迹象。就穴位而言，古今均取**心包经络穴内关**，这是古今相同的；古、今取内关分别为 27、90 穴次，分占各自总穴次的 2.41%、6.26%，可见**现代比**

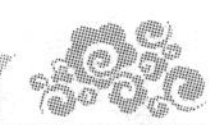

古代更重视选取内关穴，这也是导致现代臂阴面穴次高于古代的原因之一；此外，古代还取**肺经络穴列缺**，而现代取之不多，这也是不同的。

古代取臂阴面穴者，如《标幽赋》曰："胸满腹痛刺内关。"《琼瑶神书》道："腹中疼痛泻内关。"《针经指南》称：列缺主"脐腹撮痛（脾）"。又如《杂病穴法歌》道："腹痛公孙内关尔。"此是内关与足阴部公孙相配。

现代取臂阴面穴者，如高悦等治疗腹部术后腹胀腹痛，取内关、足三里、合谷等，用针刺；杨传东治疗胃扭转，针刺内关、中脘等穴，采用平泻法；张祖联治疗急性胰腺炎所致腹痛，针刺内关、地机、阴陵泉等，持续动留针 90 分钟；张凤春等治疗小儿腹痛型癫痫，取内关、神门、天枢等，据虚实施予针刺补泻。

6. 现代选取下背部穴　小腹内脏腑的病变也会引起腹痛，而小腹内脏腑相应的背俞穴多在下背部，因此现代文献中下背部共计 105 穴次，列各部的第六位，占总穴次的 7.23%，**常用穴为肾俞**。如陈翰芝治疗肾绞痛，取肾俞、肾区压痛点、次髎等，以针刺捻转泻法为主，施中强刺激；周立人治疗肾绞痛，取肾俞或气海俞，大肠俞或关元俞，小肠俞，行点穴疗法；刘兴东治疗非器质性顽固性痛经，取次髎、肝俞、肾俞等，注入当归注射液。而古代取下背部共 25 穴次，列各部的第十二位，未被列入常用经脉；肾俞亦未被纳入常用穴位，不如现代，这当是现代受神经学说影响的结果。

【辨证取穴比较】

在腹痛的古代文献中，部分内容与辨证相关，涉及寒、热、虚、气滞、血瘀、伤食、虫滞等因素，**治疗诸型腹痛，古人均取腹部穴、足三里以及足三阴经之相关穴**，这是共同的。此外，治疗各型尚有各自特点，以下讨论之。

1. 与寒相关　古代腹痛文献中涉及寒者共计 117 条，其常用部位及其穴次为：小腹 89、胸脘 30、腿阳 28、足阴 15；常用穴包括神阙、气海、关元、足三里、天枢、脐周奇穴、中脘、三阴交等。如《类经图翼》曰："神阙：中气虚寒，腹痛泻痢，甚妙。"《古今医统大全》云："惟直中阴经，真寒证，四肢厥冷腹痛，唇青，指甲青，下利清，俱宜灸气海、关元二穴。"《马丹阳天星十二穴歌》道：足三里"能除心腹痛，善治胃中寒"。《针灸捷径》言："久积冷气，其证因寒气为痛，吐逆心满：神阙、气海、关元、下管、天枢、中管。"《寿世保元》语："真阴症，四肢厥冷，腹痛如锥，胀急"，"宜急灸脐上二穴，脐下一穴，左右二穴，每七壮即效"。又如《针灸大成》载："若卒患小肠疝气，一切冷气，连脐腹结痛"，取大敦二穴，"灸三壮"，其中大敦属足阴部。

由上可见，治疗与寒相关之腹痛，古人取任脉为主的腹部穴、足三里以及足三阴经之穴等，其中**以下半身穴为多**。笔者揣测，人体下半身藏有脾、肝、肾三脏，其功能为消化吸收水谷精微，制造与贮存能量，可产生热量，益气养阳，温煦脏腑，驱逐寒邪。

2. 与热相关　古代腹痛文献中涉及热者共计 72 条次，其常用部位及其穴次为：胸脘 36、小腹 25、腿阳 16、足阴 13；常用穴包括中脘、脐周奇穴、合谷、天枢、委中、乳部奇穴、心下部奇穴。如《针灸资生经》曰："若心腹痛而呕，此寒热客于肠胃云云，灸中脘。"《痧惊合璧》云："抽肠惊症：今有小儿遍身发热，叫喊腹痛，肚子郝上郝下，气甚喘急"，"男左女右，乳旁一火，当心一火，(两肋)，脐上下俱离一指，二火"。"风寒惊症：今有小儿发热，一时肚腹胀痛，嗽唧不已"，"将两手足虎口及掌心、脚心、脐上下离一指处，各一火"(手虎口乃合谷)。《西法针灸》称："腹膜炎"，"恶寒发热，烦渴呕吐，腹部剧痛，紧张膨满"，针刺上脘、公孙、足三里、天枢等穴。《针灸大全》对于"腹痛头疼，发热恶寒"之"黑痧"，取列缺，配百劳、天府、委中、十宣。又如《类经图翼》载："胸背心腹胀痛，写行间火而热自清，木气自下。"《备急千金要方》曰：公孙"主脾生病，实则胃热，热则腹中切痛"。《针灸聚英》道："一身如

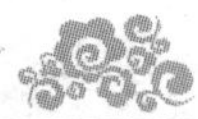

火热，满腹痛连心，医法当遵治，中冲急下针。”上述行间、公孙属足阴部，十宣、中冲属肢体末端。

由上可知，跟前面“与寒相关”相比，治疗与热相关之腹痛，除腹部、足三里、足三阴经之穴外，**较多选用上半身穴、关节部穴**（委中等）、**肢体末端穴**（十宣等）。因火性上炎，而上半身主持呼吸和循环功能，以输出能量为主，归属阳性；实热症常由邪气亢盛所致，而邪毒常被人体正气驱逐，聚集于肢体末部；邪气又积滞于关节部，因而清热泻火多取上部穴、关节部穴、末部穴。

3. 与虚相关　古代腹痛文献中涉及虚者者共计55条，其常用部位及其穴次为：小腹35、胸脘18、腿阳12；常用穴包括神阙、足三里、关元、中脘、天枢、气海等。如《针灸逢源》曰：“中气虚寒，腹痛泻痢：天枢、神阙。”《济生拔粹》刺足三里、三阴交，以“治脾胃虚弱”之“肠鸣腹痛”。《针灸则》言：“经水行后而作痛，血俱虚也，针：三阴交、关元。”《扁鹊心书》谓：“伤寒瘥后，饮食起居劳动，则复发热，其候头痛，身热烦躁，或腹疼，脉浮而紧，此劳复也”，“灸中脘五十壮”。《古今医统大全》载：“阴毒之证”，“腹中绞痛”，“虚汗呕逆”，“灸气海、关元二三百壮，或用葱熨脐下”。由上可知，治疗与虚相关之腹痛，古人多取胸腹部穴及足三里，**尤其是多取小腹部穴**。因小腹部藏有“脐下肾间动气”，《难经·六十六难》称之为“人之生命也，十二经之根本也”，取之则能补虚益肾。

4. 与气滞相关　古代腹痛文献中涉及气滞者共计90条，其常用部位及其穴次为：小腹42、胸脘38、腿阳16；常用穴包括足三里、气海、中脘、天枢、关元、内关、上脘等。如《琼瑶神书》道：“腹中走气十分疼，中脘圆盘搓在针，气海升阳中脘上，搓搓加用在心中，二次中脘摄盘下，气海升阳响数声，三里照海取下法，走气即除在针明。”《类经图翼》载：天枢“治夹脐疼痛，腹中气块，久泻不止，虚损劳弱，可灸二十一壮”。关元“百壮，治奔豚气逆，痛不可忍”。《玉龙歌》道：“腹中气块痛难当，穴法宜向内关防，八法有名阴维穴，腹中之疾永安康。”《针灸捷径》曰：“脾积气块痛，或止积气痛无块者亦治之：脾俞、天枢、上管、中管、气海、三里。”由上可知，治疗与气滞相关之腹痛，除胸腹部穴及足三里外，古人**还取内关等穴**。

此外，《针灸集成》载：“疝气上冲，心腹急痛，呼吸不通：太冲、内太冲各三壮，独阴五壮，甲根针一分，灸三壮。”《针灸聚英》载：“腹痛”，“气冲心而死，刺括委中”。因为邪气往往阻滞于末部与关节部，故治疗气滞之腹痛，**古代医家还考虑选用末部穴与关节部穴**。

5. 与瘀血相关 古代腹痛文献中涉及瘀血者共计28条，其常用部位及其穴次为：小腹14、胸脘7、上背7、足阴7；常用穴包括关元、气海、天枢、中脘、中极、阴交等。如《针灸则》曰：“产后腹痛，瘀血也，针：石门、关元。”“经水欲行，脐腹绞痛，血滞也，针：气海、阴交、大敦。”“经水未行，临经将来作痛，血实郁滞也，针：天枢、阴交、关元。”《备急千金要方》云：中脘主“腹中甚痛作脓肿，往来上下”（脓由瘀血所化）。《针灸内篇》称：中极主“血结成块，赤白带淫，恶露，腹疼”。又如《针灸大全》载：内关配胃俞、行间、气海，治疗“食积血瘕，腹中隐痛”，其中胃俞属上背部，行间属足阴部。总之，治疗与瘀血相关之腹痛，除胸腹部穴外，古人**还取上背、足阴部穴**。再如《针灸资生经》谓：“妇女本藏气血癖，走疰刺痛”，“于左右脚下下第二指第一节曲纹中心，各灸十壮，每壮如赤豆大，甚验”。可见治疗瘀血腹痛古人**又取末部穴**，此为瘀血往往积聚于末端之故。

6. 与伤食相关 古代腹痛文献中涉及伤食不化者共计20条，其中常用部位及其穴次为：胸脘13、小腹8、足阴7、腿阳6、臂阴4；常用穴包括足三里、中脘、神阙、列缺、行间、章门、气海等。如《针灸甲乙经》曰：“肠鸣腹痛泄利，食不化，心下胀，三里主之。”《针灸则》治疗伤食腹痛：“针：中脘、鸠尾、章门；灸：神阙。”《琼瑶神书》道：列缺主“食痛泻痢寒气噎”。上述“与瘀血相关”中《针灸大全》取内关配胃俞、行间、气海，亦为例。又如《针经指

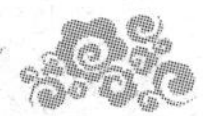

南》称：公孙主"食积疼痛（胃脾）"，其中公孙属足阴部。总之，治疗与伤食相关之腹痛，除胸腹部穴及足三里外，古人**还取足阴部行间、公孙，臂阴面列缺、内关等穴**。

7. 与虫滞相关　古代腹痛文献中涉及虫滞者，共计 3 条，如《肘后歌》道："伤寒腹痛虫寻食，吐蛔乌梅可难攻，十日九日必定死，中脘回还胃气通。"《针灸内篇》载：大都主"小儿蛔痛"。《西法针灸》治疗绦虫："姑行对症治法，痛则针该部，并依针左列之部：章门、胃俞、天枢、风池、中脘、承山、阴都，他如腹部之天枢、背部之腰眼，灸之亦效"。该书载治疗蛔虫、十二指肠虫、蛲虫、鞭虫等，亦用上述方法。可见治疗与虫滞相关的腹痛，除腹部穴外，古**人还取背部及下肢相关经络之穴**。

又《金针秘传》载："病已七年，而中脘坟起，腹饥则痛"，"断为蛊症无疑，试针数处"，"再针中脘，不十分钟，而狂呼大痛，欲自拔其针，禁之则云要吐，口即喷出奇臭之水，随出一物，类似蛇形，长逾一尺，蠕蠕而动"。《续医说》载："一人患腹疼，延葛可久视脉，谓其家曰，腹有肉龟"，"葛以针刺其患处，病者惊悟，俾以药饵，须臾有物下，俨如龟形，厥首有穴，盖针所中也，病遂愈"。上述两案所排出的蛇形的"蛊"和龟形的"肉龟"似亦当为寄生虫，所刺穴位亦在腹部病变处。

此外，**对于腹痛古代还有进行经络辨证者**，循经选取相应穴位进行治疗，如《济生拔粹》载：伤寒"如脉弦而腹痛，过在足厥阴肝、手太阴肺，刺太冲、太渊、太陵；如脉沉而腹痛，过在足少阴肾、手厥阴心包，刺太溪、太陵；如脉细沉而腹痛，过在足太阴脾、手少阴心，刺太白、神门、三阴交"。

现代采用辨证取穴者，如陈全新治疗急性菌痢所致腹痛，湿热型取天枢、中脘、足三里、合谷，用针刺泻法；寒湿型取阴陵泉、三焦俞、天枢、关元、大肠俞，用针刺平补平泻法加艾灸；疫毒型取十宣、委中，针刺出血，取足三里、天枢、大肠俞，用针刺泻法；神昏肢冷，针刺人中、足三里、涌泉、内关，隔盐灸神阙。臧明等治疗脊柱相关性腹痛，取 T_4~L_3 棘突下压痛点及相应夹脊穴，用电针拔罐法，气滞血瘀配膈俞、委中、支沟、中脘、大横、中极、足三里；风寒入络配大椎、外关、中脘、天枢、关元、足三里、阳陵泉；督脉亏虚配中脘、气海、内关、足三里、三阴交。刘建民治疗胃扭转，针刺足三里、中脘，肝气犯胃加太冲，胃脘嘈杂加内庭，脾胃虚寒加灸中脘，并据病情辨证施治用补泻法。可见现代针灸临床的分型套用了中医内科的类别，与古代针灸文献的记载有所不同，取穴也不尽相同。

现代本病临床又根据疾病而选穴，此当是将西医学的知识应用于临床的结果。如熊峻等治疗急性腹痛，胃肠道腹痛，取足三里、天枢、阿是穴，用平补平泻针刺法；泌尿系腹痛，取肾俞、中极、阿是穴，用针刺泻法；痛经取中极、地机，用温针灸；肝胆道腹痛，取日月、期门、阿是穴，用针刺强刺激。吴燕璟等治疗急性腹痛中的胃痉挛取中脘、胃俞、足三里；肾绞痛，取肾俞、三焦俞；肠痉挛取天枢、中脘、足三里；胆绞痛取肝俞、胆俞、胆囊穴，均用毫针刺入，施提插捻转泻法。赵培治疗急腹症，腹腔内粘连取中脘、神阙、关元、梁门、天枢等穴；急性阑尾炎取足三里、阑尾穴、右下腹压痛点等穴；胆囊炎取日月、梁门、肝俞、胆俞、阳陵泉、胆囊穴、外丘等穴，用激光照射。上述“古今均取腹部穴”中，蔡书宾治疗急性腹痛之取穴；下述“古今均用推拿”中，余宗南用指针治疗急腹痛症，亦为例。

【针灸方法比较】

1. 古今均用艾灸　在本病的古、今文献中，涉及艾灸者分别为 135 条次、36 篇次，分列古、今诸法之第一、第四位，分占各自总条（篇）次的 26.68% 和 8.41%，可见**古代比现代更多地采用灸法**。这与古代多灸（尤其是唐宋年间），现代多针的状况相合。而现代周楣声则推崇灸法，认为灸法疗效比针刺更持久，针灸轮用则效果为好，但不宜针灸同用，这样的观察较为仔细，可供探讨。

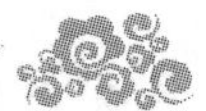

（1）**艾灸的主治**：古今艾灸所治腹痛涉及寒、热、虚、气滞、血瘀、伤食等类型，除上述"辨证取穴比较"所述外，还有以下古代记载可作补充。

1）**灸治寒痛**：因为艾叶性温，用火烧灼则热力更强，故常用于寒痛。如《备急千金要方》语："小腹绞痛，腹中五寒，灸关仪百壮，穴在膝外边上一寸宛宛中是。"《卫生宝鉴》述："病脐腹冷疼，相引胁下痛，不可忍"，"先灸中庭穴"。《名医类案》记："一男子壮年，寒月入水网鱼，饥甚，遇凉粥食之，腹大痛"，"此大寒症及下焦有燥屎作痛"，"灸气海穴，二十一壮，痛减半"。《神灸经纶》载："厥逆"之"面青腹痛"，"四体如冰，厥逆昏沉，不省人事，脉伏绝者：气海、丹田、关元，用大艾炷灸二七壮，得手足温暖，脉至，知人事，无汗要有汗出，即生"。

2）**灸治热痛**：艾灸可以振奋人体阳气，增强自身调整功能，从而达到"以热治热"的效果。如《扁鹊心书》曰："暑月腹痛，灸脐下三十壮。"《痧惊合璧》云："霍肠惊症：今有小儿肚腹饱胀，疼痛不止，发热啼哭"，"乳旁一火，心下一火，脐上下左右俱离一指四火"。但《古今医统大全》载："三阳证候，俱不宜灸。"可见对于热痛是否宜灸，历代医家尚有不同看法，笔者以为对于感染所致热痛可用灸法；而对于自身免疫性疾病所致热痛则当慎用灸法。

3）**灸治虚痛**：艾灸的热性刺激具补虚培本之功，故可用于治疗虚痛。如《伤寒百证歌》道："阴病渐深腹转痛"，"虚汗不止咽不利"，"速灸关元不可迟"。《扁鹊心书》言："或肾虚人，或房事后，或胃发冷气，即腹痛烦躁，甚者囊缩昏闷而死，急灸关元一百壮。"《采艾编翼》语："房劳冷饮腹痛，先蒸脐。"

4）**灸治气滞痛**：艾灸可以振奋人体阳气，加强自身调节，又能扩张微血管，加强血液循环，故可治疗气滞血瘀之腹痛。如《肘后备急方》言："五尸者，其状皆腹痛胀急，不得气息，上冲心胸，旁攻两胁"，"灸乳后三寸，十四壮"。《奇效良方》载：中泉"可灸二七壮，治心痛，及腹中诸气痛，不可忍者"。

5）**灸治伤食痛**：艾灸可激发体内潜在生理功能，增进消化，治疗伤食痛。如《名医类案》治“食伤太阴，脾虚气滞”之腹痛，“灸中脘、夹脐、膏肓”。《小儿烧针法》治疗“肚痛惊”：“此症因乳食所伤，兼吃生冷过多，脏腑受其大寒，以致肚痛、身体发颤、肉跳身软、口角白、四肢冰冷，用灯火烧脐四点即愈。”

就临床分科而言，古今艾灸所治腹痛涉及内、外、妇、儿各科。前述辨证诸型腹痛中，以内科为多，外科、妇科、儿科较少，以下再对外科、妇科、儿科腹痛之艾灸文献作若干补充。

1）**灸治外科腹痛**：如明代《外科理例》治疗附骨痈引起的“脐腹冷痛”，“灸左乳下黑尽处二七壮”。清代《针灸逢源》治疗胸腹部流注引起的腹痛，在患处“铺艾灸之”。现代用灸法治疗由外科疮疡所致腹痛者较少，但现代临床将疝气归属外科，用灸法治疗疝气腹痛的现代报道则时可见到，如康秀臻等治疗腹股沟疝及嵌顿疝痛，取大敦、关元、神阙，用灸法；乔彩虹等治疗睾丸扭转之小腹痛，取大敦、关元、曲泉、三阴交、足三里，用温针灸。

2）**灸治妇科腹痛**：如唐代《备急千金要方》曰：“妇人妊子不成，或堕落，腹痛，漏见赤，灸胞门五十壮，在关元左边二寸是也。”清代《续名医类案》记：“薛立斋治一产妇，患虚极生风，或用诸补剂，四肢逆冷，自汗泄泻，肠鸣腹痛”，“灸关元百余壮”。民国初期《针灸治疗实验集》述：“腹痛不孕之妇人或女子，后学以病者口吻，量三段，折成三角形如Δ，以上角置脐中，灸下左右内角之处。”现代灸妇科腹痛者，如熊秀蓉等治疗原发性痛经，取关元，施隔姜灸3壮；王兆静治疗痛经则用艾炷灸地机穴。

3）**灸治儿科腹痛**：如唐代《外台秘要》载：“儿中水及中冷，则令儿腹中绞痛”，“当脐中随轻重，重者便灸之，乃可至八九十壮”。清代《痧惊合璧》治疗“霍乱惊症”：“小儿肚腹疼痛，呕吐恶心，不时泄泻”，“将心下一火，乳上、脐上下各一火”。清代《小儿烧针法》治疗“呕逆惊”：“服乳即吐，人事昏迷，肚内痛，用灯火烧两曲池穴各一点，两虎口各一点，心窝中烧七点，即好”。现代临

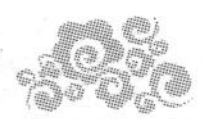

床灸治惊风腹痛者较少，但有灸治疝气腹痛的报道，如现代王莹等治疗小儿疝气痛，灸关元、脐三角；何晓琴治疗婴儿脐疝痛，用艾炷直接灸大横。

（2）**艾灸的取穴：**古代艾灸治疗本病共计255穴次，常用部位及其穴次为：小腹103、胸腹52、足阴14、腿阳11、头面10、下背9、上背7；常用穴位为气海、关元、神阙、中脘、天枢、足三里等。对古今艾灸的取穴具体讨论如下。

1）**灸腹部穴：**上述统计结果显示，**古代灸治本病以腹部（含胸脘与小腹）穴为多**，共计155穴次，占本病艾灸总穴次的60.78%，超过本病总体取穴特点中腹部（含胸脘与小腹）穴所占40.82%的比例，此当是灸腹部穴疗效较为直接的缘故；而治疗重视“脐下肾间动气”，补益“脐下肾间动气”则需用灸法，当也是腹部穴次高的原因之一。

古代灸腹部穴者，如元代《济生拔粹》曰：“阴毒伤寒，体沉四肢俱重，腹痛脉微迟，当灸气海或关元。”敦煌医书《杂证方书第五种》称：“中管一穴”，治“食即腹痛”，“宜灸三十壮”。唐代《备急千金要方》谓：“吐血腹痛雷鸣，灸天枢百壮。”上述气海、关元、中脘、天枢均属腹部。

现代灸腹部穴者，如臧郁文治疗急性阑尾炎，灸腹结；徐涵斌等治疗不明原因的小儿腹痛，灸中脘穴20分钟；贺普仁治疗少腹牵痛，灸脐三角；宋振之等治疗胃肠痉挛症，取中脘、神阙，施艾条温和灸；周楣声治疗疝气，取阴交、气海、关元，用灸架熏灸60~90分钟；金焱治疗原发性痛经，取关元、中脘、天枢、三阴交，用艾灸治疗。总之，灸取腹部穴，在古今本病临床上是一致的。

2）**灸足阴部穴：**如唐代《外台秘要》载：“心疝发时，心腹痛欲死方：灸足心，及足大指甲后横理节上，及大指岐间白黑肉际，百壮则止。”（足心即涌泉，大指岐间即行间）前面“与气相关”中清代《针灸集成》灸“太冲、内太冲各三壮”。现代灸足阴部穴者，如黄紫堂治疗小儿疝气疼痛，用艾条熏灸双侧大敦、中封、太冲、三阴交、阴陵泉;王桂珠等治疗原发性痛经中气滞血瘀者,用艾条熏灸太冲、三阴交等穴。上述涌泉、行间、太冲、大敦、中封均属足阴部,通过肾经、肝经的循行治疗本病。但总的来说,现代治疗本病而灸足阴部穴者不多。

3)**灸腿阳面穴:**如元代《卫生宝鉴》言:“便后见血,红紫之类,肠鸣腹痛”,“灸中脘三七壮”,“次灸气海百余壮”,“再灸三里二七壮”。明代《针灸问对》语:“病脐腹冷疼,完谷不化”,“灸气海、三里、阳辅”。现代灸腿阳面穴者,如武百强等治疗早期炎性肠梗阻腹痛,取足三里、内关等,用艾灸;宋振之等治疗胃肠痉挛症,取梁丘、上巨虚,施艾条温和灸;冯丽治疗慢性痉挛性腹痛,取足三里、上巨虚、合谷、太冲、阳陵泉等穴,用温针灸。上述足三里、阳辅、梁丘、上巨虚、阳陵泉均属腿阳面,通过胃经、胆经的循行治疗本病。可见古今治疗本病均灸腿阳面穴,这是吻合的。

4)**灸头面部穴:**如清代《小儿烧针法》治疗“水泻惊”:“此症因寒热不调而致,肚中响而作痛”,“用灯火灸眉心一点,心窝一点,两解溪穴各一点,两颊车穴各灸一点,即好”。治疗“脐惊风”:“此症多在产后七日发,五脏有寒,肚中作痛”,“以灯火烧囟门四点,烧脐四点,胸前平烧三点”。上述眉心、颊车、囟门属头面部,用以治疗腹痛而兼见精神症状者。而在现代本病临床上,灸取头面部穴的报道不多。

5)**灸背部穴:**如清代《灸法秘传》曰:“胸腹痛者灸上脘,痛而不已,灸行间,并灸膈俞。”清时期日本《针灸则》云:“腰眼”,“常灸,腹痛,消渴有功”。唐代《备急千金要方》言:“大小便不利,欲作腹痛,灸荣卫四穴百壮,穴在背脊四面各一寸。”清时期日本《名家灸选三编》语:“心腹诸病,痞积烦痛者法:即崔氏四花穴,除骨上二穴,惟灸两旁二穴,与初编所载梅花五灸并用,殊效。”上述膈俞、腰眼、荣卫四穴、崔氏四花穴均在背部(梅花五灸在胸脘部)。现代灸背部穴者,如贺普仁治疗少腹牵痛,灸肝俞;司徒铃治疗小儿狐疝(肠套叠),取双侧膈俞、三焦俞,用直接灸各

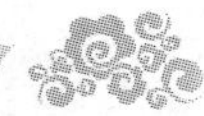

3 壮；齐惠涛治疗阳虚受寒腹痛，取脾俞、肾俞等穴，用温针灸；周楣声治疗疝气，取背部反应点，用直接灸（化脓灸）。上述肝俞、膈俞、三焦俞、脾俞、肾俞、背部反应点亦属背部。可见灸取背部穴，在本病的古今临床上也是相合的。

6）**灸肢体末端穴：**古今文献记载还表明，灸治本病常取四肢末端穴，因末端部的神经末梢丰富，十分敏感，刺灸之则可产生强烈的感觉，从而抑制大脑皮质中腹痛的兴奋灶，使腹痛得以缓解。除上述“灸足阴部穴者”所涉及者外，又如唐代《外台秘要》载“张文仲疗卒腹痛方”：“灸两足指头各十四壮”。明代《东医宝鉴》谓：“脐腹痛甚，灸独阴，神效。”明代《寿世保元》述：“阴毒腹痛，脉欲绝者，先以男左女右手足中指头尽处，各灸三壮。”清代《针灸集成》记：“伤寒阴证腹痛，灸足小趾外侧上纹尖，灸三壮，男左女右。”现代张泽国治疗嵌顿疝，取大敦穴，用针刺留针加艾灸，配合按摩被嵌顿物；杨永璇治疗诸疝，灸大敦，施隔姜灸或隔蒜灸，灸至痛难忍受方去之；刘春生治疗急性腹股沟嵌顿疝，艾灸奇穴，在患侧踇趾掌面，第 1、2 趾间关节横纹中。可见古今均灸末端穴，这是相合的；但古代治疗多种腹痛，而现代艾灸以疝气为多，这有所不同。此外，现代周楣声治疗剧烈的疝气疼痛，针刺手足中指尖四针，此处针刺当与灸法有相似的作用。

7）**交叉灸穴：**在本病的古代灸疗文献中，未见有交叉取穴的记载，而现代杨永璇治疗诸疝，取脐下三角穴与大敦，则采用交叉灸疗的方法，左病取右，右病取左，施隔姜灸或隔蒜灸。但现代周楣声认为，在小腹部作三角灸治疗疝气，左右互取反不如直取同侧为好，因为左右互相传感常在腹中线处受阻。可见，对于交叉灸穴的看法尚未一致，当通过临床和实验加以判断。

（3）**艾灸的方法：**古今治疗本病采用常规的艾灸方法，包括化脓灸法，但上述“灸腿阳面穴”中所载《针灸问对》灸治医案，其后曰：“三日后以葱熨灸疮，皆不发，复灸数壮，亦不发，十日后全不作脓，疮干而愈。”由此可见，汪机认为不化脓亦能奏效，这在现代临床被称为“明灸”法，因不化脓，易于被患者所接受，故运用较为广泛。此外，古今灸治本病还有以下内容可予讨论。

1）**古今均用隔物灸：**治疗本病的隔物灸材包括盐、温阳药、泻下药、大蒜等。

A. **隔盐灸：**盐有较大热容量，铺在穴位上又可使热量均匀传递到皮肤各处，因此古今常用盐作艾灸的介质。如唐代《千金翼方》曰：“凡霍乱灸之”，“但先腹痛，或先下后吐，当随病状灸之，内盐脐中，灸二七壮”。现代许凯声等治疗腹痛，取神阙或关元及其周围穴，用竹圈盐灸法；孙立虹等治疗原发性痛经，取神阙、关元穴，将食盐布于穴上，并置鲜姜片和大艾炷，施灸；任国平治疗消化性溃疡，取神阙，用艾炷隔盐灸。

B. **隔温阳药灸：**古今隔物灸均选用温阳药，这是相吻合的。如明代《东医宝鉴》称：“一切心、腹、胸、胁、腰、背苦痛，川椒为细末，醋和为饼，贴痛处，用熟艾铺饼上，发火烧艾，痛即止。”川椒乃辛温之品，有止痛作用。又如清代《串雅内篇》治“一切受寒腹痛极效，予尝以红药丸方加肉桂一钱为散，每用二三分置脐眼上，用寻常膏药盖之，其症之重者，更以艾火安于膏药面上炷之。”红药丸含硫黄、丁香、麝香，加上肉桂，皆为温热药物，可治寒性腹痛。

再如《类经图翼》谓：“人有房事之后，或起居犯寒，以致脐腹痛极频危者，急用大附子为末，唾和作饼如大钱厚，置脐上，以大艾炷灸之，如仓卒难得大附，只用生姜，或葱白头切片代之亦可，若药饼焦热，或以津唾和之，或另换之，直待灸至汗出体温为止。”附子亦为温阳之品，若无附子，则用生姜、葱白代之，关键是要“灸至汗出体温为止”方能有效。

现代冯丽治疗慢性痉挛性腹痛，取腹部病变局部、天枢、大巨，用隔附子饼灸；饶艳秋治疗原发性痛经，取督脉命门至腰俞穴一段，涂姜汁，将丁香、肉桂研末制成的药粉铺于该段，上铺桑皮纸，将姜末隔纸置于穴上，将艾绒置姜末上，从两头点燃，灸 5~11

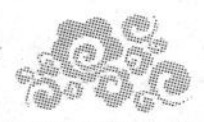

壮;王松梅等治疗痛经,隔药灸神阙,所隔药物包括鹿茸、香附、肉豆蔻、补骨脂、木香、当归、川芎、乌药、小茴香、冰片等。上述附子、丁香、肉桂、鹿茸、香附、肉豆蔻、木香、小茴香、乌药等均属温热药。

C. 隔泻下药灸:对于便秘腹痛,古人则用泻下药作灸材,如《寿世保元》:"大便闭结,心腹诸痛","以巴豆肉捣为饼,填脐中,灸三壮,可至百壮,以效为度"。巴豆乃泻下之品。而现代隔泻下药灸的报道不多。

D. 隔蒜灸:对于外科热毒所致腹痛,古人采用隔蒜灸,大蒜有杀菌解毒的作用。如《薛氏医案·外科枢要》载:"腹痛","肿焮作痛者,邪气实也,先用仙方活命饮,隔蒜灸以杀其毒"。现代武光录也用隔蒜灸,治疗疝气所致腹痛,取大敦、三阴交、归来,以起泡为度,该案用大蒜不是用以杀菌,当是防止皮肤之烫伤。

2)古今均用"太乙神针"灸:"太乙神针"是灸法之一种,艾条中加有若干中药,治疗时在穴位上铺就数层布或纸,然后将点燃的艾条按在布或纸上,古今均有采用者。如清代《太乙神针》载:上脘主"心腹疼痛",天枢主"夹脐痛冲心腹痛",大敦主"脐腹肿胀而痛",命门主"腰腹引痛",足三里主"肠鸣肚痛",即在上述穴位上用"太乙神针"法均可治疗腹痛。现代田从豁治疗腹痛,取腹部相应穴,用"太乙神针"按灸,此当是对古人"太乙神针"灸的继承。

3)古代用灯火灸,现代用药线灸:灯火灸是用点着的灯心对穴位做瞬时的直接点灸,其作用与其他直接灸法相似,但操作迅速,痛苦少,不留瘢痕,尤其适用于婴幼儿。如《古今医统大全》载:"阴痧腹痛而手足冷,看其身上红点,以灯草蘸油点火烧之。"《小儿烧针法》治疗"肚痛惊":"此症因乳食所伤,兼吃生冷过多,脏腑受其大寒,以致肚痛","用灯火烧脐四点即愈"。

在现代临床上,灯火灸已被发展成药线灸,由于加入了药物,疗效可以得到提高;而灸治的对象也不局限于小儿,亦用于成人的腹痛。如卢英翔治疗原发性痛经，取气海、中极、承山、三阴交，用壮医药线点灸；邓秋妹辨证治疗青春期痛经，取下关梅（关元下 0.5 寸，旁开 1 寸）、三阴交、太冲，用壮医药线点灸疗法。

4）**古代采用牛角灸：**小儿皮肤娇嫩，古人治其采用“牛角灸”，即把艾绒捏成牛角状，其中空虚，灸至半即去除，以防烫伤。如《针灸集成》言：“小儿初产七日内，脐中胞系自枯自落，其日即以熟艾，形如牛角内空，灸脐中七壮，其艾炷每火至半即去，永无腹痛。”可见艾灸不仅可以治疗腹痛，还可以预防腹痛。但现代这样的报道较少。

5）**现代采用温针灸：**由于针具的进步，现代常采用针刺与艾灸相结合的方法——温针灸，以期提高临床疗效。如朱金凤治疗腹部术后腹痛腹胀，取足三里、合谷、内关、下巨虚、上脘、中脘、下脘、胃肠点等，用温针灸；冯丽治疗慢性痉挛性腹痛，取病变局部天枢、大巨、大肠俞，以及远道足三里、上巨虚、合谷、太冲、阳陵泉、内关，用温针灸；毕伟莲等治疗原发性痛经，取关元、中极、天枢、三阴交，用温针灸。而温针灸在古代文献中未见记载。

6）**艾灸刺激量：**古人艾灸根据不同情况施予不同刺激量，对于病情较轻者，或小儿，或肢体末端穴，灸量较少；而对于病情严重者，或成人，或躯干部穴，灸量较大。如《古今医统大全》述：“阴毒之证”，“腹中绞痛”，“灸气海、关元二三百壮”。该案由于阴毒入内，致病情危重，故需灸“二三百壮”。又如《针灸治疗实验集》载：“腹痛呕吐”，“断为暑邪霍乱大症”，“以盐放脐心，放艾灸之，凡六十余壮，皮肤起泡，患者乃呼过热，随去腹痛已止，至四时呕泻全止”。此案为“暑邪霍乱大症”，故刺激量较大，直至艾灸起泡为止。再如上述“隔温阳药灸”中《类经图翼》“灸至汗出体温”，“灸治寒痛”《神灸经纶》中“无汗要有汗出”，其刺激量亦较大。现代也有加大艾灸刺激量者，如上述“灸腹部穴”中，徐涵斌等灸中脘穴 20 分钟；周楣声用灸架熏灸阴交、气海、关元 60~90 分钟。但与古代相比，现代的艾灸刺激量较小，因此对古人的文

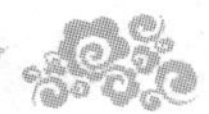

献记载尚可借鉴。

2. 古今均用针刺　在本病的古、今文献中，涉及针刺者分别为 63 条次、206 篇次，分列古、今诸法之第二、第一位，分占各自总条（篇）次的 12.45% 和 48.13%，可见**现代比古代更多地采用针刺法**。此当是现代针具进步及神经学说影响的缘故。

（1）**针刺取穴**：统计结果显示，古人治疗本病采用针刺共 181 穴次，**常用穴位为中脘、足三里、关元、气海、合谷、天枢、章门、腹部天应穴**。如清时期日本《针灸则》曰："腹痛，多是饮食所伤也，针：中脘、章门、关元。""临经将来作痛，血实郁滞也，针：天枢、阴交、关元。"元代《济生拔粹》言："治腹有逆气上攻心，腹胀满上抢心，痛不得息"，"针三里二穴而愈"。民国初期《针灸治疗实验集》云："行经腹痛，为针中极、气海。""夜间偶患腹痛，痛甚至汗流如雨"，"乃按任脉上中下脘、气海等穴，针过一次，又由合谷、少商以散之"。《西法针灸》语："急性肠加答儿"，"腹痛雷鸣"，"针腹部痛处"。清代《针灸集成》谓："腹中积聚气行上下"，"痛气随往随针"。后 2 例当为腹部天应穴，而上述"与虫滞相关"中《续医说》治"肉龟"亦刺腹部天应穴。上述穴位多在腹部和腿阳面。

古代针刺治疗本病的常用部位及其穴次为：胸脘 47、小腹 25、头面 20、腿阳 18、足阴 11、上背 10。由上可知，**古人针刺治疗本病以腹部（含胸腹与小腹）穴为多**，共 72 穴次（上述常用穴位多属腹部），占该病针刺总穴次的 39.8%，与本病总体取穴特点中的百分比相近；但前面已述，艾灸取腹部 155 穴次，占艾灸总穴次的 60.87%，两者相比，**针刺取腹部穴的百分比有所下降，不如艾灸**。笔者揣测，相对四肢部穴而言，针刺腹部穴的风险高一些，而取腹部穴用灸法则较为安全，此可能是腹部针刺穴次下降的原因之一。

上述数据又显示，**古人针刺较多取头面部穴**，共 20 穴次，占各部第三位，因针刺所治腹痛或由痧证、干霍乱、瘟疫等引起，可兼见精神神志症状，故针刺头面部穴。如清代《痧惊合璧》曰：

“乌金痧：刺百会穴一针，刺脑门，刺天庭际，刺鼻尖，刺唇中尖”，“此症肚痛心乱，忽时遍身紫黑，不省人事，头面黑气”。上述穴位均属头面部。又如民国初期《针灸治疗实验集》称：“鼠疫盛行”，“旋即昏厥证”，“腹疼吐泻”，“百会针二分，涌泉针五分，大椎针五分，中脘针一寸，兼吐衄者加刺合谷、上星”。其中百会、上星亦属头面部。

古人针刺还取腿阳面穴，即上述足三里。又取足阴部、上背部穴，如清代《针灸集成》称：“胸腹痛，暴泄：大都、阴陵泉、太白、中脘针。”上述《针灸治疗实验集》治疗“鼠疫盛行”，“涌泉针五分，大椎针五分”；该书治疗“脾胃衰弱”之“四肢无力，精神不快，不思饮食，食则肚疼”，“遂针中脘、下脘、脾俞、足三里”。其中大都、太白、涌泉属足阴部，大椎、脾俞属上背部。

现代本病临床也针刺腹部，以及腿阳面、足阴部、上背部之穴，这与古代是一致的。如张淼治疗原发性痛经，用俞募通经法，取脾俞、肝俞、肾俞、中极、天枢、关元等，用针直刺；陈全新治疗急性阑尾炎所致腹痛，取上巨虚、足三里（或足阑尾穴）、天枢（或腹阑尾穴）用针刺泻法；刘怡湘治疗小儿肠痉挛性腹痛，取足三里、中脘、天枢、下脘，用针刺平补平泻法；曹文忠等治疗急性肠梗阻，取大肠俞、中脘、天枢、气海、足三里、支沟等穴，用针刺提插捻转法；徐涵斌等治疗不明原因小儿腹痛，取中脘、天枢、血海、足三里、太冲、太溪、三阴交、阳陵泉，用针刺平补平泻手法。

现代治疗腹痛也有针刺头面部穴者，如李克林、王前琼等治疗胆道蛔虫症，均针刺迎香透四白，用捻转和提插之泻法，使患者有较强的针感，该两穴均在头面部，但此治疗的是胆道蛔虫之腹痛，并非古代兼有精神症状之腹痛，这与古代是不同的，也是现代临床的发展。

现代针刺又选用平衡针穴与董氏奇穴，如梁伟波等用平衡针治疗腹痛，取腹痛穴（阳陵泉部），并根据病变部位，取胃痛穴（口角下 1 寸，或下颌中点旁开 3cm）、胸痛穴（前臂背侧尺桡骨之间，

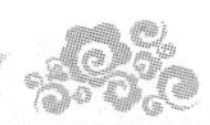

腕肘连线的下 1/3 处）、腰痛穴（前额正中），用针刺；常正云治疗小儿腹痛，取董氏奇穴四花中穴、下穴、副穴、腑肠穴（均在小腿胫外侧），用针刺。上述平衡针穴及董氏奇穴在古代文献中未见记载，是现代针灸工作者的贡献。

（2）**针刺方法：**除了常规针刺方法外，古今针刺治疗本病还有以下内容可做讨论。

1）**古今均用补泻手法：**如元代《流注指要赋》道："连脐腹疼，泻足少阴之水。"（当为阴谷穴）元代《玉龙歌》道："水泉穴乃肾之原，脐腹连阴痛可蠲，更刺大敦方是法，下针速泻即安然。"明代《针灸聚英》言："腹痛"，"实痛宜刺泻之：太冲、三阴交、太白、太渊、大陵"。明代《针方六集》载：内关治"腹中胁肋疼痛，先泻"；水分治"气满腹痛，先补后泻"。民国初期《针灸治疗实验集》语："流行性感冒，腹痛如绞，津液缺乏"，"神门补，合谷泻，三阴交泻，中极补，百会泻，足三里泻，中脘先泻后补"。统计结果显示，古代治疗本病用泻法共 15 条，补法 2 条，补泻结合 3 条，即针刺以泻法为多，补法为少，这从一个侧面显示，**古代本病似以实证为多**。

现代用补泻手法者，如康小明治疗急性脘腹痛，取中脘、上巨虚、外陵，分三层（或二层）施先深后浅的紧提慢按针刺泻法；尹国有治疗胆绞痛，取右侧阳陵泉，用透天凉针泻法；盛灿若治疗急性阑尾炎，取右下腹麦氏点天应，配右阑尾穴，深刺 2 寸，用提插捻转泻法，并留针 24 小时；王品山治疗十二指肠溃疡所致腹痛，针刺中脘、合谷、足三里、公孙，补脾经，泻胃经；张志敏治疗急性腹痛，针刺中脘、天枢、关元、血海、足三里、太冲，采用补泻兼施手法。这些当是对古人补泻手法的继承。

2）**古今针刺均配合呼吸：**如唐代《千金翼方》载："中管、建里二穴，皆主霍乱肠鸣，腹痛胀满，弦急上气，针入八分，留七呼，写五吸，疾出针。"现代张彩燕等治疗急腹症，针刺内关透外关，行雀啄提插手法，嘱患者配合慢长均匀的深呼吸；秦玉革治疗腹痛，独取阿是穴，令患者吸气进针，医者用意念泻气法，泻毕，令患者呼气出针。古人认为呼吸可以推动气血运行,因此古今均有人在针刺时配合运用呼吸法。

3）**古人针刺讲究配穴:**除前面“循经取穴比较”所述的“原络配穴”外,又如《济生拔粹》:“凡刺腹痛诸俞穴,须针三里穴下气,良。”即针刺诸穴后,还要配合针刺足三里以“下气”,以防气滞壅塞。古人配穴还**讲究针刺的先后次序**,如《八法穴治病歌》治疗“心疼腹胀大便频”和“腹内常疼胯胫疼”,均曰“内关先刺后公孙”。现代冯润身也认为改变所刺激穴位的先后顺序,将会取得不同的效应,因此对于取穴的先后次序问题尚可进行探讨。

4）**《灵枢经》的“已刺按之”与《琼瑶神书》针刺法:**《灵枢经·杂病》载:“腹痛,刺脐左右动脉,已刺按之,立已;不已,刺气街,已刺按之,立已。”其中“已刺按之”,是在针刺的同时采用按摩方法,还在出针后按压?似不明确,尚可探讨。元代《琼瑶神书》中有6首歌诀记载了治疗腹痛的针刺方法,所施手法十分丰富,有“升阳”“升阴”“气上”“气下”“摄”“搓”“伸提”“圆盘”“盘盘”等,可参阅“历代文献摘录”中相关内容,而现代采用此类手法者较为少见。

5）**现代重视强刺激:**现代研究证实,针刺可使人体产生吗啡样物质,而强刺激则产生得更多,从而起到止痛作用;巴甫洛夫的神经学说认为,当大脑皮质中某一区域兴奋时,其他区域处于抑制状态,因此当人体外周穴位受到强烈刺激时,大脑皮质中原来腹痛的兴奋灶可得到抑制,因而现代治疗本病常用强刺激手法。如丁渡明治疗人流术后胎盘组织滞留所致腹痛,取气海透曲骨、三阴交、血海,用针刺强刺激;师怀堂治疗急性肠梗阻所致腹痛,针刺大肠俞、小肠俞、次髎,用中强度刺激手法,刺长强穴,用强刺激滞针手法,留针行针数分钟;沈其霖治疗急性胃炎所致急腹痛,取中脘沿15°角向下进针1寸,双侧内关、足三里垂直进针2寸,持续行针10分钟;潘书林治疗胃肠痉挛,针刺足三里、内关,双手同时捻针,行大幅度快速提插捻转法。而在本病的古代针灸文献

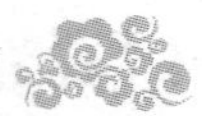

中，用强刺激针刺手法的描述不多。

6）**现代重视针感传导**：古人认为，针刺感应若能传到病能部位，即"气至病所"，则能提高临床疗效，因此现代本病临床也重视针感的传导。如史晓林治疗胃肠痉挛，针刺足三里，行大幅度快速提插捻转泻法，使针感受上行；肖冠峰治疗胆源性急腹痛，针刺丘墟透照海，并施予小幅度捻转震颤手法，使针感上行至脘腹部；许文波治疗神经性腹痛，取中脘，用浅刺震颤手法，使针感扩散至整个腹部。现代还将补泻手法与针感传导相结合，如张玉璞治疗急性阑尾炎，针刺"膝四"（髌骨上缘外侧向上4寸）、大横，用迎随泻法，并使针感传向病所。但在本病的古代文献中，未见针刺使"气至病所"的具体描述，反不如现代。

7）**现代采用芒针与皮下针**：如倪莹莹用芒针治疗胆绞痛，肝俞透三焦俞，阳纲透育门，沿顺时针方向捻转滞针，从而使针感向腹部扩散；张家林用皮下针治疗急性腹痛中的胆道疾病，从剑突下旁开1cm，距右肋下1~1.5cm处进针，于皮下平行肋缘向右走行，至腋前线，治疗胃肠疾病，从剑突下0.5cm处进针，沿皮下向脐部行至脐上0.5cm处，进针后捻针数次至有针感时止，待痛止后出针。而古代本病文献中未见有用芒针与皮下针治疗本病的记载，此当是现代针灸临床的发展。

3. 古今均用刺血　在本病的古、今文献中，涉及刺血者分别为27条次、8篇次，分占古、今总条（篇）次的5.34%和1.87%，显示**古代比现代更多地采用刺血疗法**。古代刺血所治腹痛，除一般腹痛外，还包括霍乱（含绞肠痧）、痧证、惊风、瘟疫等所致腹痛，**治疗遵从循经取穴的原则，多取肢体末部、关节部，以及病变局部之穴**。

（1）**一般腹痛**：《素问·脏气法时论》曰："肾病者"，"虚则胸中痛，大腹小腹痛，清厥，意不乐，取其经，少阴、太阳血者"。该案刺血**根据经络辨证取穴**，据现代黄龙祥考证，少阴、太阳当属经脉穴，**在腕踝关节部**。《琼瑶神书》治疗"腹中疼痛"："四补三提内庭间，三转七弹皆出血。”《针灸则·腹痛》云：“出血：大敦。”上述内庭、大敦**在肢体末部**。又如《针灸集成》言：“腹中积聚气行上下”，“痛气随往随针，敷缸灸必以三棱针。”（此似现代的刺络拔罐，亦属放血疗法。）《针法穴道记》语：“腹痛不休，再取丹田四面各一寸，针二分，见血即止。”此 2 例所取穴位均**在病变局部**。

（2）**霍乱腹痛**（含绞肠痧）：霍乱常兼见腹痛，关于其刺血疗法，请参阅“霍乱”一节中的相关段落，所取穴位多在**肢体末端部、关节部，及病变局部**。

（3）**痧证腹痛：**痧证乃邪气急性内闭所造成的脉络瘀阻（即现代的微循环障碍），此证亦可兼见腹痛，对此古人亦用刺血疗法。如《痧惊合璧》载：“拍脚痧”，乃“牙关紧闭，手直脚拍，不知人事，肚痛而肠缩”，“放两手臂腕（肘）”，“放大指尖左右各一针”，“刺两腿弯窝青筋”。上述“针刺取穴”中治疗“乌金痧”，其后又曰：“放两手指甲缝八针，小指不刺，放两脚指甲缝八针，小指不刺。”《针法穴道记》载：“羊毛痧”，“腹痛不休，或刺痛，或绞痛，再针丹田四穴，见血即止”。《针灸治疗实验集》称：“重痧症”，“腹中绞痛”，“神智昏迷，命属危险，亟以诸井穴均泻出血”。上述穴位亦**在肢体末部、关节部与病变局部**。

（4）**惊风腹痛：**《小儿烧针法》论“脐惊风”：“此症多在产后七日发，五脏有寒，肚中作痛，两口角起黄丹成串，满口有泡疮，用银簪挑破出血，以新棉吸尽血”。本例所刺口角泡疮可视为**病变局部**。

（5）**瘟疫腹痛：**《针灸治疗实验集》载：“鼠疫盛行”，“腹疼吐泻”，“十二井穴、尺泽、委中、大阳，各刺出血”，“发疮者于肿毒处三棱针出血。以鸡子清调黄柏、乳香细末，敷之。”本案所取穴位亦**在肢体末部、关节部，以及病变局部**，在疮毒处刺血后还要敷涂中药。

现代采用刺血者，如班勇治疗急腹痛，用三棱针点刺金津玉液出血；曹文忠等治疗急性肠梗阻，取大肠俞，用刺络拔罐法出血

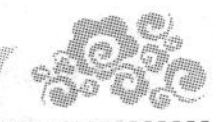

5~10ml；谢松林治疗急性胃肠炎腹痛，取“脐四边”穴，用刺络拔罐疗法；喻喜春治疗痛经，取天枢、中极、次髎、臀部皮下反应物、三阴交、大敦，用三棱针点刺出血。但总的来说，现代用刺血治疗腹痛的报道不多，因此对古代文献中的刺血记载当可借鉴。

4. 古今均用敷贴　古今医家均将药物敷贴在脐腹部，使其有效成分通过皮肤进入体内，以治疗本病。涉及敷贴的本病古、今文献分别为8条次、20篇次，分占古、今总条(篇)次的1.58%和4.67%，可见**现代比古代更多使用敷贴疗法**，此当是现代临床发现敷贴疗法既方便而又有效，故得以推广之故。

古代用敷贴者，如《奇效良方》用“代灸膏”治疗“下焦虚冷，真气衰弱，泄痢腹痛”，“贴脐并脐下，觉腹中热为度”，该膏含附子、吴茱萸，马蔺花、蛇床子、肉桂、木香等，具温热芳香之功，**可治疗虚寒腹痛**。又如《薛氏医案·外科发挥》载：“月经不行，腹结块作痛，贴之经行痛止。”该案所贴为“太乙神仙膏”，含玄参、白芷、当归、肉桂、大黄、赤芍、生地等，有活血养血之效，**可治疗瘀血腹痛**。

现代采用敷贴者，如吴逸民治疗胆绞痛，取中脘，用解痉止痛膏(含白芷、花椒、韭菜兜、葱白、苦楝子等)贴敷；尹国有治疗胆绞痛，取胆俞，外敷胆俞膏(含延胡索、乌药、大黄、川芎、白芍、黄连、血竭、五灵脂、樟脑、冰片等，用清开灵注射液、凡士林调膏)；梁繁荣等治疗消化性溃疡，取中脘、足三里、胃俞等，用代针膏(由丁香、干姜、白芷、吴茱萸、麝香等组成)贴敷；胡乃香治疗痛经，取三阴交、肾俞、次髎，用益母草、香附、当归、川芎、木香等药物调糊贴敷；关爱君等治疗单纯性胰腺炎，取神阙穴，外敷大黄、芒硝；刘勇等治疗早期炎性肠梗阻腹痛，将芒硝外敷脐部。可见现代敷贴者，除了温阳、活血、养血以外，还用止痛、泻下之品，**可治疗实邪积滞之腹痛**。

此外，《针灸资生经》载有“玉抱肚”法：“针砂四两，炒似烟出。入白矾半两，刚砂粉霜各半钱，新水拌匀，微湿，以皮纸贴安怀中，候热发，置脐中、气海、石门、关元穴，大补本元，或置其他冷处，汗出立差。”针砂、白矾、刚砂与水反应，可产生热量，故具热敷作用，与下述熨法有相似之处，可治疗“心腹冷痛”。（《奇效良方》之“玉抱肚”方中还加有肉桂一味。）此与现代市面上的“代温灸膏”相似。再如《西法针灸》载：“腹膜炎”，“恶寒发热，烦渴呕吐，腹部剧痛，紧张膨满”，“须先令病者仰卧静息，少腹施冰罨法”。此例采用冷敷，以治疗热性腹痛。

5. 古今均用刮痧　刮痧是用器具在经络穴位的皮肤上进行刮擦，使皮下微血管破裂，排出微血栓，改善微循环，故能**治疗瘀邪阻络之腹痛**。在本病的古、今文献中，涉及刮痧者分别为4条次、4篇次，分占各自总条（篇）次的0.79%和0.93%，古今百分比相近。如明代《针灸聚英》载：“腹痛”，“气冲心而死，刺括委中穴”。现代詹泰来治疗胆绞痛，取背部脊柱两侧穴位，用刮痧疗法；陈永丰治疗小儿反复性腹痛，取中脘、气海，用揪痧疗法。关于霍乱所致腹痛（含绞肠痧）的刮痧疗法，可参阅“霍乱”一节中的相关段落。

6. 古今均用拔罐　拔罐是在皮肤上人为造成一个负压，使皮肤及其下毛细血管破裂，从而改善微循环，与上述刮痧疗法有相似之处。在本病的古、今文献中，涉及拔罐者分别为2条次、18篇次，分占各自总条（篇）次的0.40%和4.21%，可见**现代比古代更多采用拔罐疗法**，此当是制罐材料在现代得到改进（如玻璃、塑料等），致使拔罐疗法在当代得以普及之故。如清代《针灸集成》载：“腹胁及诸处流注刺痛不可忍：用体长缸，而缸口以手三指容入，乃能吸毒也，随其痛，每一处以三棱针刺四、五穴，并入缸口内付缸灸七壮，随痛随针，亦付缸灸累次，神效。”本案采用的似是刺络拔罐法，当有血出。

现代用拔罐疗法者，如刘炎治疗胆道蛔虫症伴有胆绞痛，取右侧日月和章门穴，予以拔罐；王兴华治疗胆绞痛，取心俞、督俞、膈俞、胆俞、脾俞、胃俞，以闪火法反复拔罐4~5遍，然后在肝俞、

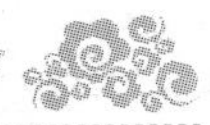

胆俞处留罐；赵刚明治疗胸、腰源性腹痛，在腰背疼痛部位用走罐和留罐法；刘彩岚治疗原发性痛经，取中极、血海，用转火法拔罐法；曹文忠等治疗急性肠梗阻，取腹部肠梗阻处和神阙，用震颤闪罐法。

7. 古今均用推拿　按摩腹部穴位，能使物理之力直接作用于腹内有关脏腑，从而缓解腹痛。在本病的古、今文献中，涉及推拿者分别为2条次、29篇次，分占相关古、今各自总条（篇）次的0.40%和6.78%，可见**现代比古代更多采用推拿疗法**，此当是推拿学在现代临床得到发展的缘故。

古代用推拿者，如《肘后备急方》载："卒腹痛"，"令病人卧，高枕一尺许，拄膝，使腹皮叔气入胸，令人抓其脐上三寸，便愈。能干咽吞气数十遍者弥佳"。这是通过拄膝、提捏、吞气来治疗本病，其中"脐上三寸"当为建里穴。又如《西法针灸》曰："急性肠加答儿"（肠炎），"腹痛雷鸣，泄泻鼓胀"，"按摩腹部"，"泄泻多次，指掇腹部，呼痛甚者，则轻轻按摩，后再施温罨法"。

现代用推拿者，如余宗南用指针治疗急腹痛症，用拇指尖按揉足三里、肝俞、胆俞、脾俞、胃俞，并快速侧推胸椎夹脊穴，对于痛经，增加三阴交、合谷、地机，对于肾输尿管结石，增加中极、阴陵泉、肾俞；胡玉香用推拿治疗小儿顽固性寒性腹痛，补脾经，揉外劳宫，揉板门，揉天枢，摩腹，揉脐，分腹阴阳，拿肚角；赵刚明治疗胸、腰源性腹痛，取背腰部原发病灶，用㨰、按、揉、拍、搓等推拿手法；高开泉等治疗肾绞痛，取患侧三焦俞与肓门穴之间的压痛点，用手指作点穴疗法；张泽国治疗嵌顿疝，取大敦穴，用针刺留针加艾灸，配合按摩被嵌顿物；杨传东治疗胃扭转，针刺结合在钡餐透视下用手法整复，手法整复亦属推拿范畴。

8. 古代采用熨法　熨法乃将热的物体置于穴位皮肤以起治疗作用，与灸法、火针、点烙等其他热疗方法相比，其加热面积较大，古人**常用以治疗阴证虚寒腹痛**，所熨部位多为脐腹疼痛之处。在本病的古代文献中，涉及热熨者共19条次，列古代诸法之第四位，占古代总条次的3.75%，显示古代对熨法的重视。古代熨法所用介质材料包括盐、葱、麦麸、艾、茱萸、蚕砂、碳灰等，以及“外灸膏”“封脐艾”等配方，以下分述之。

（1）**盐熨**：前面“隔物灸”中已述，盐有较大热容量，又可使热量均匀传递到皮肤各处，因此古人亦用盐作熨材。如《医心方》云：“治妊妇腹痛方”，“熬盐令热，布裹与熨之”。《针灸则》治腹痛：“以盐包帛，熨脐小腹”。

（2）**葱熨**：葱白有通阳之功，古人用之为熨材。如《针灸资生经》言：“灸阴毒伤寒法”，“心腹烦疼，舌缩面青”，“以生葱约十余茎去根粗皮颠倒，纸卷，径阔二寸，勿令紧，欲通气，以快刀切，每一饼子高半寸，安在脐心，用熨斗火熨，葱软易之，不过十余次，患人即苏”。《卫生宝鉴》语：“自利肠鸣腹痛，四肢逆冷，冷汗自出”，“以葱熨脐下”。《古今医统大全》谓：“腹中急痛，炒盐包葱饼熨。”后者乃盐、葱相结合。

（3）**麦麸熨**：麦麸亦有较大热容量，亦能使热量均匀传递到皮肤各处，因此古人亦用麦麸熨。如《奇效良方》称：“治三阴中寒”，“阴毒伤寒，四肢厥冷，脐腹痛”，“肥葱、麦麸、沧盐”，“同炒极热”，“熨脐上”。此案将麦麸与葱、盐配合使用。

（4）**艾熨**：艾绒既有较大热容量，性又辛温，古人亦用之。如《续名医类案》治疗小儿“断脐失谨，风冷之气入脐，腹痛而哭也，乃用蕲艾捣如绵，再烘令热，以封其脐，冷则易之，三易而哭止”。又如《卫生宝鉴》载：“腹痛不止，冷汗自出，四肢厥冷”，“遂以熟艾约半斤，白纸一张，铺于腹上，纸上摊艾令匀，又以憨葱数枝，批作两半，铺于熟艾上数重，再用白纸一张覆之，以慢火熨斗熨之，冷则易之”。此案将艾绒与葱配合使用。

（5）**茱萸熨**：吴茱萸性热，有温中散寒的作用，故用作熨材。如《奇效良方》曰：“治小儿中寒腹痛，手足厥冷，寒颤口噤”，“用食盐同茱萸炒，装绢袋内，熨儿脐腹上下”。此案为吴茱萸与盐相配。

（6）**蚕砂熨**：蚕砂性辛温，古人热熨亦用之。如《千金宝要》云："心腹冷痛"，"熬蚕砂，烧砖石蒸熨，取其里温暖止，蒸土亦大佳"。其所用以加热的物体为"烧砖石"和"蒸土"。

（7）**"灰包熨"**：古代又用炭灰作为熨材，如《济生拔粹》用"灰包熨法"治疗伤寒三阴病之腹痛："炭灰或桑柴灰二三升许，入好醋，拌和，干湿所得，铫内炒，令灰热，以帛包裹，置脐下熨之，频换灰包令常热，以腹不满痛为度，或初熨时病人不受者，勿听，但令亟熨之不住，灰包可也，如灰包熨后得下利三两行，或小便二三升，或微似有汗，此是阴气外出或下泄也，勿疑之。"由此可见，热熨需要有较大刺激量，以促使病人发汗、通便、利尿，从而使病邪从体内排出，方能见效。

（8）**"外灸膏"熨**：《奇效良方》治疗"虚寒，下痢赤白，或时腹痛"，将"外灸膏""用面和生姜汁调作糊，贴脐中，上下以衣物盖定，熨斗盛火熨之，痢止为度"。该膏所用药物为木香、附子、蛇床子、吴茱萸、胡椒、川乌，多属热性。

（9）**"封脐艾"熨**：《东医宝鉴》治疗"脐腹冷痛或泄泻"，将"封脐艾""为末和匀，用绵包裹，安在脐上，以纸圈围定，以熨斗火熨之为妙"。该方含艾叶、蛇床子、木鳖子，亦属热性。

此外，上述"隔温阳药灸"中《串雅内篇》将"红药丸""置脐眼上，用寻常膏药盖之"，用灸法，其后又曰："或以热茶壶熨之，神效非常"。此例用热茶壶作加热工具。又如《备急千金要方》曰："鬼击之病得之无渐，卒著人如刀刺状，胸胁腹内绞急切痛"，"盛火炙两胁下，使热汗出愈"。本例未用热熨材料，而直接用火炙烤，其治疗机理当与热熨相似。

又《外台秘要》载："儿中水及中冷，则令儿腹中绞痛"，"当灸粉絮熨之"，"但捣当归末和胡椒粉敷之，仍灸絮，日日熨之"。上述"粉絮"是何物？尚不清楚，尚待考察。对于霍乱所致腹痛的热熨，则请参见"霍乱"一节相关段落，其中熨材包括盐、橘叶等。

本书所用现代数据库对文献中的熨法未作标引，故未能得到现代熨法的统计数据和相关文献，手工检索所能得的熨法内容也较少。

9. 古代采用火针点烙　火针乃灸法与针刺相结合的产物，古人亦用以治疗腹痛，如《针灸资生经》载："心脾疼，发则攻心腹，后心痛亦应之，至不可忍"，"令儿女各以火针微刺之，不拘心腹，须臾痛定，即欲起矣，神哉"。《金针百日通》治疗"花柳"所致"腹痛"，"以火针刺入气海、关元、阴交、中极等穴便愈"。又《太平圣惠方》"三十六黄点烙方"中"癖黄""气黄"均有腹痛之症，采用点烙之法。点烙与火针有相似之处，但其刺激的面积较火针为大，刺激的深度较火针为浅。现代临床用火针与点烙治疗本病的报道不多。

10. 现代采用的其他疗法　现代治疗本病还采用穴位注射、电针、器械、埋藏、挑治、皮肤针、微针系统（含耳穴、眼针、鼻针、手足针）等法，这些在古代文献中未见记载，当是现代针灸工作者的发展，以下例举之。

（1）**穴位注射**：如程聪治疗肾、胆结石引起的腹部绞痛，取双侧足三里、三阴交，注入维生素 K_3；周均等治疗慢性盆腔炎腰腹痛，取中极、关元、次髎、秩边、承扶、殷门、腰4夹脊，注入当归注射液；沈红云等治疗原发性痛经，取十七椎下，注入复方丹参注射液；王诗铭等治疗胆绞痛，取腹部阿是穴，注入蒸馏水；熊元清治疗胆绞痛，取两侧耳穴肝、胆、胰、胃、十二指肠、腹外、神门、交感、皮质下及耳郭背面等阳性反应点，注入盐酸山莨宕碱注射液。

（2）**电针**：如李凤臻等治疗原发性痛经，取气海透关元，关元透中极，水道透中极，三阴交，用电针；朱金凤治疗腹部术后腹痛腹胀，取足三里、合谷、内关、下巨虚、上脘、中脘、下脘、胃肠点等，用电针刺激；范万生治疗急性消化性溃疡穿孔，取中脘、足三里、合谷等穴，用电针疗法；罗庆道等治疗急性胃脘痛，取胃俞、膈俞、脾俞等，用电针疗法；陈伟等治疗早期炎性肠梗阻腹痛，取中脘、

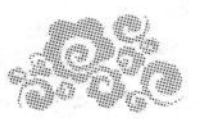

天枢、足三里、脾俞、胃俞，用电针刺激。

（3）**器械**：如赵培治疗腹痛中慢性阑尾炎及阑尾周围脓肿，用激光对准穴位或包块边缘对称的四点照射；王志英等治疗肾绞痛，取痛侧肾俞、腰俞、足三里、三阴交等穴附近敏感点，用推按运经仪之电极持续点压；沈宗英等治疗小儿肠痉挛，取中脘、下脘、天枢、足三里等，用永康电子治疗仪，施予"经皮神经电刺激"；赵青治疗输卵管妊娠破裂术后腹痛，取归来、中极、子宫、地机等穴，用电针联合 TDP（特定电磁波谱治疗器）照射。

（4）**埋藏**：如王品山治疗十二指肠溃疡所致腹痛，取关元、外庭、阴陵泉、地机，埋置皮内针；陈日兰等治疗腹痛型肠易激综合征，取胸背部督脉和膀胱经区域内压痛点，以及三阴交、足三里、上巨虚、下巨虚、丰隆等穴位，用埋线疗法；蒙珊等治疗原发性痛经，取肝俞、脾俞、肾俞、关元、足三里、三阴交，用埋线疗法。

（5）**挑治**：如王少鑫等治疗胃脘痛，取腹部中脘、巨阙、下脘、鸠尾、上脘、建里等，背部取脾俞、胃俞、肝俞、三焦俞、大肠俞等，用针挑疗法；詹泰来治疗胆绞痛，取剑突下、期门、日月、大椎、膏肓俞附近皮肤异常点，用针挑疗法；文碧玲等治疗胃脘痛，取背俞穴胃俞、脾俞、肝俞、胆俞、大肠俞，用挑刺法。

（6）**皮肤针**：如李占江治疗慢性阑尾炎，取麦氏点、腹部阿是穴，用七星针重打出血，取阑尾穴，用手指按摩。

（7）**微针系统**

1）**耳穴**：如范卫忠治疗输尿管结石腹痛，取耳穴神门、输尿管、肾区、膀胱、交感，体穴三阴交，注入 654-2；陈立治疗肾绞痛，取肾、膀胱、输尿管、交感，配脾、神门、三焦、腰椎、尿道等，用王不留行贴压；毛如宝等治疗胆石症疼痛，取耳穴肝、胆、胰、胃、十二指肠、腹外穴、神门、交感、皮质下，及其耳郭背面穴位相对处，贴压王不留行；张美丽等治疗痛经，取耳穴子宫、卵巢、内分泌、交感等穴，用电针刺激。

2）**眼针**：如宋明星用眼针治疗急性腹痛，上腹痛取中焦区和胃区，或肝、胆区等，下腹痛取下焦区和大肠、小肠区等，用针刺；王济华等治疗胆绞痛，取眼针双侧四区、五区，用毫针刺入，左眼顺时针方向进针，右眼逆时针方向进针；常进阳等治疗急性胆系痛症，取眼针中焦区、胆区（均双侧），用毫针刺。

3）**鼻针**：如许文涛等用鼻针治疗胃痛，取鼻尖上 1.5cm 中间一点及两侧各一点之敏感处（即胃肠三点），用针直刺，轻施平补平泻手法。

4）**手足针**：如张运来用腕踝针治疗急腹痛，上腹痛取上 1、下 1，胃脘痛取双下 1 和右下 2，下腹痛取下 1、下 2，脐痛取双下 2，泌尿系痛取双下 5，用针刺，配合做较长而均匀的深呼吸；张祖联治疗急性胰腺炎所致腹痛，取腕踝针足 1、2 区，用针刺；谭学锋治疗胆绞痛，取第二掌骨内侧上 5/12 处的胆囊穴，用针刺或电针刺激；符室等治疗胆道蛔虫症，取病人手掌内胆之相应部位（即手掌内横纹与无名指相对处下缘），用针刺捻转泻法。

【结语】

根据上述对古今文献的统计与分析结果，兹提出治疗腹痛的参考处方如下（无下划线者为古今均用穴，下划曲线者为古代所用穴，下划直线者为现代所用穴）：①腹部穴中脘、关元、气海、天枢、神阙、水分、石门、阴交、巨阙、下脘等；②下肢阴部穴三阴交、公孙、太冲、太白、大敦、阴陵泉等；③腿阳面穴足三里、委中、阳陵泉、胆囊穴、梁丘等；④背部穴脾俞、胃俞、肾俞、肝俞、胆俞等；⑤臂阴面穴内关、列缺等。此外，还可选用合谷等穴。临床可根据病情，在上述处方中选用若干相关穴位。

治疗诸型腹痛，均取腹部穴、足三里以及足三阴经之相关穴。此外，对于寒痛，可多取下半身穴；热痛，可多选上半身、关节部、肢体末端穴；虚痛，多取小腹部穴；气滞痛，还取内关，以及末部穴与关节部穴；瘀血痛，还取上背、足阴部穴；伤食痛，还取足阴部、臂阴面穴；虫滞痛，还取背部及下肢相关经络之穴。此外，还可根

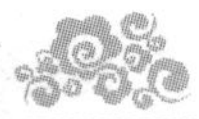

据经络辨证而选穴，或根据疾病而选穴。

临床可用灸法，包括隔物灸（隔盐、蒜、温阳药、泻下药等）、“太乙神针”灸、灯火灸、药线灸、牛角灸、温针灸等，艾灸刺激量要足够；也可采用针刺，运用补泻手法，配合呼吸，讲究配穴和针穴的先后次序，加强刺激量，重视针感传导；还可采用刺血、敷贴、刮痧、拔罐、推拿、熨法、火针、点烙等法，以及现代穴位注射、电针、器械、埋藏、挑治、皮肤针、微针系统（含耳穴、眼针、鼻针、手足针）等法。

历代文献摘录

［晋代及其以前文献摘录］

《足臂十一脉灸经》：“腹街、脊内廉痛，肝痛，心痛……皆灸足少阴脉。”“股内痛，腹痛腹胀……皆灸足泰阴脉。”

《素问·脏气法时论》：“肾病者……虚则胸中痛，大腹小腹痛……取其经，少阴、太阳血者。”

《素问·刺热》：“肝热病者，小便先黄，腹痛多卧……刺足厥阴、少阳。”

《素问·刺疟》：“脾疟者，令人寒，腹中痛……刺足太阴。”

《素问·厥论》：“太阴厥逆，骱急挛，心痛引腹，治主病者。”

《灵枢经·经脉》：“尾翳……实则腹皮痛，虚则痒搔。”

《灵枢经·五邪》：“邪在脾胃……阳气不足，阴气有余，则寒中肠鸣腹痛……皆调于三里。”

《灵枢经·杂病》：“腹痛，刺脐左右动脉，已刺按之，立已；不已，刺气街，已刺按之，立已。”

《脉经》（卷五·第二）：“阳明之脉洪大以浮，其来滑而跳，大前细后，状如科斗，动摇至三分已上，病眩头痛，腹满痛……刺脐上四寸，脐下三寸，各六分。”

《脉经》(卷十):"寸口中脉躁竟,尺关中无脉应,阳干阴也,动苦腰背腹痛……刺足太阳、少阴,直绝骨入九分,灸太阴五壮。""初持寸口中脉,如躁状,洪大,久按之,细而坚牢,动苦腰腹相引痛……刺肾俞,入四分,至五分亦可,灸胃管七壮。"

《针灸甲乙经》(卷七·第一中):"里急,腰腹相引痛,命门主之。""热病,胸中澹澹,腹满暴痛……巨阙主之。""腹痛不可以食饮……鱼际主之。"

《针灸甲乙经》(卷七·第一下):"胫股腹痛,消中……三里主之。"

《针灸甲乙经》(卷七、第二):"腹胀皮痛,善伸数欠……内庭主之。"

《针灸甲乙经》(卷七·第四):"腹中拘痛,水分主之。"

《针灸甲乙经》(卷七·第五):"膜胀切痛引心,复留主之。"

《针灸甲乙经》(卷八·第一下):"腹中痛,积聚……膈[一本作"脾"字]俞主之。""血痔泄利后重,腹痛如癃状……复溜主之。""[一本有"胸"字]胁腰腹膝外廉痛,临泣主之。""腰脊痛引腹……合阳主之。"

《针灸甲乙经》(卷八·第二):"暴心腹痛,疝积时发上冲心,云门主之。""贲肫,上腹膜坚,痛引阴中……阴交主之。""奔肫气上,腹膜痛……石门主之。""腹中积聚时切痛,商曲主之。""腹痛积聚,府舍主之。""环脐痛,阴骞两丸缩,[一本有"腹"字]坚痛不得卧,太冲主之。""寒疝,下至腹腠膝腰痛……阴市主之。""疝痛,腹胀满,痿厥少气,阴市主之。"

《针灸甲乙经》(卷八·第四):"石水,痛引胁下胀……关元主之。"

《针灸甲乙经》(卷九·第二):"心腹中卒痛而汗出,石门主之。"

《针灸甲乙经》(卷九·第四):"瘛疭引脐,腹痛,短气烦满,巨阙主之。""肠鸣切痛,太白主之。"

《针灸甲乙经》(卷九·第七):"大肠寒中,大便干,腹中切痛,

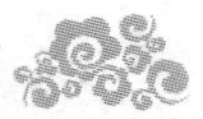

肓俞主之。”“腹中尽痛，外陵主之。”“腹中[一本有“切”字]痛[一本有“而鸣”2字]濯濯……天枢主之。”“腹满痛，不得息……并刺气冲，针上入三寸，气至泻之。”“腹中积聚疼痛，冲门主之。”“肠鸣而痛，温溜主之。”“腹瘛痛……复留主之。”“大肠有热，肠鸣腹满，侠脐痛……巨虚上廉主之。”“肠鸣腹痛泄[一本有“利”字]，食不化，心下胀，三里主之。”

《针灸甲乙经》(卷九·第十一)："少腹疝，气游行五脏，腹中切痛[一本无此9字]，卧善惊，气海主之。”“腹脐痛，腹中悒悒不乐，大敦主之。”“腹痛上抢心……行间主之。”“腰痛引腹，不得俯仰，委阳主之。”“实则腹皮痛……会阴主之。”

《针灸甲乙经》(卷十·第一下)："膝内廉痛引髌，不可屈伸，连腹……膝关主之。”

《针灸甲乙经》(卷十·第二下)："腰尻腹痛……昆仑主之。”

《针灸甲乙经》(卷十一·第二)："腹中气大满[一本作“滞”]，热痛不嗜食[一本作“卧”]，霍乱，公孙主之。”

《针灸甲乙经》(卷十一·第五)："肠澼泄切痛，四满主之。”“寒中，食不化，腹中痛，腹哀主之。”“腹中痛，脏痹，地机主之。”

《针灸甲乙经》(卷十一·第七)："崩中，腹上下痛，中郄主之。”

《针灸甲乙经》(卷十二·第十)："女子禁中[一本有“痒”字]，腹热痛，乳余疾……中极主之。”“腹中痛[一本无此3字，]月水不通……气穴主之。”“腹中绞痛……并气冲，针上入三寸，气至泻之。”

《葛洪肘后备急方》(卷一·第六)："五尸者，其状皆腹痛胀急，不得气息，上冲心胸……灸乳后三寸，十四壮，男左，女右。”

《葛洪肘后备急方》(卷一·第九)："卒腹痛……令[一本有“病人”2字]卧，枕高一尺许，拄膝，使腹皮踧气入胸。令人抓其脐上三寸，便愈。能干咽吞气数十遍者弥佳。此方亦治心痛。此即伏气。”

《葛洪肘后备急方》(卷二·第十二)："霍乱……转筋入腹痛

者[一本有“方”字],令四人捉手足,灸脐左二寸,十四[一本有“壮。又”2字]灸股中大筋上去阴一寸。”“卒得霍乱先腹痛者[一本有“方”字],灸脐上[一本有“一夫”2字]十四壮,名太仓,在心厌下四寸,更度之。”

《葛洪肘后备急方》(卷三·第十九):“[一本有“治中风”3字]眼反、口噤、腹中切痛者[一本有“方”字],灸阴囊下第一横理十四壮。”

[唐代文献摘录]

《备急千金要方》(卷四·第三):“小腹绞痛,腹中五寒,灸关仪百壮,穴在膝外边上一寸宛宛中是。”

《备急千金要方》(卷十二·第六):“吐血腹痛雷鸣,灸天枢百壮。”

《备急千金要方》(卷十五上·第一):“公孙……热则腹中切痛,痛则阳病。”

《备急千金要方》(卷十五上·第六):“大小便不利,欲作腹痛,灸荣卫四穴百壮,穴在背脊四面各一寸。”

《备急千金要方》(卷十五下·第七):“泄注五痢便脓血,重下腹痛,灸小肠俞百壮。”“痢……又灸关元三百壮,十日灸,并治冷痢腹痛。”

《备急千金要方》(卷十六·第七):“胸满,心腹积聚痞痛,灸肝俞百壮,三报。”“腹胀满,绕脐结痛,坚不能食,灸中守百壮,穴在脐上一寸,一名水分。”“胀满瘕聚,滞下疼冷,灸气海百壮,穴在脐下一寸,忌不可针。”

《备急千金要方》(卷十七·第五):“心腹诸病,坚满烦痛,忧思结气……灸太仓百壮。”“奔豚,上下腹中与腰相引痛,灸中府百壮。”

《备急千金要方》(卷二十五·第一):“鬼击之病得之无渐,卒著人如刀刺状,胸胁腹内绞急切痛,不可抑按……盛火灸两胁下,

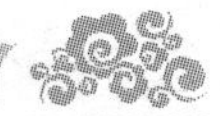

使热汗出愈。”

《备急千金要方》(卷三十·第二):“膈俞、阴谷,主腹胀,胃管暴痛,及腹积聚,肌肉痛。”“昆仑主腹痛,喘暴满。”“巨阙、上管、石门、阴跷,主腹中满暴痛,汗出。”“大溪主腹中相引痛。”“丰隆主胸痛如刺,腹若刀切痛。”“中管……气积聚,腹中甚痛作脓肿,往来上下。”“陷谷、温留、漏谷、复溜、阳纲,主肠鸣而痛。”

《备急千金要方》(卷三十·第四):“丰隆……腹若刀切之状,大便难。”

《备急千金要方》(卷三十·第五):“商丘主寒疟,腹中痛。”

《备急千金要方》(卷三十·第六):“合阳、中郄,主癞疝崩中,腹上下痛。”

《千金翼方》(卷二十六·第二):“石门……主妇人气痛坚硬……日灸二七至一百壮。”

《千金翼方》(卷二十七·第十):“凡霍乱灸之,或虽未即差,终无死忧,不可逆灸,或但先腹痛,或先下后吐,当随病状灸之,内盐脐中,灸二七壮。”“又中管建里二穴,皆主霍乱肠鸣,腹痛胀满,弦急上气,针入八分,留七呼,写五吸,疾出针,可灸百壮,日二七壮。”

敦煌医书《火灸疗法》P·T127:“双手不能负重,腹腔刺痛……于锁骨、肱骨、肩胛骨三者会合处的前侧,至肩关节一侧,量四指(肩髃穴至肩髎穴之间),火灸九壮,即可治愈。”

敦煌医书《火灸疗法》P·T1044:“从肚脐以下量一寸处灸之,则对腹胀而疼和腹部绞痛,小便不畅,均有疗效,灸十一次即可。”“尿潴留,腹腔气郁疼痛,于肚脐左右两侧各量一寸五分处,分三处,各灸以十一壮,即可治愈。”“直对腹部感到硬而疼痛不止,于肚脐左右再向上量二寸处,灸如羊粪大小,七次即可。”

敦煌医书《杂证方书第五种》:“中管一穴……克噫烦满,食即腹痛……宜灸三十壮。”

《外台秘要》(卷六·霍乱杂灸法):“救急疗霍乱,心腹痛胀,吐痢，烦闷不止，则宜灸之方，令病人覆卧，伸两臂膊，著身则以小绳正当两肘骨尖头，从背上量度，当脊骨中央绳下点之，去度。又取绳量病人口，至两吻截断，便中折之，则以度向所点背下两边，各依度长短点之，三处一时下火。”

《外台秘要》(卷七·卒腹痛方)：“张文仲疗卒腹痛方……灸两足指头各十四壮，使火俱下良。”

《外台秘要》(卷七·心疝方)：“又心疝发时，心腹痛欲死方：灸足心，及足大指甲后横理节上，及大指岐间白黑肉际，百壮则止。足心者，在足下，偏近大指本节际，不当足心中央也(通按即涌泉穴也)。”

《外台秘要》(卷十九·论阴阳表里灸法)：“脚气……又若大指或小指旁侧疼闷，觉内有脉如流水，上入髀腹者，宜随指旁处灸三炷，即愈。”

《外台秘要》(卷三十五·小儿初生将护法)：“又儿中水及中冷，则令儿腹中绞痛，夭纠啼呼，面青黑，此是中水之过，儿尿清者冷也，与儿脐中水即同方。当灸粉絮熨之，不时治护，脐至肿者，当脐中随轻重，重者便灸之，乃可至八九十壮；若轻者……但捣当归末和胡椒粉敷之，仍灸絮，日日熨之，至百日乃愈。”

《外台秘要》(卷三十九·第四)：“饮郄：在食门下一寸，骨间陷者中。主腹满胪胀，痛引脐旁。”“始素：在腋胁下廉下二寸，骨陷者中，主胁下支满，腰痛引腹，筋挛。”

《外台秘要》(卷三十九·第六)：“大巨……腹满痛，善烦。”

《外台秘要》(卷三十九·第七)：“极泉……心腹痛，干呕哕。”

《外台秘要》(卷三十九·第十)：“中管……心腹痛，发作肿聚往来上下行，痛有休止。”

《外台秘要》(卷三十九·第十一)：“承山……腹痛。”

［宋、金、元代文献摘录］

《太平圣惠方》(卷五十五·三十六黄点烙方)：“癖黄者……

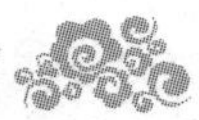

服下满痛，而身体发黄，烙胃俞二穴、上管穴、胃管穴。”“气黄者，上气心闷，腹胁胀痛……烙气海穴、肺俞二穴、足阳明二穴。”

《太平圣惠方》（卷九十九）：“下管……腹胃不调，腹内痛，不能食。”［本条原出《铜人针灸经》（卷三）］“腰俞……腹髋疼。”“大杼……腹痛。”“督俞……寒热，腹中痛雷鸣，气逆心痛。”“脾俞……邪气积聚腹痛。”“小肠俞……不食，烦热疠痛。”［上5条原出《铜人针灸经》（卷四）］

《太平圣惠方》（卷一百）：“膀胱俞……腹中痛，大便难也。”“不容……腹内弦急，不得食，腹痛如刀刺。”“石［原作“右”，据《黄帝明堂灸经》改］关……腹厥痛，绞刺不可忍。”“上管……腹疠刺痛。”“小儿痢下赤白，秋末脱肛，每厕腹痛不可忍者，灸第十二椎下节间，名接脊穴，灸一壮，炷如小麦大。”

《医心方》（卷五·第四十六）：“《葛氏方》治卒呕血，腹内绞急，胸中隐然痛……灸脐左右各五分，四壮，《集验方》同之。”

《医心方》（卷六·第四）：“灸腹痛方：灸巨阙穴……又方：灸中极穴。”

《医心方》（卷十一·第二）：“《通玄方》治霍乱先腹痛方……用火灸腹及背，得汗即愈。”

《医心方》（卷廿一·第廿二）：“《百病针灸》治月水来腹痛方：灸中极穴。”

《医心方》（卷廿二·第廿）：“治妊妇腹痛方……《耆婆方》云，熬盐令热，布裹与熨之，乃停。”

《铜人腧穴针灸图经》（卷四·背腧部）：“胃腧……腹痛。”“三焦腧……腹中痛。”

《铜人腧穴针灸图经》（卷四·腹部）：“下脘……腹痛，六腑之气寒。”“神阙……腹大绕脐痛……可灸百壮，禁不可针。”“关门……肠鸣卒痛，泄利不欲食。”“外陵……心如悬，引脐腹痛。”“气冲……子上抢心，痛不得息……灸七壮立愈，炷如大麦，禁不可针。”

《铜人腧穴针灸图经》(卷五·手阳明):“上廉……肠鸣,气走注痛。”

《铜人腧穴针灸图经》(卷五·足少阴):“大溪……不嗜食,腹胁痛。”“水泉……小便淋沥,腹中痛。”

《琼瑶神书》(卷一·二十一):“阴陵脐腹痛相宜。”

《琼瑶神书》(卷二·八十一):“胎衣不下连腹疼,三阴升阳一二回,再用气上上二穴,连下升阴急去催,三里调胃气上法,再取气上气自开,足冷微微出些汗,搓搓便战出针来。”

《琼瑶神书》(卷二·一百四):“男子大小腹痛或两胁背痛一百四法:小腹急走大腹痛,两胁背上痛难行,小腹丹田圆盘取,大腹中脘摄还迎,两胁追里圆盘七,背痛肩井委中行,肩井伸提战皮起,三里气下要分明。”

《琼瑶神书》(卷二·一百二十二):“腹中走气十分疼,中脘圆盘搓在针,气海升阳中脘上,搓搓加用在心中,二次中脘摄盘下,气海升阳响数声,三里照海取下法,走气即除在针明。”

《琼瑶神书》(卷二·一百八十):“腹中气疼亦难当,盘盘气海要消详,中脘大盘施响法,支沟气下即安康。”

《琼瑶神书》(卷二·二百四十):“腹中疼痛泻内关,四补三提内庭间,三转七弹皆出血,左盘中脘右盘攀。”

《琼瑶神书》(卷二·二百四十一):“丹田腹疼灸多安,左右盘来七七单,三里忙将气下取,当时疼痛气遂宽。”

《琼瑶神书》(卷二·二百七十四):“腹与夹脐疼不休,阴陵穴中水无忧。”

《琼瑶神书》(卷三·四十三):“中冲二穴:治心腹痛、手掌发热。”

《琼瑶神书》(卷三·四十四):“外关二穴:治腹内疼痛、背疼无力。”

《琼瑶神书》(卷三·四十五):“少冲二穴:治热病、心腹胀痛。”

《琼瑶神书》(卷三·四十八):“[足]窍阴二穴:治四肢厥冷、

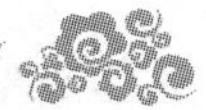

肚腹疼痛不止。”

《琼瑶神书》(卷三·六十四):“公孙……滑肠泻痢腹脐痛。”“列缺……食痛泻痢寒气噎。”“列缺……小儿食痛加食噎。”

《琼瑶神书》(卷四·天星十一穴):“内庭足二指,陷中刺三分,腹痛单用泻。”

《圣济总录》(卷一百九十二·治心腹):“腹痛,针灸冲门。”

《西方子明堂灸经》(卷一·腹):“下管……肠坚腹痛。”“水分……肠坚腹痛。”“四满……腹中切痛。”

《西方子明堂灸经》(卷二·手太阴):“鱼际……腹痛,不下食。”

《西方子明堂灸经》(卷三·足太阴):“太白……腹痛。”

《西方子明堂灸经》(卷六·足太阳):“承山……游行五脏,腹中切痛。”

《子午流注针经》(卷下·足少阳):“陷谷……腹痛肠鸣痎疟缠……三分针入得获痊。”

《子午流注针经》(卷下·手太阳):“内庭……四肢厥逆满腹疼……使下神针便去根。”

《子午流注针经》(卷下·手少阴):“曲泉……女人血瘕腹肿疼。”

《子午流注针经》(卷下·足太阴):“中封……脐腹痛时兼足冷。”

《子午流注针经》(卷下·足少阴):“商丘……腹胀肠鸣痛作声。”

《伤寒百证歌》(第十四证):“阴病渐深腹转痛……速灸关元不可迟。”

《扁鹊心书》(卷上·黄帝灸法):“暑月腹痛,灸脐下三十壮。”

《扁鹊心书》(卷中·阴毒):“阴毒……即腹痛烦躁,甚者囊缩昏闷而死,急灸关元一百壮。”

《扁鹊心书》(卷中·劳复):“伤寒瘥后,饮食起居劳动,则复发热,其候头痛,身热烦躁,或腹疼,脉浮而紧,此劳复也……灸中脘五十壮。”

《针灸资生经》(卷三·肾虚)：“灸小肠气、痃癖气，发时腹痛若刀刺不可忍者……于左右脚下下第二指第一节曲纹中心，各灸十壮，每壮如赤豆大，甚验(集效，一云，治寒病肾肠气发，牵连外肾大痛，肿硬如石)。”

《针灸资生经》(卷三·泄泻)：“若心腹痛而后泄，此寒气客于肠间云云，灸关元百壮，服当归缩砂汤(指)。”

《针灸资生经》(卷三·霍乱吐泻)：“或盐半斤炒，故帛裹就，热熨痛处，主呕吐，若心腹痛而呕，此寒热客于肠胃云云，灸中脘。”

《针灸资生经》(卷四·心痛)：“荆妇旧侍亲疾，累日不食，因得心脾疼，发则攻心腹，后心痛亦应之，至不可忍……令儿女各以火针微刺之，不拘心腹，须臾痛定，即欲起矣，神哉。”“治心腹冷痛，玉抱肚法，针砂四两，炒似烟出，入白矾半两，硇砂粉霜各半钱，新水拌匀，微湿，以皮纸贴安怀中，候热发，置脐中、气海、石门、关元穴，大补本元，或置其他冷处，汗出立差，(予自用验)……舍弟叔浩传一方，只用针砂、泥矾，功效亦同。”

《针灸资生经》(卷七·伤寒)：“指迷方，灸阴毒伤寒法，其状不躁不渴，唇青，腰背重，咽喉及目睛痛，心腹烦疼……以生葱约十余茎去根粗皮颠倒，纸卷，径阔二寸，勿令紧，欲通气，以快刀切，每一饼子高半寸，安在脐心，用熨斗火熨，葱软易之，不过十余次，患人即苏，后服正气药。”

《千金宝要》(卷三·第十二)：“心腹冷痛，熬盐一斗，熨；熬蚕砂，烧砖石蒸熨，取其里温暖止，蒸土亦大佳。”

《卫生宝鉴》(卷六·阴证治验)：“佥院董彦诚……遂自利肠鸣腹痛，四肢逆冷，冷汗自出……以葱熨脐下，又以四逆汤。”

《卫生宝鉴》(卷十六·结阴便血治验)：“真定总管史侯男十哥……便后见血，红紫之类，肠鸣腹痛……仍灸中脘三七壮……次灸气海百余壮……至春再灸三里二七壮。”

《卫生宝鉴》(卷十六·葱熨法治验)：“真定一秀士……腹痛

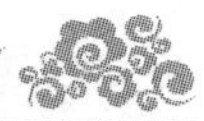

不止，冷汗自出，四肢厥冷……遂以熟艾约半斤，白纸一张，铺于腹上，纸上摊艾令匀，又以憨葱数枝，批作两半，铺于熟艾上数重，再用白纸一张覆之，以慢火熨斗熨之，冷则易之，若觉腹中热，腹皮暖不禁，以绵三襜多缝带击之，待冷时方解……良愈，故录此熨法以救将来之痛也。"

《卫生宝鉴》(卷十八·疝气治验)："赵运使夫人……病脐腹冷疼，相引胁下痛……先灸中庭穴。"

《卫生宝鉴》(卷二十·流注指要赋)："连脐腹疼，泻足少阴之水。"

《卫生宝鉴》(卷二十二·胻寒治验)："征南副元帅大忒木儿……病自利，完谷不化，脐腹冷疼……先以大艾炷于气海，灸百壮……次灸三里二穴各三七壮……又灸三阴交二穴……明年秋……前证复作，再依前灸添阳辅，各灸三七壮。"

《针经指南》(标幽赋)："胸满腹痛，刺内关。"

《针经指南》(流注八穴)："公孙……脐腹痛并胀(三焦胃)。""公孙……腹胁胀满痛(脾胃)。""公孙……食积疼痛(胃脾)。""公孙……泻腹痛(大肠胃)。""内关……腹痛(胃)。""内关……腹肋胀痛(脾胃心主)。""列缺……心腹痛(脾)。""列缺……寒痛泄泻(脾)。""列缺……脐腹撮痛(脾)。""列缺……腹痛泻痢(脾)。""照海……脐腹痛(脾)。""照海……肠鸣下痢腹痛(大肠)。"

《济生拔粹》(卷二·刺伤寒三阴腹痛)："伤寒……如脉弦而腹痛，过在足厥阴肝、手太阴肺，刺太冲、太渊、太陵。如脉沉而腹痛，过在足少阴肾、手厥阴心包，刺太溪、太陵。如脉细沉而腹痛，过在足太阴脾、手少阴心，刺太白、神门、三阴交。"

《济生拔粹》(卷二·灸少阴原)："阴毒伤寒，体沉四肢俱重，腹痛脉微迟，当灸气海或关元。"

《济生拔粹》(卷三·治病直刺诀)："腹胀暴痛，恍惚不止，吐逆不食，刺任脉巨阙一穴……次针足阳明经三里二穴，应时立愈。”“治脾胃虚弱，心腹胀满，不思饮食，肠鸣腹痛，食不化，刺足阳明经三里二穴，次针足太阴经三阴交二穴。”“凡刺腹痛诸俞穴，须针三里穴下气，良。”“治腹有逆气上攻心，腹胀满上抢心，痛不得息……灸足阳明经气冲二穴……禁针，次针三里二穴而愈。”

《济生拔粹》(卷十一·灰包熨法)：“伤寒……三阴病……腹满虚鸣，时时疼痛……虽是下焦积寒冷，上焦阳盛，更难投温下焦药也，当用灰包法，炭灰或桑柴灰二三升许，入好醋拌和，干湿得所，铫内炒令灰热，以帛包裹，置脐下熨之，频换灰包令常热，以腹不满痛为度，或初熨时病人不受者，勿听，但令亟熨之不住，灰包可也，如灰包熨后，得下利三两行，或小便二三升，或微似有汗，此是阴气外出，或下泄也，勿疑之。”

《世医得效方》(卷四·心痛)：“阴都二穴，在通谷穴下一寸，灸三壮，主心腹绞刺痛，不可忍。”

《世医得效方》(卷四·霍乱)：“盐熨方治霍乱吐泻，心腹作痛，炒盐二碗，纸包纱护，顿其胸前并腹肚上一截，以熨斗火熨，气透则苏，续又以炒盐熨其背，则十分无事。”

《扁鹊神应针灸玉龙经》(玉龙歌)：“水泉穴乃肾之原，脐腹连阴痛可蠲，更刺大敦方是法，下针速泻即安然。”

《扁鹊神应针灸玉龙经》(六十六穴治证)：“神门……胸满腹痛。”“内关……肠鸣冷痛。”“大都……胸膈痞闷，腹痛。”“丰隆……心腹气痛。”

《扁鹊神应针灸玉龙经》(针灸歌·又歌)：“太冲腹痛须勤诵。”“胸腹痛满内关分。”

［明代文献摘录］

《神应经》(腹痛胀满部)：“腹痛：内关、三里、阴谷、阴陵、复溜、太溪、昆仑、陷谷、行间、太白、中脘、气海、膈俞、脾俞、肾俞。”

《神应经》(阴疝小便部)：“寒疝腹痛：阴市、太溪、肝俞。”

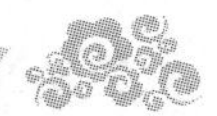

《针灸大全》(卷一·马丹阳天星十二穴歌):"三里……能除心腹痛,善治胃中寒。"[原出《琼瑶神书》(卷三·治病手法歌)]

《针灸大全》(卷一·席弘赋):"肚疼须是公孙妙,内关相应必然瘳。"

《针灸大全》(卷四·八法主治病症):"公孙……脾疟,令人怕寒,腹中痛:商丘二穴、脾俞二穴、三里二穴。""内关……食积血瘕,腹中隐痛:胃俞二穴、行间二穴、气海一穴。""内关……风壅气滞,心腹刺痛:风门二穴、膻中一穴、劳宫二穴、三里二穴。""列缺……腹中肠痛,下利不已:内庭二穴、天枢二穴、三阴交二穴。""列缺……赤白痢疾,腹中冷痛:水道二穴、气海一穴、外陵二穴、天枢二穴、三里二穴、三阴交二穴。""列缺……腹中寒痛,泄泻不止:天枢二穴、中脘一穴、关元一穴、三阴交二穴。""列缺……黑痧,腹痛头疼,发热恶寒,腰背强痛,不能睡卧:百劳一穴、天府二穴、委中二穴、十宣十穴。""列缺……白痧,腹痛吐泻,四肢厥冷,十指甲黑,不得睡卧:大陵二穴、百劳一穴、大敦二穴、十宣十穴。""照海……妇人产后脐腹痛,恶露不已:水分一穴、关元一穴、膏肓二穴、三阴交二穴。""照海……室女月水不调,脐腹疼痛:天枢二穴、气海一穴、三阴交二穴。""照海……室女脉不调,淋沥不断,腰腹痛:肾俞二穴、关元一穴、三阴交二穴。"

《奇效良方》(卷四):"熨法:治三阴中寒……四肢厥冷,脐腹痛……诸虚冷证,皆宜用之,肥葱、麦麸、沧盐……同炒极热……熨脐上。"

《奇效良方》(卷十三):"外灸膏:治一切虚寒,下痢赤白,或时腹痛……木香、附子、蛇床子、吴茱萸、胡椒、川乌……调作糊,贴脐中,上下以衣物盖定,熨斗盛火熨之,痢止为度。""玉抱肚:治一切虚寒,下痢赤白,或时腹痛,肠滑不禁,心腹冷极者可用,针砂、白矾、官桂……冷水调摊皮纸上,贴脐上下,以帛系之,如觉大热,即以衣衬之。"

《奇效良方》(卷二十一):"代灸膏:治男子下焦虚冷,真气衰弱，泄痢腹痛……附子、吴茱萸、马蔺花、蛇床子、肉桂、木香……摊在纸上，贴脐并脐下，觉腹中热为度。”

《奇效良方》(卷五十五·奇穴)：“中泉二穴，在手背腕中，在阳溪、阳池中间陷中，是穴可灸二七壮，治心痛，及腹中诸气痛，不可忍者。”

《奇效良方》(卷六十四)：“五积散：治小儿中寒腹痛，手足厥冷……用食盐同茱萸炒，装绢袋内，熨儿脐腹上下。”

《针灸集书》(卷上·虚损)：“三里治胃寒，心腹胀满，胃气不足，恶闻食臭，肠鸣腹痛。”

《针灸集书》(卷上·痢疾)：“交信、曲泉、丹田、关元、太溪、脾俞、五枢、中膂俞，以上并泄痢赤白，后重腹痛里急，或下脓血。”

《针灸集书》(卷上·积气)：“梁门、悬枢、关门、膻中、章门、三里、不容、阴交，以上各穴治积气肠鸣卒痛，泄利不欲食。”

《针灸集书》(卷上·腹痛)：“气海、阴谷、商曲、四满、巨阙、外陵、石门、丰隆、中脘、下脘、不容、肓俞，以上并灸腹胁疼痛，或腹厥痛。”

《针灸集书》(卷上·八法穴治病歌)：“心疼腹胀大便频……内关先刺后公孙。”“腹内常疼胯胫疼……内关先刺后公孙。”

《针灸捷径》(卷之下)：“伤寒，酉(疑为“腹”字之误)痛不止：中管、神阙、天枢、关元、中极。”“腹内痛及胀满：中管、水分、气海、阴泉、三阴交、太冲、天枢、内关、(足)三里。”“脾积气块痛，或止积气痛无块者亦治之：脾俞、天枢、上管、中管、气海、[足]三里。”“久积冷气，其证因寒气为痛，吐逆心满：神阙、气海、关元、下管、天枢、中管。”

《续医说》(卷七·可久针肉龟)：“一人患腹疼，延葛可久视脉，谓其家曰，腹有肉龟，视熟寐，吾针之……[患者]引觞剧饮，沉酣而卧，家人亟报，葛以针刺其患处，病者惊悟，俾以药饵，须臾有物下，俨如龟形，厥首有穴，盖针所中也，病遂愈。”

《针灸聚英》(卷一上·足阳明)：“巨虚上廉……劳瘵，夹脐腹

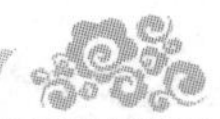

[《针灸大成》补:“两”]胁痛。”

《针灸聚英》(卷一下·足少阴):“石关……腹痛气淋,小便黄。”

《针灸聚英》(卷一下·任脉):“中脘……温疟先腹痛,先泻。”“巨阙……发狂,少气腹痛。”

《针灸聚英》(卷二·伤寒):“腹中急痛:刺刮委中、或夺命穴等处。”“腹痛……气冲心而死,刺括委中穴。”“阴毒阴症……脐腹筑痛,厥逆或冷,六脉沉细,阴毒灸关元、气海。”

《针灸聚英》(卷二·杂病):“腹痛……实痛宜刺泻之:太冲、三阴交、太白、太渊、大陵。邪客经络,药不能及者,宜灸:气海、关元、中脘。”

《针灸聚英》(卷二·玉机微义):“丹溪治一妇人久积怒与酒,病痫……腹胀痛冲心,头至胸大汗,痫与痛间作……乘痛时灸大敦、行间、中脘……又灸太冲、然谷、巨阙,及大指甲肉……又灸鬼哭穴。”

《针灸聚英》(卷四上·玉龙赋):“肚痛秘结,大陵合外关于支沟。”

《针灸聚英》(卷四上·肘后歌):“伤寒腹痛虫寻食,吐蛔乌梅可难攻,十日九日必定死,中脘回还胃气通。”

《针灸聚英》(卷四下·八法八穴歌):“脐痛腹疼胁胀……公孙。”“心胸腹疼饮噎……列缺。”

《针灸聚英》(卷四下·六十六穴歌):“血崩脐腹痛,须向大敦针。”“脐腹连阴痛……连针阴谷穴,一诀值千金。”“腹脐疼莫禁……小海便宜针。”“绕脐腹走疼……中封刺可差。”“满腹痛连心……中冲急下针。”

《外科理例》(卷五·一百十五):“臂疽……乃附骨痈也,开发已迟,以燔针启之,脓清稀解,次日肘下再开之……次日吃逆尤甚,自利,脐腹冷痛,腹满食减,时发昏愦,灸左乳下黑尽处二七壮。”

《针灸问对》(卷下):“罗氏曰:覃公,四十九岁,病脐腹冷疼,完谷不化,足胻寒逆,精神困弱,脉沉细微,灸气海、三里、阳辅,三日后以葱熨灸疮，皆不发，复灸数壮，亦不发，十日后，全不作脓，疮干而愈。”

《神农皇帝真传针灸图》（图十四）：“膈俞：治背心腹气胀，积聚疼痛，吐血，可灸七壮至十四壮。”“膀胱俞……腹中疼，大便艰难，可灸七壮。”

《神农皇帝真传针灸图》（图十七）：“中脘……腹中疼，面色萎黄，可灸十四壮。”

《名医类案》（卷四·霍乱）：“霍乱欲吐不吐，欲泻不泻，心腹绞痛，脉之沉伏如无，此干霍乱也，急令盐汤探吐宿食痰涎碗许，遂泻……针刺手足眉心，出血为度。”

《名医类案》（卷六·心脾痛）：“予长子年三十二岁……夜赴酒筵后，脱衣用力，次早遂觉喉口有败卵臭，厌厌成疾，瘦减，日吐酸水，背胀腹痛，一日忽大痛垂死……此食伤太阴脾虚气滞，与香砂橘半枳术丸，灸中脘、夹脐、膏肓，禁饱食，两月而愈。”

《名医类案》（卷六·腹痛）：“一男子壮年，寒月入水网鱼，饥甚，遇凉粥食之，腹大痛……虞曰：此大寒症及下焦有燥屎作痛，先与丁附治中汤一贴，又与灸气海穴，二十一壮，痛减半，继以巴豆、沉香、木香作丸，如绿豆大，生姜汁送下五粒，下五七次而愈。”

《名医类案》（卷七·咽喉）：“罗谦甫治征南元帅不邻吉歹……因过饮腹痛，肠鸣自利，日夜约五十余行，咽嗌肿痛，耳前后赤肿……于是遂砭刺肿上，紫黑血出，顷时肿势大消。”

《名医类案》（卷十·腹痛）：“一男子腹内作痛，腹外微肿……遂与参芪归术之类，数剂渐发于外，又数剂脓成……针去其脓，仍用补剂。”

《古今医统大全》（卷七·诸证针灸经穴）：“伤寒……腹痛：委中（刺）、关元（灸）、太冲、大渊（俱刺之，以泻实）。”

《古今医统大全》（卷十三·阴毒）：“阴毒之证……腹中绞痛，或自下利……灸气海、关元二三百壮，或用葱熨脐下。”“腹中急痛，炒盐包葱饼熨。”

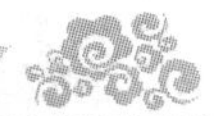

《古今医统大全》(卷十四·伤寒刺灸):"惟直中阴经,真寒证,四肢厥冷腹痛……俱宜灸气海、关元二穴,其余三阳证候,俱不宜灸。"

《古今医统大全》(卷五十七·腹痛门):"灸法:内关、中脘、气海。"

《古今医统大全》(卷九十三·搅肠痧证):"发即腹痛难忍,但阴痧腹痛而手足冷,看其身上红点,以灯草蘸油点火烧之。阳痧则腹痛而手足暖,以针刺其指,皆近爪甲处一分半皮肉动处,血出即安,仍先自两臂捋下其恶血,令聚指头出血为妙。"

《薛氏医案》(外科枢要·卷二·十三):"腹痛……肿焮作痛者,邪气实也,先用仙方活命饮,隔蒜灸以杀其毒,后用托里散以补其气。"

《薛氏医案》(外科发挥·卷四·肠痈):"太乙神仙膏……忽一妇月经不行,腹结块作痛,贴之经行痛止。"

《医学入门》(卷一·杂病穴法):"腹痛公孙内关尔。""腹痛轻者,只针三里。"

《医学入门》(卷一·治病要穴):"巨阙:主九种心痛,痰饮吐水,腹痛息贲。""膀胱俞:主腰脊强,便难腹痛。"

《医学纲目》(卷十二·痛痹):"(东)腿膝内廉痛引髌,不可屈伸,连腹,引咽喉痛:太冲、中封、膝关。"

《医学纲目》(卷二十二·腹痛):"(世)治绞肠沙症,手足厥冷,腹痛不可忍者,以手蘸温水,于病者膝湾内拍打,有紫黑处,以针刺去恶血即愈。""(玉)腹痛,并治气块:内关、支沟、照海。""腹痛……(桑)又法,巨阙、足三间。""(怪穴)腹痛肠鸣:气冲(在气海旁各一寸半,针入二寸半,灸五十壮)。""(世)脐腹痛:阴陵泉、太冲、三里、支沟,不已,取下穴:中脘、关元、天枢。"

《医学纲目》(卷二十三·滞下):"冷痢腹痛,泄注赤白:关元、穷谷(各灸五十壮)。"

《杨敬斋针灸全书》(下卷):"伤寒腹痛:内关、中管、阴泉。"

［原出《针灸捷径》(卷之下)］

《针灸大成》(卷三·玉龙歌):“腹中气块痛难当,穴法宜向内关防,八法有名阴维穴,腹中之疾永安康。”“腹中疼痛亦难当,大陵外关可消详。”［上 2 条原出《扁鹊神应针灸玉龙经》］

《针灸大成》(卷五·十二经井穴):“足厥阴井:人病卒疝暴痛,及腹绕脐上下急痛。”

《针灸大成》(卷五·十二经治症主客原络):“呕吐胃翻疼腹胀……太白、丰隆。”“腹中泄泻痛无停……太冲、光明。”

《针灸大成》(卷五·八脉图并治症穴):“列缺……脐腹疼痛:膻中、大敦、中府、少泽、太渊、三阴交。”

《针灸大成》(卷九·治症总要):“第四十七.腹内疼痛:内关、三里、中脘……复刺后穴:关元、水分、天枢。”“第四十八……气海专治妇人血块筑疼痛,小便不利、妇人诸般气痛。”“第六十九.赤白痢疾……如白,里急后重,大痛者:外关、中脘、隐白、天枢、申脉。”“第九十七.产后血块痛:气海、三阴交。”［本条原出《医学纲目》(卷二十二·腹痛)］

《针灸大成》(卷九·灸小肠疝气穴法):“若卒患小肠疝气,一切冷气,连脐腹结痛,小便遗溺:大敦二穴,在足大指之端,去爪甲韭叶许,及三毛丛中是穴,灸三壮。”“若小肠卒疝,脐腹疼痛,四肢不举,小便涩滞,身重足痿:三阴交二穴。”

《东医宝鉴》(内景篇四·大便):“泄泻如水,手足冷,脉欲绝,脐腹痛,渐渐短气,灸气海百壮。”

《东医宝鉴》(外形篇三·胸):“一切心、腹、胸、胁、腰、背苦痛,川椒为细末,醋和为饼,贴痛处,用熟艾铺饼上,发火烧艾,痛即止。”

《东医宝鉴》(外形篇三·腹):“脐腹痛甚,灸独阴,神效。”

《东医宝鉴》(外形篇三·脐):“代灸涂脐膏:治下元虚寒,脐腹冷痛,大附子、马蔺子、蛇床子、木香、肉桂、吴茱萸,各等分,右为末,入白面、姜汁,调成膏,信片,贴脐上,以帛包系。”“封脐艾:

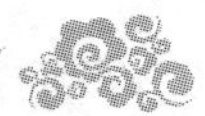

治脐腹冷痛，或泄泻，陈艾叶、蛇床子各一两，木鳖子二个，带壳生用，右为末，和匀，用绵包裹安在脐上，以纸圈围定，以熨斗火熨之为妙。”

《东医宝鉴》(杂病篇五·霍乱)：“绞肠痧证，手足厥冷，腹痛不可忍者：用麻弦小行弓蘸香油或热水，刮手足、胸背、额项，即愈，验。”“干霍乱者：俗名绞肠痧者，盖言痛之甚也，北方刺青筋以出气血，南方刮胸背、手足以行气血，俱能散病，然出气血不如行气血之为愈也。”

《寿世保元》(卷二·中寒)：“真阴症，四肢厥冷，腹痛如锥，胀急……宜急灸脐上二穴，脐下一穴，左右二穴，每七壮即效。”

《寿世保元》(卷十·灸法)：“阴毒腹痛，脉欲绝者，先以男左女右手足中指头尽处，各灸三壮，又灸脐下一寸五分，名气海穴，脐下三寸，名关元穴，各灸七壮，极效。”“真阴证，四肢厥冷，腹痛如锥刺，急服大附、姜、桂，如冰，此中焦寒冷之甚，急灸脐上二穴，脐下二穴，脐左右两穴，每七壮，神效。”“腹中有积，及大便闭结，心腹诸痛，或肠鸣泄泻，以巴豆肉捣为饼，填脐中，灸三壮，可至百壮，以效为度。”

《针方六集》(兼罗集·第三十三)：“内关……腹中胁肋疼痛，先泻。”

《针方六集》(兼罗集·第七十二)：“水分……气满腹痛，先补后泻。”

《经络汇编》(手太阴肺经)：“手太阴经肺……腹痛，肩背痛，脐右少腹胀痛。”

《经络汇编》(手少阴心经)：“手少阴经心……身热，腹痛而悲。”

《经络汇编》(足少阴肾经)：“足少阴经肾……大小腹痛，大便难，脐左胁下、背、肩、髀间痛。”

《类经图翼》(卷六·足阳明)：“天枢……一传治夹脐疼痛……可灸二十一壮。”[本条原出《神农黄帝针灸图》(十九图)]“水道……月经至则腰腹胀痛。”

《类经图翼》(卷六·足太阴):"阴陵泉……腹中寒痛。"

《类经图翼》(卷七·足太阳):"脾俞……腹胀痛。""脾俞……一传治水肿鼓胀,气满泄泻,年久不止,及久年积块胀痛。"[本条原出《古今医统大全》(卷三十五·泄泻)]

《类经图翼》(卷七·足少阴):"照海……腹中气痛。""筑宾……发狂骂詈,腹痛。""阴都……妇人无子,藏有恶血,腹绞痛。"

《类经图翼》(卷八·足厥阴):"大敦……又治一切冷气,连脐腹结痛。""行间……胸背心腹胀痛,写行间火而热自清,木气自下。"

《类经图翼》(卷八·任脉):"气海……一传治小肠气痛,伤寒腹痛,气胀水鼓黄肿,四时宜多灸。""阴交……一传治腹内风寒走痛胀疼。"

《类经图翼》(卷十一·虚痨):"人有房事之后,或起居犯寒,以致脐腹痛极频危者,急用大附子为末,唾和作饼如大钱厚,置脐上,以大艾炷灸之,如仓卒难得大附,只用生姜,或葱白头切片代之亦可,若药饼焦热,或以津唾和之,或另换之,直待灸至汗出体温为止;或更于气海、丹田、关元各灸二七壮。"

《类经图翼》(卷十一·积聚痞块):"关元:百壮,治奔豚气逆,痛不可忍。"[原出《古今医统大全》]

《类经图翼》(卷十一·心腹胸胁胀痛):"腹痛腹胀:膈俞、脾俞、胃俞、肾俞、大肠俞、中脘、水分、天枢、石门、内关、足三里、商丘、公孙。"

《类经图翼》(卷十一·泻痢):"神阙:中气虚寒,腹痛泻痢,甚妙。"

《类经图翼》(卷十一·二阴病):"中极:兼腹痛[小便不利不通]。"

《类经图翼》(卷十一·小儿病):"神阙:腹痛乳痢甚妙。"

《循经考穴编》(足太阳):"膈俞……心脾腹胁痛。"

《循经考穴编》(足少阴):"中注……腰腹疼痛。"

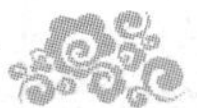

［清代文献摘录］

《太乙神针》(正面穴道证治):“上脘……心腹疼痛。”“天枢……夹脐痛冲心腹痛［此3字一本作“少腹”］。”“大敦……脐腹肿胀而痛。”

《太乙神针》(背面穴道证治):“命门……腰腹引痛［《育麟益寿万应神针》补:涌泉穴、复溜穴、环跳穴］。”“足三里……肠鸣肚痛。”

《医宗金鉴》(卷七十九·十二经表里原络总歌):“脾经原络应刺病……腹满时痛吐或泻。”“心经原络应刺病,消渴背腹引腰疼。”“肾经原络应刺病,大小腹痛大便难。”“膀胱原络应刺病……脐突大小腹胀痛。”

《医宗金鉴》(卷八十五·背部主病):“三焦俞治胀满疼,积块坚硬痛不宁。”

《医宗金鉴》(卷八十五·手部主病):“尺泽……绞肠痧痛锁喉风。”

《医宗金鉴》(卷八十五·足部主病):“太白……一切腹痛大便难。”“内庭……行经头晕腹疼安。”

《针灸则》(七十穴·肩背部):“腰眼……常灸,腹痛,消渴有功。”

《针灸则》(七十穴·手足部):“大敦……腹痛,痫症。”

《针灸则》(腹痛):“针:章门、中脘、天枢、承山、三阴交、阿是;灸:天枢、京门、三里;出血:大敦。”“一方以盐包帛,熨脐小腹。”

《针灸则》(伤食):“针:(吐泻并作,腹痛甚之时)中脘、鸠尾、章门;灸:(不得吐,不得泻,腹痛甚,而已欲绝之时)神阙;出血:百会。”

《针灸则》(妇人科):“经水未行,临经将来作痛,血实郁滞也,针:天枢、阴交、关元。”“经水行后而作痛,血俱虚也,针:三阴交、关元。”“经水欲行,脐腹绞痛,血滞也,针:气海、阴交、大敦。”“产后腹痛,瘀血也,针:石门、关元。”

《针灸则》(小儿科):"腹痛,多是饮食所伤也,针:中脘、章门、关元。"

《针灸则》(附录):"中暑腹痛已欲绝,则刺鸠尾之一穴而作吐,则瘳。"

《续名医类案》(卷十·痞):"蒋仲芳治陈氏妇,年廿六,生痞块已十年……忽一日痞做声,上行至心下,则闷痛欲绝,为针上脘,痞下而痛定,然脐旁动气不息,复针天枢穴,动气少止。"

《续名医类案》(卷二十五·类风):"薛立斋治一产妇,患虚极生风,或用诸补剂,四肢逆冷,自汗泄泻,肠鸣腹痛……后灸关元百余壮,及服十全大补汤方效。"

《续名医类案》(卷三十·啼哭):"江某生子,三日啼不住,万视之曰:此必断脐失谨,风冷之气入脐,腹痛而哭也,乃用蕲艾捣如绵,再烘令热,以封其脐,冷则易之,三易而哭止。"

《串雅全书》(内篇·卷一):"神仙太乙膏……妇人经脉不通,腹痛,贴脐口。""红药丸:此方治夏秋霍乱转筋,及一切受寒腹痛极效,予尝以红药丸方加肉桂一钱为散,每用二三分置脐眼上,用寻常膏药盖之,其症之重者,更以艾火安于膏药面上炷之,或以热茶壶熨之,神效非常。"

《采艾编翼》(卷一·膀胱经综要):"合阳:代委中治腰脊强,引腹痛。"

《采艾编翼》(卷二·伤寒):"太阴,沉细痛满,传者腹满嗌干,中者腹痛吐痢,主穴,太白、三阴交。""肓俞:切痛要穴。""房劳冷饮腹痛,先蒸脐。"

《采艾编翼》(卷二·中寒):"切痛,肓俞。"

《采艾编翼》(卷二·腹痛):"腹痛……上脘、天枢、关门、胃俞、足上廉。"

《采艾编翼(卷二·癞疝》):"肾气,小腹下注注,奔心腹急痛:关元、四满、交信。"

《采艾编翼》(卷二·妇科·产育):"产后腹痛:水分、关元、膏

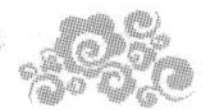

肓、三阴交。"

《针灸逢源》(卷三·症治要穴歌):"腹中疠痛刺冲阳,三里胃腧太白良。"

《针灸逢源》(卷五·伤寒热病门):"阴寒甚,小便不利,囊缩,腹痛欲死者,灸石门。"

《针灸逢源》(卷五·暑病):"暑郁中焦,腹痛上下攻绞,不得吐泻,用生熟水调白矾三钱,少顷,探吐去其暑毒,如胸背四肢发红点者,以菜油灯火遍焠之。"

《针灸逢源》(卷五·心胸胃脘腹痛门):"腹痛:内关、膈俞、脾俞、肾俞、中脘、三里、陷谷、太白、商邱、行间。"

《针灸逢源》(卷五·泻痢):"大肠泄,色白,食已窘迫,肠鸣切痛:大肠俞。""大瘕泄,腹痛,里急后重,数至圊而不能便,茎中痛(瘕结也):天枢,水分。""中气虚寒,腹痛泻痢:天枢、神阙。"

《针灸逢源》(卷五·痈疽门):"流注:生于四肢关节,或胸腹腰臀,初发漫肿不红,用葱头细切杵烂,炒热敷患处,冷则用热物熨之,多熨为妙,或铺艾灸之,亦效,若热痛渐至透红一点,即宜用针开破出脓。"

《针灸逢源》(卷五·幼科杂病):"腹痛,不嗜食……十一椎下各开一寸五分,灸七壮。"[原出《针灸聚英》(卷二·玉机微义)]

《针灸逢源》(卷六·厥症辨):"李惺庵曰:暴死者卒然而倒……如腹痛额黑,手足收引,脉来沉迟,无气以息,中寒也,急灸关元,服理中四逆汤。"

《针灸内篇》(手太阴肺经络):"鱼际……心腹痛。"

《针灸内篇》(手太阳小肠络):"听宫……心腹痛。"

《针灸内篇》(手厥阴心包络):"内关……治心腹痛,呕吐翻胃。"

《针灸内篇》(手阳明大肠络):"温溜……腹痛,身热。""上廉……气走注痛。"

《针灸内篇》(足太阴脾经络):"隐白……呕吐,腹痛,气逆。""大都……小儿蛔痛。""地机……治腹痛,腰疼。""冲门……治腹满[原作“满腹”,据《外台秘要》改]积聚疼痛。”“腹结……治连脐抢心,腹疼。”“大横……治腹热疼痛。”“腹哀……治大便闭结,腹中寒痛。”“大包……治腹胁痛。”

《针灸内篇》(足太阳膀胱络):“督俞……治心疼,腹痛。”“昆仑……治目眩,头腹痛。”

《针灸内篇》(足少阴肾经络):“四满穴:并治腹中连小腹一切疼。”“肓俞……治腹中一切疼痛。”“阴都……治绞刺疼。”

《针灸内篇》(足少阳胆经络):“京门……腰腹痛,肠鸣,洞泄。”

《针灸内篇》(足阳明胃经络):“不容……治腹癖疼如刺。”“关门……治腹痛,痢疼。”“外陵……治腹痛,心悬,下引小腹。”“[足]三里……心腹疼,痞瞰。”“陷谷……治胸胁满,腹疼。”

《针灸内篇》(任脉经络):“中极……腹疼,厥逆。”“水分:灸主胃坚,腹疼冲胸。”“下脘……脾胃不调,腹痛,癖块。”“建里:治腹痛。”“巨阙……厥逆,腹胀,暴痛。”

《名家灸选三编》(中部病·心腹胀满痞气积聚):“治忧思郁结,心腹诸病,痞积烦痛者法(试验):即崔氏四花穴,除骨上二穴,惟灸两旁二穴,与初编所载梅花五灸并用,殊效。”

《名家灸选三编》(急需病·中寒):“治中寒身无热,吐泻腹痛,厥冷如过肘者(德本):灸阴交、气海。”

《神灸经纶》(卷三·厥逆灸治):“面青腹痛……四体如冰,厥逆昏沉,不省人事,脉伏绝者:气海、丹田、关元,用大艾炷灸二七壮,得手足温暖,脉至,知人事,无汗要有汗出,即生。”

《神灸经纶》(卷三·身部证治):“天枢:腹痛,手足冷。”

《神灸经纶》(卷四·二阴证治):“大便秘结,腹中积痛:章门、巨阙、太白、支沟、照海、大都、神阙(即脐中,用巴[原作“包”,据义改]豆为饼,填入脐中,灸三五壮)。”

《针灸便用》:“治腹疼(脐下为腹),针大陵、支沟、外关、水分、天枢、阴交、气海,寒腹疼则灸,火腹疼则泻。”“水泻不止,肚疼:内庭、天枢、三阴交。”

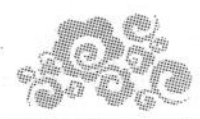

《针灸集成》(卷一·别穴):“独阴二穴,在足大趾、次趾内中节横纹当中,主胸腹痛及疝痛欲死,男左女右,灸五壮,神妙。”

《针灸集成》(卷二·心胸):“胸腹痛或痰厥胸痛:量三椎下近四椎上,从脊骨上两旁各五分,灸三七壮至七七壮,立差,神效。”“胸腹痛,暴泄:大都、阴陵泉、太白、中脘针。”

《针灸集成》(卷二·腹胁):“肠鸣痛:三阴交、公孙。”“腹胁及诸处流注刺痛不可忍:用体长缸,而缸口以手三指容入,乃能吸毒也,随其痛,每一处以三棱针刺四、五穴,并入缸口内付缸灸七壮,随痛随针,亦付缸灸累次[一本作“处”],神效。”

《针灸集成》(卷二·积聚):“腹中积聚气行上下……痛气随往随针,敷缸灸必以三棱针。”

《针灸集成》(卷二·痃疾):“痃母:痰水及瘀血成块,腹胁胀而痛,每上下弦日,章门针后,即灸三七壮。”

《针灸集成》(卷二·食不化):“饮食倍多,身渐羸瘦,痃癖腹痛:脾俞三壮至年壮,章门、期门、太白、中脘针。”

《针灸集成》(卷二·大小便):“肠鸣,溏泄,腹痛:神阙百壮,三阴交三壮。”

《针灸集成》(卷二·阴疝):“疝气上冲,心腹急痛,呼吸不通;太冲、内太冲各三壮,独阴五壮,甲根针一分,灸三壮。”

《针灸集成》(卷二·乳肿):“产后腹痛:气海百壮。”

《针灸集成》(卷二·小儿):“小儿初产七日内,脐中胞系自枯自落,其日即以熟艾,形如牛角内空,灸脐中七壮,其艾炷每火至半即去,永无腹痛。”

《针灸集成》(杂病篇三·寒):“伤寒阴证腹痛,灸足小趾外侧上纹尖,灸三壮,男左女右(回春)。”

《灸法秘传》(心腹痛):“胸腹痛者灸上脘,痛而不已,灸行间,并灸膈俞。”

《灸法秘传》(腰痛):“腰痛……倘连腹而引痛者,灸命门穴则安。”

《针灸摘要》(截录金针赋):“玉泉穴在脐下四寸……脐腹疼痛,结如盆杯。”

《痧惊合璧》:“卷肠痧:刺喉结下窝近骨涯,刺两肩窝一针,刺两腋下一针,刺小腹中脐上一寸,刺脐上皮角。此症肚痛,面色青。”“缠腰痧:刺太阴,刺太阳,刺中脘一针,刺胁梢三针。此症面青,两颧红,肚痛至腰,两边锁紧。”“卷螺痧:刺印堂一针,刺两嘴角一针,刺承浆一针(即下唇髭须处),刺舌尖一针,并舌下两旁紫筋,刺膻中穴一针,刺大指缝叉口一针……气急肚痛身热。”“霍乱痧:刺天井骨,第三节骨下四节以上,腰眼以下对节直骨各开一针,即八字骨活动处,刺中脘一针。此症痛而不吐泻,若名干霍乱,毒入血分宜放痧……痛而吐泻,毒食气分,宜刮痧,不愈,视有痧筋则放。”“天吊痧:刺左右口角两针,结后下骨上一针,刺中脘[原作“腕”,据图改]一针,刺后枕天中骨上,刺两侧胁梢各一针。此症头仰面青,牙关紧急,肚痛者是也。”“臌胀痧:刺两手肘尖骨眼中,刺中脘,刺中脘左右,即横各开一寸,刺两足膝眼居。此症腹胀肚痛,气急痰壅。”“乌金痧:刺百会穴一针,刺脑门,刺天庭际,刺鼻尖,刺唇中尖,刺天井骨下窝一针,放左右肩比骨窝各一针,刺手腕尖一针,刺膻中穴一针,放两手指甲缝八针,小指不刺,放两脚指甲缝八针,小指不刺。此症肚痛心乱,忽时遍身紫黑,不省人事。”“拍脚痧:刺膻中穴一针,刺两肩比,放两手臂腕[肘部],刺两手外肘尖,刺大母指甲内左右各一针,放大指尖左右各一针,刺两膝眼,刺两腿弯窝青筋……手直脚拍,不知人事,肚痛而肠缩。”“泻痢惊症:小儿泻痢白兼红,饮食不思哭肚疼,即将本人分指寸,鼻顶两门脐下攻(又乳上及脐下各用艾火一炷)。”“摇摆惊症:今有小儿遍身发热,不思乳食,[腹时疼],睡梦中手足惊指,又贪睡不语,此因跌扑受吓所致,将两手足掌边大指高骨处火一炷,心下离一指一火,脐上下左右俱离一指,各一火。”“风寒惊症:今有小儿发热,一时肚腹胀痛……将两手足虎口及掌心、脚心、脐上下离一指处,各一火。”“牛舌惊症:今有小

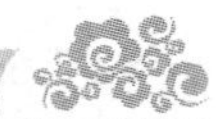

儿遍身发热，舌头伸出口外两边，不时进出，死如牛舌一般，[哭肚疼]，此因被打受吓之故，当顶门一火，两腮二火。”“尖梦惊症：今有小儿肚痛，啼哭啉唧……两乳旁、两脚[膝]胯、两手[足]虎口、心下、脐下离一指，各一火。”“霍肠惊症：今有小儿肚腹饱胀，疼痛不止，发热啼哭……乳旁一火，心下一火，脐上下左右俱离一指四火。”“盘肠惊症：今有小儿啼哭，肚痛难忍[不思乳食]……前面心脐上下左右俱离一指，各一火[背后当心治法准]。”“抽肠惊症：今有小儿遍身发热，叫喊腹痛，肚子郝上郝下，气甚喘急……男左女右，乳旁一火，当心一火，[两肋]脐上下俱离一指，二火。”“肿头惊症：今有小儿发热，头肿身不肿，唇紫腹痛，此因被热太过，当顶一火，耳垂、脐下各一火，对心一火[前心一火后三重]。”“吐血惊症：今有小儿口中吐血，发热身瘦[乳食少思痛腹中]，此因饮食感受风寒，延久成痨，印堂一火，乳旁上居中一火，心上下左右一火[攒脐治]。”“霍乱惊症：今有小儿肚腹疼痛，呕吐恶心，不时泄泻……将心下一火，乳上、脐上下各一火。”

《针法穴道记》(时症)：“腹痛不休，再取丹田四面各一寸，针二分，见血即止。”

《针法穴道记》(羊毛痧)：“羊毛痧……腹痛不休，或刺痛，或绞痛，再针丹田四穴(取法：在丹田四面……各量一寸)，见血即止。”

《育麟益寿万应神针》(六十二种穴法)：“凡疝痛偏坠，在脐下两旁八分如人字式，熨七次，左右皆然，或在足大指次指下中节横纹当中，左右熨之，兼治诸气心腹痛、外肾吊肿、小腹急痛。”

《小儿烧针法》(脐惊风)：“此症多在产后七日发，五脏有寒，肚中作痛，两口角起黄丹成串，满口有泡疮，用银簪挑破出血，以新棉吸尽血，再以灯火烧囟门四点，烧脐四点，胸前平烧三点。”

《小儿烧针法》(呕逆惊)：“此症服乳即吐，人事昏迷，肚内痛，用灯火烧两曲池穴各一点，两虎口各一点，心窝中烧七点，即好。”

《小儿烧针法》(肚痛惊):“此症因乳食所伤,兼吃生冷过多,脏腑受其大寒,以致肚痛、身体发颤、肉跳身软、口角白、四肢冰冷,用灯火烧脐四点即愈。”

《小儿烧针法》(水泻惊):“此症因寒热不调而致,肚中响而作痛,哭而大叫,水泻不已,两眼翻白,口唇亦白,身体软弱,用灯火灸眉心一点,心窝一点,两解溪穴各一点,两颊车穴各灸一点,即好。”

[民国前期文献摘录]

《西法针灸》(第三章·第一节):“急性肠加答儿……腹痛雷鸣,泄泻鼓胀,小便减少……按摩腹部,并针腹部痛处,颈项后部亦针之,泄泻多次,指按腹部,呼痛甚者,则轻轻按摩,后再施温罨法。”“绦虫……姑行对症治法,痛则针该部,并依针左列之部:章门、胃俞、天枢、风池、中脘、承山、阴都,他如腹部之天枢、背部之腰眼,灸之亦效[蛔虫、十二指肠虫、蛲虫、鞭虫等,治法亦皆如前]。”“腹膜炎……腹部剧痛,紧张膨满,鼓肠雷鸣,腹部发生浊音……须先令病者仰卧静息,少腹施冰罨法,此病之痛者,即微触亦疼痛不堪,故难施按摩术,针术苟非纯熟者,亦不得妄刺,其可针之部位则如左:上脘、公孙、三里(足)、水分、内庭、章门、关元、期门、肝俞、幽门、天枢、阴都、承山。”

《周氏经络大全注释》(经络分说·十二):“天枢……灸治肚痛最验。”

《周氏经络大全注释》(经络分说·三十二):“肓俞……灸此治腹痛、腹响,甚验。”

《周氏经络大全注释》(经络分说·四十八):“任脉……实则腹皮皆为痛。”“腹之痛痒皆关于任。”

《针灸秘授全书》(百痧症):“若四肢肿胀,腹痛,大小便难,或风痰头痛:丰隆,此穴治痰病亦最效。”“永泉(手背腕中间):治腹痛、心痛二病最佳。”

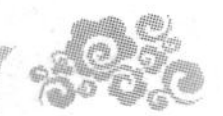

《针灸秘授全书》(绞肠痧):“手腕骨中一穴,治心腹痛最佳。”

《针灸秘授全书》(腹痛):“腹痛:永[疑为“中”之误]泉、内关、外关、大陵、重天枢、委中、公孙、刺关元,腹坚,中脘、下脘。”“公孙穴为腹痛之要穴,补泻则以虚实定之。”

《针灸秘授全书》(产后脐腹痛恶露不已):“产后脐腹痛,恶露不已:水分、重关元、三阴交、中都、刺至阴、阴交、气海。”

《针灸简易》(放痧分经诀):“目肿唇干腹中痛,胃经痧发足阳明(放足四指)。”“腹胀板痛兼泄泻,痧发脾经足太阴(放足大指)。”

《针灸简易》(审穴歌):“痔漏腹疼太白经。”“九种心腹痛巨阙。”“腹痛肠鸣针陷谷。”

《针灸简易》(穴道诊治歌·前身部):“巨阙心下二寸详,九种心腹痛亦兼,银针刺入三分许,七状巨阙痛立安。”“神阙正在脐中央,能躯百病儿脱肛,产后腹痛便不利,泄泻亦医针勿兼。”

《针灸简易》(穴道诊治歌·足部):“太白……痔漏腹疼便不利,三针三灸太阴室。”

《针灸简易》(穴道诊治歌·杂症部):“蚂蟥蛾喉两种痧,此症肚痛胜刀刮,舌下黑筋两条现,横刺断脉即便佳。”

《针灸治疗实验集》(5):“民国廿三年初春,敝处鼠疫盛行,沿门阖户,传染极速……大概此症口鼻出血者多危,腹疼吐泻者次之……兹者报告刺法列左,十二井穴、尺泽、委中、大阳,各刺出血,百会针二分,涌泉针五分,大椎针五分,中脘针一寸,兼吐衄者加刺合谷、上星,昏厥加刺神门、支沟,发疮者于肿毒处三棱针出血。以鸡子清调黄柏、乳香细末,敷之。”

《针灸治疗实验集》(16·1):“敝堂外孙李学高,十二岁,七月二十日往诊,黎明起病,初觉腹痛呕吐,继之大泻,至下午二时吾诊时,已人事不知,呼之不应,目陷螺瘪,脉伏,吐清水,泻出如米泔状,断为暑邪霍乱大症,乃先针十指尖(针时全不觉痛),继针曲池、尺泽、委中、昆仑、内关、中脘,初无血,后有少许黑色血液,即觉微痛，少停，以盐放脐心，放艾灸之，凡六十余壮，皮肤起泡，患者乃呼过热，随去腹痛已止，至四时呕泻全止，进以“六和汤”，旬日而瘳。”

《针灸治疗实验集》(18·4)：“东洋三坞里黄世荣，男子，现年十二岁……重痧症，卧床不起，饮食不进，寒热交加而四肢厥冷，呕吐并作而目无神……腹中绞痛，腨肉转筋，脉沉细而迟伏，气短促而不匀，神智昏迷，命属危险，亟以诸井穴均泻出血，再将肺俞、心俞、脾俞、肝俞，各泻一针，又中脘、委中、承山、阳辅、内庭，亦各泻一针，不久吐止痛除，挛消神清，气血流通，全身温和。”

《针灸治疗实验集》(20)：“有患白带，月经不调，腹痛不孕之妇人或女子，后学以病者口吻，量三段，折成三角形如Δ，以上角置脐中，灸下左右内角之处，兼服对证之药皆效，不孕之妇得生子者，知者已六人矣。”

《针灸治疗实验集》(22)：“蚌埠大同昌盐粮行吴余三君夫人，三十二岁，患干霍乱，针刺人中、少商、关冲、十宣、委中，各穴出血，针刺合谷、曲池、素髎、太冲、内庭、中脘、间使、绝骨，针后不到二时，腹中疼欲吐泻即愈，并未服药。”

《针灸治疗实验集》(24)：“堂兄邹晋根，年四十七岁，患肚痛，治一次，针灸中脘、天枢、公孙、内关、外关、大陵、支沟、三里，历一小时愈。”

《针灸治疗实验集》(40)：“赵清俊，年三十八岁，忽然四肢无力，精神不快，不思饮食，食则肚疼，面色黄，舌胎白，此是脾胃衰弱，不能运动，以致如此，遂针中脘、下脘、脾俞、足三里，不数日，饮食加增高，健康恢复原状。”

《针灸治疗实验集》(41)：“毛琦，年二十余，患月经痛已有多年，每逢月信前来二三日发前驱症，如头眩，全身违和，恶心，食欲不振等……以间接灸法，关元、四满二穴，每穴三分钟，一次治疗，次日即不复发，迄今年余，亦未复发。”

《针灸治疗实验集》(43)：“患者高佩兰，年一十八岁……因

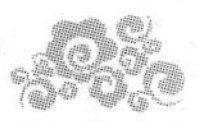

伊母谢世，悲郁成症，经水数月未来，面黄肌瘦，全身倦怠，不思饮食，腹部胀膈不舒，时觉疼痛，求诊于余，余于内关、三里、中脘、中极、气海等穴针灸之，连治三日，觉腹内胀痛均愈，能进饮食。"

《针灸治疗实验集》(44)："东阳庐宅庐纯斋君之侄庐龙法，当受流行性感冒，腹痛如绞，津液缺乏……第一次神门补，合谷泻，三阴交泻，中极补，百会泻，足三里泻，中脘先泻后补，此症七日无泪与津液，针后当场声音发出，泪津具全，神气清爽，唇口放红；及至第二日，脐中略有疼痛，小便时稍有涩痛，舌苔微黑而津液丰足，按脉尚平，眼光有神，惟鼻水缺少，复针神门、曲池、风府，针入后即出鼻涕很多；第三日继针风门、阴交、三焦俞、膀胱俞、气海、肓俞、百会、大肠俞、中冲，遂得痊愈，助治八珍汤，加防已、秦艽、桂枝。""林子成，住东阳县南门，年三十八岁……腹痛如绞，睾丸缩入，四肢厥冷，胃呃呕，欲吐不能，欲泻不得，沉昏不省人事……即请士人及为绞肠痧，用三角针全身刺出血后，刻发寒热，四肢厥冷，唇口清白，神气昏乱，其友人即请后学诊治，按脉弦急，用毫针刺天枢穴泻，三阴交泻，足三里泻，中脘先泻后补，病去一大半，再刺腹结穴，腹内浊走动，遂即睡眠一时，神气清爽，疼痛除净，助治用白布一方，橘叶刀切碎，食盐炒热，敷于橘叶与布上，按置脐中。"

《针灸治疗实验集》(48)："家慈年五十岁，夜间偶患腹痛，痛甚至汗流如雨，药不及服，家父命余针之，余乃按任脉上中下脘、气海等穴，针过一次，又由合谷、少商以散之，半句钟间，病除而愈。"

《针灸治疗实验集》(49)："沈旭初，年二十六岁，住本厂，系同事，患霍乱时疫，吐泻腹痛，身热，为针少商、合谷、曲池、中脘、委中、阴陵、承山、阳辅、太白、中封、大都、昆仑等穴而愈。"

《针灸治疗实验集》(50)："大成桥某女，患行经腹痛，为针中极、气海，灸天枢后遂愈，至今未发。"

《金针百日通》(百病论治)："气淋阳症，腹痛论治……余今论之，盖为花柳之原因……多因乎男女交接之时，被人冲动，速忽拒离，外邪乘隙，侵入阴器所致，即以火针刺入气海、关元、阴交、中极等穴便愈，记之记之，不可忽之，真回生之金针，若小儿患此，应是当风溺尿所致，此法治之，无不神效。”

《金针秘传》(针验摘录·蛇蛊)：“一区姓媪……自云病已七年，而中脘坟起，腹饥则痛，多吃不易消化之物则安，七年来，日渐加重，人则奇瘦，其脉大小不一，顷刻异状，其舌满布红白相间，杂之小点，而如蒙以一层灰白之薄苔，断为蛊症无疑，试针数处，次日再来，云不针尚可，针后虽多食而痛不能止，即为再针中脘，不十分钟，而狂呼大痛，欲自拔其针，禁之则云要吐，口即喷出奇臭之水，随出一物，类似蛇形，长逾一尺，蠕蠕而动，同时诊室中之病者，皆带针而逃，一时秩序大乱，而区媪晕矣，顷刻即苏，七年痼疾，经此一针，病根全去。”

《黄帝明堂经辑校》(第三十三)：“腹痛胀满，肠鸣，热病汗不出，陷谷主之。”

[现代文献题录]

(限本节引用者，按首位作者首字的汉语拼音排序)

班勇．金津玉液放血止痛法缓解急腹痛100例．中国针灸，1991，11(5)：26

包连胜．穴位埋线治疗消化性溃疡53例疗效观察．内蒙古民族大学学报，2009，24(1)：95-96

毕伟莲，赵钧，陈伟红．脊背穴埋线配温针治疗痛经77例．中国中医药信息杂志，2001，8(11)：79

蔡书宾，邓屹琪，江耀广．腹针治疗急性腹痛64例疗效观察．新中医，2010，42(6)：98-99

曹文忠，宋书邦，王艳威．针罐并用治疗急性肠梗阻50例．中国针灸，2005，25(5)：343

常进阳．眼针治疗急性胆系痛症108例疗效观察．中国针灸，1996，16(1)：4

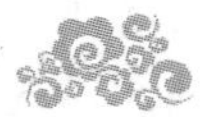

常正云．董氏奇穴治疗小儿腹痛34例．天津中医药，2003，20(5)：33

陈翰芝．针刺加拔火罐治疗肾绞痛78例．广西中医药，1992，15(4)：21

陈立．耳压治疗泌尿系结石34例．江苏中医，1988，9(2)：24

陈全新．几种急性腹痛的针灸治疗．新中医，1983，15(8)：38-39

陈日兰．美常安联合针灸埋线治疗腹痛型肠易激综合征临床观察．贵阳中医学院学报，2009，31(5)：42-44

陈伟，尤龙．中药配合电针治疗术后早期炎性肠梗阻．中西医结合研究，2009，1(6)：299-300

陈永丰．揪痧治疗小儿反复性腹痛52例．中国民间疗法，2001，9(2)：28

程聪．针灸治疗72例临床报告．江西中医药，2001，32(3)：44

邓秋妹．壮医药线点灸治疗痛经102例临床观察．中国民族民间医药杂志，1995，1(2)：16-17

丁渡明．针灸治疗人流术后并发症举隅．江苏中医，1991，12(10)：28-29

范根宝．针刺胆囊穴治疗胆源性急腹痛．浙江中医杂志，1989，24(12)：559

范万生．电针治疗急性消化性溃疡穿孔28例．中国针灸，2000，20(5)：35

范卫忠．针灸在急症临床的应用．针灸临床杂志，1997，13(6)：43-44

冯丽．针灸治疗慢性痉挛性腹痛1例．上海针灸杂志，2001，20(1)：46

冯润身．针灸论治时-空结构初探．内蒙古中医药，1987，6(1)：15

符室．手针治疗胆道蛔虫症．河北中医，1989，11(2)：10

高开泉，张桂英．点穴治疗肾绞痛50例．中国针灸，1996，16(12)：45

高悦，冯阳．针灸治疗腹部术后腹胀腹痛47例．国医论坛，2002，17(6)：封四

关爱君，赵景波，李世忠．大黄、芒硝敷脐治疗单纯性胰腺炎30例．吉林中医药，2002，22(5)：37

何晓琴．艾灸大横治疗婴儿脐疝的临床体会．针灸临床杂志，2003，19(2)：43

贺普仁．证分虚实　针灸并用//胡熙明．针灸临证指南．北京：人民卫生出版社，1991：565

胡乃香．穴位贴敷加灸法治疗痛经28例．山东中医杂志，2000，19(6)：380.

胡玉香．针推治疗小儿顽固性寒性腹痛一例．针灸临床杂志，2003，19(5)：41

黄龙祥．十二"经脉穴"源流考．中医杂志，1994，35(3)：152-153

黄紫堂．穴位灸治配合敷药治疗小儿疝气154例．四川中医，2001，19(8)：75

金焱．附子理中汤配合艾灸治疗原发性痛经65例．陕西中医，2010，31(3)：280

康小明．针刺治疗急性脘腹痛40例．陕西中医，1995，16(7)：318

康秀臻，郝德松．针灸治疗腹股沟疝及嵌顿疝43例．中国针灸，1986，6(2)：2

李凤臻．针灸治疗原发性痛经30例．中国民间疗法，2012，20(7)：15

李克林．针刺治疗胆道蛔虫症31例．中国针灸，1996，16(3)：36

李占江．七星针打刺治慢性阑尾炎16例．国医论坛，1996，

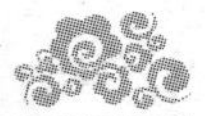

11(3):35

梁繁荣,朱慧民,何刚,等. 代针膏穴敷治疗消化性溃疡临床研究. 中国针灸,2001,21(1):7-9

梁伟波,张颖,王进忠,等. 平衡针早期介入治疗腹痛 240 例临床观察. 四川中医,2011,29(5):112-113

刘彩岚. 拔罐中极、血海穴治疗原发性痛经92例. 陕西中医,1995,16(8):364

刘春生. 针灸治疗急性腹股沟嵌顿疝. 河南中医,1987,7(2):40

刘建民. 针灸治疗胃扭转 70 例. 陕西中医学院学报,1990,13(3):32

刘兴东. 穴位注射治疗顽固性痛经 39 例. 上海针灸杂志,2003,22(10):34

刘炎. 针罐治疗胆道蛔虫症. 上海针灸杂志,1987,6(2):47

刘怡湘. 针刺治疗小儿肠痉挛性腹痛 70 例. 中国针灸,2002,22(8):524

刘勇,娄静,毕德明. 中西医结合治疗早期炎症性肠梗阻 20 例分析. 中医临床研究,2011,16(3):70-72

刘永久,马秀丽. 蒸四针治疗痛经 65 例. 黑龙江中医药,1994,23(3):48

卢英翔. 壮医药线点灸合中药外敷治疗原发性痛经 37 例. 广西中医学院学报,2004,7(4):23-24

罗庆道,罗建明. 电针背俞穴对急性胃脘痛的镶痛观察. 针刺研究,1997,22(12):138

毛如宝. 耳穴埋压缓解胆石症疼痛的疗效观察. 上海针灸杂志,1987,6(3):27

蒙珊,杜艳. 穴位埋线为主治疗原发性痛经 45 例. 辽宁中医杂志,2006,33(9):1180

莫延文. 针刺止痛治疗胆道蛔虫病 70 例. 中国针灸,1987,7

(5):13

倪莹莹．芒针治疗胆绞痛30例疗效观察．安徽中医学院学报,1994,13(3):69

潘书林．针刺法医治胃肠痉挛100例．中医药信息,1996,13(1):43

齐惠涛．温针灸疗法治验二则．山东中医杂志,2004,23(4):243

乔彩虹,孟祥顺．针刺肝经穴位为主治疗阴器病．针灸临床杂志,2003,19(9):45

秦玉革．意气针灸疗法独取阿是穴治疗腹痛107例．中国民间疗法,2006,14(1):21-22

饶艳秋,李亮．隔姜灸配合耳穴贴压治疗原发性痛经19例．中国针灸,1999,19(11):653

任国平．针灸治疗消化性溃疡36例．甘肃中医学院学报,2007,24(4):44-45

沈红云,张文兵．穴位注射配合辨证针灸治疗原发性痛经30例．辽宁中医学院学报,2005,7(1):59

沈其霖．针灸治疗急腹痛举隅．四川中医,1984,2(2):47

沈宗英,王辉．永康电子治疗仪治疗小儿肠痉挛疗效观察．北京中医,1989,8(5):27

盛灿若．深刺留针　通腑消炎//胡熙明．针灸临证指南．北京:人民卫生出版社,1991:556

师怀堂．师怀堂临证经验//陈佑邦．当代中国针灸临证精要．天津:天津科学技术出版社,1987:95

史晓林．针刺治疗胃肠痉挛100例．中国针灸,1995,15(4):23

司徒铃．狐疝治法//胡熙明．针灸临证指南．北京:人民卫生出版社,1991:569

宋明星．眼针治疗急性腹痛124例报告．中国中医急症,1995,4(3):120

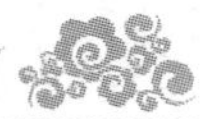

宋振之．温和灸治疗胃肠痉挛症 97 例疗效分析．针灸学报，1991，7(4)：50-51

栗漩．针刺治疗急性胃肠炎腹痛疗效观察．中国针灸，1997，17(11)：653-654

孙立虹，葛建军，杨继军，等．隔物灸治疗原发性痛经 42 例疗效观察．河北中医药学报，2004，19(3)：37-38

孙学忠．刺公孙对小腹痛的诊断作用．甘肃中医学院学报，1989，6(3)：48

谭学锋．针灸治疗胆绞痛 63 例临床观察．江西中医药，1988，19(4)：34

田从豁．田从豁临证经验 // 陈佑邦．当代中国针灸临证精要．天津：天津科学技术出版社，1987：61

王桂珠，梅丽，孙得志．灸法治疗原发性痛经 120 例．中国民间疗法，1999，7(8)：12

王济华．眼针治疗胆绞痛 122 例临床观察．中国针灸，1989，9(2)：27

王军武，伍晓汀．腹部针刺治疗术后早期炎性肠梗阻 65 例．中国中西医结合杂志，2008，23(2)：238

王品山．王品山临证经验 // 陈佑邦．当代中国针灸临证精要．天津：天津科学技术出版社，1987：29

王前琼．针刺迎香穴治疗胆道蛔虫症 29 例．中国民间疗法，2003，11(10)：12-13

王少鑫，陈兴华．针挑疗法治疗胃脘痛 44 例．辽宁中医杂志，1994，21(7)：331

王诗铭．腹部阿是穴皮内水针治疗胆绞痛的临床观察与形态学研究．上海针灸杂志，1987，6(4)：3

王松梅，李兴国，张立群，等．隔药灸治疗原发性痛经临床观察．中国针灸，2005，25(11)：773-775

王兴华．背俞穴拔罐治疗胆绞痛．中国针灸，1996，16(11)：38

王莹，安鹏．针灸结合外敷药治疗小儿疝气17例．中国民间疗法，2008，16(3)：20

王莹，崔敏．穴位埋线法治疗消化性溃疡128例分析．医用放射技术杂志，2005，27(9)：65

王兆静．艾灸地机穴治疗原发性痛经．针灸临床杂志，2003，19(6)：48

王志英，秦爱民，朱云霜，等．推按运经仪配合穴位注射治疗肾绞痛500例．北京中医杂志，1991，10(5)：46

王志英．穴位注射配合推按运经仪点穴治疗胆肾绞痛615例．山东中医杂志，1991，10(6)：18

文碧玲，鄂建设．挑刺背俞穴治疗胃脘痛70例．中国针灸，2005，25(1)：63

吴燕璟．针刺治疗急性腹痛310例．中医药学报，2000，28(6)：42

吴逸民．解痉止痛膏贴敷中脘穴治疗胆绞痛：附78例疗效观察．辽宁中医杂志，1989，13(1)：13

武百强，潘琦，陈福春，等．艾灸治疗早期炎性肠梗阻的临床观察．中国中西医结合杂志，2011，31(9)：1283-1284

武光录．针灸治疗疝气．中国针灸，1990，10(2)：53

肖冠峰．针刺治疗胆源性急腹痛300例疗效观察．中国针灸，2000，20(3)：141-142

谢松林．"脐四边"刺络拔罐治疗急性腹痛90例．中医外治杂志，2006，15(1)：21

熊峻．针灸辨病选穴治疗急性腹痛50例．针灸临床杂志，1997，13(3)：19

熊秀蓉，严炜，姚志芳，等．针灸治疗原发性痛经68例临床观察．福建中医学院学报，2001，11(3)：33-34

熊元清．耳穴药物注射缓解胆绞痛的疗效观察．针灸临床杂志，1996，12(12)：27

徐涵斌．针灸治疗不明原因小儿腹痛1例．江西中医药，2011，42(10)：50

许凯声，黄漫为，王琼梅．竹圈盐灸治疗腹痛126例．中国针灸，2005，25(10)：749-750

许文波．针灸医案四则．浙江中医学院学报，1991，15(1)：51

许文涛，高雪芹，黄晓丽．鼻针治疗胃痛150例．中医研究，2001，14(6)：53

许幸．穿刺埋线治疗胃脘痛300例．中国中医药科技，2010，17(5)：406.

杨传东．针刺结合钡餐透视下手法整复胃扭转27例．上海针灸杂志，1996，15(3)：15

杨同锡．针刺加拔罐治疗胆绞痛100例．陕西中医，1991，12(1)：34

杨永璇．艾灸大敦 颇有良效//胡熙明．针灸临证指南．北京：人民卫生出版社，1991：568

尹国有．胆俞膏配合针刺对照治疗胆绞痛170例．中国民间疗法，1997，5(3)：31

余幼鸣．针刺足三里镇上腹疼痛160例疗效观察及机理探讨．上海针灸杂志，1997，16(3)：10

余宗南．指针在治疗急腹痛症中的应用．上海针灸杂志，1995，14(5)：214-215

喻喜春．经前经后 刺络放血//胡熙明．针灸临证指南．北京：人民卫生出版社，1991：387

臧明，朱伟良，王杭军．针灸治疗脊柱相关性腹痛46例．中国针灸，2011，31(4)：299-300

臧郁文．上巨虚合谷 刺之甚效//胡熙明．针灸临证指南．北京：人民卫生出版社，1991：558

詹泰来．针挑为主治疗胆绞痛32例疗效初探．湖南中医杂志，1991，7(2)：36

张凤春，刘丽莉，宋春华．针药并用治疗小儿腹痛型癫痫 40 例临床观察．针灸临床杂志，2003，19(5)：18

张家林．皮下针对急性腹痛止痛效果观察．中国针灸，1994，14(4)：54

张美丽，王振华．电耳针治疗痛经 40 例．中国针灸，1996，16(2)：47

张淼，孙申田．俞募通经法治疗原发性痛经 32 例临床观察．中国中医药科技，2003，10(6)：322

张漠瑞．针刺治疗肾绞痛 50 例．中国针灸，1990，10(1)：41

张玉璞．膝四大横　止痛消炎 // 胡熙明．针灸临证指南．北京：人民卫生出版社，1991：557

张运来．腕踝针治疗急腹痛 80 例临床观察．河北中医，2009，31(1)：97-98

张泽国．针灸大敦穴治疗嵌顿疝 12 例．中国民间疗法，2003，11(11)：6-7

张志敏．针药并用治疗急症验案 4 则．新中医，2004，36(8)：68

张祖联．针刺治疗急重病举隅．浙江中医学院学报，1992，16(6)：40

赵刚明．针刺为主治疗胸、腰源性腹痛误诊病例 17 例．中国针灸，2012，32(4)：317-318

赵培，傅汝廉，开桂云．激光治疗腹部炎性包块的疗效及随访分析．中国针灸，1987，7(6)：8

赵青．电针联合 TDP 治疗输卵管妊娠破裂术后腹痛 32 例．广西中医药，2009，32(5)：27

郑兴，纪东梅．维生素 B_1、B_6、B_{12} 穴位注射治疗胃及十二指肠溃疡病 65 例临床观察．针灸临床杂志，2000，16(1)：37

周均．药物注射治疗慢性盆腔炎腰腹痛的经验．成都中医药大学学报，2002，25(2)：54

周立人．点穴器治疗肾绞痛．中医杂志，1995，36(11)：657

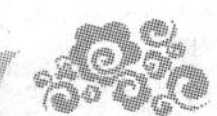

周楣声．诸种疝气　各有治法//胡熙明．针灸临证指南．北京:人民卫生出版社,1991:565

朱金凤．针灸治疗腹部术后腹痛腹胀53例．陕西中医,1995,16(7):319

第二十三节　癥瘕积聚

癥瘕积聚，即腹内结块。古代文献中凡有癥、瘕、积、聚、块、息贲（肺积）、伏梁（心积）、肥气（肝积）、痞气（脾积）、结积、如覆杯、痞块、痞积、凝滞如痞、肠覃等描述字样的内容，本节均予以收录（古代肾积，或为奔豚，表现为腹中气逆，对于一般的奔豚气当另作讨论，故本节不予收录）。中医学认为，本病涉及心、肝、脾、肺、肾等脏腑，临床表现为癥（积）与瘕（聚）两种，前者有形，固定不移；后者无形，聚散无常。就辨证而言，可分为寒、热、虚、气滞、血瘀、痰饮、伤食、疟母等证型。西医学中的腹腔肿瘤，以及胃肠痉挛、胃肠梗阻、肝脾肿大、腹外疝等病症与本病相关。本节对针灸文献中古代的癥瘕积聚与现代的腹腔肿瘤进行比较，涉及的古代文献共351条，合648穴次；现代文献共36篇（包括胃癌、肠癌、子宫肌瘤、卵巢囊肿、盆腔肿瘤等及其治疗副反应），合188穴次。将古今文献的统计结果相对照，可列出表23-1~表23-4（表中数字为文献中出现的次数）：

表23-1　常用经脉的古今对照表

经脉	古代（穴次）	现代（穴次）
相同	任脉163、膀胱经100、胃经68、脾经41、心包经26	任脉48、胃经43、脾经27、膀胱经15、心包经11
不同	肝经71、肾经50	大肠经9

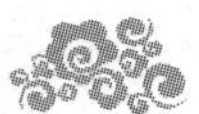

表 23-2　常用部位的古今对照表

部位	古代（穴次）	现代（穴次）
相同	胸脘 169、小腹 131、上背 83、足阴 52、下背 33、腿阴 33、臂阴 29、腿阳 28	小腹 45、腿阳 29、胸脘 28、腿阴 23、臂阴 13、足阴 12、上背 11、下背 8
不同	（无）	（无）

表 23-3　常用穴位的古今对照表

穴位		古代（穴次）	现代（穴次）
相同		中脘 38、上脘 27、天枢 25、脾俞 25、足三里 22、内关 18、关元 18、照海 16、中极 15、膈俞 9、肾俞 9、公孙 7、阴陵泉 6、太溪 6、列缺 5、三阴交 5、地机 5、神阙 5	足三里 23、三阴交 15、内关 10、关元 10、中脘 10、中极 5、天枢 4、公孙 3、阴陵泉 3、肾俞 3、神阙 3、列缺 2、地机 2、膈俞 2、脾俞 2、太溪 2、照海 2、上脘 2
相似	胸腹	章门 34、气海 33、期门 12、腹通谷 10、患部 10、梁门 9、巨阙 6、冲门 5	子宫 6、归来 5、曲骨 3、膻中 3、水道 2、下脘 2
	背部	三焦俞 13、肝俞 11、肺俞 5、胃俞 5	次髎 3
	肝经	行间 7、曲泉 9	太冲 4
	脾胃	（阴陵泉、足三里）	血海 2、上巨虚 2
不同			合谷 2、二间 2、阳溪 2、手三里 2

表 23-4　所用方法的古今对照表

方法	古代（条次）	现代（篇次）
相同	灸法 99、针刺 31、外敷 9	针刺 27、灸法 14、外敷 1
相似	点烙 1	火针 1
不同	熨法 7、交叉刺灸 2、缸灸刺血 1、蒸脐 1	电针 4、耳穴 3、穴位注射 2、器械 1、埋针 1、按时开穴 1

根据以上各表，可对古今针灸治疗癥瘕积聚的特点作以下比较分析。

【循经取穴比较】

1. 古今均取任脉与胃、脾经穴　本病的病位在腹部，而任脉、胃经、脾经均循行于胸腹，因此古今临床均多取该三经穴。

表 23-5　古、今任脉、胃经、脾经穴次及其分占各自总穴次的百分比和其位次对照表

	古代	现代
任脉	163（25.15%，第一位）	48（25.53%，第一位）
胃经	68（10.49%，第四位）	43（22.87%，第二位）
脾经	41（6.33%，第六位）	27（14.36%，第三位）

表 23-5 显示，任脉的百分比及位次，古今相似或相同；而**现代比古代更重视胃经与脾经穴**。就穴位而言，表 23-3 显示，**古今均取中脘、上脘、关元、中极、神阙，天枢、足三里，公孙、阴陵泉、三阴交、地机**，这是相同的；古代还取气海、巨阙，梁门，冲门，现代则取曲骨、膻中、下脘，归来、水道、上巨虚，血海，这些是相似的；表 23-3 又显示，现代取足三里、三阴交分别为 23、15 穴次，分列诸穴第一、第二位，而古代该两穴的位次较现代为低，这也导致了现代胃、脾经穴次较高。《素问・骨空论》云："任脉为病，男子内结七疝，女子带下瘕聚。"即为任脉治疗本病之例。

2. 古今均取膀胱经穴　膀胱经的背俞穴是脏腑之气输注之处；现代研究证实，控制腹腔内脏器的自主神经多从背部脊髓 T_6~L_3、$S_{2\sim5}$ 发出，刺激与这些脏器相关的背俞穴，则可通过这些自主神经调节相应脏器的功能，因而在古、今文献中，膀胱经分

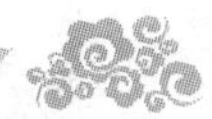

别达100、15穴次，分列诸经的第二、第四位，分占各自总穴次的15.43%、7.98%，可见**古代比现代更多地选取膀胱经穴**，此可能是现代涉及文献较少的缘故。就穴位而言，**古今均取脾俞、膈俞、肾俞，这是相同的**；古代还取三焦俞、肝俞、肺俞、胃俞等，现代则取次髎等，这是相似的。

3. 古今均取心包经穴　心包经"起于胸中，出属心包络，下膈，历络三焦"，与腹部也有广泛的联系，因此古今本病临床亦取之。在古、今文献中，心包经分别为26、11穴次，分列诸经的第七、第五位，分占各自总穴次的4.01%、5.85%，可见古今百分比相近。就穴位而言，**古今均取内关，这是相同的**。《灵枢经·经筋》云，"手心主之筋"，病则"胸痛息贲"（息贲为肺积），乃为例。

4. 古代选取肝、肾经穴　肝、肾经也循行于腹部，因此古代也选用肝、肾经穴，分别为71、50穴次，分列诸经的第三、第五位，分占古代总穴次的10.96%、7.72%，**常用穴为章门、期门、行间、曲泉，照海、太溪、腹通谷**。而现代取肝、肾经穴分别为7、5穴次，分列现代诸经的第七、第八位，分占现代总穴次的3.72%、2.66%，均未被列入常用经脉，不如古代。但表23-3显示，照海、太溪，太冲，仍为现代常用穴，可见现代还是选用肝、肾经穴的，尽管该两经的穴次不高。

5. 现代选取大肠经穴　大肠经"下膈，属大肠"，也与腹部相连，因此现代还选用大肠经穴，共计9穴次，列诸经的第六位，占现代总穴次的4.79%，**常用穴为合谷、二间、阳溪、手三里**。而古代取大肠经5穴次，列古代诸经的第十一位，占古代总穴次的0.77%，未被列入常用经脉，不如现代。

【分部取穴比较】

1. 古今均取胸腹部穴　本病的病位在腹，因此古今均取胸脘与小腹部穴。

表 23-6 古、今胸脘、小腹部穴次及其分占各自总穴次的百分比和其位次对照表

	古代	现代
胸脘	169（26.08%，第一位）	28（14.89%，第三位）
小腹	131（20.22%，第二位）	45（23.94%，第一位）

表 23-6 显示，**古代比现代更多地选取胸脘部穴**，而现代似比古代更多地选取小腹部穴。就穴位而言，**古今均取中脘、上脘、天枢、关元、中极、神阙，这是相同的**；古代还取章门、气海、期门、腹通谷、患部、梁门、巨阙、冲门等，现代则取子宫、归来、曲骨、膻中、水道、下脘等，这些是相似的。

古代取胸腹部穴者，如《圣济总录》载，中脘主治"五脏积聚气"。《类经图翼》谓："上脘，神农经云：治心疼积块呕吐，可灸十四壮。""小腹癥积腹胀，妇人癥聚瘠瘦，灸气海百壮，三报之。"《医学入门》载：天枢主"癥瘕"。《神应经》称："瘕聚：关元。"《医学纲目》曰："肠覃之状，内着恶气，乃起息肉，大如鸡卵，日以益大，其成也如孕，推之则移：中极、气冲、天枢、五福。"《备急千金要方》云："积聚坚满，灸脾募百壮，穴在章门季肋端。"《肘后歌》道："伤寒痞结胁积痛，宜用期门见深功。"下述敷贴疗法多取神阙穴，亦为例。

现代取胸腹部穴者，如赵文生治疗食管癌，取膻中、鸠尾、巨阙、上脘、中脘、下脘等穴，用针刺法；侯冬梅等治疗胃癌术后化疗致腹泻，取中脘、天枢等穴，施针刺；王丽等治疗子宫肌瘤，取子宫、曲骨，用针刺平补平泻手法；杜文元则取归来、气海、带脉、关元、水道等穴，用针刺法；严红等取气冲、曲骨、子宫等穴，按虚实用针刺补泻法。

2. 古今均取背部穴 因为本病多取膀胱经背俞等背部穴，因此上、下背部穴次较高。

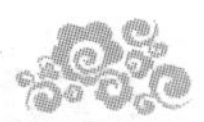

表 23-7 古、今上、下背部穴次及其分占各自总穴次的百分比和其位次对照表

	古代	现代
上背	83(12.81%,第三位)	11(5.85%,第七位)
下背	33(5.09%,并列第五位)	8(4.26%,第八位)

表 23-7 显示,**古代比现代更多地选取上背部穴**(前面已述,此可能是现代涉及文献较少的缘故),而古今下背部穴次的百分比相近。就穴位而言,**古今均多取脾俞、膈俞、肾俞,这是相同的**;古代还取三焦俞、肝俞、肺俞、胃俞等,现代则取次髎等,这是相似的。

古代取背部穴者,如《采艾编翼》云:“小儿积聚痃癖:脊中旁各去一寸五分,每穴七壮。”(此处当为脾俞穴)《铜人腧穴针灸图经》载:膈俞主“腹中积癖”。《针灸集成》治疗“脐下结块如盆”,灸“肾俞以年壮”。《备急千金要方》曰:“脏腑积聚胀满,羸瘦不能食,灸三焦俞随年壮。”“胸满心腹积聚痞痛,灸肝俞百壮三报。”

现代取背部穴者,如朱汝功等治疗食管癌、胃癌,取大椎、身柱、神道、灵台、脾俞、胃俞、足三里等穴,施麦粒灸,取夹脊穴,施以针刺;郑少祥治疗子宫肌瘤,取肾俞、脾俞等穴,施以温针灸,取膈俞、次髎等穴,施以针刺补法;严红等则取次髎、三阴交,按虚实用针刺补泻法;李玉莲等治疗肠癌病人术后癃闭,取膀胱俞等穴,用针刺平补平泻法。

3. 古今均取下肢阴面穴 前面已述,治疗本病多取足三阴经穴,而足三阴经循行于下肢阴面,因此足阴部与腿阴面的穴次较高。

表 23-8 显示,足阴部的百分比古今相近,而**现代比古代更多地选取腿阴面穴**,此当是现代治疗的是肿瘤,为安全起见,现代多取四肢部穴的缘故。就穴位而言,**古今均取足阴部照海、公孙、太**

溪，腿阴面阴陵泉、三阴交、地机，这是相同的；古代还取行间、曲泉，现代则取太冲，这是相似的；**现代又取血海，古代取之不多**，这是不同的。

表 23-8　古、今足阴部、腿阴面穴次及其分占各自总穴次的百分比和其位次对照表

	古代	现代
足阴	52（8.02%，第四位）	12（6.38%，第六位）
腿阴	33（5.09%，并列第五位）	23（12.23%，第四位）

古代取下肢阴面穴者，如《玉龙赋》道："取内关于照海，医腹疾之块。"《琼瑶神书》载，公孙可治"久积更兼儿块病"。《备急千金要方》云："癥瘕，灸内踝后宛宛中，随年壮。"（此处当为太溪穴）《子午流注针经》曰：阴陵泉主治"霍乱疝瘕及腰疼"。《针灸聚英》言：三阴交主"癥瘕"；行间主"肝积肥气"；曲泉主"血瘕并癃闭"。

现代取下肢阴面穴者，如朱汝功等治疗食管癌、胃癌，取公孙、照海等穴，用提插捻转针刺手法；李玉莲等治疗肠癌病人术后癃闭，取太溪、阴陵泉等穴，用针刺平补平泻法；李国安治疗子宫肌瘤，针刺三阴交、地机、阴陵泉等穴，施平补平泻针法；郑少祥则取三阴交、隐白等穴，施以刺补法；宋丽娟取血海、地机等穴，施以针刺苍龟探穴法，配合温灸。

另外，古人还取足第二趾下横纹中的经外奇穴"独阴"以治疗本病，如《针灸集成》载，该穴主治"伏梁、奔豚、积聚、小肠疝气"。现代焦国瑞则介绍，有人取足底部的几个穴点治疗肿瘤有效，并命名其为"癌根"。"独阴"与"癌根"的位置虽不同，但均在脚底，这是偶然的巧合，还是确有什么规律，尚待探讨。

4. 古今均取臂阴面穴　因为治疗本病多取心包经等手阴经穴，因而在古、今文献中，臂阴面分别达 29、13 穴次，分列各部的

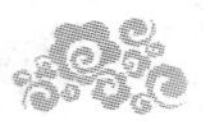

第六、第五位，分占各自总穴次的4.48%、6.91%，古今百分比相近。就穴位而言，**古今均取内关、列缺**，这是相同的。其中内关为心包经络穴，列缺通任脉。如明代《八法八穴歌》道：内关治“积块坚横胁抢”。《针灸大全》载：内关配大陵、中脘、三阴交，治“痞块不散，心中闷痛”。宋代《琼瑶神书》道：列缺主“妇人血块死胎深”。现代朱汝功等治疗食管、胃癌，取内关、列缺等穴，用提插捻转针刺手法；蔡晓刚治疗胃癌术后梗阻、呃逆，针刺内关、神门等穴；卢光甫治疗子宫肌瘤，取列缺、内关等穴，按时针刺。

5. 古今均取腿阳面穴　治疗本病多取胃经等足阳经穴，而足阳经循行于腿阳面，因而在古、今文献中，腿阳面分别为28、29穴次，分列各部的第七、第二位，分占各自总穴次的4.32%、15.43%，可见**现代比古代更重视腿阳面穴**。就穴位而言，**古今均多取足三里，这是相同的。现代又取上巨虚，古代取之不多，这是不同的**；前面已述，现代多取足三里，其穴次列诸穴之首，古代不如之，这也是古今不同的，也是现代腿阳面穴高的原因之一。

古今取腿阳面穴者，如明代《东医宝鉴》载，灸足三里可治“癥瘕积块”。明代《杂病穴法歌》曰：“有块者兼针三里。”现代徐淑英等治疗胃癌疼痛，取足三里穴，用提插捻转针刺手法；李凌亦取足三里，用针刺补泻方法；高芳治疗胃肠癌疼痛，则取足三里、上巨虚、下巨虚等穴，用平补平泻针刺手法；侯冬梅等治疗胃癌术后化疗致腹泻，取足三里、上巨虚等穴，施针刺。

此外，尽管上肢阳面穴次不高，但表23-3显示，**现代还取合谷、二间、阳溪、手三里**，此是现代选取大肠经穴的缘故。如党文等治疗胃癌痛，取曲池、合谷等，用针刺平补平泻；金哲秀治疗大肠癌，取二间、阳溪等，用针刺；朱汝功等治疗食管、胃癌，取手、足三里等，用提插捻转针刺法。而现代取上肢阳面穴较少。

【辨证取穴比较】

与辨证相关的本病古代文献，涉及寒、热、虚、气、瘀血、痰饮、酒食、疟等因素，故可分为相关类型。从文献记载来看，**各类型的治疗皆取腹部穴**，这是共同的，与上述本病总体取穴特点亦相合，并无特异性。如治疗寒者，《针灸集书》曰："中脘、上脘治伏梁，心下状如覆杯，寒痞结气。"治疗热者，《针灸大成》云："痢兼吐血不止，身热咳嗽，绕脐一块痛至死，脉气将危绝"，"脐中一块，高起如拳大"，"急针气海，更灸至五十壮而苏，其块即散"。治疗虚者，《类经图翼》称：天枢主"腹中气块，久泻不止，虚损劳弱，可灸二十一壮"。治疗气滞者，如《备急千金要方》语：中管主"气积聚"。治疗瘀血者，《针灸大成》谓："气海专治妇人血块筑疼痛。"《灸法秘传》云："癥瘕"，"因血凝而致者，灸天枢可耳"。治疗痰饮者，《备急千金要方》载："通谷主结积留饮，癖囊，胸满。"治疗酒食伤者，《名医类案》记："饮酒醉卧，膈痛，饥而过饱，遂成左胁痛，一块如掌，按之甚痛"，"又以韭饼置痛处熨之，半日前后，大便通而安"。治疗疟母者，《古今医统大全》述："治久疟疟母痞块者"，"可灸章门二穴"。上述诸穴均在腹部，各类型之间并无差异。

此外，**古人治疗本病之诸类型也循经选取相应之穴**，这在诸型间也是一致的，亦无特异性。如治疗寒者，《针灸集书》载：列缺主"痃癖，冷块"。治疗热者、瘀者，《铜人腧穴针灸图经》称：地机主"女子血瘕，按之如汤沃，股内至膝"。治疗虚者，《针灸甲乙经》谓：大敦主"虚则病诸瘕癞"。治疗气者，《扁鹊神应针灸玉龙经》言：列缺主"游走气刺，七癥八瘕"。治疗瘀血者，《玉龙经》称：照海主"血瘕"。治疗酒食伤者，《针灸逢源》述：照海主"喉塞便淋酒积"。上述诸穴均在四肢，其治疗腹部之癥瘕当属循经取穴。

除上述共同之处外，对于各类型的治疗，古人取穴似还有以下各自特点。

1. 与寒相关　与寒相关的本病古代文献共计 21 条，合 23 穴次，其中腹部穴 19 穴次，占 82.61%，与其他类型相比，治疗本类型**更多地选取腹部穴**，因为脘腹部穴可补后天之本脾胃，而小腹部含"脐下肾间动气"，其穴可补先天之本肾，故腹部穴可健脾

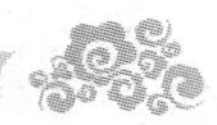

强肾，益气祛寒。常用穴为气海、中脘、上脘等。如《神农皇帝真传针灸图》谓：气海“治脐下冷气上攻，积聚疼痛”。《备急千金要方》曰：“积聚坚大如盘，冷胀，灸胃管二百壮。”“心下坚，积聚冷胀，灸上管百壮。”治疗本类型，古人亦多**选取下半身穴**，共计15穴次，占本类型总穴次的65.22%，因为下半身藏有脾、肝、肾三脏，与足三阴经相连，主持消化吸收水谷精微，制造与贮存能量，可温煦脏腑，驱逐寒邪。除上述气海等穴外，又如《循经考穴编》云：公孙主“水肿痞积，膈胁冷气相乘”。《太乙神针》言：中极主“冷气积聚冲心，脐下结块”。

2. 与热相关　与热相关的本病古代文献共计12条，合17穴次。就文献内容来看，古人**选取关节部穴**，此部为骨之末端部，阳气较为旺盛，刺激该处穴则可清热祛邪。如《针灸甲乙经》：冲门主“身热，腹中积聚疼痛”；曲泉主“女子疝瘕，按之如以汤沃两股中”。对于本类型古人**还取上半身穴**，此当是人体上半身心、肺主持呼吸和循环功能的缘故，可输出能量，其穴归属阳性。如《备急千金要方》语：“期门、缺盆，主胸中热，息贲。”《太平圣惠方》称：心俞主“结积寒热”。《杂病穴法歌》道：“一切内伤内关穴，痰火积块退烦潮。”上述期门、缺盆、心俞、内关均在上半身。

3. 与虚相关　与虚相关的本病古代文献共计6条，合8穴次。从文献内容来看，古人**多取小腹部穴**，前面已述，小腹部含“脐下肾间动气”，其穴可强肾益气。所用穴为中极、关元、气海、天枢，如《铜人腧穴针灸图经》记：中极主“阳气虚惫，疝瘕水肿”。《医学入门》述：关元主“诸虚肾积”；气海主“诸虚癥瘕”。

4. 与气滞相关　与气相关的本病古代文献共计69条，合124穴次，常用部位及其穴次为：胸腹部61、背部24、下肢阴13、上肢阴12。可见治疗气滞古人亦多取腹部穴，其中包括中脘、天枢、上脘等穴，**尤重气海穴**，《铜人腧穴针灸图经》称其为“男子生气之海”；《灸法秘传》载：“癥瘕”，“倘因气滞而成者，灸气海”。古人还多**取背部穴**，此当是背俞穴是脏腑之气输注之处的缘故，刺激之可以调整脏腑的功能，理气消积。如《针灸甲乙经》曰：脾俞主“大肠转气，按之如覆杯”。《外台秘要》云：大肠俞主“大肠转气，按之如覆杯，食饮不下，善噎”。《类经图翼》言：“气块：脾俞、胃俞、肾俞、梁门、天枢。”对于本类型，古人又**取阴维、阴跷之交会穴内关、照海**，此当是该2脉循行于胸腹部之故，如《玉龙歌》道：“腹中气块痛难当，穴法宜向内关防，八法有名阴维穴，腹中之疾永安康。”《针经指南》语：照海主“气块（脾肝肾）”。《医学纲目》称：“（玉）气块：照海、内关、通谷。”古人还**取足三里**，该穴为胃经合穴，具降逆理气之功。如《类经图翼》谓：足三里主“气块吐血，腹内诸疾”。古人又综合选取上述腹部、背部、内关、照海、足三里等穴，如《针灸大全》述：内关配膈俞、肝俞、大敦、照海，治疗“五积气块，血积血癖”。《针灸捷径》谓：“脾积气块痛，或止积气痛无块者亦治之：脾俞、天枢、上管、中管、气海、三里。”

5. 与瘀相关　与瘀血相关的本病古代文献共计31条，合47穴次，常用穴为曲泉、照海、中极、膈俞、关元。可见除了腹部穴以外，古人还常取**关节部穴和膈俞穴**，前者当是瘀血常积滞在关节处的缘故；后者当是膈俞为“血会”的原因。如《采艾编翼》载，曲泉主治“血瘕少腹挺出”；《针经指南》曰，列缺主治“妇人血积或败血”，照海主治“妇人血积”。《类经图翼》载，膈俞主治“痃癖五积，气块血块”。

6. 与痰饮相关　与痰饮相关的本病古代文献共计10条，合13穴次。文献内容显示，除了腹部穴以外，古人多取化痰饮之穴，即**多取与肺、脾、胸相关的穴位**，如《针经指南》曰：列缺主“诸积聚脓痰膈（心胃）”。《针灸集成》言：“痰积成块：肺俞百壮，期门三壮。”《神农皇帝真传针灸图》云：“脾俞：治痰癖积聚。”《杂病穴法歌》道：“一切内伤内关穴，痰火积块退烦潮（兼针三里尤妙）。”上述列缺、肺俞与肺相关，期门、脾俞与脾相关，内关与胸相关。

7. 与酒食相关　与酒食相关者共计11条，合21穴次，常用

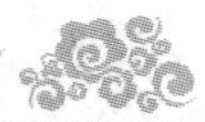

穴为内关、手三里、足三里、公孙、脾俞等，可见古人多**取与脾胃相关之穴**。如《席弘赋》道："手足上下针三里，食癖气块凭此取。"《针灸集书》述："面肿酒癥并气块"，"内关先刺后公孙"。《医学入门》记：脾俞主"食癥"。

8. 与疟相关　与疟相关之本病，常被称为"疟母"，乃是指伴有脾脏肿大的慢性疟疾，临床在腹部可触摸到肿大的脾脏，故亦被古人归入癥瘕之列。涉及其之古代文献共计5条，合5穴次。取穴则**以脾的背俞穴和腹募穴为多**，如《太乙离火感应神针》载，脾俞主治"积痞老疟"；《针灸集成》曰："疟母：痰水及瘀血成块，腹胁胀而痛，每上下弦日，章门针后，即灸三七壮。"

此外，古人还常将癥瘕积聚按脏腑进行辨证施治，具体方法如下。

1. 肝积　又名"肥气"，**常取与肝胆相关的穴位**，如《类经图翼》云："肝积：肝俞（七壮）、章门（三七壮）、行间（七壮）。"《针灸大全》治疗"胁下肝积，气块刺痛"：取足临泣配章门、支沟、阳陵泉、中脘、大陵。《针灸逢源》曰："行间治肝积。"《针灸则》载："肝积，针：梁门、天枢、章门；灸：肝俞、章门。"

2. 心积　又名"伏梁"，**多取与心相关的穴位**，如《类经图翼》云："心积：神门、后溪、巨阙、足三里。"古人又常将胃当作心，故心积**也常取与胃相关的穴位**，如《灸法秘传》语："伏梁者，心积也"，"当灸上脘或中脘可安"。《针灸则》载："心积，针：中脘、鸠尾；灸：膏肓。"

3. 脾积　又名"痞气"，**多取与脾胃相关的穴位**，如《针灸聚英》称：商丘主治"脾积痞气"。《循经考穴编》谓：隐白主治"脾积疼痛"。《类经图翼》述："脾积：脾俞、胃俞、肾俞、通谷、章门（二七壮）、足三里（上俱七壮）。"《针灸则》载："脾积，针：中脘、梁门、阴都；灸：脾俞、腰眼。"

4. 肺积　又名"息奔"，**多取与肺相关的穴位**，如《类经图翼》曰："肺积：名息奔，在右胁下，尺泽、章门、足三里。"《针灸甲乙经》

言:“息贲时唾血,巨阙主治。”《备急千金要方》云:“期门、缺盆主胸中热,息贲,胁下气上。”《针灸则》载:“肺积,灸:三里、肺俞。”

5. 肾积　又名“奔豚”,**多取与肾相关之穴**,如《医学入门》语:关元主治“肾积及虚”,章门主治“肾积,灸两边”。《类经图翼》谓:“肾积:肾俞、关元、中极、涌泉(四五壮,不可太过,炷如麦粒)。”《针灸则》载:“肾积,灸肾俞、京门。”

现代临床也有采用辨证施治者,如金哲秀治疗大肠癌,对于寒证,针刺泻二间,补阳溪;对于热证,针刺泻阳溪,补二间;对于虚证,取膻中、中脘、神阙、关元,施隔黄土饼灸;对于实证,取肿瘤局部体表,用隔黄土饼的温针灸。但总的来说,**现代用辨证施治的报道较少**,因此对古人的辨证文献尚可探讨。

【针灸方法比较】

1. 古今均用艾灸　在本病的古、今文献中,涉及艾灸者分别为 99 条次、14 篇次,分列古、今诸法之第一、第二位,分占各自总条(篇)次的 28.21% 和 38.89%,可见**古今均重视艾灸,而现代的百分比比古代更高**,此当是本节收录的现代文献涉及的是肿瘤之故,而肿瘤的治疗难度较高,多用艾灸。

(1)艾灸取穴特点

1)古今均多灸胸腹部穴:古代艾灸治疗本病共 191 穴次,其中胸腹部穴共 103 穴次,占本病艾灸总穴次的 53.93%;而在前述本病总体取穴特点中,古代取胸腹部共 300 穴次,占总穴次的 46.30%。可见**古代艾灸比总体更多地选取胸腹部穴**,此当是针刺胸腹部穴有一定的风险的缘故,因而古代有人主张不用或少用针刺,致使胸腹部穴的艾灸次数较高。如《备急千金要方》曰:“胀满瘕聚,滞下疼冷,灸气海百壮,穴在脐下一寸,忌不可针。”“妇人癥瘕”,“灸天枢百壮,三报之,万勿针”。

在腹部,**古代艾灸的常用穴为气海、章门、天枢、中脘、上脘等**,除本节前面已举例子外,又如《铜人腧穴针灸图经》云:气海

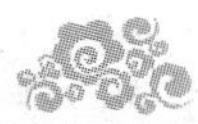

主“气结成块，状如覆杯”，“悉皆灸之”。《针灸大成》载杨继洲的医案：“腹内有积块”，“灸章门”。《医宗金鉴》道：天枢“兼灸鼓胀癥瘕病，艾火多加病必康”。《古今医统大全》言：“积聚：灸胃脘百壮。”（当为中脘）“章门、天枢、气海、通谷、上脘、中脘，右六穴皆灸痞块，可按证选用。”古人还灸胸腹部经外奇穴，如《千金翼方》载：“治瘕癖，患左灸右，患右灸左，第一屈肋头，近第二肋下即是灸处，第二肋头近第三肋下，向肉翅前亦是灸处。”

现代用灸法共57穴次，其中胸腹部38穴次，占艾灸总穴次的66.67%，可见现代比古代更多地灸取胸腹部穴，此亦当是治疗肿瘤之故。**现代常灸穴为关元、中脘、神阙**。如胡振霞等治疗子宫肌瘤，取关元、提托、子宫，用温针灸；蔡晓刚治疗胃癌术后梗阻、呃逆，取中脘、神阙，用艾条施温和灸；陈领然等治疗直肠癌的放化疗反应，取关元，施予温和灸。

2）**古代灸取肿块局部**：在腹部，古人艾灸又取肿块局部或其附近的穴位，如《神农皇帝真传针灸图》言：“痞气”，“痞硬处灸一壮，自瘥”。《针灸逢源》语：“痞块”，“宜用灸以拔其结络之根，上脘、中脘、通谷、期门（灸积块在上者），肾俞、天枢、章门、气海、关元、中极（灸积块在下者），脾俞、梁门（灸诸痞块）”，“然有不可按穴者，如痞之最坚处，或头或尾，或突或动处，但察其脉络所由者，皆当灸之，火力所到，则其坚聚之气自然以渐解散”。《采艾编翼》载，治疗“积聚”，取“天应穴”，后又注明：“随其患处，首尾灸之”。

现代临床未见灸取腹腔肿瘤局部的报道，但现代罗慕光治疗皮肤蕈样肉芽肿，在皮损部位皮肤针叩刺，然后用艾条温和灸烤，从而取得疗效。该案肿瘤虽非在腹腔内，但亦为灸腹部肿块提供了参考。笔者以为，艾灸使受灸部位脏器的免疫能力大大提高，而肿瘤细胞在高温下又难以生存，故在肿瘤局部施用灸法值得进一步探讨。

3）**古今均灸背部穴**：古代艾灸背部穴共56穴次，占本病艾灸总穴次的29.32%；而在前述本病总体取穴特点中，古代取背部共116穴次，占总穴次的17.90%，可见**古代艾灸比总体更多地选取背部穴**，显示古代对灸背部穴的重视。**常灸的背部穴为脾俞、肝俞、肾俞等**，除本节前面已举例子外，又如《医宗金鉴》道："脾俞主灸伤脾胃，吐泻疟痢疸瘕癥。""肝俞主灸积聚痛。"《针灸集成》谓："小腹积聚"，"肾俞以年壮"。现代灸取背部穴共计11穴次，占艾灸总穴次的19.30%，百分比较古代为低，显示**现代灸背部穴不如古代多**，笔者揣测此可能是现代涉及文献量较少的缘故。现代灸背部穴者，如前面"古今均取背部穴"中郑少祥、朱汝功等的灸治案例。

古人还灸背部经外奇穴，如《医学入门》载"痞根"一穴，专治痞块，该穴在"十三椎下各开三寸半，多灸左边，如左右俱有，左右俱灸"，据此，该穴当在肓门外五分，所治痞块，似为脾肿大，或包括肝肿大。此外，《外台秘要》载"崔氏疗癥癖闪癖方"，《古今医统大全》"治痞积灸方"，《医学入门》治"痞块"方，《名家灸选三编》治"痞积烦痛者法"，"治积聚痞块"法等，所灸者均为背部奇穴。而在现代本病临床上，灸取这些奇穴的报道较少。

4）**古代灸下肢关节部穴，现代则灸足三里**：古代灸治本病还取下肢关节部穴，因在该部气血运行往往受阻，而在此处施灸，可促使气血通畅。如《古今医统大全》记："癥瘕"，"内踝腕腕中（俱可灸）"。《神农皇帝真传针灸图》载：阴陵泉治"疝瘕，可灸七壮"。《针灸集成》述："小腹积聚"，"太冲各七壮"。《针灸集成》曰："脐下结块如盆"，"太冲、太溪、三阴交各三壮"，"独阴五壮"。《医学入门》治痞块："于足第二趾岐叉处，灸五七壮"（此处当为行间穴）。上述穴位多在关节部。

而现代灸下肢关节部穴的报道较少，较多的是灸足三里，共计4穴次。如尹双红等治疗胃癌术后症状，取足三里，施温针灸；下述"古今用大剂量灸法"中朱汝功、雷海燕等取足三里，施化脓灸，亦为例。

（2）**艾灸方法**：治疗本病的艾灸，除了常规方法外，还有以下

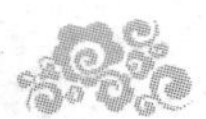

内容值得讨论。

1）古今均施隔物灸：隔物灸是在穴位上安置某些介质，在其上进行艾灸，以避免皮肤的直接烫伤；若安置的是药物，则可发挥艾灸与药物的双重作用，古今均用该法。如古代《寿世保元》云："腹中有积"，"以巴豆肉捣为饼，填脐中，灸三壮，可至百壮，以效为度"。《名家灸选三编》言："左胁有块，冲心腹痞绝法：用附子末，津调作饼，贴涌泉穴，饼上多艾灸，泄引下势。"巴豆可以泻下祛实，附子可以温肾补阳，故被用以治疗本病。

现代用隔物灸者，如侯冬梅等治疗胃癌术后化疗所致腹泻，取神阙，施隔姜灸，其中生姜可散寒温中；金哲秀治疗大肠癌，对于虚证，取膻中、中脘、神阙、关元，施隔黄土饼灸，对于实证，取肿瘤局部体表，用隔黄土饼温针灸，其中黄土可作传热介质；朱汝功等治疗食管、胃癌，取天突、璇玑、华盖、紫宫、玉堂、膻中、中庭、鸠尾、巨阙、上脘、中脘、下脘，用隔药饼灸，该饼由白附子、乳香、没药、丁香、细辛、小茴香、苍术、川乌、草乌等组成，具温阳理气之功。

2）古今用大剂量灸法：临床上许多本病的发病机制较为复杂，有的甚至时日久远，根深蒂固，灸量不足则不能起效，因此古人常常采用大剂量灸法。如《针灸逢源》曰："痞块"，"皆先灸七壮，或十四壮，以后渐次增加，多灸为妙"。"第灸痞之法，非一次便能必效，须择其要处，至再至三，连次陆续灸之，无有不愈者。"《医学入门》灸"足第二趾岐叉处"治痞块，并曰"灸一晚夕"（可见灸疗时间之长）。《医心方》云："治诸瘕方：灸膀胱俞三百壮以上。"《针灸则》言："五积、气块、血瘕，当灸膈俞、肝俞、大敦、照海，随病轻重，而自百壮至千壮。"《千金翼方》谓："五脏六腑积聚"，"灸心下二寸名胃管，百壮至千壮，佳。"可见古人艾灸可多达数百至千壮。

现代用大剂量灸法的报道不多，但现代有用化脓灸法者，化脓灸的化脓过程较长，作用时间较久，累积量也较大，故有一定疗效。如朱汝功等治疗食管、胃癌，取大椎、身柱、神道、灵台、八椎旁夹脊、脾俞、胃俞，足三里，施化脓灸；雷海燕等治疗胃癌、肺癌、乳房癌、结肠癌、肝癌等，取足三里，施化脓灸。笔者以为，从总体来看，现代灸治肿瘤的剂量往往偏小，若用大剂量的灸法，当可较大地增加机体的免疫力；若艾灸在肿瘤局部，则可在该部位产生高温，促使肿瘤细胞的死亡。

3）**古代施“太乙神针”灸：**“太乙神针”灸是在艾条中加入中药，并在穴位上铺就数层布或纸，将艾条点燃后按在布或纸上。在本病的古代文献中，涉及本法者有12条之多，显示对本法的重视。如《太乙神针》载：上脘主“黄疸积块”“伏梁，气蛊状如覆盆”；中脘“状如伏梁”；气海主“腹胀结块”，“滞气成块，状若覆盆”；中极主“冷气积聚冲心，脐下结块”，“血结成块”；下脘主“痃癖，气块”；脾俞主“膈气积聚”；《太乙离火感应神针》载：天枢主“气滞成块，状如覆盆”；气海主“凝滞若痞”；脾俞主“积痞老痁”，即上述穴位均可用“太乙神针”灸法治疗本病。“太乙神针”的艾条中所加的中药，一般有硫黄、麝香、乳香、没药、丁香、松香、桂枝、杜仲、枳壳、皂角、细辛、川芎、独活、雄黄、炮山甲等，这些药物多有行气活血等作用。而《串雅外篇》治“痞块腰痛”，用“百发神针”“按穴针之，真神妙，百中”，此案当与“太乙神针”相似，但该“神针”所用药物，除上述方中已用的乳香、没药、麝香、丁香外，还有生附子、血竭、川乌、草乌、檀香末、降香末、大贝母等，其中温阳的成分比上方为多。而现代用“太乙神针”灸治疗本病的正式报道不多。

4）**古代施熏蒸法：**《续名医类案》语：“骆元宾十年患疝，形容枯槁，李视之，左胁有形，其大如箕，以热手按之，沥沥有声，甚至上攻于心，闷绝良久，以热醋熏灸方醒。”此处“熏灸”似为熏蒸之意，并非艾灸，其中醋有散瘀解毒的作用。该书又载：“兵房吏王某患癥疾，教以蒸脐法治之。”此处未阐明“蒸脐”的操作，当是用药物在脐部施灸或施其他热疗。而在现代本病临床上，用熏蒸

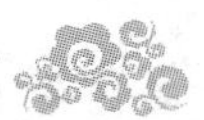

法的报道较少。

5）**古代施交叉灸：**古人也通过经络的交叉联系，灸取对侧相应的穴位。如《类经图翼》称："久痞，灸背脊中命门穴两旁各四指许是穴，痞在左灸右，在右灸左。"《医学入门》谓："痞块"，"于足第二趾歧叉处，灸五七壮，左患灸右，右患灸左"。《采艾编翼》记："积聚"，灸"章门（痞左取右，痞右取左）"。而现代临床用交叉灸治疗本病的报道不多。

6）**古代要求灸至出汗：**《医学纲目》称："妇人疝瘕，结核疼痛"，灸肘尖"小壮汗出则愈"。可见古人治疗本病，还有要求灸至汗出者。中医认为发汗可将体内邪气排出，此"邪气"当包括引发本病的致病因子。而在现代本病临床上未见这样的报道。

7）**古代讲究灸穴顺序：**《针灸逢源》曰："痞块"，"凡灸宜先上而后下。"《针灸集成》谓："癥瘕"，"天枢百壮，章门、大肠俞、曲泉、曲池、对脐脊骨上三七壮，灸宜先阳后阴。"可见古人主张艾**灸穴位的顺序是先上后下，先阳后阴**。而现代类似的报道不多。

8）**现代用温针灸：**温针灸是在刺入人体的针尾部装置艾绒，并予点燃，这是针刺与艾灸相结合的产物，由于操作简便，故在现代得以推广。如齐凤军等治疗卵巢囊肿，取天枢、关元、中极、归来、足三里、三阴交等穴，施以温针灸；林明花治疗子宫肌瘤，取曲骨、中极、子宫、天枢、肾俞、次髎，用温针灸；曹新怀等治疗胃癌前期病变，取中脘、足三里，施温针灸。而古代针具较粗，不易装置艾绒，故在古代文献中温针灸的记载较为少见。

2. 古今均用针刺　针刺可激发体内潜在的生理功能，调整脏腑的功能状态，故常被用于治疗本病。在本病的古、今文献中，涉及针刺者分别为31条次、27篇次，分列古、今诸法之第二、第一位，分占各自总条（篇）次的8.83%和75.00%，可见**现代比古代更多地采用针刺疗法**，此当现代针具进步和西医神经学说影响的结果

宋元时代《琼瑶神书》道：内关主"男子女人并积病，一针取

效值千金”；照海主“气块更兼强气痛，一针痊可显名医”。此处云“一针取效”，“一针痊可”，即有十分神奇的疗效，古代此类记载还有不少，在本节下述讨论中多有引用。但笔者以为这些记载所治者当为“瘕聚”，即西医学中的功能性肿块，如胃肠痉挛、腹外疝气等；而对于“癥积”，即西医学中的肿瘤，针刺当无如此神奇的疗效。

（1）针刺取穴

1）**古人多针胸腹部穴：**古代针刺治疗本病共68穴次，其中胸腹部共46穴次，占古代针刺总穴次的67.65%，**常用穴为中脘、章门、上脘、内关等**；而前述本病取穴总体规律中，古代胸腹部穴占总穴次的46.30%，可见**古代针刺比总体更多地选取胸腹部穴**。此当是古代癥瘕有许多是功能性肿块之故，而在局部针刺有较好疗效，故胸腹部穴次较高。如《针灸集书》曰：“奔豚气结及伏梁，先刺太仓。”（即中脘）《针灸大成》云：“得一痞疾，近因下第抑郁，疾转加增”，“即针章门等穴，饮食渐进，形体清爽，而腹块即消矣”。《续名医类案》记：“生痞块已十年，在脐上”，“忽一日痞做声，上行至心下，则闷痛欲绝，为针上脘，痞下而痛定，然脐旁动气不息，复针天枢穴，动气少止”。《针灸治疗实验集》言：“小腹右侧患癥瘕之疾”，“为针中脘、天枢、关元、期门、章门、行间、足三里、内关等穴，完全痛止”，“翌日又于右手、小腹右侧带脉、梁门、气冲、腹结、府舍、冲门针之”，“并针关元、气海，针后加灸”。

现代针刺治疗肿瘤共115穴次，其中胸腹部30穴次，占针刺总穴次的26.09%，可见**现代针刺胸腹部穴的频次较古代为低**，笔者揣测，现代所治多为器质性肿瘤，决非几次针刺即能起效，而恶性肿瘤又有转移之虞，为安全考虑，现代在胸腹部针刺者不多。现代针刺腹部穴之例，可参阅“古今均取胸腹部穴”中相关段落。

2）**现代多针四肢部穴：**现代针刺治疗肿瘤取四肢穴共76穴次，占针刺总穴次的66.09%；而古代针刺治疗本病取四肢穴共20穴次，占针刺总穴次的29.41%，可见**现代针刺四肢穴的频次高于**

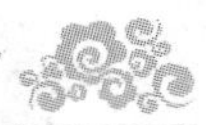

古代，此当也是现代从安全角度考虑的缘故。现代针刺常用穴为足三里、三阴交、内关、阴陵泉、太冲等，如杜文元治疗子宫肌瘤，针刺曲泉、三阴交、足三里、解溪等穴；Sternfeld M 则针刺足三里、三阴交、太溪、太冲、阳陵泉等穴；高芳治疗胃肠癌疼痛，针刺三阴交、手三里、中脘、阴陵泉，用平补平泻法；尹双红等治疗胃癌术后反应，针刺内关、三阴交、太冲，施平补平泻法。

3）**古今均刺块部穴**：古人往往取块部而直接予以针刺，这是古人治疗本病特点之一。如《针灸大成》载杨继洲的医案："腹内有积块"，"针块中"。《续名医类案》记："气冲起腹间者二，其大如臂，汉卿刺其一，魄然鸣，又刺其一，亦如之，稍按摩之，气血尽解，平趋无留行。"《针灸捷径》曰："气块，痞块及积块"，"就气上是穴，用手按住，使气不动，即针之二寸半，各灸五十壮"。可见古人在针刺气块时，还要求将其"用手按住，使气不动"，可供现代参考。古代在块部还将针刺与艾灸配合使用，如《古今医统大全》云："长桑君针积块癥瘕，先于块上针之，甚者又于块首一针，块尾一针，针讫灸之立应。"《神应经》载："腹中气块：块头上一穴，针二寸半，灸二七壮；块中穴，针三寸，灸三七壮，块尾一穴，针三寸半，灸七壮。"

现代临床也在肿块局部进行针刺，如辛育龄治疗肝癌等肿瘤，用直流电治疗仪与铂金制成电针，并将其直接插入瘤体内。此外，陆元庆等治疗甲状腺瘤，于瘿瘤顶部中心垂直刺入毫针，再于四周取 45° 角向中心各刺入一针，该案肿瘤虽不在腹部，但亦可作为针刺肿瘤局部的佐证。但总的来说，现代针刺肿瘤局部的报道不多，此当是恐引起肿瘤转移之故。

（2）**针刺方法**：治疗本病的针刺，除了常规方法外，还有以下内容值得讨论。

1）**古今均用补泻手法**：古今治疗本病均根据虚实施以针刺补泻手法。**古代用泻法者**，如《儒门事亲》载："沉积疑胎"，"块病也"，"俟晴明，当未食时，以针泻三阴交穴，不再旬，块已没矣"。

《医学纲目》称："妇人疝瘕，结核疼痛"，针天井、肘尖、气海，"泻之"。**用补法者**，如《脉经》谓："小腹痛，癥疝"，"针关元补之"。《针灸甲乙经》言："胞中有大疝瘕积聚，与阴相引而痛"，"补尺泽、太溪、手阳明寸口，皆补之"。**用补泻结合者**，如《千金翼方》语："腹中积聚，皆针胞门入一寸，先补后泻。"《太平圣惠方》记：上管主"伏梁气，状如覆杯，针入八分，得气先补而后泻之"。

现代用补泻手法者，如赵宇翔等治疗小肠癌术后胃液潴留，取百会、中脘、足三里、内关、公孙，用针刺补法，取合谷、厉兑，用针刺泻法；曹新怀等治疗胃癌前期病变，取关元、内关、阴陵泉施针刺补法，取太冲施针刺泻法；陈领然等治疗直肠癌术后放化疗的副反应，取上脘、中脘、下脘、内关、足三里，用针刺捻转补法；郑少祥治疗子宫肌瘤，取三阴交、隐白、膈俞、次髎，施以刺补法。总之，古今治疗本病均用补泻手法，这是相合的。

2）**古今均讲究针刺时机**：上述"与疟相关"中《针灸集成》治疗"疟母"，"每上下弦日，章门针后，即灸三七壮"；上述"补泻手法"中《儒门事亲》治疗"块病"，"俟晴明，当未食时，以针泻三阴交"。其中"上下弦日"乃每月十五之前、后的月亮半圆之时；"俟晴明，当未食时"当为天气晴朗，患者空腹之时。至于选取这些时机的原因尚可探讨。

现代治疗本病亦有择时针刺的报道，但与上述古人不同，现代多是根据子午流注学说操作。如卢光甫治疗子宫肌瘤，根据灵龟八法，选用照海、列缺、公孙、内关四穴，按时开穴。又如刘鲁明治疗肝癌的上消化道出血，于卯时与辰时取曲池、下巨虚，注入维生素 K_3，虽然此案采用的是穴位注射，但也是根据子午流注开穴的。

3）**古人采用盘法与龙虎手法**："盘法"即入针后，手持针柄作圆环形轻盘摇转，可促使针下得气。《琼瑶神书》道："有积内关痛甚泻，左盘中脘艾加详。"《针灸大成》载："胃旁一痞块如覆杯"，"详取块中，用以盘针之法"。

前人亦有使用“龙虎”手法者，其中“龙”指左转，“虎”指右转；若反复进行，则称“龙虎交战”；若使气运行，则为“龙虎升腾”。如《针灸治疗实验集》述：“小腹右侧患癥瘕之疾”，“于右小腹侧各软硬有形之块上，行龙虎交战手法”。“患肠覃症，状似怀孕，小腹块大如碗，积有年余，余治以针灸，将块中、头、尾各一针，施以盘施龙虎升腾之法，针后施灸，三次即愈。”而现代用盘法与龙虎手法治疗本病的报道不多。

4）**古人采用梅花针法**：清代《续名医类案》记：“脐下有一痞，周围径七寸，坚硬如石，乃以梅花针法，重重针之，又针其三脘，又针其百劳、百会，皆二十一针，针毕，令饮醇酒一杯。”笔者以为此处“梅花针”当与现代临床上的皮肤针不同，似为取一穴而用五针的“扬刺法”。

5）**古人重视针刺次序**：古代也有人讲究所刺穴位的先后次序，如《济生拔粹》曰：“伏梁气状如覆杯，刺任脉上脘一穴，次针足阳明经三里二穴。”《针灸集书》言：“伏梁，先刺太仓。”《针灸集书》“八法穴治病歌”道：先刺外关，后刺足临泣，以治疗“气块血风并泻痢，酒癥气积及血风”；前面“与酒食相关”中先刺内关，后刺公孙，亦为例。现代冯润身也认为改变所刺激穴位的先后顺序，将会取得不同的效应。

6）**古代的针刺禁忌**：《针灸捷径》曰：“气块，痞块及积块”，“其痞在心坎下及两胁下，切忌不可针之”。《神应经》云：“胸满血膨有积块，霍乱肠鸣，善噫：三里、期门（向外刺二寸、不补不泻）。”可见古人认为**在心肺胁肋部位，或不用针刺，或用沿皮平刺和浅刺**；而现代医学则认识到，针刺该部位，易出现气胸、肝脾损伤等意外事故，故尤须谨慎小心。

7）**现代采用苍龟探穴法**：宋丽娟治疗子宫肌瘤，取关元、中极、归来、血海、地机、子宫等穴，用针刺苍龟探穴法，配合温灸，而古代文献中未见用该法治疗本病者。

8）**现代重视针感传导**：现代崔开贤报道，治疗食管癌、胃癌，

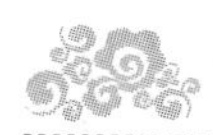

取中脘、章门与相应背俞穴等穴，用针刺提插捻转补泻，令针感沿经络上下传导。古代本病文献中虽然没有针感传导的记载，但《医学纲目》言："石瘕之状，生于胞中，恶血不通，日以益大如孕：阴陵泉、复溜（顺骨刺下，待腹温方可去）。"该案针刺下肢穴要直到腹部发热，当也需要经气的传输。

3. 古今均用敷贴　古今还采用敷贴疗法，使药物透过皮肤进入体内以治疗本病，在本病的古、今文献中，涉及敷贴者分别为9条次、1篇次，分列古、今诸法之第一、第六（并列）位，似古代敷贴多于现代，但统计显示古今百分比相近。

在敷贴治疗本病的古代文献中，《古今医统大全》所载为多，其治疗痞块，选取患部，敷贴二仙膏（明矾、雄黄）；三圣膏（生石灰、大黄、桂心）；四圣膏（耆叶、独蒜、盐、穿山甲）；琥珀膏（大黄、朴硝）；水红花或子熬膏，等。上述药物中生石灰可蚀恶肉；大黄、朴硝攻下泻毒；桂心温阳通脉；穿山甲消肿散结；水红花活血利湿；而明矾、雄黄，该书认为能使痞块化为脓水，从大便排出。

《古今医统大全》和《医学入门》两书又载有"兜肚方"，将药物混合于艾绵中，置肚兜内，裹肚。两书所载方药相似，均选用檀香、丁皮、零陵香、马蹄辛、白芷、甘松、麝香；不同的是，前者还选用排草、沉香、丁香、附子、乳香等温阳活血之品，后者则还选用羚羊角、马兜铃、木鳖子、升麻、血竭等行瘀散结消肿之味；前者用以治疗"腹中寒积"，而后者用以治疗"痞积"。

又如《串雅外篇》载："痞块：红芥菜子不拘多少，生姜汁浸一宿，大约芥菜子一酒杯，加麝香一钱，阿魏三钱，捣烂如膏，摊布上贴患处，汗巾扎紧，一宵贴过，断无不消。"其中芥菜子（即白芥子）可散结，而阿魏能化癥。

再如《薛氏医案》"外科发挥"载："忽一妇月经不行，腹结块作痛"，敷贴"太乙神仙膏"，则"经行痛止"。该膏包含凉血活血的玄参、当归、大黄、赤芍、生地，温阳行气的白芷、肉桂，拔毒生肌

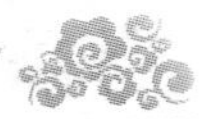

的黄丹等。

现代临床用敷贴者，如庞宝珍等治疗子宫肌瘤，用癥消宫春丹贴脐，该丹中含穿山甲、桃仁、香附、夏枯草等活血理气清热之药。此外，现代王云龙等治疗卵巢癌，取足三里、三阴交、关元等穴，用麝香作穴位埋藏疗法，其所放置药物的部位较敷贴为深，当有更好的疗效。

4. 古代采用点烙　现代采用火针烧针　点烙乃小面积的瞬时烧灼，其作用与直接灸相似，《太平圣惠方》的“三十六黄”中载有采用该法治疗本病的内容：“心下有气块者，难治，烙上管穴、心俞二穴、下廉二穴，次烙舌下黑脉”。

现代治疗本病未见有用烙法的报道，但有用火针和烧针者，如盛丽等治疗子宫肌瘤，取中极、关元、水道、归来、痞根、肾俞，用火针疗法；于志慧治疗子宫体癌，取石门、关元、中极穴，用烧针法。火针和烧针与点烙有相似之处，但其所及部位较点烙为深。

5. 古代采用熨法　熨法与灸法同属热疗范畴，但熨法的加热面积常常比灸法大，温度常常比灸法低，古人亦用以治疗本病。热熨所用的介质有川椒、葱、豆豉、艾绵、韭叶等，如《千金宝要》曰：“患癥结病及瓜病，似瓜形，日月形，或在脐左右，或在脐上下，若鳖在左右肋下，或当心如合子大，先针其足，以椒熨之。”《续名医类案》云：“一妇人小腹块痛”，“用葱豉熨法”。《串雅外篇》言：“痞积：艾绵四两，捏如患大，川椒四两，拌艾中，粗草纸包安痞积上，以汤壶熨，内有响声即消。”上述“辨证取穴比较”中《名医类案》载：“以韭饼置痛处熨之”，亦为例。

而《寿世保元》则选芒硝作为熨疗介质，取其攻下之力，而加用热熨则可增加药物的渗透力，以治疗“腹内有痞者”：“先以烫热好醋，将痞上洗净，量所患大小，用面圈圈定，用皮硝一升，放入面圈内铺定，用纸盖硝上，熨斗盛火，不住手熨，俟硝化尽，再用热醋洗去，用红绢摊膏，贴于患处，用旧鞋底炙热，熨两三次，每七日一换贴药，重者不过三七，肿血化去"。该书还记载，在熨疗介质中可加入鸽粪、大蒜、木鳖子肉等。

古人又将敷贴与熨法相结合，如《薛氏医案》"女科撮要"治疗"治一切痞块"，先用芒硝施熨法，再施药物敷贴法："凡贴膏药，先用朴硝随患处铺半指厚，以纸盖，用热熨斗熨良久，如消耗，再加熨之，熨二时许方贴膏药，若是肝积，加芦荟末同熨"，所贴药物为"阿魏膏"，包含有化癥消积的阿魏、木鳖子，祛风通络的羌活、独活、两头尖、白芷、天麻、槐柳桃枝、穿山甲、官桂，凉血活血的红花、赤芍、大黄、玄参、生地等，而上述芦荟则有泄热清肝的作用。而在现代本病临床上，用熨法的报道较少。

6. 古代采用缸灸刺血　清代《针灸集成》云："腹中积聚气行上下"，"痛气随往随针，敷缸灸必以三棱针"，此处"缸灸必以三棱针"，似即以三棱针刺之出血，再加拔罐，以期增加出血量，这在现代则常称为"刺络拔罐"。现代也有用刺络拔罐治疗肿瘤者，如曹文钟等治疗肺癌，取患侧痛点用刺络拔罐和艾条重灸法，本案肿瘤虽然不在腹部，但也可作为上述缸灸放血治疗本病的佐证。

7. 现代采用的其他疗法　现代还采用电针、耳穴、穴位注射、器械、埋针等方法，这些在本病的古代文献中未见记载，当是现代针灸工作者的发展

（1）**电针**：如苏万胜治疗子宫肌瘤，取子宫穴，用电针刺激；彭正顺等治疗晚期盆腔肿瘤的疼痛，取足三里、三阴交，用电针治疗。

（2）**耳穴**：如林明花治疗子宫肌瘤，取耳穴内生殖器、肾、耳中、内分泌、皮质下、肾上腺、耳轮4等，用埋籽贴压法；李慧敏等发现，胃癌患者的耳廓胃区多有结节；仲远明等证实，胃癌患者的相关耳穴，可出现电特性的变化。

（3）**穴位注射**：如彭正顺等治疗晚期盆腔肿瘤的疼痛，取秩边穴，注入泼尼松龙加利多卡因；党文等治疗胃癌痛，取天泉、不

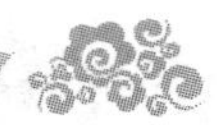

容、冲门、血海，注入冻干人转移因子。上述针刺时机段落中，刘鲁明取曲池、下巨虚，注入维生素 K_3，亦为例。

（4）**器械**：如周荣耀等治疗中晚期胃癌，取中脘、足三里、内关等穴，用毫米波进行照射。

（5）**埋针**：如蔡晓刚治疗胃癌术后梗阻、呃逆，取天枢、膈俞，用埋针法。

【结语】

根据上述对古今文献的统计与分析结果，兹提出治疗癥瘕积聚的参考处方如下（无下划线者为古今均用穴，下划曲线者为古代所用穴，下划直线者为现代所用穴）：①胸腹部穴中脘、上脘、天枢、关元、中极、神阙、章门、气海、期门、腹通谷、肿块局部、梁门、巨阙、冲门、子宫、归来、曲骨、膻中、水道、下脘等；②背部穴脾俞、膈俞、肾俞、三焦俞、肝俞、肺俞、胃俞、次髎等；③足阴部穴照海、公孙、太溪、行间、太冲等；腿阴面穴阴陵泉、三阴交、地机、曲泉、血海等；④臂阴面穴内关、列缺等；⑤腿阳面穴足三里、上巨虚等。此外还可选用上肢部大肠经穴合谷、二间、阳溪、手三里等。临床可根据病情，在上述处方中选用若干相关穴位。

就辨证取穴而言，治疗寒者，多取腹部穴和下半身穴；治疗热者，多取关节部穴和上半身穴；治疗虚者，多取小腹部穴；治疗气滞者，多取气海等腹部穴、背部穴，以及照海和内关；治疗瘀者，取关节部穴和膈俞；治疗痰饮者，取与肺、脾、胸相关的穴位；治疗酒食伤者，取与脾胃相关之穴；治疗疟母，取脾俞和章门。

临床可用灸法，包括隔物灸、大剂量灸、“太乙神针”灸、熏蒸法、交叉灸、温针灸等；也可用针刺，包括补泻、盘法、龙虎手法、梅花针法、苍龟探穴法等，要讲究针刺时机，重视针感传导；还可采用敷贴、点烙火针、熨法、刺络拔罐等法，以及电针、耳穴、穴位注射、器械、埋针等现代疗法。

历代文献摘录

［晋代及其以前文献摘录］

《阴阳十一脉灸经》:“臂钜阴之脉……四末痛,瘕。”

《素问·阴阳别论》:“二阳之病发心脾,有不得隐曲,女子不月。其传为风消,其传为息贲者,死不治。”

《素问·长刺节论》:“病在少腹有积,刺皮骺以下,至少腹而止,刺侠脊两傍四椎间,刺两髂髎季胁肋间,导腹中气热下已。”

《素问·骨空论》:“任脉为病,男子内结七疝,女子带下瘕聚。”

《素问·四时刺逆从论》:“少阴……涩则病积溲血。”“太阴……涩则病积,心腹时满。”“阳明……涩则病积,时善惊。”“太阳……涩则病积,善时巅疾。”“少阳……涩则病积,时筋急目痛。”

《灵枢经·经筋》:“手太阴之筋……其病当所过者支转筋痛,甚成息贲,胁急吐血,治在燔针劫刺,以知为数,以痛为输。”“手心主之筋……其病当所过者支转筋,及胸痛息贲,治在燔针劫刺,以知为数,以痛为输。”“手少阴之筋……其病内急,心承伏梁,下为肘网,其病当所过者支转筋,筋痛,治在燔针劫刺,以知为数,以痛为输。”

《脉经》(卷二·第一):“左手关前寸口阳绝者,无小肠脉也,苦脐痹,小腹中有疝瘕。王月即冷上抢心,刺手心主经,治阴,心主在掌后横理中。”(即太陵穴也)

《脉经》(卷二·第三):“尺脉伏,小腹痛,癥疝,水谷不化,宜服大平胃圆、桔梗圆,针关元补之。”

《针灸甲乙经》(卷八·第一下):“腹中痛,积聚……膈[一本作“脾”字]俞主之。”“咳,胁下积聚……期门主之。”

《针灸甲乙经》(卷八·第二):“息贲时唾血,巨阙主之。”“疝积胸中痛,不得息[“息”一本作“穷屈”2 字],天容主之。”“暴心

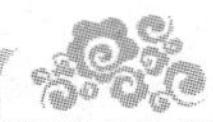

腹痛，疝积时发上冲心，云门主之。”“腹中积聚时切痛，商曲主之。”“脐下积[一本有“聚”字]疝瘕，胞中有血，四满主之。”“疝瘕，髀中急痛，循胁上下抢心，腹痛积聚，府舍主之。”“少腹积聚，劳宫主之。”

《针灸甲乙经》(卷八·第四)：“胞中有大疝瘕积聚，与阴相引而痛，苦涌泄上下出，补尺泽、太溪、手阳明寸口，皆补之。”“伤忧悁思气积，中脘主之。”

《针灸甲乙经》(卷九·第七)：“大肠转气，按之如覆杯……脾俞主之。”“腹中积聚疼痛，冲门主之。”

《针灸甲乙经》(卷十二·第十)：“心下积胀，次髎主之。”“腹满疝积，乳余疾，绝子阴痒，刺石门。”“胞中瘕，子门有寒，引髌髀，水道主之。”“女子疝瘕，按之如以汤沃其股，内至膝，飧泄，灸刺曲泉。”“女子疝瘕，按之如以汤沃两股中……曲泉主之。”

《针灸甲乙经》(卷十二·第十一)：“虚则病诸瘕癞[一本作“痫癫”]……大敦主之。”

《葛洪肘后备急方》(卷一·第六)：“五尸者……或累块涌起，或挛引腰脊。兼治之方，灸乳后三寸，十四壮，男左女右。”

[唐代文献摘录]

《备急千金要方》(卷十一·第五)：“癥瘕，灸内踝后宛宛中，随年壮，又灸气海百壮。”“久冷，及妇人癥瘕……灸天枢百壮，三报之，万勿针。”“积聚坚满，灸脾募百壮，穴在章门季肋端。”“心下坚，积聚冷胀，灸上管百壮，三报之。”“积聚坚大如盘，冷胀，灸胃管二百壮，三报之，穴在巨阙下二寸。”

《备急千金要方》(卷十六·第七)：“心腹积聚痞痛，灸肝俞百壮，三报。”“脏腑积聚胀满，羸瘦不能饮食，灸三焦俞随年壮。”“胀满瘕聚，滞下疼冷，灸气海百壮，穴在脐下一寸，忌不可针。”“胀满肾冷，瘕聚泄利，灸天枢百壮，穴在脐旁，相对横去脐两旁各二寸。”

《备急千金要方》(卷十八·第六):"结积留饮,澼囊胸满,饮食不消,灸通谷五十壮。"

《备急千金要方》(卷二十·第五):"胸中膈气聚痛好吐,灸厥阴俞随年壮。"

《备急千金要方》(卷三十·第二):"期门、缺盆,主胸中热,息贲,胁下气上。""鸠尾主……息贲,唾血。""膈俞、阴谷……腹积聚。""中极主少腹积聚,坚如石,小腹满。""通谷主结积留饮,澼囊,胸满,饮食不消。""膀胱俞主坚结积聚。""胃管、三焦俞,主少腹积聚,坚大如盘。""上管主心下坚,积聚冷胀。""太阴郄主腹满积聚。""中管……忧思损伤,气积聚,腹中甚痛作脓肿,往来上下。"

《备急千金要方》(卷三十·第六):"大阴郄、冲门,主疝瘕阴疝。"

《千金翼方》(卷二十六·第二):"灸间使三十壮……脐下结块如覆杯,或因食得,或因产得,恶露不下遂为疝瘕,或因月事不调,血结成块,皆针之如上。""腹中积聚,皆针胞门入一寸,先补后泻,去关元左二寸,又针章门入一寸四分。"

《千金翼方》(卷二十七·第一):"治瘕癖,患左灸右,患右灸左,第一屈肋头,近第二肋下即是灸处,第二肋头近第三肋下,向肉翅前亦是灸处,初日灸三,次日灸五……又灸关元五十壮,又灸脐上四指五十壮。"

《千金翼方》(卷二十七·第六):"灸三焦俞,主五脏六腑积聚,心腹满……随年壮;又灸心下二寸名胃管,百壮至千壮,佳。"

《千金翼方》(卷二十七·第七):"奔豚冷气,心间伏梁,状如覆杯,冷结诸气,针中管……须灸。"

《外台秘要》(卷三十九·第十):"中管……主因读书得贲豚气,积聚,腹中胀,暴满……心腹痛,发作肿聚往来上下行,痛有休。"

《外台秘要》(卷十二·癥癖痃气):"崔氏疗癥癖闪癖方:令

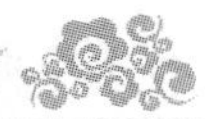

患人平坐，取麻线一条绕项，向前垂线，头至鸠尾横截断，即回线向后，当脊取线穷头，即点记，乃别横度口吻，吻外截却，即取度吻线，中折于脊骨点处中心，上下分之，各点小两头，通前合灸三处……取线还度口吻，于脊中点处，横分灸之……仍灸季肋头二百壮，其灸季肋早晚与灸脊上同时下火也。"

《外台秘要》（卷三十九·第十一）："大肠俞……大肠转气，按之如覆杯，食饮不下，善噎。"

［宋、金、元代文献摘录］

《太平圣惠方》（卷五十五·三十六黄点烙方）："立黄者……心下有气块者，难治，烙上管穴、心俞二穴、关元穴、下廉二穴，次烙舌下黑脉。"

《太平圣惠方》（卷九十九）："上管……心中闷，发哕，伏梁气，状如覆杯，针入八分，得气先补而后泻之。""阴交……主脐下热，小便赤，气痛，状如刀搅，作块状如覆杯。""关元……脐下结血，状如覆杯。""中极……脐下结块如覆杯，或因产得恶露不止，遂成疝瘕，或因月事不调，血结成块。"［以上 4 条原出《铜人针灸经》（卷三）］"脊俞……一名脊中，在第十一椎中央……温病积聚。""心俞……结积寒热［原作"疹"，据《铜人针灸经》改］。""脾俞……邪气积聚腹痛。""关元俞……妇人瘕聚诸疾。""膀胱俞……妇人瘕聚。"［以上 5 条原出《铜人针灸经》（卷四）］"章门……膀胱气，癖疝瘕气，膀胱气痛，状如雷声，积聚气。""三里……反胃，胸胁腹积气。"［以上 2 条原出《铜人针灸经》（卷五）］

《太平圣惠方》（卷一百）："三里……脏腑久积冷气。"

《医心方》（卷十·第十六）："《新录方》治诸瘕方：灸膀胱俞三百壮以上。"

《铜人腧穴针灸图经》（卷四·背腧部）："膈腧……腹中积癖。"

《铜人腧穴针灸图经》（卷四·腹部）："气海……脐下冷气，

上冲心下，气结成块，状如覆杯……一切气疾久不差，悉皆灸之。”“关元……瘕聚。”“中极……阳气虚惫，疝瘕水肿。”“不容……痃癖，胁下痛重肋疝瘕。”

《铜人腧穴针灸图经》（卷五·足太阴）：“地[原作“池”，据《圣济总录》改]机……女子血瘕，按之如汤沃，股内至膝。”

《琼瑶神书》（卷二·二百三十八）：“心胸疼痛最难当，先泻大陵气下忙，有积内关痛甚泻，左盘中脘艾加详。”

《琼瑶神书》（卷三·六十四）：“公孙……久积更兼儿块病。”“内关……男子女人并积病，一针取效值千金。”“列缺……妇人血块死胎深。”“照海……气块更兼强气痛，一针瘥可显名医。”

《圣济总录》（卷一百九十三·治诸气）：“中脘穴……主五脏积聚气。”

《圣济总录》（卷一百九十三·治癥瘕）：“三焦腧二穴……主癥瘕。”

《西方子明堂灸经》（卷三·脊中）：“三焦腧……腹积聚如石。”

《子午流注针经》（卷下·手少阴）：“曲泉……女人血瘕腹肿疼。”

《子午流注针经》（卷下·手太阴）：“阴陵泉……霍乱疝瘕及腰疼。”

《千金宝要》（卷四·第十三）：“患癥结病及瓜病，似瓜形，日月形，或在脐左右，或在脐上下，若鳖在左右肋下，或当心如合子大，先针其足，以椒熨之。”

《儒门事亲》（卷八·一百三十四）：“沉积疑胎……块病也……俟晴明，当未食时，以针泻三阴交穴，不再旬，块已没矣。”

《卫生宝鉴》（卷十八·灸妇人崩漏）：“关元……主妇人带下癥瘕……可灸百壮。”

《针经指南》（流注八穴）：“内关……积块痛（肝脾）。”“列缺……妇人血积或败血（肝）。”“列缺……诸积聚脓痰膈（心胃）。”“照海……男子癖并酒积（肺肝）。”“照海……妇人血积（肾

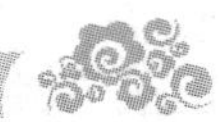

主心）。”“照海……气块（脾肝肾）。”

《济生拔粹》（卷三·治病直刺诀）：“伏梁气状如覆杯，刺任脉上脘一穴，次针足阳明经三里二穴。”

《扁鹊神应针灸玉龙经》（六十六穴治证）：“列缺……游走气刺［原无此字，据《四库全书》本补］，七癥八瘕。”“蠡沟……脐下积疼。”“公孙……胁肋膨胀，痃癖积块。”“照海……血瘕。”

《扁鹊神应针灸玉龙经》（针灸歌）：“月闭乳痈临泣妙，瘕聚膀胱即莫抛。”

［明代文献摘录］

《神应经》（痰喘咳嗽部）：“结积留饮：膈俞（五壮）、通谷（灸）。”

《神应经》（诸般积聚部）：“气块冷气，一切气疾：气海。”“结气上喘及伏梁气：中脘。”“心下如杯：中脘、百会。”“血结如杯：关元。”“诸积：三里、阴谷、解溪、通谷、上脘、肺俞、膈俞、脾俞、三焦俞。”“腹中气块：块头上一穴，针二寸半，灸二七壮；块中一穴，针一二寸，灸三七壮；块尾一穴，针三寸半，灸七壮。”

《神应经》（阴疝小便部）：“疝瘕：阴跷。”“疝瘕：阴陵、太溪、丘墟、照海。”

《神应经》（胸背胁部）：“胸满血膨有积块，霍乱肠鸣，善噫：三里、期门（向外刺二寸、不补不泻）。”

《神应经》（妇人部）：“瘕聚：关元。”

《针灸大全》（卷一·席弘赋）：“手足上下针三里，食癖气块凭此取。”

《针灸大全》（卷四·八法主治病症）：“内关……痞块不散，心中闷痛：大陵二穴、中脘一穴、三阴交二穴。”“内关……食癥不散，人渐羸瘦：腕骨二穴、脾俞二穴、公孙二穴。”“内关……食积血瘕，腹中隐痛：胃俞二穴、行间二穴、气海一穴。”“内关……五积气块，血积血癖：膈俞二穴、肝俞二穴、大敦二穴、照海二穴。”“足临泣……胁下肝积，气块刺痛：章门二穴、支沟二穴、阳陵泉二穴、中脘一穴、大陵二穴、。”

《针灸集书》(卷上·贲豚气):“中脘、上脘治伏梁,心下状如覆杯,寒痞结气。”

《针灸集书》(卷上·癥癖):“地机、阴陵泉、太溪、太阴郄(即金门)、不容、中极、关元、章门,并灸癥癖,或坚大如盘。”

《针灸集书》(卷上·积聚):“冲门、阴谷、上脘、悬枢、脾募(在章门季肋端)、脾俞、商曲,以上穴治积聚坚满,或疼痛,或喘逆,卧不安。”

《针灸集书》(卷上·妇人血气痛):“中极、下极、曲泉、阴交,并治血结成块。”

《针灸集书》(卷上·针灸杂法):“奔豚气结及伏梁,先刺太仓。”

《针灸集书》(卷上·马丹阳天星十一穴):“三里穴……积聚,胃中寒。”“阳陵泉穴……腹胁积聚,咽嗌如踞,恶疾,针入三分,其效如神。”“列缺穴……痃癖,冷块,呕吐痰涎。”

《针灸集书》(卷上·八法穴治病歌):“面肿酒癥并气块……内关先刺后公孙。”“气块血风并泻痢,酒癥气积及血风[先外关,后临泣]。”

《针灸捷径》(卷之下):“肠鸣,气块,痞块及积块:内关、中管、天枢、气海、关元、[足]三里、肺俞、心俞、肝俞、脾俞、章门、肾俞,其痞在心坎下及两胁下,切忌不可针之,就气上是穴,用手按住,使气不动,即针之二寸半,各灸五十壮。”“脾积气块痛,或止积气痛无块者亦治之:脾俞、天枢、上管、中管、气海、[足]三里。”

《针灸聚英》(卷一上·足阳明):“缺盆……息奔,胸满,喘急。”

《针灸聚英》(卷一上·足太阴):“商丘……脾积痞气,黄疸……溏,瘕,泄水。”“三阴交……癥瘕……。”

《针灸聚英》(卷一上·手少阴):“神门……健忘,心积伏梁。”

《针灸聚英》(卷一下·足厥阴):“行间……肝积肥气。”

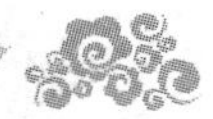

《针灸聚英》(卷四上·玉龙赋):“取内关于照海,医腹疾之块。”

《针灸聚英》(卷四上·肘后歌):“伤寒痞结胁积痛,宜用期门见深功。”

《针灸聚英》(卷四下·八法八穴歌):“积块坚横胁抢……内关。”“难产昏迷积块……照海。”

《针灸聚英》(卷四下·六十六穴歌):“血瘕并癃闭……应验曲泉针。”

《神农皇帝真传针灸图》(图七):“阴陵泉:治小便不通,疝瘕,可灸七壮。”

《神农皇帝真传针灸图》(图十四):“脾俞:治痃癖积聚,不思饮食,面色萎黄,可灸十四壮。”“膈俞:治背心腹气胀,积聚疼痛,吐血,可灸七壮至十四壮。”

《神农皇帝真传针灸图》(图十九):“梁门……气块疼痛……可灸七壮至二十一壮。”“气海:治脐下冷气上攻,积聚疼痛,可灸二十一壮。”

《神农皇帝真传针灸图》(计开病源灸法):“痞气,灸:章门二穴、气海一穴、下三里二穴,如不愈,痞硬处灸一壮,自瘥。”

《名医类案》(卷五·积块):“一人作劳,饮酒醉卧,膈痛,饥而过饱,遂成左胁痛,一块如掌,按之甚痛……又以韭饼置痛处熨之,半日前后,大便通而安。”

《古今医统大全》(卷七·诸证针灸经穴):“癥瘕:气海、内踝腕腕中(俱可灸)、女人灸天枢二穴。”“积聚:灸胃脘百壮。”

《古今医统大全》(卷二十二·兜肚方):“治腹中寒积,痼冷不散,用之神效,兼丹田、神阙,令人有子[兜肚方药:檀香、排草、沉香、丁香、丁皮、广零陵香、马蹄辛、白芷、甘松、附子、乳香、麝香]。”

《古今医统大全》(卷三十三·灸法):“章门:一切积聚痞块。”“气海:灸百壮,治一切气块。”“关元,治奔豚痞积癖块。”

《古今医统大全》(卷三十四·敷贴药):“二仙膏[明矾、雄黄]，治痞气腹中作块……贴患处即效……须看贴药之后大便如脓下，即愈。”“三圣膏[石灰、大黄、桂心]，贴痞块，化为脓血……烘热贴上即愈。”“四圣膏，专贴痞块，耆叶、独蒜、盐、穿山甲，右以好醋捣成饼，量痞大小贴之，两炷香为度，痞化为脓水，从大便中出。”“痞块……琥珀膏，大黄、朴硝为末，以大蒜捣膏贴之。”“痞块……以水红花或子，每一碗以水三碗，用桑柴文武火熬成膏，量痞大小，纸摊贴。”

《古今医统大全》(卷三十四・针灸法)：“长桑君针积块癥瘕，先于块上针之，甚者又于块首一针，块尾一针，立应，针讫灸之。”“章门、天枢、气海、通谷、上脘、中脘，右六穴皆灸痞块，可按证选用。”

《古今医统大全》(卷三十七・截疟诸剂)：“治久疟疟母痞块者……可灸章门二穴。”

《古今医统大全》(卷九十三・治痞积灸方)：“以双线系开元旧钱一个，悬于颈上适中处所，钱胸前直垂[原作“且所”，据《寿世保元》改]而下，钱孔对脐为率，却[原作“切”，据《寿世保元》改]将颈上之线悬于喉上，向[原作“自”，据《寿世保元》改]背后垂下至钱孔对脐而止，用墨点孔之中，再钱之两边亦用墨点，却去铜钱写一十字，于钱之两边点出，各灸一穴至十余壮，更服他药，痞积消，其效甚速。”

《薛氏医案》(女科撮要・卷上・附方并注)：“阿魏膏：治一切痞块。羌活、独活、玄参、官桂、赤芍药、穿山甲、生地黄、两头尖、大黄、白芷、天麻、红花、槐柳桃枝、木鳖子、乱发……凡贴膏药，先用朴硝随患处铺半指厚，以纸盖，用热熨斗熨良久，如消耗，再加熨之，熨二时许方贴膏药，若是肝积，加芦荟末同熨。”

《薛氏医案》(外科发挥・卷四・肠痈)：“太乙神仙膏……忽一妇月经不行，腹结块作痛，贴之经行痛止。”

《医学入门》(卷一・杂病穴法)：“一切内伤内关穴，痰火积块退烦潮(兼针三里尤妙)。”“不针璇玑者，针手足三里，俱能消食

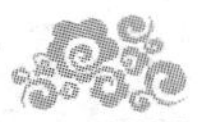

积痞块。”“有块者，兼针三里。”

《医学入门》（卷一·治病要穴）：“巨阙……腹痛息贲。”“上脘：主心痛伏梁，奔豚。”“气海……诸虚癥瘕。”“关元：主诸虚肾积。”“天枢……脾泄及脐腹鼓胀，癥瘕。”“章门：主痞块，多灸左边。肾积，灸两边。”“脾俞……食癥。”“内关：主气块。”“公孙：主痰壅胸膈，肠风下血，积块。”“三焦俞：主胀满积块。”

《医学入门》（卷一·治病奇穴）：“痞根穴：专治痞块，十三椎下各开三寸半，多灸左边。如左右俱有，左右俱灸。又法，用秆心量患人足大指齐，量至足后跟中住，将此秆从尾骨尖量至秆尽处，两傍各开一韭叶许，在左灸右，在右灸左，针三分，灸七壮，神效。又法，于足第二趾岐叉处，灸五七壮，左患灸右，右患灸左，后灸一晚夕，觉腹中响动是验。”

《医学入门》（卷一·炼脐法）：“温脐兜肚方：专主痞积……白檀香、羚羊角、零陵香、马蹄香、香白芷、马兜铃、木鳖子、甘松、升麻、血竭、丁皮、麝香，以上十二味为末，分作三分，每用一分，以蕲艾絮绵装白绫兜肚内。”

《医学纲目》（卷十四·狐疝）：“（心）妇人疝瘕，结核疼痛，发作无时，日出穴，夜入穴，或负重即下，稍轻即止，此狐疝也：天井（五分）、肘尖（五分，小壮汗出则愈）、气海（三寸，又互换东西上下，向病所各进三寸，泻之）、中极（三寸立愈）。”

《医学纲目》（卷二十二·腹痛）：“（玉）腹痛，并治气块：内关、支沟、照海。”“（撮）气痛，并治积痛，食不化：气海、中脘、隐白。”

《医学纲目》（卷二十四·少腹胀满）：“（世）肠覃之状，内着恶气，乃起息肉，大如鸡卵，日以益大，其成也如孕，推之则移：中极、气冲、天枢、五福。”“石瘕之状，生于胞中，恶血不通，日以益大如孕：阴陵泉、复溜（顺骨刺下，待腹温方可去）。”

《医学纲目》（卷二十五·积块癥瘕）：“（玉）气块：照海、内关、通谷。”“积块：章门、中脘、气海、天枢、上脘、通谷。”

《医学纲目》（卷三十四·经闭）：“（心）经脉不通，变成瘕症，饮食如常，腹渐大如蛊：气海（用针通管去其泻水恶物）、阴交（取法亦如上，去其恶物）。”

《针灸大成》（卷三·玉龙歌）：“腹中气块痛难当，穴法宜向内关防，八法有名阴维穴，腹中之疾永安康。”[原出《扁鹊神应针灸玉龙经》]

《针灸大成》（卷五·十二经治症主客原络）：“癃闭遗溺疝瘕痛，太、光二穴即安宁。”

《针灸大成》（卷九·治症总要）：“第四十八……气海专治妇人血块筑疼痛。”“第一百三十．肚中气块、痞块、积块：三里、块中、块尾。”

《针灸大成》（卷九·医案）：“给事杨后山公祖乃郎，患疳疾，药日服，而人日瘦……虽是疳症，而腹内有积块，附于脾胃之旁……针块中，灸章门，再以蟾蜍丸药兼用之。”“吏部观政李邃麓公，胃旁一痞块如覆杯，形体羸瘦，药勿愈……详取块中，用以盘针之法，更灸食仓、中脘穴而愈。”“员外熊可山公，患痢兼吐血不止，身热咳嗽，绕脐一块痛至死，脉气将危绝……脐中一块，高起如拳大……急针气海，更灸至五十壮而苏，其块即散，痛即止。”“因磁州一同乡……长子得一痞疾，近因下第抑郁，疾转加增……即针章门等穴，饮食渐进，形体清爽，而腹块即消矣。”

《东医宝鉴》（杂病篇六·积聚）：“癥瘕积块……灸三里。”“积聚，取中脘、悬枢、脾俞、商曲。”“息贲，取巨阙、期门。”

《寿世保元》（卷三·积聚）：“一男子腹内有痞者，先以烫热好醋，将痞上洗净，量所患大小，用面圈圈定，用皮硝一升，放入面圈内铺定，用纸盖硝上，熨斗盛火，不住手熨，俟硝化尽，再用热醋洗去，用红绢摊膏[千金贴痞膏]，贴于患处，用旧鞋底炙热，熨两三次，每七日一换贴药，重者不过三七，肿血化去。”

《寿世保元》（卷九·膏药）：“男妇诸痞块，用面作圈放痞上，用皮硝一两，鸽粪五钱，大蒜二颗，将为一处，用膏贴疮上，硝粪蒜

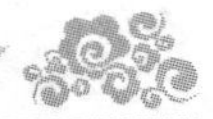

放圈内，以熨斗火熨药上，要透热，煨木鳖子肉放膏内，小儿痞块，不用硝熨，焙手摩百次。”

《寿世保元》（卷十·灸法）：“腹中有积，及大便闭结……以巴豆肉捣为饼，填脐中，灸三壮，可至百壮，以效为度。”“[灸]蛊病及痞块，中脘、右关、分水、章门，再用线比患人五手指之长，作朝圆贯，以铜钱调下背，至此钱所止脊骨处。”

《针方六集》（纷署集·第八）：“肝俞……癥瘕痞满。”

《针方六集》（纷署集·第十九）：“气海……疝瘕淋沥。”

《针方六集》（纷署集·第二十二）：“期门……肝积肥气。”

《针方六集》（纷署集·第二十三）：“尺泽……肺积息贲，胸胀上气。”

《针方六集》（纷署集·第二十九）：“商丘……狐瘕。”

《针方六集》（纷署集·第三十）：“中都……妇人血瘕。”

《类经图翼》（卷六·足阳明）：“天枢……一传治夹脐疼痛，腹中气块……可灸二十一壮。”[本条原出《神农黄帝针灸图》（十九图）]“[足]三里……气块吐血，腹内诸疾。”[本条原出《神农黄帝针灸图》（三图）]

《类经图翼》（卷七·足太阳）：“膈俞……痃癖五积，气块血块。”“脾俞……久年积块胀痛。”[本条原出《古今医统大全》（卷三十五·泄泻）]“胃俞……多年积块。”

《类经图翼》（卷七·足少阴）：“幽门……治心下痞胀，饮食不化，积聚疼痛，可灸十四壮。”[本条原出《神农黄帝针灸图》（六图）]

《类经图翼》（卷八·任脉）：“中极……脐下积聚疼痛。”[本条原出《神农黄帝针灸图》（十八图）]“小腹癥积腹胀，妇人癥聚瘠瘦，灸气海百壮，三报之。”“上脘……治心疼积块呕吐，可灸十四壮。”[本条原出《神农黄帝针灸图》（十七图）]“承浆……其苦内结，男子为七疝，女子为瘕聚。”[本条原出《针灸节要》（卷一·奇经病）]

《类经图翼》（卷十一·积聚痞块）：“久痞，灸背脊中命门穴两旁各四指许是穴，痞在左灸右，在右灸左。”[本条原出《古今医统大全》(卷三十三·灸法)]“上脘、中脘、幽门、通谷、梁门、天枢、期门、章门、气海、关元、脾俞、三焦俞，右穴皆灸积块，可按证选用。”“肺积……名息奔，在右胁下，尺泽、章门、足三里。”“心积……神门、后溪、巨阙、足三里。”“肝积……肝俞(七壮)、章门(三七壮)、行间(七壮)。”“脾积……脾俞、胃俞、肾俞、通谷、章门(二七壮)、足三里(上俱七壮)。”“肾积……肾俞、关元、中极、涌泉(四五壮，不可太过，炷如麦粒)。”“气块：脾俞、胃俞、肾俞、梁门、天枢。”“梁门：疼痛[气块]。”

《类经图翼》(卷十一·妇人病)：“癥瘕：三焦俞、肾俞、中极、会阴、子宫子户(左子宫，右子户，在关元旁各开三寸)……复溜。”

《循经考穴编》(足太阴)：“隐白……脾积疼痛。”“公孙……水肿痞积。”“大横……气块洞泄等症。”

《循经考穴编》(督脉)：“脊中……小儿积块，亦颇灸之。”

[清代文献摘录]

《身经通考》(卷一·十三)：“如癥瘕，灸气海，女人天枢二穴。”“积聚，灸胃脘。”

《太乙神针》(正面穴道证治)：“上脘……伏梁，气蛊状如覆盆。”“中脘……心下胀满，状如伏梁。”“下脘……腹胀[此二字一本作“肚腹”]坚硬，痃癖，气块。”“气海……滞气成块，状若覆盆。”“黄疸积块……针上脘穴。”“奔豚七疝，腹胀结块……针气海穴。”“冷气积聚冲心，脐下结块，失精无子，胎衣不下，恶露不行，血结成块……针中极穴。”

《太乙神针》(背面穴道证治)：“脾俞……积聚[《育麟益寿万应神针》补：三阴交二穴]。”

《医宗金鉴》(卷八十五·头部主病)：“承浆……女子瘕聚儿紧唇。”

《医宗金鉴》(卷八十五·胸腹部主病)：“巨阙……痰饮吐水

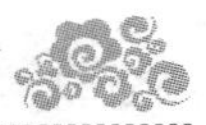

息贲宁。”“上脘奔豚与伏梁。”“天枢……兼灸鼓胀癥瘕病，艾火多加病必康。”“章门主治痞块病，但灸左边可拔根。”

《医宗金鉴》(卷八十五·背部主病)：“肝俞主灸积聚痛，兼灸气短语声轻。”“脾俞主灸伤脾胃，吐泻疟痢疸瘕癥。”“三焦俞治胀满疼，积块坚硬痛不宁。”

《医宗金鉴》(卷八十五·手部主病)：“内关主刺气块攻。”

《医宗金鉴》(卷八十五·足部主病)：“公孙主治痰壅膈，肠风下血积块疴。”“曲泉……少腹冷痛血瘕癥。”

《医宗金鉴》(卷八十六·灸痞根)：“十二椎下痞根穴，各开三寸零五分，二穴左右灸七壮，难消痞块可除根。”

《针灸则》(七十穴·手足部)：“照海……积聚，肌肉痛。”

《针灸则》(积聚)：“肝积，针：梁门、天枢、章门；灸：肝俞、章门。”“心积，针：中脘、鸠尾；灸：膏肓。”“脾积，针：中脘、梁门、阴都；灸：脾俞、腰眼。”“肺积，灸：三里、肺俞。”“肾积，灸肾俞、京门。”“统治一切积聚，阳陵泉、中脘、天枢、梁门、章门、京门、脾俞、腰眼。”

《针灸则》(附录)：“五积、气块、血瘕，当灸膈俞、肝俞、大敦、照海，随病轻重，而自百壮至千壮。”

《续名医类案》(卷十·癥瘕)：“兵房吏王某患癥疾，教以蒸脐法治之，兼服加减五积散而愈，其妻母同患是症，王即照方遗之，亦痊。”“永康应童婴腹疾，恒病瘘行，久不伸，松阳周汉卿解裳视之，气冲起腹间者二，其大如臂，汉卿刺其一，魄然鸣，又刺其一，亦如之，稍按摩之，气血尽解，平趋无留行。”

《续名医类案》(卷十·痞)：“韩贻丰治昝中翰如颖，病数日，二旬不食矣……令卧床坦腹，拊其脐下有一痞，周围径七寸，坚硬如石，乃以梅花针法，重重针之，又针其三脘，又针其百劳、百会，皆二十一针，针毕，令饮醇酒一杯。”“蒋仲芳治陈氏妇，年廿六，生痞块已十年，在脐上，月事先期，夜则五心发热，火嘈膨闷，忽一日痞做声，上行至心下，则闷痛欲绝，为针上脘，痞下而痛定，然脐旁动气不息，复针天枢穴，动气少止。”

《续名医类案》（卷十九·腹痛）：“一妇人小腹块痛……用葱豉熨法。”

《续名医类案》（卷二十·疝）：“骆元宾十年患疝，形容枯槁，李视之，左胁有形，其大如箕，以热手按之，沥沥有声，甚至上攻于心，闷绝良久，以热醋熏灸方醒。”

《串雅全书》（外篇·卷二·针法门）：“百发神针……痞块腰痛、小肠疝气……按穴针之，真神妙，百中，乳香、没药、生川附子、血竭、川乌、草乌、檀香末、降香末、大贝母、麝香、母丁香、净蕲艾绵，作针[另有消癖神火针、阴症散毒针]。”

《串雅全书》（外篇·卷二·贴法门）：“痞块：红芥菜子不拘多少，生姜汁浸一宿，大约芥菜子一酒杯，加麝香一钱，阿魏三钱，捣烂如膏，摊布上贴患处，汗巾扎紧，一宵贴过，断无不消。”

《串雅全书》（外篇·卷二·熨法门）：“痞积：艾绵四两，捏如患大，川椒四两，拌艾中，粗草纸包安痞积上，以汤壶熨，内有响声即消。”

《采艾编翼》（卷一·膀胱经综要）：“脾俞：积聚。”

《采艾编翼》（卷一·肝经综要）：“曲泉：血瘕少腹挺出。”

《采艾编翼》（卷二·积聚）：“积聚……脊中、章门（痞左取右，痞右取左）、大横、气海、通谷、天应穴（随其患处首尾灸之）、期门、膻中、胃脘、气穴、中脘、章门。”“伏梁：期门。”“小儿积聚痃癖：脊中旁各去一寸五分，每穴七壮。”

《针灸逢源》（卷五·积聚门）：“尺泽治肺积。”“行间治肝积。”“伏梁，环脐而痛：中脘。”“痞块……宜用灸以拔其结络之根，上脘、中脘、通谷、期门（灸积块在上者）、肾俞、天枢、章门、气海、关元、中极（灸积块在下者）、脾俞、梁门（灸诸痞块），凡灸宜先上而后下，皆先灸七壮，或十四壮，以后渐次增加，多灸为妙。”“然有不可按穴者，如痞之最坚处，或头或尾，或突或动处，但察其脉络所由者，皆当灸之，火力所到，则其坚聚之气自然以渐解散，第灸

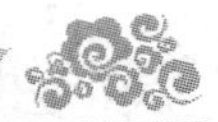

痞之法，非一次便能必效，须择其要处，至再至三，连次陆续灸之，无有不愈者。”

《针灸逢源》(卷五·泻痢)：“大瘕泄，腹痛，里急后重，数至圊而不能便，茎中痛(瘕结也)：天枢，水分。”

《针灸逢源》(卷五·幼科杂病)：“痃癖积聚，腹痛，不嗜食……十一椎下各开一寸五分，灸七壮。”[原出《针灸聚英》(卷二·玉机微义)]

《针灸逢源》(卷五·八穴主客证治歌)：“喉塞便淋酒积……照海。”

《针灸内篇》(足太阴脾经络)：“漏谷……癖瘕，木肾等症。”“地机……女血瘕。”“阴陵……疝瘕。”“冲门……治腹满[原作“满腹”，据《外台秘要》改]积聚疼痛。”“府舍……治疝气积疼，厥逆。”

《针灸内篇》(足太阳膀胱络)：“三焦[俞]……治头疼，积聚。”“关元俞……妇人癥瘕。”“膀胱[俞]……妇人积聚癥瘕。”“[足]通谷……积聚。”

《针灸内篇》(足少阴肾经络)：“太溪……疝瘕。”“商曲……治积痛。”

《针灸内篇》(足厥阴肝经络)：“曲泉……治女子血瘕痛。”

《针灸内篇》(足阳明胃经络)：“天枢……妇血结块，一切症。”

《针灸内篇》(督脉经络)：“悬枢……治胸疼，腹积，下痢。”

《针灸内篇》(任脉经络)：“中极……妇人小腹坚，血结成块。”“关元……瘀血成块。”“阴交……气刺痛，积块，状如覆杯。”“中脘……腹胀，五积，六聚。”“上脘……伏梁，心痛，奔豚。”

《名家灸选三编》(中部病·心腹胀满痞气积聚)：“治忧思郁结，心腹诸病，痞积烦痛者法(试验)：即崔氏四花穴，除骨上二穴，惟灸两旁二穴，与初编所载梅花五灸并用，殊效。”“治积聚痞块法(张氏)：灸脊中命门穴两旁各四指许，是穴痞在左灸右，在右灸左。”“治积聚痞块……痞根……先令病人正坐屈背，则京门，上季胁旁肋下宛宛自然露俞，而以指按之，空松透彻也，是真穴（艾灸通说）。”

《名家灸选三编》（下部病・脚气）：“治脚气入腹，或左胁有块，冲心腹痞绝法（柳文州纂救方）：用附子末，津调作饼，贴涌泉穴，饼上多艾灸，泄引下势。”

《太乙离火感应神针》：“天枢……气滞成块，状如覆盆。”“气海……或冷结攻心，或凝滞若痞。”“脾俞……气噎痰凝，及积痞老疟。”

《神灸经纶》（卷三・身部证治）：“左胁积痛：肝俞。”

《神灸经纶》（卷四・二阴证治）：“大便秘结，腹中积痛：章门、巨阙、太白、支沟、照海、大都、神阙（即脐中，用包豆为饼，填入脐中，灸三五壮）。”

《神灸经纶》（卷四・妇科证治）：“癥瘕：胃俞、脾俞、气海、天枢、行间……。”

《神灸经纶》（卷四・外科证治）：“气痞，生腹皮里膜，外状如覆杯：章门。”

《太乙集解》（任脉经穴）：“气海……滞气成块，状若复盆。”

《针灸集成》（卷二・积聚）：“脐下结块如盆：关元、间使各三十壮，太冲、太溪、三阴交各三壮，肾俞以年壮，独阴五壮。”“伏梁及奔豚积聚：章门、脾俞、三焦俞、中脘、独阴、太冲。”“痰积成块：肺俞百壮，期门三壮。”“小腹积聚，腰脊周痹，咳嗽大便难：肾俞以年壮，肺俞、大肠俞、肝俞、太冲各七壮，中泉、独阴、曲池。”“腹中积聚气行上下：中极百壮，悬枢三壮，在第十三椎节下间，伏而取之。又方，痛气随往随针，數缸灸必以三棱针。”

《针灸集成》（卷二・疟疾）：“疟母：痰水及瘀血成块，腹胁胀而痛，每上下弦日，章门针后，即灸三七壮。”

《针灸集成》（卷二・妇人）：“癥瘕，肠鸣泄痢，绕脐绞痛：天枢百壮，章门、大肠俞、曲泉、曲池、对脐脊骨上三七壮，灸宜先阳后阴。”

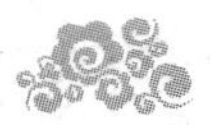

《针灸集成》(卷四·经外奇穴)："独阴：在足第二趾下，横纹中，主治干呕吐、伏梁、奔豚、积聚、小肠疝气、死胎、胎衣不下。"

《灸法秘传》(癥)："癥瘕……倘因气滞而成者，灸气海。因血凝而致者，灸天枢可耳。"

《灸法秘传》(伏梁)："伏梁者，心积也……当灸上脘，或中脘可安。"

《针灸摘要》(截录金针赋)："玉泉穴在脐下四寸，是穴手之三阳脉，维于玉泉，是足三阳脉会……血淋下瘕……脐腹疼痛，结如盆杯……妇人血气癥瘕坚积。"

[民国前期文献摘录]

《针灸秘授全书》(心胸疼痛)："若有停积：手背腕骨横纹中间。"

《针灸简易》(审穴歌)："疝瘕脐风找承浆。""痞块肾积寻章门。""肾积心积刺上脘。""胀满积块俞三焦。"

《针灸简易》(穴道诊治歌·头部)："承浆……主治疝瘕及脐风。"

《针灸简易》(穴道诊治歌·前身部)："章门脐上开六得，两处针六治肾积，痞块多灸左穴道，一云百状肝经穴。""上脘能治心肾积，脐上五寸即是穴，针进六分灸五状，或云百状更为益。""气海……心腹肿胀癥瘕病，多灸为良六分针。"

《针灸简易》(穴道诊治歌·后身部)："肝俞……左胁积聚痛心肝。""十三椎开俞三焦，心腹积满胀难消，赤白痢症二分刺，积块灸五功最高。"

《针灸治疗实验集》(1·一)："海盐吴锡章之如夫人浦氏，年二十余，小腹右侧患癥瘕之疾……为针中脘、天枢、关元、期门、章门、行间、足三里、内关等穴，完全痛止……翌日又于右手、小腹右侧带脉、梁门、气冲、腹结、府舍、冲门针之，并于右小腹侧各软硬有形之块上，行龙虎交战手法，并针关元、气海，针后加灸，助以散聚汤,此日竟完全不痛而去。”

《针灸治疗实验集》(37):“涡阳王鼎泰之妻,患肠覃症,状似怀孕,小腹块大如碗,积有年余,余治以针灸,将块中、头、尾各一针,施以盘施龙虎升腾之法,针后施灸,三次即愈,惟针时上冲心,预先针上中脘,以镇气上逆,泻足三里,引气下行,如是之同样病治过二人,均见奇效,三五次即愈,块亦消减无有。”

[现代文献题录]

(限本节引用者,按首位作者首字的汉语拼音排序)

Sternfeld M. 功能性和结构性子宫疾病的针刺效果. 国外医学·中医中药分册,1994,16(2):43

蔡晓刚. 针灸治疗胃癌术后梗阻、呃逆1例. 上海针灸杂志,2008,27(9):36

曹文钟. 针灸治癌拾零. 中国针灸,1997,17(11):695

曹新怀,陶国栋. 胃癌前期病变案. 中国针灸,1999,19(6):360

陈领然,侯小藏,张莲香. 注射乌体林斯配合针灸对提高直肠癌术后放化疗患者生存质量的作用评价. 河北中医,2009,31(11):1666-1667

崔开贤. 针刺治疗食道癌、胃癌30例的临床观察. 中国针灸,1987,7(2):7-8

党文,杨介宾. 针刺治疗胃癌痛的临床研究. 中医杂志,1995,36(5):277-280

杜文元. 针灸加妇科十味片治疗子宫肌瘤6例. 医学理论与实践,1996,9(8):359

冯润身. 针灸论治时-空结构初探. 内蒙古中医药,1987,6(1):15

高芳. 针刺治疗癌性疼痛临床体会. 中国中医急症,2007,16(8):1004-1005

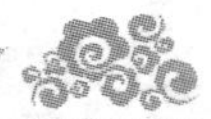

侯冬梅,刘桂东,韩春霞.胃癌术后化疗腹泻案.针灸临床杂志,2004,20(1):35

胡振霞,陈作霖.针灸为主治疗子宫肌瘤30例.上海针灸杂志,1995,14(6):255-256

焦国瑞.针灸临床经验辑要.北京:人民卫生出版社,1981:361

金哲秀.针灸两步法治疗大肠癌27例临床分析.上海中医药杂志,2003,37(5):48-49

雷海燕.足三里化脓灸对恶性肿瘤患者血象的影响.辽宁中医药大学学报,2010,12(1):156-157

李国安.针刺治疗子宫肌瘤的疗效观察.上海针灸杂志,1999,18(5):23-24

李慧敏,郭郡浩.胃癌与耳廓胃区结节的相关性研究.中国针灸,1995,15(1):3

李凌.针刺治疗胃癌腹痛临床观察.针灸临床杂志,2000,16(12):9

李玉莲,李凌,宋冰冰.针灸治疗肠癌病人术后癃闭临床研究.针灸临床杂志,2003,19(1):10

林明花,王照浩.耳穴贴压配合温针灸治疗子宫肌瘤52例临床观察.中国针灸,1998,18(9):543-544

刘鲁明.维生素K_3穴位注射在肝癌上消化道出血治疗中的应用.中国针灸,1989,19(1):9

卢光甫.子宫肌瘤治验体会.中国针灸,1995,15(4):56

陆元庆.扬刺法配合中药治疗甲状腺瘤51例临床小结.江苏中医,1990,11(6):26

罗慕光.针灸治疗蕈样肉芽肿一例报告.新中医,1983,15(11):35

庞宝珍,赵焕云,胥庆华.癥消宫春丹贴脐治疗子宫肌瘤的临床研究.黑龙江中医药,1996,25(3):25

彭正顺，周玲英，邓国英，等．秩边穴位注射对晚期盆腔肿瘤镇痛作用临床分析．中医杂志，1994，35(10)：592

齐凤军，夏杨，刘建民．针灸结合中药治疗卵巢囊肿临床观察．湖北中医杂志，2010，32(5)：56-57

盛丽，曲延华，王京喜，等．火针治疗子宫肌瘤 50 例临床观察．中国针灸，1998，18(3)：172-174

宋丽娟．针刺治疗子宫肌瘤疗效观察．江西中医药，1995，26(1)：44

苏万胜．电针子宫穴为主治疗子宫肌瘤 112 例临床观察．针灸临床杂志，1996，12(1)：16

王丽，宋艳波，宋艳辉．针刺治疗子宫肌瘤 1006 例临床观察．中国针灸，1991，11(3)：11-12

王云龙．穴位埋藏麝香治疗卵巢癌健存八年 1 例．陕西中医，1986，7(3)：121

辛育龄，刘德若，孟新，等．电针与肝动脉介入治疗巨块型肝癌的临床效果．中华外科杂志，2001，39(10)：756-758

徐淑英，李慧，孟雪凤，等．针刺足三里穴治疗胃癌痛 42 例临床观察．针刺研究，1994，19(3，4)：131

严红，郭水池，高惠珍，等．针灸治疗子宫肌瘤疗效观察及部分机理探讨．中国针灸，1992，12(2)：15-16

尹双红，杜业勤．温针灸在胃癌术后胃肠功能恢复中的作用观察．针灸临床杂志，2009，25(2)：26-28

于志慧．烧针加中药治疗宫体癌三例．新中医，1989，21(3)：31

赵文生．针刺治疗食道癌 303 例临床报道．中国针灸，1988，8(1)23

赵宇翔，李辉，吕秀英．针刺治疗小肠癌术后胃液潴留案．针灸临床杂志，1998，14(12)：27-28

郑少祥．针灸治疗子宫肌瘤 1 例．新中医，1989，21(3)：33

仲远明，俞明，胡智慧，等．耳穴电特性反应胃癌病变的特异

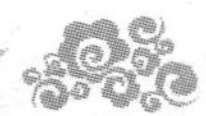

性研究．江苏中医,2001,22(12):43-44

周荣耀,吴丽英,倪爱娣,等．毫米波循经传导联合中药治疗中晚期胃癌疗效观察．上海针灸杂志,2000,19(2):7-9

朱汝功,居贤水,王玲芳,等．针灸结合中药治疗食道、胃癌临床及免疫指标初步观察．中国针灸,1982,2(4):22-24

附录　主要引用书目

1. 马继兴．马王堆古医书考释．长沙:湖南科学技术出版社,1992 年
2. 南京中医学院．黄帝内经素问译释．上海:上海科学技术出版社,1981 年
3. 河北中医学院．灵枢经校释．北京:人民卫生出版社,1982 年
4. 凌耀星．难经语译．北京:人民卫生出版社,1990 年
5. 汉·张仲景．伤寒论(校注本).上海:上海人民出版社,1976 年
6. 汉·张仲景．金匮要略．上海:上海科学技术出版社,1985 年
7. 晋·王叔和．脉经(影印本).北京:人民卫生出版社,1956 年
8. 山东中医学院．针灸甲乙经校释．北京:人民卫生出版社,1979 年
9. 晋·葛洪．葛洪肘后备急方(排印本).北京:人民卫生出版社,1963 年
10. 晋·刘涓子．刘涓子鬼遗方(点校本).北京:人民卫生出版社,1986 年
11. 北齐·师道兴．龙门石刻药方(校注本).济南:山东科学技术出版社,1993 年
12. 隋·巢元方．诸病源候论(影印本).北京:人民卫生出版社,1955 年
13. 隋·杨上善．黄帝内经太素(排印本).北京:人民卫生出版社,1965 年
14. 唐·孙思邈．备急千金要方(影印本).北京:人民卫生出版社,1955 年
15. 唐·孙思邈．千金翼方(影印本).北京:人民卫生出版社,1955 年
16. 唐·孙思邈．孙真人海上方(点校本).北京:人民卫生出版社,1986 年
17. 丛春雨．敦煌中医药全书．北京:中医古籍出版社,1994 年(含火灸疗法、吐番医疗术、灸法图、新集备急灸经、杂证方书等)
18. 唐·王焘．外台秘要(影印本).北京:人民卫生出版社,1955 年
19. 宋·佚名．铜人针灸经(影印本).当归草堂本,1884 年(上海中医药大学馆藏)
20. 宋·王怀隐．太平圣惠方(排印本).北京:人民卫生出版社,1958 年
21. [日]丹波康赖．医心方(点校本).北京:华夏出版社,1993 年
22. 宋·王惟一．铜人腧穴针灸图经(影印本).北京:人民卫生出版社,1955 年
23. 宋·沈括,苏轼．苏沈良方(点校本).上海:上海科学技术出版社,2003 年
24. 宋·琼瑶真人．琼瑶神书(点校本).北京:中医古籍出版社,1987 年

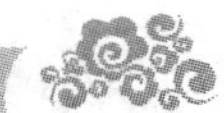

25. 宋·赵佶．圣济总录(排印本)．北京:人民卫生出版社,1962年
26. 宋·庄绰·灸膏肓俞穴法(校注本)．上海:上海中医学院出版社,1989年
27. 宋·佚名．西方子明堂灸经(校注本)．上海:上海中医学院出版社,1989年
28. 金·何若愚撰,金·阎明广注．子午流注针经(校订本)．上海:上海中医学院出版社,1986年
29. 宋·许叔微．普济本事方(排印本)．上海:上海科学技术出版社,1959年
30. 宋·许叔微．伤寒论著三种(排印本)．上海:商务印书馆,1956年
31. 宋·窦材．扁鹊心书(点校本)．北京:中医古籍出版社,1992年
32. 宋·王执中．针灸资生经(排印本)．上海:上海科学技术出版社,1959年
33. 宋·郭思．千金宝要(点校本)．北京:人民卫生出版社,1986年
34. 金·刘完素．素问病机气宜保命集(排印本)．北京:人民卫生出版社,1959年
35. 宋·张杲．医说(影印本)．上海:上海科学技术出版社,1984年
36. 宋·闻人耆年．备急灸方(影印本)．北京:中国书店,1987年
37. 金·张子和．儒门事亲(排印本)．上海:上海科学技术出版社,1959年
38. 金·李东垣．兰室秘藏(排印本)．北京:中医古籍出版社,1986年
39. 金·李东垣．内外伤辨(校注本)．南京:江苏科学技术出版社,1982年
40. 湖南中医药研究院．脾胃论注释．北京:人民卫生出版社,1976年
41. 元·罗天益．卫生宝鉴(排印本)．北京:人民卫生出版社,1987年
42. 元·窦桂芳．针灸四书(排印本)．北京:人民卫生出版社,1983年
43. 元·杜思敬．济生拔粹(影印本)．长沙:商务印书馆,1938年
44. 元·危亦林．世医得效方(排印本)．上海:上海科学技术出版社,1964年
45. 金·朱丹溪．丹溪手镜(校点本)．北京:人民卫生出版社,1982年
46. 金·朱丹溪．丹溪心法(排印本)．北京:中国书店,1986年
47. 茹古香．《十四经发挥》校注．上海:上海科学技术出版社,1986年
48. 元·王国瑞．扁鹊神应针灸玉龙经(点校本)．北京:中医古籍出版社,1990年
49. 明·刘纯．医经小学(排印本)//珍本医书集成．上海:上海科学技术出版社,1985年
50. 明·陈会．神应经(点校本)．北京:中医古籍出版社,1990年
51. 明·徐凤．针灸大全(点校本)．北京:人民卫生出版社,1987年
52. 明·方贤．奇效良方(排印本)．北京:商务印书馆,1959年
53. 明·夏英．灵枢经脉翼(影印本)．北京:中医古籍出版社,1984年
54. 明·杨珣．针灸集书(排印本)//针灸名著集成．北京:华夏出版社,1996年

55. 明·佚名．针灸捷径(点校本)//海外回归中医善本古籍丛书．北京:人民卫生出版社,2003年
56. 明·俞弁．续医说(影印本)．上海:上海科学技术出版社,1984年
57. 明·高武．针灸节要(影印本)．上海:上海书店,1986年
58. 明·高武．针灸聚英(排印本)．上海:上海科学技术出版社,1961年
59. 明·汪机．外科理例(排印本)．北京:人民卫生出版社,1983年
60. 明·汪机．针灸问对(点校本)．南京:江苏科学技术出版社,1985年
61. 明·佚名．神农皇帝真传针灸图(点校本)//海外回归中医善本古籍丛书．北京:人民卫生出版社,2003年
62. 明·江瓘．名医类案(影印本)．北京:人民卫生出版社,1957年
63. 明·徐春甫．古今医统大全(点校本)．北京:人民卫生出版社,1991年
64. 明·薛己．薛氏医案(排印本)．北京:中国中医药出版社,1997年(含《保婴撮要》、《钱氏小儿直诀》、《女科撮要》、《外科发挥》、《外科心法》、《外科枢要》、《外科精要》、《痈疽神秘验方》、《外科经验方》、《正体类要》、《疠疡机要》)
65. 明·李梴．医学入门(校注本)．南昌:江西科学技术出版社,1988年
66. 明·楼英．医学纲目(点校本)．北京:人民卫生出版社,1987年
67. 王罗珍．奇经八脉考校注．上海:上海科学技术出版社,1990年
68. 明·佚名．秘传眼科龙木论(排印本)．北京:人民卫生出版社,1958年
69. 明·徐曾,等．经络全书(点校本)．北京:中医古籍出版社,1992年
70. 明·陈言．杨敬斋针灸全书(影印本)．上海:上海卫生出版社,1957年
71. 黑龙江祖国医学研究所．针灸大成校释．北京:人民卫生出版社,1984年
72. 明·张三锡．经络考(点校本)．北京:中医古籍出版社,1992年
73. [朝]许浚．东医宝鉴(影印本)．北京:人民卫生出版社,1982年
74. 明·龚廷贤．寿世保元(排印本)．上海:上海科学技术出版社,1959年
75. 施土生．针方六集校释．北京:中国医药科技出版社,1991年
76. 明·翟良．经络汇编(点校本)．北京:中医古籍出版社,1992年
77. 明·施沛．经穴指掌图书(点校本)//海外回归中医善本古籍丛书．北京:人民卫生出版社,2003年
78. 明·张景岳．类经图翼(排印本)．北京:人民卫生出版社,1965年
79. 明·佚名．循经考穴编(排印本)．上海:上海科学技术出版社,1959年
80. 明·佚名．针灸六赋(影印本)．北京:中医古籍出版社,1988年
81. 明·佚名．明抄本十四经络歌诀图(排印本)．西安:西北大学出版社,1985年

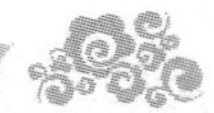

82. 清·佚名．凌门传授铜人指穴(影印本)．北京:中医古籍出版社,1985 年
83. 清·李潆．身经通考(点校本)．北京:中医古籍出版社,1993 年
84. 清·陈士铎．石室秘录(点校本)．北京:中国中医药出版社,1991 年
85. 清·邱时敏．太乙神针(排印本)．上海:国光书局出版社,1933 年
86. 清·吴谦．医宗金鉴(排印本)．北京:人民卫生出版社,1982 年
87. [日]管沼长之．针灸则(排印本)．宁波:东方针灸书局,1936 年
88. 清·陈廷铨．罗遗编(影印本)．北京:中医古籍出版社,1984 年
89. 清·魏之琇．续名医类案(点校本)．北京:人民卫生出版社,1997 年
90. 明·郑宏纲．重楼玉钥(影印本)．北京:人民卫生出版社,1982 年
91. 清·赵学敏．串雅全书(校注本)．北京:中国中医药出版社,1998 年
92. 清·李守先．绘图针灸易学(影印本)．北京:中国书店,1985 年
93. 清·叶茶山．采艾编翼(影印本)．北京:中医古籍出版社,1985 年
94. 清·李学川．针灸逢源(影印本)．上海:上海科学技术出版社,1987 年
95. 清·江上外史．针灸内篇(影印本)．北京:中医古籍出版社,1984 年
96. [日]平井庸信．名家灸选三编(刻印本)．东京:医道的日本社,昭和十八年
97. 清·萧晓亭．疯门全书(排印本)．上海:科技卫生出版社,1959 年
98. 清·虚白子．太乙离火感应神针(木刻本,太极轩)．1892 年(上海中医药大学馆藏)
99. 清·吴亦鼎．神灸经纶(影印本)．北京:中医古籍出版社,1983 年
100. 清·苏元箴．针灸便用(木刻本,永怡堂藏版)．1914 年(上海中医药大学馆藏)
101. 清·孔广培．太乙神针集解(木刻本)．1872 年(上海中医药大学馆藏)
102. 清·夏春农．疫喉浅论(影印本)．耕心山房,1912 年(上海中医药大学馆藏)
103. 清·廖润鸿．勉学堂针灸集成(点校本)．北京:人民卫生出版社,1994 年
104. 清·张镜．刺疔捷法(石印本)．1914 年(上海中医药大学馆藏)
105. 清·雷少逸．灸法秘传(排印本)// 近代中医珍本集成．杭州:浙江科学技术出版社,1994 年
106. 清·佚名．针灸摘要(点校本)．北京:中医古籍出版社,1993 年
107. 清·佚名．绘图痧惊合璧(石印本)．上海:鸿文书局,1917 年
108. 清·王崇一．针法穴道记(石印本)．上海:上海中医书局,1936 年
109. 清·佚名．育麟益寿万应神针(排印本)(上海中医药大学馆藏)
110. 清·王君萃．小儿烧针法(排印本)// 新安医籍丛刊．合肥:安徽科学技

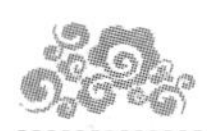

术出版社，1992 年

111. 民国·顾鸣盛．西法针灸（排印本）．上海：中华书局，1915 年
112. 民国·项耐安．项氏耐安延寿针灸图（排印本）．1930 年（上海中医药大学馆藏）
113. 民国·周复初．针灸秘授全书（排印本）．宁波：东方针灸学社，1930 年（上海中医药大学馆藏）
114. 民国·承淡安．针灸治疗实验集（排印本）．苏州：中国针灸学研究社，1931 年
115. 民国·温主卿．中国简明针灸治疗学（原名针灸简易）（石印本）．上海：万有书局，1931 年
116. 民国·王可贤．金针百日通（排印本）．宁波：东方针灸学社，1934 年
117. 民国·方慎庵．金针秘传（排印本）．北京：人民卫生出版社，2008 年
118. 盛燮荪，等．校注经穴会宗．北京：人民卫生出版社，1995 年
119. 余茂基．周氏经络大全注释．上海：上海科学技术出版社，1998 年

32枚

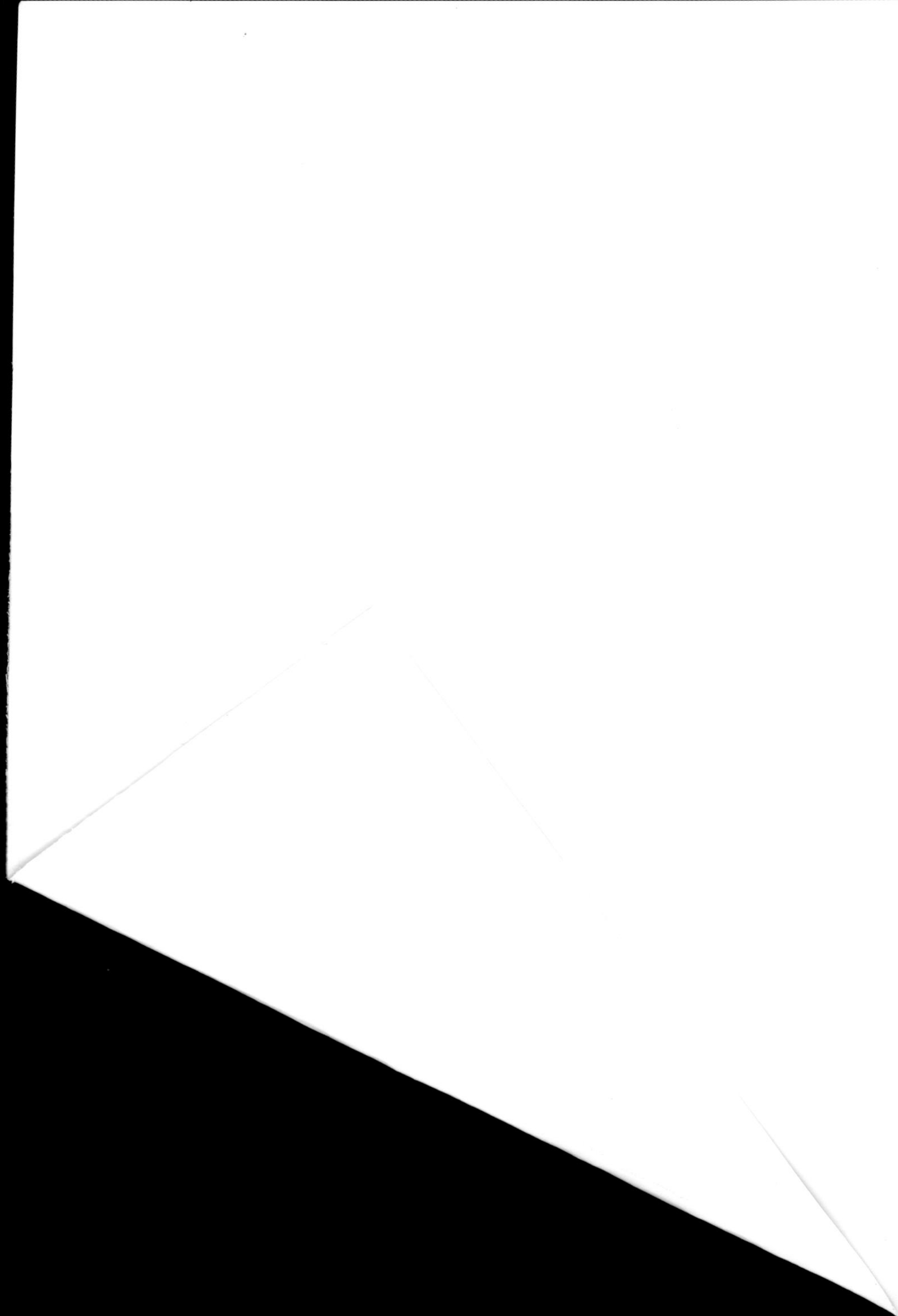

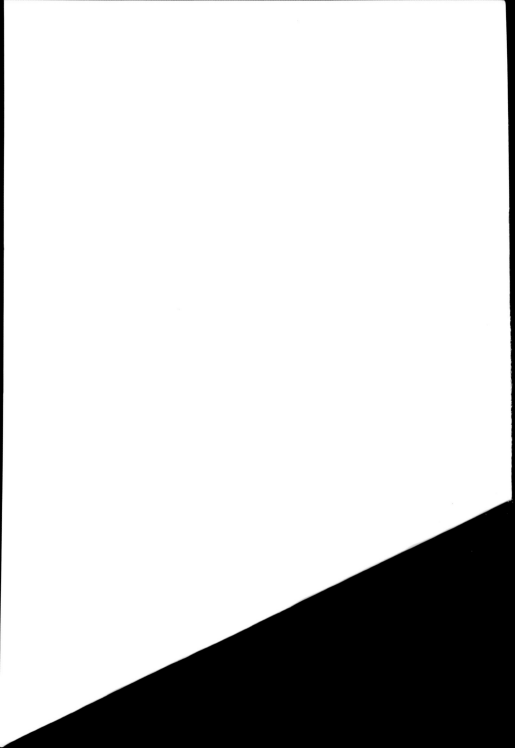